临床实用急危重症治疗学

（上）

李凡民等◎主编

吉林科学技术出版社

图书在版编目（CIP）数据

临床实用急危重症治疗学 / 李凡民，张解放主编. --
长春 : 吉林科学技术出版社，2017.4
ISBN 978-7-5578-1962-0

Ⅰ. ①临… Ⅱ. ①李… ②张… Ⅲ. ①急性病－治疗
②险症－治疗 Ⅳ. ①R459.7

中国版本图书馆CIP数据核字(2017)第074963号

临床实用急危重症治疗学
LINCHUANG SHIYONG JIWEIZHONGZHENG ZHILIAOXUE

主　　编　李凡民等
出 版 人　李　梁
责任编辑　刘建民　韩志刚
封面设计　长春创意广告图文制作有限责任公司
制　　版　长春创意广告图文制作有限责任公司
开　　本　787mm×1092mm　1/16
字　　数　9300千字
印　　张　38.75
印　　数　1—1000册
版　　次　2017年3月第1版
印　　次　2018年3月第1版第2次印刷

出　　版　吉林科学技术出版社
发　　行　吉林科学技术出版社
地　　址　长春市人民大街4646号
邮　　编　130021
发行部电话/传真　0431-85635177　85651759　85651628
　　　　　　　　　　　　　85652585　85635176
储运部电话　0431-86059116
编辑部电话　0431-86037565
网　　址　www.jlstp.net
印　　刷　永清县晔盛亚胶印有限公司

书　　号　ISBN 978-7-5578-1962-0
定　　价　110.00元（全二册）

如有印装质量问题　可寄出版社调换
因本书作者较多，联系未果，如作者看到此声明，请尽快来电或来函与编辑部联系，以便商洽相应稿酬支付事宜。
版权所有　翻印必究　举报电话：0431-85677817

前　言

　　急危重症治疗学是临床医学中一门涉及面广、整体性强的学科，与临床医学各科有着密切的联系。本书由长期从事急诊基础研究及在一线工作的临床工作者共同编写，共分七部分，对急症症状的诊断与治疗，水、电解质与酸碱平衡紊乱，急危重症的诊断和急救，各类中毒症状与治疗措施，环境因素所致急诊、各种急救技术及突发公共卫生类事件应急措施等进行了详细的阐述，力求定义准确、言之有据、结构严谨，旨在将基础理论与临床实践结合，为临床治疗提供指导，具有较强的实用性。

　　由于参与编写的人员工作繁忙，编写及审稿时间仓促，书中难免有疏漏之处，望广大专家及读者提出宝贵意见。

编　者

目　　录

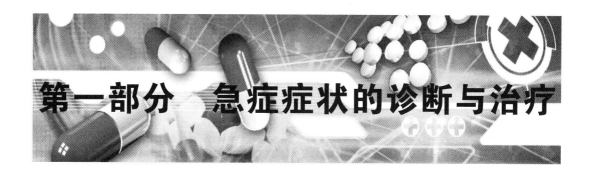

第一部分　急症症状的诊断与治疗

第一章　发　热

发热是很多疾病的常见症状，也是急诊遇到的患者较常有的主诉。以右心房的血液温度为准，测温的部位不同，体温的正常值稍有差异。不同部位测得体温的正常范围见表1-1-1。

表1-1-1　人体不同部位体温正常值

体温	正常值	发热标准
腋窝	36.5~37℃	37℃以上
口腔（舌下）	36.5~37.2℃	37.3℃以上
直肠	36.5~37.5℃	37.6℃以上
体温波动	<1℃/d	>1℃/d

临床将发热的程度（以口温为例）分为：低热（37.4~38℃）、中等度热（38.1~39.1℃）、高热（39.1~41℃）、超高热（41℃以上）。一般直肠温度较口温高0.3~0.5℃，口温较腋温高0.2~0.4℃，直肠温度最可靠。

发热的病因，一般可分为感染和非感染性发热。

1. 感染性发热　任何病原体（病毒、衣原体、支原体、立克次体、细菌、真菌、螺旋体、原虫、蠕虫等）侵入人体均可能引起发热，可以说这是发热最常见的病因。

（1）病毒性感染：流行性感冒、其他病毒性上呼吸道感染、急性病毒性肝炎、流行性乙型脑炎、脊髓灰质炎、传染性单核细胞增多症、流行性出血热、传染性淋巴细胞增多症、麻疹、风疹、流行性腮腺炎、水痘、淋巴细胞脉络丛脑膜炎、全身性巨细胞病毒感染（全身性巨细胞包涵体病）、登革热、传染性非典型肺炎（SARS）、人禽流感。

（2）细菌性感染：急性局灶性细菌性感染、败血症、结核病、伤寒、副伤寒、细菌性心内膜炎、猩红热、白喉、大叶性肺炎、军团菌病、急性细菌性痢疾、细菌性脑膜炎、胸膜炎、心包炎、急性细菌性腹膜炎、血栓性静脉炎、丹毒、炭疽、人感染猪链球菌病、O157出血性肠炎。

（3）真菌感染：念珠菌病、隐球菌病、曲菌病。

（4）其他：立克次体感染，衣原体、支原体感染，螺旋体感染，原虫、蠕虫感染，混合感染。

2. 非感染性发热

（1）结缔组织病：系统性红斑狼疮、风湿病、变应性亚败血症、类风湿关节炎、结节性动脉周围炎、皮肌炎和硬皮病等是较常见的病因。

（2）中枢神经性发热：体温调节中枢直接受损（中暑、脑出血等）可致高热；自主神经系统紊乱可致低热。

（3）变态反应与过敏性疾病：药物热、输血反应、输液反应、血清病、注射异性蛋白等。一般只引起短期发热。

（4）组织损伤：严重创伤、大手术、无菌性坏死（注射引起等）、烧伤、放射及化学毒物等。

（5）恶性肿瘤：恶性组织细胞病、淋巴瘤、白血病、肉瘤、癌肿等，也是较常见的病因。

（6）其他：产热过多、散热障碍、致热性类固醇性发热、大量失血失水、原因不明肉芽肿疾病、其他原因不明的疾病、伪热。

第一节　诊断思路

发热的病因多而复杂，是临床诊断中重要课题。发热在一定程度上反映疾病的严重程度和病情的发展及变化。常常是观察的一个重要指标。在临床实践中以发热为主诉或唯一症状就医者，有急性发热，尤其出疹性发热，长期"不明原因"的中高度发热，长期低热，超高热与反复发热。

对急诊发热的患者应认真细致地检查，如详细询问病史（包括流行病学史）、全面细致的体格检查、血象、必要的实验室及其他检查（X线、CT、B超）等。

（一）病史要点

1. 病史　应当问清患者发热的情况，突然的还是逐渐的，发热时间和最高体温。突然，发热常常伴有感染。在体温和感染程度上，两者有相关性。

关于成人的早期诊断，应当考虑季节性和患者发热的类型，较常见是细菌感染，冬春季常见的如上呼吸道感染、肺炎等，夏秋季节肠道炎症较常见；免疫系统疾病，如急性关节炎、血清病或自身免疫性贫血也常常伴有发热；某些肿瘤特别是网状内皮系统的恶性肿瘤也常伴有发热。发热也见于急性血管栓塞，如深静脉血栓、肺栓塞和卒中。严重的骨骼肌损伤，通常是挤压伤，常常导致发热。很多疾病也可以引起发热，如急性痛风、甲状腺功能亢进、系统性红斑狼疮、脉管炎和中暑等。

2. 流行病学史　患者来自的地区、年龄、性别、职业、发病季节、旅游史，接触感染史、预防接种史。尤其疑为传染病的流行病学史很重要。家中与周围有无类似病例，如与麻疹患者接触史，最近有无外出史；食物中毒性感染暴发性流行时，食物与水的细菌性检查极为重要。

3. 起病　判断起病的缓急，发热前几乎均有畏寒，但明显的寒战则常见于突然高热，为肺炎球菌肺炎、疟疾、急性肾盂肾炎、感染性心内膜炎、输血或输液反应等，各种严重感染，由于细菌不断侵入血液循环，病程中可反复出现寒战。应当指出，对发热患者滥用解热药可人为地引起大量出汗，甚至引起脱水、虚脱，年老患者可产生直立性低血压而晕厥。

4. 热型　许多发热性疾病具有特殊的热型，有时可起提示诊断的作用，常见的热型有：

（1）稽留热：多为高热，常持续在40℃上下，一日间温差仅在1℃以内，见于伤寒、斑疹伤寒、大叶性肺炎等。

（2）弛张热：体温在39℃以上，但波动较大，一日间温差在2℃以上，但最低温度不到正常，较多见于风湿热、败血症、脓毒血症、肝脓肿、严重肺结核等。

（3）间歇热：一日间温差大，波动在正常与高热之间，或高热与无热期交替出现，如疟疾、肾盂肾炎、回归热、淋巴瘤、布氏杆菌病及周期热等。

（4）不规则热：热无一定的规律，热度高低不等，呈不规则波动，见于流行性感冒、阿米巴肝脓肿、肺结核、癌性发热等。

（5）波状热：热度逐渐上升，达高峰后又逐渐下降至低热或常温，为此反复有似波浪，可连续达数月之久，见于布氏杆菌病。

（6）消耗热：热度波动幅度更大，在4~5℃，自高温降至常温以下，常提示毒血症严重，病情险恶，见于败血症等。

必须提到的是在疾病过程中，也可有两种或两种以上热型交互存在，如大叶性肺炎并发脓胸及肺脓肿等，热型可由典型稽留热变为弛张热。另一方面，由于抗菌药物的普遍应用，及时控制了感染；或由于解热药与肾上腺皮质激素的应用，也可使发热变为不典型。此外，热型还与个体反应有关，例如，老年人患休克型肺炎，发热可不高或甚至无发热。故对发热患者应按具体情况做出具体分析，才能对疾病做出正确的诊断。

5. 发热高低与热程　按照发热的高低与热程，将其分为急性发热、长期发热和长期低热。热程在2周以内的发热称为急性发热，亦称短期发热。绝大多数的急性发热为感染性发热。病毒为最常见主要病原体；其次是细菌感染（如流脑、扁桃体炎、菌痢、肺炎、猩红热等）；再次是原虫感染；属非感染者仅占少数，如药物热、血清热、内分泌危象、溶血现象、血栓栓塞病、痛风、急性白血病、高温中暑、脑出血及少见的铸工热、恶性高热等。发热超过2~3周，体温一般高于38.5℃以上称为长期原因不明发热。此组患者进一步检查和随访后大多也可确诊，是一组重复的疾病。长期低热者体温在37.5~38.4℃，持续4周以上，详后讨论。

询问病史时，应当重视发热的伴随症状，尤其注意具有定位意义的伴发的局部症状，以便确定主要病变在哪个系统。

超高热是指体温升高达41℃以上的危象。超高热对人体各器官尤其对脑细胞有严重的损伤，引起细胞变性，患者进入昏迷状态，于数小时内死亡。超高热的较常见的病因如下：

（1）中暑或热射病：中暑发生于炎热的夏季。产妇、年老者以及因患精神病服用大量酚噻嗪类安定药者，在高温与不通风环境中容易发生。体温高达41℃或以上。患者皮肤干燥、烦热、无汗、谵妄或昏迷。

（2）脑部疾病：见于病毒性脑炎、严重脑外伤、脑出血及下丘脑前部等脑病，其发病原因系由于体温调节中枢功能障碍，与中暑相似。

（3）输液与输血污染：但如果发热患者因静脉输入大量被内毒素、细菌或其他致热源污染的液体或血液，则可产生严重的致热源反应与败血症，引起超高热。患者迅速进入昏迷状态，常伴有全身出血倾向与弥散性血管内凝血而死亡。

（4）麻醉药引起的恶性高温：恶性高温是全身麻醉中罕见，但可致命的并发症。根据国外报道，以氟烷或氯琥珀胆碱引起者较多。患者大多原先身体尚健康，在麻醉诱导后立即发生。临床症状为体温急剧上升，达超高热水平，伴有全身肌肉强直性痉挛，病死率60%～70%。

（5）临终前超高热：少数患者临终前数小时出现超高热，主要由于体温调节中枢与（或）循环衰竭引起。

6. 发热时不同疾病伴随不同的症状　发热患者大多伴有头晕、头痛、乏力、食欲减退等非特异症状，对诊断无重要意义。应重视具有定位意义的局部症状，以便确定病变主要在哪个系统。如发热伴有神经系统症状，头痛、呕吐、昏迷、惊厥、脑膜刺激征等，则表示病变在中枢神经系统，应考虑各种脑炎、脑膜炎、中暑、脑血管意外、蛛网膜下腔出血等。但儿童易有高热惊厥，不一定有脑部病变。老年人发生严重感染时常出现神志变化，而体温未必很高。

（二）查体要点

进行全面的体格检查包括体温、脉搏、呼吸和血压，并应重点检查皮肤黏膜有无皮疹、瘀点，以及肝脾淋巴结是否肿大。

1. 脉搏、呼吸　脉搏、呼吸一般随体温升高而加快，尤其贫血患者的心率增速更加明显。但是，伤寒或某些病毒性传染病常出现相对缓脉。

2. 血压　发热伴有中毒性休克时，患者面色青灰，脉搏细速，血压下降或测不出，常见于休克型肺炎、暴发性流行性脑脊髓膜炎、中毒性菌痢、败血症、流行性出血热。

3. 面容　多数呈急性发热面容。伤寒患者常表情淡漠；斑疹伤寒、恙虫病、流行性出血热患者常呈酒醉样面容；猩红热患者可见口周苍白；麻疹患者常见眼睑浮肿，结膜充血，分泌物增多；面容苍白见于急性白血病、再生障碍性贫血、恶性组织细胞病。发热伴有面部蝶形红斑是系统性红斑狼疮的特殊病变。

4. 皮肤　发热患者的皮肤干湿度、皮疹、出血点等改变都有重要的意义，多数热射病患者皮肤干燥；皮肤多汗见于结核、风湿病、败血症和恶性淋巴瘤。

（1）发热伴有口唇部单纯疱疹：常见于某些急性传染病，流行性脑脊髓膜炎、肺炎球菌肺炎、疟疾与上呼吸道感染等。在伤寒、钩端螺旋体病与结核等则少见。

（2）发热伴有皮疹：常见于伤寒、副伤寒、斑疹伤寒、败血症、流行性出血热、系统性红斑狼疮和病毒感染等。儿童出疹性传染病，主要有麻疹、风疹、水痘、猩红热等。应当指出许多药物可引起药物皮疹与药物热，必须与出疹性传染病进行鉴别。

（3）皮肤出血点：可见于流行性脑脊髓膜炎、感染性心内膜炎、流行性出血热、钩端螺旋体病、重症肝炎、败血症、血液病和药疹等。

（4）发热伴有皮肤黄染提示胆道感染、钩端螺旋体病、重症肝炎、急性溶血等。

5. 发热伴结合膜充血　可见麻疹、咽结合膜炎、流行性出血热、斑疹伤寒、恙虫病、钩端螺旋体病。

6. 发热伴淋巴结肿大　见于结核病、急性白血病、淋巴瘤、恶性组织细胞病、传染性单核细胞增多症、风疹等。锁骨上淋巴结肿大提示恶性肿瘤转移。

7. 发热伴肝脾肿大 常见于：①病毒感染：病毒性肝炎、巨细胞病毒、EB病毒感染；②细菌感染：败血症、伤寒、布氏杆菌病；③寄生虫感染：血吸虫病、疟疾、黑热病；④血液病：白血病、恶性组织细胞病、淋巴瘤；⑤变态反应病：成人斯蒂尔病、药物热、血清病等。

8. 发热伴昏迷 ①先发热后昏迷：常见于中枢神经系统感染（流行性脑膜炎、化脓性脑膜炎、结核性脑膜炎、隐球菌性脑膜炎、病毒性脑膜炎），严重感染性疾病引起的中毒性脑病（斑疹伤寒、败血症、中毒性菌痢、脑型疟疾、中暑等）；②先昏迷后发热：可见于脑外伤、脑血管意外、巴比妥类药物中毒等。

9. 心、肺 发热伴有心脏杂音，尤其是原有器质性心脏病患者心脏杂音发生明显改变时，应注意感染性心内膜炎的可能。发热伴有心包摩擦音时或心包积液体征，常提示心包炎。急性心肌炎常表现发热与心率不成正比，心率增快常超过发热程度。如果发现肺部实变体征或闻及肺部干湿性啰音等，应考虑呼吸系统感染。

10. 肌肉、关节 发热伴有肌肉疼痛见于许多传染病，一般无特殊诊断意义。如腓肠肌剧烈疼痛，甚至不能站立或行走，常提示钩端螺旋体感染。局部肌痛兼有发热与白细胞增多，需检查有无深部脓肿，尤其是药物肌内注射引起的臀部无菌性脓肿。发热伴多关节肿痛，常为各种关节炎，如化脓性、感染中毒性、变态反应性等，而淋病性与结核性关节炎常侵犯单个的大关节。多关节疼痛也可能是血清病的伴随症状。

长期不明原因发热的患者应该注意隐蔽性病灶，如肝脏、膈下、脊柱、盆腔、鼻窦、乳突等局部脓肿。肝脓肿是引起长期发热的常见原因，在早期不一定有局灶症状，脊椎病变如结核或败血症后脊椎旁化脓性病灶在体格检查时易被忽略。眼底检查和直肠检查应作为常规。粟粒型结核可有眼脉络膜结核结节。年老者直肠指检可发现前列腺脓肿，此外，腹部与盆腔手术（尤指引产）后发热可由腹腔或盆腔内隐蔽的脓肿引起。

（三）常规检查以及其他检查

根据临床资料分析，进行必要的实验室检查，对急诊发热患者，通常依次进行以下的检查：

1. 血象 发热患者常规进行周围白细胞计数及分类对发热的病因及感染的反应状态有重要参考诊断价值；某些病原体可从血液中直接检出而确定诊断。

严重化脓性感染如肺炎、细菌性肝脓肿、败血症等患者，血白细胞与中性粒细胞显著增多，有时可呈白血病样反应，不但白细胞数极度增多，并可出现早期未成熟白细胞与中性粒细胞核左移，并出现嗜碱性颗粒与空泡样变性的中毒性变化。如果患者全身情况甚差，抵抗力显著降低，血白细胞数常不增多，而中性粒细胞仍显著增多，则为预后不良征兆。传染性单核细胞增多症患者的血象中，淋巴细胞占总数半数以上，异型淋巴细胞百分比在10%以上尤其具有诊断价值。伤寒、副伤寒、布氏杆菌病、疟疾，以及病毒性传染病的早期如流感、麻疹、病毒性肝炎，患者的血白细胞数常见减少或在正常范围内。急性传染病患者血中嗜酸粒细胞大多减少甚至消失，而蠕虫病急性期如急性血吸虫病等患者血中嗜酸粒细胞显著增多。各种变态反应性疾病中，血中嗜酸粒细胞也轻度增多。

2. 尿常规 发热患者的尿常规检查有时出现轻度蛋白尿，但如果遇尿路炎症、肾结核、肾脏肿瘤、多动脉炎、系统性红斑狼疮等疾病时，则可能出现显著蛋白尿并有血尿或脓尿。

3. 血或骨髓细菌培养　当发热原因未查明：血象或骨髓又具有感染的特征，则应做血或骨髓细菌培养，如同时对大小便、脓液、胸腔积液、腹水等细菌培养，除需氧培养外，还包括厌氧菌、霉菌、结核菌培养，以及"L"形菌培养，如培养阳性应加做药敏试验。这对伤寒、副伤寒、波状热、败血症、感染性心内膜炎等疾病的病原诊断具有决定性意义。对长期应用抗生素、抗结核药及激素治疗的病例，则可通过血培养注意有无真菌感染或某些条件致病菌如厌氧菌、醋酸不动杆菌、阴性杆菌感染的可能。

4. 各种体液检查　如胸腔积液、腹水、关节液，如果有过头痛、颈痛、神志改变，腰椎穿刺进行脑脊液的检查也是必要的。

5. 血清学检查　血清学检查对发热的诊断有一定价值，如肥达反应、外斐反应、钩端螺旋体病的凝集溶解试验、流行性乙型脑炎的补体结合试验、风湿病的抗链球菌溶血素 O 试验、系统性红斑狼疮的抗核抗体试验等。

6. X 线检查　X 线检查对发热的诊断有重要意义。发热伴有呼吸系统或心血管系统症状及体征者，应常规进行胸部 X 线透视，检查心、肺及横膈的情况，必要时作胸部摄片以除外炎症、结核、肿瘤等。泌尿道感染与肾肿瘤者作静脉肾盂造影，检查有无梗阻或畸形也是重要诊断方法。CT 与 MRI 的临床应用使 X 线检查起了根本性的变化，除头颅脑CT 外，对腹腔内脏病变的诊断有重要价值，如肝脏扫描有助于肝内占位性病变，如肝癌与肝脓肿的诊断，也可发现脾脏脓肿等病变。CT 与 MRI 对诊断骨盆内、膈下与腹腔深部隐蔽性脓肿也有重要价值，尤其能发现腹膜后病灶如淋巴瘤、脓肿、血肿等。

7. 超声检查　腹部超声波检查对有些发热患者已成为必要的鉴别诊断手段，可用于诊断腹腔内占位性病变、肝脓肿、肝胆道结石及肾脓肿、泌尿系结石等。对疑有急性渗出性心包炎和感染性心内膜炎患者，可行超声心动图检查。

8. 活体组织检查　为确立病因，活体组织检查如肝穿刺及淋巴结、皮损、皮下结节活体组织检查均为安全、有效的诊断方法。骨髓检查简单易行，对白血病、恶性组织细胞病等具有决定性诊断价值。剖腹探查应慎重，患者长期发热，病情日趋恶化，各项检查均无特异发现，而 CT 检查疑有腹腔内脓肿或腹膜后淋巴瘤，可考虑剖腹探查，分别行引流或化学治疗。

（四）病因诊断分析

依据病史、体格检查与实验室检查结果的综合分析，一般可得出发热患者的病因诊断。急性发热患者的热程短，发热多伴有明显的伴随症状，疾病诊断一般不困难，原因不明发热有特定的含义，长期低热也具有其特殊性。现将两者的病因诊断叙述如下：

1. 原因不明低热　发热期限超过 2～3 周，体温在 38.5℃ 以上，以发热为主诉，在住院一周内，经完整的病史询问，体格检查，以及常规的实验室检查不能明确诊断者，称之为原因不明发热（简称为 FOU 或 FUO）。其原因可概括为四大类，即感染、肿瘤性疾病、结缔组织-血管性疾病、诊断不明。其中感染、肿瘤性疾病、结缔组织-血管性疾病三大类概括了约 80% 以上患者的病因。但病因的分布受地理、年龄因素的影响。在年龄方面可区分为三个不同的组别，6 岁以下的 FOU 患儿以感染性疾病的发病率为高，特别是原发性上呼吸道，泌尿道感染或全身感染；6～14 岁年龄组别则以结缔组织-血管性疾病和小肠炎症性疾病为最常见的病因：14 岁以上的成人一组，虽然感染性疾病仍占首位，但肿瘤性疾病的发病率明显地增长。

据目前国内外文献报告，感染性疾病约占 40%，肿瘤性疾病与结缔组织-血管性疾病各约占 20%，其他约占 10%，始终原因不明的约占 10%。

（1）感染性发热：上呼吸道病毒性感染仅在儿童中可能是 FOU 的病因，在成人 FOU 中则较少见。从有关资料报道，上呼吸道感染的自然病程约为两周。一般认为在感染性发热中全身性感染是主要的病因，如结核病、伤寒、副伤寒、感染性心内膜炎、败血症等。然而近年来国外文献中认为，局灶性细菌感染，如肝、膈下脓肿或腹腔其他部位脓肿以及骨髓炎等更为多见。

（2）肿瘤性疾病：肿瘤性疾病常可表现为长期原因不明的发热，以淋巴瘤、恶性组织细胞瘤、肾上腺瘤、肝脏肿瘤、肠道肿瘤等较为常见。发热与肿瘤组织迅速生长造成的坏死，肿瘤细胞的浸润，人体白细胞对组织坏死与其他炎症刺激的反应，以及肿瘤组织本身释放内源性致热源等有关。

（3）结缔组织-血管性疾病：这是数量相当多的一组疾病，包括系统性红斑狼疮、Still 病、药物热、多发性肌炎、结节性多动脉炎、风湿热、混合性结缔组织病。

（4）其他

1）肉芽肿性疾病：引起 FOU 的肉芽肿性疾病主要有肉芽肿性肝炎、结节病、局限性回肠炎、颞动脉炎。肉芽肿性疾病的热程可长达数月甚至一年以上。

2）伪装热。

3）家族性地中海热（FMF）。

2. 长期低热　体温（口温）37.5～38.4℃持续 4 周以上者称长期低热。由感染性疾病引起者占 40%，非感染性疾病占 57%，原因不明占 3%。

（1）感染性：如结核病、病毒性肝炎、慢性尿路感染、慢性病灶感染（如牙周脓肿、鼻旁窦炎、胆囊或胆道感染、前列腺炎、慢性盆腔炎等）。

（2）非感染性：如结缔组织疾病、内分泌腺疾病（甲状腺功能亢进、嗜铬细胞瘤等）、间脑综合征、恶性肿瘤、功能性低热、除月经前期低热、妊娠期低热以及在高温环境下引起的生理性低热外，功能性低热可分为神经功能性低热与感染后低热两类。

（五）鉴别诊断

1. 感染性发热

（1）传染病：根据引起疾病的病原体不同，考虑以下各种发热。

1）病毒感染：常见有流感、普通感冒、单纯疱疹、麻疹、乙脑、流行性腮腺炎、流行性出血热及散发性脑炎等疾病。病毒感染一般有以下四大特点：自限性发热；大多呈弛张热型；病毒血症可有明显乏力、食欲减退、过敏症等；除乙脑、流行性出血热、狂犬病、传染性单核细胞增多症外，病毒感染白细胞总数正常或下降。

2）立克次体感染：斑疹伤寒、恙虫病、Q 热等。

3）支原体、衣原体感染：常引起间质性肺炎。

4）螺旋体病：以钩端螺旋体较为常见。多流行于夏秋季，骤然起病，早期三大主症（畏寒发热、全身酸痛、明显乏力），三大体征（眼结合膜充血、腓肠肌压痛、浅表淋巴结肿大）。中期可分为肺大出血型和脑膜脑炎型。后期可有后发症状，凝溶试验 1∶200 以

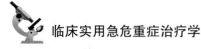

上有诊断价值。

5）细菌性感染：常见的球菌感染有葡萄球菌、链球菌、肺炎链球菌、脑膜炎双球菌。常见的杆菌感染有沙门菌属感染、结核、肠道条件致病菌所致 G⁻ 杆菌败血症、菌痢。

6）原虫感染：最常见的有疟疾、阿米巴病。

7）蠕虫感染：能引起发热的蠕虫病主要有急性血吸虫病、丝虫病、华支睾吸虫病及蠕虫在内脏移行时所致的过敏性发热。

8）真菌感染：主要是内脏霉菌病，常发生在慢性全身性疾病的基础上（如恶性肿瘤、血液病、糖尿病患者）长期大量应用广谱抗生素的患者，长期应用糖皮质激素、抗肿瘤药物及放射治疗的患者。常见有隐球菌脑膜炎、肺霉菌病、播散性荚膜组织胞浆菌病等。

（2）局部炎症病灶所致发热

1）各器官炎症：鼻窦炎、中耳炎、扁桃体炎、胆囊炎、肾盂肾炎、盆腔炎等。

2）各器官脓肿：肝脓肿、膈下脓肿、肾周围脓肿、髂窝脓肿、脑脓肿、臀部脓肿等。

2. 非感染性发热

（1）结缔组织病：特点：①长期不规则发热。②大多有关节症状，皮肤损害。③不同程度的内脏损害。④实验室检查，常有血沉加快，丙种球蛋白增加等。⑤病程中常见缓解期与加剧期交替。⑥常见于女性。

（2）血液系统疾病：特点：①多呈弛张热型发热伴有大量出汗。②进行性消瘦衰竭。③进行性贫血；④进行性出血。

（3）恶性肿瘤：特点：①老年患者多见。②进行性消瘦衰竭。③通常无明显畏寒、寒战，全身毒血症状，但消耗明显。④实验室检查常有贫血、低蛋白血症、白球比例倒置等。

（4）变态反应性疾病：①过敏性疾病：如药物热、过敏性紫癜、过敏性肺炎等。②变应性亚败血症：临床有发热、皮疹、关节痛三大主症，试验室检查可有白细胞总数明显升高，中性粒细胞升高，血沉增快，黏蛋白升高，α_2 和 γ 球蛋白升高，各种培养阴性，抗生素治疗无效，激素治疗有效。③血清病：如输血反应、疫苗接种反应等。

（5）中枢性发热：由于体温调节中枢直接受到影响而引起的发热，见于中暑、脑外伤、脑出血、安眠药中毒等疾病。

（6）其他

1）心血管疾病：心肌梗死、栓塞性疾病、心力衰竭、阵发性心动过速等。

2）体液平衡失调：脱水、大出血、酸中毒。

3）内分泌疾病：甲状腺功能亢进、嗜铬细胞瘤、类癌综合征。

4）外科手术后吸收热，骨折后吸收热、烧伤。

5）皮肤病。

6）少见病：结节病、坏死性肉芽肿、肉芽肿性肝炎、白塞病等。

7）伪热。

图 1-1-1 简单介绍了发热的诊断流程。

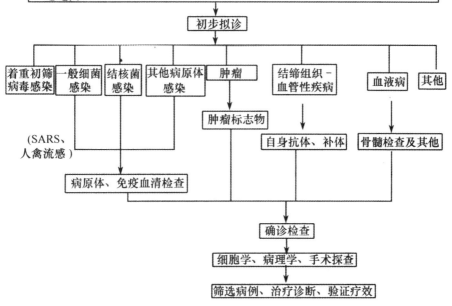

图 1 - 1 - 1 发热的诊断流程图

（李凡民 张解放 仝雯）

第二节 治疗措施及预后评价

一、治疗措施

多数患者在发热前有寒战、畏寒，必要时应给患者保暖。

发热是机体与由各界侵入人体的病原体相斗争的表现，尽快查清发热原因是处理发热患者的关键。长时间高热的患者，可使组织的分解代谢加强，还可引起脱水、充血性心力衰竭、急性脑综合征和惊厥。观察患者的热型对诊断和指导抗生素的应用均有重要意义。何时采取降温措施是一个很难决定的问题。体温不很高的发热或患者自觉症状不明显者，一般不应视为对机体有害，不必过早使用降温药物。轻中度发热的患者，多饮水是降温的重要措施。可在水中加入少许食用盐和蔗糖，以补充在降温过程中随汗液丢失的盐分。即使高热患者亦不要轻易应用退热剂和抗菌药物，以免改变其原有热型或掩盖其他临床表现，给诊治带来困难。若高温系感染所致，应在必要实验室检查和各种培养标本采集后，才给予相应的抗菌药物。遇下列情况应作紧急降温处理：①体温超过40℃；②高温伴惊厥或谵妄；③高热伴休克或心功能不全；④高温中暑。

高热对症治疗的具体措施有：

1. 物理降温

（1）可用冰袋或冷毛巾置于双侧颈部、肘部、腹股沟及腘窝等处。

（2）用毛巾蘸 32～34℃的温水或 30%～50% 的乙醇溶液擦拭四肢、颈部等处。注意不要擦拭心前区和背部。由于乙醇溶液的刺激性较大，不宜用于皮肤柔嫩的小儿。

（3）对过高热患者尚可用冰水保留灌肠，胃内灌注冷生理盐水。

（4）及时进入空调房。

2. 药物降温　尽管不宜过早使用降温药物，但如物理降温不能降低患者体温，对严重高热、物理降温无效的患者，药物降温毕竟是有效的。药物降温是通过降低患者下丘脑体温调定点的温度，使患者产热减少，散热增多而达到体温降低的目的。可采用：

（1）10%～25% 安乃近滴鼻，每次 2～3 滴。

（2）复方氨基比林 2ml 或柴胡注射液 2ml，肌内注射。

（3）酌情选用阿司匹林、对乙酰氨基酚、肾上腺糖皮质激素等。

（4）对过高热或高热伴惊厥、谵妄者尚可应用冬眠疗法。若因高温引起脑水肿，在积极治疗原发病同时，可用 20% 甘露醇溶液 200ml 和地塞米松 5～10mg 快速静脉滴注，有利于降低体温和减轻脑水肿。糖皮质激素是极有效的退热药物，但同时可以抑制炎症反应使感染扩散，故在未查明发热的病因时，一般不主张使用糖皮质激素，如高热伴有感染性休克的患者可考虑使用地塞米松 5～10mg 静脉注射。

上述各种药物在使体温下降过程中均伴有发汗，所以，无论使用哪种药物，都应让患者多饮水，否则不但起不到退热的作用而且可能引起患者脱水，导致对患者不应有的损害。

此外，在各种口服解热药物都对胃肠道有明显的刺激作用，反复使用可引起消化道出血。所以，如高热需要应用退热药物，其用量要小，用药后要大量饮水。值得注意的一点是患有霍奇金病和非霍奇金淋巴瘤的患者对水杨酸类解热药物非常敏感，小剂量的水杨酸类药物即可引起患者的低体温和低血压。阿司匹林可引起过敏和抑制血小板功能，特别对患有过敏性鼻炎、过敏性哮喘和准备手术治疗的患者应慎用。

3. 其他措施　包括卧床休息、补充水分、营养，对病情较重或有脱水者应纠正水、电解质失衡。此外，高热惊厥或谵妄者也可酌情应用镇静剂如地西泮、苯巴比妥口服。

4. 病因治疗　各种细菌感染性疾病，如肺炎、胆囊炎、泌尿系感染等，除对症处理外，应早期使用广谱抗生素，如有病原体培养结果及药敏试验可针对感染细菌应用敏感的抗生素。

非感染性发热，一般病情复杂，应根据患者的原发病进行有针对性的处理。

二、预后评价

发热的原因很多而且复杂，是临床鉴别诊断中重要课题。发热在一定程度上反映疾病的严重程度和病情的发展及变化，常常是一个重要指标。在临床实践中，以发热为主诉或唯一症状就医者有急性发热，尤其发疹性发热，长期"不明原因"的发热，长期低热、超高热与反复发热。急性短期发热的原因很多，绝大多数由于感染所引起，且伴有定位症状，比较容易诊断并及时接受治疗。

单从发热的高低和热程的长短较难做出预后判断，而对于发热的病因能及早明确诊断后，给予有效的治疗，常能获得较好的预后效果。但在急诊遇到超高热患者应该立即予以抢救，分秒必争，尽最快的速度，使其体温能降至安全范围，并同时进行系统治疗度过疾病的危重期。如一旦延误时机，预后就极差，发生意外或留有后遗症，应尽量避免。

（李凡民）

第二章　昏　迷

昏迷是最严重的意识障碍，表现为意识完全丧失，对外界刺激无意识反应，随意运动消失，生理反射减弱或消失，出现病理反射。

广义的昏迷包括4种不同程度的意识障碍，即嗜睡、昏睡、浅昏迷及深昏迷。狭义的昏迷只包括浅昏迷及深昏迷。

1. 嗜睡　持续处于睡眠状态，能被唤醒，停止刺激即又入睡，能简单对话及勉强执行指令。

2. 昏睡　用较重的疼痛刺激或大声呼唤才能唤醒，减轻刺激即又入睡，可有自发性肢体活动，基本不能执行指令。

3. 浅昏迷　不能唤醒，对疼痛刺激（如压迫眶上缘）有痛苦表情及回避反应，可有较少的无意识动作，不能执行指令。生理反射存在。

4. 深昏迷　对外界一切刺激均无反应，自发性动作完全丧失，各种反射消失，生命体征常有改变。

病因

昏迷的病因一般分为两大类：

1. 颅内病变

（1）颅内感染性疾病：如化脓性脑膜炎、脑炎、脑脓肿。

（2）脑血管病脑出血、大面积脑梗死、蛛网膜下腔出血等。

（3）颅内占位病变。

（4）闭合性颅脑外伤：如脑震荡、脑挫裂伤、外伤性颅内血肿等。

（5）颅内压增高。

（6）癫痫。

2. 全身性疾病

（1）急性感染性疾病：如流行性乙型脑炎、散发性脑炎、森林脑炎、流行性出血热等病毒性感染及立克次体、细菌、寄生虫感染等。

（2）内分泌及代谢障碍性疾病：包括尿毒症性脑病、肝性脑病、肺性脑病、甲状腺危象、糖尿病、低血糖等病因所致的昏迷。

（3）水电解质平衡紊乱：包括稀释性低钠血症、低氯血症性碱中毒、高氯血症性酸中毒。

（4）中毒性疾病：一氧化碳中毒、急性苯中毒、急性硫化氢中毒、急性苯胺中毒、急性有机磷农药中毒、急性磷化锌中毒及乙醇中毒等。

（5）物理因素及缺氧性损害所致昏迷：中暑、触电、高原缺氧等。

第一节 诊断思路

对昏迷患者采取积极抢救的同时，应询问病史、体检并选择必要的辅助检查。

（一）病史要点

1. 昏迷起病的缓急　急性起病者多见于脑血管病、外伤和急性中毒性疾病；亚急性起病见于各种脑炎、脑膜炎、肝性脑病、尿毒症性脑病等；逐渐发生者见于颅内肿瘤和慢性硬膜外血肿；阵发性昏迷多见于肝昏迷。

2. 注意昏迷是突然出现，还是在病程中出现　如以眩晕等为首发症状者，应考虑椎基底动脉病变；以剧烈头痛、恶心、呕吐为首发症状者多为急性脑血管病；急性颅内或颅外感染性疾病，昏迷前常有发热等。

3. 有无外伤，服用药物、毒物或接触煤气、高温等　如 CO 中毒、中暑、电击伤等。

4. 有无引起昏迷的内科疾病　如有无糖尿病、肝性脑病、肺性脑病或尿毒症性脑病、高血压病、心脏病等。

5. 短暂昏迷者应询问癫痫病史。

6. 过去是否发生昏迷，其异同和可能的联系。

（二）查体要点

1. 一般检查

（1）体温：昏迷伴发热多见于脑炎、脑膜炎、肺炎或败血症等感染性疾病。脑出血、蛛网膜下腔出血等疾病影响体温调节中枢，亦可发热。体温过低见于休克、巴比妥类中毒、乙醇中毒、CO 中毒、低血糖及甲状腺、垂体、肾上腺皮质功能减退等。

（2）脉搏：脉搏增快见于感染性昏迷；细速或不规则见于中毒与休克。急性颅内压增高时脉缓而强。严重脉搏过缓、过速或节律不齐提示心源性因素。

（3）呼吸：呼吸节律改变和呼出特殊气味的气体可提示昏迷的病因。如出现潮式呼吸提示间脑受损；延髓病变时则可出现深大和节律不规则的呼吸；酸中毒者呼吸深大，如酮症酸中毒。

呼吸缓慢见于吗啡、巴比妥类药物中毒或黏液性水肿。呼出气味带氨味见于尿毒症昏迷；糖尿病昏迷呼出气则带烂苹果味；有大蒜臭味者见于有机磷农药中毒；肝性昏迷者呼出气和尿液带有"肝臭"味等。

（4）血压：血压显著升高见于脑出血、高血压脑病。急性颅内压增高及脑干缺血时收缩期血压升高（Cushing 反射）。血压降低见于休克、糖尿病性昏迷及甲状腺、肾上腺皮质功能减退、镇静催眠药中毒等。

（5）皮肤黏膜：皮肤潮红见于感染和酒精中毒；樱桃红色见于 CO 中毒；发绀见于缺氧性心、肺疾病及硝基苯、亚硝酸盐中毒；苍白见于贫血、失血、休克；黄染见于肝胆疾病或溶血；瘀点见于败血症、流行性脑膜炎、感染性心内膜炎；皮肤湿冷见于休克、低血糖；皮肤干燥见于糖尿病性昏迷、失水及中枢性发热。

（6）其他：注意头、面部有无伤痕及头颅骨折、心率、心律、心脏杂音、肺部啰音、肝脾肿大、腹水、腹肌紧张、浮肿等，并注意检查眼、耳、鼻、口腔及咽部。

2. 神经系统检查

（1）眼部征象：眼球运动：浅昏迷时眼球可有水平或垂直的自发性浮动，随昏迷加深，中脑及脑桥受累时眼浮动消失。瞳孔：应注意大小、对称性及对光反射。双侧瞳孔散大见于多种药物或食物中毒如颠茄类、氰化物、肉毒杆菌中毒。双侧瞳孔缩小见于镇静催眠药或吗啡中毒。

双侧瞳孔不等大常提示脑疝形成。眼底检查：视神经乳头水肿提示颅内高压；视网膜水肿，且黄斑部有星芒状渗出物提示尿毒症；糖尿病者黄斑部有硬性渗出物，眼底有小而圆形出血灶；玻璃体下出血常见于蛛网膜下腔出血。

（2）脑膜刺激征：包括颈项强直、Kernig 征和 Brudzinski 征阳性。多见于脑膜炎、蛛网膜下腔出血和脑出血患者。深昏迷时脑膜刺激征常消失。

（3）神经系统局灶体征：昏迷伴偏瘫提示颅内局灶神经系统病变，如脑血管病变、颅内感染、颅脑外伤、颅内占位性病变等。

（三）常规检查以及其他检查

1. 脑脊液检查　蛛网膜下腔出血者脑脊液可呈血性；化脓性脑膜炎者脑脊液混浊，白细胞增多，蛋白质升高，糖降低或正常；结核性脑膜炎白细胞增多，且以淋巴细胞为主，蛋白质增高，氯化物和糖含量降低。

2. 血生化检查　血尿素氮、肌酐增高，提示尿毒症；血糖增高合并尿酮体阳性者多为糖尿病酮症酸中毒昏迷；血糖明显降低见于低血糖昏迷；血氨升高见于肝性昏迷。

3. 影像学检查　CT 或磁共振成像等可帮助确定诊断，特别是对脑出血、占位性病变、感染等引起的昏迷有决定性意义。

（四）鉴别诊断

1. 晕厥　是一过性全脑缺血所致的短暂性意识丧失。发作前常有面色苍白、眼前发黑及头晕，平卧后即迅速恢复。

2. 休克　见于急性循环衰竭。血压明显下降，收缩压 <90mmHg，意识水平降低，脉搏弱、快，四肢厥冷。

3. 癔病　常因强烈精神刺激而引起，发病时看似意识丧失，实际并未丧失，暗示性强。

4. 植物状态　是一种特殊的意识障碍，对自身及周围缺乏认知，能睁眼，有睡眠-觉醒周期，不能执行指令。

5. 脑死亡　是深度不可逆性昏迷，无自主呼吸，需用呼吸机维持呼吸，脑干反射（如瞳孔反射、角膜反射等）全部消失。

（五）诊断流程图

诊断流程见图1-2-1。

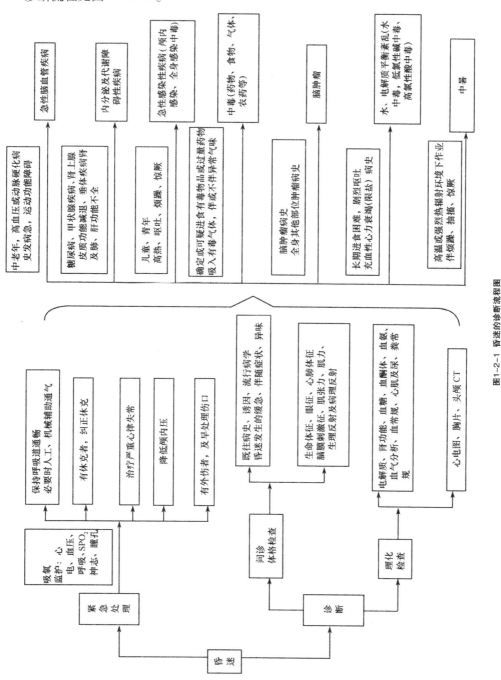

图1-2-1 昏迷的诊断流程图

（张解放 李凡民）

第二节 治疗措施及预后评价

一、治疗措施

1. 病因治疗 根据病因给予相应的治疗，如 CO 中毒应迅速进行高压氧治疗；有机磷中毒可用阿托品、解磷定；低血糖则立即静脉注射葡萄糖液；中暑应立即给予物理降温等。

2. 对症治疗 保持呼吸道通畅，必要时气管切开，自主呼吸停止者需给予人工辅助呼吸；纠正休克，应予迅速补液扩容和针对病因的治疗；有严重心律失常时进行相应处理，心搏骤停者应立即采取心肺复苏；如有颅内压增高给予降颅压治疗。

二、预后评价

不论何种原因引起的昏迷，常表示后果严重，这不仅说明病变发展进入晚期，而且也表明原发病已经恶化。

（张解放）

第三章　发　绀

发绀又称紫绀，是指血液中还原血红蛋白增多，使皮肤、黏膜呈青紫色的表现。广义的发绀还包括由异常血红蛋白衍化物（高铁血红蛋白、硫化血红蛋白）所致皮肤黏膜青紫现象。真性发绀是由于血液中还原血红蛋白的绝对量增多所引起。当毛细血管血液的还原血红蛋白量超过 50g/L，皮肤黏膜即可出现发绀，发绀在皮肤较薄、色素较少和毛细血管丰富的部位如口唇、鼻尖、颊部与甲床等处较为明显，易于观察。常见病因有：①导致血液中还原血红蛋白增多的原因是由于心肺疾病动脉血氧饱和度降低而引起，为中心性发绀，发绀为全身性分布，如肺气肿、法洛四联症等。②由于局部血液循环障碍导致周围性发绀。如局部血管循环障碍。③血液中含有异常血红蛋白衍化物，如各种先天性或后天性的高铁血红蛋白血症、硫化血红蛋白血症。

第一节　诊断要点

（一）病史要点

1. 详细询问发绀发生的年龄、性别、诱因，发绀出现快或慢，既往病史。

2. 伴随症状　无心悸、气促、胸痛、咳嗽、意识、尿少等心、肺疾病症状。

（1）伴呼吸困难、病程较短者：见于重症心、肺疾病，急性呼吸道阻塞、气胸等。

（2）伴呼吸困难、杵状指，病程较长者：见于发绀型先心病或某些慢性肺部疾病。

（3）急性发绀伴意识障碍和衰竭者：某些药物或化学物质急性中毒；休克、急性肺部感染等。

3. 有无摄取相关药物、化学物品、变质蔬菜和持久便秘情况下过多食蛋类与硫化物病史。

（二）查体要点

1. 发绀分布与范围为中心性或局部性；尤应注意发绀的程度、分布、杵状指（趾）皮肤温度等。中心性发绀是全身性发绀，除四肢与面颊外，见于黏膜、躯干皮肤，但皮肤温暖。周围性发绀常见于肢体末梢的下垂部位，如肢端、耳垂、鼻尖，且皮肤温度低，发凉，若按摩或加温使其温暖，发绀可消失，此点有助与中心性发绀相鉴别。

2. 注意上半身或某个肢体或肢端有无局部肿胀、疼痛、肢凉等情况变化。

3. 注意心肺的体征；心律、心率、心脏大血管杂音，肺部呼吸音情况。

（三）常规检查和其他检查

1. 血常规、血氧饱和度。

2. 血气分析等检查。

3. X线、心电图、心导管、支气管镜等器械进一步明确诊断。

（四）鉴别诊断

各种呼吸道疾病如肺炎、肺气肿、弥漫性肺纤维化、ARDS等均各自有其自身特点，鉴别诊断不难。各种心脏大血管疾病，如法洛四联症、埃勃斯坦畸形、艾森门格综合征等，据病史、体检、超声及心导管检查可资鉴别。另外，各种周围血管病和血液病如雷诺病、继发性高铁血红蛋白血症、硫化血红蛋白血症等，可通过各种实验室检查加以鉴别。

（五）诊断流程图（图 1-3-1）

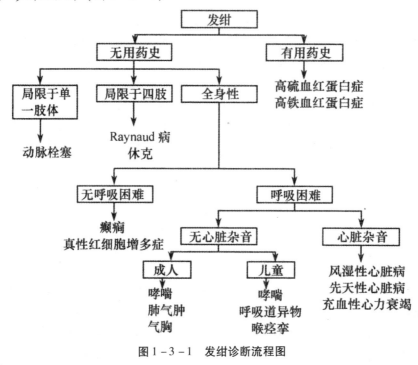

图 1-3-1　发绀诊断流程图

（李凡民）

第二节　治疗措施

（一）一般治疗、完善检查

急诊可行血常规、心电图、胸片、血气分析等检查。必要时可行高铁血红蛋白、硫化血红蛋白测定。

（二）对症处理

予以吸氧，如为气道阻塞，必要时可行气管切开。

（三）病因治疗

高铁血红蛋白或硫化血红蛋白血症可静脉注射亚甲蓝溶液（2mg/kg）或大量维生素C。明确病因者针对病因治疗原发病，包括心肺疾病等的治疗。

（李凡民）

第四章　晕　厥

晕厥是指一过性大脑广泛性缺血缺氧所致的短暂性意识障碍，发作突然，持续时间短暂，可自行恢复。晕厥为临床常见症状之一，可见于器质性疾患，亦可见于功能性因素。其中一半的患者不能明确病因。其发生机制主要为：①血压急剧下降导致脑供血不足。②心排血量骤然减少导致心源性脑供血不足。③供应脑部血流的动脉发生急性广泛性供血减少导致脑源性晕厥。其发作时多伴有肌张力降低，其最终后果为短暂的大脑低灌注。有统计晕厥病例占全部住院病例的 1% ~ 6%，占急诊患者的 3%，女性发病率约 3.5%，男性发病率为 3.0%。

病因

1. 脑源性晕厥　见于脑动脉硬化、无脉症、脑干炎症、肿瘤、变性等。

2. 心源性晕厥　见于各种器质性心脏病，如心肌梗死、心律失常、病态窦房结综合征、房室传导阻滞、急性克山病、主动脉瓣狭窄、心脏黏液瘤、动脉导管未闭和法洛四联症等。

3. 反射性晕厥　有血管抑制性晕厥、直立性低血压、低血压性晕厥、颈动脉窦性晕厥、排尿性晕厥。

4. 其他　癔病性晕厥、咳嗽性晕厥、屏气性晕厥、低血糖状态、换气过度综合征、重症贫血等。

第一节　诊断要点

（一）病史要点

1. 起病形式　若开始几秒钟后有晕厥发作，则应考虑颈动脉窦过敏、直立性低血压、突发Ⅲ度房室传导阻滞；若几分钟后晕厥，则应考虑过度换气；于用力期间或之后发生晕厥，则提示主动脉瓣狭窄或突发性肥大性主动脉瓣狭窄；老年人应想到直立性低血压。有吞咽疼痛而发生的晕厥多为吞咽晕厥；在剧烈咳嗽后发生的晕厥多为咳嗽性晕厥。

2. 发作时体位　单纯性晕厥和颈动脉窦过敏的晕厥一般发生于立位或坐位；直立性低血压患者常于卧位突然直立时发生晕厥；青壮年男性患者可在夜间睡醒后起床排尿时突然发生晕厥。癫痫、低血糖、过度换气或心脏传导阻滞所致晕厥，与体位无关。伴血压下降（包括颈动脉窦过敏）和伴异位心动过速的晕厥常发生于坐位或立位。直立性低血压常由卧到站位后不久发生。

3. 伴随症状

（1）焦虑、过度换气、异位心动过速或低血糖性晕厥常伴心悸。过度换气常伴手和面部麻木、刺痛。心脏传导阻滞、心室停搏或纤颤的晕厥期间，常有真性抽搐。晕厥后明显胸痛，应疑为心肌缺血的可能；如出现局灶性神经系统体征者，可能为脑血管意外。

（2）伴面色苍白、出汗、恶心、乏力等主要见于单纯性晕厥；伴四肢抽搐可发生于心搏骤停或心室纤颤；伴有眩晕、无力、视觉障碍、呕吐等症状可为脑局部供血不足引起的晕厥。低血糖性晕厥每次发作均与空腹、饥饿有密切关系。

（二）查体要点

1. 不同病因的体征　由心脏功能障碍致脑血流减少而产生晕厥时，常伴苍白和发绀。而周围循环障碍常为苍白而无真正的发绀和呼吸困难。

2. 发作期间的体征　于晕厥发作期间心率在 150 次/分以上，提示异位心律，心率 40 次/分以下，提示完全性心脏阻滞。晕厥伴心率慢者应鉴别是神经反射性还是心源性（阿-斯综合征）发作，可作心电图检查。用程控刺激的心内电生理技术可确定心脏的异常及有效治疗方案；于刺激期间，2/3 患者可见室性心动过速。希氏束传导测定有助于了解心房扑动或迷走张力过高。

3. 年轻女性，呼吸增强、过度换气，情绪紧张，甚至可见手足抽搐，要考虑过度换气综合征所致晕厥。伴有明显自主神经功能障碍，如面色苍白、出冷汗、恶心、乏力等，较多见于血管减压性晕厥和低血糖性晕厥。

4. 体检中注意伴发伤害的存在　对老年患者来说，其主要危险是跌倒所致的骨折和外伤。

（三）常规检查和其他检查

1. 心电图、动态心电图、心脏超声等检查，可了解心电活动和心脏结构情况，有助于心源性晕厥的诊断和排除。

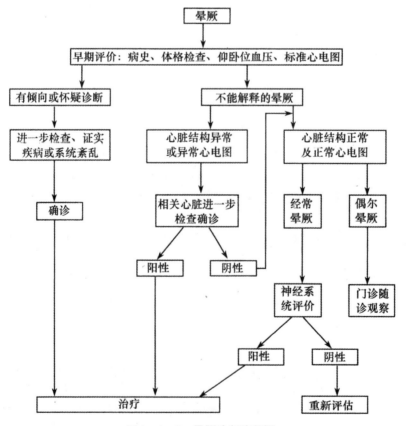

图 1-4-1　晕厥诊断流程图

2. 颈椎 X 线摄片检查。脑电图、脑血流图、经颅多普勒（TCD）、脑干诱发电位、头颅 CT 或 MRI 等常用于病变的定位和定性。有助于脑源性晕厥的诊断和排除。

3. 血液学检查　如血常规、血糖、心肌酶、血生化等，有助于贫血、低血糖及心肌梗死等所致的晕厥的诊断。

（四）诊断标准

1. 根据病史、体检和 EKG 以及其他实验检查可将患者分为三类：

（1）诊断明确者，确定具体疾病诊断。

（2）诊断不确定，但存在可能的器质性疾病，属高危病例。

（3）诊断不确定，无器质性疾病，非高危病例。

2. 高危病例的确定年龄 >45 岁，EKG 异常，有室性心律失常病史，有心功能不全。

（五）诊断流程图（图 1 – 4 – 1）

（李凡民）

第二节　治疗措施及预后评价

一、治疗措施

（一）一般治疗

1. 发生晕厥后立即平卧，略微采取头低脚高的姿势，使脑部得到较好的供血。解开领口，使呼吸舒畅，开窗通风保证空气流通。

2. 吸氧。

3. 注意排痰，将呕吐者的头偏向一侧，以防窒息。

4. 苏醒后给患者饮糖水、热茶等促进恢复，且不宜马上起床，以防复发。

5. 在患者意识完全恢复，对于非高危病例，无器质性疾病的患者，可门诊随访。对于存在有高危因素的患者应住院进一步诊治或留院观察。

（二）病因治疗

1. 反射性晕厥　可应用阿托品防治，由于迷走性反射、心肌抑制导致晕厥反复发作者可考虑安装心脏起搏器。

2. 单纯性晕厥和直立性低血压性晕厥　可用拟交感药，如麻黄碱、异丙基肾上腺素、去氧肾上腺素等。

3. 直立性低血压　可试用拟交感神经药，增加氯化钠的摄入量以提高血容量及动脉压。

4. 心源性晕厥　由缓慢性心律失常所致者，应立即静脉注射阿托品 0.5 ~ 2mg 或肾上腺素 0.3 ~ 0.5mg。房室传导阻滞所发生的晕厥安装心脏起搏器。心房纤颤时可用洋地黄；室上性心动过速引起的晕厥可应用普鲁卡因胺、奎尼丁、普罗帕酮、胺碘酮等，无效时可采用同步直流电除颤术；尖端扭转性室性心动过速用硫酸镁、异丙基－肾上腺素、利多卡因；尖端扭转性室性心动过速持续发作、心室纤颤者立即行非同步直流电除颤术。

5. 低血糖性晕厥　及时补充葡萄糖。

6. 脑源性或其他神经系统疾病引起的晕厥　对症处理后主要是治疗原发病。

7. 吞咽性晕厥或颈动脉窦综合征进行对症治疗后，应进一步探查和去除原发病灶。

8. 告诫患者避免驾车、爬高以及其他在晕厥发作时可能出现伤害的状况。

二、预后评估

晕厥为一多病因综合病症，因此，对晕厥的治疗主要针对不同的诱因和病因治疗。其预后也与病因直接有关，一般而言，心脏原因导致的晕厥预后差，一年死亡率约30%，非心脏原因性晕厥预后较好，一年死亡率0～12%。

（李凡民）

第五章 眩 晕

眩晕是空间定位错觉引起的自身或周围物体的运动幻觉。它是一种主观感觉障碍，通常无意识障碍。患者有周围景物或自身旋转感，称为旋转性眩晕或真性眩晕；若患者只有头晕，头重脚轻，摇晃浮沉感，而无旋转感，则称为假性眩晕。在眩晕症状出现的同时，常伴有平衡失调、站立不稳、眼球震颤、指物偏向、倾倒、恶心、呕吐、面色苍白、出汗及脉搏、血压的改变。一般无意识障碍，主要由迷路、前庭神经、脑干及小脑病变引起，亦可由于其他系统或全身疾病引起。眩晕病因较复杂。据统计，眩晕是门诊常见症状的第三位，占内科门诊患者的5%，占耳鼻喉科门诊的15%。它涉及多个学科。内耳前庭系统疾病是产生眩晕的主要原因。所以，眩晕在分类上分为前庭系统眩晕和非前庭系统眩晕两大类；前者更进一步分为周围性前庭眩晕和中枢性前庭眩晕。

1. 耳源性眩晕　它由耳部疾病所引起。梅尼埃综合征是严重眩晕的常见原因，发作时表现为突然的阵发性眩晕、耳鸣、耳聋、共济失调。此外，迷路炎或外伤、内耳血管痉挛或出血也会出现类似的表现；有的人在乘坐车船时，因为迷路功能失调，也可能出现眩晕症状。

2. 神经源性眩晕　多由大脑、小脑及脑干病变所引起。小脑后下动脉血栓形成常使患者突然发生严重的眩晕，并伴呕吐、站立不稳等其他表现，而神志可以是清醒的。颅内肿瘤由于颅内压增高和肿瘤浸润脑神经，除了眩晕症状外，还可表现耳鸣、耳聋、眼球震颤、共济失调、复视、吞咽困难、面部瘫痪等复杂的症状。此外，癫痫、偏头痛等疾病也可能伴有眩晕症状。

3. 眼源性眩晕　眼部疾患所致的眩晕症状一般较轻。在火车内睁眼看近处飞快"后迟"的树木时可出现眩晕，闭眼后即可缓解。常由于屈光不正、视力疲劳、眼外伤等所致。

4. 颈源性眩晕　颈椎病导致基底动脉受压时，由于脑供血不足，可使患者突然出现眩晕，并有视力障碍、四肢无力、站立不稳症状，多在颈部活动幅度大时发生。

5. 全身性疾病　很多全身性疾病可发生眩晕，但大多无"旋转"感。全身性病变：外伤（头部、颈部损伤）、全身中毒性、代谢性、感染性疾病；各种原因引起的贫血，心血管病变：如高血压、低血压、心律失常、心力衰竭等，严重贫血、糖尿病、低血糖、自主神经功能紊乱及更年期综合征等。

6. 药物中毒　服用某些药物发生中毒时，可出现眩晕症状。在常用药中值得注意的有链霉素、庆大霉素、苯妥英钠、扑米酮、水杨酸及某些降压药等。

第一节　诊断要点

（一）病史要点

眩晕的性质、程度、时间、诱因、伴随症状及可能的相关病史，包括神经科、内科及耳鼻喉科的有关病史。具有诊断意义的其他病史，如药物史、贫血或低血压史、头部外伤史、年龄与性别因素等。

（1）应着重了解头晕的性质，真性眩晕有明显的自身或他物旋转感、倾倒感或视物摇晃不稳，呈阵发性，伴有眼震、平衡失调、站立不稳、指物偏斜及恶心、呕吐、面色苍白、出汗、脉搏血压改变等自主神经症状。头晕常为头重脚轻、眼花等，并无外境或自身旋转的运动幻觉，可由心血管系统疾病、全身中毒、代谢性疾病、眼病、贫血等疾患引起。

（2）应鉴别眩晕为中枢性或外周性，一般外周性眩晕的自主神经症状明显、眼震多为水平性眼震、无神经系统其他体征；而中枢性眩晕的自主神经症状轻或不明显，多由脑干、小脑或其他神经系统定位体征。

（3）应了解头晕的诱因和伴发症状：耳源性眩晕常伴有耳鸣和听力减退，常见于梅尼埃病、急性迷路炎、内耳损伤、鼓膜内陷或受压及耳石和前庭终末感受器病变（如颅脑外伤、噪音性损伤、药物中毒及缺血引起的半规管壶腹的退行性变等）；小脑脑桥角病变伴有 V、Ⅶ、Ⅸ、Ⅹ 脑神经和锥体束等症状；前庭神经元炎多有上呼吸道或消化道感染诱因，可无听力改变；椎基底动脉短暂缺血发作可同时伴有复视、视物变形、头面和肢体麻木感、晕厥、猝倒等症状；眩晕性癫痫发作时，可伴有意识丧失、癫痫大发作或其他癫痫症状。占位病变、炎症、变性和脱髓鞘病变所致中枢性眩晕，常伴有脑干、小脑或其他神经系统定位体征。

（二）查体要点

1. 神经系统方面　除一般的神经系统检查外，特别应注意有无自发性眼震、共济失调。自发性眼球震颤可为水平、垂直、旋转等，应观察其方向、振幅、速率及持续时间。共济失调包括闭目难立征、指误试验（又称偏指试验）、闭目前进的步行偏斜。检查眼底有无水肿及颅内压增高症状。

2. 内科方面　应检查有无高血压、低血压、心律不齐、心力衰竭，有无贫血、全身感染、中毒、代谢紊乱等。

3. 耳科方面　应检查外耳道、鼓膜、中耳、鼻咽部，注意有无耵聍阻塞外耳道，有无胆脂瘤性中耳炎及耳硬化症。

4. 音叉试验　了解听力情况、听力障碍的性质及程度。

（三）常规检查和其他检查

1. 前庭功能检查　变温试验、指物偏向、直流电试验、位置试验及眼震电图等。

2. 眼震电图　有助于对眩晕、眼震、前庭系统疾病进行鉴别诊断。

3. 颈椎正、侧、斜位及过伸、过屈位等 X 线摄片检查。

4. 心电图、乳突、内听道、颈椎摄片、脑电图、经颅多普勒超声（TCD）、脑干诱发电位、头颅 CT 或 MRI 等常用于病变的定位和定性。

（四）诊断标准

根据上述病史、体检特点，并选择作相应的器械和影像学检查，可做出诊断。

（五）鉴别诊断

（1）耳源性眩晕：系指前庭迷路感受异常引起的眩晕。耳源性眩晕的主要表现为发作性眩晕，听力减退及耳鸣，重症常伴有恶心、呕吐、面色苍白、出汗等迷走神经刺激现象，可发生水平性或水平兼旋转性眼球震颤。患者常感物体旋转或自身旋转，行走可出现偏斜或倾倒，发作中神志清醒。

（2）中毒性眩晕：常见耳毒性药物有链霉素、卡那霉素、异烟肼、奎宁、水杨酸类药物、有机磷、汞、铝、乙醇、烟草等中毒。主要损害内耳听神经末梢，前庭器官中毒引起眩晕，如耳蜗神经亦受损则发生双侧感音性耳聋。

（3）颈源性眩晕（椎动脉压迫综合征）：大多由于颈椎肥大性骨质增生引起，造成脑基底动脉供血不足。眩晕发作常与头颈转动有关。固定患者头部，使其身体左右转动，可立即诱发眩晕，常伴有复视，火花或暂时性视野短缺。如进行 X 线检查，则显示颈椎有骨质增生。

（4）小脑疾病：多表现为平衡失调，眩晕，醉汉样步态。小脑后下动脉血栓形成常骤然发生严重的眩晕，肢体共济失调，可无昏迷，可有眼球震颤及吞咽困难。

（5）大脑疾病：如癫痫发作的眩晕先兆，偏头痛发作，脑血管硬化和脑瘤的颅内高压等。此类眩晕常根据其原发病进行诊断。

（6）眼源性眩晕：如眼肌麻痹产生复视，注意飞快行车或站立于悬崖等，引起头晕眼花及眩晕。

（7）植物神经官能症：头晕、眼花、耳鸣、恶心、心慌、失眠、多梦等各式各样的神经衰弱症状，头晕不是真正的眩晕。

（六）诊断流程图（图 1 - 5 - 1）

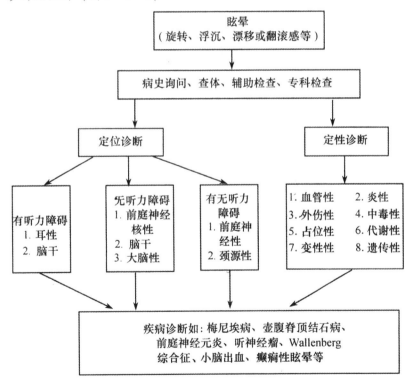

图 1 - 5 - 1 眩晕诊断流程图

（张解放 李凡民）

第二节　治疗措施及预后评价

一、治疗措施

（一）一般处理

急性眩晕发作的患者，应静卧，闭目，头固定不动，避免光刺激，解除精神紧张。

（二）药物治疗

1. 对症治疗的药物

①镇静剂：苯巴比妥、地西泮等。②抗组胺药物：盐酸异丙嗪、盐酸苯海拉明、氯苯那敏等。③止吐剂：氯丙嗪、甲氧氯普胺等。④抗胆碱药物：氢溴酸东莨菪碱、阿托品。⑤血管扩张药物：烟酸、地巴唑等。⑥脱水治疗：除适当控制水和食盐外，可以使用脱水药，如乙酰唑胺等。

2. 针对病因药物治疗

（1）血管扩张药：用于治疗眩晕的血管扩张药有：烟酸 100～300mg，3 次/日，阿米三嗪/萝巴新 1～2 片/日，复方丹参注射液 20ml 加入液体中静脉滴注，1 次/日。

（2）降脂、降压、抗凝血及改善微循环药：45 岁以上首次发病的眩晕疾患以血管问题占第一位。疾病早期可能仅涉及小血管痉挛或微循环障碍；疾病进一步发展可能发生血栓形成。突发性耳聋伴有前庭功能急性损害往往由迷路动脉和（或）其分支血栓形成所致，静脉滴注低分子右旋糖酐可使血液黏稠度降低，增加血容量，防止血小板凝聚，改善内耳微循环。

（3）维生素类药：治疗梅尼埃病，常用的有维生素 B_6、维生素 B_{12}、维生素 B_1 及维生素 C 等。

（三）手术治疗

专科医师根据病情选择手术适应证和手术方法。内耳病变听力已丧失而久治不愈者，可行迷路破坏手术或前庭神经切断术。手术方法有：内淋巴囊手术、内耳道前庭神经切断术、颈交感神经切断术、选择性破坏前庭器的手术、球囊手术、耳蜗切除术、迷路破坏术、耳蜗球囊造瘘术等。

二、预后评价

大部分眩晕在明确病因后，给予治疗后，可有所好转，但症状易反复发作。

（张解放）

第六章 头 痛

头痛是临床上常见的症状，头痛在广义上指各种原因所致的颈部以上头面部疼痛。包括颅内、外结构的疼痛；五官及颈椎疾病的牵涉痛和头面部的神经痛。狭义上指头颅上部，即眉弓以上至枕下部为止这一范围内的疼痛。头痛可以是单一疾病，且大多数是功能性的，但有些头痛也可以是躯体某些严重器质性疾病的早期信号或突出症状，必须加以重视。病因

1. 颅内病变

（1）血管性病变：如蛛网膜下腔出血、脑梗死、脑栓塞、高血压脑病、静脉窦血栓形成。

（2）感染性病变：脑膜炎、脑炎、脑脓肿、脑寄生虫病等。

（3）占位性病变：原发性脑肿瘤、颅内转移瘤、脑膜癌。

（4）脑外伤：脑挫裂伤、脑震荡、硬膜外血肿、慢性硬膜下血肿等。

（5）其他：偏头痛、头痛性癫痫、低颅压性头痛等。

2. 颅外病变

（1）神经痛：三叉神经痛、枕神经痛、舌咽神经痛等。

（2）邻近器官病变：眼、耳、鼻、鼻窦、牙齿等邻近器官病变。

（3）其他：紧张性头痛、颞动脉炎、颈椎病等。

3. 躯体其他系统疾病　心血管病、感染、中毒等。

4. 精神性疾病　抑郁症等。

第一节　诊断思路

头痛的病因多种多样，因此，在头痛的诊断中，必须详细地询问病史，全面的体格检查以及必要的实验室及特殊检查。基本诊断程序包括：

（一）病史要点

1. 头痛的起病方式　剧烈的突发性头痛，伴有或不伴有意识障碍，常见于蛛网膜下腔出血、脑出血、脑外伤、高血压脑病、急性脑膜炎、急性青光眼、腰穿后头痛等；亚急性头痛则考虑慢性脑膜炎、脑肿瘤、硬膜下血肿；而数年或数十年的慢性头痛，如为持续性则紧张性头痛可能性大，而间歇性发作的头痛多半为偏头痛、丛集性头痛、癫痫、高血压等。

2. 头痛的性质　蛛网膜下腔出血所致的头痛为炸裂样头痛；偏头痛多为胀痛和搏动性头痛；神经痛多呈阵发性电击样、刺痛样或火灼样；肌紧张性头痛多为头部的重压感、紧箍感和钳夹样；而功能性或精神性头痛的性质常多变且位置不固定。

3. 头痛的部位　头痛的部位往往与病变的部位不完全一致，故仅有参考价值。颅外病变所致头痛部位常局限于体表，往往与病变部位一致或邻近；而颅内病变则头痛多弥

散而深在。幕上病变头痛常位于额、颞、顶部,而幕下病变头痛常位于枕部、耳后、上颈部,也可放射至前额。

4. 头痛发生及持续时间 某些头痛发生在特定的时间,如清晨、白天、入睡后、月经前或月经期,这有利于判断头痛的病因,如脑肿瘤清晨头痛,丛集性头痛往往在夜间发作。神经性疼痛如三叉神经痛、舌咽神经痛往往是数秒钟至数分钟;数小时、数天的头痛要考虑偏头痛;而长达数年的头痛常见于功能性头痛。

5. 头痛的程度 头痛的程度可轻重不一,且头痛的程度与疾病的严重程度不成线性关系。蛛网膜下腔出血的头痛最为剧烈,而肿瘤的早期头痛可并不明显。

6. 影响头痛的因素 了解影响头痛程度的因素可有助于判断头痛的病因。高血压性头痛、血管性头痛、颅内感染性头痛、脑肿瘤引起的头痛往往在咳嗽、用力、大笑、抬头时头痛加剧;低颅压性头痛平卧时可减轻,直立时症状加重;丛集性头痛则于直立时减轻;颅外动脉扩张陛头痛在压迫颈总动脉或颞动脉时疼痛减轻;颈肌痉挛性头痛则按摩颈肌可减轻。

7. 伴随症状或体征

(1)头痛伴有发热:须考虑感染性疾病。

(2)头痛伴有呕吐见于:①偏头痛;②颅内感染,各种脑膜炎、脑炎;③脑出血和蛛网膜下腔出血;④颅高压综合征:脑肿瘤、脑脓肿、慢性硬膜下血肿、良性颅内压增高症;⑤癫痫性头痛,多为儿童和青少年,以前额、眼眶及两颞部跳痛为主,疼痛持续数十秒或数十分钟,可伴有腹痛、出汗、短暂意识丧失,发作时脑电图有特异改变。

(3)头痛伴剧烈眩晕:多见于后颅凹病变,如小脑肿瘤、桥小脑角肿瘤、小脑耳源性肿瘤、椎-基底动脉供血不足。

(4)头痛伴有精神症状见于:①额叶肿瘤和神经梅毒,可有淡漠或欣快等症状;②颅内感染性疾病,如各类型的脑炎和脑膜炎。

(5)体位变化时头痛加重:三脑室附近肿瘤、脑室内肿瘤、后颅凹或高颈位脊髓病变,可因体位改变使头痛加重或出现意识障碍。

(6)伴有脑神经麻痹及其他神经系统定位体征:脑肿瘤、硬膜下血肿、蛛网膜下腔出血、脑动脉瘤等。

(7)头痛伴有植物神经症状:头痛时若有面色苍白、多汗、呕吐、腹泻等植物神经症状,多见于偏头痛或不典型梅尼埃病。

(二)查体要点

1. 一般查体 除查体温、脉搏、呼吸、血压外,应重点检查头颅有无外伤,颅骨有无凹陷或隆起、鼻旁窦、颞颌关节有无压痛,颞动脉有无怒张或压痛,有无颈强直、颈背部肌肉痉挛,注意皮肤有无海绵状血管瘤、神经纤维瘤及皮下囊虫结节。同时必须对心、肺、腹部脏器作必要的常规检查。

2. 神经系统检查 神经系统的详细检查对头痛的诊断有至关重要的作用。故检查必须全面而仔细,除常规神经系统检查外,特别要注意有无脑膜刺激征、视乳头水肿、视网膜出血以及提示神经系统或局灶性损害的定位体征。

(三)实验室及其他检查

1. 实验室检查 查血、尿常规。因许多内科疾病均可引起头痛,故肝、肾功能和血电解质、免疫学检查、心功能检查等均为必需。某些颅内疾病可引起脑脊液的改变，故腰穿、颅内压力的检测及脑脊液常规、生化、细胞学、免疫学的检查也很重要。但主要用于鉴别蛛网膜下腔出血和中枢神经系统感染。

2. 其他检查　脑电图检查对头痛性癫痫、脑炎及脑膜脑炎的诊断有一定的帮助。头颅 CT 及 MRI 对颅内肿瘤、脑血管病、脑寄生虫病、脑脓肿等疾病可以明确其部位及性质。此外，经颅多普勒超声、SPECT 等检查对血管性头痛的诊断起了一定的辅助作用。

（四）鉴别诊断

1. 血管性头痛

（1）偏头痛：偏头痛是一类有家族发病倾向的周期性发作疾病。往往为青春期发病，表现为发作性搏动性头痛，伴恶心、呕吐、畏光，经过一段间歇期后再次发病，在安静、黑暗环境内或睡眠后头痛缓解。在头痛发生前或发生时可伴有神经、精神功能障碍，也可有视觉、运动或情绪紊乱。精神紧张、过度劳累、气候变化、强光刺激、低血糖、应用扩血管药物或食用高酪胺食物及酒精类饮料可诱发。诊断依据：①发作性搏动性头痛为主，也可呈胀痛；②一侧头痛为主，也可全头痛；③间歇性反复发作，起止较突然，间歇期正常，病程较长；④常起病于青春期，女性居多；⑤有或无视觉性、感觉性、运动性、精神性等先兆或伴随症状，但多数都伴有恶心、呕吐等明显的自主神经症状；⑥有或无偏头痛家族史；⑦某些食物、月经、情绪波动、过劳等因素可诱发，压迫颈总动脉、颞浅动脉及眶上动脉或短时休息、睡眠可减轻；⑧脑电图检查偶有轻度或中度异常，头颅影像学检查（包括血管造影）及其他辅助检查均无异常。

（2）丛集性头痛：发病率低，男性多见。发病年龄偏大，多在 30～50 岁，首次发病多在 30 岁左右。特点为突发的固定与一侧眼及眼周剧烈疼痛，可扩散到颞部和上颌部。也可扩散到顶枕或颈部。常伴有病侧眼结膜充血、流泪、鼻黏膜肿胀、鼻塞或流涕及不全性、暂时性颈交感神经麻痹综合征，疼痛发展到高峰时，患者烦躁不安、坐卧不宁。每次发作时间较短，仅数分至数小时，极少超过 2 小时。发作期常以 10 分钟规律的方式每天发病一到数次，连续数周或数月，中间间隔数月或数年后头痛又再次发作。头痛有规律地大致在相同的时间发生，往往在凌晨和午睡后多见，常使患者从睡眠中痛醒。

2. 脑血管疾病引起的头痛

（1）蛛网膜下腔出血：往往为急骤发作，部分有偏头痛病史。头痛剧烈为"炸裂样""刀劈样"疼痛。大部分患者头痛为双侧额顶枕部，也可为全头痛，约 30% 的患者头痛偏向一侧。疼痛可放射至单侧或双侧眼部和颈部。沿颈部向下放射出现颈强直。腰穿脑脊液压力增高，三管试验为均匀血性脑脊液可确诊。

（2）脑出血：头痛常为首发症状，发生率大概在 50%～60%。但患者往往很早发生意识障碍，不能诉说头痛。

（3）急性缺血性脑血管病：通常为颈内动脉、椎动脉等较大血管闭塞时常发生头痛，约有 1/3～1/2 的患者有头痛，而脑内小血管闭塞时很少发生头痛。头痛往往可在同侧，也可在对侧，部位多在枕部、两侧额部或颈部，多为跳痛、紧箍痛、胀痛，也有呈刀割样剧痛。

（4）未破裂的脑动脉瘤和动静脉畸形：脑动静脉畸形的三大特征是出血、癫痫发作和头痛，头痛发生率为 14%～34%。头痛往往在青年期开始，持续多年，多位于病灶侧，也可呈全头痛或周期性头痛。头颅 CT 扫描呈低密度或高密度，可增强，无占位表现。因动脉瘤压迫或刺激周围组织，可造成局部定位体征，不同部位的动脉瘤症状各异。头痛往往突然发作，常位于一侧，为胀痛、跳痛或钻痛。头痛发作后可出现脑神经障碍，如眼肌麻痹或偏盲，在动脉瘤破裂前往往偏头痛发作频繁。

（5）高血压性头痛：严重的高血压可有枕部或额部头痛，晨起后头痛明显，与睡眠时 CO_2 积聚、脑血流量增加导致颅内压增高有关。恶性高血压伴发高血压脑病时头痛特别明显，呈持续性全头痛，并伴有视力减退、视网膜出血、视乳头水肿及氮质血症。头痛与血压呈线性关系，控制血压后头痛缓解。

3. 颅内压变化所致的头痛

（1）颅内压增高：常因颅底大动脉、静脉窦、脑神经的移位造成。颅内肿瘤所致的头痛往往是钝痛，开始为间歇性，之后发展为持续性，任何可增加颅内压的动作如低头、屏气、用力咳嗽等均可以使头痛加重，且清晨头痛明显。

（2）颅内压降低：正常成人侧卧位时腰穿颅内压低于 $7cmH_2O$ 时为低颅压，低颅压时可出现随体位改变的头痛、呕吐、颈强直等一系列症状。头痛多位于额颞枕部，也可为全头痛，可为跳痛、炸痛、胀痛、挤压痛。直立时、头部活动时头痛明显，平卧时头痛减轻或消失，少数患者可出现意识障碍、精神异常、失语、偏瘫等。

4. 颅内感染所致的头痛

（1）脑炎及脑膜炎：任何脑部炎症均可导致头痛，头痛可为弥漫性全头痛，多为跳痛、搏动性及撕裂样痛，且为持续性，往往头痛较为剧烈。经过病因治疗，炎症消退时头痛也相应缓解。脑炎及脑膜炎所致头痛往往是急性或亚急性起病，伴有发热、恶心、呕吐，血白细胞可升高，可有脑膜刺激征及脑实质损害的定位体征，如意识障碍、癫痫发作、肢体瘫痪等。脑脊液检查及培养有异常。

（2）脑脓肿：其三大主症为全身感染症状、颅内压增高、脑部局灶性损害症状。早期细菌侵入颅内引起脑组织化脓坏死，脓肿壁尚未形成时表现为脑膜炎，患者可有剧烈头痛、恶心、呕吐等脑膜刺激征及全身症状；脓肿包膜形成后头痛及全身症状明显减轻或消失；随脓肿扩大，颅内压增高明显，患者可再次出现头痛、呕吐并可出现视乳头水肿。

（3）脑囊虫病：脑囊虫病较多见，症状往往复杂多样，可有癫痫发作、精神障碍、颅内压增高、脑膜刺激征、偏瘫等，头痛也常出现。囊虫引起脑膜、脑实质发生炎症时可刺激或牵拉脑膜引起头痛。或由于囊尾蚴导致脑脊液循环受阻或脑脊液分泌增多引起颅高压而致头痛、呕吐、视乳头水肿。囊虫病诊断的主要依据：食"米猪"肉史，排虫及排节片史，血、脑脊液免疫试验阳性，头颅 CT 及 MRI 见囊虫钙化影及囊虫结节等可确诊。

5. 紧张性头痛

紧张性头痛往往是全头痛或额部、后枕部、颈项部持续性钝痛，部分患者有紧箍感或重压感。病因为焦虑、抑郁所致的精神紧张；头、颈、肩胛带姿势不良或其他病因所致的头痛或身体其他部位疼痛的继发症状。紧张性头痛可持续很长时间，大部分患者为慢性，也有患者为阵发性。诊断标准：疼痛呈发紧或压迫感，而非搏动性；轻度或中等度疼痛；疼痛为双侧性；疼痛不因体力活动而加重，且无恶心、呕吐。某些紧张性头痛的患者除了有上述表现外，还有搏动性或血管性头痛的表现，称之为混合性头痛。

6. 三叉神经痛

三叉神经痛严格来说不属于狭义的头痛范畴，但临床上较多见，尤其多见于老年人，表现为面部三叉神经分布范围内反复发作的阵发性疼痛，大多为单侧性。疼痛发作常无先兆，骤然发生的闪电样短暂的剧痛，每次发作数秒至 1～2 分钟，间歇期正常。病程呈周期性，每次发作可持续数周或数月，缓解期可为数天至数年不等。早期发作次数少、间歇期长，病情可逐渐加重，发作次数增多，间歇期缩短。

（五）诊断流程图（图 1-6-1）

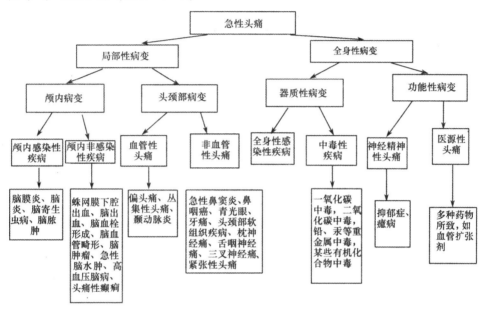

图 1-6-1 头痛诊断流程图

（李凡民 仝雯）

第二节 治疗措施及预后评价

一、治疗措施

1. 对症处理

（1）镇痛：在严重头痛时，临时或短期应用解热镇痛剂、抗癫痫药等；一般治疗时可用止痛剂或镇静剂，亦可二者合用以提高疗效。有颅内压增高者，禁用吗啡类药物，以免引起呼吸抑制。偏头痛可用酒石酸麦角胺 0.5mg，肌内注射，若痛不止，2 小时后可重复 1 次，24 小时总量不超过 10mg；亦可肌内注射或皮下注射英明格 2～6mg，或英明格 100mg 口服，24 小时总量不超过 300mg。三叉神经痛可用卡马西平 0.1～0.2g，口服，一天三次，或用苯妥英钠 0.1～0.2g，口服，一天三次，长期治疗无效时可用 95%～98% 的乙醇局部注射神经阻滞治疗。

（2）控制或减轻血管扩张：主要用于治疗血管性头痛，如偏头痛、丛集性头痛等。

（3）调整颅内压：颅内压增高者主要用高渗脱水剂，可用 50% 葡萄糖液 40～60ml，静脉注射；亦可用 25% 山梨醇溶液或 20% 甘露醇溶液 250ml 快速滴注以降低颅内压。颅内压过低者应用生理盐水或葡萄糖盐水。

（4）精神性头痛采用综合治疗方案包括：①心理治疗；②适当应用精神药物；③训练身心放松；④应用额肌肌电图或手指皮温等指标进行生物反馈治疗。

（5）其他：理疗、封闭、针灸、电兴奋及手术治疗。

2. 病因治疗　应争取早期明确诊断，并采取针对性的有效措施进行病因治疗。如高血压性头痛应积极降低血压，炎症性头痛应针对病原积极的抗感染治疗。颅内占位病变引起的头痛可考虑手术摘除，耳鼻喉科疾病所致的头痛应积极作相应的治疗。

二、预后评价

头痛的预后取决于病因。如为偏头痛、丛集性头痛则预后良好，而因颅内出血、颅内感染、颅内压增高所致的头痛则不易缓解，而且头痛的加剧往往提示颅内病变的加重。

（李凡民）

第七章 咯 血

咯血指喉以下，气管、支气管或肺组织出血，并经口腔咳出，是一种临床常见症状，常由呼吸、循环系统疾病所致，有时也可由外伤、其他系统的疾病或全身性因素引起。

咯血量以每 24 小时 <100ml 时称小量咯血，100～500ml 称中量咯血，>500ml 称大量咯血。

病因

1. 呼吸系统疾病

（1）支气管扩张症：多有慢性咳嗽、咳大量脓痰、反复咯血病史。体检可见杵状指，肺部可有固定性湿啰音。胸片可见卷发影、双轨影。CT 或支气管造影可确诊。

（2）肺结核：浸润型肺结核可小量咯血或痰中带血；结核空洞多为大咯血。痰菌可阳性。胸片见结核病灶。可有低热，盗汗等症状。

（3）肺癌：多见有吸烟史的中老年人，咯血痰或小量咯血。胸片多见肺部肿块影等。痰细胞学、纤维支气管镜检查可诊断。

（4）急性肺炎：多有发热、胸痛。如肺炎球菌肺炎咳铁锈血痰；金黄色葡萄球菌肺炎胸片多为典型多发小脓腔或气囊肿改变，咳少量脓血痰。

（5）肺脓肿：多有发热、胸痛，较多臭味脓血痰。胸片大片浓密影中有带液体平面的空洞。

（6）肺栓塞和肺梗死：多由手术或下肢静脉血栓脱落引起。突发胸痛、咯血、气促等。核素扫描见缺损区，心电图有典型的 $S_1Q_{III}T_{III}$ 图形。

（7）特发性肺含铁血黄素沉着症：原因不明的反复咯血和继发性贫血。胸片呈弥漫性斑点影和肺间质纤维化，痰中含铁血黄素巨噬细胞阳性。常需肺活检确诊。

（8）支气管结石：常见刺激性干咳，反复小量咯血。胸片有时可见钙化影。有时可咳出结石。

（9）特发性咯血：经多种检查仍无原因可定，长期随访对健康无影响。需排除各种咯血原因。

2. 循环系统疾病

（1）风湿性心脏病二尖瓣狭窄：小量咯血因肺瘀血或肺毛细血管破裂出血；大咯血因支气管黏膜下静脉破裂。多有慢性病史。查体可见心尖部舒张期杂音和震颤等。

（2）急性左心衰竭：多有高血压、冠心病等病史；伴胸闷、气短、咳粉红色泡沫痰；利尿、强心治疗有效。

3. 外伤　如胸部刺伤、挫伤、肋骨骨折、医疗操作（胸腔或肺穿刺、活检、支气管镜检查等）所引起的损伤等。

4. 伴有全身出血倾向的疾病　如肺出血型钩端螺旋体病、流行性出血热、肺型鼠疫、血小板减少性紫癜、白血病、再生障碍性贫血、血友病、DIC、尿毒症等。

5. 其他　如肺出血肾炎综合征、子宫内膜异位症等。

咯血的病因很多，临床上以支气管扩张、肺结核、肺癌和肺炎四种疾病最常见。

第一节　诊断思路

结合病史、症状和体征，结合有关检查尽可能明确咯血的原因。

（一）病史要点

1. 病史

（1）年龄和性别：青壮年咯血伴有低热、盗汗等症状要考虑肺结核。年龄较大者，尤其是男性应首先考虑肺癌。

（2）既往史：幼年患麻疹或百日咳后有长期反复咳嗽、咯血、咳脓痰的患者多为支气管扩张；有生食螃蟹与喇蛄者应考虑肺吸虫病。

（3）咯血量：如肺癌多为血痰或小量咯血；中、大量咯血见于肺结核空洞、支气管扩张、肺脓肿、风湿性心脏病二尖瓣狭窄等。

2. 伴随症状和体征

咯血伴有急性发热、胸痛常为肺部炎症引起，如细菌性肺炎、干酪性肺炎。咯血伴发热、咳嗽、咳大量脓痰者多见于肺脓肿。反复咳嗽、咳脓痰不伴发热者多见于支气管扩张症。原有心房纤颤或静脉炎的患者突然咯血，伴有胸痛、休克者应考虑肺梗死。有黏膜、皮下出血等全身出血倾向要考虑血液病。肺部听到局限性哮鸣音提示支气管有狭窄、阻塞现象，常由肿瘤引起。慢性肺脓肿、支气管扩张常伴有杵状指（趾）。

（二）常规检查以及其他检查

1. X 线检查　多数肺疾病常规胸片可见病变；必要时行断层摄影；胸部 CT 对鉴别诊断有意义。

2. 病原学检查　痰液检查可发现结核菌、肿瘤细胞、肺吸虫卵、阿米巴原虫等，阴性结果不可轻易否定诊断，有时常需连续多次的检查。

3. 支气管镜检查　确定出血部位及病因。严重心肺功能损害及大咯血时不宜进行。

4. 肺血管造影　肺动脉造影或选择性支气管动脉造影，可明确出血部位。后者还可作栓塞止血治疗。

5. 其他　心电图、肺核素扫描、MRI 等。

（三）鉴别诊断

经口腔吐出血液并非都是咯血，应与口、鼻腔出血或上消化道呕血相鉴别。

1. 鼻咽口腔出血　口腔黏膜、舌或牙龈出血一般不伴随咳嗽，在闭口吸吮时吐出血液，常与唾液相混，检查口腔能发现损伤或出血处。鼻腔出血时血液自前鼻孔流出，若后鼻孔出血则血液可沿咽壁下流，吸入呼吸道后再咳出，易被误诊为咯血。

2. 呕血　出血灶多位于食管、胃、十二指肠、胆道等，呕血前常有恶心、呕吐及上腹部不适，呕出物可混有食物，常伴有黑便。有胃、十二指肠溃疡，肝硬化或出血性胃炎病史等。一般咯血先有喉部刺激伴痒感，引起咳嗽，咳出鲜红色带泡沫的血液，常混有痰液，咯血后往往伴有血痰数天，常有肺或心脏病史。

（四）诊断流程图（图 1 - 7 - 1）

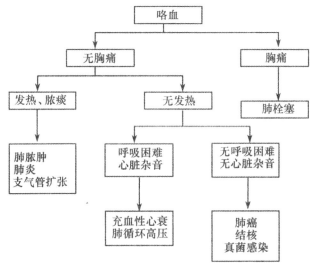

图 1 – 7 – 1　咯血诊断流程图

（张解放　仝雯）

第二节　治疗措施及预后评价

一、治疗措施

（一）一般治疗

对症治疗为主。卧床休息、镇静，必要时给予止咳剂、止血剂以及病因治疗。酌情补液、备血，大咯血应及时输血，帮助消除紧张情绪；防治感染及病因治疗等。

（二）药物治疗

1. 垂体后叶素　可收缩肺小动脉，降低肺静脉压而止血。一般 500ml 溶液中加 10～20U，静脉滴注，必要时可先 100ml 溶液中加 10U，静脉滴注 20 分钟。高血压、冠心病、妊娠等忌用。

2. 其他止血药　如氨甲苯酸、氨甲环酸、酚磺乙胺、卡巴克洛（安络血）、维生素 K_1 等均可选择应用。

（三）其他治疗

1. 纤维支气管镜止血　由纤维支气管镜注入止血剂，如肾上腺素加冷盐水、凝血酶原或纤维蛋白原等。不宜用于大咯血止血。

2. 支气管动脉栓塞　用于大咯血且不宜手术而保守治疗无效者。

3. 外科手术　仅用于内科综合治疗无效或有窒息危险的病例，如咯血量 >600ml/d、一次咯血 >200ml 并反复咯血、曾有咯血窒息史等。对晚期肺癌、非肺疾病出血或严重肺功能差者及无法明确出血部位时，不宜手术。

（四）咯血窒息的抢救

关键在于疏通呼吸道，维持肺功能。应立即体位引流，可取头低脚高 45。俯卧位，迅速排出积血；用较粗有侧孔的鼻导管插入气道，边进边吸，尽量深达隆突；必要时尽快用硬质气管镜进行吸引。呼吸停止应用人工辅助呼吸、给氧、输液、输血等。

（五）治疗流程图（图1-7-2）

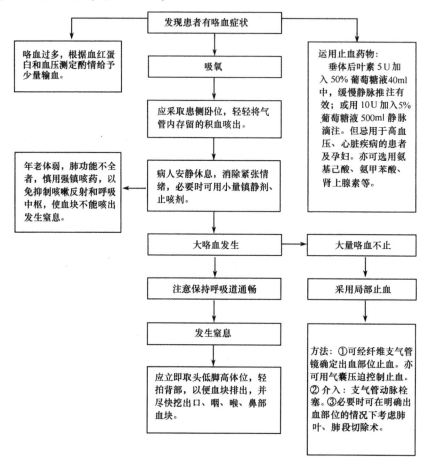

图1-7-2 大咯血的紧急处理流程图

二、预后评价

除因肿瘤引起的出血外，其他各种原因引起的咯血，预后均取决于咯血的量。若为中少量咯血，经各种治疗可以止血，则预后较好；若为大量咯血，常常造成呼吸道梗阻，预后不佳。

（张解放）

第八章　呕　血

呕血主要来自于上消化道疾病引起的急性上消化道出血，包括食管、胃、十二指肠、空肠上段以及胰腺和胆道等的出血。

病因

1. 上消化道疾病

（1）食管疾病：食管的炎症、溃疡、糜烂、憩室、癌肿及损伤。

（2）胃部疾病：主要有胃溃疡（包括急性和慢性溃疡）、急性胃炎和慢性胃炎、胃部恶性肿瘤（如癌肿、肉瘤等）、胃平滑肌瘤、腺瘤等、膈上胃（裂孔疝）、胃术后出血、胃损伤和胃黏膜脱垂。

（3）十二指肠疾病：十二指肠溃疡、炎症、糜烂、憩室、肿瘤和损伤等。

（4）小肠疾病：小肠溃疡、出血性坏死性肠炎、肿瘤及憩室等。

2. 门静脉梗阻及高压　主要包括肝硬化、门静脉炎及门静脉血栓形成。

3. 上消化道毗邻脏器或组织疾病　如胰腺癌、总胆管癌及胆道壶腹癌、胆囊癌、胆管及胆囊结石、纵隔脓肿及肿瘤穿入食管。

4. 某些药物引起的出血　激素类以及保泰松和其他药物，如阿司匹林、咖啡因、呋喃妥因、洋地黄及氨茶碱等。

5. 其他

（1）全身感染：流行性出血热、败血症、重症肝炎。

（2）血液疾病：血友病、血小板减少性紫癜及白血病等。

（3）慢性肾炎、尿毒症。

（4）其他：如主动脉、肝总动脉或脾动脉瘤破入上消化道；遗传性毛细血管扩张症；吞服强酸、强碱及汞剂等。

第一节　诊断思路

（一）病史要点

1. 仔细的询问呕血前的消化道疾病，如胃、十二指肠、肝、胆、胰等疾病及病情严重程度和病程长短，认真了解呕血前驱症状，是否有剧烈呕吐，情绪不安，饮食失调，疲劳过度，感染，是否用过水杨酸制剂、激素等刺激胃肠黏膜的药物。询问是否再次出血及发病就诊情况。

2. 呕血患者常伴有黑便，可表现有恶心、腹痛、精神紧张、疲乏、口渴、心悸、感觉迟钝、脉率增快、皮肤苍白湿冷、昏厥、血压降低直至测不出。有时出现发绀、缺氧性呼吸困难及头痛。中量或大量上消化道出血病例，24小时内有发热，多在38.5℃以下，表现有氮质血症，严重出血者有肝功能异常。

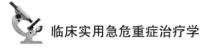
（二）查体要点

呕血严重者可出现休克。肝硬化患者有肝病面容，腹水或腹壁静脉曲张，蜘蛛痣、肝掌、脾肿大等，其呕血常呈呕吐或喷射状、色鲜红。胃炎及溃疡病者有明显腹部压痛等。胃癌或其他肿瘤可触及上腹部肿块或锁骨上淋巴结肿大。

（三）常规检查以及其他检查

1. 血常规　血红蛋白、红细胞和血细胞比容数值降低，白细胞计数增高，通常 < 12 × 10⁹/L。

2. 粪便常规及隐血　呕血肉眼可确定或经实验室检查可查出隐血。

3. 氮质血症　一次性出血后数小时内，血中尿素氮即可增加，于 24 ~ 48 小时内达最高峰，一般 3 ~ 4 天降至正常。

4. 急诊内镜检查　可以确定出血部位及出血原因。内镜检查原则上应在出血后 24 ~ 48 小时内进行；重症出血者应在抗休克治疗，收缩压 > 80mmHg 时方可检查。内镜检查准确率在 90% 以上，可明确出血部位。

（四）出血的判断

1. 出血部位及出血性质　呕血患者常伴有黑便以及全身症状。一般来讲，幽门以上的出血则多以呕血为主，并伴有黑便。十二指肠出血量多，包括胰腺、胆道的大量出血，反流至胃内，可引起呕血。呕血的性质，主要取决于出血的部位、出血量及在胃或肠道内滞留的时间。若出血在胃内时间短，呕血为鲜红或暗红色，并有血块。若在胃内存留时间长，可为咖啡色，血在肠道内停留时间长，因血红蛋白的铁与肠道内硫化物结合生成硫化铁而呈柏油样大便，如出血量大，肠蠕动增快，则呈鲜红色或暗红色血便。

2. 出血量的估计　呕血的量和症状轻重与病变部位、出血量及出血速度有关。可依据患者的呕血量、便血量及临床表现来判断。但在出血早期血红蛋白和红细胞数不能准确反映失血量。一般一次出血 5 ~ 10ml，大便隐血可为阳性，出血 50 ~ 100ml 可出现黑便。出现呕血，表明胃内积血量大于 250 ~ 300ml。当出血大于 400 ~ 500ml，可出现全身症状，头晕、恶心、口渴、出汗及心悸等症状。短时间内出血量大于 1000ml，常出现循环衰竭的表现，收缩压低于 90mmHg 或较基础血压下降 25%，心率 > 120 次/分，血液红细胞数低于（2.0 ~ 3.0）× 10¹²/L，血红蛋白 < 70g/L。

3. 出血停止的判断与再出血的特征　经数小时观察，无新的呕血及便血，且生命体征平稳者；一次上消化道出血之后 48 小时之内未再有新的出血，患者自然状态良好，提示出血停止。如经内科积极治疗不能止血而仍呕血者，黑便次数增多，且色暗红伴有肠鸣音亢进者；红细胞和血红蛋白继续下降；周围循环衰竭，经输血、补液而不能改善者，提示再次出血的可能。

（五）鉴别诊断

在诊断呕血之时，要注意与咯血的鉴别，并区别是消化性溃疡或是食管静脉曲张破裂出血。

1. 呕血与咯血的鉴别要点　见表 1 - 8 - 1。

表 1 - 8 - 1　呕血与咯血的鉴别

	呕血	咯血
病史	胃、十二指肠溃疡或肝硬化	肺结核、支气管扩张、心脏病
出血方式	呕出	咳出
出血前症状	恶心、呕吐、上腹部不适或疼痛	常有喉痒、咳嗽、胸闷
血液颜色	紫色或咖啡色	鲜红
血液内混合物	食物或胃液	气泡或痰
血液反应	酸性或碱性	碱性
黑便	有	无（如血液吞下后有）

2. 食管静脉曲张破裂出血与消化性溃疡出血鉴别　前者有肝病史，无腹痛病史，有肝硬化体征；脾脏肿大，出血后脾脏明显缩小，多为突然大呕血，色鲜红或暗红，血氨升高，肝功能明显异常。而后者出血前有消化性溃疡，腹痛病史，出血后腹痛缓解，体检有局限性上腹部压痛，出血主要表现为黑便，少数患者呕咖啡样血液，血氨测定正常。

（六）诊断流程图（图 1 - 8 - 1）

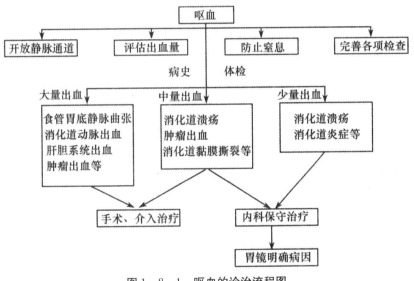

图 1 - 8 - 1　呕血的诊治流程图

（李凡民　刘宇光）

第二节　治疗措施及预后评价

一、治疗措施

治疗原则为维持生命体征、止血、抗休克及病因治疗。

（一）一般急救措施

一般急救措施包括卧床休息、吸氧，有呕血者应禁食；监测生命体征如心率、血压、脉搏、呼吸、尿量及神志变化，定期检查血红蛋白浓度、血细胞比容等。

（二）药物治疗

1. 补充血容量　先用生理盐水、林格液，如收缩压低于 90mmHg 或血红蛋白低于 70g/L，尽快输全血。肝硬化患者尽量输新鲜血，因库存血含氮较多，易发生肝性昏迷。

2. 止血措施

（1）局部药物止血

1）去甲肾上腺素 8mg 加入生理盐水 100ml 中分次口服。

2）凝血酶粉用生理盐水稀释后分次口服，每次用量 500～2 000U。

（2）抗酸剂应用

1）H_2 受体阻滞剂：常用西咪替丁、雷尼替丁、法莫替丁。

2）质子泵抑制剂：奥美拉唑 40mg，静脉滴注，每日 1～3 次。

3）生长抑素：用其抑制胃酸分泌、降低内脏血流量。生长抑素 6mg 或奥曲肽 0.6mg 加入生理盐水中，维持 24 小时。

（三）其他治疗

1. 内镜下止血治疗　治疗方法包括激光、热探头、高频电灼、微波及注射疗法。对于食管静脉曲张破裂出血，可在血管内、血管旁注射硬化剂。

2. 食管胃底静脉曲张破裂出血　可采用：

1）三腔二囊管压迫止血。

2）静脉滴注垂体后叶素。

3）经颈静脉肝内门体分流术（TIPSS）。

3. 介入治疗　对出血量大，内科药物治疗无效的患者，可行 DSA 血管造影，明确出血部位，并且可行血管栓塞术止血。

4. 外科手术治疗　有反复多次上消化道大出血，可考虑外科手术治疗。

二、预后评价

上消化道出血的预后取决于出血量的大小。中少量出血，经积极对症治疗及病因治疗，往往可以好转；大量出血往往因无法控制而预后不佳。

（李凡民）

第九章　呼吸困难

呼吸困难指患者主观上感到空气不足，客观上表现呼吸费力，严重时出现鼻翼扇动、发绀、端坐呼吸，辅助呼吸肌参与呼吸，可有呼吸频率、深度和节律的异常，常是呼吸功能不全的一个重要症状。

病因

1. 呼吸系统疾病

（1）肺部疾病：如肺炎、肺水肿、慢性阻塞性肺气肿、肺梗死、弥漫性间质纤维化、急性呼吸窘迫综合征（ARDS）等。

（2）呼吸道梗阻：如喉、气管、大支气管的炎症、水肿、肿瘤或异物所致的狭窄或阻塞。

（3）胸廓活动障碍：如胸廓畸形、自发性气胸、大量胸腔积液等。

（4）膈肌运动受限：见于高度肠胀气、膈肌麻痹、大量腹水、过度肥胖等。

2. 循环系统疾病　如心脏瓣膜病、高血压性心脏病、冠状动脉硬化性心脏病、心肌病、心包积液等。

3. 中毒性疾病　感染性毒血症、酸中毒、尿毒症、药物中毒、有机磷杀虫药或灭鼠剂中毒、化学毒物或毒气如亚硝酸盐、苯胺、氯气、氨、光气、二氧化硫等中毒。

4. 血液系统疾病　重度贫血、白血病、输血反应等。

5. 神经系统疾病　脊髓灰质炎、重症肌无力、吉兰·巴雷综合征、脑血管意外等。

6. 其他　中暑、高山病、肺出血性钩端螺旋体病。

临床上以呼吸系统疾病及心源性呼吸困难多见。

第一节　诊断思路

（一）病史要点

病史

（1）发病急缓及以往有无类似发作、与季节的关系、发作持续时间等。

（2）是否有咽痛、咳嗽、咳痰、咯血，是否发热、胸痛或心悸。

（3）有无支气管哮喘、心脏病、肾病、糖尿病等病史，有无过敏及吸烟史等。

（4）以往治疗缓解的方法。

（二）查体要点

1. 呼吸异常

（1）呼吸频率：每分钟呼吸超过 24 次称为呼吸频率加快，见于呼吸系统疾病、心血管疾病、贫血、发热等。每分钟呼吸小于 12 次称为呼吸频率减慢，是呼吸中枢受抑制的表现。见于急性镇静催眠药、CO 中毒等。

（2）呼吸深度：呼吸加深见于糖尿病及尿毒症酸中毒，呼吸中枢受刺激，出现深而慢的呼吸，称为酸中毒深大呼吸或 Kussmaul 呼吸。呼吸变浅见于肺气肿、呼吸肌麻痹及镇静剂过量等。呼吸浅快，见于癔病发作，因过度通气致呼吸性碱中毒而手足抽搐。

（3）呼吸节律：常见的节律异常是潮式呼吸或 Cheyne－Stokes 呼吸。这是呼吸中枢兴奋性降低的表现，反映病情严重，见于中枢神经系统疾病和脑部血液循环障碍，如脑动脉硬化、心力衰竭、颅内压增高以及糖尿病昏迷和尿毒症等。Biot 呼吸是一种不规则的节律异常，偶见于脑膜炎、脑炎、中暑、颅脑外伤等。

（4）呼吸困难的类型

1）吸气性呼吸困难：多见于大气道狭窄和阻塞，典型有吸气时胸骨上凹、锁骨上凹、肋间肌下陷（三凹征）及吸气性哮鸣音。

2）呼气性呼吸困难：多见于慢性阻塞性肺疾病（COPD）、支气管哮喘、痉挛性支气管炎等。表现呼气延长且费力，并常有哮鸣音。

3）混合性呼吸困难：常见于肺胸疾病，也见于重度贫血、休克等。患者吸气呼气均费力，呼吸频率增快。

4）劳力性呼吸困难：常见于心功能不全的呼吸困难与活动及劳累有关，严重时患者常取端坐位。急性左心衰时，常表现夜间阵发性呼吸困难。重症者有发绀、肺部哮鸣音、肺底湿啰音、咳粉红色泡沫痰，即心源性哮喘。见于高血压性心脏病、冠心病等。

2. 伴随症状

（1）呼吸困难伴发热咳嗽则考虑支气管肺部疾病；伴铁锈色痰考虑肺炎；大量粉红色泡沫痰考虑急性肺水肿、左心衰竭；果酱色痰考虑肺吸虫病、肺阿米巴病。

（2）呼吸困难伴发热胸痛则考虑肺炎、胸膜炎、心包炎等。突发呼吸困难伴胸痛可见于肺梗死、自发性气胸或急性心肌梗死。

（3）呼吸困难伴昏迷多见于中毒、脑出血、脑肿瘤。

（4）呼吸进行性加快伴顽固性发绀可见于 ARDS。

（5）呼吸困难伴上腔静脉综合征见于纵隔占位。

（三）常规检查以及其他检查

1. 血、尿常规，血糖，血电解质，血清及尿渗透压，血尿素氮，肌酐。

2. 痰培养加药物敏感试验、痰找结核杆菌或癌细胞。

3. 血气分析对于呼吸系统疾病所致的呼吸困难有较大的诊断意义，当 $PaO_2 < 60mmHg$ 和（或）$PaCO_2 > 50mmHg$ 可诊断呼吸衰竭，并可确定呼吸衰竭的类型。

4. 特殊检查

（1）胸部 X 线检查。

（2）心电图，必要时超声心动图。

（3）纤维支气管镜检查。

（4）胸部、头部 CT。

（四）鉴别诊断

心源性与肺源性呼吸困难的鉴别

（1）心脏疾病的相应病史、体征、X 线和超声表现。

（2）心源性呼吸困难的发生较急骤；肺源性呼吸困难除哮喘、自发性气胸、肺水肿、肺栓塞、ARDS 外，多数发作较缓慢。

（3）心源性呼吸困难有夜间阵发性发作和端坐呼吸。

（4）肺源性呼吸困难可有阻塞性通气障碍和 $PaCO_2$ 明显增高。

（5）用 Swan – Ganz 导管直接测定肺毛细血管楔压可间接反映左心室舒张末期压，小于 10mmHg 者可排除心源性病因。

（五）诊断流程图（图 1 – 9 – 1）

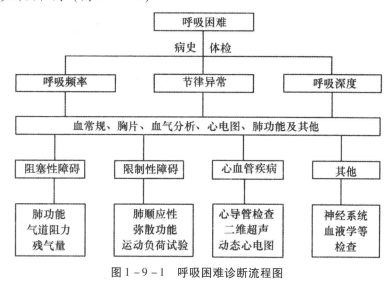

图 1 – 9 – 1　呼吸困难诊断流程图

（李凡民）

第二节　治疗措施

对于呼吸性呼吸困难，除针对呼吸困难的不同病因进行治疗外，还要纠正缺氧及二氧化碳潴留、保持气道通畅、控制感染、维持酸碱及水电解质平衡。

保持呼吸道通畅，及时、迅速供氧可避免组织细胞的损害。

（一）一般治疗

1. 清除积痰　痰黏稠可用祛痰剂、超声雾化吸入或适当补充液体，使痰稀释，便于咳出。咳痰无力者，可采用拍背、翻身、体位引流等措施协助排痰。

2. 吸氧　常用鼻导管及面罩供氧，慢性阻塞性肺部疾病常用低流量供氧（1~2L/min），其他原因引起的呼吸困难吸氧浓度（2~5L/min）如用辅助呼吸和呼吸兴奋剂时，吸氧浓度可稍高。

（二）药物治疗

1. 解除支气管痉挛　糖皮质激素兼有解痉、消炎、抗过敏等作用，可短期应用氢化可的松、地塞米松、甲泼尼龙静脉滴注，必须在有效抗生素控制感染的情况下使用。还可使用氨茶碱、沙丁胺醇、特布他林等治疗。

2. 呼吸兴奋剂应用　在气道通畅的情况下使用呼吸中枢兴奋剂如尼可刹米、洛贝林等，可纠正缺氧促进二氧化碳排出。

3. 控制感染　严重呼吸道感染常诱发呼吸困难，故控制感染十分重要。应选择有效抗生素、足量、联合使用。

4. 维持水、电解质及酸碱平衡　当出现低钾、低钠、低氯血症，产生代谢性碱中毒时，应及时补充钾、钠、氯离子。在呼吸性酸中毒时必须考虑增加通气量这一根本措施。并发代谢性酸中毒时，使用碱剂需慎重。

（三）其他

气管插管　如因呼吸困难和缺氧出现神经症状或昏迷时，应予气管插管和辅助呼吸，以保证气道通畅，且有利于供氧。插管 > 3 ~ 7 天或患者清醒不能耐受插管，但病情仍需要时，可行气管切开。

（李凡民）

第十章　胸　痛

胸痛是常见急诊症状之一，约占急诊患者的5%。胸痛的部位、性质、程度，有时能反映出疾病的特征，如典型急性心肌梗死。但有时胸痛的剧烈程度与病情轻重并不完全成正相关。其病因繁多，机制不同，个体痛觉阈值不一，有的胸痛发生后不久即可猝死。有的胸痛，则对健康无关紧要，病因不一，预后悬殊，急诊工作者应特别重视进行鉴别。
病因

胸痛病因很多，归纳有以下几大类：

1. 胸壁肌肉、骨骼和神经疾病　急性皮炎、皮下蜂窝织炎、肌炎、肋软骨炎、颈胸椎疾病、创伤、肋间神经炎、带状疱疹等。

2. 肺、胸膜和纵隔疾病　胸膜腔病变（胸膜炎、原发性或转移性胸膜肿瘤、气胸）、肺癌、肺炎、纵隔炎、纵隔气肿和纵隔肿瘤等。

3. 心血管系统疾病冠状动脉粥样硬化性心脏病（心绞痛、心肌梗死）、急性心包炎、主动脉夹层剥离、肺梗死、严重主动脉瓣狭窄或（及）关闭不全、严重二尖瓣狭窄、二尖瓣脱垂、严重肥厚梗阻性心肌病、先天性心血管病伴肺动脉高压等。

4. 消化系统疾病食管炎，胃、十二指肠溃疡，胆囊炎，胆结石，食管癌，肝癌，胰腺炎，脾梗死等。

5. 横膈疾病膈疝、膈下脓肿。

6. 其他植物神经功能失调，如过度换气综合征、心脏神经官能症、急性粒细胞性白血病、多发性骨髓瘤等。

第一节　诊断思路

（一）病史要点

1. 病史采集　病史采集注意以下几点：①起病方式：起病缓急，首发或再发；②胸痛的特点：即胸痛的部位、放射、性质及持续时间；③诱发或加重因素：如体力活动、情绪、饱餐寒冷、体位、食酸、深呼吸、咳嗽、打喷嚏；④缓解因素：如休息、特定体位、硝酸甘油、制酸剂；⑤伴随症状：如发热；心悸、气短；咳嗽、咳痰、咯血；恶心、呕吐；⑥既往发作史：如呼吸、心血管（高血压、冠心病、心绞痛）、消化系统病史。

2. 胸痛部位

（1）胸壁及肩周疾病引起的胸痛：胸壁及肩周疾病的疼痛常固定于病变部位且有明显压痛。胸壁皮肤炎症时，患处皮肤出现红、肿、热、痛等改变；带状疱疹呈多数小水疱群，沿神经分布，不越过中线，有明显的痛感，受损皮肤有节段性感觉减退；流行性胸痛时可出现胸、腹部肌肉疼痛，可向肩部、颈部放射；非化脓性肋软骨炎多侵犯第1、2肋软骨，患部隆起，疼痛剧烈，但皮肤多无红肿。

（2）胸、腹脏器疾病引起的胸痛：心绞痛与急性心肌梗死的疼痛常位于胸骨后或心前区，且放射到左肩和左上臂内侧；食管疾病、膈疝、纵隔肿瘤的疼痛也位于胸骨后；自发性气胸、急性肺炎、肺梗死常呈患侧的剧烈胸痛；胸膜炎所致的胸痛常位于胸廓的下侧部或前部，即胸廓扩张较大的部位；膈肌病变所致的胸痛常在肋缘及斜方肌处有放射痛；肝胆疾病或膈下脓肿可引起右下胸痛，侵犯膈肌中央时疼痛向右肩部放射。

3. 性质

（1）烧灼样痛：肋间神经炎疼痛多呈刺痛或阵发性烧灼样；带状疱疹呈刀割样或烧灼样疼痛；食管炎多呈烧灼样疼痛，可在服用抗酸剂后减轻或消失。

（2）压榨样并有窒息感：心绞痛多呈压榨样并有窒息感或濒死感，急性心肌梗死则疼痛更加剧烈且多伴有明显的向颈部、肩部、左上肢放射，疼痛持续时间长。

（3）锐刺痛或撕裂痛：胸膜炎常呈锐刺痛或撕裂痛；主动脉夹层剥离呈撕裂样、刀割样剧烈痛，向背部放射。

（4）发病年龄：青壮年：青壮年胸痛以胸膜炎、自发性气胸、风湿性心脏病及肋骨或肋间神经病变为多见；老年人：老年人的胸痛，应注意排除心绞痛、急性心肌梗死以及食管癌、肝癌等。

4. 伴随症状

（1）发热：胸痛伴有发热，同时存在相应的胸部体征，如干性、湿性啰音，胸膜摩擦音等，多见于肺炎、支气管炎、胸膜炎等肺、胸膜炎症性疾病及肺癌；急性心肌梗死患者于胸痛出现后第2天体温开始升高，多在38℃左右。

（2）咳嗽、咳痰、咯血：胸痛伴有咳嗽、咳痰、咯血等症状，多见于肺结核、支气管扩张症及肺癌等。

（3）胸闷：胸痛伴有严重的胸闷感，同时疼痛向肩部、颈部、左上肢放射，应考虑为心绞痛及急性心肌梗死。

（4）呼吸困难：胸痛突然发作伴有呼吸困难，多提示为自发性气胸、肺栓塞，也可见于大叶性肺炎、急性心肌梗死等。

（5）吞咽困难：胸痛伴有吞咽困难多见于食管疾病及纵隔疾病，如食管炎、食管癌、纵隔肿瘤等。

（二）查体要点

胸痛的胸部体格检查极为重要，详细的视、触、叩、听诊，往往对诊断起决定作用。

1. 视诊 ①单侧胸腔积液：单侧胸廓饱满应想到胸腔积液；②胸壁皮肤炎症：患处皮肤出现红、肿、热、痛等改变；③带状疱疹：皮肤呈多数小水疱群，沿神经分布；④非化脓性肋软骨炎：多侵犯第1、2肋软骨，患部隆起，疼痛剧烈，但皮肤多无红肿。

2. 触觉 ①语颤增强：主要见于肺炎、肺梗死；②胸部触诊语颤减弱或消失：应考虑气胸或胸腔积液；③胸膜摩擦感或摩擦音：多为干性胸膜炎；④月中瘤：锁骨上淋巴结肿大可能为肿瘤。

3. 叩诊 ①肺部浊音或实音：应考虑肺炎、肺梗死、肺癌、胸膜间皮瘤等；②鼓音：考虑气胸；③心浊音界：心绞痛及心肌梗死者心浊音界正常或增大，心肌病、急性心包炎心浊音界增大。

4. 听诊 ①干、湿啰音：肺部干、湿啰音提示肺部病变；②心脏有异常发现：如心率增快、第四或第三心音奔马律、心尖区收缩期杂音，心绞痛及心肌梗死等；③心包摩擦音：心包摩擦音是心包炎的重要诊断依据。

5. 腹部包块及压痛　腹部脏器疾病，在相应部位有相应腹部体征，如压痛、反跳痛、腹肌紧张或可扪及包块（肿大的胆囊、脾脏）；急性胰腺炎时上腹部有压痛，无腹肌紧张、无包块。

6. 血压　血压下降和休克，应考虑急性心肌梗死、肺动脉栓塞、主动脉夹层撕裂或急性胰腺炎可能。

（三）常规检查和其他检查

1. X线胸片检查　可提供整体的胸、肺和纵隔信息。可确诊常见的胸膜腔和肺疾患；如肺炎、胸膜炎、心包炎、气胸、肋骨骨折等，提示肺、胸膜及纵隔肿瘤；可观察心影大小、形态，还可了解胸椎病变。

2. 胸部CT或MRI诊断　对胸部平片提示的病变进一步明确。此外，对肺梗死、主动脉夹层撕裂、胸部肿瘤等提供确诊依据。

3. 心电图　除了解心率、节律外，还可了解有无典型急性心肌梗死图形，有无T波和S-T段改变或心律失常。

4. B超　可了解有无膈下脓肿、高位肝脓肿、胆囊疾患、胰腺炎、胸腔积液等。

5. 超声心动图　有助心脏瓣膜病、细菌性心内膜炎、二尖瓣脱垂、肥厚梗阻性心肌病、先心病、心包积液、胸主动脉病变等的诊断。

6. 血常规　可了解有无贫血、有无白细胞及中性粒细胞升高，特别注意有无原始粒细胞出现。

7. 血液学检查　血清肌红蛋白、肌钙蛋白、ALT/AST、LDH、CPK-MB、D-二聚体等有无升高。

（四）诊断流程图（图1-10-1）

（五）鉴别诊断

急诊常见严重胸痛疾病的诊断要点

1. 稳定性心绞痛　突起胸痛，多在胸骨后方或心前区，疼痛呈压榨感、窒息感，常向左肩、左臂放射。劳力、寒冷、情绪激动、饱餐可诱发，疼痛时间持续数分钟，很少超过15分钟，可反复发作，含服硝酸酯类药可缓解。心电图可有ST段水平型下移，T波平坦或倒置，疼痛缓解后可恢复。心肌酶检查正常。

2. 急性冠脉综合征　包括不稳定型心绞痛、心电图ST段不抬高的心肌梗死及ST段抬高性心肌梗死。①不稳定型心绞痛症状大体与稳定型心绞痛同，但疼痛更剧烈，持续时间更长，常无明显诱因，有周期性发作的特点，发作时心电图表现ST段抬高，硝酸酯类药可使缓解，缓解后ST段即恢复正常。无心肌酶学改变。②急性心肌梗死：起病急，疼痛部位在胸骨后或心前区或剑突下，疼痛剧烈，呈闷痛、绞痛、压榨性痛，有濒死感，向左肩、左背、左臂放射，部位较广，疼痛持续时间长，可数小时，硝酸酯类效果不显著，血压偏低或休克，有时出现急性左心衰，常伴心律失常，可到室颤甚至猝死。心电图呈典型急性心肌梗死图形动态改变，或无Q波性心肌梗死，心肌酶谱如CPK-MB、肌红蛋白、肌钙蛋白等呈现动态变化。

3. 主动脉夹层　起病急，突发胸骨后、心前区撕裂样剧痛，向背部、腹部、腰部放射，持续时间较长，硝酸酯类药不能缓解，血压较高，心率、心律多正常，可伴有双上肢血压不对称，一侧桡动脉搏动减弱或消失，部分心电图呈急性心肌梗死样改变，X 线示主动脉明显增宽，CT、MRI 可确诊。

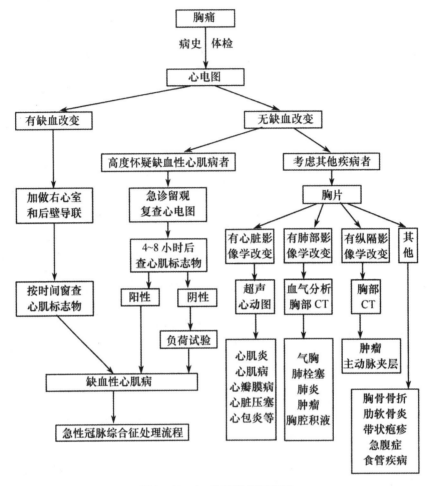

图 1-10-1 胸痛诊断流程图

4. 主动脉瓣病变 主动脉瓣狭窄和或关闭不全都可引起心绞痛发作。主动脉瓣狭窄所致疼痛其特点是体力活动易诱发，用硝酸甘油后可引起晕厥。主动脉瓣区可闻及喷射样收缩期杂音。主动脉瓣关闭不全引起的心绞痛常于睡眠中发作，可持续数十分钟至 1 小时，硝酸甘油常无效。主动脉瓣区与主动脉瓣第二听诊区可闻及明显舒张期递减型叹息样杂音及主动脉瓣关闭不全的系列体征。超声心动图可确诊。

5. 急性心包炎 可有较剧烈而持续的心前区疼痛，并可向左肩、左肩背部放射，常与发热同时出现，心脏听诊，心率增快、心音遥远，早期即可闻及心包摩擦音。心电图除 aVR 外，其余导联均可有 ST 段弓背向下的抬高，T 波倒置，无异常 Q 波出现。心肌酶谱正常，X 线早期无改变，积液增多时可见心影呈普大型烧瓶样改变，超声心动图可检出确诊，并确定心包积液量。

6. 自发性气胸 突起一侧撕裂样胸痛，此后症状的程度与基础肺功能有关，年轻患者自发性气胸，多表现为活动后的胸闷、气促。对 COPD 或原有肺疾患者，呼吸困难较为明显，严重时发绀、大汗、呼吸浅快、心率快。胸部叩诊患侧呈鼓音、呼吸音减弱或消失，健侧呼吸音增强，X线检查可确定诊断。

7. 急性肺血栓栓塞症 呈急性持续性胸痛伴呼吸困难、咯血、发绀、晕厥或休克，心电图示右室负荷过重或动态改变，X线、CT或MRI有利于诊断。

8. 肋间神经痛 胸痛部位沿肋间神经分布，呈闪电样刺痛或灼痛，按压肋间神经有痛感，其他检查无异常发现。

9. 肋骨软骨炎在肋骨与肋软骨交界处的无菌性炎症，多为受凉引起，有时疼痛较重，与深呼吸及咳嗽有关，持续时间可数天至数周，体检肋骨肋软骨交界有压痛。

10. 带状疱疹 可致剧烈胸痛。疱疹出现前，多数患者感觉沿着发生疱疹的神经走行部位有剧烈的神经痛。水疱出现后，排列成带状，常发生于身体的一侧，沿皮肤神经分布，一般不超过中线，2~4周可痊愈，不留瘢痕。

（张解放　刘宇光）

第二节　治疗措施及预后评价

一、治疗措施

（一）一般治疗

对缺血性心脏病、主动脉夹层、肺梗死、气胸等疾病引起的胸痛，要密切观察病情，进行心电、血压、血氧饱和度等监测，动态观察病情演变。同时应给予吸氧，卧床休息。对于急性心肌梗死急诊应立即给予MONA（吗啡、吸氧、硝酸甘油、阿司匹林）。对于主动脉夹层给予控制血压处理。

（二）病因治疗

如冠心病心绞痛者可使用硝酸甘油0.3~0.6mg、硝酸异山梨醇5~10mg舌下含服；心肌梗死可用硝酸甘油5~10mg加入5%葡萄糖液250ml中缓慢静脉滴注，吸氧、吗啡止痛等缓解症状。对于大血管病变、冠脉疾病以及肺栓塞等致命性的疾病，如主动脉夹层可外科手术治疗，冠心病心绞痛、心肌梗死等根据病情可行介入支架治疗或行冠状动脉搭桥手术，肺血栓栓塞症可行溶栓或血管内介入治疗。张力性气胸的患者立即胸穿排气等，且这些治疗手段往往可急诊进行，及时合理的选择可挽救许多患者的生命。

（三）对症治疗

1. 伤湿止痛膏或追风膏等外贴于胸部疼痛部位。

2. 封闭疗法，用1%普鲁卡因溶液5ml加入醋酸氢化可的松12mg进行肋间神经封闭，可达止痛效果。

3. 应用镇痛药，可选用下列一种药物口服如索米痛片0.5g口服，3次/天；百服宁0.45g口服，3次/天；布洛芬0.3g口服，1次/12/小时。

4. 镇痛剂，对恶性肿瘤、急性心肌梗死引起的严重胸痛，可用吗啡5~10mg皮下注射或哌替啶（杜冷丁）50~100mg肌内注射。

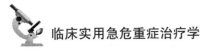

二、预后评价

与引起胸痛的原因密切相关，大多数胸壁原因的疼痛预后较好，对症处理即可。而对于心、肺、大血管等原因所致的急性胸痛，则存在一定的病死率，其病死率的高低，与原发病病情的严重程度、及时诊断与否、治疗的水平、条件等相关。在美国缺血性心脏病是成人首要的死亡原因（每年死亡 50 万人）。早期正确的诊断、及时有效的治疗对改善预后十分重要。

（张解放）

第十一章　急性腹痛

急性腹痛以腹部疼痛为主要表现，是急诊中较常见的症状，一般起病较急，数分钟至数小时不等。腹腔脏器或腹外脏器的病变均可引起。

根据发生机制的不同，腹痛可分为以下三类，临床所见多为混合型，难于严格区分。

1. 内脏性腹痛　疼痛是由空腔脏器的平滑肌过度收缩、牵拉、扩张或者是由实质脏器的包膜张力增高引起，痛觉冲动由内脏神经所传导。定位模糊，多为绞痛或钝痛，伴有恶心、呕吐等迷走神经兴奋症状。

2. 躯体性腹痛　疼痛由脊神经感觉末梢所分布的腹壁皮肤、肌肉、腹膜壁层发生病变或受刺激引起，痛觉冲动由脊神经传导。定位准确，伴有压痛、反跳痛、腹肌紧张等腹膜刺激征。

3. 感应性腹痛　痛觉冲动由内脏神经与脊神经共同参与传导，又称牵涉或放射痛。当胸6~腰1脊髓节段脊神经所支配的躯体发生病变产生痛觉时，常可导致同一节段的内脏神经兴奋性增高，表现为腹痛。反之亦然。

第一节　诊断思路

（一）病史要点

急性腹痛的病史应从以下几方面详细了解，常可对诊断提供帮助。

1. 腹痛部位　最先出现疼痛的部位，常常是病变所在。特殊部位的牵涉痛常可提示诊断，右肩痛可能是胆囊炎发作，腰背痛提示急性胰腺炎，向腹股沟的放射痛则可能是输尿管结石引起。

2. 腹痛的程度、性质和节律　腹痛的程度在一定意义上反映了疾病的轻重，但有时也并不平行，如空腔脏器炎症突然穿孔后腹痛可有短暂缓解，老年人或反应较差的患者可能腹痛并不严重但病变却已较重。

绞痛大多提示空腔脏器的梗阻，如肠梗阻、胆道结石、输尿管结石；胀痛多为脏器包膜张力增加或肠管扩张所致。消化性溃疡所引起的腹痛多有明显节律性。

3. 腹痛的伴随症状　腹痛的常见伴随症状有恶心、呕吐、排便改变、发热、寒战、黄疸、血尿或尿路刺激症状、休克等，均有不同提示意义，询问病史时应犹为注意。

4. 既往史和起病诱因　既往史可能有助于病因的判断，有类似发作的可能是同一种疾病的反复发作。但需注意有冠心病、高血压病史的患者，腹痛可能是心血管疾病发作的不典型症状，如心肌梗死、夹层动脉瘤等。糖尿病患者发生酮症酸中毒时也可能以腹痛为首发症状。

5. 月经史　所有女性腹痛患者均需详细询问月经史，注意有无异位妊娠破裂或者黄体破裂的可能。

（二）查体要点

对腹痛患者进行重点在腹部体检的同时应注意患者的一般及全身情况，如血压、脉搏、是否存在贫血或黄疸等，切忌只查腹部，忽略全身。怀疑有妇科疾病时应行妇科阴道指诊。

腹部体检顺序应以望、听、触、叩为宜，以免触叩诊后影响肠鸣音的听诊。

1. 望诊　腹部膨隆，或者看到肠型、蠕动波，提示肠梗阻。

2. 听诊　肠鸣音亢进提示肠炎或者肠梗阻，肠鸣音减弱、消失提示肠麻痹。

3. 触诊

（1）压痛：固定部位的压痛提示病变部位所在。急性胆囊炎时 Murphy 征阳性，急性阑尾炎时麦氏点压痛明显。

（2）肌紧张和反跳痛：提示壁层腹膜有炎症累及。

4. 叩诊

（1）移动性浊音阳性：提示腹腔有积液或者积血。

（2）肝浊音界消失：提示空腔脏器的穿孔。

（3）实质性脏器的叩击痛：提示相应脏器的病变。

（三）常规检查及其他检查

1. 血常规　炎症时血白细胞总数及中性粒细胞计数升高，有腹腔内出血时血红蛋白含量常下降。

2. 尿常规　血尿提示泌尿道结石、肿瘤或者外伤；脓尿提示泌尿系统感染；尿糖及酮体阳性应警惕酮症酸中毒。

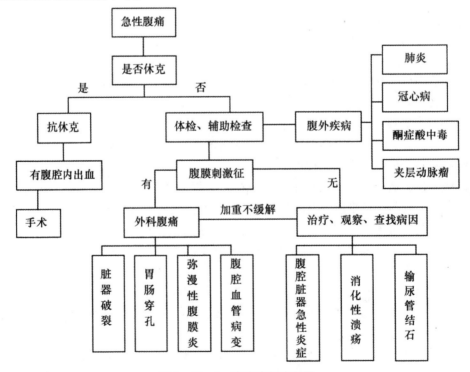

图 1-11-1　腹痛诊断流程图

3. 血、尿淀粉酶　急性腹痛时多种原因可导致血、尿淀粉酶升高，但若升高达正常两倍以上并持续升高，需考虑急性胰腺炎。

4. X线检查　空腔脏器穿孔时，膈下出现游离气体；肠梗阻时可见肠管扩张和多个气液平面。

5. 超声检查　有助于发现肝、胆、胰腺、肾脏的病变及腹腔内积液。

6. 腹腔穿刺　发现腹腔积液时，应行诊断性腹腔穿刺检查，尤其穿刺液为不凝性血性液体时，提示有腹腔内出血，常是急诊手术的指征。

7. 心电图检查　老年患者或者有心血管疾病既往史的患者应行心电图检查，以排除心绞痛、心肌梗死等引起的腹痛。

（四）诊断流程图（图 1-11-1）

（刘宇光）

第二节　治疗措施

（一）一般治疗

急性腹痛的一般治疗包括给予患者充分关注，缓解紧张情绪，维持患者的生命体征等。

（二）药物治疗

药物治疗以应用平滑肌解痉剂缓解疼痛为主，应在充分查找病因、针对病因治疗的基础上进行，不主张盲目止痛，否则有贻误病情的可能。

1. 654-2 10mg，肌内注射或者静脉滴注。

2. 诺仕帕 40mg，肌内注射。

3. 长托宁 1mg，肌内注射。

（刘宇光）

第十二章 呕 吐

呕吐大多伴有恶心，是人体一个复杂的反射动作，呕吐时腹肌持续收缩、膈肌下降、腹内压力升高，胃窦持续收缩、贲门开放、胃内容物从口中急速喷出。

呕吐受大脑的两个中枢支配，位于延髓外侧网状结构的呕吐中枢是主要的调节中枢，接受来自胃肠道的迷走神经传入支和交感神经的内脏神经的冲动。位于第四脑室底部的化学感受器触发区，接受来自血液循环中的化学物质（如药物）刺激后发出冲动传至呕吐中枢，亦会引起呕吐。

根据呕吐发生的病理生理机制分为：反射性呕吐、中枢性呕吐、前庭障碍性呕吐和神经官能性呕吐（表1－12－1）。

表1－12－1　呕吐的病理生理分类

反射性呕吐	中枢性呕吐	前庭障碍性呕吐	神经官能性呕吐
消化系统疾病	神经系统疾病	迷路炎	癔病
急性中毒	药物毒性作用	梅尼埃病	胃神经官能症
泌尿系统疾病	代谢障碍	晕动病	
循环系统疾病	各种感染		
妇科疾病	放射性损害		
青光眼			

第一节　诊断思路

（一）病史要点

1. 呕吐物性状　呕吐物为咖啡样或血性伴有食物残渣时提示上消化道出血；为宿食或有酸腐味道提示幽门梗阻；有烂苹果味提示酮症酸中毒；有蒜臭味提示有机磷中毒。

2. 伴随症状　伴腹痛多与消化系统疾病有关；伴腹泻及发热多为急性胃肠炎、细菌性痢疾；伴腹胀多为肠梗阻；伴头痛需警惕中枢系统疾病及高血压；伴血尿及腰痛多为肾结石。

3. 既往史　对于呕吐患者的既往病史应注意以下几方面：

（1）消化系统疾病史：多种消化系统疾病可引起呕吐，多与急慢性炎症有关。如急性胃肠炎、幽门梗阻、肠梗阻、急性胆囊炎、急性胰腺炎等。

（2）药物服用史及毒物接触史：许多药物都可引起呕吐，尤其是过量服用时，如洋地黄制剂、氨茶碱、异烟肼、非甾体类药物等。口服毒物常以呕吐为首发症状，其他如有机磷中毒、CO中毒等也可伴有呕吐。

（3）神经系统疾病史：多种中枢神经系统疾病引起颅内压增高时多伴有呕吐。

（4）内环境紊乱：多种内分泌及代谢性疾病未得到控制（如酮症酸中毒、甲状腺功能亢进等），水电解质紊乱，肾衰竭时均可引起呕吐。

（5）妇科情况：女性患者尤其要注意妊娠呕吐的可能。

（二）查体要点

1. 腹部体征　需注意是否有固定部位的压痛、包块及其他阳性体征，常提示有相关脏器的病变。

2. 其他　应注意对患者进行血压、神志以及全身情况的观察。

（三）常规检查以及其他检查

1. 血常规　注意有无贫血、白细胞增高等改变。

2. 血生化检查　注意血糖，血电解质，肝、肾功能有无异常。

3. 影像学检查　可根据情况选择腹部 B 超、X 线、头颅 CT 等检查，有助于明确诊断。

4. 毒物检测　怀疑口服毒物者可留取呕吐物送检。

（四）诊断标准、步骤及鉴别诊断要点

呕吐只是症状，需根据呕吐时的伴随症状、病史特点等做出引起呕吐的病因诊断，详见各相关章节，在此不再赘述。

（五）诊断流程图（图 1-12-1）

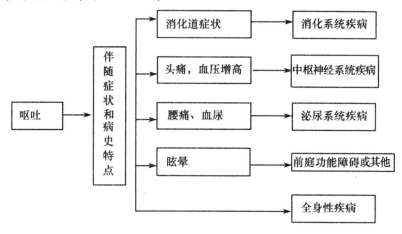

图 1-12-1　呕吐诊断流程图

（刘宇光）

第二节　治疗措施及预后评价

一、治疗措施对呕吐的治疗应从以下三方面着手：针对病因的治疗；纠正呕吐引起的水电解质紊乱；缓解症状。

（一）一般治疗

一般治疗包括暂时禁食，建立静脉通道，侧卧位避免窒息或者误吸，对怀疑急性胰腺炎及肠梗阻的患者进行胃肠减压，监测生命体征等。

（二）药物治疗

1. 抑酸剂　应用 H_2 受体拮抗剂（如法莫替丁）及 PPI（如奥美拉唑）类药物可减轻胃酸分泌，缓解症状。

2. 胃黏膜保护剂　可缓解直接对胃黏膜刺激引起的呕吐，如口服水杨酸制剂等。

3. 生长抑素　可大量减少消化液分泌，肠梗阻及急性胰腺炎患者可选用。

4. 止吐药　甲氧氯普胺、多潘立酮等多巴胺受体阻断药可加强胃肠蠕动，促进胃的排空，缓解症状。昂丹司琼等 $5-HT_3$ 受体阻断药止吐作用强大，多用于化疗止吐。

二、预后评价

大部分呕吐在明确病因后，可以得到治愈或缓解，预后良好。但若未能及时缓解，可能造成贲门黏膜撕裂、水电解质紊乱等严重并发症。

（刘宇光）

第十三章　急性腹泻

腹泻是指排便次数增多，超过每日3次，粪便稀薄，液体含量增加，每日总量超过200g。急性腹泻的病程不超过3周。急性腹泻的病因有肠道疾病、全身性疾病和急性中毒等，其中以感染性因素最为常见。

根据发病机制将急性腹泻分为：

1. 渗出性腹泻　肠道因炎症致渗出过多引起腹泻，包括肠道感染（细菌性痢疾、侵袭性大肠杆菌性肠炎、阿米巴痢疾、病毒性肠炎等）和全身性感染（沙门菌感染、败血症等），以及非感染性炎症如溃疡性结肠炎、局限性肠炎等。临床特点为脓性便、血便。

2. 渗透性腹泻　由于肠腔内含有大量不被吸收的溶质，致肠腔内渗透压过高，大量水分进入肠腔引起腹泻。饮食性腹泻、乳糖酶缺乏、镁盐、甘露醇等引起的腹泻属此类。临床特点：①禁食或停药后腹泻停止。②肠腔内的渗透压超过血浆渗透压。③粪便中含大量未完全消化的食物成分，电解质含量不高。

3. 分泌性腹泻　由于小肠分泌增加并超过其吸收能力而致腹泻。以霍乱弧菌与产肠毒素行大肠杆菌感染为代表。临床特点：①排出大量水样粪便，无脓血。②粪便中含大量电解质，渗透压与血浆渗透压基本相同。③禁食后腹泻仍不止。④无腹痛。

4. 动力性腹泻　由于肠蠕动亢进导致肠内容物停留时间减少，肠吸收减少而致腹泻。如甲状腺功能亢进患者的腹泻。

5. 吸收不良性腹泻　由于肠黏膜吸收面积减少，或吸收功能障碍所致。如小肠大部分切除术后的腹泻。

第一节　诊断思路

（一）病史要点

1. 粪便性状　排便次数增多，粪便稀薄，可杂有黏液、脓血、食物残渣。
2. 起病情况　起病急骤，大多有明显诱因（如不洁饮食等）。
3. 伴随症状　可伴有腹痛、发热、肠鸣、里急后重、恶心、呕吐等。

（二）查体要点

1. 休克体征　有无脉搏细速、面色苍白、血压下降等休克体征。
2. 脱水征象　有无皮肤干燥、弹性下降、眼眶凹陷、口干等脱水征象。
3. 腹部体征　有无压痛、反跳痛等腹部阳性体征。

（三）常规检查以及其他检查

1. 粪便检查　包括常规检查及细菌学检查。
2. 血常规　注意有无白细胞增高，血细胞比容增高。
3. 血生化检查　注意有无电解质紊乱。

（四）诊断标准、诊断步骤及鉴别诊断要点

急性腹泻根据症状及持续时间不难诊断，再根据粪便及血液检查对病因作出判断。

（五）诊断流程图（图1-13-1）

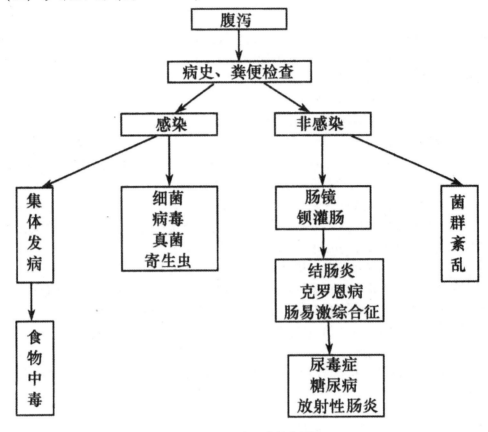

图1-13-1　腹泻诊断流程图

（李凡民）

第二节　治疗措施及预后评价

一、治疗措施

对急性腹泻的治疗包括病因治疗和纠正水电解质紊乱。

（一）一般治疗

一般治疗包括建立静脉通道、监测生命体征等。

（二）药物治疗

1. 抗生素　急性腹泻常见的病原菌多为革兰阴性肝菌，可根据腹泻严重程度选择适当的抗生素口服或静脉应用。

2. 维持水、电解质平衡　注意钠离子、钾离子及液体的合理补充，根据病情轻重选择口服或静脉途径。

3. 抗休克 急性腹泻发生休克时多为低血容量性休克或感染性休克，或两者并存。详见休克的治疗。

4. 止泻药物 吸附性止泻药，如双八面体蒙脱石可吸附病原体和毒素，增强肠黏膜屏障，可选用。洛哌丁胺等抑制肠蠕动的药物则不易在感染性腹泻患者中应用。

二、预后评价

大部分腹泻在明确病因后可以得到治愈或缓解，预后良好。但若未能及时缓解，可能造成水电解质紊乱等严重并发症，美国文献报道总死亡的病例中因腹泻致死者不到 0.5%。

（李凡民）

第十四章　少尿与无尿

患者 24 小时尿量 <400ml 或每小时尿量持续 <17ml 者，称为少尿，24 小时尿量 <100ml 或在 12 小时内完全无尿者，称为无尿。超过一天的少尿或无尿应积极找出原因，加以处理。

病因及分类：①肾前性少尿或无尿：是由于全身有效循环血量不足，肾血流量减少，肾小球滤过压及滤过率降低所致。常见于大出血、脱水、休克、烧伤、低血压、肾动脉或静脉栓塞或邻近的肿瘤压迫等。②肾性少尿或无尿：由于肾实质受到损害而引起尿量减少或无尿。常见于挤压综合征引起的肾缺血；磺胺、汞剂中毒引起的急性肾小管坏死；各种急慢性肾小球肾炎、急进性肾小球肾炎、继发性肾小球肾炎、流行性出血热、败血症、钩端螺旋体病等严重感染疾病；急性间质性肾炎、肾内梗阻病症。③肾后性少尿或无尿：常见于尿道狭窄、前列腺肥大或肿瘤，膀胱颈阻塞致尿道梗阻；或结石、血块、瘢痕及附近肿块压迫或腹膜后纤维化致的输尿管阻塞。

第一节　诊断要点

（一）病史要点

注意有无失水、失血、药物过敏中毒史、休克史、肾脏疾病史、心血管疾病史、排尿困难史、糖尿病史、肾绞痛、血尿病史等。

（二）体检要点

注意脱水情况、血压及末梢循环情况、皮肤有无出血点、紫癜等。同时还应注意前列腺、肾脏触诊、肾区叩击痛及膀胱残尿量的检查。

（三）常规检查和其他检查

1. 尿常规、血常规、肾功能、酸碱平衡及电解质的检查，若怀疑有 DIC 时应做 DIC 常规检查。

2. 其他检查　B 超、CT、MRI 等检查对确定结石、肿瘤、前列腺肥大、肾盂积水及结核等帮助很大。

3. 肾活检　主要用于没有明确病因的肾性急性肾衰竭的诊断。

（四）诊断标准

1. 有导致少尿或无尿的原发性疾病。

2. 尿量统计 24 小时尿量 <400ml 或每小时尿量持续 <17ml 者为少尿，无尿 24 小时尿量 <100ml 或在 12 小时内完全无尿为无尿。

3. 根据病史、体检结合相应的实验室和器械检查，确定少尿的原因。

（五）诊断流程图（图 1-14-1）

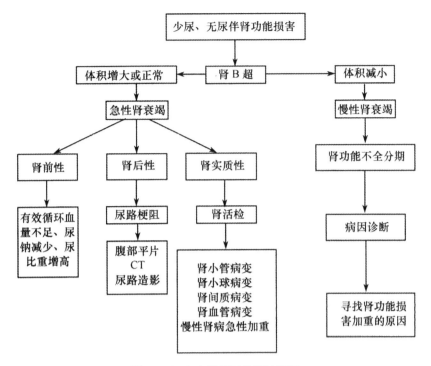

图 1-14-1 少尿无尿诊断流程图

（李凡民）

第二节　治疗措施及预后评价

一、治疗措施

（一）一般治疗

对卧床患者应加强护理，定时翻身，避免肺部并发症和褥疮的发生。维持液体平衡，控制液体的输入，补液量必须遵循"量出为入、调整平衡"的原则，具体补液量为当日补液量约为前一天尿量加 500ml。

（二）纠正酸碱失衡和电解质紊乱

密切监测血电解质，特别是要注意血钾的监测，如严格控制钾盐的摄入，尤其要注意对高钾血症和酸中毒的处理。

1. 高钾血症的处理　当血钾超过 6.5mmol/L，应给予紧急处理，包括：①5% 碳酸氢钠溶液 250ml 静脉滴注；②钙剂（10% 葡萄糖酸钙溶液 10~20ml）稀释后缓慢静脉注射；③胰岛素 16~20U 加入 25% 葡萄糖液 250ml 静脉滴注，以促使钾离子转移入细胞内；④口服离子交换树脂 15~20g 加入 25% 山梨醇溶液 100ml 中口服，每天 3~4 次；也可使用聚苯乙烯磺酸钠 40~80g，每天 3 次，口服，可伴服山梨醇。若以上措施无效可行血液透析治疗。

2. 在少尿期还可能存在低钠血症和低血钙与血磷现象，前者以限制水分摄入为主，

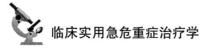

后、者主要出现在酸中毒纠正后，当出现低血钙抽搐时，可用 10% 葡萄糖酸钙溶液 10～20ml，每天 3 次静脉注射，必要时以 100ml 葡萄糖酸钙加入葡萄糖液中静脉缓慢滴注。

3. 纠正酸中毒　一般情况下少尿和无尿引起的酸中毒大部分为代谢性酸中毒，因此，治疗的关键主要在于消除引起代酸的原因，其次是应用碱性药物来纠正。当 HCO_3^- 低于 15mmol/L 时，可用 5% 碳酸氢钠溶液 100～250ml 静脉滴注。

（三）防治感染

感染是常见并发症，也可能是原发疾病，应尽早使用抗生素，通过细菌培养和药物敏感试验来合理选用对肾脏无毒性或损害小的抗生素；并按内生肌酐清除率调整药物剂量。

（四）透析疗法

对于高钾血症、严重代谢性酸中毒、高容量负荷等根据病情行急诊透析治疗。

（五）急性少尿的治疗

对于急性少尿，治疗首先是纠正可逆的病因，预防额外的损伤；对于各种严重外伤、心力衰竭、急性失血、休克等都应进行治疗，包括输血、扩容，处理血容量不足，同时应停用影响肾灌注或肾毒性的药物。对于肾后性少尿要解除梗阻原因如结石、肿瘤等。

二、预后评价

少尿和无尿的预后与原发病密切相关，原发病因能够去除者，肾前性和肾后性，大多预后较好，如尿路结石，血容量不足等。对于急性肾小管坏死所致的少尿，其结局依赖于并发症的严重程度，无并发症的急性肾小管坏死死亡率为 7%～23%，而对于合并多脏器功能障碍综合征者死亡率达 50%～80%。

（李凡民）

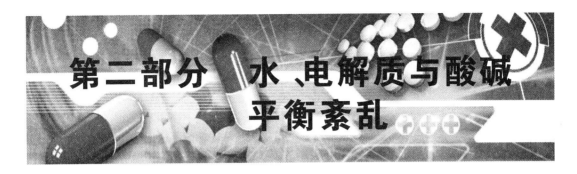

第二部分　水、电解质与酸碱平衡紊乱

第一章　脱　水

脱水是指人体水和电解质的代谢失调。人体每日摄入水和电解质的量常常有较大的变动，但每日的排出量也随着变动，使水和电解质在人体内经常保持着动态平衡。这种水和电解质在人体内的经常不断地变动和维持平衡，主要是通过机体的内在调节功能而完成的。如果这种调节功能因疾病、创伤等各种因素的影响而受到破坏，或者这种影响超过了机体能够代偿的能力，水和电解质的代谢失调便会发生。它可以表现为容量失调、浓度失调或成分失调等（表2-1-1）。

表2-1-1　常见体液平衡失调分类

容量失调	成分失调
细胞外液缺乏——缺水	酸中毒或碱中毒
细胞外液过多——水过多	低或高钾血症
浓度失调	低或高镁血症
低钠血症	低或高钙血症
高钠血症	

（一）病因

1. 摄入水分不足　见于营养不良和消化道肿瘤等恶液质患者。

2. 尿量过多　急性肾衰竭的多尿期；长期连续使用利尿药；肾上腺皮质功能不全，如艾迪生病时醛固酮分泌不足。

3. 剧烈呕吐、腹泻　是等张性体液容量不足最常见的原因。

4. 大面积烧伤、腹膜炎、急性呼吸窘迫综合征及肠道梗阻、严重感染时大量体液渗出到第三间隙。

5. 中暑。

（二）水的生理功能和代谢

水是机体含量最多而又重要的组成成分，是维持人体正常生理活动的重要物质之一，具有重要生理功能。水的生理功能包括：①体内一切生化反应进行的场所。②良好的溶剂，有利于营养物质及代谢产物的运输。③维持产热与散热平衡，对体温调节起重要作用。

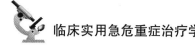

正常人每天水的摄入和排出处于动态平衡（表2-1-2）。

表2-1-2 正常成人水出入平衡表

摄入（ml）		排出（ml）	
饮水	900~1400	尿	1 000~1 500
食物水	750	呼吸蒸发	350
内生水	350	粪便水	150
		皮肤蒸发	500
小计	2000~2500	小计	2000~2500

（三）体液的渗透压

溶液渗透压的大小取决于起渗透作用溶质的分子或离子数目，体液中起渗透作用的溶质主要是电解质。由 Na^+、K^+等晶体颗粒形成的渗透压称为晶体渗透压。由蛋白质等胶体颗粒形成的渗透压称为胶体渗透压，血浆总渗透压是由血浆中所有溶质颗粒所表现出来的渗透效应。由于晶体离子数目明显多于胶体，因此，血浆渗透压主要取决于晶体离子，尤其是 Na^+浓度。血浆渗透压正常范围280~310mmol/L，高于310mmol/L为高渗，低于280mmol/L为低渗。维持细胞内液渗透压的离子主要是 K^+，其次是 HPO_4^{2-}。胶体渗透压对于维持血管内外液体的交换和血容量具有十分重要的作用。

（四）分类

临床上脱水分为三类：

1. 低渗性脱水。

2. 等渗性脱水。

3. 高渗性脱水。

第一节　诊断分析

对脱水患者采取积极抢救的同时，应仔细询问病史，体检并选择必要的辅助检查。

（一）病史要点

1. 发病急缓及以往有无类似发作，注意输液量及有无昏迷。

2. 仔细询问呕吐、腹泻、多尿或少尿的程度、有无呼吸困难或肢体麻木无力的改变、是否发热、休克。

3. 有无服用利尿剂和激素药物、毒物或接触高温等，如中毒、中暑等。

4. 有无慢性消化道疾病、心功能不全、肾功能不全、糖尿病、肿瘤等病史，有无过敏及手术史等。

5. 以往治疗缓解的方法。

（二）查体要点

1. **体温**　发热多见于肺部感染或败血症等感染性疾病及中暑。体温过低见于休克、巴比妥类中毒、乙醇中毒、CO中毒、低血糖及甲状腺、垂体、肾上腺皮质功能减退等。

2. **脉搏**　脉搏增快见于发热，感染性或低血容量；细速或不规则见于中毒与休克。

严重脉搏过缓、过速或节律不齐提示心源性因素。

3. 呼吸　呼吸节律改变和呼出特殊气味的气体可提示病因。呼吸变浅，肢体麻木无力提示低血钾；酸中毒者呼吸深大，如酮症酸中毒；如出现潮式呼吸提示间脑受损；延髓病变时则可出现深大和节律不规则的呼吸；呼吸缓慢见于吗啡、巴比妥类药物中毒或黏液性水肿；呼出气味带氨味见于尿毒症；糖尿病酮症酸中毒呼出气则带烂苹果味；有大蒜臭味者见于有机磷农药中毒；肝性昏迷者呼出气和尿液带有"肝臭"味等。

4. 血压　血压显著升高见于高血容量综合征。急性颅内压增高及脑干缺血时收缩期血压升高（Cushing 反射）。血压降低见于休克、糖尿病性昏迷及甲状腺、肾上腺皮质功能减退，镇静、催眠药中毒等。

5. 皮肤黏膜　皮肤干燥见于脱水及发热；皮肤潮红见于感染和乙醇中毒；樱桃红色见于 CO 中毒；发绀见于缺氧性心、肺疾病及硝基苯、亚硝酸盐中毒；苍白见于贫血、失血、休克；黄染见于肝胆疾病或溶血；瘀点见于败血症、流行性脑膜炎、感染性心内膜炎；皮肤湿冷见于休克、低血糖症。

6. 其他　注意皮肤弹性及舌苔变化、心率、心律、心脏杂音、呼吸、肺部啰音、肝脾肿大、腹水、水肿等。

（三）常规检查以及其他检查

1. 血常规、血电解质、血清及尿渗透压检查。

2. 血气分析　血液酸碱度（pH）表示血氢离子浓度，正常值为 7.35～7.45，平均 7.4。小于 7.35 为失代偿性酸中毒，大于 7.45 为失代偿性碱中毒。代偿性酸中毒或碱中毒时，pH 可在 7.35～7.45 正常范围之内。

3. 尿、粪常规，血糖，血尿素氮，肌酐检查。血象高，提示感染；血尿素氮、肌酐增高，提示尿毒症；血糖增高合并尿酮阳性者多为糖尿病酮症酸中毒。

4. 特殊检查　①胸部 X 线检查；②心电图、腹部 B 超；③头部、胸部、腹部 CT。

（四）具体诊断要点

1. 高渗性脱水

（1）诱发因素：摄入水分不足或水分丧失过多。

（2）临床表现

1）轻度脱水：缺水量为体重的 2%～4%。除口渴外无其他症状。

2）中度脱水：缺水量为体重的 4%～6%。极度口渴，乏力，尿少和尿比重增高。唇舌干燥，皮肤弹性差，眼窝凹陷，常出现烦躁。

3）重度脱水：缺水量超过体重的 6%。除上述症状外，出现躁狂、幻觉、谵妄，甚至昏迷等脑功能障碍的症状和死亡。

（3）实验室检查：①血清 Na^+ 在 145mmoL/L 以上；②尿少，尿比重高；③红细胞计数、血红蛋白量、血细胞比容增高；④血浆渗透压升高。

2. 低渗性脱水

（1）诱发因素：①胃肠道消化液持续性丧失；②大创面慢性渗液；③肾排出水和钠过多；④多次大量放腹水。

（2）临床表现

1）轻度缺钠：每公斤体重缺氯化钠约 0.5g，血清 Na^+ 在 130～135mmol/L。患者感

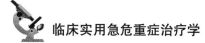

疲乏、头晕、手足麻木，但口渴不明显。尿 Na^+ 减少。

2）中度缺钠：每公斤体重缺氯化钠约 0.5 ~ 0.75g，血清 Na^+ 在 120 ~ 130mmol/L。除上述症状外，尚有恶心、呕吐，脉搏细速，血压不稳或下降，脉压变小，浅静脉萎陷，视力模糊，直立性晕厥。尿量少，尿中几乎不含 Na^+ 和 Cl^-。

3）重度缺钠：每公斤体重缺钠 0.75 ~ 1.25g 或更多，血清 Na^+ 在 120mmol/L 以下。患者神志不清，肌痉挛性抽痛，肌腱反射减弱或消失，出现木僵，甚至昏迷。常发生休克。

（3）实验室检查

1）血清 Na^+ 测定：这是最直接和最主要的诊断方法。

2）尿 Na^+、Cl^- 测定：常有明显减少。轻度缺钠时，血清 Na^+ 虽可能尚无明显变化，但尿内氯化钠的含量常已减少。

3）红细胞计数、血红蛋白量、血细胞比容、血非蛋白氮和尿素均有增高，而尿比重常在 1.010 以下。

3. 等渗性脱水

（1）诱发因素

1）消化液的急性丧失。

2）体液丧失在感染区或软组织内。

3）询问其他体液的大量丧失，失液或不能进食已持续的时间，每日的失液量估计，以及失液的性状等。

（2）临床表现

1）尿少、厌食、恶心、乏力等，但不口渴。舌干燥，眼球下陷，皮肤干燥、松弛。

2）短期内体液的丧失达到体重的 5%，即丧失细胞外液的 20% 时，患者出现脉搏细速、肢端湿冷、血压不稳定或下降等血容量不足的症状。

3）体液丧失达体重的 6% ~ 7%，即相当丧失细胞外液的 24% ~ 28% 时，休克的表现更加明显与严重，常常并发代谢性酸中毒。

4）如患者丧失的体液主要为胃液，因有 Cl^- 的大量丧失，则可并发代谢性碱中毒，出现碱中毒的一些临床表现。

（3）实验室检查

1）实验室检查可发现红细胞计数、血红蛋白量和血细胞比容明显增高，表示有血液浓缩。

2）血清 Na^+ 和 Cl^- 浓度一般无明显变化。

3）尿比重增高。

（李凡民　仝雯）

第二节　治疗措施

（一）高渗性脱水

尽早去除病因，能口服者以口服补液为佳，不能口服的患者再考虑静脉补液；一般以 5% 葡萄糖液或 0.45% 氯化钠液来补充丧失的液体。

1. 根据临床估算决定所需补液量，另加当天日需要量进行补液。成人高渗性脱水时补液量不如小儿要求严格，当明确是脱水而不是肾功能损害时，成人补液往往可参考尿量来进行，如尿量满意，每日补液量可达 3 000 ~ 3 500ml（其中糖与盐的比例为 2:1 或 3:2）。

2. 估计需要补充已丧失的液体量有两种方法

（1）根据临床表现的严重程度，按体重百分比的丧失来估计。每丧失体重的 1%，补液 400 ~ 500ml；

（2）根据血 Na^+ 浓度来计算：

补水量（ml）：[血 Na^+ 测得值（mmol/L）- 血 Na^+ 正常值（mmol/L）]× 体重（kg）×4（男性常数为 4，女性为 3，婴儿为 5）。

3. 计算所得的补水量一般可分两日补给，当日先给补水量的 1/2 ~ 2/3，余下的根据情况决定，在次日补给。此外，还应补给日需要量约 2000ml。

必须注意，血清 Na^+ 测定虽有增高，但因同时有缺水，血液浓缩，体内总钠量实际上仍有减少。故在补水的同时应适当补钠，以纠正缺钠。如同时有缺钾需纠正时，应在尿量超过 40ml/h 后补充，以免引起血钾过高。

（二）低渗性脱水

积极处理致病原因；针对细胞外液缺钠多于缺水和血容量不足的情况，采用含盐溶液或高渗盐水静脉输注，以纠正体液的低渗状态和补充血容量。

1. 轻度和中度缺钠　一般可先补给所缺钠盐量的一半，再加上钠盐的日需要量约 4.5g，可通过静脉滴注 5% 葡萄糖盐水完成，此外，还应给日需要液体量约 2 000ml，并根据脱水程度，再适当增加一些补液量。其余一半的钠盐可在第二日补给。

2. 重度缺钠　对出现休克者，应首先抗休克、着重补充足够等渗盐水和胶体溶液，改善微循环和组织器官的灌注。不要单纯从升高血压着手，有条件时应测量中心静脉压以提示血容量概况。

晶体液的用量一般要比胶体液用量大 2 ~ 3 倍。接下去静脉滴注高张盐水（一般为 3% ~ 5% 氯化钠溶液）200 ~ 300ml，尽快纠正血钠过低，以进一步恢复细胞外液量和渗透压，使水从水肿的细胞内外移。以后根据病情再决定是否需继续输给高张盐水或改用等渗盐水。

3. 一般可按下列公式计算需要补充的钠盐量：

需补充的钠盐量（mmol）=[血钠的正常值（mmol/L）- 血钠测得值（mmol/L）]× 体重（kg）×0.60（女性为 0.50）。

按 17mmol Na^+ =1g 钠盐计算补给氯化钠的量。当天补给一半和日需要量约 4.5g，其中 2/3 的量以 3% ~ 5% 氯化钠溶液输给，其余量以等渗盐水补给。以后可测定血清 Na^+、K^+、Cl^- 和作血气分析，作为进一步治疗时的参考。

4. 缺钠伴有酸中毒　在补足血容量和钠盐后，由于机体的代偿调节功能，酸中毒常可同时得到纠正，一般不需要一开始就使用碱性药物治疗。如经血气分析测定酸中毒仍未完全纠正时，可适当补充碱性药物或平衡盐液，以后视情况再决定是否继续补给。在尿量达到 40ml/h 后，应补充钾盐。

5. 如为稀释性低钠，则不能多补水，可补充高张氯化钠液。

（三）等渗性脱水

病因的去除仍至关重要，有休克表现时首先进行扩容等抗休克处理。

1. 当出现脉搏细速和血压下降等血容量不足的表现时，可先快速滴注平衡盐液或等渗盐水约 3 000ml（按体重 60kg 计），以尽快恢复血容量。

2. 如无血容量不足的表现，则可给患者上述用量的 1/2 ~ 2/3，即 1 500 ~ 2 000ml，以补充缺水量。

3. 可按血细胞比容来计算需补液量：

$$补等渗盐水量（L）= \frac{血细胞比容上升值}{血细胞比容正常值} \times 体重（kg）\times 0.25$$

此外，还应补给日需要量约水 2 000ml 和钠约 4.5g。

4. 由于等渗盐水中 Na^+ 和 Cl^- 的含量不等，在重度缺水或休克状态下，大量输入等渗盐水，有导致血 Cl^- 过高、引起高氯性酸中毒的危险，故应尽量以平衡溶液进行输注，既可避免输入过多的 Cl^-，也对酸中毒的纠正有一定帮助。

5. 在纠正脱水后，钾的排泄会有所增加，故应注意低钾血症的发生，应在尿量达 40ml/h 后补充氯化钾。

（四）脱水治疗流程图（图 2 - 1 - 1）

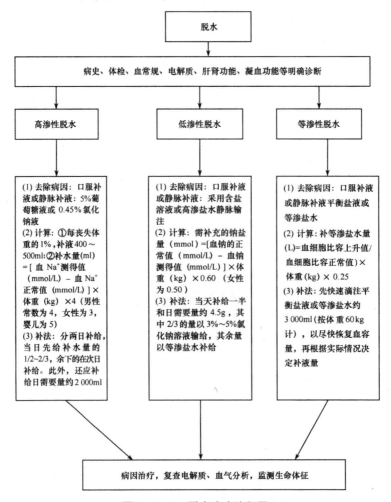

图 2 - 1 - 1　脱水治疗流程图

（刘宇光）

第二章 电解质紊乱

电解质紊乱是指疾病和外界环境的剧烈变化引起电解质浓度和渗透压的变化。这些紊乱得不到及时纠正，常会引起严重后果，甚至危及生命，故电解质问题在临床上具有十分重要的意义，纠正电解质紊乱的输液疗法是临床上经常使用和极为重要的治疗手段。

（一）病因

1. 水过量　常见于肾脏排水能力减低的同时，不断摄入液体，尤其是低渗液体；ADH异常分泌综合征（SIADH）；精神性多饮，饮水过多超过肾脏排泄能力。

2. 钠丢失　钠丢失有经肾和肾外两种途径。经肾丢失钠多见于长期应用利尿剂而又低盐饮食者。肾外丢失常随体液丢失而发生，如呕吐、腹泻或肾上腺功能低下。

3. 水的丢失超过钠的丢失　机体丢失低渗体液，如在发热、过度换气和暴露于高温环境时经呼吸道和皮肤丢失。另外，严重腹泻、呕吐亦可经胃肠道丢失大量低渗体液。

4. 钠的摄入超过水的摄入　因摄入过多导致的高钠血症较少见。可见于意外大量口服食盐或海水，医源性因素包括静脉大量输注含钠液体。

5. 钾摄入减少　长期不能进食而又没有静脉补充足够的钾，此时尽管钾摄入减少，且肾脏仍持续排泄少量的钾。

6. 钾排出增多

（1）消化道丢失：腹泻、呕吐、持续胃肠减压等导致大量富含钾的消化液丢失，呕吐造成的代谢性碱中毒也可使肾脏排钾增多。

（2）经肾脏失钾：长期或大量使用排钾利尿剂；急性肾衰竭的多尿期；I型肾小管酸中毒时由于远曲小管泌 H^+ 障碍，$K^+ - Na^+$ 交换增多，而导致尿钾增多；盐皮质激素过多时肾脏远曲小管和集合管 $K^+ - Na^+$ 交换增多导致钾排除增多；一些药物如顺铂和两性霉素 B，可通过影响肾小管使肾丢失钾。

7. 钾从细胞外向细胞内转移　碱中毒时 H^+ 从细胞内溢出，相应量的钾转移到细胞内；输注葡萄糖和胰岛素，胰岛素促进细胞合成糖原，需要钾参与，细胞外的钾随葡萄糖进入细胞内；低钾周期性麻痹可能与骨骼肌对钾的吸收异常增多有关；甲状腺素周期性麻痹可能与甲状腺素增强 $Na^+ - K^+ - ATP$ 酶活性，使钾向细胞内转移有关。

8. 钾的摄入增多　在肾功能正常的情况下，高钾饮食一般不会引起高钾血症，只有在静脉补充钾过多过快，特别是肾功能低下时，可能引起高钾血症。

9. 钾的排出减少　是引起高钾血症的主要原因，常见于以下情况：

（1）肾衰竭：急性肾衰竭少尿期和慢性肾衰竭的少尿或无尿期，由于肾小球滤过率减少和肾小管排钾功能障碍，可发生高钾血症。

（2）盐皮质激素缺乏：醛固酮分泌减少或作用减弱时，肾远曲小管和集合管对钾的排泌降低，发生高钾血症。见于艾迪生病、肾上腺皮质激素合成所需要的酶缺乏、血管紧张素转换酶抑制剂类药物等情况。

（3）原发性肾小管泌钾障碍：见于Ⅳ型肾小管酸中毒，是由于远曲小管对钾的分泌障碍造成的。

（4）药物：保钾利尿剂抑制远曲小管和集合管对钾的分泌，洋地黄类药物抑制细胞膜 Na^+-K^+-ATP 酶，造成高钾血症。

10. 钾从细胞内向细胞外大量转移　可能发生在细胞大量分解、酸中毒、组织缺氧、家族性高钾性周期性麻痹和胰岛素缺乏等情况。

11. 血钙降低常由于维生素 D 代谢障碍、甲状旁腺功能减退和钙过多丢失引起。

（1）维生素 D 代谢障碍：维生素 D 缺乏、肠道吸收障碍、维生素 D 羟化障碍以及维生素 D 分解加快等，均由于维生素 D 不足引起肠道吸收钙不足，尿钙增多，造成低钙血症。

（2）甲状旁腺功能减退：甲状旁腺功能减退，PTH 分泌不足，造成低钙血症。

（3）其他：可见于急性胰腺炎或者输注钙离子螯合剂如磷酸盐，草酸盐和枸橼酸盐等情况。严重全身感染也会造成低钙血症，可能为甲状旁腺 - 维生素 D 轴功能不足引起。

12. 血钙升高病因是

（1）骨质溶解增加：甲状旁腺功能亢进，甲状旁腺激素分泌增多，促进破骨细胞活性，使骨钙释放增加；骨转移性恶性肿瘤可直接破坏骨质，使骨钙释放，非骨转移性恶性肿瘤可能是由于肿瘤细胞释放甲状旁腺激素样多肽，具有生物活性导致骨钙释放。

（2）肠黏膜吸收钙增加：维生素 D 中毒时，过量的维生素 D 一方面使肠黏膜吸收钙增加，血钙增高，另一方面导致骨组织破骨活跃，骨钙释放，血钙增高。

13. 血镁降低的病因主要为摄入不足、过多丢失和细胞内转移。

（1）摄入不足：主要见于长期禁食、厌食或长期肠外营养而未及时补充镁时。

（2）排出过多：主要通过胃肠道或肾脏丢失。胃肠道丢失可见于腹泻、吸收障碍综合征；肾脏丢失镁常见于大量利尿和肾小管功能障碍，如肾小管酸中毒。一些药物能够造成镁的损耗如顺铂、袢利尿剂、两性霉素 B 和氨基糖甙类抗生素。

（3）细胞内转移：镁由细胞外向细胞内转移发生在急性心肌损害时，还可以发生在大量饮酒后。

14. 血镁升高病因是

（1）摄入增多：多见于硫酸镁治疗先兆子痫，可引起孕妇和胎儿高镁血症。

（2）排出过少：急性或慢性肾衰竭少尿或无尿时，肾小球滤过功能降低使肾排镁减少。

（3）镁重新分布：严重烧伤、酮症酸中毒、创伤和横纹肌溶解可使细胞内镁释放到细胞外，引起高镁血症。

15. 血磷降低的病因主要是磷的细胞内转移、磷酸盐摄入减少或排出增加。

（1）细胞内转移：磷的细胞内转移主要见于长期肠外营养而未补充磷的患者。

（2）摄入减少：肠道疾病能够降低磷酸盐和维生素 D 的吸收，维生素 D 缺乏进一步削弱磷酸盐在肠道的吸收。一些离子（铝、镁、钙和铁）能通过与食物中的磷酸盐结合成不溶解的物质，抑制磷酸盐吸收，而对磷酸盐平衡造成破坏。

（3）排出增多：急性肾衰竭的恢复期由于肾小管坏死或肾单位阻塞常发生磷酸盐排出增加。

16. 血磷升高的病因主要是细胞内磷的释放、排泄不充分或摄取过多。

（1）细胞内释放：常常是细胞内的储存释放引起，最常见的是红细胞、肌肉细胞和肿瘤细胞的破坏。

（2）排出减少：因为大多数的磷通过肾脏排泄，因此，肾功能不全可导致高磷血症。

在慢性肾衰竭患者血清磷酸盐水平可以超过 3.23mmol/L，而急性肾衰竭患者很少出现血清磷酸盐超过 2.58mmol/L。

（3）摄入增多：因为摄入增加导致高磷血症的病例不多见，但可见于应用含有磷的解痉药或灌肠剂，因磷酸盐损耗而接受过量磷治疗的患者。

（二）分类

电解质紊乱类型分为以下八种：

1. 低钠血症。

2. 高钠血症。

3. 低钾血症。

4. 高钾血症。

5. 低镁血症。

6. 高镁血症。

7. 低磷血症。

8. 高磷血症。

第一节　诊断分析

对电解质紊乱患者采取积极抢救的同时，应仔细询问病史，体检并选择必要的辅助检查。

（一）病史要点

1. 发病急缓及以往有无类似发作，注意输液量及有无昏迷。

2. 是否有呕吐、腹泻、多尿或少尿、呼吸困难或肢体麻木无力的改变，是否发热、休克。

3. 有无服用利尿剂和激素类药物、毒物或接触高温等，如中毒、中暑等。

4. 有无慢性消化道疾病、心功能不全、肾功能不全、糖尿病、肿瘤等病史，有无过敏及手术史等。

5. 以往治疗缓解的方法。

（二）查体要点

1. 体温　发热多见于肺部感染或败血症等感染性疾病及中暑。体温过低见于休克、巴比妥类中毒、乙醇中毒、CO 中毒、低血糖及甲状腺、垂体、肾上腺皮质功能减退等。

2. 脉搏　脉搏增快见于发热，感染性或低血容量；细速或不规则见于中毒与休克。严重脉搏过缓、过速或节律不齐提示心源性因素。

3. 呼吸　呼吸节律改变和呼出特殊气味的气体可提示病因。呼吸变浅，肢体麻木无力提示低血钾；酸中毒者呼吸深大，如酮症酸中毒；如出现潮式呼吸提示间脑受损；延髓病变时则可出现深大和节律不规则的呼吸；呼吸缓慢见于吗啡、巴比妥类药物中毒或黏液性水肿；呼出气味带氨味见于尿毒症；糖尿病酸中毒呼出气则带烂苹果味；有大蒜臭味者见于有机磷农药中毒；肝性昏迷者呼出气和尿液带有"肝臭"味等。

4. 血压　血压显著升高见于高血容量综合征。急性颅内压增高及脑干缺血时收缩期血压升高（Cushing 反射）。血压降低见于休克、糖尿病性昏迷及甲状腺、肾上腺皮质功能减退，镇静、催眠药中毒等。

5. 皮肤黏膜　皮肤干燥见于脱水及发热；皮肤潮红见于感染和乙醇中毒；樱桃红色见于 CO 中毒；发绀见于缺氧性心、肺疾病及硝基苯、亚硝酸盐中毒；苍白见于贫血、失血、休克；黄染见于肝胆疾病或溶血；瘀点见于败血症、流行性脑膜炎、感染性心内膜炎；皮肤湿冷见于休克、低血糖症。

6. 其他　注意皮肤弹性及舌苔变化、心率、心律、心脏杂音、呼吸、肺部啰音、肝脾肿大、腹水、浮肿等。

（三）常规检查以及其他检查

1. 血电解质、血清及尿渗透压检查　根据具体数值明确电解质紊乱类型。

2. 血气分析。

3. 血、尿、粪便常规、血糖、血尿素氮、肌酐检查。血象高，提示感染；血尿素氮、肌酐增高，提示尿毒症；血糖增高合并尿酮阳性者多为糖尿病酮症酸中毒。

4. 特殊检查

（1）胸部 X 线检查。

（2）心电图、腹部 B 超。

（3）头部、胸部、腹部 CT。

（四）具体诊断要点。

1. 低钠血症　低钠血症的症状是非特异性的。临床症状的严重程度与血钠降低的程度和速度有关。轻度低钠血症（血钠浓度 120 ~ 135mmol/L）有味觉减退、肌肉酸痛等；中度低钠血症（血钠浓度 115 ~ 120mmol/L）有头痛、个性改变、恶心、呕吐等；重度低钠血症（血钠浓度低于 115mmol/L）则可出现昏迷、反射消失。低钠血症如果进展迅速（24 小时以内），则临床表现突出，预后较差。如果进展缓慢（数天到数周），则临床表现比较缓和，预后较好。

低钠血症根据血、尿渗透压以及电解质测定可确诊。但需除外假性低钠血症。可按图 2 - 2 - 1 步骤进行诊断。

2. 高钠血症　高钠血症是指血清钠浓度高于 145mmol/L。高钠血症总伴有高渗状态，并导致细胞内水向细胞外转移。其症状是非特异性的。临床症状由渗透压升高的程度和形成的速度决定。主要表现为中枢神经系统症状，包括意识状态的改变、恶心、癫痫发作、眼球震颤和中枢性过度通气。还可发生四肢痉挛，代谢性酸中毒和因胰岛素抵抗而产生的高血糖。

根据有大量水丢失或钠摄入的病史，临床有中枢神经系统症状，并通过尿和血浆的电解质、渗透压的测定可诊断。

3. 低钾血症　血清钾的正常值为 3.5 ~ 5.5mmol/L。低于 3.5mmol/L 称为低钾血症。血钾在 3.1 ~ 3.5mmol/L 者为轻度低钾血症；2.5 ~ 3.0mmol/L 者称为中度低钾血症；<2.5mmol/L者为重度低钾血症。

（1）血清钾测定常有降低。

（2）心电图检查可有典型改变：早期出现 T 波降低、变宽、双相或倒置，随后出现 ST 段降低、QT 间期延长和 U 波，但低钾血症患者不一定都出现心电图改变。

第二部分｜水、电解质与酸碱平衡紊乱

（3）应做出病因诊断，区别是肾性还是非肾性缺钾，其重要的检查是测24小时尿钾含量。

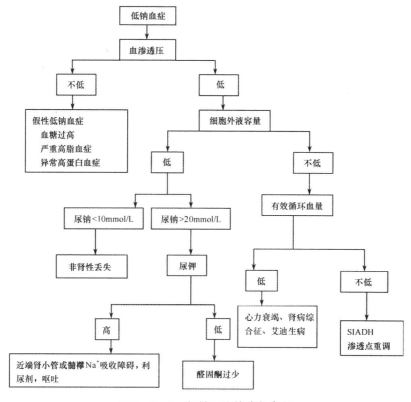

图2-2-1　低钠血症的诊断步骤

4. **高钾血症**　血清钾超过5.5mmol/L称为高钾血症。

（1）血清钾 >5.5mmol/L；

（2）心电图变化：典型的心电图改变为早期T波高而尖，QT间期延长，随后出现QRS增宽，PR间期延长。合并有低血钠、低血钙、高血镁和酸中毒时会加重钾中毒的发生，也加重心电图的改变。

5. **低钙血症**　可发生在急性胰腺炎、坏死性筋膜炎、肾功能衰竭，胰、胆系和小肠瘘以及甲状旁腺受损害等患者。亦可发生于维生素D缺乏症、脂肪吸收不良综合征或佝偻病治疗过程中未及时补钙，新生儿饮食性低钙血症等。

（1）临床表现：主要由神经肌肉的应激性增加、兴奋性增强所引起，如容易激动，口周和指（趾）尖麻木及针刺感，手足抽搐，肌肉和腹部绞痛，腱反射亢进，以及Chvostek征和Trousseau征阳性。

（2）血清钙测定低于2mmol/L（正常值为2.5mmol/L）。

6. **低镁血症**　发生的原因为摄入不足，吸收不良和丢失过多。食物中有丰富的镁，只要饮食正常，机体一般不致于发生镁缺乏。

（1）有长期丢失消化液的病史。

（2）临床表现：其临床表现很像低钾血症，为神经肌肉系统的症状和体征，主要表现为肌肉震颤、手足抽搐、反射亢进等类似低钙的表现，严重时可出现谵妄、精神失常、

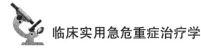

定向丧失、幻觉、惊厥、昏迷等；患者面色苍白、萎钝，严重缺镁时可有癫痫发作；也可出现心律失常，尤其是心动过速。

（3）血清镁浓度低于 1.5mmol/L；镁缺乏的患者，血清镁可能在正常范围内，而血清镁过低也不一定表示有镁缺乏，故不能单纯依靠血清镁的测定来诊断。

（4）24 小时尿镁排量少于 3mmol。

（5）镁负荷试验：在 1~2 小时内由静脉输入含有 40mmol 镁的葡萄糖液 400ml，然后收集 16 小时的尿液，测定尿中镁排出量，若仅为输入的 20% 左右，则表示机体缺镁；若排出量达到输入量的 70%，则表示体内镁量已经饱和，缺镁的可能性便很小。注意本试验必须在肾功能完好的条件下施行才能安全准确。

（6）给患者 80~100mmol 镁治疗以后，症状明显好转，并可持续数日之久。

（五）鉴别诊断

电解质紊乱根据症状及血电解质不难诊断，主要是再根据相关检查对病因作出判断和及时纠正。

（刘宇光　仝雯）

第二节　治疗措施

（一）低钠血症

在病因治疗的同时，提高血钠至正常水平。根据原发病及低钠血症的程度，可采用限水和补钠两条措施。

轻度稀释性低钠血症患者，在控制原发病的同时，首先应限制饮水；中度稀释性低钠血症则应以利尿为主，同时限制进水；严重稀释性低钠血症，在以上治疗的同时，适当输注高渗盐水以较快提高血钠水平。

伴有血容量减少的轻度低钠血症，首先应纠正低血容量，可通过口服或静脉滴注生理盐水，补充血容量，抑制 ADH 释放，使过多的水排出，纠正低钠血症。对于伴有血容量减少的严重低钠血症，一旦确诊应立即静脉给予生理盐水。需要氯化钠的量可根据公式计算，需要的钠（mmol）=0.6×体重（kg）×（钠的目标值－钠的实测值）。必要时（血钠浓度 <110mmol/L，或血钠浓度 <120mmol/L 但伴有明显神经系统症状）补充高渗盐水，所需氯化钠的量亦根据上述公式计算，所用高渗盐水有 3%（513mmol/L）和 5%（885mmol/L）两种。高渗盐水以每小时提高血清钠水平 1~1.5mmol/L 的速度输注，注意在治疗的第一个 48 小时血清钠水平的增高不应超过 20~25mmol/L，应避免发生高钠血症。在输注高渗盐水的过程中还应注意患者的心肺功能，避免发生心力衰竭和急性肺水肿。

（二）高钠血症

防止水的继续丢失和纠正低血容量。

尽可能通过胃肠道补充，包括口服和鼻饲。不能进食的患者，可静脉给予 0.45% 的氯化钠溶液或 5% 葡萄糖溶液。对有严重症状的高钠血症，可快速予以纠正，但血钠浓度下降不应超过每小时 1~1.5mmol/L。当血钠水平已经下降 20~25mmol/L，或血钠水平已经降至 148mmol/L 以下，应停止快速纠正。水的需要量按下面公式计算，需要补充的水量（L）=0.6×体重（kg）×（实测血钠浓度/预期血钠浓度−1）。对有肾功能障碍者，必要时可行血液透析治疗。

（三）低钾血症

应尽早发现及治疗造成低钾血症的病因，补充钾盐。

1. 血钾>2.5mmol/L 不伴有临床低钾症状的患者可用口服方法补钾，安全且可靠。

2. 血钾<2.5mmol/L 或虽高于此值但伴有临床低钾表现者，应给予静脉补钾。

3. 补钾除需注意补钾总量外，还应注意补钾所用液体中的钾浓度和补钾的速度。

一般情况下，静脉补钾每日补充氯化钾 3~6g，补液中钾浓度不超过 40mmol/L（即 0.3% 氯化钾），补钾速度为每小时不超过 20mmol（即 1.5g）。在补钾过程中，应严密监测，定时复查血钾，观察患者尿量和临床表现，无尿不补钾。

（四）高钾血症

停止钾继续进入体内；逆转高钾对心肌的直接毒性作用；驱使钾由细胞外进入细胞内；清除体内过量的钾离子；处理原发疾病和改善肾功能。

1. 停止钾继续进入体内。

2. 逆转高钾对心肌的直接毒性作用 血钾>6mmol/L 时，无论其血钙是否正常，均需应用钙剂迅速对抗高钾对心肌的毒性作用。首选钙剂为 10% 葡萄糖酸钙溶液，首次 10ml 静脉注射，1~2 分钟推毕，必要时重复给药，但以后每次静脉注射时需 5~6 分钟，最多用药总量可达 50ml。也可将 10% 氯化钙溶液或 10% 葡萄糖酸钙溶液 30~40ml 加入 5% 葡萄糖液 100ml，30 分钟滴完。

3. 驱使钾由细胞外进入细胞内 能达到此目的的最快方法是使细胞外液碱化，常用 5% 碳酸氢钠溶液 50~100ml 或 11.2% 乳酸钠溶液 20ml 静脉滴注，用后数分钟即起效，作用持续约 2 小时，必要时可重复给药。葡萄糖可刺激胰岛素分泌，达到细胞外钾转入细胞内的目的，一般用 50% 葡萄糖液 100ml 加胰岛素 15~20U 缓慢静脉滴注（30~60 分钟内滴完），输后 30 分钟可起效，作用可持续数小时。

4. 清除体内过量的钾离子 轻症患者可利用阳离子交换树脂在胃肠道内与钾交换，排出体内的钾。常用聚苯乙烯磺胺钠离子交换树脂 20g 加 70% 山梨醇溶液 10~20ml 口服，每日 2~3 次，或 50g 加 25% 山梨醇溶液 100~200ml 保留灌肠，每日 2~3 次。如离子交换树脂效果不好，可进行透析治疗。

5. 处理原发疾病和改善肾功能。

（五）低钙血症

首要任务是缓解症状；补充失钙及其他可能已丢失的电解质；查找及治疗病因。

1. 缓减症状 立即用 10% 葡萄糖酸钙溶液 20ml 或 5% 氯化钙溶液 10ml 作静脉滴注，可很快控制症状，必要时可多次给药。

2. 若补钙效果不好，应考虑有低血镁的可能，可同时予以补镁治疗。

3. 如有碱中毒，需同时纠治，以增加血内离子化钙的浓度。

4. 积极治疗原发疾病和对症处理。

5. 对需长期治疗的患者，可口服乳酸钙，或同时补充维生素 D。

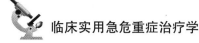

（六）低镁血症

低镁血症患者大多不能进食，所以镁的补充须采用胃肠外给药的方法。

1. 最初两日须补充镁 60~100mmol。症状控制后减量。严重缺镁伴有重度手足抽搐的患者，可取含有 10g 硫酸镁的溶液加于 1 000ml 葡萄糖液中，用 2 小时的时间滴完。一般治疗可在 1 000ml 输液量中加入含有 1~2g 硫酸镁的溶液。缺镁患者经过这种治疗，症状可迅速好转，但症状完全消失则需 48~72 小时，而在症状完全消失后仍需继续补镁 1~3 周才能完全纠正镁缺乏。

如使用 10% 硫酸镁液静脉滴注，速度不宜超过 1.5ml/min。10% 硫酸镁液可以肌内注射，每次 10~20ml，1 日 4 次。

2. 能进食者可口服镁制剂：

（1）氧化镁 0.25~0.5g，每日 3~4 次。

（2）氢氧化镁 0.2~0.3g，每日 3~4 次。

（3）10% 醋酸镁：10ml，每日 3~4 次。

（七）电解质紊乱治疗流程图（图 2-2-2）

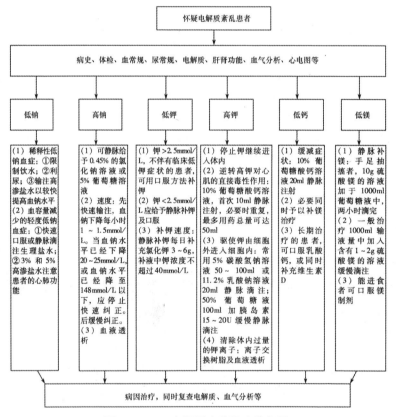

图 2-2-2　电解质紊乱治疗流程图

（刘宇光　仝雯）

第三章　酸碱平衡紊乱

酸碱平衡紊乱是指人体酸碱负荷过量或酸碱平衡调节机制障碍而导致的体液酸碱度稳定性破坏。正常情况下，细胞外液 $[H^+]$ 维持在 $35 \sim 46nmol/L$ 水平，酸碱平衡失衡时 $[H^+]$ 显现明显改变，当细胞外液 $[H^+]$ 浓度升高 $>46nmol/L$（pH <7.35）即为酸血症；$[H^+]$ $<35nmol/L$（pH >7.45），则为碱血症。

（一）病因

1. 固定酸生成过多　缺氧导致组织糖氧化不全，引起乳酸增加，如低氧血症、微循环功能障碍等；脂肪分解增加使酮体产生过多，如糖尿病（糖利用障碍）酮症和饥饿酮症以及各种原因引起的组织分解代谢亢进等。

2. 肾排酸障碍　急、慢性肾功能不全时，酸性代谢产物（磷酸、硫酸、乙酰乙酸等）排出障碍、肾小管上皮细胞排泌 H^+ 和 NH_4^+ 的功能障碍、肾近曲小管重吸收 HCO_3^- 障碍。

3. 碱质丢失过多　严重腹泻、肠道瘘管或肠道引流、肾上腺皮质功能不全（醛固酮分泌减少）等。

4. 固定酸丢失过多　严重呕吐、长期胃肠减压等使酸性胃液丧失过多。

5. 碱性物质（碳酸氢钠等）摄入过多　引起原发碱性物质增加。

6. 电解质的紊乱　低 K^+（肾泌氢增强）、低 Cl^-。

7. 肺泡通气不足　体内生成的 CO_2 不能充分排出，产生高 H_2CO_3 血症。

8. 肺泡通气过度　机械呼吸、高热、甲亢、中枢神经系统疾病、癔症等情况时，由于 CO_2 呼出过多而引起低 H_2CO_3 血症。

9. 危重患者病情复杂，出现以下情况，必须考虑存在酸碱平衡紊乱的可能：

（1）心跳和呼吸骤停。

（2）脓毒败血症和急性肺水肿。

（3）慢性阻塞性肺疾患严重缺氧。

（4）严重胃肠炎时呕吐加腹泻并伴有低钾和脱水，或低血钾累及心肌及呼吸肌。

（5）药物及一氧化碳中毒，水杨酸或乳酸盐中毒，有机酸（水杨酸、酮体、乳酸）生成增多。

（6）各种危重患者使用机械通气并伴有低氧血症、败血症、颅脑外伤、肝脏疾患、妊娠中毒症等，频繁呕吐、胃肠引流、大量输入库存血及碱性药物、频繁使用利尿剂等。

（7）慢性阻塞性肺疾患或慢性肺源性心脏病患者治疗过程中，摄入减少、呕吐、在通气未改善之前滥用 $NaHCO_3$，或过急地过度人工通气，或使用糖皮质激素及利尿剂之后。

（8）糖尿病、肾衰竭或感染性休克及心肺疾病等危重患者伴有发热或肺弥漫性间质性疾病、肺心病呼吸机使用不当，机械通气过度。

（9）慢性肝病，高血氨，并发肾衰竭，尿毒症患者或糖尿病患者剧烈呕吐。

（二）反映酸碱平衡的常用指标及其意义

1. H^+ 浓度和 pH　血液的 H^+ 浓度很低，直接表示不方便，因此，临床广泛使用 H^+

浓度的负对数即 pH 表示。正常动脉 pH 为 7.35～7.45，pH < 7.35 称为酸血症，pH > 7.45 称为碱血症。而酸中毒和碱中毒是指体液中酸或碱蓄积的病理过程。酸血症与碱血症不能同时存在，但酸中毒与碱中毒可以同时存在，因此，pH 本身不能区分酸碱平衡紊乱的性质。

2. $PaCO_2$　指呈物理状态溶解在血浆中的 CO_2 所产生的张力。CO_2 弥散速度很快，$PaCO_2$ 与肺泡气 CO_2 分压相似，所以，$PaCO_2$ 是反映呼吸性酸碱平衡紊乱的重要指标。PaC_2 正常为 35～45mmHg（4.66～5.99kPa），平均 40mmHg（5.32kPa）。$PaCO_2$ 增高表示肺泡通气不足，见于呼吸性酸中毒或代偿后的代谢性碱中毒；$PaCO_2$ 降低表示肺泡通气过度，见于呼吸性碱中毒或代偿后的代谢性酸中毒。

3. 标准碳酸氢盐和实际碳酸氢盐　标准碳酸氢盐（SB）是指在标准条件下［38℃，血氧饱和度为 100%，$PaCO_2$ 为 40mmHg（5.32kPa）］所测得的血浆 HCO_3^- 含量，正常值为 22～26mmol/L，平均 24mmol/L。因为排除了呼吸因素的影响，故 SB 是反映代谢性酸碱平衡紊乱的指标，代谢性酸中毒时降低，代谢性碱中毒时升高。

实际碳酸氢盐（AB）是隔绝空气的标本在实际体温、$PaCO_2$ 和血氧饱和度条件下测得的血浆 HCO_3^- 含量。AB 受呼吸和代谢两方面的影响。AB > SB 表明有 CO_2 潴留，见于呼吸性酸中毒或代偿后的代谢性碱中毒；AB < SB 表明过度通气，见于呼吸性碱中毒或代偿后的代谢性酸中毒。

4. 缓冲碱　缓冲碱（BB）是指血液中一切具有缓冲作用的所有负离子的总和。通常在标准条件下［38℃，血氧饱和度为 100%，PaC_2 为 40mmHg（5.32kPa）］测定，正常值为 45～55mmol/L。BB 是反映代谢因素的指标，不受呼吸因素影响。代谢性酸中毒时 BB 值减少；代谢性碱中毒时 BB 值增加。

5. 碱剩余　碱剩余（BE）是指在标准条件［38℃，血氧饱和度为 100%，$PaCO_2$ 为 40mmHg（5.32kPa）］下，将 1L 全血或血浆 pH 滴定到 7.40 时所需要的酸或碱的量，BE 正常值为（0±3）mmol/L。代谢性酸中毒时，需用碱滴定，说明血液酸过剩，BE 用负值表示。代谢性碱中毒时相反，BE 为正值。但在慢性呼吸性酸中毒或碱中毒时，BE 亦可出现代偿性升高或降低。

6. 阴离子间隙　阴离子间隙（AG）是指血浆中未测定的阴离子与未测定的阳离子的差值。由于细胞外液阴阳离子总当量数相等，故 AG 可用血浆中可测定的阴离子与可测定的阳离子的差算出，$AG = Na^+ - HCO_3^- - Cl^-$（图 2-3-1），正常值为 10～14mmol/L。AG 的实质是反映血浆中固定酸含量的指标，因此，AG 能够帮助区别代谢性酸中毒的类型和诊断混合性酸碱平衡紊乱。

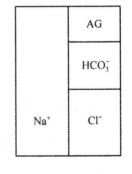

图 2-3-1　血浆阴离子间隙

7. 二氧化碳结合力　二氧化碳结合力（CO_2CP）是指血浆中呈化学结合状态的二氧化碳的量。反映血浆中 HCO_3^- 的含量，正常值为 23～31mmol/L。CO_2CP 增高可以是代谢性碱中毒或代偿后的呼吸性酸中毒；CO_2CP 降低可以是代谢性酸中毒或代偿后的呼吸性碱中毒。近年来，随着血气分析仪的普及，CO_2CP 因其局限性而被取代。

上述各项指标中，pH 反映酸碱平衡紊乱的性质和程度，$PaCO_2$ 反映血浆 H_2CO_3 的含量，SB、AB 和 CO_2CP 都是反映血浆中 HCO_3^- 的指标，BB 和 BE 则反映血液中缓冲碱的总量。因为血浆的酸碱度决定于 $NaHCO_3/H_2CO_3$ 的浓度比，故测定血液 pH、$PaCO_2$ 和 HCO_3^- 就可以初步分析和判断酸碱平衡紊乱的原因和类型。

（三）分类

病理情况下，根据原发的改变是代谢成分还是呼吸成分，是单一的失衡，还是两种以上的酸碱失衡同时存在，酸碱平衡紊乱可分为单纯型酸碱平衡紊乱和混合型酸碱平衡紊乱。

1. 混合型酸碱平衡紊乱的概念　除了单纯性酸碱失衡外，临床上还可出现复合性酸碱紊乱。例如，慢性呼吸性酸中毒的患者可因酮中毒、肾功能不全或低血容量而合并有代谢性酸中毒；原有代谢性酸中毒的患者可因肺炎、误吸、全麻等合并呼吸性酸中毒。幽门梗阻患者可因过度通气而同时出现代谢性与呼吸性碱中毒。原因不同但对细胞外液［H^+］作用相同的失衡情况，其叠加效应可使 pH 迅速改变，且难控制，应特别注意。

另一方面，当呼吸性或代谢性紊乱是不同类型时，对细胞外液氢离子浓度的作用可以互相抵消，血 pH 改变很少，使诊断困难。如在败血症情况下，呼吸性碱中毒与代谢性酸中毒同时存在，血 pH 可无明显改变。

除了双重复合酸碱失衡外，还有三合性失衡，由于各种因素的参与，变化更为复杂，细胞外液［H^+］最终取决于酸化过程还是碱化过程占优势。

2. 单纯型酸碱平衡紊乱分型：

（1）代谢性酸中毒。

（2）代谢性碱中毒。

（3）呼吸性酸中毒。

（4）呼吸性碱中毒。

第一节　诊断分析

对酸碱平衡紊乱患者采取积极抢救的同时，应仔细询问病史，体检并选择必要的辅助检查。

（一）病史要点

1. 发病急缓及以往有无类似发作，注意输液量和碱性药物及有无机械通气。

2. 是否有呕吐、腹泻、多尿或少尿、呼吸困难或节律的改变、昏迷，是否发热、休克。

3. 有无昏迷，服用药物、毒物或接触煤气、高温等，如 CO 中毒、中暑、电击伤等。

4. 有无慢性阻塞性肺病、心功能不全、肾功能不全、糖尿病等病史，有无过敏及肝病史等。

5. 以往治疗缓解的方法。

（二）查体要点

1. 体温　发热多见于肺部感染或败血症等感染性疾病。脑卒中可以引起呼吸中枢障碍，亦可影响体温调节中枢，会伴有发热。体温过低见于休克、巴比妥类中毒、乙醇中毒、CO 中毒、低血糖及甲状腺、垂体、肾上腺皮质功能减退等。

2. 脉搏　脉搏增快见于感染性或低血容量；细速或不规则见于中毒与休克。严重脉搏过缓、过速或节律不齐提示心源性因素。

3. 呼吸　呼吸节律改变和呼出特殊气味的气体可提示病因。酸中毒者呼吸深大，如酮症酸中毒；如出现潮式呼吸提示间脑受损；延髓病变时则可出现深大和节律不规则的呼吸；呼吸缓慢见于吗啡、巴比妥类药物中毒或黏液性水肿；呼出气味带氨味见于尿毒症；糖尿病酸中毒呼出气则带烂苹果味；有大蒜臭味者见于有机磷农药中毒；肝性昏迷者呼出气和尿液带有"肝臭"味等。

4. 血压　血压显著升高见于尿毒症高血容量综合征、高血压脑病。急性颅内压增高及脑干缺血时收缩期血压升高（Cushing 反射）。血压降低见于休克、糖尿病性昏迷及甲状腺、肾上腺皮质功能减退、镇静、催眠药中毒等。

5. 皮肤黏膜　皮肤潮红见于感染和酒精中毒；樱桃红色见于 CO 中毒；发绀见于缺氧性心、肺疾病及硝基苯、亚硝酸盐中毒；苍白见于贫血、失血、休克；黄染见于肝胆疾病或溶血；瘀点见于败血症、流行性脑膜炎、感染性心内膜炎；皮肤湿冷见于休克、低血糖症；皮肤干燥见于糖尿病性昏迷、失水及中枢性发热。

6. 其他　注意巩膜黄染及瞳孔变化、心率、心律、心脏杂音、呼吸、肺部啰音、肝脾肿大、腹水、浮肿等。

（三）常规检查以及其他检查

1. 血气分析

（1）血液酸碱度（pH）：表示血氢离子浓度，正常值 7.35 ~ 7.45，平均 7.4。< 7.35 为失代偿性酸中毒，> 7.45 为失代偿性碱中毒。代偿性酸中毒或碱中毒时，pH 均在 7.35 ~ 7.45 正常范围之内。

（2）动脉血氧分压（PaO_2）：指血中物理溶解氧分子所产生的压力。正常值 80 ~ 100mmHg。正常情况下，PaO_2 反映其所接触肺泡气的氧分压（PaO_2）。PAO_2 与 PaO_2 相差点 [P（A－a）DO_2] 越大，提示弥散障碍或动静脉分流越严重。如 PaO_2 低于 60mmHg 应考虑呼吸衰竭。

（3）动脉血二氧化碳分压（$PaCO_2$）：指血中物理溶解 CO_2 分子所产生的压力，正常值 35 ~ 45mmHg。$PaCO_2$ 升高至 60mmHg 时，出现中枢兴奋症状；升至 80mmHg 时出现嗜睡、谵妄或昏迷。缓慢升高者（数日内），由于机体代偿，血 pH 可正常或稍低。迅速升高者，则 pH 明显下降，当降至 7.2 以下时，严重影响循环和细胞代谢。呼吸衰竭时，$PaCO_2$ > 50mmHg。

（4）剩余碱（BE）：指 $PaCO_2$ 为 40mmHg，在 38℃、血红蛋白 100% 氧合情况下，全血或红细胞外液滴定至 pH7.4 时所需酸或碱的量。用酸滴定的量，BE 以负值表示。正常值 －3 ~ ＋3mmol/L，BE 不受呼吸因素影响，用以反映血中碱量较正常人增多或减少的具体程度。代谢性酸中毒时 BE 负值增大，代谢性碱中毒时，BE 正值增大。

（5）动脉血氧饱和度（SaO_2）：指单位血红蛋白含氧的百分数，正常值 97%。贫血、失血时血红蛋白减少，SaO_2 虽正常，血氧含量仍低。SaO_2 < 75% 时应考虑呼吸衰竭。

2. 血、尿、粪常规和血糖、血电解质、血清及尿渗透压、血氨、肝功能、血尿素氮、肌酐、乳酸等检查。血象高，提示感染；血尿素氮、肌酐增高，提示尿毒症；血糖增高合并尿酮阳性者多为糖尿病酮症酸中毒；血氨升高见于肝衰竭；乳酸高，提示组织氧供不足和严重感染。

3. 特殊检查

（1）胸部 X 线检查。

（2）心电图，必要时超声心动图。

（3）胸部、头部 CT。

（四）具体诊断要点

1. 代谢性酸中毒　根据有无阴离子间隙（AG）增大，可将代谢性酸中毒归纳为两类。典型的动脉血 pH < 7.35，pCO$_2$ < 35mmHg，HCO$_3^-$ < 18mmol/L，AG 正常或高于正常。

阴离子间隙又称未定阴离子浓度，粗略估算，正常值为 8～12mmol/L，AG = ［Na$^+$ −（Cl$^-$ + HCO$_3^-$）］。

（1）血浆 HCO$_3^-$ 下降，标准碳酸氢盐（SB）和实际碳酸氢盐（AB）减少，缓冲碱（BB）减少，碱剩余（BE）负值增大（低于 − 2.3mmol/L）。

（2）pH 在代偿期可以正常，失代偿则下降。

（3）如能除外呼吸性酸中毒，CO$_2$ 结合力下降的程度可大致反映代谢性酸中毒的程度。

（4）AG 测定对代谢性酸中毒的诊断和分类可提供帮助，尤其有助于分析混合性酸中毒。

（5）乳酸性酸中毒者的血乳酸浓度 >3mmol/L（正常值为 1.2mmol/L）。

（6）酮症酸中毒者的血酮浓度 >15mmol/L（正常值为 5～15mmol/L）。

（7）血清 Na$^+$、K$^+$、Cl$^-$ 等电解质的测定，也有助于病情的判定。

2. 代谢性碱中毒

（1）失代偿时：血液 pH 值和 HCO$_3^-$ 明显增高，PCO$_2$ 正常。

（2）部分代偿时：血液 pH 值、HCO$_3^-$ 和 PCO$_2$ 均有一定程度的增高。

（3）尿氯含量的检查对鉴别诊断和指导治疗有重要意义：尿氯浓度 <10mmol/L，表明其病理过程属氯反应性代谢性碱中毒，如 >20mmol/L，则表明属于盐皮质激素过多或其他原发性肾脏原因引起的代谢性碱中毒。

3. 呼吸性酸中毒

（1）临床表现

1）患者可有呼吸困难、换气不足和全身乏力。

2）有时有气促、发绀、头痛、恶心、胸闷等。

3）随着酸中毒的加重，患者可有血压下降、谵妄、烦躁、抽搐，甚至昏迷等。

（2）急性呼吸性酸中毒：血液 pH 值明显下降，PCO$_2$ 增高，血浆 HCO$_3^-$ 变化轻微，可在正常范围内。血浆 Na$^+$、K$^+$、和 Cl$^-$ 等电解质也基本在正常范围内，因而 AG 也正常。如 pH 值和 HCO$_3^-$ 偏移预计范围之外，或 AG 增高，即应考虑存在其他类型的酸碱失衡，最常见的是合并代谢性酸中毒。

（3）慢性呼吸性酸中毒：血液 pH 值下降不明显，HCO$_3^-$ 增高，血浆 HCO$_3^-$ 有增加。血浆 Na$^+$、K$^+$ 一般在正常范围内，但 Cl$^-$ 下降，因同时存在 HCO$_3^-$ 升高，所以，AG 也基本上在正常范围之内。

慢性呼酸常常与急性呼酸合并存在，在这种情况下，则很难从实验室结果来区别，此时可依据临床症状和病史来进行分析确定。

4. 呼吸性碱中毒　系指因每分钟通气量增加导致 PCO_2 降低，并继发血液 pH 增高、HCO_3^- 中等程度减少的一种病理过程。由于体内的 CO_2 仅由肺排出，所以，引起呼吸性碱中毒的唯一原因是过度通气。

（1）临床表现：急性呼吸性碱中毒典型临床表现有四肢感觉异常、胸部发紧、口周麻木感，严重时有头晕和意识模糊，偶有全身抽搐。这些症状多发生于 $PCO_2 < 25mmHg$ 时。在碱中毒时，游离钙离子浓度下降，所以，Chvostek 和 Trousseau 征可阳性。当碱中毒特别严重时可诱发心律失常。此外，急性呼吸性碱中毒使脑血流减少，引起一系列神经系统症状。

（2）血液 pH 值增高（ >7.40），PCO_2 及 HCO_3^- 下降（$PCO_2 < 35mmHg$）。

（3）在急性呼吸性碱中毒时，由于 HCO_3^- 与 Na^+ 均轻度降低，所以，AG 无大变化。如存在 AG 增高或 K^+ 异常，应疑合并其他酸碱失衡。急性呼吸性碱中毒最常伴存的其他酸碱失衡是 AG 增高型代谢性酸中毒。

（4）在慢性呼吸性碱中毒时，Cl^- 增加，但其增加幅度小于 HCO_3^- 降低的幅度，所以，AG 可稍有增加。Na^+ 与 K^+ 无明显变化。如 pH 呈碱性，PCO_2 降低，但 HCO_3^- 的变化不符合急、慢性呼吸性碱中毒的预计范围，表明存在混合性酸碱失衡。

（五）鉴别诊断

酸碱平衡紊乱根据症状及血气分析不难诊断，主要是再根据相关检查对病因作出判断。

（刘宇光　李凡民）

第二节　治疗措施

（一）治疗原则

1. 病因治疗　根据病因给予相应的治疗，解除病因是解决酸碱平衡紊乱的关键。

2. 对症治疗　稳定生命体征，调整呼吸机的参数和必要时使用调节酸碱的药物。

（二）具体治疗

1. 代谢性酸中毒

（1）对血浆 HCO_3^- 超过 $16 \sim 18mmol/L$ 的患者，如病因可以消除，或属于自限性者，一般不需补给 $NaHCO_3$。经补充液体纠治同时存在的缺水后，酸中毒即可解除。

（2）对血浆 HCO_3^- 低于 $10mmol/L$ 的患者，即使可将病因很快消除，一般也应从速给予液体和碱剂进行治疗，常用碱剂为 5% 或 4% $NaHCO_3$ 溶液（一般可稀释成 1.25% 溶液后应用）。

（3）可参考下列公式计算应补给 $NaHCO_3$ 的量。

1）循环好时补碱量的计算公式：

a. NaHCO₂ 补给量（mmol）=〔HCO₃⁻ 期望值 - HCO₃⁻ 实测值（mmol）〕×0.15×体重（kg）

　　b. NaHCO₃ 补给量（mmol）=〔BE 期望值 - BE 实测值（mmol）〕×0.11×体重（kg）

　　2）循环差时补碱量的计算公式：

　　a. NaHCO₃ 补给量（mmol）=〔HCO₃⁻ 期望值 - HCO₃⁻ 实测值（mmol）〕×0.38×体重（kg）

　　b. NaHCO₃ 补给量（mmol）=〔BE 期望值 - BE 实测值（mmol）〕×0.28×x 体重（kg）

　　（按 4%NaHCO₃2ml=0.95mmol；5%NaHCO₃1ml=0.6mmol 粗略估算。）

　　一般可将应补给量的一半在 2～4 小时内输完，以后根据复查血气分析结果再决定是否继续补给剩下的量全部或一部分。

　　不宜过速地使血浆 HCO₃⁻ 超过 14～16mmol/L，以免发生手足抽搐、神志改变或惊厥等。

　　过速纠正酸中毒还能引起大量 K⁺ 转移至细胞内而引起低钾血症，应注意纠正，同时可使用醋酸钾代替氯化钾，避免输给过多氯化钾所致的体内 Cl⁻ 增多。

　　在酸中毒时，离子化 Ca²⁺ 增多，即使患者有低钙血症，也可无手足抽搐出现。但在纠正酸中毒后，离子化 Ca²⁺ 减少，便有发生手足抽搐的可能，应及时静脉输注葡萄糖酸钙予以控制。

　　2. 代谢性碱中毒

　　（1）需要补给的酸量（mmol）=〔测得的 HCO₃⁻（mmol/L）- 期望达到的 HCO₃⁻（mmol/L）〕×体重（kg）×0.4

　　（2）需要补给的酸量（mmol）=〔Cl⁻ 的正常值（mmol/L）- Cl⁻ 的测得值（mmol/L）〕×总体液量（体重的 60%）×0.2

　　第一个 24 小时内一般可给计算所得补给量的一半，以后根据复查血气结果和临床表现酌情补给。对于氯无反应性代碱患者的治疗，原则上与氯反应性代碱相同，盐皮质激素过多的患者应限制钠摄入，补充氯化钾。

　　纠正碱中毒不宜过于迅速，一般也不要求完全纠正。在治疗过程中，可以经常测定尿内的氯含量，如尿内有多量的氯，表示补氯量已足够，不需继续补氯。

　　3. 呼吸性酸中毒　呼吸性酸中毒治疗的目的是改善肺泡换气，并尽可能使 pH 值恢复到接近正常范围，以防发生严重的低氧血症和酸血症。

　　（1）降低 pCO₂ 是纠正酸血症最直接的途径，这需要通过改善通气（使用呼吸机或调整呼吸机的参数）来达到，而不是依赖以碱性药物或单纯提高给氧浓度来纠正。

　　由于 HCO₃⁻ 和 H⁺ 结合生成 H₂CO₃，后者离解为 CO₂ 和 H₂O，而 CO₂ 需要从肺排出，在呼吸性酸中毒时，从肺排出 CO₂ 减少，故碳酸氢钠的应用只能暂时减轻酸血症，不宜长时期应用。

　　在休克或心肺复苏后，即使 pH 值下降至 7.1～7.2，但是 PCO₂ 升高，此时仍可不必急于以碳酸氢钠治疗，因为这些均是由于 CO₂ 的积聚所致，当通气改善后将得以自行纠正，而血液的过量碱化则可能对心肺复苏的预后产生不利影响。

　　（2）除了积极进行原发病症的治疗以外，改善通气初期可使用呼吸兴奋剂，如反应不佳，则可考虑作人工通气。

当 pH <7.10、$PCO_2 > 100mmHg$，而通气又不能很快得以改善时，可以进行补碱治疗，否则会加重呼吸性酸中毒。如合并代谢性酸中毒则是明确的补碱指征。

4. 呼吸性碱中毒 呼吸性碱中毒的存在只是个临床诊断的提示，而不是一个治疗问题，治疗原则仍是应积极处理原发疾病。

（1）为提高血液 PCO_2，可用纸袋或长筒袋罩住口鼻，以增加呼吸道死腔，减少 CO_2 的呼出和丧失。

（2）也可给患者吸入含 5% CO_2 的氧气，有时也可起到对症治疗的作用。

（3）如系呼吸机使用不当，造成通气过度时，通过调整呼吸机的参数（频率、压力或潮气量等）后即可解除。

（4）精神原因造成的呼吸性碱中毒则需进行心理治疗才能得到根本的治愈。

（5）静脉注射葡萄糖酸钙可消除手足抽搐。

（三）治疗流程图（图 2-3-2）

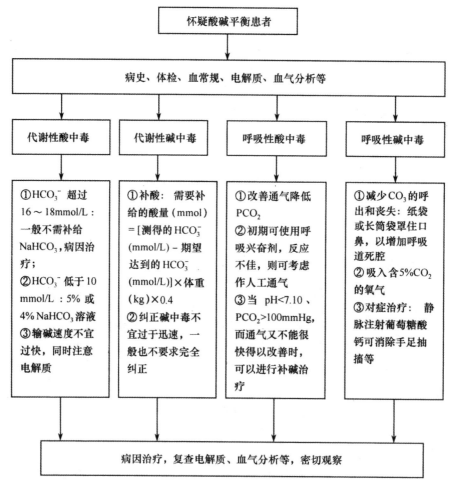

图 2-3-2　酸碱平衡紊乱治疗流程图

（刘宇光　李凡民）

第三部分 急诊内科综合征和危重病的诊断和急救

第一章 急性冠状动脉综合征

传统的冠状动脉粥样硬化性心脏病（冠心病）分类中无"急性冠状动脉综合征（acutecoronarysyndrome，ACS）"这一名称。过去十多年循证医学及冠心病的理论与实践表明，冠状动脉缺血所引起的临床表现和预后不同，故临床心血管病学者将传统的冠心病分类划分为 ACS 和慢性心肌缺血综合征两大类。

第一节 诊断思路

ACS 是冠心病的一组特殊临床类型。诊断主要依据冠心病病史及临床表现，包括冠心病易患因素、心肌缺血临床表现（由稳定性心绞痛转为不稳定心绞痛或心肌梗死）、心电图及心肌标志物的改变、排除其他疾病引起的胸痛等可做出诊断。

劳累、情绪激动、饱食、受寒、阴雨天气、急性循环衰竭等为常见的诱因。

（一）冠心病易患因素

1. 年龄和性别 老年男性是急性冠脉综合征的高危人群，须控制血压和调节脂质代谢。女性停经后急性冠脉综合征发病也有所增加。

2. 遗传 冠心病与遗传有关，主要是由于高血压和高脂血症等危险因子都有独立的遗传影响作用。

3. 高血压 高血压是急性冠脉综合征的主要危险因子。

4. 脂质代谢障碍 高胆固醇血症是缺血性心脏病的主要危险因子，其他与脂肪代谢有关的现象也会使综合征的危险性增高。

5. 吸烟 吸烟可使血压急剧上升，心率加快，损伤血管内皮细胞，降低高密度脂蛋白。

6. 糖尿病与胰岛素抵抗 糖尿病是冠心病的危险因子，糖尿病患者冠心病的危险性是非糖尿病患者的两倍以上。

7. 肥胖和运动不足 越是肥胖，冠心病的危险性越是高，腰围/臀围比值大的上身肥胖（内脏肥大）是综合征高危者。运动不足与肥胖也有关系，可独立影响冠心病的死亡率及总死亡率。

8. 长期精神紧张 长期精神紧张可引起心血管的一系列变化：心排血量增加，心率增快，血管收缩，血压增高，促进动脉硬化。

（二）心肌缺血临床表现

心肌缺血临床表现为心绞痛。

1. 典型心绞痛　发作是突然发生的胸骨后压榨性、憋闷样、紧缩样或窒息性疼痛。多数伴有焦虑或濒死样恐惧感，往往迫使患者立即停止活动，重者伴出汗。疼痛历时1~5分钟，很少超过15分钟，休息或含服硝酸甘油后，1~2分钟内（很少超过5分钟）消失。

2. 不典型的心绞痛　疼痛可位于胸骨下段、左心前区或上腹部，放射至颈、下颌、牙齿、咽部、左肩胛部或右前胸，疼痛很轻或仅有左前胸不适或仅有发闷感、束带感、烧灼感或呼吸不畅，而非针刺样或跳痛性；也有疼痛位于耳部、足趾，但仍具有因劳力而诱发的特点。

约半数病例在心尖部可闻及第三、第四心音，反流性收缩期杂音、第二心音逆分裂，偶有血压升高或降低及心律失常。疼痛时出现，缓解时消失。此种一过性体征为诊断心绞痛有佐证。

3. 稳定性心绞痛　指病程在1个月以上，心绞痛发作持续时间一般不超过15分钟，大多在5~15分钟，多于劳累后或过度紧张激动后发病，休息及服用硝酸甘油类药物可以缓解。

4. 不稳定心绞痛（UA）　心绞痛发作持续时间一般都达到或超过15分钟，有以下五种类型：

（1）初发劳力型心绞痛：指心绞痛发作病程在1个月以内，过去未发生过心绞痛或心肌梗死者。

（2）恶化劳力型心绞痛：指原有劳力型心绞痛在短期内心绞痛发作次数、严重程度及持续时间突然加重，硝酸甘油不能缓解。常有多支病变且病变有所发展。

（3）卧位性心绞痛：属劳力型心绞痛晚期表现，多伴有左室功能不全。比一般心绞痛更剧烈，持续时间更长。发作时必需坐位，甚至需要站立可缓解的特点，含服硝酸甘油亦可缓解，有的仅发生于夜间平卧睡眠时，多在午夜前，即平卧后1~3小时发作。

（4）变异型心绞痛：疼痛一般较剧烈，持续可达30分钟。多发生于后半夜或凌晨欲醒或醒来时，几乎均在每天同一时刻发作。发作时，心电图呈现短暂的ST段抬高，对应的ST段降低，或原倒置的T波变成直立，出现"假改善"。

（5）梗死后心绞痛：急性心肌梗死后1个月内开始出现的反复发作心绞痛。提示除已梗死的心肌外尚存在有缺血的心肌；或与梗死无关的其他冠状动脉也有严重狭窄病变，本型常易于使心肌梗死延展或近期出现再次急性心肌梗死。

不稳定性心绞痛患者血肌钙蛋白TnT及TnI不升高。

5. 非ST段抬高型心肌梗死　临床有不稳定性心绞痛表现，肌钙蛋白TnT、TnI升高，应考虑有心肌梗死可能。

6. ST段抬高型心肌梗死　根据超早期巨大T波及弓背ST段抬高、ST－T波动态演变、肌钙蛋白阳性等，结合临床有不稳定性心绞痛表现不难诊断。ST抬高，须与心包炎、变异心绞痛、过早复极、室壁瘤、预激等相鉴别。

7. 心电图　当患者存在ACS的征象时，临床医师应根据ECG结果进行分类：

（1）通过 2 个或多个胸前导联或者 2 个或多个肢体导联 ST 段上抬 >1mm（0.1mV）来判断 ST 段抬高或可能新出现的 LBBB 并定为 STEMI。

（2）缺血性 ST 段压低 ≥5mm（0.5mV）或 T 波倒置伴胸痛或胸部不适则定为高危 UA/NSTEMI。非持续性或短暂 ST 段抬高 ≥5mm（<20 分钟）也属于这一类。

（3）正常或非心源性 ST 段改变或 T 波倒置者不能完全排除 ACS 的可能，需要进一步危险分层。其中包括心电图正常患者和 ST 段偏离基线 <5mm（0.5mV）或 T 波倒置 ≤0.2mV 的患者。一系列心脏研究和功能测试是必要的。

（三）ACS 危险程度评估

按照美国心脏病学会《2005 心肺复苏和心血管急救指南》，根据可能为不稳定冠状动脉疾病（CAD）对患者进行初始危险分层。并根据心血管事件（MACE）危险因素进一步分为中危或高危 CAD。并且有必要对中危或高危 CAD 患者二次危险分层（表 3 - 1 - 1、表 3 - 1 - 2）。

表 3 - 1 - 1　心肌缺血病因学和短期危险的可能性

第一部分　非 ST 段抬高胸痛患者:心肌缺血病因学

	A. 高危	B. 中危	C. 低危
	患者符合以下任何一项:	患者无 A 符合以下任何一项且符合以下项则为中危:	患者无 A、B 任何一项则为低危:
既往症状和服用史	●主诉为胸痛或左臂痛或不适 + 既往心绞痛、确诊的 CAD,包括 MI	●主诉为胸痛或左臂痛或不适 ●年龄 >70 岁 ●男性 ●糖尿病	●可疑缺血性 ●近期可卡因
体格检查 (因心悸产生)	●一过性二尖瓣反流 ●高血压 ●出汗 ●肺水肿或肺部啰音	●外周血管病	●胸部不适
ECG	●新出现或可能新出现的一过性 ST 段偏离基线(i>0.5mm)或 T 波倒置(≥2mm)并伴有症状	●固定 Q 波 ●非新出现的异常 ST 段或 T 波	●正常 ECG 或 T 波低平或在 R 波为主的导联 T 波倒置
心肌标志物	●TnT 或 TnI 升高 ●CK - MB 升高	●任何 B 中一项 + 正常	●TnT 或 TnI 正常

《2005 心肺复苏和心血管急救指南》根据 UA/NSTEMI 相关的试验，提出了 UA/NSTEMI 患者 TIM 危险积分（表 3 - 1 - 3）。该危险积分 7 项独立预测变量，这 7 个变量至少与 14 天初级终点（死亡、新的梗死或再梗、需要紧急血运重建）之一密切相关。可以作为临床预测 ACS 患者 MACE 危险性的重要指导原则。计分值与死亡或 MACE 的发生率（表 3 - 1 - 4）。

表 3 - 1 - 2 可能为高危或中危心肌缺血

第二部分 可能为高危或中危缺血性胸痛患者短期致死性或非致死性的危险

(第一部分 A 项和 B 项)

	高危	中危	低危
	如果患者具备以下任何一项则为高危	如果患者具备以下任何一项则为中危	如果患者具备以下任何一项则为低危且不符合中高危标准
既往史	●心肌缺血症状在前48/小时内加剧	●MI 史或 ●外周动脉疾病或 ●脑血管病 ●CABG 史、阿司匹林服用史	
胸痛性质	●长时间、持续静息痛（>20分钟）	●已缓解的长时间静息痛（>20分钟）（中高度可能的CAD） ●静息痛（<20分钟）或休息后或含服硝酸甘油可缓解者	●近2周内新发生的功能性心绞痛（Ⅲ或Ⅳ类）且无静息痛时间延长（非中高度可能的CAD）
体格检查	●心肌缺血后肺水肿 ●新出现或恶化的 MR 杂音 ●高血压、心动过缓,心动过速 ●S_3 分裂或新出现的或加重的肺部啰音 ●年龄>75 岁	●年龄>70 岁	
ECG	●静息心绞痛伴 ST 段一过性偏离基线（≥0.5mm） ●新出现或可能新出现束支阻滞 ●持续性 VT	●T 波倒置（≥2mm） ●非新出现的病理陡 Q 波或T 波	●正常或胸部不适时无T 波
心肌标志物	●TnT 或 TnI 升高 ●CK - MB 升高	●任何以上项目 + 正常	●正常

根据 Braunwald 等的研究修订 Circtllation. 2002;1893～1900

表 3 - 1 - 3 UA 和 NSTEMI 患者 TmI 危险积分：预测变量

预测变量	变量积分	定义
年龄≥65 岁	1	
≥3 个 CAD 危险因素	1	危险因素 ●CAD 家族史 ●高血压 ●高胆固醇血症 ●糖尿病 ●吸烟
近7 天使用阿司匹林	1	
近期严重心绞痛	1	近24 小时内发生心绞痛≥2 次

预测变量	变量积分	定义
心肌标志物升高	1	CK – MB 或特异性肌钙蛋白水平升高
ST 段偏离基线≥0.5mm	1	ST 段压低≥0.5mm；<20 分钟的一过性 ST 段抬高 >0.5mm 属高危，但处理与 ST 段压低≥0.5mm 者相同；过 20 分钟 ST 段抬高 >0.5mm 者则按 STEMI 方案处理
先前冠脉狭窄≥50%	1	即使无已知信息仍可作为有用的预测因子

表 3 – 1 – 4 计分值与死亡或 mCE 的发生率

TIMI 危险总积分	14 天内初级终点积分 * ≥1 的危险性	危险度
0 或 1	5%	低危
2	8%	
3	13%	中危
4	20%	
5	26%	高危
6 或 7	41%	

* 初级终点积分：死亡、新发生的 MI 或再梗死或需要紧急血运重建的。

（四）ACS 鉴别诊断

胸痛是 ACS 重要的临床特征之一，需与以下有胸痛表现的疾病鉴别。

1. 情感或精神因素导致的胸部不适或胸痛　又称为心脏神经官能症，多见于中青年女性或更年期妇女。实际上，女性绝经期前，如无危险因素（如家族史、高血压、血脂紊乱和糖尿病）很少发生冠心病。这类患者可有 ST 段移位，或者 T 波变化，应做普萘洛尔（心得安）试验，多数服普萘洛尔后心电图变为正常。对 ST 段或 T 波发生改变的患者还应行运动负荷试验，甚至超声心动图、放射性同位素检查，仍不能肯定者作冠状动脉造影。应注意患者的年龄和性别因素，社会心理因素和是否存在易患冠心病的危险因素。

2. 其他疾病引起的心绞痛

（1）肥厚梗阻性心肌病：由于左室流出道梗阻和心肌肥厚，可有心绞痛、晕厥或呼吸困难，多与活动有关，胸痛在服用硝酸甘油后反而加重，查体可闻胸骨左缘的收缩期杂音。

（2）瓣膜病：主动脉狭窄也可有心绞痛，应行超声心动图检查。怀疑有冠状动脉疾病，应行冠状动脉造影检查。

（3）其他疾病累及冠状动脉：如冠状动脉畸形或先天发育异常、冠状动脉肌桥、风湿性疾病引起冠状动脉炎，冠状动脉夹层或急性主动脉夹层累及冠状动脉，冠状动脉栓塞、梅毒性主动脉炎引起冠状动脉口狭窄或闭塞。

（4）X 综合征：X 综合征多见于女性，为冠状动脉系统毛细血管功能不良引起，与冠状动脉内皮功能失调有关，临床表现为劳力型心绞痛，运动试验可以阳性，但冠状动脉造影无固定狭窄或冠状动脉痉挛，预后相对好。

3. 非冠状动脉心脏疾病导致的胸部不适：

（1）早搏：早搏可伴有胸部不适甚至疼痛，多出现在不活动时，活动后多消失或感觉不到。应确定早搏是良性性质，还是伴随心脏疾病，必要时行动态心电图、心脏运动负荷试验或超声心动图检查。

（2）急性心包炎：尤其在心包炎早期，可出现心前区和胸骨后疼痛，常与深呼吸、咳嗽或者体位改变有关，有时吞咽疼痛。早期可有心包摩擦音，且心包摩擦音和胸痛常在出现大量积液后消失。心电图的 ST 段和 T 波变化常位于除了 aVR 以外的所有导联，ST 段抬高呈弓背向下，可伴有心包压塞的症状和体征，以及全身症状，超声心动图可以确诊。

（3）心肌炎和扩张性心肌病：可出现胸闷、呼吸困难等症状。心电图可发现 QRS 波、ST 段和 T 波的变化。应注意询问病史，仔细查体，观察心电图有无演变，系列心肌酶学检查和超声心动图等检查。

（4）心脏高动力综合征和二尖瓣脱垂：为交感神经过度兴奋的表现，患者常诉心慌、心前区不适、疲乏、呼吸困难、焦虑和多汗等，β 受体阻滞剂效果好。心电图可与冠心病混淆，运动试验也可呈假阳性，普萘洛尔可消除 ST – T 变化。二尖瓣脱垂也可伴交感神经兴奋和高动力状态，常常有神经衰弱的临床表现，心脏彩超可确诊。

（5）急性主动脉夹层：主动脉夹层可出现剧烈的胸痛，也可累及冠状动脉，甚至出现心肌梗死。胸痛的一般部位较高，常呈撕裂样，开始就达到高峰，可广泛放射到背部、腹腰部和腿部。胸部可有异常搏动，可听到夹层导致的异常杂音，两侧上肢或者上下肢血压不匹配，一侧脉搏搏动减弱，下肢麻痹或偏瘫。累及主动脉根部可出现主动脉瓣关闭不全。应及时行 X 线胸片、超声心动图或者磁共振检查，考虑手术者应行主动脉造影。

（6）急性肺栓塞：急性大面积肺栓塞可引起胸痛、呼吸困难、晕厥、休克等表现，患者可伴有冷汗、发绀或濒死感。但患者的查体、心电图和 X 线胸片常常有急性肺动脉高压或者急性右心功能不全的表现，如心电图出现肺性 P 波、右束支传导阻滞或者较特异的 $S_I Q_{III} T_{III}$ 等；X 线胸片：上腔静脉影增宽，右下肺动脉增宽或肺动脉段突出、中外肺野纹理减少。超声心动图可发现右室搏动减弱，室间隔左移，根据三尖瓣反流还可估计肺动脉压力。漂浮导管如中心静脉压力、肺动脉压力增高，同时肺动脉嵌压正常可资鉴别。必要时行肺动脉由 II 冠状动脉造影检查。

4. 胸部、肺部疾病

（1）胸部外伤：应询问病史，有触痛，疼痛与咳嗽、深呼吸、姿势或者某些活动有关。

（2）肋软骨炎和肋间神经痛：为刺痛或灼痛，可与活动有关，有明确的压痛点，有时伴有神经官能症的表现，心电图无变化，心肌酶不高。其他胸壁痛可由肋间肌肉劳损、病毒感染引起，胸痛特点为锐痛，有触痛，咳嗽、深呼吸可使其加重。

（3）胸部带状疱疹：在出现疱疹前可与心肌缺血性疼痛混淆。受累区域表现为皮肤过度敏感、有触痛，可有头痛、发热和全身不适等。

（4）肺炎：心电图可出现类似心肌梗死或心肌缺血的表现，但不符合心肌梗死或心肌缺血的演变，有发热、咳嗽或者咳痰等症状，系列心肌酶学、X 线胸片可鉴别。

（5）自发性气胸：突然的胸痛和呼吸困难，胸痛在气胸的发生侧，胸部叩诊呈鼓音，X 线胸片可确诊。

（6）纵隔气肿：胸痛和纵隔捻发音是典型的表现，颈或胸上部可出现皮下气肿，X

线胸片可以确诊。

（7）胸出口综合征：胸出口综合征涉及从胸腔上缘出来的或通过的神经和血管结构被压迫所致。与骨或肌肉异常有关系，症状多在 20 ~ 40 岁出现，可与职业活动、不良的体位或者颈外伤等有关，多数患者表现为上肢痛，尤其尺侧，也可放射至颈、肩部、肩胛区或腋下，极少数疼痛位于胸壁。应在仔细体检的同时，对胸痛者检查心电图、心肌酶学。

5. 上腹和胸部不适的胃肠道疾病

（1）反流性食管炎和食管裂孔疝：反流性食管炎是因胃内容物反流进入食管导致的食管黏膜炎症，可并发食管消化性溃疡或狭窄。最常见的症状是胸骨后胸痛、灼热感、咽下疼痛和"不消化"，与进食或体位变化有关系，可有反酸、反苦液或胃内容物的情况，抗酸剂可缓解症状。食管裂孔疝与反流性食管炎无明确关系，胸腹部 X 线透视协助诊断。

（2）食管穿孔或破裂：死亡率很高，多与器械操作或外伤有关系，其他原因如食管癌压迫坏死等。食管自动破裂多发生在饱餐后干呕或呕吐所致，此时出现剑下疼痛且放射至肩胛区。患者可出现呼吸困难、大汗和发绀，接着出现面色苍白、心动过速、休克和纵隔气肿的表现。胸部 X 线可发现纵隔气肿和胸腔积液，吞钡可确定破裂的部位。

（3）食管痉挛和食管贲门失迟缓症：以疼痛和吞咽困难为主要表现，硝酸酯类有效，吞咽常为胸痛的诱因，尤其进冷的食物，可放射至背部、颈部和下颌，每次持续数分钟或者数小时，活动不增加疼痛，但可与情绪有关。体检多无异常，X 线吞钡检查和压力计检查有助于诊断。

（4）急腹症：如消化性溃疡或者穿孔、胰腺炎、胆管炎、胆囊炎和胆石症。急腹症出现的上腹部疼痛，可与急性心肌梗死放射至上腹部的疼痛或不适相混淆，严重者可出现休克。腹部压痛和反跳痛，腹部超声、胸腹部 X 线检查等有助于诊断，同时做心电图和系列心肌酶学检查。

（李凡民　仝雯　张解放）

第二节　治疗措施及预后评价

一、治疗措施

《2005 心肺复苏和心血管急救指南》推荐 ACS 规范化处理，见（图 3 - 1 - 1）。

（一）院前处理

1. 入院前处理注意要点

（1）AMI 总的死亡率约25％，其中半数猝死于医院外而无机会救治，因此，在院外一旦怀疑 AMI 应该立即平卧休息，在送往医院时也应小心抬到救护车上。

（2）患者与家属以及医生均应树立时间就是生命的观念，一旦发生 AMI，应该及早送至有条件急救的医院进行系统的治疗。

（3）加强对患者、家属有关一 AMI 发病后的症状和一般急救常识的教育促使患者快速就诊就治。

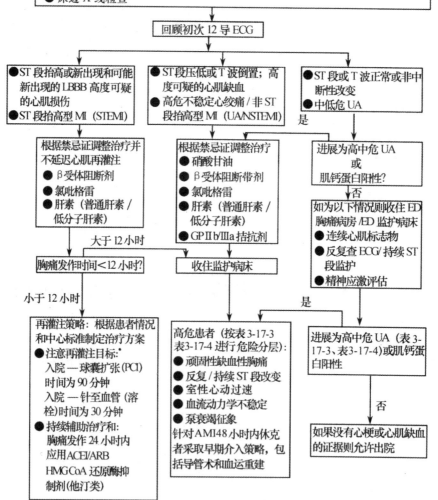

图 3-1-1　ACS 规范化处理

（4）发挥社区急诊医疗系统（EMS）的初级救护作用，急救电话随时可呼叫。EMS工作人员随叫随到，并应接受必要训练，能进行心肺复苏包括电除颤，及时将患者安全运送到医院。

（5）对于运送患者时间＞90分钟，又有一定条件的EMS，院前可进行静脉溶栓治疗。

2. 院前治疗　开放静脉通路，氧气吸入，舌下含硝酸甘油，氧饱和度监测，心电监测等。

2005年，国际复苏指南建议采用MONA方针：

M（吗啡）：能有效止痛，降低氧需及前负荷。

O（氧气）：改善缺氧。

N（硝酸甘油）：能对抗血管痉挛，降低心脏前后负荷及氧需求。

A（阿司匹林）：抑制凝血酶诱导的血小板聚集。

3. 医院的急诊部（ED）处理　处理具体步骤：

（1）到达急诊室后10分钟内，进行包括18导联心电图（ECG）在内的快速检查评价，绝对不应超过20分钟，到达医院至开始治疗时间应短于30分钟。

（2）对疑诊AMI者应该吸氧，开放输液通道，进行ECG和BP监测。

（3）对于血压正常或偏高者，舌下含服及静脉滴注硝酸甘油，因为硝酸甘油可以解除冠状动脉痉挛，减轻心脏前后负荷，降低心肌耗氧量，挽救濒死心肌和缩小梗死范围。

（4）对于烦躁不安、应用硝酸甘油后胸痛不止者，可给吗啡或哌替啶。

（5）嚼服阿司匹林160～325mg，因为ISIS-2试验的结果最终显示，AMI治疗中单独应用阿司匹林可降低35天内死亡率达23%。

（6）对于有心律失常者应该给相应的抗心律失常制剂，常见为室性心律失常，一般给利多卡因静脉滴注。

（7）休克者应该给多巴胺或间羟胺静脉滴注，尽量能使血压达正常范围之内，再送入导管室或CCU病房。

（8）有心力衰竭者可给呋塞米、多巴酚丁胺，若血压偏高者可给酚妥拉明或压宁定静脉滴注，亦可同时给吗啡2mg静脉注射。

4. 院内治疗　完成病史体检，维持静脉通路，供氧，氧饱和度测定，描记12导联心电图，床边心电监测，监测肌钙蛋白及心肌酶等。

（1）ST段抬高的ACS治疗

1）溶栓治疗：急性心肌梗死溶栓疗法参考方案（中华心血管病杂志编委会）（1996年7月修订）：

i）原则：应在急性心肌梗死发病后，争分夺秒，尽力缩短患者入院至开始溶栓的时间，目的是使梗死相关血管或称罪犯血管得到充分再开通。

ii）选择对象的条件：a. 持续性胸痛＞30分钟，含服硝酸甘油症状不缓解；b. 相邻两个或更多导联ST段肢体导联抬高＞0.1mV或胸导＞0.2mV；c. 发病＜6小时以内者；d. 若患者来院已是发病后6～12小时，心电图ST段抬高明显和仍有严重胸痛者仍可溶栓；e. 年龄＜70岁。70岁以上的高龄AMI患者，应因人而异慎重选择。

iii）禁忌证：a. 2周内有活动性出血（胃肠道溃疡、咯血、痔疮性出血等），接受过手术、活体组织检查、创伤性心肺复苏术，不能实施压迫的血管穿刺以及有外伤史者；b. 高血压病患者血压经治疗后在溶栓前仍 >160/100mmHg 者；c. 高度怀疑有主动脉夹层者；d. 有脑出血或蛛网膜下腔出血史，>6 小时至半年内有缺血性脑卒中（包括 TIA）史；e. 有出血性视网膜病史；f. 各种血液病、出血性疾病，或有出血倾向者；g. 严重的肝、肾功能障碍或恶性肿瘤等患者。

iv）溶栓步骤：溶栓前检查血常规、血小板计数、出凝血时间及血型。a. 即刻口服阿司匹林 0.15~0.3g，以后每日 0.15~0.3g，3~5 天后改服 50~150mg，出院后长期服用小剂量阿司匹林。b. 静脉用药种类及方法：尿激酶（UK）150 万 U（1.5 万~2.2 万 U/kg）加入 100ml5%–10% 葡萄糖液中，30 分钟内静脉滴 RU。UK 滴完后 12 小时，皮下注射低分子肝素 7500U，每 12 小时 1 次，持续 3~5 天；链激酶（SK）或重组链激酶（rSK）150 万 U 加入 100ml 5%~10% 葡萄糖液，60 分钟内静脉滴注；重组组织型纤溶酶原激活剂（rt–PA）15mg 静脉推注，0.75mg/kg 体重（不超过 50mg），30 分钟内静脉滴注，随后 0.5mg/kg 体重（不超过 35mg），60 分钟内静脉滴注。总量 <100mg。

近年来，国内试用小剂量 rt–PA 法：8mg 静脉推注，42mg 于 90 分钟内静脉滴注。总量为 50mg。

rt–PA 滴毕后应用肝素每小时 800~1 000U 静脉滴注 48 小时，监测 APTT 维持在 60~80s，以后皮下注射肝素 7 500U，每 12 小时 1 次，持续 3~5 天。

v）监测项目：a. 症状及体征：经常询问患者胸痛有无减轻以及减轻的程度，仔细观察皮肤、黏膜、咳痰、呕吐物及尿中有无出血征象。b. 心电图记录：溶栓前应做 18 导联心电图，溶栓开始后 3 小时内每半小时复查 1 次 12 导心电图（正后壁、右心室梗死者仍做 18 导联心电图）。以后定期做全导心电图，导联电极位置应严格固定。c. 用肝素者需监测凝血时间，可用 LeeWhite 三管法，正常 4~12 分钟；或 APTT 法，维持在正常值的 1.5~2 倍。d. 溶栓前及溶栓后 24 小时，每 2 小时复查 CK、CK–MB。

Vi）冠状动脉再通临床指征：a. 直接指征：冠状动脉造影观察血管再通情况。b. 间接指征：心电图抬高的 ST 段在输注溶栓剂开始后 2 小时内，在抬高最显著的导联 ST 段迅速回降 >50%；胸痛自输入溶栓剂开始后 2 小时内基本消失；输入溶栓剂后 2 小时内，出现短暂的加速性室性自主心律、短暂室性心动过速或心室颤动/房室或束支传导阻滞，一过性窦性心动过缓、窦房阻滞或低血压状态。血清 CK–MB 酶提前在发病 14 小时以内出现。

具备上述 4 项中 2 项或以上者考虑再通。但第 2 与第 3 项组合不能判定为再通。对发病后 6~12 小时溶栓者暂时应用上述间接指征（第 4 条不适用），有待以后进一步探讨。

Vii）并发症：a. 出血：轻度出血：皮肤、黏膜、肉眼及显微镜下血尿或小量咯血、呕血等（穿刺或注射部位少量淤斑不作为并发症）；重度出血：大量咯血或消化道大出血、腹膜后出血等引起失血性低血压或休克，需要输血者；危及生命部位的出血：颅内、蛛网膜下腔、纵隔内或心包出血。b. 再灌注性心律失常，注意其对血流动力学影响。c. 一过性低血压，少数过敏反应（可见于 SK 或 rSK）等。

Viii）梗死相关血管再闭塞：a. 再度发生胸痛，持续 >30 分钟，含服硝酸甘油片不能缓解。b. ST 段再度抬高 >0.1mV（肢导），>0.2mV（胸导）。c. 血清 CK–MB 或 cTnT

水平再度升高。

上述 3 项中具备 2 项者考虑血管再闭塞。若无明显出血现象，可考虑再次应用溶栓药物。剂量根据情况而定。原来用 SK 溶栓者，不能再用。

ix）溶栓疗效评价：a. 根据国内外大规模临床试验，静脉溶栓冠状动脉再通率 60% ~83%，若溶栓剂加 GP Ⅱ b/ Ⅲ a 受体拮抗剂冠状动脉再通率高达 92%。冠状动脉溶栓冠状动脉再通率 70% ~85%，若加上 GP Ⅱ b/ Ⅲ a 受体拮抗剂再通率 95% 左右；b. 通过溶栓治疗 AMI 的死亡率下降到 5% ~8%；c. 接受溶栓治疗的 AMI 患者比不溶栓者，每 1000 例患者就能多救活 21 人生命；d. AMI 起病后，开始溶栓治疗越早越好。6 小时内溶栓疗效最好，12 小时之内的疗效亦已肯定。估计起病后 1 小时之内溶栓，每 1000 例患者中可多救 35 人，而 7 ~12 小时溶栓每 10 000 例仅多救活 16 人；e. 溶栓治疗风险为脑出血轻度增加约 0.1% ~0.5%。

2）冠状动脉球囊成形术（PTCA）和支架术：AMI 急诊 PTCA 和支架术已经被国内外学者公认是最有效方法之一。

i）直接 PTCA 的指征：a. 绝对适应证：75 岁以下的心源性休克者；b. 高度适应证：心功能 Killip Ⅲ 级或 Ⅳ 级；曾发生对侧 Q 波型心肌梗死及不适合静脉溶栓者；c. 相对适应证：临床表现：心率 >100 次/分；SBP <100mmHg；）一泛性前壁心肌梗死；d. 不肯定的适应证：发病 >6 小时；曾作外科搭桥术和 75 岁以上患者伴心源性休克。但目前有些学者认为可以行 PTCA；e. 无 Q 波型 AMI 及持续胸痛伴 ECG 上出现新的束支阻滞，有人主张行直接 PTCA。

ii）补救性 PTCA 的指征：对于溶栓治疗失败者是否要进行补救性 PTCA，一般认为有下列情况是 PTCA 的指征：a. 仍有持续性胸痛；b. ST 段持续抬高；c. 广泛性前壁心肌梗死；d. 有 Q 波型心肌梗死病史；e. 血流动力学不稳定者。

iii）立即 PTCA 的指征：对经溶栓治疗再通者是否要立即进行 PTCA，一般以往认为不需要立即进行 PTCA，目前主张有下列情况应进行 PTCA：a. 持续胸痛者；b. 血流动力学不稳定者；c. TIMI <2 级血流；d. 血管再次闭塞或梗死范围仍在扩展。

iv）延迟性 PTCA. 的指征：a. 梗死后心绞痛；b. 既往有 Q 波性心肌梗死史；c. 多支病变者；d. TIMI <2 级血流；e. 前降支、回旋支或右冠状动脉近端残余狭窄 >90%；f. 再次闭塞或梗死范围仍在扩展。

v）冠状动脉内支架的指征：a. PTCA 术后出现无复流现象；b. PTCA 术中急性冠状动脉再闭塞；c. 左主干病变和冠状动脉较大开口处病变；d. 冠状动脉内膜撕裂或夹层；e. 冠状动脉内有较大血栓，冠状动脉溶栓治疗无效；f. 预防 PTCA 术后再狭窄。

vi）PTCA 和支架术前和术后处理：a. 休克者在主动脉内囊反搏（IBP）保护下进行手术较为安全，可保证手术成功，减少心源性休克死亡率。文献报道 AMI 伴心源性休克直接 PTCA 亡率 30% ~40%；b. 术前常规给阿司匹林 300mg，噻氯匹定（抵克立得）250mg，口服，其余按一般 PTCA. 术前准备；c. 术后除严密心电和血流动力学监护外，常规静脉滴注肝素，剂量根据 . ACT 值来调整，要求使 ACT 延长为术前的 1.5 ~2 倍，一般静脉滴注维持 24 ~48 小时。停用静脉滴注肝素后 4 ~6 小时，拔除动脉鞘，拔鞘后再皮下注射低分子肝素 7 500U ~10 000U，连续 5 ~7 日；d. 无特殊情况；术后噻氯匹定 250mg，每日 2 次，连续 1 个月，以后改 250mg，每日 1 次，继用 2 个月。阿司匹林

300mg，每日 1 次，连续 1 个月，以后改 150mg，每日 1 次，继用 2 个月，以后 50～100mg，每日 1 次，终身服用；e. 术后若低密度脂蛋白胆固醇（LDL - C） > 2.6mmol/L（100mg/dl），高密度脂蛋白胆固醇（HDL - C） < 0.9mmol/L，三酰甘油 > 2.3mmol/L，TC > 5.2mmol/L，均应给降脂治疗，可防止术后再狭窄。

3）主动脉内囊反搏术（IBP）的指征：①药物难以纠正的心源性休克患者，用于 PTCA 或冠状动脉旁路术（CABG）术前准备和术中保护。②急性二尖瓣反流或室间隔穿孔。③伴有血流动力学不稳定的难治性室性心动过速。④AMI 后顽固性心绞痛。⑤血流动力学不稳定，左心室室壁运动显著减弱和持续大面积心肌缺血。⑥PTCA 和支架扩张后冠状动脉血流充盈缓慢且伴有梗死相关动脉的小分支无复流现象。

4）急诊冠状动脉旁路移植术（CABG）的指征：①PTCA 失败并伴持续胸痛或血流动力学不稳定者；②心源性休克伴冠状动脉解剖学上不适合作 PTCA 者；③AMI 后出现机械性并发症（如乳头肌或腱索断裂致急性二尖瓣反流、室间隔穿孔）导致严重肺淤血或低血压者；④持续性或反复出现胸痛，ECG 上提示心肌缺血，并且为顽固性耐药，又不适应 PTCA 者。

（2）非 ST 段抬高的 ACS 治疗

1）一旦诊断为非 ST 段抬高的 ACS，均应立即收住监护病房，对心律、血压等生命体征与临床表现进行连续监测，并动态观察心电图、心肌酶谱及 TnI、TnT 的动态变化改变。

2）努力搜寻并治疗诱发与加剧的因素，诸如情绪变化、高血压、心动过速、感染、贫血、心功能不全、吸烟、失眠、停用抗心绞痛药或应用已失效的药物等，有时消除上述因素即可控制病情。

3）治疗的基本目的是：①控制症状；②预防心梗与猝死；③促进活动性粥样斑块愈合；④评价预后与制定进一步的治疗方案。

4）药物治疗

i）硝酸酯类：硝酸甘油含片仍为控制心绞痛急性发作的主要药物。其优点是起效快速可达血药浓度，容易根据临床需要提高给药速度，静脉给药的半衰期为 3 分钟，故一旦出现低血压等不良反应，可立即停药而消除。静脉给药的另一优点是，一般不致发生头痛等副作用，容易为患者所耐受。静脉使用不仅可扩张静脉血管，亦使动脉血管扩张，从而降低心脏前、后负荷。与硝普钠不同，硝酸甘油可直接扩张心外膜冠状动脉，且能直接扩张有偏心性狭窄病变的冠状动脉。故不会发生心肌窃血现象。传统的用法是：从 5～10μg/min 开始，逐渐增加剂量，但不宜 > 40μg/min，使其平均动脉压降低 10% 或收缩压下降 15% 左右。在静脉应用过程中，严密观察副作用。一旦出现低血压或心动过缓，即应减量或停用。

ii）β 受体阻滞剂：单纯血管痉挛引起的心绞痛单用 β 受体阻滞剂治疗，可引起心绞痛加重。但大部分冠状动脉痉挛的患者尚合并器质性病变（狭窄），这类患者联合应用 β 受体阻滞剂与硝苯地平等药物，可明显增强抗心绞痛效果。口服美托洛尔（β - blocker），自小剂量开始 12～25mg 每天两次。紧急需要时可选用 metoprolol（lopressor）静脉注射。应用时应对心率及血压进行监测，心率控制在 60～90 次/分为宜，剂量为 5mg 静脉缓注，5 分钟一次，直至最大量 15mg 或心率得到控制。已有心功能不全特别是射血分数 < 40%

者，有心力衰竭、哮喘及传导阻滞忌用。

iii）钙拮抗剂：患者常有冠状动脉收缩与痉挛因素参与发病机制，故应用钙拮抗剂是合理的。单纯使用硝苯地平的效果不及 β 受体阻滞剂或硝酸酯类。有报道单用硝苯地平后使心绞痛发作加剧者，而单用地尔硫革则未见此种现象。目前倾向于同时应用三类不同的抗心绞痛药物。在同时使用两种负性肌力药物（β 受体阻滞剂与钙拮抗剂如维拉帕米）时，应根据心功能等情况，权衡利弊，慎重选择，严密观察。

iV）抗凝药和抗血小板药：a. 阿司匹林 160～324mg/d，最低维持量为 75mg/d。阿司匹林能增强白细胞抑制凝血酶、ADP、肾上腺素诱导的血小板聚集，增长游离钙及 NO 水平。b. 低分子肝素：半衰期长，生物利用度高，出血危险少，每日常规量 1mg/kg，皮下注射，每 12 小时一次，不需要监测，有替代普通肝素的趋势。c. 噻氯匹啶（tielopidine）、氯吡格雷（elopidogred）：是 ADP 受体拮抗剂，可阻止血小板 GP Ⅱ b/Ⅲ a 受体与纤维蛋白原结合，对阿司匹林不能耐受者可选用此类药物。塞氯匹啶剂量为 250mg，每天两次，口服，氯吡格雷首次口服 300mg，继以 75mg/天。d. 阿昔单抗（abcix：imab）：血小板 GP Ⅱ b/Ⅲ a 受体拮抗剂，强效广谱抗凝药物，可使血小板聚集减少 80%，静脉注射后作用持续 48 小时，适用于 PTCA。用法为 0.251xg/kg 静脉输液，继以 0.125μg/（kg·min）静脉输液，最大剂量为 10μg/（kg·min）共 12 小时，有出血倾向及血小板减少需注意。

近年大量临床对照研究证实，充分肝素化治疗或阿司匹林 325mg 治疗，可明显降低心梗与猝死发生率。入院后常规静脉给予肝素 5 000U，然后 1 000U/小时持续静脉滴注，并测定血液部分凝血活酶时间，使之维持在正常的 1.5～2.0 倍。持续应用 3～5 天，待病情稳定后可改为肠溶阿司匹林口服，每日 75～300mg，或隔日应用 300mg。

V）溶栓治疗：非 ST 段抬高心肌梗死不主张溶栓，因为是白色血栓，溶栓不如抗凝有效，溶栓药物兼有促凝作用，而且增加心梗的危险。有持续性胸痛（＞30 分钟）伴 ST 段抬高或左束支传导阻滞者，则宜使用溶栓治疗。

Vi）PTCA 和支架术：一般不作直接 PTCA，应给予综合治疗，观察，必要时择期作 PTCA。

有下列情况应该尽早进行介入性治疗：a. 药物治疗难以控制心绞痛发作；b. 既往有过心肌梗死病史；c. 心绞痛发作时伴有血压下降、心力衰竭或晕厥发作，均提示冠状动脉有多支和近端病变之可能；d. 冠状动脉造影已经证实有 1～2 支狭窄程度 ＞75%；e. 发病后 ECG 上出现新的束支传导阻滞。

Vii）CABG 术：有下列情况应该作 CABG 术，可降低死亡率和，AMI 发生率。a. 药物治疗难以控制的心绞痛；b. 冠状动脉造影证实为左主干或多支病变，且冠状动脉内无血栓存在；c. 既往有心肌梗死，左心室造影或超声心动图证实有室壁瘤形成；d. PTCA 失败的患者。

5. 急性心脏缺血性事件急救处理　约有一半的 AMI 患者发生猝死，死亡主要原因有：充血性心力衰竭、心源性休克和左室泵衰竭，或出现血管再堵塞的梗死面积扩展，伴有心脏破裂或心脏结构破坏的机械并发症。应将注意力放在限制梗死面积扩大，治疗心律失常，保护左心室功能上。

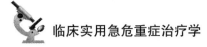

（1）心律失常处理

1）快速性心律失常的处理：AMI 并发快速性心律失常的特征：①室性心律失常为主，所以，常用利多卡因＋美西律即可以控制其发作；②AMI 时心肌收缩力均有不同程度减弱，应该避免应用对心肌有较强抑制作用的抗心律失常药物［奎尼丁、丙吡胺（双异丙吡胺）、普罗帕酮（心律平）等］，一般推荐用美西律、胺碘酮；③严密心电监护，一旦发现室扑、室颤应该立即电击复律。

2）缓慢性心律失常的处理：药物治疗效果不好时，使用临时心脏起搏器。

临时心脏起搏器应用指征：①窦性心动过缓（P＜50 次/分）经药物治疗不能提高心室率伴有低血压 SBP＜80mmHg 或用异丙肾上腺素后出现室性心动过速。②二度二型窦房阻滞或窦性静止伴交界性或室性逸搏心律。③二度二型以上房室传导阻滞。④双束或三支传导阻滞伴 PR 间期延长。

临时心脏起搏器一般应用 7～10 天，上述 ECG 仍未见改善，可以考虑安装永久性心脏起搏器。

（2）心力衰竭的处理：AMI 并发心力衰竭可至广泛性心肌梗死或室壁瘤，导致顽固性心力衰竭，目前经过有效的冠状动脉再灌注治疗（溶栓、PTCA 和 CABG）后，顽固性心力衰竭发生率明显降低，但仍见到由于再灌注损伤而导致心力衰竭。对 AMI 伴有心力衰竭同一般原因所致心力衰竭处理有些不同，因此，在处理这一类心力衰竭时应注意：①在 AMI 发病 24 小时之内不用洋地黄制剂，因为其增加心肌耗氧量，致使心肌梗死范围广大。②血压正常或偏高者主要选用利尿剂、硝酸甘油、血管紧张素转化酶抑制剂、β 受体阻滞剂等。③血压偏低者用多巴胺或在用多巴胺的基础上加用硝酸甘油、β 受体阻滞剂、利尿剂。④心率偏慢的心力衰竭，可用异丙肾上腺素、多巴胺、米力农或氨力农等。⑤经上述治疗心力衰竭治疗仍不见好转，可以加用万爽力或护心痛、1，6—二磷酸果糖、左卡尼汀（贝康停）等改善心肌能量代谢的药物，促进缺血性心肌的恢复。

6. 其他治疗　尤其注意纠正水电解质紊乱，糖尿病患者希望血糖能控制在接近正常水平，高脂血症者应给降脂治疗，对老年患者一定注意保护肾脏功能等。

总之，设法尽早开通梗阻的冠状动脉固然非常重要，但是注意全身一般情况变化，给予相应治疗也是保证 AMI 抢救成功的重要环节。

二、预后判断

ACS 的预后呈高度的时间依赖性，采取合理的早期干预策略对改善预后具有十分重要的意义。除一般治疗（如卧床、吸氧、镇痛、心电与缺血监测等）外，药物治疗应包括系列的抗缺血治疗、抗血小板和抗凝治疗以及（或）血运重建术。据报道：入院时 cTnT 阳性 30 天病死率为 10%，入院后 8～16 小时阳性者 30 天病死率为 5%，入院后 cTnT 阴性 30 天病死率为 0。cTnT 预测：在就诊 24 小时内阳性者 60 天病死率为 17.4%，而阴性者 60 天内病死率为 2.9% 病死率降低 48%，适当应用低分子肝素（LMWH）血小板 GP Ⅱb/Ⅲa 抑制剂、他汀类药、ACEI 或血管造影处理后，可使病死率可显著下降。

（李凡民　仝雯　张解放）

第二章　高血压急症

高血压急症时血压急剧升高（收缩压急剧升高超过 210～240mmHg，或舒张压急性升高超过 120～130mmHg），同时合并下列临床情况之一，即高血压脑病、颅内出血、动脉硬化栓塞性脑梗死、急性肺水肿、急性冠脉综合征、急性肾衰竭、急性主动脉夹层、肾上腺素能危象、子痫，是一种严重危及生命的临床综合征。

第一节　诊断分析

1. 高血压脑病　诊断要点：①多发生于以往血压正常者；②平均动脉压达 180mmHg 左右；③早期可有头痛、恶心、呕吐、神志模糊等中枢神经系统症状，晚期可出现神经系统定位体征症状、昏迷等；④眼底 Ⅲ 级视网膜病变（视网膜动脉硬化伴出血）；⑤脑 CT 正常或弥漫性脑水肿而无颅内病变。治疗紧急度及降压目标：紧急度 <4 小时。监测神志状态、心电和呼吸情况，注意体液平衡；纠正电解质紊乱。降压目标：在 2～4 小时内将舒张压降至 100～110mmHg 或降低 10～15mmHg。药物选择：硝普钠、拉贝洛尔、乌拉地尔、尼卡地平。

2. 颅内出血　诊断要点：①多在短时间内血压显著升高；②剧烈头痛、头晕及颅压增高表现；③神志改变及中枢神经系统定位体征；④头颅 CT 多可确诊颅内出血。治疗紧急度及降压目标：紧急度 6～48 小时。降压目标：如超过 180/105mmHg 可以降压，使平均动脉压维持在 130mmHg 以下。以脱水降低颅内压甚为重要。降压药物可选择：硝普钠、拉贝洛尔、乌拉地尔、尼卡地平。

3. 血栓性脑梗死　包括脑血栓形成及颅内血栓性栓塞。

诊断要点：①血压可能在短时间内有显著升高，但波动较大；②患者有头痛、头晕、偏瘫、语言障碍，可能有精神症状、意识变化及颅压增高表现；③体检可检出中枢神经系统定位体征；④早期头颅 MRI 有助于诊断。

治疗紧急度及降压目标：血压可能在 1～2 小时内自行下降，同时为防止血压过低导致颅内灌注不足，多不主张积极降压治疗。只有对舒张压持续在 120mmHg 以上的患者进行谨慎的降压处理，并以将舒张压降低至 100mmHg 为度，若血压降低后神经系统症状加重，则应使血压再上升 5%～10% 甚至更多。

药物选择：硝普钠、拉贝洛尔、乌拉地尔、尼卡地平。避免使用胍乙啶等能产生直立性低血压的药物。

4. 急性肺水肿　诊断要点：①血压显著升高；②急性左心衰竭表现如突然发作的呼吸困难；③端坐呼吸、发绀、心率增快、奔马律、双肺湿啰音及哮鸣音；④X 线胸片可见急性肺水肿的典型蝴蝶影；⑤血气分析 PaO_2 降低并 $PaCO_2$ 降低。

治疗紧急度及降压目标；紧急度 <1 小时。降压目标：降至正常。

药物选择：硝酸甘油、硝普钠、乌拉地尔、利尿剂及洋地黄制剂。

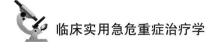

5. 主动脉夹层　诊断要点：①发生于突然用力、情绪激动、外伤后的突发剧烈撕裂样胸痛和（或）腹痛，向四肢或腰背部放散；②血压显著升高，可能有左右肢体血压不对称；③X 线胸片可见主动脉影增宽，增强 CT 扫描、MRI 或血管造影可明确诊断。

治疗紧急度及降压目标：紧急度 15～30 分钟。降压目标：尽快降至正常偏低水平。

主动脉夹层分为 DeBakeyI 型、Ⅱ型和Ⅲ型，前二者须手术治疗。药物治疗多为手术准备时机，常用硝普钠加 β 受体阻滞剂，乌拉地尔、地尔硫革注射液、美托洛尔亦可选用。但禁用直接血管扩张剂。

6. 急性肾衰竭　诊断要点：①血压显著升高；②少尿或无尿；③血肌酐急剧升高。

治疗紧急度及降压目标：紧急度：24～48 小时。降压目标：降至正常。

透析治疗能够清除体内代谢产物的蓄积，改善高容量负荷综合征，有助于改善血压升高的状况。亦可选择下列药物：呋塞米、硝普钠、拉贝洛尔、钙拮抗剂、尼卡地平。

7. 子痫诊断要点：①一般发生于妊娠晚期；②头痛、头晕伴水肿及蛋白尿，并可出现抽搐；③血压升高≥160/110mmHg。

治疗紧急度及降压目标：紧急度 6～24 小时。降压目标：降至正常或接近正常。其他：维持患者尿量、控制抽搐发作，分娩时舒张压应维持在 90mmHg 以上。

药物选择：硫酸镁、硝普钠、拉贝洛尔、尼卡地平。及时选择终止妊娠能够彻底缓解子痫。

8. 儿茶酚胺危象诊断要点：①阵发性血压显著升高且波动性很大；②常伴有明显心悸、面色苍白、出汗、四肢震颤等交感神经兴奋的症状；③多见于嗜铬细胞瘤及降压药物可乐定的突然撤药，若为前者，肾上腺 CT 扫描及血尿儿茶酚胺及其代谢产物检查可为嗜铬细胞瘤提供定位及定性诊断依据。

治疗紧急度及降压目标：紧急度＜1 小时。降压目标：降至正常。

药物选择：酚妥拉明、拉贝洛尔、钙拮抗剂。若选用硝普钠，则应在补充血容量基础之上使用，防止发生低血压。

（张解放）

第二节　治疗措施及预后评价

一、治疗措施

（一）一般治疗

1. 一般处理　绝对卧床休息，避免过多的搬动。并持续性低浓度吸氧。对昏迷或抽搐患者应加强护理，保持呼吸道通畅，防止咬伤舌唇、骨折和摔伤等。

2. 高血压危象的监护　基础监护包括意识表情、周围循环、指趾端温度、血压、心率和尿量的改变。这些详细的动态变化记录，可提供十分重要的治疗依据。

肾功能监护包括：血肌酐和尿素氮、尿生化的测定；尿比重、尿酸碱度、尿蛋白定量分析及代谢废物清除率测定；每小时及 24 小时尿量的监测；内生肌酐清除率测定。尿量和肌酐清除率的监测非常重要，降压不理想或降压过快都会导致肾功能减退，尿量减少，肌酐清除率下降。

水电解质平衡与代谢监测：称体重及 24 小时水电解质出入量的计算，包括血钾、钠、氯离子测定。计算摄入热量，监测氮平衡、血糖、血浆蛋白、血清乳酸及胶体渗透压等。

中枢神经系统监护包括意识状态、瞳孔、反射及肢体活动等。必要时急诊 CT 检查。

（二）高血压急症的药物选择

大部分的手术后高血压多可自行缓解，通常注意监测血压即可。若血压持续升高可选用下列药物：硝酸甘油、硝普钠、钙拮抗剂、β 肾上腺能受体阻滞剂、转换酶抑制剂、血管紧张素 II 受体拮抗剂等。

1. 硝普钠

（1）机制：直接松弛血管平滑肌，作用强、迅速起效，停止用药后作用仅持续 2～3 分钟。

（2）用法：应用 25mg 加 5% 葡萄糖注射液 500ml，开始速度为每分钟 10μg，以后每 10 分钟将每分钟滴速增加 10μg，至每分钟 40～75μg，最高速度不应超过 300μg/min，0.5～10μg/（kg·min）。

（3）注意事项：应监测血压，突然停药有血压反跳危险，应逐渐停药。避光，每一次配制的药物使用时间应 <4 小时。长期大量使用会产生氰化物积蓄，导致中毒。

（4）不良反应：直立性低血压、恶心、呕吐、出汗、头痛、不安等。

2. 乌拉地尔

（1）作用机制：阻断外周突触后膜的 α_1 受体、兴奋中枢 5 - 羟色胺 - 1A 受体、轻微地阻滞 β_1 受体的作用。3～5 分钟起效，停止用药作用持续 4～6 小时。

用法：冲击量 12.5～25mg 稀释于 20ml 生理盐水中静脉推注，随后根据血压情况，用 125mg 加 250ml 液体，静脉滴注 15～30mg/h；或 50mg 加 5% 葡萄糖注射液 50ml，微量泵泵入，速度为 1～4μg/（kg·min），或 100～400μg/min。一次静脉给药后不急于在短时间内将血压降至正常，观察宜 >5 分钟。

（2）不良反应：恶心、呕吐、头晕、失眠、心悸、直立性低血压。

3. 硝酸甘油

（1）机制：直接作用于血管平滑肌上的硝酸盐受体，扩张周围阻力血管和容量血管。小剂量主要扩张静脉，大剂量亦扩张动脉。2～5 分钟起效，停用后药效作用持续 5～10 分钟。

（2）用法：5mg 加 5% 葡萄糖注射液 250ml，开始速度为每分钟 5～10μg，以后每 10 分钟增加 10μg，最高滴速不应超过 200μg/min，有效剂量范围 0.5～10μg（kg·min）。

（3）不良反应：头痛、恶心、呕吐、心动过速、高铁蛋白血症等。

（4）注意事项：可发生短暂头疼、过渡性头痛，甚至剧烈头痛、虚弱、心悸及因直立性低血压所致之其他症状，尤以能直立行走的患者为甚，可以导致晕厥。严重贫血、颅内压过高及对硝酸甘油过敏的患者，休克、主动脉瓣/二尖瓣狭窄引起的心功能不全，肺泡性供氧不足时，属于禁忌。对肥厚性心肌病引起的心绞痛使用硝酸甘油可能使病情加重。

4. 酚妥拉明

（1）机制：α 受体阻滞剂。2～5 分钟起效，停止用药作用维持 1～2 小时。

（2）用法：静脉注射或静脉滴注。5～10mg 加 5% 葡萄糖注射液 20ml，静脉滴注，随后以 25～50mg 加 5% 葡萄糖注射液 500ml，静脉滴注。口服酚苄明及普萘洛尔可使血压保持稳定，为手术做准备。

（3）不良反应：心动过速、直立性低血压、潮红、鼻塞、皮肤瘙痒、恶心、呕吐等。

5. 艾司洛尔

（1）机制：超短效心脏选择性 β 受体阻滞剂，半衰期 2～9 分钟。静脉给药 6～10 分钟作用最大。

（2）用法：开始 1 分钟内静脉滴注 15～30mg（250～500μg/kg），后续 1.5～3mg/min 或 25～50μg/（kg·min）速度维持，酌情每 10～20 分钟增加 25μg/（kg·min），最大剂量 300μg/（kg·min）。

（3）不良反应：常见低血压、心动过缓、多汗、眩晕、头痛、乏力、雷诺综合征等，尚可见恶心、呕吐、皮疹以及支气管痉挛等。

（4）注意事项：注射液须稀释至 1.0mg/ml 方可静脉注射。

6. 拉贝洛尔

（1）机制：β 受体阻滞剂，分布半衰期 2 分钟，清除半衰期 9 分钟。

（2）适应证：各种类型的高血压急症，如高血压危象、嗜铬细胞瘤危象、先兆子痫、高血压脑病、大面积烧伤引起的高血压，伴有冠状动脉疾病或急性心肌梗死的高血压和手术后高血压，亦可用于麻醉中控制血压。

（3）用法：25～100mg/次，用 10% 葡萄糖稀释至 20～40ml，于 10 分钟内缓慢静脉注射，如无效可于 15 分钟后重复注射 1 次，或以 1～2mg/min 的速度静脉滴注。

（4）不良反应：头晕、瘙痒、乏力、恶心、胸闷，少数患者可发生直立性低血压。

（5）注意事项：禁用于脑出血、心动过缓、传导阻滞及支气管哮喘患者。心脏及肝、肾功能不全者慎用。给药期间患者应保持仰卧位，用药后要平卧 3 小时，以防直立性低血压发生。肾功能不全者，半衰期延长，血药浓度增高。

（三）不同类型高血压危象的治疗

1. 高血压脑病的治疗

（1）降压：一般迅速将血压降至正常或舒张压降至 110～120mmHg。选用硝普钠、乌拉地尔、尼群地平、尼卡地平、ACEI 或拉贝洛尔。慎用可乐定、甲基多巴以免影响神志的观察。

（2）制止抽搐：可选用地西泮 10～20mg 静脉缓注，必要时 30 分钟后再重复 1 次，直至抽搐停止。亦可用苯巴比妥钠 0.2g 肌内注射或 10% 水合氯醛 20～30ml 保留灌肠。

（3）减轻脑水肿：静脉注射或快速静脉滴注 20% 甘露醇或 25% 山梨醇 250ml，每隔 4～6小时重复 1 次；呋塞米 40～80mg 加入 50% 葡萄糖液 20～40ml 静脉注射；必要时静脉注射地塞米松。

2. 高血压并发脑血管意外的治疗 血压升高被认为是一种保护机制，可以维持脑血流灌注，一般 SBP > 210mmHg，DBP > 110mmHg 才考虑降压处理，用药前降低 20%～30%。蛛网膜下腔出血者若 SBP > 160mmHg，MAP > 115mmHg，首选能对抗脑血管痉挛的钙通道阻滞剂如尼莫地平；缺血性脑病除非血压过高，一般不予降压。

3. 高血压并发左心衰或急性肺水肿的治疗 首选硝普钠、硝酸甘油或乌拉地尔。其他措施可按急性肺水肿处理，如给予吗啡、毛花苷 C（西地兰）、呋塞米、高流量吸氧等。注意避免使用具有心肌抑制作用的 β 受体阻滞剂和钙拮抗剂。

4. 高血压并发急性心肌梗死（AMI）的治疗　优先选择的药物为硝酸甘油或硝普钠，但应避免血压下降过快、过低而引起反射性心动过速和交感神经兴奋。使用无内源性拟交感活性的 β 受体阻滞剂，如美托洛尔、比索洛尔可减少再梗死和心脏性猝死的危险。ACEI 同样有效，特别左心室收缩功能不良者，ACEI 可预防继发的心力衰竭和降低死亡率。患者宜在 CCU 内监护，除降压外，应予以吸氧、溶栓疗法、止痛、及时处理严重的心律失常等并发症。

5. 先兆子痫和子痫的治疗　若发生子痫，立即静脉注射乌拉地尔，给予地西泮10 ~ 20mg 静脉注射或肌内注射。当 DBP 仍高于 115mmHg 时，首选阿替洛尔 50 ~ 100mg，每日 2 次。不宜将血压降得过低，以免影响胎儿血供。钙拮抗剂可抑制子宫平滑肌收缩，影响产程，不宜使用；利血平可通过胎盘影响胎儿，也应避免使用；禁用硝普钠。子痫发生后延缓分娩，以子痫停止 24 ~ 48 小时分娩为宜。

6. 高血压合并肾功能不全的治疗　除血液透析外，药物首选具有利尿、降压作用的呋塞米 40 ~ 80mg，每日 1 ~ 2 次。也可选用钙拮抗剂、ACEI 和 α 受体阻滞剂，多与利尿剂合用。急性肾衰竭时慎用硝普钠，以免引起硫氰酸钠中毒。β 受体阻滞剂可降低 RBF 和 GFR 而导致肾功能减退，也应避免使用。降压不宜过低，一般不低于 150/90mmHg 为宜，以防影响肾小球滤过功能，加重氮质血症。

7. 嗜铬细胞瘤所致高血压危象的治疗　首选 α 受体阻滞剂酚妥拉明，5 ~ 10mg 快速静脉注射，以 25 ~ 50mg 加入 5% 葡萄糖液 500ml 内静脉滴注维持，也可用硝普钠及 β 受体阻滞剂。一般待血压降至 180/110mmHg 后逐渐减量，口服拉贝洛尔维持降压。

8. 高血压伴急性主动脉夹层　立即监护，绝对卧床。肌内注射哌替啶或地西泮以镇静止痛。硝普钠与 β 受体阻滞剂联合用药时治疗效果最好，可以降压，减轻或缓解胸痛，防止主动脉壁的进一步破裂，争取手术机会。

9. 治疗流程图（图 3 - 2 - 1）

二、预后评价

高血压急症临床有多种原因，预后除与病因和病情有关外，主要取决于早期诊断的准确率和治疗时机的选择。对于高血压脑病，其发病急，症状明显，病情危重，如果治疗不及时，可引起损害的脑组织发生不可逆病理改变和脑疝，并发心、肾衰竭，则预后较差；对于急进型恶性高血压，如未得到及时的治疗，患者在数日内可出现靶器官损害，病程进展迅速，死亡原因多为尿毒症。大多数未经治疗的急进恶化性高血压患者在 6 个月内死亡，其 1 年存活率仅为 10% ~ 20%。由于过去 50 多年中应用的治疗措施已经显著减少了急性肾衰竭、出血性脑血管病和充血性心力衰竭所致的即刻死亡，现 5 年存活率已经超过 70%。

影响预后的主要因素有：①肾功能损害的程度：存在肾脏功能损害患者，5 年存活率降至 65%；有氮质血症者的 5 年存活率为 25%。②血压水平：收缩压达 260mmHg 以上，舒张压达 150mmHg 以上者多预后较差。③血浆肾素活性水平：如血浆肾素活性和血管紧张素 Ⅱ 浓度明显增高，多表明肾功能明显损害，此种患者一般预后差。④血钾水平：肾功能重度损害时，血钾浓度明显增高，为预后差的客观生化指标。⑤高血压急诊患者的预后与其并发症有关，如并发严重脑出血或主动脉夹层患者预后较差。

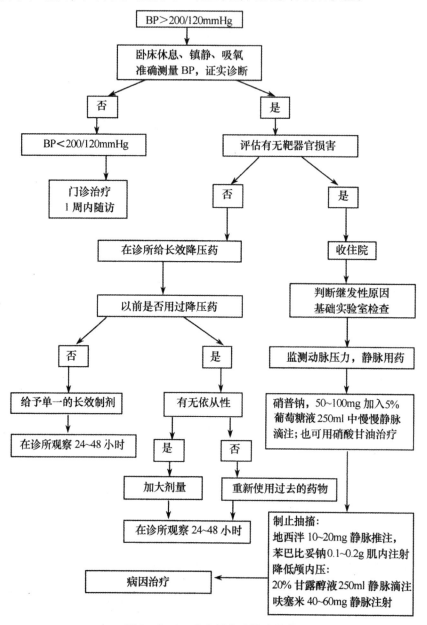

图 3 - 2 - 1　高血压急症治疗流程

（张解放　仝雯）

第三章　急性心力衰竭

急性心力衰竭是指在有适量静脉血回流的前提下，由于各种原因导致心脏短时间内出现心排血量急剧下降而引起的临床综合征。其临床特征为心排血量下降，组织灌注减少，伴以肺循环或体循环静脉系统淤血。发生急性心力衰竭者多为在原有心脏病的基础上出现心肌收缩力的急剧下降、心室的舒张、收缩障碍，急性心内分流，急性容量负荷或阻力负荷过度等。在临床上可表现为急性心源性肺水肿、心源性休克和慢性心力衰竭急性失代偿。临床上以急性肺水肿为特征的急性左心衰竭最为常见。

第一节　诊断分析

（一）诊断

根据病史、典型症状和体征可做出临床诊断，实验室检查对病因诊断提供帮助，血流动力学监测对急性肺水肿的治疗提供依据。但早期、非典型病例却易漏诊，宜提高警惕。

1. 病史　急性心力衰竭患者多有心肌病变和心肌代谢障碍的病史，如心肌病、心肌炎、心肌梗死、严重贫血等；可有心脏负荷过重的病因，如高血压病、先天性心脏病、甲状腺功能亢进症等；亦可有心室舒张障碍的病变如限制性心脏病、心包疾病等。感染、水电酸碱失衡、体力活动情绪激动、失血或容量负荷过重等为急性心力衰竭的常见诱因。

2. 典型症状　呼吸困难：急性左心衰竭的主要症状，可分别为劳力性呼吸困难、夜间阵发性呼吸困难直至心源性哮喘；发生急性肺水肿时可出现咳嗽，咳粉红色泡沫痰；多数的急性右心衰竭常继发于左心衰竭，故常兼有左、右心衰竭的临床症状，单独的右心衰竭多因急性肺栓塞引起，表现为急性呼吸困难、剧烈胸痛、烦躁不安以及咳嗽、咳痰、咯血等，严重病例可能迅速出现休克、昏迷甚至死亡。

3. 典型体征　心率增快，第一心音减弱，肺动脉区第二心音亢进，舒张期奔马律，交替脉，肺底部呼吸音减低和（或）随体位改变的湿性啰音。

4. 胸部 X 线　双上、中肺纹理增粗，或肺门周围的蝶翼形大片阴影为左心衰竭的特征；右心衰竭者则可能尚有肺动脉高压的表现。

5. 心电图检查　缺乏特异性，但多有窦性心动过速的表现，可有现心肌损害的表现。

6. 血气分析检查　缺乏特异性，早期多数表现为 PaO_2，$PaCO_2$ 的降低，晚期则出现呼吸性酸中毒，甚至代谢性酸中毒。

7. 血流动力学监测　PCWP：$\geqslant 18mmHg$，CI$\geqslant 2.2L/(min \cdot m^2)$。

只要具备 1～4 项，就可做出临床诊断；若情况许可，可行其他检查为诊断和治疗提供依据。

急性心力衰竭早期，患者可能仅有心悸、气促、夜间阵发性呼吸困难、交替脉、第三心音奔马律和肺底部呼吸音减低等症状。但 X 线胸片可出现双上、中肺纹理增粗或出现 KerleyB 线，心电图 PVI 终末向量阳性可为早期诊断提供线索。

（二）鉴别诊断

在急性心力衰竭的诊治过程中应查明原因并与下列疾病进行的鉴别诊断

1. 支气管哮喘　支气管哮喘患者发病年龄较轻，多有反复发作病史，无咯粉红色泡沫痰，双肺可闻及哮鸣音、湿啰音，无心尖部舒张期奔马律，胸部 X 线检查肺野清晰，无肺淤血或肺水肿征象。

2. 急性呼吸窘迫综合征　多为各类休克、创伤、烧伤、严重感染、大手术后、急性中毒等并发症。临床表现以急性进行性的呼吸窘迫与低氧血症为特征的急性呼吸衰竭。鉴别要点为：心源性肺水肿时不能平卧，而 ARDS 常有重要发病诱因，虽呼吸困难进行性加重，但肺部啰音较少，且常能平卧。ARDS 的心脏大小正常，肺门不增宽，两肺边缘多有浸润阴影。ARDS 时 PCWP < 12mmHg。ARDS 者多为渗透性的肺水肿，水肿液内的蛋白质含量高。经过治疗，前者恢复快，后者恢复慢，此因蛋白质含量高，可发生增生机化，故肺水肿消失后，肺功能可能要经历一段时间才能逐渐恢复。ARDS 对心力衰竭治疗反应差，血气分析呈持续性严重低氧血症（PaO_2 < 60mmHg），高压给氧不能提高 PaO_2 为 ARDS 的较突出表现。

（李凡民　李巧霞）

第二节　治疗措施

急性左心衰竭是危及患者生命的急症，治疗原则应以改善和稳定血流动力学和明确相关病因为首要。

（一）常规治疗

1. 患者多须取坐位或半卧位，以减少静脉回流。

2. 给氧　可鼻导管吸氧，氧流量 5 ~ 9L/min，或可经面罩给氧，以维持 PaO_2 ≥ 50mmHg。如仍不能改善患者氧合状况则可行呼吸机辅助呼吸乃至膜肺（ECOM）治疗。

供氧时宜经过湿化、温化，也可经过 50% 乙醇溶液等消泡剂，如不能耐受 50% 乙醇溶液，可降低其浓度或间断给予。

（二）药物治疗

1. 镇静　①吗啡：通过抑制中枢交感冲动而舒张外周小血管，并有镇静作用，对治疗急性肺水肿极为有效。用法：吗啡 3 ~ 5mg 静脉注射或 5 ~ 10mg 皮下或肌内注射，心动过缓者可加用阿托品 0.5mg 皮下注射。必要时每间隔 15 分钟重复一次，可用 2 ~ 3 次，应密切观察呼吸情况。应用吗啡时应备用吗啡拮抗剂纳洛酮，呼吸抑制时可用纳洛酮 0.4 ~ 0.8mg 静脉注射。老年、体弱者应慎用或减量使用。对神志不清、低血压或呈休克状态、已有呼吸抑制、颅内出血、颅内压增高的脑部疾病、颅脑外伤、严重肺部疾患（慢性阻塞性肺病、支气管哮喘、肺内感染）、肝功能减退、哺乳期妇女、临产期妇女等应禁用。②哌替啶：50 ~ 100mg 皮下或肌内注射，使用时注意其呼吸抑制作用。③地西泮（安定）：10mg 肌内注射或静脉注射，疗效不如前两者。

2. 快速利尿　呋塞米（速尿）20～40mg 静脉注射，肾功能不全或呋塞米反应差时可用布美他尼（丁尿胺）1～2mg 静脉注射，必要时 4～6 小时重复 1 次。注意及时补钾，维持水电解质平衡。对血压偏低的患者，尤其是心肌梗死或主动脉狭窄引起的肺水肿应慎用。

3. 血管扩张剂　小静脉扩张，使回心血量减少，肺淤血减轻；小动脉扩张，可使周围循环阻力下降，心室后负荷降低，心排血量增加，心排血量增加又能改善心室前负荷，改善肺淤血。①硝普钠：为小动、静脉血管扩张剂，初始量 5～10μg/min，每 5 分钟增加 5μg/min，维持量 50～100μg/min，用药时间不宜连续超过 24 小时，肝肾功能不全者宜慎用或不用。②硝酸甘油：为小静脉扩张剂，初始量 5～10μg/min，每 3 分钟增加 5μg/min，维持量 50～100μg/min，或每隔 10 分钟舌下含服硝酸甘油 0.5mg 直至肺水肿缓解或动脉收缩压降至 100mmHg，逐渐减药，停药。③卡托普利：小动脉扩张剂，适用于不宜应用硝普钠，伴高血压的急性左心衰竭，慢性心衰急性发作者。可 25mg 每日 3 次饭前服，血压正常时可用 6.25mg 每日 2 次服用。硝酸脂类与卡普托利联用对急性心肌梗死并发急性左心衰竭患者，可全面改善患者血流动力学和心功能。④酚妥拉明：小动脉扩张剂，也有迅速降压和减轻后负荷的作用，但可致心动过速，应予以注意。可 10～20mg 加入 5% 葡萄糖液 500ml 中缓慢静脉滴注，观察血压、心率。

4. 强心苷　毛花苷 C（西地兰）0.2～0.4mg 或毒毛旋花子苷 K0.125～0.25mg 加入葡萄糖液中缓慢静脉注射。注意事项：①急性心肌梗死发病后最初 24 小时内应尽量避免应用，以免增加心肌收缩力，增加心肌耗氧量，使梗死范围扩大，24 小时后如需应用，剂量应酌减。为一般量的 1/2～1/3。②风湿性心脏病，单纯性二尖瓣狭窄合并急性肺水肿时，如为窦性心律，不宜用，因为洋地黄能增加心肌收缩力，使右心排血量增加，从而使肺水肿加重。

5. 其他强心剂　①多巴酚丁胺：40mg 加入 5% 葡萄糖液 500ml 中静脉滴注。②多巴胺：20mg 加入 5% 葡萄糖液 500ml 中静脉滴注。

6. 氨茶碱　除扩张支气管外，还有正性肌力作用、外周血管扩张作用和利尿作用。对于诊断不明的肺水肿者可选用。常用氨茶碱 0.25g 以葡萄糖液稀释后缓慢静脉推注，或氨茶碱 0.25g 加入葡萄糖液 100ml 中静脉滴注。

7. 肾上腺皮质激素　此类药可降低毛细血管通透性，减少渗出；解除支气管痉挛，改善通气；扩张外周血管，增加心排血量；稳定细胞溶酶体和线粒体，减轻细胞和机体的病理反应。可用地塞米松 5～10mg 或琥珀酸氢化可的松 50～100mg 溶于葡萄糖液中静脉注射。

（三）治疗病因

如治疗急性心肌梗死、心肌炎、高血压、感染性心内膜炎，必要时手术治疗瓣膜病变，减慢输液输血速度，治疗严重心律失常等。

（四）治疗流程图（图 3-3-1）

```
┌─────────────────────────────────────┐
│              急性心力衰竭              │
└─────────────────────────────────────┘
                  ↓
┌─────────────────────────────────────────────────────────────┐
│ 一般处理：                                                      │
│ 体位：患者采取端坐位，双下肢下垂                                  │
│ 氧疗：充分吸氧，保持呼吸道通畅，呼吸衰竭时给予机械通气。加湿器中加入 50% │
│     的乙醇降低泡沫的表面张力，减轻呼吸道阻力                        │
└─────────────────────────────────────────────────────────────┘
                  ↓
┌─────────────────────────────────────────────────────────────┐
│ 血管扩张剂的应用：                                               │
│ ① 硝酸甘油或硝酸异山梨酯舌下含化，也可用 5~10mg 硝酸甘油加入 5% 葡萄糖液 │
│    250ml 中，从 10μg/min 开始静脉滴注，以后每 5 分钟递增 5~10μg/min 直至症状缓 │
│    解后收缩压下降，或达到最大剂量 100μg/min 为止，病情稳定后逐渐减量至停用 │
│ ② 酚妥拉明 10mg 加入 5% 葡萄糖液 250ml 中，从 0.1mg/min 渐增至 1.0mg/min │
└─────────────────────────────────────────────────────────────┘
                  ↓
┌─────────────────────────────────────────────────────────────┐
│ 加强心功能：                                                    │
│ 洋地黄类制剂：两周内未用过地高辛者，可用毛花苷 C 0.2~0.4mg 加 50%葡萄糖液 │
│ 20ml 液体静脉注射。必要时 2~4 小时后给 0.2~0.4mg，总量达 1.2~1.6mg。低血钾、 │
│ 急性心肌梗死 24 小时内、预激综合征、肥厚梗阻性心肌病患者不能用           │
└─────────────────────────────────────────────────────────────┘
                  ↓
┌─────────────────────────────────────────────────────────────┐
│ 其他药物：                                                      │
│ ① 呋塞米：一般首剂为 20~40mg，注意血压和电解质情况                   │
│ ② 肾上腺糖皮质激素：具有解除支气管痉挛，降低毛细血管通透性，改善肾血流， │
│    常用地塞米松 10~20mg 加液体静脉滴注，酌情短期应用                  │
│ ③ 氨茶碱：首剂 4~6mg/kg（成人一般用 0.25g），加入 25% 葡萄糖液 40ml 内，10~ │
│    20 分钟内缓慢静脉注射                                          │
└─────────────────────────────────────────────────────────────┘
                  ↓
┌─────────────────────────────────────┐
│              病因与诱因治疗            │
└─────────────────────────────────────┘
```

图 3 - 3 - 1　急性心力衰竭治疗流程图

（李凡民　李巧霞）

第四章　急性呼吸窘迫综合征

（一）概念

急性肺损伤（ALI）是以低氧血症为特征的急性起病的呼吸衰竭，急性呼吸窘迫综合征（ARDS）是其病情进展的结果。两者共同的病理基础是各种原因引起的肺泡－毛细血管损伤，肺泡膜通透性增加，肺泡表面活性物质破坏，透明膜形成和肺泡萎陷，造成肺顺应性降低、通气/血流比值失调和肺内分流增加的病理生理改变，产生以进行性低氧血症和呼吸窘迫为特征的临床表现。

ALl 和 ARDS 的原因复杂多样，其中感染是导致 ARDS 的最常见原因。有报道，ARDS 患者中，约40%与感染或全身性感染有关，30%与胃内容物误吸继发感染有关，也有部分与肠道屏障功能障碍导致的肠源性感染有关。另外，多发性创伤和手术也是导致 ARDS 的另一主要原因，约5%～8%并发 ARDS。

1967 年，Ashbaugh 首先描述并提出 ARDS。4 年以后，"成人呼吸窘迫综合征"被正式推广采用。根据病因和病理特点不同，ARDS 还被称为休克肺、灌注肺、湿肺、白肺、成人肺透明膜病变等。1992 年，欧美危重病及呼吸疾病专家召开 ARDS 联席会议以统一概念和认识，提出了 ARDS 的现代概念和诊断标准：①急性而非成人：ARDS 并非仅发生于成人，儿童亦可发生。成人并不能代表 ARDS 的特征，急性却能反映 ARDS 起病的过程。因此，ARDS 中的"A"由成人（adult）改为急性（acute），称为急性呼吸窘迫综合征。②ALI 与 ARDS 是连续的病理生理过程：ALI 是感染、创伤后出现的以肺部炎症和通透性增加为主要表现的临床综合征，强调包括从轻到重的较宽广的连续病理生理过程，ARDS 是其最严重的极端阶段。这一认识反映了当前 ARDS 概念的转变和认识的深化，对早期认识和处理 ARDS 显然是有益的。③，ARDS 是多器官功能障碍综合征（MODS）的肺部表现；ARDS 是感染、创伤等诱导的全身炎症反应综合征（SIRS）在肺部的表现，是 SIRS 导致的 MODS 的一个组成部分，可以肺损伤为主要表现，也可继发于其他器官功能损伤而表现为 MODS。④推荐的诊断标准包括：急性发病；X 线胸片表现为双肺弥漫性渗出性改变；氧合指数（OI，即 PaO_2/FiO_2）＜300mmHg 肺动脉嵌顿压（PAWP）≤18mmHg，或无左心房高压的证据。达上述标准为 ALI，而 PaO_2/FiO_2＜200mmHg 为 ARDS。

与 1967 最初提出 ARDS 相比，目前 ARDS 的病死率没有显著变化，在 30%～70%。影响 ARDS 预后的因素主要包括年龄、病变的严重程度、病因以及是否发展为 MODS。其中，感染导致的 ARDS 病死率高于其他原因引起的 ARDS。研究表明，发病早期低氧血症的程度与预后无相关性；而发病后 24～72 小时之间 OI 的变化趋势可反映患者预后；另外，肺损伤评分（LIS）（表 3－4－1）也有助于判断预后。有研究显示，LIS＞3.5 患者生存率为18%，2.5＜LIS＜3.5 生存率为30%，1.1＜LIS＜2.4 生存率为59%，LIS＜1.1 生存率可达66%。

表 3 - 4 - 1　LIS 评分

胸片	低氧血症 (PaO₂/FiO₂)	PEEP 水平 (mmHg)	呼吸系统顺应性 (ml/cmH₂O)
0 分　无肺不张	≥300	≤5	≥80
1 分　肺不张位于 1 个象限	225~299	6~8	60~79
2 分　肺不张位于 2 个象限	175~224	9~11	40~59
3 分　肺不张位于 3 个象限	100~174	12~14	20~39
4 分　肺不张位于 4 个象限	<100	≥15	≤19

注：上述 4 项或 3 项（除肺顺应性）评分的总和除以项目数（分别为 4 或 3），得到 LIS 结果。

（二）病因与发病机制

ALI 和 ARDS 的原因复杂多样，其中感染是导致 ARDS 的最常见原因。根据肺损伤的机制，可将 ARDS 病因分为直接性和间接性损伤。

直接性损伤包括：①误吸：吸入胃内容物、毒气、烟雾、溺水、氧中毒等。②弥漫性肺部感染：细菌、病毒、真菌及肺囊虫感染等。③肺钝挫伤。④肺手术：肺移植后、肺部分切除术后。⑤肺栓塞：脂肪栓塞、羊水栓塞、血栓栓塞等。⑥放射性肺损伤。

间接性损伤包括：①休克：低血容量性、感染性、心源性、过敏性休克。②严重的非胸部创伤：头部伤、骨折、烧伤等。③急诊复苏导致高灌注状态。④代谢紊乱：急性重症胰腺炎、糖尿病酮症酸中毒、尿毒症等。⑤血液学紊乱：弥散性血管内凝血（DIC）、体外循环、血液透析、大量输血。⑥药物：二醋吗啡（海洛因）、美沙酮（美散痛）、噻嗪类、水杨酸盐类、巴比妥类催眠剂等。⑦神经源性因素：脑干或下丘脑损伤、颅内压升高等。⑧妇产科疾病：妊娠高血压综合征、死胎。

尽管 ARDS 病因各异，但发病机制基本相似。共同的基础是各种原因引起的肺泡—毛细血管膜急性损伤。目前认为，ARDS 是感染、创伤导致机体炎症反应失控的结果。外源性损伤或毒素对炎症细胞的激活是 ARDS 的启动因素，炎症细胞在内皮细胞表面黏附及诱导内皮细胞损伤是导致 ARDS 的根本原因。代偿性炎症反应综合征（CARS）和 SIRS 作为炎症反应对立统一的两个方面，一旦失衡将导致内环境失衡，引起 ARDS 等器官功能损害。

感染、创伤导致 ARDS 等器官功能损害的发展过程表现为两种极端，一种是大量炎症介质释放入血液循环，刺激炎症介质瀑布样释放，而内源性抗炎介质又不足以抵消其作用，结果导致 SIRS。另一种极端是内源性抗炎介质释放过多，结果导致 CARS。SIRS/CARS 失衡的后果是炎症反应扩散和失控，使其由保护性作用转变为自身破坏性作用，不但损伤局部组织细胞，同时打击远隔器官，导致 ARDS 等器官功能损害。就其本质而言，ARDS 是机体炎症反应失控的结果，也就是说是 SIRS/CARS 失衡的严重后果，ARDS 实际上是 SIRS 和 MODS 在器官水平的表现。

（三）病理与病理生理特征

各种原因所致 ARDS 的病理改变基本相同，经过渗出期、增生期和纤维化期三个阶段，各阶段相互关联且部分重叠。

渗出期　发病后 24~96 小时，主要特点是毛细血管内皮细胞和 Ⅰ 型肺泡上皮细胞受损。毛细血管内皮细胞肿胀，细胞间隙增宽，胞饮速度增加，基底膜裂解，导致血管内液体漏出，形成肺水肿。由于同时存在修复功能，与肺水肿的程度相比，毛细血管内皮细胞的损伤程度较轻。肺间质顺应性较好，可容纳较多水肿液，只有当血管外肺水超过肺血管容量的20%时，才出现肺泡水肿。Ⅰ型肺泡上皮细胞变性肿胀，空泡化，脱离基底膜。Ⅱ型上皮细胞空泡化，板层小体减少或消失。上皮细胞破坏明显处有透明膜形成和肺不张，呼吸性细支气管和肺泡管处尤为明显。肺血管内有中性粒细胞存留和微血栓形成，有时可见脂肪栓子，肺间质内中性粒细胞浸润。电镜下可见肺泡表面活性物质层出现断裂、聚集或脱落到肺泡腔，腔内充满富含蛋白质的水肿液，同时可见灶性或大片性肺泡萎陷不张。

增生期　发病后3~7日，显著增生出现于发病后2~3周。主要表现为Ⅱ型肺泡上皮细胞大量增生，覆盖脱落的基底膜，肺水肿减轻，肺泡膜因Ⅱ型上皮细胞增生、间质PMN和成纤维母细胞浸润而增厚，毛细血管数目减少。肺泡囊和肺泡管可见纤维化，肌性小动脉内出现纤维细胞性内膜增生，导致管腔狭窄。

纤维化期　肺组织纤维增生出现于发病后36小时，7~10日后增生显著，若病变迁延不愈超过3~4周，肺泡间隔内纤维组织增生致肺泡隔增厚，Ⅲ型弹性纤维被Ⅰ型僵硬的胶原纤维替代。有研究显示，死亡的ARDS患者其肺内该胶原纤维的含量增加至正常的2~3倍。电镜下显示肺组织纤维化的程度与患者病死率呈正相关。另外，可见透明膜弥漫分布于全肺，此后透明膜中纤维母细胞浸润，逐渐转化为纤维组织，导致弥漫性不规则性纤维化。肺血管床发生广泛管壁增厚，动脉变性扭曲，肺毛细血管扩张。肺容积明显缩小。肺泡管的纤维化是晚期ARDS患者的典型病理变化。进入纤维化期后，有15%~40%的ARDS患者死于难以纠正的呼吸衰竭。

病理学改变具有以下特征：①病变部位的不均一性：ARDS病变可分布于下肺，也可能分布于上肺，呈现不均一分布的特征。另外病变分布有一定的重力依赖性，即下肺区和背侧肺区病变较重，而上肺区和前侧肺区病变轻微，中间部分介于两者之间。②病理过程的不均一性：不同病变部位可能处于不同的病理阶段，即使同一病变部位的不同部分，可能也处于不同的病理阶段。③病因相关的病理改变多样性：不同病因引起的ARDS，肺的病理形态变化有一定差异。全身性感染和急性胰腺炎所致的ARDS，肺内中性粒细胞浸润十分明显。创伤后ARDS患者肺血管内常有纤维蛋白和血小板微血栓形成，而脂肪栓塞综合征则往往造成严重的肺小血管炎症改变。

ARDS的病理改变导致类似的病理生理特征：①肺容积减少：ARDS患者早期就有肺容积减少，表现为肺总量、肺活量、潮气容积和功能残气量（FRC）明显低于正常，其中以FRC减少最为明显。严重ARDS患者实际参与通气的肺泡可能仅占正常肺泡的三分之一。因此，ARDS的肺是小肺（smalllung）或婴儿肺（babylung）。②肺顺应性降低：肺顺应性降低是ARDS的特征之一。主要与肺泡表面活性物质减少引起的表面张力增高和肺不张、肺水肿导致的肺容积减少有关。表现为肺泡压力-容积（P-V）曲线与正常肺组织相比有显著不同，需要较高气道压力才能达到所需的潮气容积。ARDS患者由于肺泡大量萎陷，肺顺应性降低，故肺P-V曲线呈现"S"形改变，起始段平坦，出现低位拐点（LIP），同时FRC和肺总量下降，导致中间陡直段的容积显著减少。低位平坦段显示随着肺泡内压增加，肺泡扩张较少，提示肺顺应性低；随着肺泡内压的进一步升高，萎陷肺泡大量开放，肺容积明显增加，肺 P-V 曲线出现 LIP，代表大量肺泡在非常窄的压力范围内开放；随着肺泡内压的进一步增加，正常肺组织和开放的萎陷肺组织的容积增加，出现陡直段；同正常肺组织相似，肺容积扩张到一定程度，曲线也会出现 UIP 和高位平坦段，提示肺泡过度膨胀，肺顺应性降低。在 ARDS 的纤维化期，肺组织广泛纤维化使肺顺应性进一步降低。③通气/血流比值失调：通气/血流比值降低及真性分流增加，主要机制包括间质肺水肿压迫小气道、小气道痉挛收缩和表面活性物质减少均可导致肺泡部分萎陷，使相应肺单位通气不足，从而使通气/血流比值降低，产生生理学分流。广泛肺泡不张和肺泡水肿引起局部肺单位只有血流而无通气，即真性分流或解剖样分流。ARDS 早期肺内分流率（Qs/Qt）可达 10%~20%，后期高达 30% 以上。肺微血管痉挛或狭窄、广泛肺栓塞和血栓形成使部分肺单位周围的毛细血管血流量明显减少或中断，导致死腔样通气。ARDS 后期死腔率可高达 60%。通气/血流比值失调主要导致低氧血症，ARDS 早期，由于低氧血症致肺泡通气量增加，且二氧化碳（CO_2）弥散能力为氧气（O_2）的 20 倍，故二氧化碳排出增加，引起低碳酸血症；但到 ARDS 后期，随着肺组织纤维化，毛细血管闭塞，通气/血流比值升高的气体交换单位数量增加，通气/血流比值降低的单位数量减少，死腔通气增加，有效肺泡通气量减少，导致二氧化碳排出障碍，$PaCO_2$ 升高，出现高碳酸血症。④肺毛细血管通透性明显增加：ARDS 患者肺循环的主要改变是肺毛细血管通透性明显增加，导致通透性增高性肺水肿。另外，肺动脉高压伴 PAWP 正常是 ARDS 肺循环的另一个特点。早期 ARDS 时，肺动脉高压是可逆的，与低氧血症和缩血管介质（TXA_2、$TNF\alpha$ 等）引起肺动脉痉挛以及一氧化氮生成减少有关。ARDS 后期的肺动脉高压为不可逆的，除上述原因外，主要与肺小动脉平滑肌增生和非肌性动脉演变为肌性动脉等结构性改变有关。值得注意的是，尽管肺动脉压力明显增高，但 PAWP 一般为正常，这是与心源性肺水肿的重要区别。

第一节　诊断分析

（一）临床特征

呼吸频速、呼吸窘迫、口唇及指端发绀是 ARDS 的主要临床表现之一。其特点是起病急，呼吸频数、呼吸困难和发绀进行性加重。通常在 ARDS 起病后 1~2 日内，发生呼吸频数，呼吸频率大于 20 次/分，并逐渐进行性加快，可达 30~50 次/分。随着呼吸频率增快，呼吸困难也逐渐明显，危重者呼吸频率可达 60 次/分以上，呈现呼吸窘迫症状。随着呼吸频数和呼吸困难的发展，缺氧症状也愈益明显，患者表现烦躁不安、心率增快、唇及指甲发绀。缺氧症状以鼻导管或面罩吸氧的常规氧疗方法无法缓解。此外，在疾病后期，多伴有肺部感染，表现为发热、畏寒、咳嗽和咯痰等症状。

疾病初期除呼吸频数外，可无明显的呼吸系统体征，随着病情进展，出现唇及指甲发绀，吸气时锁骨上窝及胸骨上窝下陷，有的患者两肺听诊可闻及干湿性啰音，后期可出现肺实变体征，如呼吸音减低或湿啰音等。

（二）临床分期

典型的 ARDS 可分为 4 期。

第一期（急性损伤期） 损伤后数小时，原发病为主要临床表现。呼吸频率开始增快，导致过度通气，无典型的呼吸窘迫。可不出现 ARDS 症状，血气分析示低碳酸血症，PaO_2 尚属正常或正常低值。X 线胸片无阳性发现。

第二期（相对稳定期） 多在原发病发生 6 ~ 48 小时后，表现为呼吸浅速，逐渐出现呼吸困难，肺部听诊可闻及湿啰音或少量干啰音。血气分析示低碳酸血症，PaO_2 下降，肺内分流增加。X 线胸片显示细网状浸润阴影，反映肺血管周围液体积聚增多，肺间质液体含量增加。

第三期（急性呼吸衰竭期） 此期病情发展迅速，出现发绀，并进行性加重。呼吸困难加剧，表现为呼吸窘迫。肺部听诊湿啰音增多，心率增快。PaO_2 进一步下降，常规氧疗难以纠正。X 线胸片因间质与肺泡水肿而出现典型的、弥漫性雾状浸润阴影。

第四期（终末期） 呼吸窘迫和发绀持续加重，患者严重缺氧，出现神经精神症状如嗜睡、谵妄、昏迷等。血气分析示严重低氧血症、高碳酸血症，常有混合性酸碱失衡，最终导致心力衰竭或休克。X 线胸片显示融合成大片状阴影，呈"白肺"（磨砂玻璃状）。

不同原因引起的 ARDS，其临床表现可能会有所差别。通常内科系统疾病引起的 ARDS 起病较缓慢，临床分期不如创伤等原因引起的 ARDS 临床分期那样明确。但总的来说，ARDS 的病程往往呈急性过程。但也有一部分病例病程较长。

（三）常规检查

（1）X 线胸片：早期胸片常为阴性，进而出现肺纹理增加和斑片状阴影，后期为大片实变阴影，并可见支气管充气征。ARDS 的 X 线改变常较临床症状延迟 4 ~ 24 小时，而且受治疗干预的影响很大。为纠正休克而大量液体复苏时常使肺水肿加重，X 线胸片上斑片状阴影增加，而加强利尿使肺水肿减轻，阴影减少；机械通气，特别是呼气末正压（PEEP）和其他提高平均气道压力的手段，也增加肺充气程度，使胸片上阴影减少，但气体交换异常并不一定能缓解。

（2）CT：与正位胸片相比，CT 能更准确地反映病变肺区域的大小。通过病变范围可较准确地判定气体交换和肺顺应性病变的程度。另外，CT 可发现气压伤及小灶性的肺部感染。

（3）肺气体交换监测：监测肺气体交换对 ARDS 的诊断和治疗具有重要价值。动脉血气分析是评价肺气体交换的主要临床手段。ARDS 早期至急性呼吸衰竭期，常表现为呼吸性碱中毒和不同程度的低氧血症，肺泡—动脉氧分压差 $[(A-\alpha)DO_2]$ 升高，高于 35 ~ 45mmHg。由于肺内分流增加（＞10%），通过常规氧疗，低氧血症往往难以纠正。对于肺损伤恶化、低氧血症进行性加重而实施机械通气的患者，PaO_2/FiO_2 进行性下降，可反映 ARDS 低氧血症程度，与 ARDS 患者的预后直接相关，该指标也常常用于肺损伤的评价系统。另外，除表现为低氧血症外，ARDS 患者的换气功能障碍还表现为死腔通气增加，在 ARDS 后期往往表现为 $PaCO_2$ 升高。

（4）肺力学监测：肺力学监测是反映肺机械特征改变的重要手段，可通过床边呼吸功能监测仪监测。主要改变包括顺应性降低和气道阻力增加。

（5）血流动力学监测：血流动力学监测对 ARDS 的诊断和治疗具有重要意义。ARDS 的血流动力学常表现为 PAWP 正常或降低。监测 PAWP 有助于与心源性肺水肿的鉴别；同时，可直接指导 ARDS 的液体治疗，避免输液过多或容量不足。

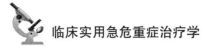

（四）其他检查

（1）支气管肺泡灌洗液：支气管肺泡灌洗及保护性支气管刷片是诊断肺部感染及细菌学调查的重要手段，ARDS 患者 BALF 的检查常可发现中性粒细胞明显增高（非特异性改变），可高达 80%（正常小于 5%）。BALF 中发现大量嗜酸粒细胞，对诊断和治疗有指导价值。

（2）肺泡毛细血管屏障功能和血管外肺水：肺泡毛细血管屏障功能受损是 ARDS 的重要特征。测定屏障受损情况，对评价肺损伤程度具有重要意义。测定 BALF 中蛋白浓度或 BALF 蛋白浓度与血浆蛋白浓度的比值，可反映从肺泡毛细血管中漏入肺泡的蛋白量，是评价肺泡毛细血管屏障损伤的常用方法。BALF 中蛋白浓度与血浆蛋白浓度之比 >0.7，应考虑 ARDS，而心源性肺水肿时的比值 <0.5。血管外肺水增加也是肺泡毛细血管屏障受损的表现。肺血管外含水量测定可用来判断肺水肿的程度、转归和疗效，目前用热燃料双示踪剂稀释法测定。正常人血管外肺水含量不超过 500ml，ARDS 患者的血管外肺水可增加到 3000～4000ml。

（五）诊断依据与标准

具有全身性感染、休克、重症肺部感染、大量输血、急性胰腺炎等引起 ARDS 的原发病；疾病过程中出现呼吸频数、呼吸窘迫、低氧血症和发绀，常规氧疗难以纠正缺氧；血气分析示肺换气功能进行性下降；X 线胸片示肺纹理增多，边缘模糊的斑片状或片状阴影，排除其他肺部疾病和左心功能衰竭，应考虑 ARDS。

目前临床上广泛应用的为 1992 年欧美 ARDS 联席会议提出的诊断标准（表 3 - 4 - 2）。ALI 需满足：①急性起病；②$PaO_2/FiO_2 \leqslant 300mmHg$（不管 PEEP 水平）；③正位 X 线胸片显示双肺均有斑片状阴影；④$PAWP \leqslant 18mmHg$，或无左心房压力增高的临床证据。而诊断 ARDS 除要满足上述 ALI 的诊断标准外，PaO_2/FiO_2 需 $\leqslant 200mmHg$，反映了肺损伤处于更严重的程度。

表 3 - 4 - 2　ALI 与 ARDS 的诊断标准

	起病	氧合障碍程度	X 线胸片	PAWP
ALI	急性	$PaO_2/FiO_2 \leqslant 300mmHg$	双肺有斑片状阴影	$PAWP \leqslant 18mmHg$，或无左心房压力增高的临床证据
ARDS	急性	$PaO_2/FiO_2 \leqslant 200mmHg$	双肺有斑片状阴影	$PAWP \leqslant 18mmHg$，或无左心房压力增高的临床证据

该标准与以往标准有很大区别：①PEEP 改善氧合的效应具有时间依赖性，而且其水平的提高与氧合改善并不呈正相关，因此不考虑 PEEP 水平。②医师的经验及指征掌握等许多因素均影响机械通气应用，可因未及时采用机械通气而使患者延误诊断，因此，也不把机械通气作为诊断条件。@$PAWP \leqslant 18mmHg$ 作为诊断条件，有助于排除心源性肺水肿。④与以往常用的 $PaO_2/FiO_2 \leqslant 100～150mmHg$ 相比，$\leqslant 200mmHg$ 作为诊断条件能使患者更早地得到诊断。Moss 等将欧美 ARDS 标准与 Murray 的评分标准做比较，结果显示对于具有明确 ARDS 危险因素的患者来说，特异性分别为 96% 和 94%，敏感性分别为 100% 和 81%，诊断准确率分别为 97% 和 90%，显然前者优于后者。对于无明确 ARDS 危险因素的患者来说，欧美 ARDS 标准也略优于 Murray 的评分标准。因此，欧美 ARDS 诊断标准对临床更有价值，目前已被广泛采用。

（六）鉴别诊断

ARDS 突出的临床征象为肺水肿和呼吸困难。在诊断标准上无特异性，因此，需要与其他能够引起与 ARDS 症状类似的疾病相鉴别。

1. 心源性肺水肿　见于冠心病、高血压性心脏病、风湿性心脏病和尿毒症等引起的急性左心功能不全。其主要原因是左心功能衰竭，致肺毛细血管静水压升高，液体从肺毛细血管漏出，致肺水肿和肺弥散功能障碍，水肿液中蛋白浓度不高。而 ARDS 的肺部改变主要是出于肺泡－毛细血管膜损伤致通透性增高引起的肺间质和肺泡性水肿，水肿液中蛋白浓度增高。根据病史、病理基础和临床表现，结合 X 线胸片和血气分析等，可进行鉴别诊断（表 3－4－3）。

表 3－4－3　ARDS 与心源性肺水肿的鉴别诊断

	ARDS	心源性肺水肿
发病机制	肺实质细胞损害、肺毛细血管通透性增加	肺毛细血管静水压升高
起病	较缓	急
病史	感染、创伤、休克等	心血管疾病
痰的性质	非泡沫状稀血样痰	粉红色泡沫痰
痰内蛋白浓度	高	低
BALF 中蛋白/血浆蛋白比值	>0.7	<0.5
体位	能平卧	端坐呼吸
胸部听诊	早期可无啰音；后期湿啰音广泛分布，不局限于下肺	湿啰音主要分布于双肺底
PAWP	≤18mmHg	>18mmHg
X 线		
心脏大小	正常	常增大
血流分布	正常或对称分布	逆向分布
叶间裂	少见	多见
支气管血管袖	少见	多见
胸膜渗出	少见	多见
支气管充气征	多见	少见
水肿液分布	斑片状，周边区多见	肺门周围多见
治疗		
强心利尿	无效	有效
提高吸入氧浓度	难以纠正低氧血症	低氧血症嘴

2. 其他非心源性肺水肿　ARDS 属于非心源性肺水肿的一种，但其他多种疾病也可导致非心源性肺水肿，如肝硬化和肾病综合征等。另外，还可见于胸腔抽液、抽气过多、过快，或抽吸负压过大，使胸膜腔负压骤然升高形成的肺复张性肺水肿。其他少见的情况有纵隔肿瘤、肺静脉纤维化等引起的肺静脉受压或闭塞，致肺循环压力升高所致的压力性肺水肿。此类患者的共同特点为有明确的病史，肺水肿的症状、体征及 X 线征象出现较快，治疗后消失也快。低氧血症一般不重，通过吸氧易于纠正。

3. 急性肺栓塞 各种原因导致的急性肺栓塞，患者突然起病，表现为剧烈胸痛、呼吸急促、呼吸困难、烦躁不安、咯血、发绀和休克等症状。PaO_2 和 $PaCO_2$ 同时下降，与 ARDS 颇为相似。但急性肺栓塞多有长期卧床、深静脉血栓形成、手术、肿瘤或羊水栓塞等病史，查体可发现气急、心动过速、肺部湿啰音、胸膜摩擦音或胸腔积液、肺动脉第二音亢进伴分裂、右心衰竭和肢体肿胀、疼痛、皮肤色素沉着等深静脉血栓体征。X 线胸片检查有时可见典型的三角形或圆形阴影，还可见肺动脉段突出。典型的心电图可见 I 导联 S 波加深、Ⅲ导联 Q 波变深和 T 波倒置（即 $S_IQ_{II}T_{III}$ 改变）、肺性 P 波、电轴右偏、不完全或完全性右束支传导阻滞。D – 二聚体（+）。选择性肺动脉造影和胸片结合放射性核素扫描可确诊本病。

4. 特发性肺间质纤维化 此病病因不明，临床表现为刺激性干咳、进行性呼吸困难、发绀和持续性低氧血症，逐渐出现呼吸功能衰竭，可与 ARDS 相混淆。但本病起病隐袭，多属慢性经过，少数呈亚急性；肺部听诊可闻及高调的、爆裂性湿啰音，声音似乎非常表浅，如同在耳边发生一样，具有特征性；血气分析呈 I 型呼吸衰竭（PaO_2 降低，$PaCO_2$ 降低或不变）；X 线胸片可见网状结节影，有时呈蜂窝样改变；血清免疫学检查示 IgG 和 IgM 常有异常；病理上以广泛间质性肺炎和肺间质纤维化为特点；肺功能检查可见限制性通气功能障碍和弥散功能降低。

5. 慢性阻塞性肺疾病并发呼吸衰竭 此类患者既往有慢性胸、肺疾患病史，常于感染后发病；临床表现为发热、咳嗽、气促、呼吸困难和发绀；血气分析示 PaO_2 降低，多合并有 $PaCO_2$ 升高。而 ARDS 患者既往心肺功能正常，血气分析早期以动脉低氧血症为主，$PaCO_2$ 正常或降低；常规氧疗不能改善低氧血症。可见，根据病史、体征、X 线胸片、肺功能和血气分析等检查不难与 ARDS 鉴别。

（李凡民　仝雯　李秀宪）

第二节 治疗措施及预后评价

一、治疗措施

ARDS 是 MODS 的一个重要组成部分，对 ARDS 的治疗是防治 MODS 的一部分。其原则为纠正缺氧，提高全身氧输送，维持组织灌注，防止组织进一步损伤，同时尽可能避免医源性并发症，主要包括液体负荷过高、氧中毒、容积伤和院内感染。在治疗上可分为病因治疗和支持治疗。目前对 ARDS 患者肺毛细血管通透性增加和肺泡上皮受损的病理生理改变以及发病根本原因之 SIRS，均缺乏特异而有效的治疗手段，主要限于器官功能及全身支持治疗，特别是呼吸支持治疗，为肺损伤的缓解和恢复创造时间。治疗上要取得突破，必须探索有效的病因治疗手段，并改进支持治疗措施。

（一）病因治疗

1. 控制致病因素 原发病是影响 ARDS 预后和转归的关键，及时去除或控制致病因素是 ARDS 治疗最关键的环节。主要包括充分引流感染灶、有效的清创和合理应用抗菌药物。当然，腹腔、肺部感染的迁延，急性胰腺炎的发展等都使病因治疗相当困难。

2. 调控机体炎症反应 ARDS 作为机体过度炎症反应的后果，SIRS 是其根本原因，调控炎症反应不但是 ARDS 病因治疗的重要手段，而且也可能是控制 ARDS 降低病死率的关键。近年来，国内外学者对 SIRS 的调控治疗进行了大量研究：①糖皮质激素：糖皮质激素是 ARDS 治疗中最富有争议的药物。前瞻陆多中心安慰剂对照试验显示，ARDS 早期应用大剂量激素，不能降低病死率，同时可能增加感染的发生率。1998 年，Meduri 进行的临床研究显示，糖皮质激素可明显改善 ARDS 患者的肺损伤，降低住院病死率，但该研究样本量较小，需进一步扩大样本量，进行多中心的对照研究。近几年有研究显示 ARDS 晚期应用糖皮质激素有助于阻止肺纤维化的进展，可改善患者生存率；应用的同时必须监测患者病情，防止并发或加重感染。但 2006 年完成的前瞻陆多中心随机对照试验显示，对于中晚期 ARDS 患者使用甲泼尼龙（负荷量 2mg/kg，0.5mg/kg，每 6 小时一次，维持 14 天），虽然 28 天内患者氧合功能、肺顺应性改善，机械通气时间缩短，循环趋于平稳，休克易于逆转，甚至亦未增加院内感染的发生率，但与对照组相比 60 天和 180 天病死率无明显差异，晚期 ARDS 患者（发病 14 天以上）使用甲泼尼龙治疗后病死率增加 27%（治疗组 35%，对照组 8%，$P = 0.02$）。由此可见，ARDS 患者应用糖皮质激素也还有待于进一步的大规模临床、前瞻、对照研究进行验证。②环氧化酶抑制剂及前列腺素 E_1：布洛芬、吲哚美辛等环氧化酶抑制剂对炎症反应有强烈抑制作用，可改善 ARDS 炎症反应，降低体温和心率。前列腺素 E_1 具有扩张血管、抑制血小板聚集和调节炎症反应、降低肺动脉和体循环压力、提高心排血量、氧合指数和组织供氧量的作用。但有关前列腺素 E_1 对 ARDS 的治疗作用尚不肯定，需进一步研究明确其作用。③酮康唑：酮康唑是强烈的 TXA$_2$ 合成酶抑制剂，对 LT 的合成也有抑制作用。初步的临床研究显示，对于全身性感染等 ARDS 高危患者，酮康唑治疗组 ARDS 患病率明显降低，但需进一步的随机对照研究证实。④己酮可可碱：己酮可可碱是一种磷酸二酯酶抑制剂。在全身性感染和 ARDS 的动物实验研究中，己酮可可碱能明显抑制白细胞趋化和激活，对 TNF 等炎性细胞因子的表达具有明显抑制效应。但己酮可可碱对 ARDS 的临床疗效尚不肯定，需进一步临床研究证实。⑤内毒素及细胞因子单克隆抗体：内毒素单克隆抗体、细菌通透性增高蛋白可阻断内毒素对炎症细胞的激活，而 TNF、IL-1 和 IL-8 等细胞因子单克隆抗体或受体拮抗剂（IL-1Ra）可直接中和炎症介质，在动物实验中均能防止肺损伤发生，降低动物病死率，结果令人鼓舞。但针对细胞因子的免疫治疗措施在感染及 ARDS 患者的临床试验均未观察到肯定疗效。

（二）呼吸支持治疗

呼吸支持治疗主要包括纠正低氧血症，提高全身氧输送，防止组织缺氧，并尽早进行营养支持。早期积极的呼吸支持治疗是纠正或改善顽固性低氧血症的关键手段，使患者不至死于早期严重的低氧血症，为治疗赢得时间。

1. 早期有力的呼吸功能支持 纠正低氧血症是 ARDS 治疗的首要任务，早期有力的呼吸功能支持是当前 ARDS 治疗的主要手段，其根本目的是保证全身氧输送，改善组织细胞缺氧。ALI 概念的提出，使 ARDS 诊断明显提前。一旦出现低氧血症，首先可采用面罩法持续气道内正压治疗；如不能奏效，应立即气管插管实施机械通气。近年来，呼吸功能支持取得长足的进步，并系统地提出机械通气治疗的新策略，主要包括以下内容。

（1）避免高潮气容积和高气道平台压：小潮气容积通气是 ARDS 病理生理改变的要

求和结果。"小肺"或"婴儿肺"是 ARDS 的特征，ARDS 参与通气的肺容积显著减少。大量研究显示，常规或大潮气容积通气易导致肺泡过度膨胀和气道平台压力过高，激活炎症细胞，促进炎症介质释放增加，引起或加重肺泡上皮细胞和肺泡毛细血管内皮细胞损伤，产生肺间质或肺泡水肿，导致呼吸机相关肺损伤以及肺外器官如肠道、肾脏损伤，诱发 MODS。因此，ARDS 患者应避免高潮气容积和高气道平台压，应尽早采用小潮气容积（6ml/kg 理想体重，参见表 3 - 4 - 4 公式计算理想体重）通气，并使吸气末气道平台压力不超过 $30cmH_2O$。

表 3 - 4 - 4　NIHARDSnet 机械通气模式和参数设置方法

通气模式——容量辅助/控制通气

潮气容积 6ml/kg（理想体重*），并保持气道平台压 $<30cmH_2O$

潮气容积 6ml/kg 时，气道平台压 $>30cmH_2O$，减少潮气容积至 4ml/kg（理想体重）

动脉血氧饱和度或经皮血氧饱和度 88% ~95%

不同 FiO_2 对应的预期 PEEP 水平

FiO_2	0.3	0.4	0.4	0.5	.5	0.6	0.7	.7	0.7	0.9	.9	0.9	0.9	1.0
PEEP	5	5	8	8	10	10	10	12	14	14	14	16	18	20 ~24

注：*理想体重的计算公式：
　　男性 = 50 + 2.3 [身高（英尺）- 60] 或 50 + 0.91 [身高（cm）- 152.4]
　　女性 = 45.5 + 2.3 [身高（英尺）- 60] 或 45.5 + 0.91 [身高（cm）- 152.4]

目前 5 个多中心随机对照试验比较了常规潮气容积与小潮气容积通气对 ARDS 病死率的影响（表 3 - 4 - 5）。其中 3 项研究显示患者病死率均无显著改变。Amato 和 NIHARDS-net 的研究则表明，与常规潮气容积通气组比较，小潮气容积通气组 ARDS 患者病死率显著降低。进一步对比分析各项研究显示，阴性结果的研究中常规潮气容积组和小潮气容积组的潮气容积差别较小，可能是导致阴性结果的主要原因之一。可见，ARDS 患者应采用小潮气容积通气。

表 3 - 4 - 5　5 个 ARDS 小潮气容积与常规潮气容积机械通气的比较研究

作者	病例	潮气容积(ml/kg)		病死率(%)		P
		对照组	小潮气容积	对照组	小潮气容积	
Amato 等	53	11.9 ±0.5	6.1 ±0.2	71	38	<0.001
Brochard 等	116	10.4 ±0.2	7.2 ±0.2	38	47	0.38
Stewart 等	120	10.6 ±0.2	7.2 ±0.8	47	50	0.72
Brower 等	52	10.2 ±0.1	7.3 ±0.1	46	50	0.60
ARDSnet	861	11.7 ±0.1	6.3 ±0.1	40	31	0.007

气道平台压力反映肺泡内压，ARDS 机械通气期间肺泡内压过高是产生呼吸机相关肺损伤的重要原因之一。Amato 在 2004 年韩国举办的西太平洋会议上报告了限制气道平台压力在 ARDS 机械通气中的重要性和对患者病死率的影响。Amato 对上述 5 项多中心随机对照研究进行综合分析，结果显示：①4 项研究（NIHARDSnet 研究除外）中，小潮气容积通气组气道平台压力低于 $30cmH_2O$，而常规潮气容积通气组高于 $30cmH_2O$。②将

Brocharsd、Stewart 和 Brower 研究中的气道平台压力分为四组（< 23cmH$_2$O、23cmH$_2$O ~ 27cmH$_2$O、27cmH$_2$O ~ 33cmH$_2$O、> 33cmH$_2$O），随着气道平台压力的升高，患者病死率显著升高（$P = 0.002$）。③对 NIHARDSnet 研究进行气道平台压力调整（即小潮气容积通气组和常规潮气容积通气组气道平台压力无显著性差异），结果发现两个潮气容积通气条件下患者病死率无显著差异（$P = 0.44$）。④对 5 项研究进行气道平台压方调整，显示不同潮气容积通气组（5 ~ 6ml/kg、7 ~ 8ml/kg、9 ~ 10ml/kg、11 ~ 12ml/kg 理想体重）ARDS 患者的病死率均无显著差异（$P = 0.18$）。⑤对 NIHARDSnet 的研究进行潮气容积调整后，发现随气道平台压力的升高，患者病死率显著增加（$P < 0.001$）。⑥对 5 项研究综合分析显示，随着气道平台压力的升高，患者病死率显著增加（$P < 0.001$），进行潮气容积调整后显示相同的结果。上述结果提示，ARDS 机械通气时应限制气道平台压力，以防止肺泡内压过高，这可能比限制潮气容积更为重要。

ARDS 患者机械通气时应采用小潮气容积（6ml/kg）通气，同时限制气道平台压力不超过 30cmH$_2$O，以避免呼吸机相关肺损伤和肺外器官损伤，防止 MODS，最终能够降低 ARDS 的病死率。

（2）允许性高碳酸血症：采用小潮气容积通气和限制气道平台压力，允许 PaCO$_2$ 高于正常，即所谓的允许性高碳酸血症是小潮气容积和限制吸气压力通气的结果。目前尚缺乏大规模随机对照研究，但小规模非随机试验表明，ARDS 采用小潮气容积和限制气道平台压力通气并发的中等程度高碳酸血症是安全的。但是，允许性高碳酸血症并非 ARDS 患者的治疗目标，采用小潮气容积通气引起的 PaCO$_2$ 升高导致酸血症可能产生一系列病理生理学改变，包括脑及外周血管扩张、心率加快、血压升高和心排血量增加等。颅内压增高是应用允许性高碳酸血症的禁忌证，而某些代谢性酸中毒的患者合并允许性高碳酸血症时，严重的酸血症可能抑制心肌收缩力，降低心脏和血管对儿茶酚胺等药物的反应性，此时，可考虑输注碳酸氢钠纠正酸中毒。

（3）促进萎陷肺泡复张并防止呼气末肺泡萎陷：ARDS 广泛肺泡萎陷和肺水肿不但导致顽固性低氧血症，而且导致可复张肺泡反复吸气复张与呼气萎陷产生剪切力，导致呼吸机相关肺损伤。大量临床和实验研究均表明，适当水平 PEEP 防止呼气末肺泡萎陷，改善通气/血流比值失调和低氧血症。另一方面消除肺泡反复开放与萎陷产生的剪切力损伤。另外，还可减少肺泡毛细血管内液体渗出，减轻肺水肿。因此，ARDS 患者应采用适当水平的 PEEP 进行机械通气。

充分复张萎陷肺泡是应用 PEEP 防止肺泡再次萎陷的前提。PEEP 维持萎陷肺泡复张的功能依赖于吸气期肺泡的充张程度，吸气期肺泡充张越充分，PEEP 维持萎陷肺泡复张的程度越高。研究显示，小潮气容积通气不利于 ARDS 萎陷肺泡的充张。近年来，许多研究探讨了 ARDS 肺复张策略，提出控制性肺膨胀或 PEEP 递增法的肺复张手法。其中控制性肺膨胀推荐采用恒压通气方式，吸气压力 30 ~ 45cmH$_2$O、持续时间 30 ~ 40 秒。而 Amato 等提出的 PEEP 递增法则是在压力控制通气的基础上逐步升高 PEEP 水平，并保持吸气压力与 PEEP 之差不变的条件通气，当吸入氧浓度为 100%，PaO$_2$ 与 PaCO$_2$ 之和高于 400mmHg 时，则认为达到充分的肺泡复张。临床和实验研究均显示上述肺复张手法具有肺泡复张和改善氧合及肺内分流的效应，其中 Amato 的一项随机对照研究中，与常规潮气容积通气比较，采用控制性肺膨胀合并小潮气容积通气患者病死率显著降低。尽管缺

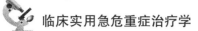

乏充分的循证医学证据，但 PEEP 的保持肺泡开放作用需建立在萎陷肺泡充分复张的基础之上。

ARDS 最佳 PEEP 的水平目前存在争议。尽管如此，Barbas 等通过荟萃分析比较了不同 PEEP 对 ARDS 患者生存率的影响，结果表明 PEEP > 12cmH$_2$O，尤其是 > 16cmH$_2$O 可明显改善患者生存率。通过胸部 CT 观察 PEEP 肺泡复张效应的研究也显示，PEEP 水平为肺静态 P – V 曲线 LIP 对应的压力（Pflex）＋2cmH$_2$O 通气条件下仍有大量肺泡萎陷。2003 年，由 Slutsky 等进行的一项临床研究显示，NIHARDSnet 研究中小潮气容积通气组呼吸频率较快，导致呼气不完全，产生一定水平的内源性：PEEP〔PEEPi，（5.8±3.0）cmH$_2$O〕，使得总 PEEP 水平升高，可达（16.3±2.9）cmH$_2$O，而常规潮气容积组呼吸频率较慢，PEEPi 仅（1.4±1.0）cmH$_2$O，总 PEEP 为（11.7±0.9）cmH$_2$O，显著低于小潮气容积通气组，故小潮气容积通气组患者病死率的降低可能部分源于高水平 PEEP 的维持萎陷肺泡复张效应。提示 ARDS 需要设置较高水平 PEEP 防止呼气末肺泡萎陷。

ARDS 患者 PEEP 的设置方法目前缺乏大规模、前瞻、随机、对照研究，无统一标准，实验和临床研究的设置方法各不相同。目前主要有以下几种方法：①上述 NIHARDS-net 关于小潮气容积的对比研究中，依赖氧合障碍的严重程度以及维持足够氧合所需的来设置 PEEP（表 3 – 4 – 4），从表 3 – 4 – 4 中可见，该方法以维持一定动脉血氧饱和度为目标，所需 FiO$_2$ 越高，设置的 PEEP 水平也越高，可以看出，PEEP 的设置基于患者氧合障碍的严重程度，但 PEEP 维持肺泡复张的效应如何不明确。②一些专家认为依据床边测定的肺顺应性来滴定 PEEP 水平，即设置为获得最大顺应性所需的 PEEP 水平，但最大顺应性并不代表最佳的肺泡复张。③以 Pflex 作为设置 PEEP 的依据（Pflex ＋2cmH$_2$O），该方法综合考虑 PEEP 对动脉氧合和心排血量的影响，但部分 ARDS 患者肺静态 P – V 曲线无LIP，而且 Pflex 对应的压力仅代表萎陷肺泡开始复张，随着气道压力的升高，萎陷肺泡的复张仍在继续，故 Pflex ＋2cmH$_2$O 也不能反映充分的肺泡复张。

上述方法各有利弊，近来有学者提出新的 PEEP 设置方法：①Lahhaman 和 Amato 等学者提出肺泡充分复张后依据 PEEP 变化引起的 PaO$_2$ 变化来选择 PEEP。即 PEEP 递增法复张萎陷肺泡后逐步降低 PEEP，当 PaO$_2$ 较前一次 PEEP 对应的值降低 5% 以上时提示肺泡重新萎陷，则 PaO$_2$ 显著降低前的 PEEP 为最佳 PEEP。②Slutsky 和 Ranieri 等提出通过测定恒定流速、容量控制通气条件下气道压力一时间曲线吸气支的应激指数（stressindex）来确定 ARDS 患者的 PEEP 水平，应激指数位于 0.9～1.1 时，提示萎陷肺泡充分复张，该指数对应的 PEEP 为最佳 PEEP。可见，上述两种方法从维持萎陷肺泡复张的角度设置 PEEP，更加符合 ARDS 的病理生理改变，可能成为设置 PEEP 的主要方法，但其临床实用和可靠性需要循证医学的证据加以证实。

（4）调整吸呼比：吸呼比影响肺内气体分布和通气/血流比值。对于 ARDS 患者，采用反比通气，有助于传导气道与肺泡之间气体的均匀分布、延长气体交换时间、升高平均肺泡压力，改善通气/血流比值，纠正低氧血症；降低气道峰值压力，减少气压伤的可能性；形成 PEEPi，有助于时间常数长的肺泡保持复张状态，改善通气/血流比值。当然，通过延长吸气时间而产生的 PEEPi 与外源性 PEEP 不同，PEEPi 有助于稳定时间常数长的肺泡，而外源性 PEEP 主要使时间常数短的肺泡趋于稳定；辅助通气时，患者触发吸气需额外做功克服 PEEPi，增加呼吸负荷；PEEPi 难以监测和调节，且 ARDS 肺单位以时间常数短的肺泡为主，因此，临床多采用外源性 PEEP 治疗 ARDS。

（5）尽可能保留自主呼吸：采用保留部分自主呼吸的通气模式是 ARDS 呼吸支持的趋势。部分通气支持模式可部分减少对机械通气的依赖，降低气道峰值压，减少对静脉回流和肺循环的影响，从而可能通过提高心排血量而增加全身氧输送；有助于使萎陷肺泡复张而改善通气/血流比值；可减少镇静剂和肌松剂的使用，保留患者主动运动能力和呼吸道清洁排痰能力，减少对血流动力学和胃肠运动的干扰，同时，有助于早期发现合并症。当然，部分通气支持尚存在一些问题，例如，自主呼吸引起胸腔内压降低，可能使肺泡的跨肺压增大，有可能增加气压伤的危险性，需进一步研究观察。

压力预设通气为减速气流，吸气早期的气流高，有助于萎陷肺泡复张，也有助于低顺应性肺泡的充张，改善肺内气体分布和通气/血流比值；吸气期气道压力恒定，使肺泡内压不会超过预设压力水平，可防止跨肺压过高，同时气道压力恒定，防止气道峰值压力过高，均可降低气压伤发生的可能性；气道平均压力较恒流高，有利于肺泡复张，改善氧合；减速气流与生理条件下的气流类似，患者易耐受，减少人机对抗。由此可见，ARDS 患者采用减速气流的通气模式更为有益。常用的支持自主呼吸的压力预设通气主要包括压力支持通气（PSV）、容量支持通气（VSV）、气道压力释放通气（APRV）及双相气道压力正压通气（BIPAP）等。

BIPAP 是一种定时改变 CPAP 水平的通气模式，可支持患者的自主呼吸。高水平 CPAP 促使肺泡扩张，CPAP 的压力梯度、肺顺应性、气道阻力及转换频率决定肺泡通气量。在无自主呼吸情况下，BIPAP 实际上就是压力控制通气，但有自主呼吸时，自主呼吸可在高、低两个水平 CPAP 上进行。目前认为 BIPAP 是实施低潮气容积通气的最佳模式之一。VSV 是 PSV 的改进模式，通过自动调节 PSV 支持水平，使潮气容积保持恒定，具有较好的应用前景。另外，成比例通气（PAV）是一种新型的通气模式，吸气期呼吸机提供与患者吸气气道压力成比例的辅助压力，而不控制患者的呼吸方式。该通气模式需要患者具有正常的呼吸中枢驱动。采用 PAV 时，患者较舒适，可减少人机对抗和对镇静剂的需求量；同时利于恢复和提高患者的呼吸控制能力，适应自身通气的需求。可见，PAV 是根据患者自主呼吸设计的通气模式，更接近于生理需求，或许是治疗 ARDS 的更有前途的通气模式。

（6）吸入氧浓度的限制：以往的研究已经证实长时间吸入高浓度氧（>60%）可诱导类似于 ARDS 的肺损伤，主要与高氧环境释放的大量自由基损伤肺实质细胞有关；另外，高浓度吸氧还可能导致去氮性肺不张。因此，长时间吸入高浓度氧可使 ARDS 的肺损伤恶化。FiO_2 应避免高于 60%，如仍存在严重的低氧血症，可吸入纯氧，但不宜超过 24 小时，而且需积极采用新的治疗措施，例如，吸入一氧化氮、ECMO 或血管内氧合（IVOX）等，以纠正低氧，尽早降低 FiO_2。

（7）俯卧位通气：应用高 FiO_2 或高气道平台压通气者，若体位改变无明显禁忌证，可采用俯卧位通气。ARDS 病变分布不均一，重力依赖区更易发生肺泡萎陷和不张，相应地萎陷肺泡的复张较为困难。俯卧位通气降低胸膜腔压力梯度，减少心脏的压迫效应，促进重力依赖区肺泡复张，有利于通气/血流比值失调和氧合的改善，同时还有助于肺内分泌物的引流，以利于肺部感染的控制。

许多研究显示俯卧位通气可改善 ARDS 患者氧合。Gattinoni 等进行的一项多中心研究对 ARDS 患者采用每天 7 小时俯卧位通气，连续 7 天，结果表明俯卧位通气对 ARDS 患者病死率无明显影响，但进一步依据 PaO_2/FiO_2 分层研究显示，$PaO_2/FiO_2 < 88mmHg$ 的重症患者采用俯卧位通气后病死率明显降低（分别为 47% 和 23%，$P < 0.05$）。另外，对 ARDS 患者以简明急性生理评分（SAPS）Ⅱ进行分层研究，结果显示，与仰卧位通气相比，SAPSH > 49 分的患者采用俯卧位通气后病死率显著降低（分别为 80% 和 30%，$P < 0.05$）。可见，俯卧位通气的临床疗效不仅与 ARDS 的严重程度有关，还与患者全身疾病严重程度有关，对于重症 ARDS 或全身情况差的患者采用俯卧位通气有利于病情的改善。

俯卧位通气的临床疗效还与 ARDS 的病因有关，肺内原因和肺外病变引起 ARDS 的病理生理变化不同。肺内原因所致的 ARDS，病理改变以肺泡上皮细胞损伤导致的肺实变为主；而肺外原因所致的 ARDS，以肺毛细血管内皮细胞损伤导致肺间质、肺泡水肿和肺泡萎陷为主，因此，两者对俯卧位通气的反应不同，而且具有时间依赖性。研究表明，俯卧位通气对肺外原因 ARDS 氧合的改善明显优于肺内原因 ARDS，而且需时较短，通常不长于 2 小时，而后者通常需俯卧位 2 小时以上。

俯卧位通气可通过翻身床来实施，实施过程中避免压迫气管插管，注意各导管的位置和连接是否牢靠。没有翻身床的情况下，需在额部、双肩、下腹部和膝部垫入软垫。防止压迫性损伤和胸廓扩张受限。俯卧位通气伴随危及生命的潜在并发症，包括气管内插管及中心静脉导管的意外脱落，但予以恰当的预防，这些并发症是可以避免的。对于合并有休克、室性或室上性心律失常等的血流动力学不稳定患者，存在颜面部创伤或未处理的不稳定性骨折的患者，为俯卧位通气的禁忌证。

（8）防止呼吸机相关肺炎的发生：除非有禁忌证，机械通气的患者应采用 45°半卧位，以防止呼吸机相关性肺炎（VAP）的发生，因机械通气患者平卧位时易发生 VAP。研究表明，由于气管内插管或气管切开导致声门的关闭功能丧失，机械通气患者胃肠内容物易于反流误吸进入下呼吸道，是发生 VAP 的主要原因。前瞻性随机对照试验观察了机械通气患者仰卧位和半卧位 VAP 的发生率，结果显示平卧位和半卧位（上半身抬高 45°以上）可疑 VAP 的发生率分别为 34% 和 8%（$P = 0.003$），经微生物培养确诊后发生率分别为 23% 和 5%（$P = 0.018$）。可见，半卧位显著降低机械通气患者 VAP 的发生。进一步相关分析显示，仰卧位和肠内营养是机械通气患者发生 VAP 的独立危险因素，格拉斯哥昏迷评分 < 9 分则是附加因素，进行肠内营养的患者发生 VAP 的概率最高。因此，机械通气患者，尤其对于进行肠内营养或（和）昏迷患者，除颈部术后、正在操作、发作性低血压等情况下需保持平卧位外，其余时间均应持续处于半卧位，以减少 VAP 的发生。

（9）自主呼吸测试：机械通气一方面纠正低氧血症，改善肺泡通气，促进肺泡复张，降低患者呼吸做功；另一方面可出现 VAP、呼吸机相关性肺损伤、呼吸机依赖等并发症。因此，机械通气期间应客观评估患者病情，做出相应合理的临床决策。当患者满足以下条件时，应开始脱机试验，并进行自主呼吸测试（SBT），以便尽早脱机拔管，尽可能缩短机械通气时间。

SBT 的目的是评估患者是否可终止机械通气。进行 SBT 时应满足：①清醒；②血流动力学稳定（未使用升压药）；③无新的潜在严重病变；④需要低的通气条件及 PEEP；

⑤面罩或鼻导管吸氧可达到所需的 PaO_2。如果 SBT 成功，则考虑拔管（图 3-4-1）。SBT 可采用 $5cmH_2O$ 的 CPAP 或 T 管进行，或低水平（依据气管插管的内径采用 $5\sim10cmH_2O$）的 PSV。

　　最近的前瞻性、随机、多中心、对照研究表明，对达到上述条件的机械通气患者每日进行 SBT，可缩短机械通气时间，提高脱机拔管成功率。另外，有研究对比了 SBT 持续 30 分钟与 120 分钟对患者的影响，结果显示两种 SBT 寸间对患者成功脱机拔管和再插管率均无显著性差异，而 SBT 持续 30 分钟组 ICU 停留时间和总住院时间均显著缩短（表 3-4-6）。故 SBT 推荐持续 30 分钟。需要指出的是，该方法也适用于 ALI/ARDS 以外的机械通气患者。

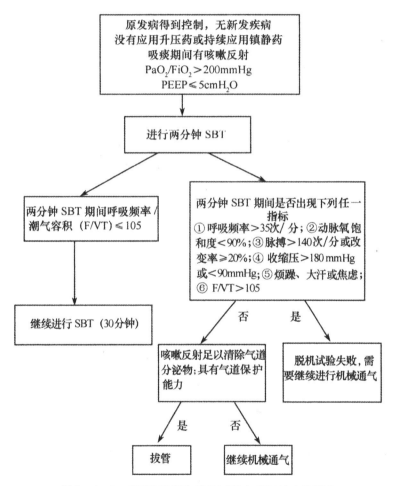

图 3-4-1　ARDS 患者在脱机过程中 SBT 的实施程序

表 3 - 4 - 6　SBT 持续时间对患者的影响

	SBT 时间（min）		P
	30	120	
患者数（例）	270	256	
脱机拔管率（%）	87.8	84.4	0.32
SBT 失败率（%）	12.2	15.6	0.32
48 小时无再插管率（%）	l3.5	13.4	0.91
ICU 病死率（%）	13	9	0.18
住院病死率（%）	19	18	0.96
ICU 停留时间（d）	10	12	0.005
总住院时间（d）	22	27	0.02

2. 一氧化氮吸入　近年来一氧化氮在 ARDS 中的作用受到重视。其生理学效应主要表现为以下几方面：①调节肺内免疫和炎症反应：主要通过杀灭细菌、真菌及寄生虫等病原菌而增强非特异性免疫功能，同时可抑制中性粒细胞的趋化、黏附、聚集和释放活性物质，减少炎症细胞释放 TNF - α、IL - 1、IL - 6、IL - 8 等炎性细胞因子，减轻肺内炎症反应。②减轻肺水肿：吸入一氧化氮可选择性扩张肺血管、降低肺动脉压力，减轻肺水肿。③减少肺内分流：一氧化氮吸入后进入通气较好的肺泡，促进肺泡周围毛细血管的扩张，促进血液由通气不良的肺泡向通气较好的肺泡转移，从而改善通气/血流比值失调，降低肺内分流，改善气体交换，改善氧合。可见，吸入一氧化氮不仅对症纠正低氧，而且还具有病因治疗作用。吸入的一氧化氮很快与血红蛋白结合而失活，可避免扩张体循环血管，对动脉血压和心排血量无不良影响。一般认为，吸入低于 20ppm* 的一氧化氮就能明显改善气体交换，而对平均动脉压及心排血量无明显影响。由于一氧化氮吸入可改善顽固性低氧血症，降低呼吸机条件和 FiO_2，对需高通气条件和高 FiO_2 的重度 ARDS 患者，可能减少医源性肺损伤，并赢得宝贵的治疗时间。

3. 补充外源性肺泡表面活性物质　肺泡表面活性物质有助于降低肺泡表面张力，防止肺泡萎陷和肺容积减少，维持正常气体交换和肺顺应性，阻止肺组织间隙的液体向肺泡内转移。ARDS 时，肺泡Ⅱ型上皮细胞损伤，表面活性物质合成减少；肺组织各种非表面活性蛋白如免疫球蛋白、血清蛋白、纤维蛋白、脂肪酸、溶血卵磷脂以及 C 反应蛋白等浓度大大增加，竞争表面活性物质在气液界面的作用，稀释表面活性物质的浓度，并且抑制磷脂和表面活性物质合成和分泌；导致肺泡表面活性物质明显减少和功能异常。补充外源性肺泡表面活性物质在动物试验和小儿患者取得了良好效果，能够降低肺泡表面张力，防止和改善肺泡萎陷，改善通气/血流比值失调、降低气道压力以及防止肺部感染。另外，有研究认为补充外源性肺泡表面活性物质还具有抑制微生物生长和免疫调节的作用。

目前关于表面活性物质对成人 ARDS 治疗的时机、使用方法、剂型（人工合成或来源于动物）、使用剂量、是否需要重复使用以及应用使所采取的机械通气模式和参数设置等均需进行进一步的研究和探讨。

4. 液体通气 液体通气，特别是部分液体通气明显改善 ARDS 低氧血症和肺功能，可能成为 ARDS 保护性通气策略的必要补充。目前液体通气多以 Perflubron（有人译为潘氟隆，PFC）为氧气和二氧化碳的载体。其有效性机制包括以下几方面：①促进下垂和背部肺泡复张：PFC 的比重较高，进入肺内位于下垂部位或背部，使该区域肺内压升高，有效对抗由重力引起的附加静水压，促进肺泡复长。可见，PFC 的作用类似于 PEEP 的作用，但可避免 PEEP 引起的非下垂区域肺泡过度膨胀而导致的气压伤以及心排血量下降等副作用。②改善肺组织病变：PFC 可减轻血浆向肺泡内渗出，促进肺泡复张；PFC 比重较大，作为灌洗液将肺泡内渗出物及炎症介质稀释清除。③类表面活性物质效应：PFC 的表面张力低，进入肺泡可作为表面活性物质的有效补充，促进肺泡复张，改善通气/血流失调，纠正低氧血症。

尽管液体通气用于动物 ARDS 模型的研究已经取得相当成功的经验，但用于人类的研究尚处于初级阶段。由于液体通气的作用机制是针对 ARDS 的病理生理过程，故成为 ARDS 治疗的新途径。但液体通气需较强镇静，甚至肌松抑制自主呼吸，循环易发生波动；PFC 的高放射密度，可能影响观察肺部病理改变；PFC 剂量和效果维持时间的进一步探讨均是应用液体通气需关注的方面。

5. 气管内吹气 气管内吹气（TGI）通过放置于气管或主支气管近端的导管，连续或定时向气管内吹入新鲜气体。可达到以下治疗作用：①吸气期 TGI 可减少死腔通气，增加肺泡通气量，降低 $PaCO_2$，提高 PaO_2。②提高气管内氧浓度（特别是呼气期），提高 PaO_2。③呼气期 TGI 可增大 PEEP。缺点是无统一的 TGI 的设备，且导管本身和高速气流皆可能损伤气管黏膜。目前主要用于允许性高碳酸血症通气的辅助治疗。

6. 体外膜氧合加二氧化碳清除 理论上防治呼吸机相关性肺损伤的最好办法是以肺外气体交换供氧气和排出二氧化碳，让已受损的肺充分休息和修复愈合。常用的装置有体外膜氧合（ECMO）、体外膜氧合加二氧化碳去除（$ECCO_2R$）以及 IVOX 等。用于肺损伤的防治已取得一定成果，尤其是新生儿和小儿呼吸衰竭的存活率显著提高，但因创伤大、技术设备复杂、价格昂贵，应用受到限制。

（三）其他治疗

肺外器官功能支持和全身营养支持是 ARDS 治疗不可忽视的重要环节。近年来，早期有力的呼吸支持使患者较少死于低氧血症，而主要死因是 MODS。ARDS 恶化可诱发或加重其他器官发生功能障碍甚至衰竭，而肺外器官功能的衰竭反过来又可加重 ARDS。加强肺外器官功能支持，防止 MODS 的发生和发展，可能是当前改善 ARDS 患者预后的重要手段。

1. 液体管理 液体管理是 ARDS 治疗的重要环节。ARDS 的肺水肿主要与肺泡毛细血管通透性增加导致血管内液体漏出有关，其次毛细血管静水压升高可加重肺水肿的形成。故对 ARDS 应严格限制液体输入。通过限制输液和利尿而保持较低 PAWP 的 ARDS 患者，有较好的肺功能和转归。而且，早期限制输液和利尿并不增加肾衰竭和休克的危险性。因此，在维持足够心排血量的前提下，通过利尿和适当限制输液量，保持较低前负荷，使 PAWP 不超过 12mmHg 是必要的。当然，应注意避免患者出现低血容量状态，导致心排血量降低和全身组织缺氧。Wheeler 等通过多中心前瞻、对照性研究发现，ARDS 患者发病 48 小时内选择放置肺动脉导管或中心静脉导管来指导血流动力学监测，两组患者休

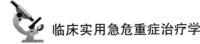

克逆转时间、肺脏和肾脏等器官功能、低血压的发生率、机械通气的条件及血管活性药物的使用、液体出入量及 60 天病死率等均无差异。而放置肺动脉导管组出血、感染及置管困难的并发症是中心静脉导管组的 2 倍。因此，ARDS 患者是否应该放置肺动脉导管，放置导管的时机，以及医生是否能正确测量、解读数据，并加以合理正确分析后应用于临床，还有待于进一步的研究和观察。在无法判断心功能状态或液体管理有困难时，ARDS 患者可以放置肺动脉导管，监测血流动力学状态。

ARDS 时补液的种类，如输注胶体或晶体，一直存在争议。有研究认为，ARDS 时肺毛细血管通透性增加，输注的胶体漏入肺组织间隙，不但抵消了正常情况下肺毛细血管与肺间质间存在的胶体渗透压差，使对抗血液成分进入组织间隙的压力差减小，而且组织间隙和肺泡内富含蛋白质的水肿液难以清除，加重病情。而有的学者则认为，输注晶体液提高肺毛细血管渗透压的作用小，相反却能很快进入肺组织间质与肺泡，加重肺水肿，而胶体液能迅速提高毛细血管胶体渗透压，阻止血液向肺间质和肺泡内转移。一般主张在 ARDS 早期，肺毛细血管通透性明显增加的情况下，输注晶体液；当血清蛋白浓度降低时，可输注胶体液如血浆和代血浆制品，必要时应用白蛋白。

2. 营养和代谢支持　早期营养支持值得重视。危重患者应尽早开始营养代谢支持，根据患者的肠道功能情况，决定营养途径。肠道功能障碍的患者，采用肠外营养，应包括糖、脂肪、氨基酸、微量元素和维生素等营养要素，根据全身情况决定糖脂热卡比和热氮比。总热卡量不应超过患者的基本需要，一般为 25~30kcal/（kg·d）。如总热卡过高，可能导致肝功能不全、容量负荷过高和高血糖等并发症。肠道功能正常或部分恢复的患者，应尽早开始肠内营养，有助于恢复肠道功能和保持肠黏膜屏障，防止毒素及细菌易位而加重 ARDS。

3. 促进肺泡上皮修复和水肿液的吸收　促进肺泡上皮细胞修复是 ARDS 肺功能恢复的重要条件。动物实验证实上皮生长因子、角质细胞生长因子、转化生长因子和纤维母细胞生长因子等能够促进肺泡上皮修复。但缺乏临床资料。肺泡水肿液吸收主要为被动吸收，但也包括主动 Na^+ 转运，肾上腺能激动剂对此可能具有促进作用，但尚缺乏临床对照资料。

4. 其他　ARDS 是 MODS 的一个重要组成部分，对 ARDS 的治疗是防治 MODS 的一部分。在进行 ARDS 呼吸功能支持和治疗的同时，不容忽视对循环功能、肾功能、肝功能等器官功能的监测和支持。

二、预后评价

流行病学调查显示，ALI/ARDS 是临床常见危重症。根据 1994 年欧美联席会议提出的 ALI/ARDS 诊断标准，ALI 发病率为每年 18/10 万，ARDS 为每年 13~23/10 万。2005年的研究显示，ALI/ARDS 发病率分别在每年 79/10 万和 59/10 万。提示 ALI/ARDS 发病率显著增高，明显增加了社会和经济负担，这甚至可与胸部肿瘤、AIDS、哮喘或心肌梗死等相提并论。

病因不同，ARDS 患病率也明显不同。严重感染时 ALI/ARDS 患病率可高达25%~50%，大量输血可达 40%，多发性创伤达到 11%~25%，而严重误吸时，ARDS患病率也可达 9%~26%。同时存在两个或三个危险因素时，ALI/ARDS 患病率进一步升高。另外，危险因素持续作用时间越长，ALI/ARDS 的患病率越高，危险因素持续 24、48

及72小时时，ARDS患病率分别为76%、85%和93%。

　　虽然不同研究对ARDS病死率的报道差异较大，总体来说，目前ARDS的病死率仍较高。对1967~1994年国际正式发表的ARDS临床研究进行荟萃分析，3264例ARDS患者的病死率在50%左右。中国上海市15家成人ICU2001年3月~2002年3月ARDS病死率也高达68.5%。不同研究中ARDS的病因构成、疾病状态和治疗条件的不同可能是导致ARDS病死率不同的主要原因。

（李凡民　张解放　桑艳艳　吴保凡）

第五章　急性呼吸衰竭

急性呼吸衰竭（ARI）是指因突发因素引起短时间内肺通气或换气功能严重障碍而发生的呼吸衰竭，多表现为Ⅰ型呼吸衰竭。因病变发展迅速，机体尚未建立有效的代偿，如不及时抢救，会危及患者的生命，甚至发展为Ⅱ型呼吸衰竭（低氧血症伴高碳酸血症型），是一临床急症，需及时诊断和治疗。病因包括：急性呼吸衰竭的病因很多，凡能阻碍外界空气与肺内血液进行气体交换的任何病因，都可引起低氧血症或伴高碳酸血症导致呼吸衰竭。

第一节　诊断分析

（一）病因

1. 呼吸道病变　慢性阻塞性肺病（COPD）急性加重（AECOPD）是最主要原因，约占80%～90%，其次为支气管哮喘、支气管扩张、异物阻塞、肿瘤或肿大淋巴结压迫、气道灼伤、烧伤等，引起通气功能障碍和气体分布不匀，导致通气与血流比例失调。

2. 肺组织病变　各种重症肺炎、急性呼吸窘迫综合征（ARDS）、重度肺结核、弥漫性肺间质纤维化、各类肺泡炎、尘肺、放射性肺炎、侵及肺的结缔组织病、各种吸入性损伤、氧中毒和广泛肺切除、急性高山病、复张性肺水肿、误吸、淹溺、电击等均可引起肺容量、通气量、有效弥散面积减少、通气与血流比例失调，造成严重气体交换障碍，发生缺氧。

3. 肺血管病变　肺血栓栓塞性疾病、肺血管炎、肺毛细血管瘤、DIC等，以及原因不明的肺动脉高压等均可引起肺血管阻力增加，此外肺血流障碍减少使肺换气损害，肺内右至左分流增加，导致缺氧等均可引起肺动脉高压。

4. 胸廓病变　严重脊柱后、侧凸畸形、类风湿性关节炎、广泛胸膜肥厚粘连、大量胸腔积液或气胸、胸廓畸形及胸壁外伤等。

5. 神经中枢及神经肌肉疾患　多发性肌炎、重症肌无力、脊髓灰白质炎、多发性神经炎、严重低血钾等影响呼吸肌收缩、镇静剂或麻醉剂中毒、脑血管病变、脑外伤、脑炎和脑肿瘤等影响呼吸驱动和调节，最终都可导致呼衰。

呼吸衰竭按动脉血气分为：①Ⅰ型：缺O_2而无CO_2潴留（$PaO_2 < 60mmHg$，$PaCO_2$降低或正常），见于换气功能障碍的患者（通气/血流比例失调，弥散功能障碍和肺动静脉样分流），如ARDS、弥漫性肺间质纤维化、放射性肺损伤等。②Ⅱ型：缺O_2伴CO_2潴留（$PaO_2 < 60mmHg$，$PaCO_2 > 50mmHg$），由于通气功能障碍，导致缺O_2和CO_2潴留，如COPD、重症支气管哮喘。

（二）病史要点

此次发病的情况，呼吸衰竭出现的时间，有无特殊原因；如急性中毒（CO、有机磷、鼠药、镇静剂等），有无呛咳、外伤等。仔细了解既往病史，如 COPD、支气管哮喘、高血压、神经肌肉疾患等，以及日常药物治疗情况。

（1）原发病的临床表现：发热伴咳嗽、咳痰气促提示有肺部感染。突发昏迷，一侧肢体偏瘫伴呼吸衰竭提示脑血管意外可能。发热伴意识障碍提示中枢神经系统感染。

（2）呼吸衰竭的临床表现：如呼吸困难、发绀、烦躁不安、嗜睡、昏迷等。

（3）低氧血症：神经与心肌组织对缺氧均十分敏感，低氧血症时常出现中枢神经系统和心血管系统功能异常的临床征象。

1）中枢神经系统方面：如头痛、情绪激动、判断力障碍、运动功能失常、烦躁不安等中枢神经系统症状。缺氧严重时，可表现为谵妄、癫痫样抽搐、意识丧失甚至昏迷、死亡。

2）心血管系统方面：常表现为心率增快、血压升高。缺氧严重时则可出现各种类型的心律失常，进而心率变缓，周围循环衰竭，四肢厥冷，甚至心脏停搏。

3）呼吸系统：呼吸困难，呼吸频率可增快，鼻翼煽动，辅助呼吸肌运动增强，呼吸节律紊乱。缺氧严重时，由于中枢神经系统和心血管系统功能严重障碍，呼吸可变浅、变慢，甚至呼吸停止。

（4）CO_2 潴留的临床表现：急性呼吸衰竭时，二氧化碳的蓄积不但程度严重而且发生时间短，可产生严重的中枢神经系统和心血管系统的功能障碍。临床表现为头痛、反应迟钝、嗜睡，甚至神志不清、昏迷、扑翼样震颤等。

（三）查体要点

1. 呼吸衰减体征　注意观察神志、呼吸频率和节律，发绀，端坐呼吸、三凹征、张口抬肩等呼吸困难的表现，二氧化碳蓄积引起的心血管系统的临床表现因血管扩张或收缩程度而异。如多汗、球结膜充血水肿、颈静脉充盈、血压下降等。

2. 基础疾病体征　桶状胸提示 COPD；两肺哮鸣音提示支气管哮喘；一侧肢体偏瘫提示脑血管意外；四肢软瘫提示吉兰 – 巴雷综合征。

3. 诱发因素体征　发热伴肺部湿性啰音提示呼吸道感染；叩诊鼓音伴呼吸音低下或消失提示气胸。

4. 并发症体征　有无低血压、心律失常、心力衰竭和肺性脑病，有无黄疸、浮肿、皮肤淤斑和脏器出血。

（四）常规检查及其他检查

1. 血气分析　呼吸衰竭的诊断标准是在海平面、标准大气压、静息状态、呼吸空气等条件下，$PaO_2 < 60mmHg$，$PaCO_2$ 降低或正常，为 I 型呼吸衰竭，如同时伴有 $PaCO_2 > 50mmHg$，为 II 型呼吸衰竭。同时血气分析还可判断体内酸碱平衡的状况和酸碱失衡时代偿状况的判断。

2. 肺功能检测　对于重症的呼吸衰竭患者，肺功能的临床应用受到限制，但床边肺功能的测定，有助于原发病和病情严重程度的判断。常用的床边肺功能检测有第一秒用力呼气量（FEV_1）和呼气峰流速（PEF）等。

3. 影像学检查　对于呼吸衰竭患者，应常规行胸部 X 线检查，如病情需要，必要时还应行胸部 CT、MRI 和放射性核素肺扫描。

4. 其他检查还包括 血常规、血电解质、肝肾功能检测、D-二聚体、血培养、头颅 CT、腰椎穿刺、脑脊液检查等。

（五）诊断标准

呼吸衰竭的诊断标准是在海平面、标准大气压、静息状态、呼吸空气等条件下，$PaO_2 < 60mmHg$，$PaCO_2$ 降低或正常，为 I 型呼吸衰竭，如同时伴有 $PaCO_2 > 50mmHg$，为 II 型呼吸衰竭。

（张解放 仝雯）

第二节 治疗措施及预后评价

一、治疗措施

急性呼吸衰竭多突然发生，且病情重危及生命，需及时采取抢救措施，改善缺氧，保证机体氧供的需要。同时要注意维持酸碱平衡，保护重要脏器的功能。

1. 通畅呼吸道和维持有效通气 ①首先要畅通气道：立即使患者头部侧位，颈部后仰，抬起下颌，此种体位可以解除部分患者上气道的梗阻。②清理口咽分泌物和胃内反流物。如用多孔导管吸除口腔、鼻咽部分泌物等，若是由于呼吸道异物所引起的上呼吸道梗阻，可采用 Heimlich 手法，对于急性喉水肿可应用 1:1000 的肾上腺素 0.3ml 皮下注射；如果是误吸、淹溺所致急性呼吸衰竭，通过有效吸引后即可解除梗阻，改善通气，并可行支气管镜诊治。③建立人工气道：当以上两种措施仍不能使呼吸道通畅时，则需尽快建立人工气道（环甲膜穿刺或切开，气管插管或气管切开）。

2. 氧疗 是纠正低氧血症的有效措施。氧疗方法有鼻导管、鼻塞、面罩等，急性衰竭氧疗可给予高浓度甚至纯氧，待 PaO_2 升高 60mmHg 以上后逐渐降低吸氧浓度，以免长时间高浓度氧引起氧中毒。氧疗无效应予机械通气治疗。

3. 机械通气 对于一般氧疗不能纠正的低氧血症，根据病情应积极的行机械通气（包括无创或有创机械通气。机械通气内容见相关章节）。

4. 病因治疗 引起急性呼吸衰竭的病因很多，治疗各异。必须充分重视病因治疗和去除诱发急性呼吸衰竭的基础病因。

5. 其他治疗 控制感染；支持治疗；严密监测生命体征和病情变化，保护重要脏器功能，脑水肿的预防与治疗，肝、肾功能和水、电解质、酸碱平衡的维持等都是不可忽视的重要环节。

6. 治疗流程图（图 3-5-1）。

二、预后评价

急性呼吸衰竭发病急骤，其预后与患者基础疾病和现场急救有关。一般原无肺部疾病，及时有效的现场急救，可以痊愈；但是不及时抢救可危及生命。

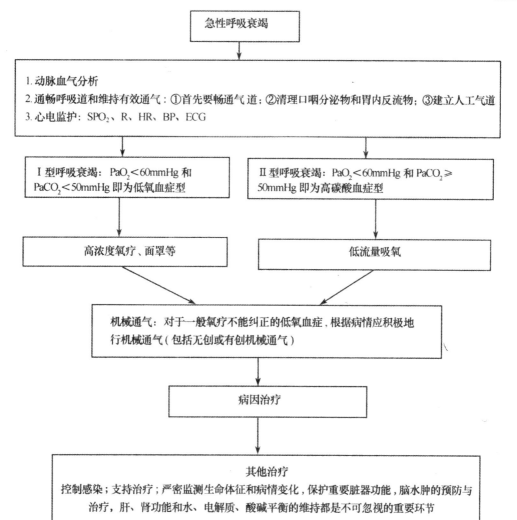

图 3 – 5 – 1　急性呼吸衰竭治疗流程图

（仝雯）

第六章　慢性阻塞性肺病的急性发作

慢性阻塞性肺病（COPD）是指气管、支气管黏膜及其周围组织的慢性非特异性炎症。临床上以咳嗽、咳痰或伴有喘息及反复发作的慢性过程为特征。COPD 是一种具有气流受限特征的疾病，气流受限不完全可逆、呈进行性发展，与肺部对有害气体或有害颗粒的异常炎症反应有关。COPD 的病程可分为稳定期（stableCOPD）和急性加重期（AECOPD）。COPD 的急性发作是指患者在原有状况下短期内出现呼吸困难加重、咳嗽和（或）痰的性状和量发生改变，可伴发热等炎症加重的表现，需要调整治疗方案。

引起 COPD 的危险因素包括个体易感因素以及环境因素两个方面，两者相互影响。某些遗传因素可增加 COPD 发病的危险性。已知的遗传因素为 α_1-抗胰蛋白酶缺乏。重度 α_1-抗胰蛋白酶缺乏与非吸烟者的肺气肿形成有关。环境因素包括：吸烟、职业性粉尘和化学物质、空气污染、感染、社会经济地位等。COPD 加重的原因：①感染：80% 的 AECOPD 由感染引起，其中包括细菌病原体（40%～50%）、病毒感染（30%～40%）和非典型致病菌（5%～10%）。流感嗜血杆菌、卡他莫拉菌和肺炎链球菌是 AECOPD 并发感染的主要致病菌。其余 20% 是由环境因素和服药依从性差等非感染性因素引起。COPD 在各种发病诱因作用下，引起肺功能障碍，弥散功能异常肺泡通气不足。②通气/血流比例失调（V/Q）。③弥散障碍。④氧耗量增加：发热、寒战、呼吸困难和抽搐均增加氧耗量。PaO_2 及 SaO_2 下降，$PaCO_2$ 升高，导致呼吸衰竭，从而出现缺氧和二氧化碳潴留。COPD 目前居全球死亡原因的第四位，我国近期的调查，COPD 患病率占 40 岁以上人群的 8.2%，十分惊人。

第一节　诊断分析

（一）病史要点

1. 有 COPD 病史　该类患者往往有长期较大量吸烟史，职业性或环境有害物质接触史；家族史，COPD 有家族聚集倾向，多于中年以后发病，症状好发于秋冬寒冷季节，常有慢性咳嗽、咯痰以及早期的劳力后气短和呼吸困难，逐步进展为日常活动和静息状态下的气短和呼吸困难。常反复呼吸道感染及急性加重史。且随着病情进展，急性加重愈见频繁。反复发作的 COPD 后期可出现慢性肺源性心脏病和右心功能不全。

2. 引起 COPD 加重的原因　气管-支气管感染，以病毒和细菌为最主要病原微生物，此外，环境理化因素的作用。

3. COPD 加重的主要症状　气促加重，并伴有喘息、胸闷、咳嗽加剧、痰量增加痰液颜色和（或）黏度改变以及发热等，此外，亦可出现全身不适、失眠、嗜睡、疲乏、抑郁和精神紊乱等症状。患者还可出现运动耐力下降、发热等。

（二）体检要点

早期 COPD 体征不明显。随着疾病进展和急性加重时可出现以下体征：

（1）桶状胸。

（2）呼吸浅快，辅助呼吸肌参加呼吸运动胸腹矛盾呼吸运动，前倾坐位呼吸。

（3）缺氧明显时可见皮肤口唇发绀。

（4）右心功能不全体征：两下肢水肿、肝脏增大，肝颈回流征阳性，甚至胸腹水。

（5）叩诊心浊音界缩小，过清音。

（6）两肺呼吸音减低，呼气相延长，可闻及干湿性啰音，剑突部位心音强。

（三）辅助检查

1. 必做检查

（1）血常规：COPD 急性发作多合并肺部感染，可见白细胞计数及中性粒细胞数增多，部分患者合并嗜酸粒细胞增多。

（2）血生化检查：患者可出现电解质紊乱（低钠、低钾和低氯血症等）、氨基转移酶异常、尿素氮升高、糖尿病危象或营养不良、低白蛋白，其原因是缺氧、右心衰竭及体循环淤血等。并可以发现合并存在的代谢性酸碱失衡。

（3）肺功能测定：加重期患者，常难以满意地进行肺功能检查。$FEV_1 < 1L$ 可提示严重发作。

（4）动脉血气分析：除能评价及诊断疾病，对指导氧疗、机械通气各种参数的调节以及纠正酸碱失衡和电解质紊乱均有重要价值。COPD 的急性加重常导致呼吸衰竭，在海平面呼吸空气条件下，$PaO_2 < 60mmHg$ 和（或）$SaO_2 < 90\%$，提示呼吸衰竭。如 $PaO_2 < 50mmHg$，$PaCO_2 > 70mmHg$，$pH < 7.30$，提示病情危重，需严密监护或住院治疗。临床上以 $PaCO_2$ 升高 $> 50mmHg$（Ⅱ型呼衰）为常见。pH 值可在正常范围或 < 7.35，主要根据呼吸衰竭发生的速度，后期由于肾脏的代偿作用，pH 可在正常范围内，患者多合并多重的酸碱失衡，应仔细分析。

（5）X 线胸片：可见：①慢性支气管炎的征象，两肺纹理增粗、紊乱、呈网状或条索状。②肺气肿的征象，胸廓扩张、肋间隙增宽、肋骨平行、两肺野透亮度增加。③肺动脉高压征象，如右下肺动脉干扩张，其横径≥15mm；其横径与气管横径之比值≥1.07；肺动脉段明显突出或其高度≥3mm。④右心室肥大征。⑤肺部感染的征象。X 线胸片有助于 COPD 加重与其他具有类似症状的疾病鉴别。

（6）心电图（ECG）：肺心病心电图表现，对右心室肥厚、心律失常及心肌缺血诊断有帮助。

（7）痰细菌培养：COPD 患者急性恶化多由感染所致，应及时行痰液病原学的检查并作药敏试验，指导临床用药。

2. 选做检查

（1）螺旋 CT 扫描和血管造影。

（2）血浆 D-二聚体检测是诊断 COPD 合并肺栓塞的主要手段。

（四）诊断标准

1. 有 COPD 病史，符合 COPD 的诊断标准。

2. 在 COPD 基础状态下，出现了咳嗽、咳痰、喘息、呼吸困难或胸闷症状的加重。

3. 在 AECOPD 的诊断过程中，尤其注意与加重前的病史、症状、体征、肺功能测定、动脉血气测定和其他实验检查指标进行比较，对判断 COPD 加重的严重性甚为重要。

（1）本次病情加重或新症状出现的时间，气促、咳嗽的严重程度和频度，痰量和颜色，日常活动的受限程度，是否曾出现水肿及水肿持续时间，既往加重情况和有无住院治疗以及目前的治疗方案等。

（2）本次加重期肺功能和动脉血气结果与既往的对比，这些指标的急性改变较其绝对值更为重要。

（3）对于严重 COPD 患者，神志变化是病情恶化的最重要指标，一旦出现需及时送医院诊治。

（4）是否出现辅助呼吸肌参与呼吸运动、胸腹矛盾呼吸。发绀、外周水肿、右心衰竭、血流动力学不稳定等征象亦可有助于判定 COPD 加重的严重程度。

（5）痰量增加及出现脓性痰常提示细菌感染。在感染性因素中，AECOPD 目前有采用 Anthonisen 定义和分型标准，对抗生素的应用有一定的指导意义，包括气促加重、痰量增加和痰变脓性 3 个症状。其中三个症状都有为 I 型，三个症状有两个为 II 型，三个症状有一个并同时有以下症状之一为 III 型：过去五天有上呼吸道感染，发热无其他明显原因，喘息增加，咳嗽加重，呼吸频率或心率比基线值增力 120% 以上。

4. 急性加重期的危险分层（表 3 - 6 - 1）：

表 3 - 6 - 1　急性加重期的危险分层

临床病史	I 级	II 级	III 级
合并其他基础病	+	+ + +	+ + +
频繁的急性发作	+	+ + +	+ + +
COPD 的严重程度	轻/中	中/重	重
查体			
血流动力学	稳定	稳定	稳定/不稳定
辅助呼吸肌参与呼吸，呼吸急促	无	+ +	+ + +
最初的治疗后症状持续	无	+ +	+ + +
诊断步骤			
氧饱和度	Yes	Yes	Yes
动脉血气分析	No	Yes	Yes
胸部 X 线片	No	Yes	Yes
血常规，电解质，肝、肾功能	No	Yes	Yes
血清药物浓度（如茶碱、地高辛、华法林）	如需要	如需要	如需要
痰革兰染色和培养	No	Yes	Yes
心电图	No	Yes	Yes

注：+：可能性很小；+ +：可能存在；+ + +：非常可能存在；Yes：需要检查；No：可不检查。

5. 鉴别诊断

（1）支气管哮喘急性发作：哮喘常于幼年或青年突然起病，一般无慢性咳嗽咳痰，以发作性喘息为特征，两肺满布哮鸣音，缓解后可无症状。缓解期行肺功能检查，多正常。慢支喘息型急性发作也可出现两肺哮鸣音，但缓解后行肺功能检查，可出现阻塞性的通气功能障碍。

（2）急性左心衰竭：患者多有心脏疾病病史，诱因为肺部感染、心律失常、不恰当的输液速度及量等。患者端坐呼吸、咳粉红色泡沫样痰，两肺可闻及广泛的湿啰音和哮鸣音，心率增快、心尖部可闻及奔马律。如病情允许可行胸片检查，可见心影增大、肺淤血征象。可对症处理，如氨茶碱、雾化吸入 β_2 受体激动剂等缓解症状，进一步检查。忌用肾上腺素、吗啡等。

（3）肺炎、肺栓塞、气胸、胸腔积液、心律失常、不恰当的使用镇静剂、β 受体阻滞剂、麻醉剂、充血性心力衰竭等也可引起与 COPD 加重类似的症状，需加以鉴别。

（李凡民　刘宇光）

第二节　治疗措施及预后评价

一、治疗措施

（一）急诊处理

患者就诊后应快速询问病史，完善体格检查，根据病情行各项检查：如血常规、胸片、血气分析。然后综合分析患者的危险分层，部分患者可予门诊治疗；部分患者收治普通病房；部分患者需急诊抢救，然后转送重症监护病房。

1. 院外治疗　对于 COPD 加重早期，病情较轻的患者可以在院外治疗，但需特别注意病情变化，及时决定送医院治疗的时机。

COPD 加重期的院外治疗包括适当增加以往所用支气管舒张剂的量及频度。若未曾使用抗胆碱药物，可以加用，直至病情缓解。对更严重的病例，可以给予数天较大剂量的雾化治疗。如沙丁胺醇 2 500μg、异丙托品溴铵 500μg 或沙丁胺醇 1000μg 加异丙托品溴铵 250～500μg 雾化吸入。

全身使用糖皮质激素对加重期治疗有益，可能加快病情缓解和肺功能恢复。如果患者的基础 FEV_1 < 50% 预计值，除支气管舒张剂外可考虑加用糖皮质激素，如口服泼尼松龙每日 30～40mg，连用 7～10 天。

COPD 症状加重，特别是痰量增加并呈脓性时应给予抗生素治疗。抗生素的选用需依据患者所在地常见病原菌类型及药物敏感情况决定。

2. 住院治疗　COPD 急性加重且病情严重者需住院治疗。COPD 急性加重到医院就诊或住院进行治疗的指征：①症状显著加剧，如突然出现的静息状态下呼吸困难；②出现新的体征（如发绀、外周水肿）；③原有治疗方案失败；④有严重的伴随疾病；⑤新近发生的心律失常；⑥诊断不明确；⑦高龄患者的 COPD 急性加重；⑧院外治疗不力或条件欠佳。

COPD 急性加重收入重症监护治疗病房（ICU）的指征：①严重呼吸困难且对初始治疗反应不佳；②精神紊乱、嗜睡、昏迷；③经氧疗和无创正压通气（NIPPV）后，低氧血症（PaO_2 < 50mmHg）仍持续或呈进行性恶化，和（或）高碳酸血症（$PaCO_2$ > 70mmHg）严重或恶化，和（或）呼吸性酸中毒（pH < 7.30）严重或恶化。

COPD 急性加重期住院患者的处理方案：①根据症状、血气、X 线胸片等评估病情的严重程度。②控制性氧疗并于 30 分钟后复查血气。③应用支气管舒张剂：增加剂量或频度；联合应用 β_2 受体兴奋剂和抗胆碱能药物；使用贮雾器或气动雾化器；考虑静脉加用茶碱类药物。④口服或静脉加用糖皮质激素。⑤细菌感染是 COPD 急性加重的重要原因，应密切观察细菌感染征象，积极、合理的使用抗生素。⑥考虑应用无创性机械通气。⑦整个治疗过程中应注意水和电解质平衡和营养状态；识别和处理可能发生的合并症（如心力衰竭、心律失常等）；对患者情况进行密切监测。此外，鉴于近来血栓栓塞病例增多的趋势，在 COPD 治疗中应对本病给予注意，必要时考虑皮下注射低分子肝素进行预防。

3. COPD 加重期主要的治疗方法

（1）去除诱因：控制感染，COPD 并发气胸的患者，应立即予闭式胸腔引流。肺栓塞的患者应根据具体情况，给予溶栓、抗凝、经肺动脉导管取栓等。服用镇静剂、β 受体阻滞剂的患者应立即停药。合并心衰的患者应纠正心衰。

（2）保持呼吸道通畅：保持呼吸道通畅是改善通气功能的重要措施。要预防呕吐，防止胃内容反流至气管。此外，要加强口咽部护理，清除口咽部贮留物。对于痰多、黏稠难咳出者，要经常鼓励患者咳痰，多翻身拍背，协助痰液排出或用导管经鼻孔或经口腔吸引法；口服或静脉应用化痰药如盐酸氨溴索（沐舒坦，可根据病情选用较大剂量）；气道雾化化痰药、等渗和低渗盐水，有稀释痰液的作用。如经上述处理无效，病情危重严重排痰障碍者可采用气管插管和气管切开建立人工气道，吸引痰液或经纤维支气管镜吸痰。

（3）控制性氧疗：氧疗是 COPD 加重期患者住院的基础治疗。COPD 急性加重期，往往存在着严重的缺氧，且大多伴有 CO_2 潴留，通过合理的氧疗，增加吸入氧浓度，提高肺泡内氧分压，从而提高动脉血氧分压和血氧饱和度（SaO_2），可缓解临床症状，还可减轻呼吸做功和肺动脉高压，减轻右心负荷。

可应用鼻导管（或鼻塞）吸氧，对于 Ⅱ 型呼吸衰竭患者，一般主张采用低浓度持续给氧，吸氧浓度维持在 25% ~ 32%，氧流量为 1 ~ 2L/minn，使 PaO_2 提高到 60mmHg 或 SaO_2 在 90% 以上。吸入氧浓度（FiO_2）与吸入氧流量大致呈如下关系：FiO_2（%）=21 +4×吸入氧流量（L/min）。慢性呼吸衰竭失代偿者缺氧伴 CO_2 潴留是通气不足的后果。由于高碳酸血症的慢性呼吸衰竭患者，其呼吸中枢化学感受器对 CO_2 反应性差，呼吸的维持主要靠低氧血症对颈动脉窦、主动脉体的化学感受器的兴奋作用。若吸入高浓度氧，PaO_2 迅速上升，使外周化学感受器失去了低氧血症的刺激，患者的呼吸变慢而浅，肺泡通气量下降，$PaCO_2$ 随之上升，严重时可陷入二氧化碳麻醉状态。这种神志改变往往与 $PaCO_2$ 上升的速度有关。根据血红蛋白氧解离曲线的特性，在严重缺氧时，PaO_2 与 SaO_2 的关系处于氧解离曲线的陡直段，PaO_2 稍有升高，SaO_2 便有较多的增加，所以，低流量给氧即可解除严重缺氧。但由于缺氧未完纠正，故仍能刺激化学感受器，维持对通气的刺激作用。通常宜调节吸入氧浓度使 PaO_2 在 60mmHg 以上或 SaO_2 在 90% 以上。合理的控制性吸氧通常不会引起明显的 $PaCO_2$ 增高。

对于仅有缺氧不伴 CO_2 潴留的患者，主要是氧合功能障碍，较高浓度吸氧后有利于改善缺氧，且不会引起 CO_2 潴留。可采用鼻导管或 Venturi 面罩给氧，其中 Venturi 面罩更能精确地调节吸入氧浓度。氧疗 30 分钟后应复查动脉血气以确认氧合满意而未引起 CO_2 潴留或酸中毒。

（4）支气管舒张剂：对有气道痉挛的患者，要积极治疗。支气管扩张药包括：β_2 受体激动剂、抗胆碱能药物、茶碱类、糖皮质激素类。他们有不同的给药方法，包括定量吸入剂（MDI）、经贮纳器（spacer）、干粉定量（DPI）、口服（普通剂型与缓释、控释剂型）、雾化液、静脉输注等。对于急性加重的患者，吸入和雾化这两种给药方法起效更快。

1）β_2 受体激动剂：短效 β_2 受体激动剂较适用于 COPD 加重期治疗。吸入短效的 β_2 受体激动剂如（沙丁胺醇、特布他林等），数分钟内开始起效，15～30 分钟达到峰值，持续 4～5 小时，每次 100～200μg（每喷 100μg），每天最大剂量 12 喷。短效的 β_2 受体激动剂雾化治疗：0.5% 沙丁胺醇雾化溶液，成人每次 0.5～1ml 加生理盐水稀释至 2～2.5ml，用氧气驱动雾化器（流量 5～7L/min），每天 2～4 次。口服 β_2 受体激动剂如（盐酸班布特罗）5～10mg，每日一次。

2）抗胆碱能药物：常用的是异丙托溴胺，可阻断 M 胆碱受体，配合 β_2 受体激动剂效果好。吸入后约 5 分钟起效，维持 4～6 小时，每次 40～80μg（每喷 20μg），每日 4 次，最大剂量 12 喷。雾化液 0.025% 异丙托溴胺 1～2ml，稀释 3ml 后雾化，每日 3～4 次。

3）茶碱类：静脉用氨茶碱，应稀释后缓慢滴注，每日最大剂量不超过 1.0g。口服用氨茶碱每日 6～10mg/kg。主要副作用为：胃肠道反应（恶心、呕吐），心血管症状（心动过速、心律失常、血压下降），偶可兴奋呼吸中枢，严重者可出现高热和抽搐，安全范围：6～15μg/ml。监测血茶碱浓度对估计疗效和副作用有一定意义。

4）呼吸兴奋剂：呼吸兴奋剂刺激呼吸中枢或外周化学感受器，增加呼吸频率和呼吸深度以改善通气，但其使用一直存有争议，因为呼吸兴奋剂改善通气的效果，有赖于气道的通畅，若患者气道阻力高，肺胸顺应性差，反而增加呼吸功，加重氧耗。临床适用于中枢抑制为主所致的低通气状态。此外，对于 COPD 有明显嗜睡等意识障碍者，呼吸兴奋剂有利于维持患者的清醒状态和自主咳痰等，这种情况下有一定的益处。COPD 呼吸衰竭，因支气管－肺病变气道不畅、中枢反应性低下和呼吸肌疲劳而引起低通气，此时应用呼吸兴奋剂并不能真正地提高通气量。对于换气功能障碍为主要病变者，如肺间质纤维化等，呼吸兴奋剂增加的中枢驱动，会加重呼吸肌负荷，增加耗氧量，甚至加重病情，不主张使用。

常用呼吸兴奋剂有尼可刹米（可拉明）、洛贝林、多沙普仑（doxapram）、阿米三嗪（almitrine）等。尼可刹米是目前常用的呼吸中枢兴奋剂，可兴奋呼吸中枢，增加通气量，亦有一定的苏醒作用。嗜睡的患者可先静脉缓慢推注 0.375g，随即以 1.875～3.75g 加入 500ml 液体中，按 25～30 滴/分钟静脉滴注。应用呼吸兴奋剂需注意以下三点：①观察患者的呼吸驱动，对呼吸中枢受抑制、神志较淡漠、呼吸频率较慢或不规则者应用指征较强，对兴奋、躁动、呼吸频率快者应用呼吸兴奋剂的效果较差。②有气道痉挛者，宜先用支气管舒张剂通畅气道；然后再用呼吸兴奋剂。③应用呼吸兴奋剂后应观察患者治疗后的反应，复查血气。若用药后呼吸困难加重，$PaCO_2$ 无明显减低者则弃用。

（5）机械通气

1）无创通气：主要指无创间歇正压通气（NIPPV）。通过 5 个随机的临床研究，认为 COPD 急性加重期患者应用 NIPPV 能升高 pH，降低 $PaCO_2$。治疗初期能缓解患者的呼吸困难，从而降低气管插管和有创机械通气的使用，缩短住院天数，降低患者的病死率。

使用 NIPPV 要注意掌握合理的操作方法，避免漏气，从低压力开始逐渐增加辅助吸气压和采用有利于降低 PaCO₂ 的方法，从而提高 NIPPV 的效果。NIPPV 其应用指征尚不统一，表 3-6-2 所列标准可作为参考。

表 3-6-2　NIPPV 在 COPD 加重期的选用和排除标准

适应证（至少符合其中 2 项）

· 中至重度呼吸困难，伴辅助呼吸肌参与呼吸并出现胸腹矛盾运动

· 中至重度酸中毒（pH7.30~7.35）和高碳酸血症（$PaCO_2$ 45~60mmHg）

· 呼吸频率 >25 次/分

禁忌证（符合下列条件之一）

· 呼吸抑制或停止

· 心血管系统功能不稳定（低血压、心律失常、心肌梗死）

· 嗜睡、神志障碍及不合作者

· 易误吸者（吞噬反射异常，严重上消化道出血）

· 痰液黏稠或有大量气道分泌物

· 近期曾行面部或胃食管手术

· 头面部外伤，固有的鼻咽部异常

· 极度肥胖

· 严重的胃肠胀气

注：参数设置：模式常选用 BIPAP，IPAP：10~25cmH₂O，EPAP：4~15cmH₂O。

注意事项：使用前应向患者解释病情，以及使用无创呼吸机可能出现的不适情况，取得患者的配合，选用与患者脸型适应的面罩或鼻罩，一般鼻罩耐受性更好。应保证其密封，不漏气，连接好管道，开机，参数的设定应从小开始，根据患者的耐受性逐渐调整，使用初期应有专门的医生在床边，观察患者的反应，协助其咳嗽，咳痰等。1~2 小时后应复测血气分析，如没有明显的改善，应根据患者的情况调整参数，如允许，可在 4~6 小时后再次复测血气分析，仍无改善，应改用有创通气。

2）有创性（常规）机械通气：目前适应证尚无统一的标准，动态观察病情的变化很重要。经过积极的治疗，缺氧或 CO_2 潴留无改善甚至恶化，导致肺性脑病、严重呼吸性酸中毒，宜尽早应用机械通气；尽可能避免等到呼吸心跳濒临停止或甚至已停止后再考虑用机械通气。机械通气的目的可以概括为：a. 维持合适的通气量；b. 改善肺的氧合功能；c. 减低呼吸作功；d. 维护心血管功能稳定。常用的有创性机械通气在 COPD 加重期的具体应用指征见表 3-6-3。

在决定终末期 COPD 患者是否使用机械通气时还需参考病情好转的可能性，患者自身意愿及强化治疗的条件。

人工气道的选择：常用的有经口或经鼻气管插管，气管切开（常规气管切开和微创气管切开）；应根据本单位的具体情况和工作经验来选用。近来对 COPD 所致呼吸衰竭需较长时间机械通气者，较多采用经鼻插管。经鼻插管的患者耐受性较经口插管好，有报道可放置 1~2 个月。

表 3-6-3 有创性机械通气在 COPD 加重期的应用指征

· 严重呼吸困难，辅助呼吸肌参与呼吸，并出现胸腹矛盾呼吸

· 呼吸频率 > 35 次/分

· 危及生命的低氧血症（$PaO_2 < 40mmHg$ 或 $PaO_2/FiO_2 < 200mmHg$）

· 严重的呼吸性酸中毒（$pH < 7.25$）及高碳酸血症

· 呼吸抑制或停止

· 嗜睡，神志障碍

· 严重心血管系统并发症（低血压、休克、心力衰竭）

· 其他并发症（代谢紊乱，脓毒血症，肺炎，肺血栓栓塞症，气压伤，大量胸腔积液）

· NIPPV 失败或存在 NIPPV 的禁忌证

使用最广泛的三种通气模式包括辅助-控制通气（ACMV）、压力支持通气（PSV）或同步间歇强制通气（SIMV）与 PSV 联合模式（SIMV + PSV）。机械通气模式：COPD 急性加重期的患者大多存在呼吸肌的疲劳，早期建议使用辅助-控制通气，参数根据患者的具体情况调整，选择合适的吸气流速、潮气量、PEEP 等。机械通气的常用参数：潮气量：7~9ml/kg，为避免过度通气和内源性 PEEP 产生，建议小潮气量，控制性的低通气和允许性高碳酸血症。

注意事项：在机械通气期间要加强呼吸道湿化，分泌物的吸引，保持气道通畅；呼吸机的洁净消毒，避免交叉感染及呼吸机相关性肺炎。特别要加强对呼吸和心血管的监护，及早发现和解决通气中出现的异常。部分患者早期开始上机时，可运用镇静剂，应使用代谢快速、对循环影响小的药物（如丙泊酚、咪达唑仑等），一般不需要常规使用肌松剂。因 COPD 患者广泛存在内源性呼气末正压（PEEPi），为减少因 PEEPi 所致吸气功耗增加和人-机不协调，可常规加用一适度水平（约为 PEEPi 的 70%~80%）的外源性呼气末正压（PEEP）。COPD 病例的撤机可能会遇到困难，需设计和实施一周密的方案。当患者情况好转应早期锻炼呼吸肌，改为 SIMV + PSV 模式，逐渐过渡到撤机水平。NIPPV 被用于帮助早期脱机，初步取得了良好的效果。近年来，较多采用经鼻插管法建立人工气道治疗 COPD 急性发作。人工气道建立后可行机械通气，并加强气道的管理，充分湿化及吸痰，同时作深部痰培养以分离病原菌。

（6）抗生素：呼吸道感染是 COPD 急性加重最常见的诱因，同时在建立人工气道机械通气后患者可反复发生感染，且不易控制。故抗感染治疗在 COPD 加重治疗中具有重要地位。其原则是根据痰菌培养和药物敏感试验的结果，选择有效的药物控制呼吸道感染。此外，应根据患者所在地常见病原菌类型及药物敏感情况积极选用抗生素。在经验治疗中，常需要使用广谱高效的抗菌药物如第三代头孢菌素、氟喹诺酮类等。COPD 患者多有支气管、肺部感染反复发作及反复应用抗生素的病史，且部分患者合并有支气管扩张，因此，这些患者感染的细菌耐药情况较一般肺部感染患者更为严重。长期应用广谱抗生素和激素者易继发霉菌感染，宜采取预防和抗霉菌措施。

（7）纠正酸碱平衡失调和电解质紊乱：慢性呼吸衰竭常见的酸碱平衡失调的类型有呼吸性酸中毒、呼吸性酸中毒合并代谢性酸中毒和呼吸性酸中毒合并代谢性碱中毒。

1）呼吸性酸中毒：由于肺泡通气不足，CO_2 在体内潴留产生高碳酸血症，产生呼吸性酸中毒。慢性呼吸衰竭者，通过血液缓冲系统和肾脏的调节作用，使 pH 接近正常称为代偿性呼吸性酸中毒。如 CO_2 急性增高，肾脏的调节未能完全建立，pH < 7.35，为失代偿性呼吸性酸中毒。呼吸性酸中毒的治疗主要是改善肺泡通气量；包括解痉，清除呼吸道分泌物，呼吸兴奋剂，最有效的方法是机械通气。一般不主张补充碱性药物。

2）呼吸性酸中毒合并代谢性酸中毒：由于低氧血症、血容量不足、心排血量减少和周围循环障碍，肾功能损害影响酸性代谢产物的排泄等。可产生代谢性酸中毒；因此在呼酸的基础上可并发代谢性酸中毒。治疗上应积极治疗代谢性酸中毒的病因，当 pH < 7.25，且 HCO [明显减低时可给予补碱，通常用 5% NaHCO3 溶液。公式如下：补充 5% $NaHCO_3$（Hd）= ［正常 HCO_3^-（mmol）– 实测 HCO_3^-］mmol）］× 0.5 × 体重（kg），或先一次给予 5% $NaHCO_3$ 100 ~ 150ml 的静脉滴注，使 pH 升至 7.25 左右即可，不宜急于将 pH 值调节至正常范围，否则有可能加重 CO_2 潴留。

3）呼吸性酸中毒合并代谢性碱中毒：呼吸性酸中毒在治疗过程中可出现或合并代谢性碱中毒，其产生原因有二：a. 应用机械通气不当，使 CO_2 排出太快；b. 补充碱性药物过量。

4）电解质紊乱：低血钾和（或）低血氯，治疗时应防止以上发生碱中毒的医源性因素和避免 CO_2 排出过快，药物治疗可给予适量补氯和补钾（生理盐水和氯化钾）。碳酸酐酶抑制剂如乙酰唑胺（醋氮酰氨），可促进肾排出 HCO_3^-，常用剂量为 0.25g，口服 1 ~ 2 次/日。亦可考虑补充精氨酸盐。

（8）合并症的防治：慢性呼吸衰竭常见的合并症是慢性肺源性心脏病、右心功能不全，急性加重时可能合并消化道出血、休克和多器官功能衰竭等，应积极防治。

（9）心力衰竭的治疗：COPD 合并肺心病心力衰竭时和心律失常绝大部分是由支气管、肺部感染诱发，应积极有效地控制感染、改善通气、纠正缺氧和二氧化碳潴留，治疗原则以利尿、扩血管剂为主，强心剂为辅。利尿剂的使用一般以缓慢利尿为原则，排钾和保钾利尿剂合用。强心剂多选用短效制剂，如毛花苷 C（西地兰）、地高辛等自小剂量开始，为常规剂量的 50%。

（10）其他住院治疗措施：呼吸衰竭患者由于呼吸功增加、发热、感染等，导致能量消耗增加机体处于负氮平衡，以及 COPD 患者长期慢性消耗，多数存在营养不良。在出入量和血电解质监测下适当补充液体和电解质；注意补充营养，对不能进食者需经胃肠补充要素饮食或予静脉高营养；对卧床、红细胞增多症或脱水的患者，无论是否有血栓栓塞性疾病史均需考虑使用肝素或低分子肝素；积极排痰治疗（如用刺激咳嗽、叩击胸部、体位引流等方法）；识别并治疗伴随疾病（冠心病、糖尿病等）及合并症（休克、弥散性血管内凝血、上消化道出血、肾功能不全等）。

（二）治疗流程图（图 3 - 6 - 1）

二、预后评价

COPD 是一种慢性疾病，发病率高，病情易反复，多数患者心血管、消化道、肾等其他重要脏器有一定程度的损害，若患者入院前或入院治疗过程中并发心血管系统并发症如心力衰竭、心律失常，消化系统并发症如胃肠道出血、腹胀、肠梗阻及并发急性肾衰竭，则预后差，伴有较轻或无心血管、消化道、肾脏等系统功能损害，则治疗预后好。

同时，COPDI 型呼衰急性发作与肺部感染有密切关系，几乎达 100%，表明肺部感染是诱发 COPD 急性加重致 I 型呼吸衰竭的主要病因。而肺部感染能否及时有效控制是治疗成功的关键，尤其是并发二重感染，则预后更差。

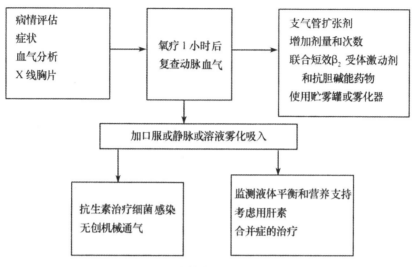

图 3-6-1　慢性阻塞性肺病的急性发作治疗流程图

（李凡民　刘宇光　任广秀）

第七章　重症哮喘

支气管哮喘是由嗜酸粒细胞、肥大细胞和 T 淋巴细胞等多种炎性细胞参与的气道慢性炎症。哮喘急性发作是指气促、咳嗽、胸闷等症状突然发生，常有呼吸困难，以呼气流量降低为其特征，常因接触变应原等刺激物或治疗不当所致，其程度轻重不一。病情加重可在数小时或数天内出现，偶尔可在数分钟内即危及生命。哮喘急性发作的严重程度根据症状及临床表现分为 4 级。重度及危重级可认为是重症哮喘。2006 全球哮喘防治创议（GINA）提出哮喘影响全世界 3 亿人的生活，应用标准检测方法，全球哮喘患病率为 1% ~ 18%，中国台湾、大陆及西班牙的文献证实哮喘患病率在不断增加。据 WHO 预计，每年有 1500 万人因哮喘失去劳动能力，占全球疾病负担的 1%。全球每年因哮喘死亡的人数达 25 万，死亡率与患病率无关，可能与经济水平和医疗条件有关。回顾性研究显示，患者及社会为控制哮喘付出了巨额花费，但治疗不正确只能导致花费更高。

重症哮喘的形成原因较多，其发病机制也较为复杂，各种原因可单一存在亦可相互重叠使哮喘持续发作不能缓解。其病因和发病机制如下：

1. 引起哮喘发作的过敏原或其他致喘因素持续存在。

2. 黏痰阻塞气道。

3. 继发支气管感染。

4. 酸中毒。

5. β_2 受体激动剂的应用不当和（或）抗炎治疗不充分。

6. 突然停用激素，引起"反跳现象"。

7. 出现严重的并发症。

重症哮喘发生呼吸衰竭，根据其临床特点有将其分为两个类型：

（1）急性严重哮喘：较常见，多见于女性，加重时间几天到数周，以气道壁水肿、黏液分泌增多，黏液栓形成为特点，对常规平喘治疗反应慢，效果差。

（2）急性窒息性哮喘：年轻人多见，男性多于女性，在发作数分钟到数小时病情急剧加重，甚至呼吸停止，以急性支气管痉挛为特点，对治疗反应快。

第一节　诊断分析

（一）病史要点

1. 哮喘的发作的严重程度与病程的长短关系不大，而与以往的发作程度有关。

2. 有反复发作的支气管哮喘病史，特别是既往因哮喘重症发作住院抢救治疗，甚至行人工气道机械通气。

3. 本次发作严重，经积极内科治疗无效。除外心、肺疾病所致的哮喘样发作以及上呼吸道梗阻性疾病。

（二）体检要点

1. 患者被迫采取坐位或呈端坐呼吸，出现语言表达不连贯，极度呼气性呼吸困难，发绀，干咳或咳大量白色泡沫痰，呼吸频率 >30 次/分或呼吸微弱，出现节律异常。

2. 胸部听诊布满哮鸣音，出现吸气三凹征及胸腹矛盾呼吸等，如合并呼吸道感染、痰栓阻塞支气管，或并发自发性气胸、纵隔气肿、肺不张时，可出现哮鸣音减弱或消失。

3. 心率 >120 次/分，出现节律不齐，出现"肺性奇脉"，严重时血压下降。

4. 明显发绀、大汗淋漓，脱水，尿量减少。

5. 全身衰竭，焦虑、烦躁、表情痛苦而恐惧，严重者可有意识障碍，甚至昏迷。

6. 一旦出现嗜睡、意识模糊、肺部哮鸣音减弱或消失，表示气道已严重阻塞，病情危重。

重症哮喘的临床表现见表 3 - 7 - 1。

表 3 - 7 - 1　重症哮喘的临床表现

谈话时常有停顿	辅助呼吸肌运动
以单音节方式说话	三凹征
因呼吸困难不能说话	大汗淋漓
呼吸急促，频率 >30 次/分	发绀
呼吸节律异常	疲劳、衰竭、伴"静胸"，脱水
心动过速，心率 >120 次/分	皮下气肿、纵隔气肿或气胸
或伴严重心律失常	焦虑
奇脉	精神错乱

（三）常规检查和其他检查

1. 血气分析　哮喘重症发作时出现缺氧，PaO_2 降低，缺氧产生代谢性酸中毒，过度通气可使 $PaCO_2$ 下降，呈呼吸性碱中毒。随着病情的恶化，广泛性气道阻塞进一步加重，缺氧加重，CO_2 潴留，呈呼吸性酸中毒伴代谢性酸中毒。哮喘患者一旦出现 PaC_2 不降低，即意味着气道阻塞严重，当 $PaCO_2 \geq 50mmHg$ 时，通常需要机械通气。

2. 血液常规检查　哮喘发作时，可有嗜酸粒细胞增高。白细胞总数及中性粒细胞数一般正常，合并细菌感染时则相应增高。

3. 床边肺功能测定　判断哮喘严重性的最常用指标是一秒最大呼气量（FEV_1）和呼气峰流率（PEFR），一般而言 FEV_1 或 PEFR 低于预计值或个人水平的 30% ~ 50%（FEV_1 <1L 和 PEF <120L）预示着病情恶化，FEV_1 <25% 预计值，PEF <60L/min，应视为哮喘危重状态。

4. 心电图检查　长期哮喘患者常见电轴右偏，顺钟向转位，右束支传导阻滞。

5. 痰液检查　一般为白色泡沫痰，合并感染时可为黄稠痰。危重型哮喘痰中多以中性粒细胞为主，而嗜酸粒细胞较少，合并感染可见大量脓细胞，细菌培养可检出致病菌。

6. 胸部 X 线检查　严重哮喘发作时，肺部呈过度吸气状态，可见两肺野透亮增强。合并呼吸道感染时可见肺纹理增粗及炎症浸润影。有并发症者可出现肺不张、气胸、纵隔气肿等。

（四）诊断标准

重症哮喘的诊断应包括两方面，即哮喘的诊断和病情严重程度判断。诊断采用 2003 年中华医学会呼吸分会制定"支气管哮喘防治指南"标准（表 3 - 7 - 2）：

表 3 - 7 - 2　哮喘急性发作时病情严重程度的分级

临床特点	轻度	中度	重度
气短	步行上楼时	稍事活动	休息时
体位	可平卧	喜坐位	端坐呼吸
讲话方式	连续成句	常有中断	单字,不能讲话
精神状态	焦虑尚安静	焦虑或烦躁	常有嗜睡意识模糊
出汗	无	有	大汗淋漓
呼吸频率	轻度增加	增加	>30 次/分
三凹征	常无	可有	常有胸腹矛盾运动
哮鸣音	散在呼吸末	响亮弥漫	减弱及至无
脉率（次/分）	<100	100 ~ 120	>120 或变慢
奇脉	无，<10mmHg	10 ~ 25mmHg	常有，> 25mmHg；无，提示呼吸肌疲劳
用 β_2 激动剂后 PEF 预计值或个人最佳值%（L/min）	>80	60 ~ 80	<60 或 <100
PaO_2（吸空气,mmHg）	正常	>60	<60
$PaCO_2$（mmHg）	<45	≤45	>45
SaO_2（吸空气）	>95%	91% ~ 95%	≤90%

（五）鉴别诊断

1. 心源性哮喘　心源性哮喘多发生于急性左心功能不全时，临床出现与支气管哮喘相似的喘息性呼吸困难。心源性哮喘多有心脏病病史和相应的体征，如高血压、冠状动脉粥样硬化性心脏病、风湿性心脏病和二尖瓣狭窄等。临床呈阵发性咳嗽，呼吸困难，端坐呼吸，咳粉红色泡沫痰。体检有左心界扩大、心率增快，心尖部可闻奔马律，两肺可闻广泛的湿性啰音和哮鸣音，X 线片可见心影增大、肺淤血。有助于鉴别。

2. 慢性喘息性支气管炎　患者多为中老年。多有吸烟史，冬季好发，长期反复存在，无明显过敏史。有慢性咳嗽、咳痰史，且为主要症状，可并发喘息。长期发作呈肺气肿体征。抗感染治疗为主联合平喘药有效。

3. 肺嗜酸细胞浸润症　为临床上较为常见的一组外源性变态反应性肺泡炎，包括热带性嗜酸细胞增多症、嗜酸粒细胞增多性肺浸润、多源性变态反应性肺泡炎等。致病原为寄生虫、霉菌、花粉、药品、职业粉尘等，多有接触史。中青年多见，临床症状较轻，可有咳嗽、气促、低热、乏力，胸部体征轻微可有哮鸣音。胸部 X 线改变呈游走性的浸润灶，可自行消失或再发，血中嗜酸粒细胞增多（常 >6%）甚至达 20% ~ 70%。

4. 支气管肺癌　支气管肺癌患者由于腔内肿瘤阻塞或肿瘤压迫导致支气管狭窄或伴发感染时，出现喘鸣或类似哮喘样呼吸困难、肺部可闻及哮鸣音。伴咳嗽、气急，易与哮喘相混淆。肺癌所致的呼吸困难和哮鸣音，常无明显诱因，有刺激性咳嗽，痰中带血，消瘦等症状，支气管解痉剂疗效不佳。痰脱落细胞检查、胸部 X 线摄片、纤维支气管镜检查、胸部 CT 检查等，可进一步明确诊断。

（仝雯　李秀宪）

第二节　治疗措施及预后评价

一、治疗措施

重症哮喘的早期诊断十分重要，对于及时制订治疗方案，防治病情的进一步加重，改善预后，降低死亡率具有重要意义，应该根据病史、发作的先兆、肺功能的改变，果断地判断和处理，特别是有过危重型哮喘患者发作史的患者，应立即给予治疗措施。

（一）一般治疗

（1）应避免或消除引起哮喘发作的各种诱发因素，密切观察病情，监测心电、脉氧、血压等，同时临床注意观察患者的一般状况、肺部体征、意识状况，随时对病情严重程度作出判断，调整治疗方案。

（2）氧疗：哮喘急性发作加重时，应立即经鼻塞或面罩给氧，吸氧浓度 3～5L/min，吸氧的同时必须注意加强湿化，可避免干燥气体对鼻腔的气管、支气管的刺激，且利于痰液稀释，防止痰栓形成。氧疗过程中监测血气变化以便及时调整氧流量。患者的氧饱和度应 >90%。

（3）维持酸碱、水电解质平衡：重症哮喘发作的患者因过度通气、出汗、食欲减退、饮水减少及氨茶碱的利尿作用等因素，造成失水。失水使呼吸道分泌物干燥，黏附于管壁，不易排除，易产生黏液栓。加重气道阻塞。因此，足量补液是哮喘治疗的重要方法之一。每日补液量为 2500～3000ml 左右。若有代谢性酸中毒 pH 降至 7.20 以下，可适当补充 5% $NaHCO_3$ 溶液。因体内酸碱紊乱，摄入不足及糖皮质激素、β_2 受体激动剂等药物的应用，易于发生电解质紊乱，其中以低血钾紊乱最常见和重要，应予纠正。

（二）药物治疗

（1）糖皮质激素：是治疗哮喘最为有效的抗炎药。能够促使哮喘患者 β_2 受体数目和功能恢复；抑制炎症细胞的迁移和活化；抑制细胞因子的生成；抑制炎症介质的释放；减少毛细血管渗出，抑制气道黏液分泌；降低气道反应性。

糖皮质激素可分为吸入、口服、静脉用药。常用静脉激素制剂有：氢化可的松、氢化可的琥珀酸钠、甲泼尼龙。口服制剂如：泼尼松片、甲泼尼龙片。

由于糖皮质激素使用后需 4～6 小时方才充分发挥作用，其使用的基本原则是早期、足量、短程，故应尽早应用激素。重症发作时需大剂量静脉给药，通常认为第一天静脉应用琥珀酸氢化可的松 200～400mg，或相当剂量甲泼尼龙 80～160mg，或地塞米松 10～30mg。尽量短程使用，症状缓解后可早期减量，使用时间在 3～5 天内，可直接停药。如激素使用时间超过 1 周，应缓慢减量。大剂量应用糖皮质激素应注意副作用：如消化道出血、二重感染、血糖升高、水钠潴留等。应给予胃黏膜保护剂、抗生素。监测血糖等。

（2）β_2 受体激动剂：哮喘急性发作应选用快速起效 β_2 受体激动剂（如沙丁胺醇、特布他林等）。给药方式：①可用定量吸入器（MDI）吸入沙丁胺醇，每 20 分钟一次，连用三次。每次 2 揿（100μg/揿）。②沙丁胺醇 0.25mg 加入 2.5ml 生理盐水中雾化吸入。③经与呼吸机相连的管道雾化给药。注意事项：①高血压、心律失常等患者禁用。②就诊前过量应用 β_2 受体激动剂，心率 >120 次/分者禁用。③应予心电监护。④注意补钾。

（3）氨茶碱使用方法：对于 24 小时内未用过者，4 ~ 6mg/kg 负荷量，稀释至 100ml 液体中滴注，以后每小时 0.6 ~ 0.9mg/kg 静脉滴注维持，成人总量 24 小时不超过 1 ~ 1.5g。24 小时内用过氨茶碱的患者，不给负荷剂量。注意事项：①茶碱血药浓度监测，使之维持在 6 ~ 15μg/ml 的范围内。②对老人，幼儿，心、肝、肾功能障碍及甲亢患者应慎用该药。③警惕西咪替丁、喹诺酮类、大环内酯类抗生素等药物对茶碱清除率的影响，应加强监测并减少用量。

（4）其他非常规平喘疗法

1）肾上腺素皮下注射：1% 肾上腺素 0.3ml，皮下注射，每 60 分钟重复一次，根据病情使用 2 ~ 3 次。适用于重症哮喘发作时间较短、年龄 <50 岁、无心血管疾病的患者。密切观察心率、心律及血压情况。

2）硫酸镁静脉滴注：静脉注射 25% $MgSO_4$5ml 加入 40ml 葡萄糖液中静脉注射，20 分钟左右推完。静脉滴注 25% $MgSO_4$20ml 加入 5% 葡萄糖液 250ml；静脉滴注，滴速 30 ~ 40 滴/分，使用中注意血压、心率监测。

（5）控制感染：哮喘重症发作时，由于糖皮质激素的大量应用，抑制机体免疫力，氨茶碱可使中性粒细胞趋化力减低，吞噬力下降，以及气道炎症，支气管痉挛和黏液栓等，使痰液引流不畅等易并发感染，故抗生素应常规使用，其选择依病情而定。参考血常规、痰细菌培养结果，主张静脉给予广谱抗生素。

（6）促进祛痰：哮喘发作时气道分泌亢进，大量黏液阻塞气道，可形成黏液栓堵塞小支气管形成肺不张，造成猝死。因此，必须促进痰液排除，畅通气道。常用方法有给予祛痰剂必漱平、沐舒坦。雾化吸入；可选用生理盐水 20ml，加入糜蛋白酶 5mg、庆大霉素 4 万 U，以溶解稠痰。机械性排痰可翻身拍背，经气管插管或气管切开处吸痰。

（三）机械通气辅助呼吸

机械通气主要是针对严重哮喘发作常规治疗无效或病情恶化危及生命者。机械通气的目的是：维持基本氧合、保证通气、缓解呼吸肌疲劳，维持血流动力学稳定，为药物治疗、病情的缓解赢得时间。

（1）无创正压通气：无创正压通气（NIPPV）使用简便，主要用于早期病情尚稳定，神志清楚，合并有低氧血症重症哮喘患者，提倡采用双水平正压通气（BIPAP），近来有报道对重症哮喘有效，但缺乏大样本循证医学证据证明 NIPPV 能够有效的改善重症哮喘的预后。

（2）有创机械通气：气管插管机械通气是救治危重哮喘最后的有效手段，可能挽救危重型哮喘的生命，但也可能导致严重的甚至是致命的并发症，因此，应注意掌握适应证。同时亦不能错过救治患者的最佳时机，切不可等到患者出现呼吸心跳停止再予气管插管。

绝对适应证：心跳呼吸停止、意识障碍或昏迷、呼吸浅慢或呼吸中枢抑制。

相对适应证：经积极的药物治疗，仍有进行性高碳酸血症伴酸中毒 $PaCO_2 > 50mmHg$、$pH < 7.25$。伴发严重的代谢性酸中毒或经普通氧疗无法纠正的低氧血症。出现心血管系统并发症：低血压、心肌缺血、心律失常。

参考指标：不能讲话、肺部听诊"沉默肺"、奇脉、呼吸频率 > 40 次/分，伴大汗淋漓、严重呼吸肌疲劳、既往有类似发病而行气管插管者。

1. 镇静剂在机械通气中的作用　插管前和机械通气过程中都需要充分的镇静，同时充分的镇静可使患者感到舒适，从而减少耗氧量和二氧化碳的产生，减少气压伤的发生。各类镇静剂如表3-7-3。

表3-7-3　各类镇静剂用法

药物	剂量	副作用
围插管期		
咪达唑仑	1mg 缓慢静脉推注，每 2～3 分钟一次，直到患者安静并能摆体位	低血压、呼吸抑制
氯胺酮	1～2mg/kg，以 0.5mg/(kg·min) 静脉推注	谵妄、拟交感反应
丙泊酚	负荷剂量 2.0mg/kg，速度 60～80mg/min，必要时以 5～10mg/(kg·h) 维持	呼吸抑制
机械通气期		
咪达唑仑	1～10mg/h 持续静脉滴注	同上
硫酸吗啡	1～5mg/h 持续静脉滴注	恶心、呕吐、肠梗阻
氯胺酮	0.1～0.5mg/min 静脉滴注	同上
丙泊酚	1～4.5mg/(kg.h) 静脉滴注	同上

在围插管期，目前尚无标准推荐何种镇静药物更好，常用的是静脉推注咪达唑仑，起始剂量 1mg，每 2～3 分钟推注一次。直到患者安静并可以摆放体位。

丙泊酚是一较好的镇静剂，其优点是起效迅速，作用消失也很快。除此以外，还有松弛支气管平滑肌、通过控制麻醉深度减少肌松剂的使用。围插管期：负荷剂量 2.0mg/kg，速度 60～80mg/min，必要时以 5～10mg/（kg·h）维持。机械通气时：1～4.5mg/（kg·h）持续静脉滴注。持续应用丙泊酚可有以下副作用：癫痫大发作、产二氧化碳增多、高脂血症。

对于肌松剂（维库溴胺、阿曲库胺、泮库溴胺等）使用，益处：可减少患者与呼吸机的对抗、降低气压伤的风险、减少耗氧量和二氧化碳的产生。减少乳酸的蓄积。但也存在者以下的并发症：如肌痛、气道分泌增加、组胺释放（阿曲库胺）、心动过速和低血压（泮库溴胺）、合并使用糖皮质激素将增加使用肌松剂后肌痛的发生。肌松剂使用方法：既可间歇的弹丸式静脉推注，也可以持续静脉滴注。当持续静脉滴注时，应每 4～6 小时停用一段时间，以避免药物蓄积。目前建议单用镇静剂效果不佳的患者加用肌松剂。

2. 呼吸机控制　模式选择：目前两种模式广泛使用：一类是压力控制、一类是容量控制。

行机械通气的首要任务是纠正缺氧：没有并发症的重症哮喘患者出现低氧血症是由于 V/Q 下降（< 0.8），这些患者通过提高吸氧浓度（30%～50%），即可是 PaO_2 保持在 60mmHg。如缺氧难以纠正需考虑患者存在其他情况：肺膨胀不全、肺部感染、气胸等。

完全纠正呼吸性的酸中毒不是最为紧迫的，因为降低 $PaCO_2$ 至正常值，有可能导致动态肺过度充气（DHI）的迅速增高。纠正酸中毒可缓慢使用 $NaHCO_3^-$。

对于机械通气患者最合适的呼吸机设置是：避免 DHI 进一步升高。有三大策略：降低分钟通气量、延长呼气时间、降低气流阻塞。目前推荐：控制性低通气（允许性高碳酸血症），一方面可减少肺的过度充气，同时保证足够的通气和换气；另一方面尽量减少低血压和气压伤。控制性低通气通过降低潮气量和（或）减少呼吸频率来实现。允许的高碳酸血症是指 $PaCO_2 \leqslant 90mmHg$，但要避免 $PaCO_2$ 快速变化。动脉血气中 pH 适当降低也是允许的，为纠正酸中毒可小剂量滴注 $NaHCO_3^-$。

很多研究表明将呼吸机参数设置为：VE 8~10L/min（潮气量 8~10ml/kg，呼吸频率 11~14 次/分），吸气流速 80~100L/min。能较好地避免 DHI 升高到危险水平。详细推荐方案如表 3-7-4。

表 3-7-4　呼吸机参数设置

设置	建议
模式	压力控制
呼吸频率	10~15 次/分
潮气量	6~10mL/kg
分钟通气量	8~10L/min
呼气末正压	0
吸/呼比	≥1:3
吸气流速	≥100L/min
吸氧浓度	保证 $SaO_2 > 90\%$
平台压	<35
呼气末肺容量	<1.4L

撤机：因重症哮喘而进行机械通气的患者，其支气管痉挛在较短的时间内即可缓解，气道阻力减低，$PaCO_2$ 恢复正常，因此，在较短的时间内撤机和拔管是可能的，一般的做法是：支气管痉挛恶化的体征消失后则停用镇静剂和肌松剂，在药物作用消失后即开始撤机试验，可选用 SIMV+PSV 模式。逐渐降低频率和压力，最终拔管。

3. 并发症的治疗

（1）低血压产生原因有：镇静药物的使用、容量不足、心律失常、气胸、肺的过度充气等。在发现低血压的同时，应以呼吸暂停试验来排除动态的过度充气。如血压改善、中心静脉压下降则强烈提示动态过度充气是低血压的原因。应减慢频率、适当降低潮气量、延长呼气时间。同时应注意心电监护有无心律失常的发生、查体注意两肺呼吸音是否对称、床边摄胸片等检查、适当的补液也是必要的。

（2）气胸：重症哮喘患者即使未行机械通气亦可发生自发性气胸、纵隔气肿。但大多数气胸仍是发生在行机械通气后。发生气胸的一侧由于持续肺泡充气、肺萎陷不明显，但张力可明显升高减少患侧通气。此时，另一侧则过度充气，发生张力性气胸可能性大。气胸的发现多在检查低血压的原因后，应减慢呼吸频率等，并立即床边摄片，明确诊断后应行闭式引流。

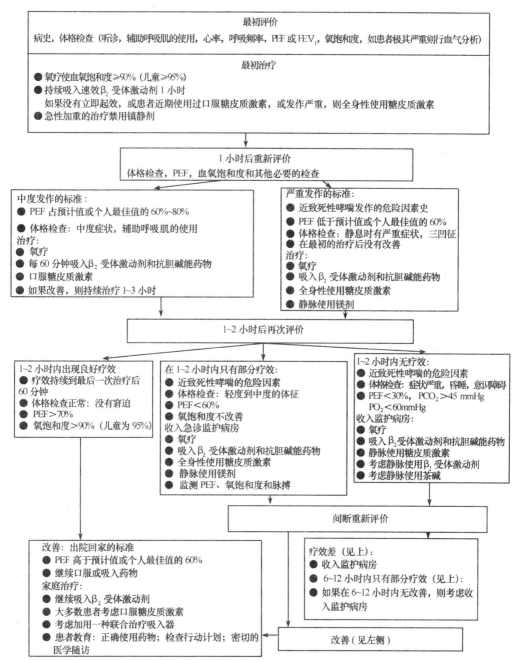

图 3-7-1　重症哮喘治疗流程图

（3）消化道出血的原因：应激、缺氧、大剂量的糖皮质激素、外周静脉回流受阻所致胃肠道淤血。患者早期应静脉给予 H_2 受体阻滞剂、质子泵抑制剂预防。出现消化道出血后还可予冰去甲肾上腺素液（冰盐水 100ml + 去甲肾上腺素 8mg）胃管内注入。

（4）急性激素性肌病：部分行机械通气的患者可出现肌痛、肌无力、CK 升高。原因常与大剂量糖皮质激素的应用相关。其他参与的因素如使用肌松剂、乳酸酸中毒。诊断方法：CK、肌肉活检。所有重症哮喘的患者在接受大剂量激素治疗时，应每天监测 CK 水平，如 CK > 1 000U/L，应停用肌松剂和尽可能减少激素的用量。如发现肌无力应进行肌电图检查。

（5）乳酸酸中毒：多由于大剂量应用 β_2 受体激动剂（静脉滴注）后出现。原因是 β_2 受体激动剂直接刺激糖酵解途径，代谢反应主要在肌肉内无氧代谢。其他参与因素如缺氧等。重症哮喘患者应密切监测 HCO_3^-，尤其注射 β 肾上腺素能活性药物。

（四）治疗流程图（图 3 - 7 - 1）

二、预后评价

对于重症哮喘发作前身体基础状况良好的患者来说，经过上述积极的医疗干预预后大多良好。但重症哮喘仍然存在有一定的病死率，患者既往有过严重发作史（因哮喘发作住院，或住 ICU 治疗、采用人工气道行机械通气），长期使用糖皮质激素，合并有严重肺部感染、冠心病、肺心病，老年患者、长期吸烟者，以及治疗过程中出现严重并发症等影响哮喘发作的预后。此外，对于经积极的药物治疗病情仍继续恶化的患者，建议在医疗条件允许的情况下，较早的行气管插管机械通气，赢得抢救时间。急性重症哮喘 1966 ~ 1985 年间，死亡率约为 13%，1986 ~ 1994 年死亡率约为 4%。1988 ~ 1998 年，北京 16 家医院共收治严重哮喘 6410 例，死亡 56 例，病死率为 0.86。现代医学技术的进步，如 ICU 和机械通气使得死亡率呈下降趋势。

（张解放　仝雯　桑艳艳）

第八章　肺血栓栓塞症

肺栓塞（PE）是以各种栓子阻塞肺动脉系统为其发病原因的一组疾病或临床综合征的总称，包括肺血栓栓塞症、脂肪栓塞综合征、羊水栓塞、空气栓塞等。肺血栓栓塞症为 PE 的最常见类型，占其中的绝大多数，通常所称 PE 即指肺血栓栓塞症。肺血栓栓塞症（PTE）为来自静脉系统或右心的血栓阻塞肺动脉或其分支所致的疾病，以肺循环和呼吸功能障碍为主要临床和病理生理特征。在我国 PTE 不是少见病，而且近年来发病有增加的趋势。引起 PTE 的血栓主要来源于深静脉血栓形成（DVT）。当血流供应阻断而发生肺组织坏死者，称为肺梗死（PI）。PTE 与 DVT 共属于静脉血栓栓塞症（VTE），为 VTE 的两种类别。PTE 的年发生率在法国约 10 万例，美国每年约有新发生 DVT－PTE 者 60 万例。国外尸检资料表明，PTE 的总发生率为 5%～14%，国内为 3%。PTE 容易误诊或漏诊。肺梗死的危险因素同 VTE，导致其形成主要有三个因素：静脉血流淤滞、血液高凝状态和静脉系统内皮损伤。发生 DVT 的危险因素包括原发性和继发性两类。原发性危险因素由遗传变异引起，常以反复静脉血栓栓塞为主要临床表现。继发性危险因素是指后天获得的发生 VTE 的多种病理生理异常（表 3－8－1）。上述危险因素可以单独存在，也可同时存在，协同作用。

表 3－8－1　VTE 的继发危险因素

创伤/骨折	
髋部部骨折（50%～75%）	血小板异常
脊椎骨折（50%～100%）	克罗恩病（Crohn'sdisease）
外科手术后	充血性心力衰竭（>12%）
疝修补术（5%）	急性心肌梗死（5%～35%）
腹部大手术（15%～30%）	恶性肿瘤
冠状动脉搭桥术（3%～9%）	肿瘤静脉内化疗
脑卒中（30%～60%）	肥胖
肾病综合征	因各种原因的制动/长期卧床
中心静脉插管	长途航空或乘车旅行
慢性肺功能不全	口服避孕药
吸烟	真性红细胞增多症
妊娠/产褥期	巨球蛋白血症
血液黏滞度高	植入人工假体
	高龄

在血流淤滞、高凝状态、静脉壁损伤因素的共同作用下，静脉系统内有血栓形成。栓子脱落随血流经腔静脉到右心房、右心室，再排出到肺动脉或其分支，阻塞血流，成为肺梗死。栓子脱落的诱因与血流突然改变有关，如久病后卧床，突然活动或用力排便

等可使栓子脱落，发生栓塞。肺梗死区域虽有通气，但无血流，不能进行气体交换，为无效通气。血液流经未堵塞的肺段，血流增加而通气不能相应增加，使通气血流比例失调，临床出现低氧血症、发绀、患者呼吸增快、过度通气，使动脉二氧化碳分压（$PaCO_2$）降低。栓塞后肺表面活性物质生成减少，$24 \sim 48$ 小时发生肺不张。肺梗死后阻塞了肺血管床，增加了肺血流阻力，加上血管活性物质的作用，引起普遍的肺血管收缩，使肺动脉压升高，右心负荷增重，可出现急性右心衰竭。由于血流受阻，心搏出量下降，血压下降。

第一节　诊断分析

（一）病史要点

1. 肺栓塞的临床症状多种多样，缺乏特异性。各病例所表现症状的严重程度亦有很大差别，可以从无症状到血流动力学不稳定，甚或发生猝死。症状与栓子的大小有关。

2. 心脏病、外科术后、恶性肿瘤、长期卧床等具有静脉血栓形成可能的病因或具有静脉血栓及血栓栓塞性静脉炎的患者，在体位改变或用力等诱因后，突然发病。

3. 患者可表现呼吸困难及气促（80% ~ 90%）、胸痛包括胸膜炎性胸痛（40% ~70%）或心绞痛样疼痛（4% ~12%）、晕厥（11% ~20%）、烦躁不安、惊恐甚至濒死感（55%）、咯血（11% ~30%）、咳嗽（20% ~37%）、心悸（10% ~18%）。需注意临床上出现所谓呼吸困难、胸痛及咯血三联征者不足 30%。晕厥可为肺栓塞的唯一或首发症状。

（二）体检要点

1. 发绀（11% ~16%）、发热（43%）多为低热、颈静脉充盈或搏动（12%）。

2. 呼吸急促（70%）、肺部可闻及哮鸣音（5%）和（或）细湿啰音（18% ~51%）、胸腔积液的相应体征（24% ~30%）。

3. 心动过速（30% ~40%），肺动脉瓣区第二音亢进或分裂（23%），$P_2 > A_2$，三尖瓣区收缩期杂音，严重者可出现血压下降甚至休克。

4. 深静脉血栓的症状与体征　在考虑肺栓塞诊断的同时，要注意发现是否存在下肢患肢肿胀、周径增粗、疼痛或压痛、浅静脉扩张、皮肤色素沉着、行走后患肢易疲劳或肿胀加重等 DVT 症状。

（三）辅助检查

1. 血常规　可见白细胞计数增高，血沉增快。

2. 乳酸脱氢酶增高（LDH）　可溶性纤维蛋白复合物及纤维蛋白降解产物（FDP）可阳性。

3. 心电图　大多数病例表现有非特异性的 ST - T 改变，此外，可有完全或不完全右束支传导阻滞，肺型 P 波，电轴右偏，顺钟向转位等。部分病例可出现 $S_I Q_{II} T_{III}$ 征（即Ⅰ导 S 波加深，Ⅲ导出现 Q/q 波及 T 波倒置）。心电图的动态改变较之静态异常对于提示肺栓塞更具有意义。

4. 胸部 X 线平片　少数可正常。肺栓塞好发于右下肺，且常为多发性。常见的 X 线异常有区域性肺血管纹理变细、稀疏或消失，有圆形或片状浸润阴影。典型呈楔形阴影，基底部接于胸膜，尖端对向肺门。可有单侧横膈升高，盘状肺不张。右下肺动脉干增宽或伴截断征，肺动脉段膨隆以及右心室扩大。可有少至中量胸腔积液征等。肺栓塞的 X 胸片缺乏特异性，但在提供疑似肺栓塞线索和除外其他疾病方面具有重要作用。

5. 超声心动图　超声心动图检查有肺动脉高压、右室高负荷，对肺栓塞有提示诊断价值。可表现为右心室壁局部运动幅度降低，右心室和（或）右心房扩大，室间隔左移和运动异常。近端肺动脉扩张。三尖瓣反流速度增快。下腔静脉扩张，吸气时不萎陷。若发现右心房或右心室血栓或肺动脉近端的血栓可确定诊断。

6. 血浆 D－二聚体（D－dimer）　为一个特异性的纤溶过程标志物。在血栓栓塞时因血栓纤维蛋白溶解使其血中浓度升高。D－二聚体对急性 PTE 诊断的敏感性达 92% ~ 100%，但其特异性较低，仅为 40% ~ 43%。手术、肿瘤、炎症、感染、组织坏死等情况均可使 D－二聚体升高。在临床应用中 D－二聚体对急性 PTE 有较大的排除诊断价值，若其含量低于 $500\mu g/L$，可基本除外急性 PTE。

7. 核素肺通气/灌注扫描　对肺栓塞有确定诊断价值。其特异性为 96%，典型征象是呈肺段分布的肺灌注缺损，并与通气显像不匹配。但是由于许多疾病可以同时影响患者的肺通气和血流状况，致使通气/灌注扫描在结果判定上较为复杂，需密切结合临床进行判读。

8. 螺旋 CT 和电子束 CT 造影　能够发现段以上肺动脉内的栓子，是肺栓塞的确诊手段之一。肺栓塞的直接征象为肺动脉内的低密度充盈缺损，部分或完全包围在不透光的血流之间（轨道征），或者呈完全充盈缺损，远端血管不显影（敏感性为 53% ~ 89%，特异性为 78% ~ 100%）；间接征象包括肺野楔形密度增高影，条带状的高密度区或盘状肺不张，中心肺动脉扩张及远端血管分支减少或消失等。

9. 磁共振成像（MRI）　对肺段以上肺动脉内栓子诊断的敏感性和特异性均较高，避免了注射碘造影剂的缺点，与肺血管造影相比，更易于患者接受。适用于碘造影剂过敏的患者。

10. 肺动脉造影　肺动脉造影是一有创检查，是肺栓塞诊断的"金标准"和参比方法，敏感性和特异性均达 98%，直接征象为肺血管内造影剂充盈缺损，间接征象为肺动脉造影剂流动缓慢，局部低灌注。如其他无创性检查手段能够确诊肺栓塞，则不必进行此项检查。

11. 深静脉血栓的辅助检查　多普勒超声、MRI、肢体阻抗容积图、放射性核素静脉造影等对 DVT 的诊断均有较高的价值。静脉造影是诊断 DVT 的"金标准"。其诊断敏感性和特异性均接近 100%。

（四）诊断标准

肺栓塞的诊断应包括以下三个方面，拟诊病例、确诊检查、寻找危险因素。

1. 根据下列情况临床应疑诊肺栓塞

（1）对存在有形成栓子的原发病或高危因素的病例，需有较强的诊断意识。

（2）突然发病，出现不明原因的呼吸困难、胸痛、晕厥、咯血和休克等，或伴有单侧或双侧不对称的下肢肿胀、疼痛等对诊断具有重要的提示意义。

（3）心电图呈右心负荷增大或（和）呈典型的 $S_I Q_{III} T_{III}$ 者。X 线胸片有片状阴影或

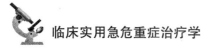

呈楔形阴影者，动脉血气分析为 PaO_2 降低和 $PaCO_2$ 降低者可以初步疑诊肺栓塞。

（4）常规行 D – 二聚体检测，据此辅助诊断或做出可能的排除诊断。

（5）超声检查示肺动脉高压、右室高负荷和肺原性心脏病，或发现肺动脉近端的血栓、右心房或右心室血栓、下肢深静脉血栓的证据则更有助于诊断。

2. 确定诊断检查

（1）核素肺通气/灌注扫描检查或在不能进行通气显像时进行单纯灌注扫描，典型征象是呈肺段分布的肺灌注缺损，并与通气显像不匹配。如结果为非诊断性异常，则需要做进一步检查，包括选做肺动脉造影。

（2）螺旋 CT、电子束 CT 或 MRI，可发现肺动脉内血栓的直接证据。

（3）肺动脉造影：目前仍为肺栓塞诊断的"金标准"与参比方法。肺动脉造影可显示肺动脉的充盈缺损或肺动脉的截断，为诊断肺栓塞的依据。

（4）检出下肢静脉血栓：对诊断也有帮助。因肺栓塞的栓子多来自下肢，可行下肢静脉造影、电阻抗检查或多普勒超声检查下肢有否血栓存在，如有血栓，有助于肺栓塞的诊断。

3. 寻找肺栓塞的成因和危险因素

（1）对疑诊肺栓塞的病例：即应同时运用超声检查、核素或静脉造影、MRI 等手段积极明确是否并存 DVT，并对两者的发病联系做出评价。

（2）对于确诊肺栓塞或并存 DVT 的病例：应进行临床评估，作相关检查以发现危险因素，并据此采取相应的预防和治疗措施。

4. 鉴别诊断　肺栓塞的症状无特异性，临床需与引起胸痛、呼吸困难的胸部疾病相鉴别，包括：急性心肌梗死、主动脉夹层动脉瘤、急性左心衰竭、细菌性肺炎、胸膜炎、食管破裂、气胸、纵隔气肿等。主要需于以下疾病相鉴别：

（1）急性心肌梗死：可有胸痛、呼吸困难、休克等症状，且约19%的肺栓塞可发生心绞痛，易与之混淆。但本病无形成栓子的原发病，而可有心绞痛等病史，胸片无斑片状阴影，动态观察心电图与心肌酶的变化等有助于二者的鉴别。

（2）主动脉夹层动脉瘤：可有胸痛、血压下降，但患者有高血压病史，胸痛剧烈，无咯血，两侧脉搏不等，胸片无肺部明影而有上纵隔增宽及胸部 CT、MRI 等可做出鉴别。

（3）细菌性肺炎：可有与肺梗死相似的症状和体征，如呼吸困难、胸膜痛、咳嗽、咯血、心动过速、发热、发绀、低血压，X 线表现也可相似。但肺炎有寒战、高热、脓痰、菌血症等，无栓子形成的原发病史，白细胞计数明显增高。

（4）胸膜炎：约1/3的肺栓塞患者可发生胸腔积液，易被诊断为结核性胸膜炎。但是并发胸腔积液的肺栓塞患者缺少结核病的全身中毒症状，胸腔积液常为血性、量少、消失也快。

（五）诊断流程图（图 3 – 8 – 1）

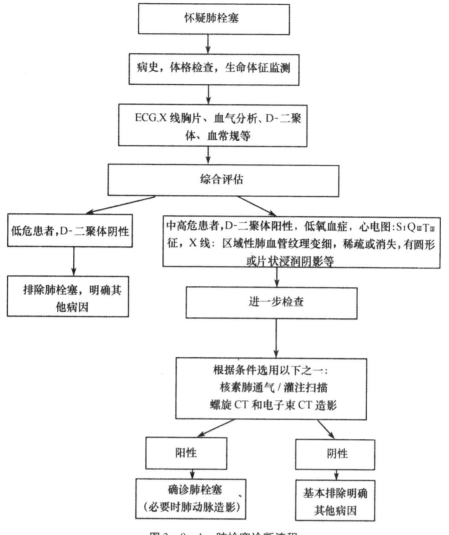

图 3-8-1 肺栓塞诊断流程

（仝雯 李凡民）

第二节 治疗措施及预后评价

一、治疗措施

（一）急诊治疗

1. 对高度疑诊或确诊 PIE 的患者，应进行严密监护，监测呼吸心率、血压、心电图及血气的变化。要求绝对卧床，保持大便通畅，防止栓子再次脱落。对于有焦虑、胸痛、发热、咳嗽等症状可给予镇静、止痛、镇咳等相应的对症处理。

2. 呼吸循环支持治疗采用经鼻导管或面罩吸氧。当合并严重的呼吸衰竭时，可使用经鼻面罩无创性机械通气或经气管插管行机械通气。应避免气管切开防止出血。对于右心功能不全，血压尚正常的病例，可用多巴酚丁胺和多巴胺；若出现血压下降，可增大剂量或使用其他血管加压药物，如间羟胺、肾上腺素等。补液治疗中应注意液体量，保护心功能。

（二）溶栓治疗

1. 溶栓治疗可迅速溶解部分或全部血栓，恢复肺组织再灌注。减小肺动脉阻力，降低肺动脉压，改善右室功能，减少严重肺栓塞患者的病死率和复发率。溶栓的时间窗一般定为 14 天以内，在肺栓塞确诊的前提下尽早开始溶栓，注意个体化的原则，掌握适应证和禁忌证，用药前应充分评估出血的危险性。

2. 溶栓治疗的适应证 ①急性大面积肺栓塞；②次大面积合并重症心、肺疾患，而抗凝疗法无效；③深静脉血栓。

绝对禁忌证有：活动性出血；近期自发性颅内出血。

相对禁忌证有：10 天内的胃肠道出血；15 天内的严重创伤；2 周内的大手术；1 个月内的神经外科或眼科手术；2 个月内的出血性脑卒中；妊娠；分娩；器官活检或不能以压迫止血部位的血管穿刺；难于控制的重症高血压（收缩压 > 180mmHg，舒张压 > 110mmHg）；细菌性心内膜炎；糖尿病出血性视网膜病变；严重肝、肾功能不全；近期曾行心肺复苏；血小板计数低于 $100 \times 10^9 / L$；出血性疾病等。对于大面积肺栓塞，因其对生命威胁极大，上述禁忌证应视为相对禁忌证。

2004 年，抗栓溶栓指南强调只对于有严重肿胀或发绀可能形成肢体坏疽的下肢近端急性大块静脉栓塞的患者推荐溶栓治疗。对发病 7 天内的新鲜血栓和非闭合性血栓溶栓效果较好，可减少致命性 PTE 发生、DVT 复发。

3. 常用的溶栓药物有尿激酶（UK）、链激酶（SK）和重组组织型纤溶酶原激活剂（rt - PA）。三者溶栓效果相仿，临床上可根据条件选用。以下方案与剂量主要参照欧美的推荐方案，供参考使用。

（1）尿激酶（UK）：负荷量 4400IU/kg，静脉注射 10 分钟，随后以 4400IU/（kg·h），持续静脉滴注 12 小时。

（2）链激酶（SK）：负荷量 25 万 IU，静脉注射 30 分钟，随后以 100 万 IU/h，持续静脉滴注 24 小时。本药有抗原性，故用药前半小时需肌内注射苯海拉明或地塞米松，以防止过敏反应。

（3）rt - PA：50 ~ 100mg 持续静脉滴注 2 小时，然后 40 ~ 50mg 持续静脉滴注 4 ~ 6 小时。

（三）抗凝治疗

可有效防止血栓形成和复发。目前临床上常用的抗凝药物主要有普通肝素（简称肝素）、低分子肝素和华法林。肝素或低分子肝素的疗程一般需 7 ~ 10 天。肝素使用 3 ~ 5 天和低分子肝素使用 7 天时需检查血小板，因两者可能引起血小板减少。

1. 肝素 首剂 2000 ~ 5000IU 或按 80IU/kg 体重静脉注射，随后以 18IU/（kg·h），使部分凝血活酶时间和凝血时间保持在正常对照的 1.5 ~ 2.0 倍。在开始治疗后的最初的 24 小时内，每 4 ~ 6 小时测定 AVTT，根据 APTT 调整剂量。

肝素亦可用皮下注射方式给药。一般先给予静脉注射负荷量 2000 ~ 5000IU，然后按 250IU/kg 剂量，每 12 小时皮下注射 1 次。调节注射剂量使注射后 6 ~ 8 小时的 APTT 达到治疗水平。

2. 低分子肝素 一般根据体重给药，不同低分子肝素的剂量不同，每日 1~2 次，皮下注射。不需监测 APPT 和调整剂量。

3. 华法林 初始剂量为 3~5mg。由于华法林需要数天才能发挥全部作用，因此，需与肝素或低分子肝素重叠应用 4~5 天，通常在肝素或低分子肝素应用后的第 1~3 天加用华法林。使凝血酶原时间（PT）延长至正常的 1.5 倍，并定期测定以调节华法林的剂量。一般口服华法林的疗程至少为 3~6 个月。

妊娠的前 3 个月和最后 6 周禁用华法林。华法林的主要并发症是出血，可以用维生素 K 拮抗。

（四）外科手术和介入治疗

1. 肺动脉血栓摘除术 经积极的保守治疗无效的紧急情况，可以考虑手术，应严格掌握适应证，应符合以下标准：①大面积 PTE，肺动脉主干或主要分支次全堵塞不合并固定性肺动脉高压者；②有溶栓禁忌证者；③经溶栓和其他积极的内科治疗无效者。

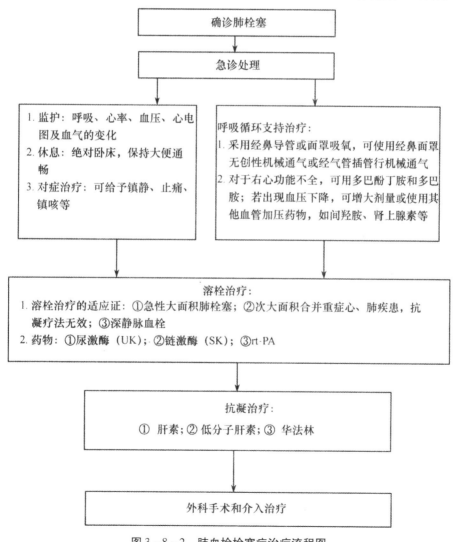

图 3-8-2 肺血栓栓塞症治疗流程图

2. 腔静脉阻断术　主要预防下肢或盆腔栓子再次脱落进入肺循环。方法有：下腔静脉结扎术；下腔静脉折叠术和下腔静脉滤器。可过滤由下腔静脉来的巨大栓子，减少严重肺梗死的发生。与此同时尚需行抗凝治疗。

3. 经静脉导管碎解和抽吸血栓　用导管碎解和抽吸肺动脉内血栓或行球囊血管成形。适用于：肺动脉主干或主要分支大面积肺栓塞，不能行溶栓和禁忌抗凝治疗，经溶栓或积极的内科治疗无效者。

（五）治疗流程图（图 3 - 8 - 2）

二、预后评价

肺栓塞是临床危重症，在美国每年至少有 20 万人死于肺栓塞，居临床死亡原因的第三位，我国尚无确切的统计数字。未经治疗的肺栓塞死亡率为 25% ~ 30%，而得到及时诊断和治疗死亡率可降至 2% ~ 8%。早期诊断及时治疗是影响预后的最主要因素。

（张解放　仝雯）

第九章　急性胰腺炎

急性胰腺炎（AP）是指多种病因引起的胰酶激活，继以胰腺局部炎症反应为主要特征，伴或不伴其他器官功能改变的疾病。临床分为两类：轻症急性胰腺炎（MAP）和重症急性胰腺炎（SAP），前者临床多见，经过平稳，病情常呈自限性，预后良好。后者胰腺病变严重，可有出血坏死，临床经过凶险，常继发感染、腹膜炎和休克等多种并发症，病死率高。

（一）病因

急性胰腺炎病因很多，常见的病因有胆结石、大量饮酒、暴饮暴食。

1. 胆结石　胆结石移行过程中造成壶腹部狭窄，Oddi 括约肌痉挛造成胆汁逆流入胰管；炎症造成 Oddi 括约肌松弛以至富含肠激酶的十二指肠液反流入胰管；炎症时细菌毒素、游离胆酸等通过淋巴交通扩散到胰腺激活胰酶等，均可造成急性胰腺炎。

2. 大量饮酒和暴饮暴食　通过刺激胃酸分泌、CCK 分泌，十二指肠乳头水肿，Oddi 括约肌痉挛以及长期饮酒胰液内蛋白含量增高、蛋白栓子形成，胰液排出不畅等因素造成胰腺炎。

3. 胰管阻塞　结石、肿瘤、胰管狭窄、蛔虫等造成胰管阻塞，胰管内压力增高，可引起胰腺小分支和腺泡破裂、胰液入间质，造成急性胰腺炎。

4. 手术和创伤　腹部手术可造成胰腺的直接损伤或通过影响胰腺的血流供应，造成间接损伤；ERCP 时注射造影剂压力过高也可引起胰腺炎。

5. 内分泌与代谢障碍　高钙血症可引起胰管钙化、增加胰液分泌、促进胰蛋白酶激活；高脂血症通过胰液内脂质沉着、并发脂肪栓塞引起急性胰腺炎。

6. 感染　急性腮腺炎、传染性单核细胞增多症、柯萨奇病毒、ECHO 病毒感染、肺炎衣原体感染可造成急性胰腺炎。

（二）发病机制

急性胰腺炎发病机制复杂，确切的发病机制尚不完全清楚，已了解的发病机制归纳如下：

1. 胰腺的自身消化，正常情况下，胰腺分泌的消化酶不会对胰腺形成自身消化，这是因为有胰腺导管上皮有黏多糖等多重保护机制。

2. 大部分胰酶是以无活性的酶原形式存在，而且胰液和血液中含有少量胰酶抑制物以中和少量的激活胰酶。

3. 正常人在胰腺实质和胰管之间、胰管和十二指肠及胆管之间存在压力梯度，这样就不会由于反流造成胆酸、十二指肠液对胰酶的激活。

但是在上述各种致病因素作用下，或者胰腺腺泡内胰酶被激活，或者胰腺导管通透性增加，活性胰酶进入胰腺组织，从而形成胰腺自身消化。起主要作用的活性胰酶有磷脂酶 A_2、激肽释放酶、弹性蛋白酶和脂肪酶。磷脂酶 A_2 溶解细胞膜的磷脂，形成溶血卵磷脂和溶血脑磷脂，其细胞毒作用可造成胰腺实质、脂肪组织坏死以及溶血；激肽释放酶可使激肽酶原变为缓激肽和胰激肽，使血管舒张和通透性增加，引起水肿和休克；弹性蛋白酶可溶解血管弹性纤维引起出血和血栓形成；脂肪酶参与胰腺和周围脂肪组织的坏死和液化。胰腺消化酶和炎症、坏死的产物又可通过血液循环和淋巴途径输送到全身，引起多脏器损害，成为急性胰腺炎多种并发症和致死的原因。

（三）加重病变的因素

1. 细胞因子、炎症介质　已激活的胰酶释放入血并不能解释所有的急性胰腺炎临床表现，近年的研究表明，在急性胰腺炎的发生过程中，释放大量的细胞因子，特别是白介素（IL-1、IL-6）、瘤坏死因子-α（TNFα）以及血小板活化因子（PAF），这些细胞因子、炎症介质在急性胰腺炎的发病机制中起重要作用，有可能导致全身组织器官的损害，最终导致多器官功能障碍综合征（MODS）的发生。

2. 感染　一旦胰腺炎症发展到出血坏死，常发生坏死组织的感染，如感染不能得到控制，则可引起全身脓毒症；重症胰腺炎时，肠道黏膜缺血缺氧，屏障功能下降，细菌和内毒素移位到肠外，可造成胰腺脓肿和全身严重感染，并引起全身性炎症反应综合征（SIRS）以及多器官功能障碍综合征（MODS）。

第一节　诊断分析

（一）病史要点

1. 现病史

（1）腹痛：为本病的主要表现和首发症状。多为突然起病的持续性腹痛，程度轻重不一，不能为一般胃肠解痉药缓解。疼痛部位多位于中上腹部，可向腰背部放射，取弯腰屈膝位可减轻疼痛。当并发胰液大量外渗或发展为出血坏死性胰腺炎时，可出现全腹部剧烈疼痛。

（2）恶心、呕吐和腹胀：发病之初即出现较频繁的恶心、呕吐，呕吐之后疼痛不能缓解为其特点。部分患者可出现腹胀，甚至出现麻痹性肠梗阻。

（3）发热：多为中等度以上发热，持续3~5天。如发热持续不退超过一周以上或逐日升高，可能为继发感染如胰腺脓肿或胆道、全身感染。

（4）重症胰腺炎时，可并发多种局部及全身严重并发症，如胰腺脓肿、胰腺假性囊肿、休克、ARDS、消化道出血、急性肾衰竭、心力衰竭、胰性脑病、DIC等，可出现相应临床表现。

2. 过去史　急性胰腺炎患者常有胆囊炎胆石症病史，长期大量饮酒及暴饮暴食史。

（二）查体要点

轻症急性胰腺炎表现为上腹部轻度腹膜炎体征，无肌紧张及反跳痛。重症胰腺炎时，腹膜炎症状明显而且范围广泛，表现为上腹部甚至全腹部明显压痛、反跳痛、肌紧张。移动性浊音可阳性，腹胀明显，肠鸣音减弱或消失。

部分患者可出现左侧腰背部皮肤青紫色改变（Grey-Turney征）或脐周皮肤青紫色改变（Cullen征）。并发其他并发症时，可出现相应表现如呼吸急促、低血压、黄疸、出血甚至神志恍惚、昏迷。

（三）常规检查以及其他检查

1. 血常规 多有白细胞升高和核左移。

2. 血、尿淀粉酶测定 血清淀粉酶在发病 1~2 小时开始升高,24 小时达到高峰,超过正常值 3 倍以上可确诊本病。尿淀粉酶 12~24 小时开始上升,可持续 1~2 周甚至更长。值得注意的是:①淀粉酶的高低与病情并不成正比;②在急性胆囊炎、胆石症、消化性溃疡穿孔、肠梗阻等急腹症时,也可以出现淀粉酶的升高,但一般不超过正常值的两倍。

3. 血清脂肪酶测定 血清脂肪酶在发病后 24~72 小时开始上升,持续 7~10 天,对后期就诊的患者有诊断价值,且特异性较高。

4. 生化检查 ①高血糖:暂时性高血糖常见,但持久空腹血糖高于 10mmol/L,反映胰腺坏死,提示预后不良。②部分患者出现高胆红素血症。③高脂血症:这既可能是胰腺炎的病因,也可能是后果。④低钙血症:常见于重症急性胰腺炎。如血钙低于 1.5mmol/L,提示预后不良。

5. B 超 对急性胰腺炎诊断比较敏感,可见胰腺肿大、回声减弱,也可了解胆囊和胆道情况。后期可发现胰腺脓肿和假性囊肿。但不能判断胰腺坏死。

6. CT 对急性胰腺炎诊断更加敏感,是判断胰腺坏死的"金标准"。根据炎症的严重程度分级为 A~E 级:A 级:正常胰腺。B 级:胰腺实质改变,包括局部或弥漫的腺体肿大。C 级:胰腺实质及周围炎症改变,胰周轻度渗出。D 级:除 C 级外,胰周渗出显著,胰腺实质内或胰周单个液体积聚。E 级:广泛的胰腺内外积液,包括胰腺和脂肪坏死,胰腺脓肿。A~C 级临床上为 MAP;D~E 级临床上为 SAP。

7. 其他检查 ①C 反应蛋白（CRP）有助于评估和监测急性胰腺炎的严重性,胰腺坏死时 CRP 升高。②腹部平片有助于发现其他急腹症,如内脏穿孔、麻痹性肠梗阻。

（四）诊断标准

有关急性胰腺炎的诊断、严重度分级,国内外提出多种评分系统。根据国际急性胰腺炎专题会议制定的分级分类系统（1992 年,美国亚特兰大）和世界胃肠病大会颁布的急性胰腺炎处理指南（2002 年,泰国曼谷）,结合我国的具体情况,中华医学会消化病学分会胰腺疾病学组于 2004 年公布了新的诊断标准如下:

1. 急性胰腺炎 临床上表现为急性、持续性腹痛（偶无疼痛）,血清淀粉酶活性增高≥正常值上限 3 倍,影像学提示胰腺有或无形态改变,排除其他疾病者。可有或无其他器官功能障碍。少数病例血清淀粉酶活性正常或轻度升高。

2. 轻症急性胰腺炎（MAP） 具备急性胰腺炎的临床表现和生化改变,而无器官功能障碍或局部并发症,对液体治疗反应良好。Ranson 评分 <3 或 APACHE Ⅱ <8,或 CT 分级 A、B、C。

3. 重症急性胰腺炎（SAP） 具备急性胰腺炎的临床表现化改变,且具备下列之一者:局部并发症（胰腺坏死、假性囊肿、胰腺脓肿）;器官衰竭;Ranson 评分 ≥3 或 APACHE Ⅱ ≥8,或 CT 分级为 D、E。

4. 建议 ①对临床上 SAP 患者中病情极其凶险者冠名为爆发性胰腺炎,或早期重症 AP。其定义为:SAP 患者发病后 72 小时内出现下列之一者:肾衰竭（血清肌酐 > 176.8μmmol/L）、呼吸衰竭（PaO_2 ≤60mmHg）、休克（收缩压 ≤80mmHg,持续 15 分钟）、凝血功能障碍 [凝血酶原时间 <70% 和（或）部分凝血活酶时间 >45 秒]、败血症

（体温 >38.5℃、白细胞 >16.0×10⁹/L、剩余碱≤4mmol/L，持续48小时，血/抽取物细菌培养阳性）、全身性炎症反应综合征（体温 >38.5℃、白细胞 >12.0×10⁹/L、剩余碱≤2.5mmol/L，持续48小时，血或抽取物细菌培养阳性）。②临床上不使用病理性诊断名词"急性水肿性胰腺炎"或"急性出血坏死性胰腺炎"，除非有病理检查结果。临床上废弃"急性出血坏死性胰腺炎""急性出血性胰腺炎"、"急性胰腺蜂窝炎"等名称。③临床上急性胰腺炎的诊断应包括病因诊断、分级诊断、并发症诊断，例如：急性胰腺炎［胆源性、重症、急性呼吸窘迫综合征（ARDS）］、急性胰腺炎（胆源性、轻症）。④临床分级诊断如仅临床用，可应用 Ranson 标准或 CT 分级标准；临床科研用，须同时满足 APACHE-Ⅱ和 CT 分级。

（五）诊断步骤（图3-9-1）

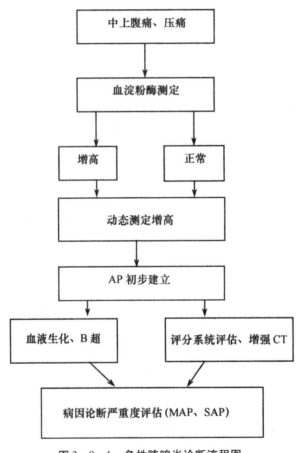

图3-9-1　急性胰腺炎诊断流程图

（六）鉴别诊断要点

急性胰腺炎应与下列疾病鉴别：

1. 消化性溃疡急性穿孔　典型的溃疡病史，突然出现的剧烈腹痛，腹肌紧张，肝浊音界消失，X 线透视发现膈下游离气体等可鉴别。

2. 胆石症和急性胆囊炎　常有胆绞痛病史，疼痛为于右上腹部，常放射至右肩背部，Murphy 征阳性，血及尿淀粉酶轻度升高。B 超及 X 线胆道造影可明确诊断。

3. 急性肠梗阻 腹痛为阵发性，腹胀、呕吐，肠鸣音有气过水声，无排气，可见肠型，腹部 X 线可见气液平面。

4. 心肌梗死 急性心肌梗死有时仅表现为上腹部疼痛，但有冠心病病史、血清心肌酶升高、血尿淀粉酶正常有助于鉴别。

（刘宇光　吴保凡）

第二节　治疗措施及预后评价

一、治疗措施

急性胰腺炎大多数属于轻症急性胰腺炎，临床经过平稳，经过对症支持治疗，一般 3～5 天病情缓解。但重症胰腺炎病情变化快，临床经过凶险，对监护条件和治疗要求高，部分患者尚需手术治疗。

（一）一般治疗

1. 发病初期的处理和监护 目的是纠正水、电解质紊乱，支持治疗，防止局部及全身并发症。内容包括：血、尿常规测定，粪便隐血、肾功能、肝功能测定；血糖测定；心电监护；血压测定；血气分析；血清电解质测定；胸片；中心静脉压测定。动态观察腹部体征和肠鸣音改变。记录 24 小时尿量和出入量变化。上述指标可根据患者具体病情作相应选择。常规禁食，对有严重腹胀、麻痹性肠梗阻的患者应进行胃肠减压。在患者腹痛、腹胀减轻或消失、肠道动力恢复或部分恢复时可考虑开放饮食，开始以碳水化合物为主，逐步过渡到低脂饮食，不以血清淀粉酶活性的高低作为开放饮食的必要条件。

2. 镇痛 可注射盐酸哌替啶（杜冷丁），不推荐使用吗啡和胆碱能受体拮抗剂如阿托品、654-2 等，因前者会收缩奥狄括约肌，后者会诱发或加重肠麻痹。

3. 补液 积极补充血容量，维持水电解质和酸碱平衡，注意补充胶体物质、维生素和微量元素。

4. 营养支持 轻症急性胰腺炎只需短期禁食，故不需肠道或肠外营养。重症胰腺炎常先施行肠外营养，待病情趋向缓解，则考虑实施肠内营养。肠内营养的实施系指将鼻饲管放置到 Treitz 韧带远端，输注能量密度为 4.187J/ml 的要素营养物质，如能量不足辅以肠外营养。

（二）药物治疗

1. 抑制胰腺外分泌和胰酶抑制剂的应用 生长抑素及其类似物（奥曲肽）可以通过直接抑制胰腺外分泌而发挥作用，主张在 SAP 中应用。剂量：生长抑素首剂 100μg 静脉注射，以后生长抑素或奥曲肽每小时 250μg 或 25～50μg 持续静脉滴注，持续 3～7 天。H_2 受体拮抗剂或质子泵抑制剂可通过抑制胃酸间接抑制胰腺分泌，除此之外还可预防应激性溃疡的发生。蛋白酶抑制剂主张早期、足量使用，剂量：抑肽酶 200000～500000U/天，分两次溶于葡萄糖液静脉滴注；加贝脂（FOY, gabexate），开始每日 100～300mg 溶于 500～1500ml 葡萄糖液中，以 2.5mg/（kg·h）速度静脉滴注，2～3 天后病情好转，可逐渐减量。

2. 抗生素应用　对于非胆源性的 MAP 不常规推荐使用抗生素。对于胆源性 MAP 或 SAP 应常规使用抗生素。抗生素的应用应遵循抗菌谱为革兰阴性菌和厌氧菌为主、脂溶性强、有效通过血胰屏障三大原则。推荐甲硝唑联合喹诺酮类药物作为一线用药，疗效不佳时改用其他广谱抗生素，疗程 7～10 天，特殊情况下可延长应用。

3. 血管活性物质的应用　由于微循环障碍在 AP，尤其 SAP 发病中起重要作用，可应用改善胰腺和其他器官微循环的药物如前列腺素 E_1 制剂、血小板活化因子拮抗剂等。

4. 免疫增强剂　对于重症病例，可选择性应用免疫增强剂。

5. 中医中药　单味中药如生大黄，复方制剂如清胰汤、柴芍承气汤等被临床实践证明有效。

（三）内镜治疗

对于怀疑或已证实的 AP（胆源性），如符合重症指标和（或）有胆管炎、黄疸、胆总管扩张或最初判断是 MAP，但在治疗中病情恶化者，应行鼻胆管引流或内镜下括约肌切开术（EST）。

（四）手术治疗

坏死胰腺组织继发感染者在严密观察下考虑手术。对于重症病例，主张在重症监护和强化保守治疗基础上，经过 72 小时患者的病情仍未稳定或进一步恶化，是进行手术治疗或腹腔冲洗的指征。

（五）并发症的处理

ARDS 是 AP 的严重并发症，处理包括机械通气和大剂量、短程糖皮质激素的应用，如甲泼尼龙，必要时行气管镜下肺泡灌洗术。急性肾衰竭主要是支持治疗，稳定血流动力学参数，必要时透析。低血压与高动力循环相关，处理包括密切的血流动力学检测，静脉补液，必要时使用血管活性药物。弥散性血管内凝血时应使用肝素。

（六）治疗步骤（图 3-9-2）

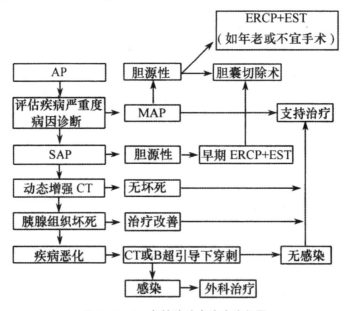

图 3-9-2　急性胰腺炎治疗流程图

二、预后评价

轻症急性胰腺炎常在一周内恢复，不留后遗症。重症胰腺炎病情凶险，预后差，病死率在 30% ~60%。

（刘宇光 吴保凡）

第十章 急性重症胆管炎

急性重症胆管炎（ACST），又称为急性梗阻性化脓性胆管炎（AOSC），是胆道感染疾病中的严重类型和造成良性胆道疾病死亡的最主要原因。其基本发病机制为各种原因导致胆管梗阻，继发化脓性感染，当胆管内压力过高，细菌、内毒素反流入血，引起脓毒症、感染性休克。梗阻的原因中，胆总管结石最为常见，其他还有胆管狭窄、胆道蛔虫、胆管及壶腹部肿瘤、原发性硬化性胆管炎、胆肠吻合术后或经 T 管造影及 PTC 术后。感染的细菌几乎都是由肠道细菌逆行进入胆管，主要为革兰阴性菌，其中大肠杆菌最常见，其他如铜绿假单胞菌、变形杆菌、克雷伯杆菌、厌氧菌也常见，也可混合感染。梗阻越完全，管腔内压力越高，当胆管内压力超过肝细胞分泌胆汁的压力时，胆汁中的细菌和毒素可通过毛细胆管和肝窦之间的间隙，逆流进入血液循环，从而造成严重脓毒血症和感染性休克。总之，胆道梗阻是 ACST 的首发原因，而梗阻所致的胆管内高压是 ACST 发生和发展的首要原因，肠源性多种细菌联合感染而产生大量细菌毒素是引起本病严重感染症状、休克及多器官衰竭的重要原因。

第一节 诊断分析

（一）病史要点

1. 大部分患者有胆道疾病史，部分有胆道手术史。

2. 上腹部剧烈疼痛、寒战高热和黄疸，又称为夏柯三联征，此为胆管炎的早期症状和基本表现。当胆管梗阻和胆道感染进一步加重，则可出现感染性休克和神志改变（神志淡漠、嗜睡、昏迷等），加上上述三联征，统称为 ACST 五联征，是诊断 ACST 不可缺少的诊断依据。

3. 如不能及时有效治疗，病情进一步恶化，可出现急性呼吸衰竭和急性肾衰竭，甚至短期内死亡。

（二）查体要点

1. 发热，体温常高达 40℃ 以上。

2. 血压降低。

3. 轻度黄疸。

4. 剑突下压痛、肌紧张。

5. 肝区叩痛。

6. 有时可触及肝肿大和胆囊肿大。

值得注意的是，部分患者梗阻部位不在胆总管，而是在左右肝管汇合以上部位，表现为肝内胆管炎。此时，患者可不表现典型夏柯三联征，腹痛轻微，一般无黄疸，而主要表现为寒战、高热。腹部多无明显压痛和腹膜炎体征，仅表现为肝肿大和肝区叩痛。严重者也可出现为感染性休克等症状。

（三）常规检查以及其他检查

1. 血常规　白细胞和中性粒细胞升高。

2. 尿常规　胆红素阳性。

3. 血生化　胆红素升高，ALT 升高，多数患者代谢性酸中毒。

4. B 超　是 ACST 诊断的主要手段，可发现肝内外胆管不同程度的扩张、胆总管或肝内胆管结石、胆管壁增厚、胆囊肿大等。

（四）诊断标准

1. 有胆道疾病史或胆道手术史。

2. 夏柯三联征 + 休克、精神症状（急性重症胆管炎五联征）。

3. 剑突下压痛、肌紧张。

4. B 超发现肝内外胆管扩张、结石。

（五）诊断步骤（图 3 - 10 - 1）

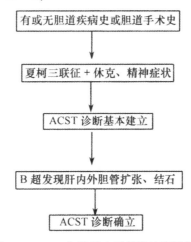

图 3 - 10 - 1　急性重症胆管炎的诊断步骤

（张解放）

第二节　治疗措施及预后评价

一、治疗措施

治疗原则是：紧急手术，切开胆总管减压，取出结石解除梗阻和通畅引流胆道。

（一）一般治疗及药物治疗

1. 全身支持及对症治疗　包括解痉、止痛，补充维生素 C、维生素 K，积极纠正水电解质和酸碱平衡紊乱。

2. 抗休克治疗　首先建立通畅的静脉输液通道，快速输血输液，补充有效血容量；休克者给予多巴胺维持血压；必要时予以大剂量糖皮质激素。

3. 抗感染治疗　给予大剂量有效抗生素，包括抗厌氧菌药物。

（二）手术治疗

原则上尽早手术。常用方法有胆总管切开 T 管引流。胆囊造口术难以达到充分减压和引流胆管的目的，不宜采用。

（三）治疗步骤（图 3 – 10 – 2）

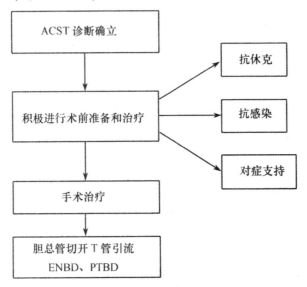

图 3 – 10 – 2　急性重症胆管炎治疗流程

二、预后评价

ACST 是良性胆道疾病死亡的最主要原因，有报道其死亡率可达 20%

（张解放）

第十一章　急性肝衰竭

肝衰竭是多种因素引起的严重肝脏损害，导致其合成、解毒、排泄和生物转化等功能发生严重障碍或失代偿，出现以凝血机制障碍和黄疸、肝性脑病、腹水等为主要表现的一组临床综合征。分为：

1. 急性肝衰竭（AHF）　是指由于各种原因引起的短期内（2 周内）肝细胞大量坏死或肝功能严重受损而引起的临床综合征。肝细胞呈一次性坏死，坏死面积≥肝实质的 2/3；或亚大块坏死，或桥接坏死，伴存活肝细胞严重变性，肝窦网状支架不塌陷或非完全性塌陷。

2. 亚急性肝功能衰竭（SHF）　是在急性起病 15 天至 24 周出现腹水和（或）肝性脑病。肝组织呈新旧不等的亚大块坏死或桥接坏死；较陈旧的坏死区网状纤维塌陷，或有胶原纤维沉积；残留肝细胞有程度不等的再生，并可见细、小胆管增生和胆汁淤积。

3. 慢加急性（亚急性）肝衰竭　在慢性肝病病理损害的基础上，出现急性肝功能进行性失代偿。发生新的程度不等的肝细胞坏死性病变。

4. 慢性肝衰竭　在慢性肝病、肝硬化基础上，肝功能进行性减退和失代偿。主要为弥漫性肝脏纤维化以及异常结节形成，可伴有分布不均的肝细胞坏死。

AHF 是可逆性的急性起病且持续进展性肝功能不全，既往无慢性肝病病史，起病 2 周内发生肝性脑病是其主要指征，其中 10 天内发生肝性脑病者称为超急性。AHF 的临床表现为黄疸迅速加深、进行性神志改变直至昏迷，并有出血倾向、肾衰竭等，严重的病例可在黄疸尚未出现之前即有神志的改变，并很快进入昏迷。

（一）病因

1. 病毒性肝炎　是我国急性肝衰竭最主要的病因，引起肝炎的病毒有甲型、乙型、丙型、丁型及戊型肝炎病毒，另外，疱疹病毒、腺病毒、巨细胞病毒、水痘 - 带状疱疹病毒等也能引起急性肝衰竭。

2. 药物中毒　抗菌药物如异烟肼、利福平、四环素、红霉素、两性霉素 B、酮康唑、米诺环素等；抗肿瘤药如环磷酰胺、甲氨蝶呤、多柔比星、阿糖胞苷、柔红霉素；麻醉药如氟烷；镇静催眠药如苯巴比妥、水合氯醛、氯丙嗪；抗癫痫药如苯妥英钠、卡马西平；解热镇痛药如对乙酰氨基酚、保泰松、吲哚美辛、布洛芬、萘普生；抗心律失常药如胺碘酮。

3. 代谢异常　如妊娠期急性脂肪肝，Reye 综合征，肝豆状核变性、镰形细胞病、半乳糖血症等。

4. 缺血缺氧　如肝血管闭塞、Budd - Chiari 综合征、休克等。

5. 毒物中毒　如毒蕈、黄曲霉素等；生物毒素如蛇毒、鱼胆毒等；化学毒素如磷、锑、四氯化碳、三氯乙烯、氯仿、硝基苯、乙醇等。

（二）发病机制

急性肝功能衰竭的发病机制由病因的不同而不同，有些机制尚未完全阐明。目前认为急性肝功能衰竭的原因主要分为化学性损伤和免疫性损伤两大类。由病毒引起者，病毒可以直接损伤肝细胞，但免疫性损伤更重要。化学性损伤与需在肝脏解毒的物质的有毒代谢产物影响细胞膜、线粒体、胞内离子的稳定和各种降解酶类有关；免疫性损伤由细胞因子、一氧化氮、补体等介导引起肝细胞坏死。肠源性内毒素血症、脂多糖和肿瘤坏死因子所致肝细胞坏死、自由基损伤、中性粒细胞浸润等都是急性肝衰竭发生的原因。

第一节　诊断分析

（一）病史要点

本病由于起病及原发病不同，其临床表现也有所不同。起病有急有缓，其临床表现取决于病因和就诊时间。早期可能只有恶心、呕吐、腹痛等非特异性表现，容易误诊。

1. 消化系统症状　食欲低下，逐渐发展为厌食、频繁恶心、呕吐、腹胀。

2. 黄疸　大多数患者出现黄疸。黄疸一旦出现，往往逐渐加深，每日上升幅度往往超过 $34\sim51\mu mol/1$（$2\sim3mg/dl$）。但也有黄疸较轻甚至无黄疸表现的。

3. 神经系统症状　最早出现的是性格的改变，以后可出现扑翼样震颤、阵发性抽搐等，并逐渐进入昏迷。晚期各种反射迟钝或消失、肌张力降低；如果脑干功能受抑制，可出现呼吸和循环衰竭。肝性脑病从轻微的精神改变到深昏迷分为四期：

（1）一期（前驱期）：轻度的性格改变和行为失常，如情绪激动或淡漠少言，衣冠不整等，应答尚准确，但吐词不清，可有扑翼样震颤，脑电图多数正常。

（2）二期（昏迷前期）：以意识错乱、睡眠障碍、行为失常为主。计算能力、定向力和理解力减退，多有睡眠时间倒错。此期患者有明显的神经系统体征，如腱反射亢进、肌张力增强、踝阵挛以及 Babinski 征阳性等。此期扑翼样震颤存在，脑电图有特征性异常。

（3）三期（昏睡期）：以昏睡和精神错乱为主。各种神经体征持续加重，患者呈昏睡状态，但可以唤醒，醒时可应答，常有神志不清和幻觉。扑翼样震颤仍可引出。锥体束征常呈阳性，脑电图有异常波形。

（4）四期（昏迷期）：神志完全丧失，不能唤醒，各种反射消失，肌张力降低，瞳孔常散大，可出现阵发性惊厥、踝阵挛等，由于患者不能合作，扑翼样震颤无法引出。脑电图有明显异常。

4. 急性肾衰竭　急性肾衰竭是急性肝衰竭最常见的死亡原因。肾衰竭的原因多半为功能性肾衰竭，表现为少尿或无尿，尿钠低、低渗尿及肾小管坏死。这与严重肝细胞坏死，库普弗细胞不能清除内毒素有关。

5. 凝血功能异常及出血　常为急性肝衰竭最后的也是最严重的症状，往往危及生命。出血的原因有：①肝凝血因子合成减退；②血小板减少和功能的障碍；③肝脏对组胺类的灭活障碍，引起胃肠道黏膜糜烂出血；④纤维蛋白溶解。急性肝衰竭的患者早期即有出血倾向，临床常表现为皮肤、黏膜出血、呕血、黑便，甚至颅内出血。

（二）查体要点

1. 大多数患者有黄疸表现。

2. 有肝性脑病的表现。

3. 皮肤黏膜有出血点、瘀斑等出血表现。

（三）常规检查及其他检查

1. 血清转氨酶 血清谷丙氨基转移酶和谷草氨基转移酶均常明显升高。当血清胆红素明显升高而氨基转移酶迅速降低，呈"分离"现象时，提示预后不良。

2. 血清胆红素 胆红素水平上升迅速，早期以直接胆红素为主，随后直接和间接胆红素都升高。

3. 凝血酶原时间 常显著延长，PT 延长超过 3.5 秒。

4. 血清白蛋白 常下降，如迅速下降则提示预后不良。

5. 凝血因子 凝血因子Ⅱ、Ⅴ、Ⅶ、Ⅸ、Ⅹ等由肝内合成，常减少甚至消失。

6. 血糖 一般小于 3.9mmol/L，一部分昏迷的患者与低血糖有关。

7. 血清胆固醇 常出现胆固醇水平降低，当低于 1.56mmol/L 时提示预后差。

8. 血清肌酐水平升高 标志着出现肝肾综合征或合并有肾功能衰竭。

9. 电解质和酸碱平衡紊乱 约有 50% 的患者出现电解质紊乱，主要为低钾、低钠，还可出现低镁和低钙；可出现碱中毒及酸中毒。

（四）诊断标准

急性起病，2 周内出现Ⅱ度及以上肝性脑病并有以下表现者：

1. 极度乏力，并有明显厌食、腹胀、恶心、呕吐等严重消化道症状。

2. 短期内黄疸进行性加重。TB > 171μmol/L 或每天上升 17μmol/L。

3. 出血倾向明显，PTA≤40%，国际正常化比率（INR）≥1.5，且排除其他原因。

4. 肝脏进行性缩小。

（李凡民 李秀宪）

第二节 治疗措施及预后评价

一、治疗措施

目前尚无特殊方法可以迅速缓解急性肝衰竭或促进肝细胞再生。原则上强调早期诊断、早期治疗，针对不同病因采取相应的综合治疗措施，并积极防治各种并发症。肝衰竭能否逆转主要取决于受损肝细胞的坏死程度和残留肝细胞的再生能力。

（一）一般处理

1. 严密监护，监护包括血压、脉搏、中心静脉压、尿量、血氧饱和度、血气分析、出凝血时间、纤维蛋白原以及肝功能、胆红素等。

2. 患者应卧床休息，减少体力消耗，减轻肝脏负担。

3. 高碳水化合物、低脂、适量蛋白质饮食，每日补足液体和维生素，保证每日 6272kJ（1500kcal）以上的热量。

4. 积极纠正低蛋白血症，补充白蛋白或新鲜血浆，并酌情补充凝血因子。

5. 纠正水电解质及酸碱平衡紊乱，特别要注意纠正低钠、低氯、低钾血症和碱中毒。

6. 注意消毒隔离，加强口腔护理，预防医院内感染。

（二）病因治疗

病因治疗是防止病情进一步恶化的关键。

药物引起的 AHF 应立即停用有关药物；接触或摄入毒物的应该尽快清除毒物，并积极进行解毒治疗。肝炎病毒引起的则酌情抗肝炎病毒处理，对 HBV – DNA 阳性的患者，在知情同意基础上尽可能酌情使用核苷类似物如拉米夫定、阿德福韦酯、恩替卡韦等。明确或怀疑为疱疹病毒或水痘 – 带状疱疹病毒感染所致 AHF，应该使用阿昔洛韦进行治疗。

（三）去除诱因

感染、出血、缺氧是肝衰竭的重要诱因。选用对肝、肾无损害的抗生素，主张肠道内用药，以减少氨的生成。消化道出血应及时止血；禁用麻醉镇静药。

（四）保护肝细胞，促进肝细胞再生

1. 促肝细胞生长素　能刺激肝细胞 DNA 的合成，促进肝细胞再生。剂量为 80 ~ 120mg 加入 10% 葡萄糖液 250ml 中静脉滴注，每日一次。

2. 胰高血糖素 – 胰岛素疗法　可促进肝细胞再生，改善高血氨症，调节氨基酸代谢，改变和维持 BCAA/AAA 比值，改善肝性脑病。胰高血糖素 1mg，胰岛素 10U 加入 5% 葡萄糖液 250 ~ 500ml 中静脉滴注，每日一次，10 ~ 14 天为一疗程。

3. 前列腺素 E　具有抑制血小板聚集的作用，并可扩张肝内血管，改善组织灌流。剂量是 200mg 加入 10% 葡萄糖液 100ml 中静脉滴注。

4. 白蛋白、新鲜血浆　可加速肝细胞再生，补充各种凝血因子和血小板。

5. 调整免疫功能应用免疫调节剂——胸腺肽，每日 20mg 加入 10% 葡萄糖液 100ml 中静脉滴注，疗程 10 ~ 60 天。

（五）肝性脑病的治疗

去除诱因。避免使用镇静药，躁狂或抽搐可以使用苯妥英钠或低剂量的苯二氮䓬类药物。

1. 减少肠内毒物的生成和吸收。

（1）饮食：昏迷时禁用蛋白质，每日供应 5.0 ~ 6.7kJ 热量和足量维生素，以碳水化合物为主。神志清楚后逐渐增加蛋白质 40 ~ 60/d，以植物蛋白为好。

（2）清洁肠道：清除肠道内积食、积血和其他含氨物质，可用食醋 30ml 加生理盐水 1000ml 稀释后灌肠；也可用乳果糖 30 ~ 50ml 加水 500ml 稀释后灌肠。乳果糖也可以口服或鼻饲，剂量为 30 ~ 100ml/d，以每日 2 ~ 3 次大便为好。苯甲酸钠 5g，每日 2 次，可与肠内含氨物质结合，形成马尿酸，经肾排出。新霉素 2 ~ 4g/d 口服，因可出现听力和肾功能受损，时间不宜超过一月。甲硝唑 0.2g 口服，每日 4 次。

2. 促进有毒物质代谢，降低血氨。

（1）谷氨酸钾（6.3g/20ml，含钾 34mmol）和谷氨酸钠（每支 5.75g/20ml，含钠 34mmol），每次 4 支，钾、钠比例视血清钾、钠浓度而定，加入葡萄糖中静脉滴注，每日 1 ~ 2 次。

（2）精氨酸 10 ~ 20g 加入葡萄糖中静脉滴注，每日一次，可促进尿素合成。

（3）支链氨基酸：口服或静脉滴注以支链氨基酸为主的氨基酸混合液，可纠正氨基酸代谢不平衡，抑制大脑内假神经递质的形成。

（4）L-鸟氨酸-L-天冬氨酸肽：可促进体内氨的转化和尿素的合成，降低血氨水平。

（5）苯二氮䓬类受体拮抗剂：氟马西尼为弱安定类药受体的拮抗剂，有报道证实其对严重肝性脑病有很好的疗效，有明显的催醒作用。剂量为15mg加入生理盐水100ml中静脉滴注。

（6）假性神经递质拮抗剂：左旋多200~600mg/d静脉滴注。

（7）纳洛酮：有关研究发现肝性脑病患者血清和脑脊液中的内啡肽和强啡肽显著升高，纳洛酮可以明显改善脑病症状。

（六）出血的防治

1. 补充凝血因子　输注新鲜血浆、凝血酶原复合物等。

2. 血小板悬液　血小板明显降低或功能缺陷时可以输注血小板悬液。

3. 维生素 K_1　10~20mg/d。

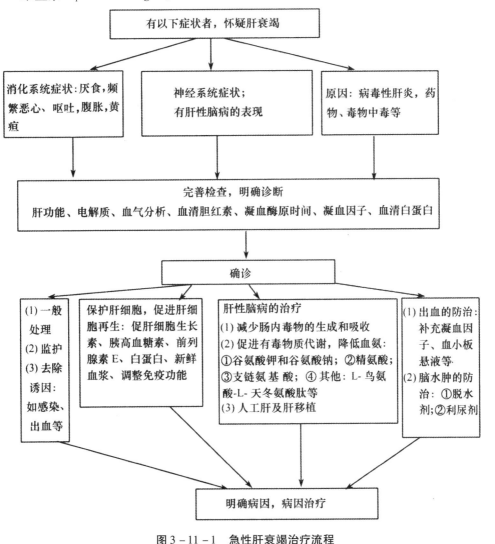

图 3-11-1　急性肝衰竭治疗流程

4. DIC 治疗　如临床确诊为 DIC 时，应及早应用肝素治疗，运用抗血小板聚集药物，以及补充血小板、凝血因子、抗纤溶等相关治疗。

（七）肝肾综合征

1. 大剂量祥利尿剂冲击，可用呋塞米持续泵入。

2. 限制液体入量，24 小时总入量不超过尿量加 500～700ml。

3. 肾灌注压不足者可应用白蛋白扩容或加用特利加压素等药物，但急性肝衰竭患者慎用特利加压素，以免因脑血流量增加而加重脑水肿。

4. 人工肝支持治疗。

（八）脑水肿的防治

1. 脱水剂　20% 甘露醇液 1g/kg 体重，每 4～6 小时一次，也可用甘油果糖。

2. 利尿剂　一般使用呋塞米，可与渗透性利尿剂交替使用。

（九）治疗流程（图 3－11－1）

二、预后评价

急性肝衰竭的病死率高，准确判断肝衰竭的预后对实施有效的治疗至关重要。影响预后的因素有：年龄；病因，如肝炎病毒引起者，以甲肝预后为好，乙肝次之，丙肝最差；直接胆红素和总胆红素的比值较高时可反映出肝细胞尚有一定的转化功能；凝血功能显著异常并出现出血甚至 DIC 常提示患者预后极差。急性肝衰竭同时合并其他脏器功能衰竭或在原发疾病基础上发生的，预后差。

（李凡民　李秀宪）

第十二章　急性肾衰竭

急性肾衰竭（ARF）是临床危重疾病，是指由于各种病因引起的肾功能在短期内（数小时或数天）急剧下降，包括肾小球滤过率明显下降所致的氮质血症和血肌酐进行性升高，以及肾小管重吸收和排泄功能障碍导致的水、电解质及酸碱平衡失调的一种临床综合征。其血肌酐平均每日增加$\geq 44.2 \mu mol/L$。近年来认识到在致病因子的作用下有些患者虽然已发生不同程度的急性肾功能异常，但尚未进入衰竭阶段，故趋向于将急性肾功能衰竭改为急性肾损伤（AKI），以便早期干预。其诊断标准是48小时内血肌酐上升$\geq 25 \mu mol/L$或血肌酐较原先水平增高 $>50\%$ 或尿量减少［尿量 $<0.5ml/（kg \cdot h）$，时间超过6小时］。ARF包括肾前性、肾性和肾后性原因。急性肾小管坏死（ATN）是急性肾衰竭最常见的类型。

（一）病因

急性肾功能衰竭的病因一般分为肾前性、肾性、肾后性三类。

1. 肾前性　约占全部ARF的60%。由于肾脏血液灌流急剧减少所致，常见于休克早期。有效循环血流量减少和血压下降可直接导致肾脏血流量减少，还可通过交感－肾上腺髓质系统和肾素－血管紧张素系统使肾脏小动脉强烈收缩，从而进一步降低肾脏血液灌流量和有效滤过压。同时，继发性引起醛固酮分泌增多，增强水钠重吸收，因而尿量显著减少。当肾前性急性肾衰竭尚无肾实质性损伤时，及时纠正血容量、血压、心排血量，肾脏泌尿功能可很快恢复。一般认为是功能性的肾功能不全。

2. 肾性　约占全部ARF的40%。是肾脏实质损伤引起，如肾小球肾炎、狼疮性肾炎、肾动脉栓塞等。常有肾缺血及肾毒性引起肾小管的坏死。

（1）肾缺血：多见于各种原因引起的休克未得到及时纠正。此时，持续的血压下降和肾动脉收缩可使肾血液流量显著而持续减少。肾小管形成缺血性损伤，甚至发生坏死。此时即使纠正血容量并恢复血压也不能使肾功能得到恢复。

（2）肾中毒：具有肾毒性的毒物或毒性代谢产物直接作用于肾小管，影响肾小管上皮细胞膜脂质的表面活性，改变其通透性及载体转运功能，造成肾功能的损害。常见的有：

1）抗生素：氨基糖苷类最常见，四环素类；抗真菌药，如两性霉素B；磺胺类药物；抗结核药，如对氨基水杨酸、利福平等。

2）抗肿瘤药：如顺铂、环磷酰胺、甲氨蝶呤等。

3）麻醉药：如乙醚、甲氧氟烷等。

4）镇静催眠药：如苯巴比妥、水合氯醛、异丙嗪、

5）解热镇痛药：如阿司匹林、对乙酰氨基酚、保泰松、吲哚美辛等。

6）生物毒性：鱼胆、蛇毒、毒菌等。

7）金属毒物：汞、砷、铋、锂、铅、镝、铀、镉、锝等。

8）有机溶剂：四氯化碳、四氯乙烯、三氯乙烯、二氯乙烷、乙二醇、萘等。

9）肾小管堵塞：在肾小管内形成结晶而致梗阻，如阿昔洛韦。

（3）肾后性：所占 <5% 。从肾盏到尿道口任何一处发生尿路梗阻都可引起肾后性急性肾衰竭。由于肾脏的储备能力相当强，只有当两侧尿路同时梗阻时才出现肾后性急性肾衰竭。这种患者早期并无肾实质损伤，所以，及时解除梗阻可使肾功能迅速恢复。常见的为尿路结石、前列腺肥大、前列腺癌等。

（二）发病机制

急性肾功能衰竭的发病机制复杂，有些尚不完全清楚，有以下几个学说：

1. 肾血流动力学异常　ARF 时几乎均有肾血流的减少，由于神经和体液的调节，全身血液重新分布，持续的肾血管收缩，使入球小动脉阻力增高，肾小球滤过率下降。原因主要有：①肾交感神经过度兴奋。②肾内肾素 - 血管紧张素系统兴奋。③肾内舒张血管的前列腺素合成减少，缩血管的血栓素 A_2 产生过多。④细胞因子如内皮素，可持久地收缩肾血管；心房肽具有扩张入球小动脉，收缩出球小动脉，从而提高肾小球滤过率。

2. 缺血再灌注损伤　肾缺血、缺氧恢复血供后，可产生大量氧自由基，在超氧化物歧化酶的作用下生成 H_2O_2，正常情况下，机体内有充足的过氧化氢酶和谷胱甘肽过氧化物酶，能将 H_2O_2 转化为水，但病理状态下，这些酶不足，H_2O_2 增多，使肾小管上皮细胞发生脂质过氧化，导致细胞膜结构破坏，通透性增加，离子转运障碍等功能障碍。

3. 肾小管堵塞学说　肾小管坏死时由于细胞间的紧密连接受到破坏，膜蛋白分布改变，使肾小管上皮细胞从基底膜上剥脱下来，大量活性细胞脱落在管腔内。坏死的肾小管上皮细胞及脱落的上皮细胞和微绒毛碎屑、细胞管型或血红蛋白等堵塞肾小管，导致管腔内压升高，使肾小球囊内压升高，从而导致肾小球滤过率降低。

4. 返漏学说　肾小管上皮损伤后坏死、脱落，肾小管壁出现缺损或剥脱，小管管腔可与肾间质直接相通，致使小管腔内的原尿反流到肾间质，引起肾间质水肿，压迫肾单位，加重肾缺血，使肾小球滤过率降低。

5. 管 - 球反馈机制　急性肾小管损伤，致使肾小管重吸收钠、氯等明显减少，管腔内钠、氯浓度升高，经远端肾小管时致密斑感应使入球小动脉分泌肾素增多，继而血管紧张素 Ⅰ 、Ⅱ 增加，使入球小动脉和肾血管收缩，肾血管阻力增加，肾小球滤过率下降。

第一节　诊断分析

（一）病史要点

ARF 病因不一，起病较急骤，根据临床表现和病程的共同规律，一般分为少尿期、多尿期和恢复期三个阶段。非少尿型 ATN 占 ATN 的 40% 左右。通常由肾毒性物质引起，是肾损害程度较轻的一个类型。患者肾小球滤过率可达 3 ~ 4ml/min，故尿量可维持在 400ml/d 以上，甚至无明显变化。但因肾小管损害，故尿渗透浓度最高只能达 350mOsm/L。因患者尚保有一定程度的肾功能及尿量，故临床无明显可见的多尿期，尿毒症及水电解质酸碱平衡改变均较少尿型轻，预后较好。实验室检查若血肌酐尿素氮水平不再升高，即提示疾病开始恢复；恢复正常水平，即表明疾病接近痊愈。

1. 少尿期　一般持续 1~3 周，少数病例可持续 3 个月以上。一般肾中毒引起者持续时间短，肾缺血引起者持续时间较长。

（1）尿量减少：每24小时尿量持续少于400ml为少尿，少于100ml为无尿。非少尿型是指患者在进行性氮质血症期内每日尿量持续在500ml以上，甚至1000～2000ml。尿量不减少的原因可能：①各肾单位受损程度不一，小部分肾单位的肾血流量和肾小球滤过功能存在，而相应的肾小管的重吸收功能显著障碍；②所有肾单位的受损程度虽相同，但肾小管重吸收功能障碍在比例上远较肾小球滤过功能降低程度为重；③肾髓质深部形成高渗状态的能力降低，致髓袢滤液中的水分重吸收减少。非少尿型的常见病因为肾毒性药物的长期使用、腹部大手术和心脏直视手术后，以及肾移植缺氧性损害。

（2）进行性氮质血症：由于肾小球滤过率降低引起少尿或无尿，致使排出氮质和其他代谢废物减少，血浆肌酐和尿素氮升高，其升高速度与体内蛋白分解状态有关。在无并发症且治疗正确的病例，每日血尿素氮上升速度减慢，约为3.6～7.1mmoL（10～20mg/dl），血浆肌酐浓度上升仅为44.2～88.4μmol/L（0.5～1.0mg/dl），但在高分解状态时，如伴广泛组织创伤、败血症等，每日尿素氮可升高10.1mmol/L（30mg/dl）或以上，血浆肌酐每日升高176.8μmol/L（2mg/dl）或以上。

（3）水、电解质和酸碱平衡紊乱

1）水过多：见于水分控制不严，摄入和补液过多，随少尿期的延长，易发生水过多，表现为稀释性低钠血症、软组织水肿、体重增加、高血压、急性心力衰竭、脑水肿等。

2）高钾血症：正常人的钾盐90%从肾脏排泄，少尿期由于尿液排钾减少，可出现高钾血症。高钾血症的表现有时比较隐匿，可无特征性临床表现，或出现恶心、呕吐、四肢麻木、心率减慢，严重的出现神经系统症状，如恐惧、烦躁、意识淡漠，甚至出现窦室或房室传导阻滞、窦性静止、室内传导阻滞甚至心室颤动。高钾血症的心电图变化可先于高血钾的临床表现，故心电图监护高钾血症对心肌的影响很重要。高钾血症是少尿期患者常见的死因之一，早期透析可预防其发生。

3）代谢性酸中毒：急性肾衰竭时，由于酸性代谢产物排出减少，肾小管泌酸能力和保存碳酸氢钠能力下降，致使每日血浆碳酸氢根浓度不同程度下降。

4）低钙血症、高磷血症：ATN时的低钙和高磷血症不如慢性肾衰竭时表现突出。由于常同时伴有酸中毒，细胞外游离钙增多，故多不发生低钙的表现。低钙血症多由于高磷血症引起。少尿期时常有轻度的血磷升高，若有明显代谢性酸中毒时，高磷血症亦较突出。

5）低钠血症、低氯血症：两者常同时存在。低钠血症原因可由于水过多所致稀释性低钠血症。严重低钠血症可致血渗透浓度降低，导致水分向细胞内渗透，出现细胞水肿，表现急性脑水肿症状。临床表现为疲乏、软弱、嗜睡或意识障碍，甚至低渗昏迷。低氯血症常见于呕吐、腹泻或非少尿型用大量袢利尿剂。

6）高镁血症：由于镁离子与钾离子均为细胞内的主要阳离子，因此，血钾与血镁浓度常平行上升，在肌肉损伤时高镁血症较为突出。镁离子对中枢神经系统有抑制作用，严重高镁血症可引起呼吸抑制和心肌抑制，应予警惕。

2. 多尿期　每日尿量多于2.5L为多尿，一般持续1～3周。进行性尿量增多是肾功能恢复的一个标志。多尿期早期血尿素氮、血肌酐仍可增高。由于尿量过多，少数患者可出现脱水、血压下降等表现。系统症状逐渐减轻。

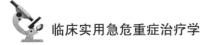

3. 恢复期 是指肾功能恢复或基本恢复，尿量正常或正常偏多。肾小球滤过功能一般在 3 ~ 6 个月内恢复正常，少数可持续 1 年以上。

（二）查体要点

1. 肾前性急性肾衰竭 有血压下降、四肢湿冷、肢端苍白等休克表现。

2. 肾性急性肾衰竭

（1）患者可有浮肿表现，轻者眼睑浮肿，重者全身水肿。

（2）高血压：肾缺血时神经体液因素作用促使收缩血管的活性物质分泌增多，使血压升高，另外水过多引起容量负荷过多可加重高血压。

（3）急性肺水肿和心力衰竭：主要是由于体液潴留引起，出现肺部湿啰音、颈静脉怒张、奔马律等。

（4）心律失常：高血钾引起的窦房结暂停、窦性静止、窦室传导阻滞、不同程度房室传导阻滞和束支传导阻滞、室性心动过速、心室颤动等。

（5）心包炎：多表现出心包摩擦音和胸痛，罕见有大量心包积液。

（6）神经系统表现：可表现出意识淡漠、嗜睡、烦躁甚至昏迷。

3. 肾后性急性肾衰竭直肠指检可发现前列腺肿大。

（三）常规检查以及其他检查

1. 血液检查 判断有无出血和溶血性贫血；了解有无贫血，观察有无红细胞形态变形、破碎；网织红细胞数目和肌红蛋白有无增加，对诊断有帮助。

2. 尿液检查 ①尿量的改变，记录 24 小时尿量；②尿常规检查，外观浑浊，尿蛋白多为 + ~ + + ，以中、小分子蛋白为主的，提示肾小管损伤，大量蛋白尿则提示肾小球疾病。镜下检查可见肾小管上皮细胞、肾小管上皮管型、颗粒管型以及色素管型、白细胞管型等；③尿比重降低，固定，多在 1.015 以下；④尿渗透浓度低于 350mOsm/L；⑤尿尿素与血尿素之比，常低于 10；⑥尿肌酐与血肌酐之比，常低于 10；⑦肾衰指数，是尿钠浓度与尿肌酐、血肌酐比值的比，常大于 2。

3. 肾小球滤过功能检查 血尿素氮与血肌酐浓度及每日上升幅度，一般血尿素氮每日升高约 3.6 ~ 107mmol/L（10 ~ 30mg/dl），多数在 21.4 ~ 35.7mmol/L（60 ~ 100mg/dl）；血肌酐每日升高约 40.2 ~ 88.4μmol/L（0.5 ~ 1.0mg/dl），少尿期则多数在 353.6 ~ 884μmol/L（4 ~ 10mg/dl）。

4. 血气分析 主要是了解酸碱平衡情况，有无酸中毒。

5. 血电解质检查 少尿期及多尿期均应严密注意血电解质浓度变化，特别是血钾。

6. 出血倾向检查 检查血小板、凝血酶原时间、血纤维蛋白原等。

7. 肾穿刺检查 可了解肾脏病变的性质和严重程度。

8. 影像学检查 X 线检查可了解有无尿路梗阻、尿路结石、肾积水、肾肿瘤等；肾脏 B 超可以了解肾脏大小、形态等。

（四）诊断标准

1. 有原发病因，急骤性进行性氮质血症伴少尿；

2. 肾功能急剧恶化（血肌酐每日升高 ≥44.2μmol/L）。

（五）鉴别诊断要点

1. 急性肾衰竭主要是和慢性肾衰竭鉴别：

（1）发病时间：急性肾功能衰竭发病常为数天甚至数小时之内；慢性肾功能不全的发病常在数月以上。

（2）当患者病史不清时，可根据一下几点鉴别是急性还是慢性肾衰竭：①有夜尿增多的患者提示有肾小管浓缩功能障碍，多为慢性肾功能衰竭。②慢性肾功能衰竭的患者只有到终末期才发生少尿。③是否有贫血，CRF 几乎均有贫血，肾小球性及肾血管性 ARF 也多有贫血，但肾小管性及肾实质性 ARF 则多无贫血。④B 超检查：ARF 的肾脏常明显充血水肿，故肾脏体积常增大。而 CRF 的肾脏常缩小。

2. 急性肾衰竭类型的鉴别：

（1）肾前性 ARF：有肾脏缺血的明确原因（如脱水、失血、休克等）；尿量减少；尿常规正常；补液试验：1 小时内静脉滴注 5% 葡萄糖液 100ml，观察两小时，若尿量增加至每小时 40ml，则提示肾前性 ARF。

（2）肾后性 ARF：有尿路梗阻的因素（如尿路肿瘤、尿路结石、前列腺肥大）；临床常出现突然无尿；影像学检查常见有肾盂积水、输尿管扩张、膀胱尿潴留等。

（3）肾性 ARF：排除肾前和肾后性原因；常有基础病史或肾脏受损的因素。

（张解放　桑艳艳）

第二节　治疗措施及预后评价

一、治疗措施

对大多数患者来说，ARF 是可逆的。应尽早发现病因，及时消除肾损的原因。血容量不足、休克引起者，应及时补充血容量，维持血压，抗休克治疗，保证肾灌注；对于药物引起者，应立即停用可疑药物；对于梗阻引起者，应及时排除梗阻因素等。

（一）少尿期的治疗

重点在于调节水、电解质和酸碱平衡，治疗原发病和防治并发症。

1. 一般处理　ARF 患者应卧床休息；能进食者尽量利用胃肠道补充营养，以清淡的流质或半流质食物为主，不能进食者予以鼻饲或静脉给予，每日热量摄入应保持在 104.6～125.5kJ/kg；适当限制水分、钠盐和钾盐的摄入；早期应当限制蛋白质。

2. 维持水平衡　少尿者应严格计算 24 小时出入量。24 小时补液量为显性失液量及不显性失液量之和减去内生水量。显性失液量是指前一日 24 小时内尿量、粪、呕吐、出汗、引流液及创面渗液等丢失的液体量之和。不显性失液量是指每日从呼吸失去水分（约 400～500ml）和从皮肤蒸发的水分（约 300～400ml）。内生水量是指 24 小时内体内组织代谢、食物氧化和补液中葡萄糖氧化所生成的水的总和。

3. 利尿治疗　呋塞米（速尿）有扩张血管、降低肾小管阻力、增加肾血流量和肾小球滤过率的作用，早期和足量使用有一定的效果，每次 200～400mg 为宜。大剂量呋塞米效果不佳者，应尽早透析治疗。甘露醇有渗透性扩容作用，降低血细胞比容，降低血液黏滞度，降低血管阻力，从而改善肾脏血液循环。甘露醇本身也偶可引起 ARF，已确诊为 ATN 并少尿的用甘露醇治疗无效，且有导致急性肺水肿的危险，故不宜使用。剂量为

20% 甘露醇液 100 ~ 200ml 静脉滴注，如 2 小时后仍无尿者，则应停用。多巴胺可扩张肾血流量，提高肾小球滤过。对血容量正常的，可予以多巴胺 1.5 ~ 2.5μg/（kg·min），与呋塞米合用则效果较好。

4. 高钾血症的处理　最有效的方法是血液透析或腹膜透析。限制钾盐的摄入，包括停用导致血钾升高的药物，不输库存血，限制钾盐的摄入，纠正酸中毒等。高血钾症是临床急症，应予以紧急处理：①11.2% 乳酸钠液 80 ~ 320ml 静脉注射，伴酸中毒者可予 5% 碳酸氢钠液 250ml 静脉滴注。②10% 葡萄糖酸钙 10ml 静脉注射。③25% 葡萄糖液 200ml 加胰岛素 16 ~ 20U 静脉滴注。④钠型离子交换树脂 15 ~ 20g 加入 25% 山梨醇溶液中口服。

5. 代谢性酸中毒　高分解代谢型代谢性酸中毒发生早，程度严重。严重酸中毒可加重高钾血症，应及时纠正。当血浆实际碳酸氢根低于 15mmol/L 时，应予以 5% 碳酸氢钠液 100 ~ 250ml 静脉滴注，并动态监测血气变化。

6. 感染　感染是 ARF 患者死亡的主要原因之一，必须积极予以抗感染治疗。对可疑感染灶应尽早行细菌培养，根据药物敏感实验，选用适当的抗生素，避免使用肾毒性药物。

7. 血液净化治疗　包括血液透析、血液超滤、血浆置换、血液灌流、腹膜透析等。可以把代谢产物如尿素、肌酐，过多的电解质、水，有毒物质等清除出体外，达到纠正水、电解质、酸碱平衡，清除毒物的目的。对急性肾衰竭患者进行早期预防性血液透析可显著减少感染、出血、多脏器功能衰竭等并发症。

紧急透析的指征：①急性肺水肿；②严重高钾血症，血钾在 6.5mmol/L 以上。一般透析指征：①少尿或无尿 2 日以上；②高分解代谢状态，每日血尿素氮升高 >6mmol/L（20mg/dl），或每日血肌酐升高 > 176.8μmol/L（2mg/dl）；③血尿素氮 17.8mmol/L（50mg/dl）以上，血肌酐 442μmol/L（5mg/dl）以上；④血 pH 在 7.25 以下，实际碳酸氢盐在 15mmol/L 以下，或二氧化碳结合力在 13mmol/L 以下；⑤出现尿毒症症状如呕吐、神志淡漠、烦躁或嗜睡；⑥出现体液潴留，如眼结膜水肿、胸腔积液、心力衰竭等。

（二）多尿期治疗

多尿期治疗的重点是维持水、电解质和酸碱平衡，控制氮质血症，治疗原发病和防止并发症。避免补液过多，监测电解质，适当补充。补液尽可能从胃肠道补充，不足者可予静脉输入。多尿期开始即使尿量超过 2 500ml/d，血尿素氮仍可继续上升，故已进行透析治疗的，仍应该继续透析。

（三）恢复期治疗

一般不需要特殊处理，注意休息，加强支持治疗，定期检查肾功能，避免使用肾毒性药物。

（四）治疗流程图（图 3 - 12 - 1）

二、预后评价

急性肾小管坏死如处理不及时其病死率较高。影响预后的因素为：原发性疾病患者年龄及原有慢性疾病存在肾功能减退的严重程度，是否早期诊断和早期透析治疗以及是否存在并发症和多脏器衰竭等。随着透析疗法的不断进步和早期预防性透析的开展，直接死于急性肾衰竭者已较少，其主要死因多为原发病和感染，尤其是多脏器衰竭。急性肾小管坏死患者的远期预后大多良好，肾功能可恢复正常而存活。仅5%以下患者可发展为慢性肾功能不全，主要见于老年患者，原有肾脏病、病变严重且治疗不及时者。

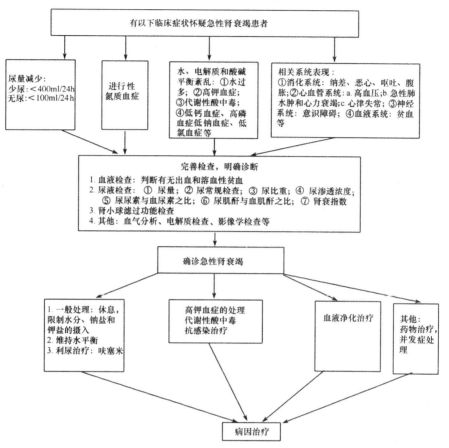

图 3 - 12 - 1　急性肾衰竭诊治流程

（张解放　桑艳艳）

第十三章　急性脑血管病

第一节　脑出血

脑出血是指脑实质内和脑室内出血，又称脑溢血或出血性卒中。脑出血的原因有外伤性和非外伤性两类。外伤性脑出血不在本章讨论范围之内。非外伤性脑出血，其中约半数是由高血压病所致，其他原因包括颅内动脉瘤破裂、脑血管畸形破裂、败血症、脑肿瘤出血、动脉炎、血液病、抗凝治疗的并发症和维生素 C 缺乏症等。本章只限于讨论高血压脑出血的抢救与治疗。

通过大量临床及病理观察，目前大多数学者认为高血压脑出血的主要病理基础是高血压和高血压所引起的慢性脑小动脉病变。

高血压脑出血好发于基底核的小穿通动脉，如豆纹动脉、丘脑穿通动脉和基底旁正中动脉分支；最常见于脑深部灰质区、脑室、小脑和脑桥。出血常在 1~2 小时内达到高峰。少量出血对周围脑组织不构成明显压迫；大量出血形成脑内血肿，血肿边缘多不规则，血肿内不含脑组织。基底核区和丘脑的大量出血，由于血肿内张力较高，可穿破脑组织进入脑室，形成继发性脑室出血，或破入蛛网膜下腔后形成蛛网膜下腔出血（SAH）。血肿吸收的速度因出血量的大小、患者的年龄和全身状况而相差甚大。大量出血形成较大血肿时，可在数小时内形成脑水肿，其占位效应导致颅内压增高，使邻近脑组织受压、移位形成脑疝。因此脑出血对脑组织的影响主要有以下三个方面即原发性脑损害、继发性脑损害（主要是脑水肿和脑缺血）以及颅内压增高。

一、诊断分析

（一）病史要点

高血压脑出血的发病年龄多在 50 岁以上，尤其是 60~70 岁更为常见。但近年来 50 岁以下的患者有增加的趋势。患者起病急骤，病情发展迅速，可发生在白天或夜晚。气候骤变，尤其是盛夏或隆冬，因情绪紧张、工作劳累、饮酒、用力排便、性生活等均可能为诱因。起病前多无预感，仅少数患者发病前有头痛、头晕、动作不稳、口齿不清等症状。起病后多表现为剧烈头痛、头晕、呕吐、偏瘫、失语；脑干和小脑出血者，眩晕是主要症状。一般在数分钟至数小时达到高峰，出现意识障碍，随后陷入昏迷，常有尿失禁、抽搐发生。严重者出现生命体征的变化，患者表现呼吸深，有鼾声，脉搏慢而有力以及血压明显增高，可达 220/120mmHg 左右。如出血量大而迅速，可在短时间内发生脑疝而死亡。有些患者在出血后稳定下来，随后常有数小时到 1~2 日的缓解，以后因出血引起的继发性脑损害又导致症状恶化。出血量少者，在急性期过后可逐渐恢复。

（二）查体要点

脑出血的患者根据出血部位不同，临床表现各有特点。现分述如下：

1. 壳核出血　大脑基底核的壳核是最常见的出血部位，约占高血压脑出血的 60%。当出血量较小，仅局限于壳核时，临床症状常较轻，患者意识障碍不显著，可无明显偏瘫或仅有病变对侧肢体的轻度偏瘫。出血量较多时，血肿可向外侧及内侧发展，向内侧扩展压迫或破坏内囊结构时，患者可出现"三偏"症状，即表现为对侧肢体偏瘫、偏身感觉障碍以及偏盲。当血肿破入脑室者，患者常有不同程度的意识障碍、脑膜刺激症状和急性脑积水的症状。

2. 丘脑出血　约占15%。丘脑出血形成的血肿部位很深，位于基底核和内囊的内侧，故又称内侧型出血。多数患者呈现昏迷状态。丘脑内侧或下部出血者可出现典型的眼征，即垂直凝视麻痹，多为上视障碍、双眼内收下视鼻尖、眼球反向偏斜，出血对侧的眼球向下、内侧偏斜等。累及内囊时出现"三偏"症状，累及丘脑下部时，可使病情加重，患者出现高热、昏迷加深、消化道出血、高氮质血症和高血糖等症状。

3. 小脑出血　约占10%，大多数患者表现为突然发作的枕部头痛、眩晕，频繁呕吐，病变侧肢体共济失调，眼球震颤，言语呐吃。当出血量较大时，锥体束受到压迫，可出现肢体瘫痪。当出血破入第四脑室，有蛛网膜下腔出血，很容易影响到脑干和脑脊液循环通路，出现脑干受压和急性梗阻性脑积水，也常因小脑扁桃体下疝突然死亡。

4. 原发性脑干出血　90%以上的高血压所致的原发性脑干出血发生在脑桥，少数发生在中脑，延髓出血罕见。脑干出血一直被认为是发病急骤，死亡率很高，预后很差的疾病。脑桥出血临床症状取决于出血灶的部位和大小，常突然发病，可表现为剧烈头痛、恶心、呕吐、头晕或眩晕，出现一侧或双侧肢体乏力；偏身或半侧面部麻木。大量出血常迅速出现深昏迷，针尖样瞳孔。

5. 脑室出血　临床表现为剧烈头痛、呕吐，迅速昏迷，四肢强直性抽搐，去大脑强直，轻偏瘫或四肢瘫；瞳孔针尖样大小，高热，脑膜刺激征，脑脊液呈血性。

6. 脑叶出血　脑叶出血又称皮质下出血，约占高血压脑出血患者的10%，常发生在额、颞、顶、枕叶。临床表现主要为头痛、呕吐，不同程度的意识障碍和神经系统定位体征，如偏瘫、失语、偏盲等。

（三）常规检查及其他检查

1. 头颅CT检查　头颅CT扫描是目前诊断脑出血的最主要和最常用的方法之一。脑出血的诊断正确率几乎可达100%。CT检查对脑出血的诊断价值为：显示特征性的高密度出血灶，能直观地反映出血的部位、范围，周围脑组织受累的程度、脑水肿的程度以及血肿扩展的范围；了解中线是否移位及脑室、脑池受压的继发性改变；对出血后颅内病变可进行动态观察，有利于对患者的预后评估；血肿量的估算，多采用多田提出的计算公式：血肿量（ml）＝（π/6）×血肿最大长度（cm）×最大宽度（cm）×最大高度（cm）。

2. MRI检查　脑出血后，MRI检查一般用于显示血肿和血肿周围脑组织水肿演变过程中所形成的影像，它实际上反映了出血区红细胞的溶解和血红蛋白分子的化学变化过程。

3. 脑血管造影（DSA）　脑血管造影适用于寻找出血原因，特别对中、青年脑叶出血、蛛网膜下腔出血者常有必要，可排除血管畸形、动脉瘤破裂等所致的脑出血。

4. 腰椎穿刺　脑出血患者因颅内压增高，一般不做脑脊液检查。当脑出血破入脑室或进入蛛网膜下腔，约4/5的患者在发病6小时后脑脊液是血性并伴压力增高。

（四）鉴别诊断

高血压脑出血主要应与缺血性疾病鉴别，因部分高血压脑出血患者，脑脊液无红细胞，而出血性脑梗死患者脑脊液可有红细胞，因而单靠腰椎穿刺并不能正确判断（表3-13-1）。此外，高血压脑出血还应与其他脑血管病造成的脑出血如脑动静脉畸形、动脉瘤、海绵状血管瘤以及肿瘤卒中出血加以鉴别。

表 3 - 13 - 1　高血压脑出血鉴别诊断

	出血性脑血管病		缺血性脑血管病	
	脑出血	蛛网膜下腔出血	脑梗死	脑栓塞
常见病因	高血压病	动脉瘤	动脉粥样硬化	房颤
年龄	40~60 岁	中青年	65 岁以上	45 岁
起病	急	急	较慢	急
诱因	情绪激动、用力	同左	休息、睡眠时	体位改变
头痛	有	剧烈	可无	可无
呕吐	多见	多见	可无	可有
偏瘫	有	可无	有	有
脑膜刺激征	有	明显	无	无
脑脊液压力	增高	增高	可正常	可增高
血性脑脊液	有	有	无	无

二、治疗措施及预后评价

［一］治疗措施

高血压脑出血患者发病后的治疗主要包括现场急救处理、内科治疗和手术治疗。

（一）现场急救处理

预诊台护士须及时接待患者，快速反应，准确分诊，减少手续尽快将患者送到诊室。对昏迷患者需保持呼吸道通畅，给予吸氧并及时清除口腔与呼吸道分泌物，对呼吸衰竭的患者必要时行气管插管给予人工通气。接诊医师应简明扼要询问病史，做较全面的体检，对血压过高、脑疝危象、抽搐者需及时处理；病历书写应及时完成，各种检查应有顺序并妥善安排，要尽量减少不必要的搬动。对危重患者必须及时开通静脉，准备好抢救器材。对暂时无法收住入院的危重患者，应留置抢救室或诊室内抢救治疗，并认真做好交接班。对濒死无法抢救的患者，在向家属交待病情的同时，给予人道主义的处理。

（二）内科治疗

脑出血急性期内科治疗的目的主要在于制止继续出血和防止再出血，减轻脑水肿，降低颅内压，改善脑缺氧以及预防和治疗各种并发症，使患者能安全度过出血的急性期，从而降低死亡率和致残率。

1. 防止再出血　患者保持安静，绝对卧床，有效地控制血压。可选用硝苯地平、佩尔地平、硝普钠等药物，将血压维持在略高于出血前水平，一般在 158 ~ 165/90 ~ 98mmHg。适当使用止血剂，常用的药物有 6 - 氨基己酸、酚磺乙胺（止血敏）、巴曲酶（立止血）等。

2. 降低颅内压　是治疗脑出血的关键，直接关系到患者的预后。常用的药物有 20%甘露醇溶液、甘油果糖、甘油盐水、呋塞米、25% 人体白蛋白、糖皮质激素等。使用脱水剂要根据患者的病情适当使用，最好在颅内压监护下进行。对长期使用脱水剂的患者要注意监测肝、肾功能与水电解质紊乱。

3. 保持营养及水、电解质平衡 发病早期静脉补液，除脱水药物外，液体量应控制在 2000ml 以内，并及时进行血电解质、血糖、血液酸碱度的监测。对长期昏迷的患者应尽早采用鼻饲的方法给予肠道内营养支持或深静脉内营养疗法。

4. 并发症的防治 对于长期昏迷的患者，肺部感染和尿路感染是非常常见的。应根据病原菌及药敏试验选择抗生素，并做好相应的护理。脑出血严重时，尤其当合并脑室出血时，一般易并发胃、十二指肠应激性溃疡出血。治疗应给予 H_2 受体拮抗剂或奥美拉唑等药物。出血量大时，需及时输血。对高热的患者，如有条件可采用亚低温治疗（34~33℃），降低脑代谢，减少脑耗氧。此外，在整个治疗过程中还应防治皮肤感染和口腔感染。

5. 其他 可适当选用副作用少、疗效明确的神经保护剂以及抗癫痫治疗，常用的药物有苯妥英钠、苯巴比妥、地西泮、丙戊酸钠等。

（三）手术治疗

近十年来，由于诊断和手术方法上有了新的突破，故不少脑出血的患者可通过手术治疗使死亡率降低。手术目的主要是清除血肿，解除脑受压，改善脑循环及脑血流量，防止脑疝形成。

1. 手术适应证 经 CT 和血管造影确诊血肿在大脑半球内（内囊外侧型），出血量较多（>30ml）或小脑出血（>15ml）压迫第四脑室出现颅压增高，年龄在 70 岁以下，心、肾功能无明显障碍，脑干功能无明显受损者应尽早手术。经内科治疗无效或好转后又恶化，意识障碍加重，并出现病侧瞳孔散大，生命体征尚平稳者，可考虑手术。内侧型血肿并破入同侧脑室，导致中线结构移位，患者年龄轻，心血管系统功能无明显改变，生命体征平稳者应早期清除血肿或行脑室引流。

2. 手术时机 脑出血患者的手术时机直接影响手术效果。对手术时机的选择尚有不同意见。有人主张早期甚至超早期进行手术，在出血后 6 小时内行血肿清除术，理由是出血数小时后血肿周围的脑组织即开始出现有害的组织学改变，脑水肿也逐渐加重；24 小时后血肿周围脑组织即可发生不可逆性的继发性损害。即使患者能够度过出血的打击而存活，脑功能的恢复也会受到影响。如能在继发性脑组织损害之前清除血肿，神经功能可望能获得较好恢复。也有人主张在出血后 4~14 天进行手术，理由是此时病情已稳定，手术死亡率低。血肿清除后有助于加快恢复过程。但可能有部分患者会在此期间死亡，因为脑出血死亡的患者，75%~84% 是在发病后 3~4 天内死亡的，故延期手术不能降低总死亡率。

3. 手术方法 高血压脑出血的手术方法应根据患者的出血量、出血部位、手术距离出血的时间、患者年龄与全身情况以及手术者的经验来决定。目前常用的手术方法有：

（1）开颅血肿清除术：是传统术式，但对血肿很大或已出现脑疝的危重患者，开颅在直视下彻底清除血肿、止血，并行减压术仍是最佳手术方法，近年来显微外科技术的应用可使手术更为安全精细。开颅血肿清除术需在全麻下进行，根据血肿所在部位选择相应的开路入路，见图 3-13-1。切开硬脑膜后，取相应的皮层径路进入血肿腔，然后分块切除血肿，用生理盐水冲洗血肿腔，发现活动性出血，用双极电凝止血。然后在血肿残腔内置引流管，术后 2～3 天后拔管。

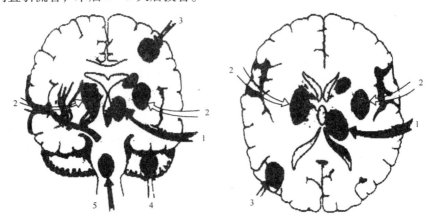

图 3 - 13 - 1　脑出血手术入路示意图

1. 经颞上回入路：适于丘脑出血；2. 经侧裂脑岛入路：适于内囊出血，外囊出血，基底核出血；3. 皮层入路：适于皮层下出血；4. 后颅凹旁正中入路：适于小脑半球出血；5. 后颅凹正中入路：适于脑桥、延髓出血

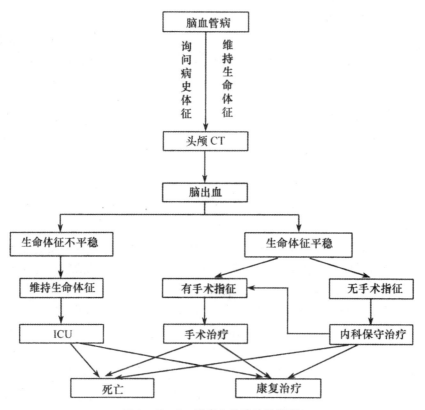

图 3 - 13 - 2　脑出血的治疗流程图

（2）钻孔血肿抽吸术：单纯钻孔穿刺抽吸血肿不能吸出已凝固的血块，往往达不到充分减压的目的。近年来，采用立体定向技术，将导管精确置入血肿腔内，用血肿碎化器将血肿打碎后冲洗吸出，残余血肿经留置在血肿腔内的导管注入溶栓剂（尿激酶、链

激酶、t-PA），将血块溶解后排出，引流管可 5 天左右拔除。此方法简便易行，已为神经内科、急诊科工作者所掌握，对高龄体弱的患者更应作为首选方法。缺点是可能会发生再出血，对需要紧急处理的颅内压增高患者仍不适用。

（3）内镜下血肿清除术：内镜具有冲洗、吸引以及可直视下观察等优点。与内镜配套的止血技术，包括激光技术，对血肿清除后的止血提供了方便。近年来在许多医院已开始应用。但需要特殊设备与专门训练，故未广泛使用。

（4）脑室引流术。

在各种手术方法中应特别注意麻醉的平稳性，防止血压的波动。应尽量减少不必要的损伤正常脑组织。术后及时复查 CT，观察有无再出血。术后仍需配合内科治疗。

（四）治疗流程图（图 3-13-2）

［二］预后评价

脑出血的预后取决于出血的部位和量以及速度，但总体的致残率和致死率均较高。脑叶出血预后较脑干出血的预后好；出血量越大，造成的继发性损害就越大，预后越差；出血速度快，往往短期内造成颅内高压、脑疝形成，预后严重不良。

（李凡民　张解放）

第二节　蛛网膜下腔出血

由于脑底部或表面的血管发生病变破裂，血液直接流入或主要流入蛛网膜下腔，称为蛛网膜下腔出血（SAH）。SAH 有创伤性和非创伤性之分，前者指颅脑外伤引起，后者又称自发性 SAH。SAH 约占所有出血性脑卒中的 10%，死亡率占全部脑血管病的 25%，其发病率国外约为 16/10 万人，国内约为 10/10 万人。

自发性 SAH 的病因很多，最常见的是颅内动脉瘤（图 3-13-3）和动静脉畸形（图 3-13-4）破裂，约占 57%，其次是高血压脑出血，约占 15%；其他病变出血如颅内肿瘤卒中、烟雾病、血液病、颅内炎症、颅内静脉血栓形成、中毒（可卡因、乙醇、蛇毒等）、结缔组织疾病、抗凝治疗并发症以及妊娠并发症、脊髓血管病变等。

血液流入蛛网膜下腔，使脑脊液（CSF）含血，脑表面呈紫红色。血液在脑池、脑室内沉积，距出血灶愈近者积血愈多，常见积血的部位有侧裂池、视交叉池、纵裂池、桥小脑池和枕大池等。有时血液可流入脊髓蛛网膜下腔，甚至逆流入脑室系统；当仰卧位时由于重力影响，血液易积聚在脑室后角、后颅窝或椎管内。脑底部大量积血和脑室系统积血后影响脑脊液循环，患者早期即可出现急性梗阻性脑积水，后期少数患者因蛛网膜颗粒受出血影响发生粘连，影响脑脊液吸收，出现不同程度的正常颅压脑积水。由于血液的直接刺激或血细胞破坏产生多种血管活性物质刺激血管，使部分患者在出血后的 4~12 天内发生不同程度的脑血管痉挛，严重者可导致脑梗死，增加手术死亡率与病残率。SAH 后患者均出现不同程度的脑水肿与脑缺血梗死，严重者可导致下视丘出血或缺血，引起高热、水电解质失衡、胃肠道出血、内分泌紊乱。此外，部分患者因血液刺激皮层而引起抽搐。SAH 后的再出血多见于首次出血后的 1 个月内，多数发生在第 10~28

天，一般仍在原出血处。

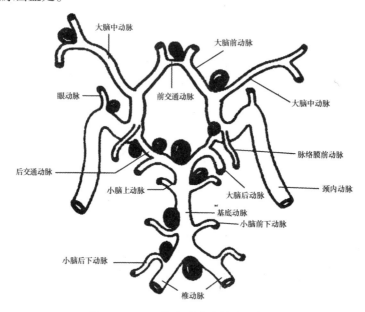

图 3 - 13 - 3　颅内动脉瘤的常见部位

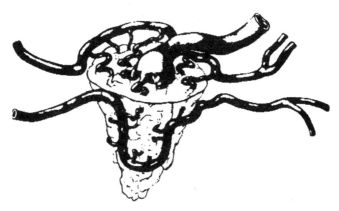

图 3 - 13 - 4　典型脑 AVM 的形状

一、诊断分析

（一）病史要点

SAH 多数起病急骤，可有情绪激动、用力、排便、咳嗽、房事等诱因。最常见的症状是剧烈头痛，难以忍受；恶心、呕吐，意识障碍，部分患者可出现精神症状和癫痫发作。

（二）查体要点

最常见的体征是脑膜刺激征，约 1/4 的患者在发病数小时至两天内出现颈痛和颈项强直，凯尔尼格征与布辛洛斯基征阳性。脑神经损害以一侧动眼神经麻痹多见，患者常缺少其他局灶定位体征。眼底检查 4% ~20% 的患者出现玻璃体膜下出血，常具特征性；而视乳头水肿少见。对一些非典型的病例，起病时可无头痛，而表现为恶心、呕吐、发热和全身不适，胸背痛，腿痛和听觉突然丧失等。老年人 SAH 的特点是起病相对缓慢，头痛不显著，意识障碍多见而且严重，常有颈项强直。儿童 SAH 的特点是头痛少见，发热、癫痫多见，常伴系统性疾病。

临床上常根据 SAH 患者的头痛程度，有无脑膜刺激症状，意识状态和神经功能损害等来进行临床分级，以便可能更好的评价各种治疗效果。目前最常用的有三种分级方法即，Botterell 分级、Hunt 和 Hess 分级以及世界神经外科联盟分级，现列表如下（表 3 - 13 - 2）：

表 3 - 13 - 2　SAH 临床分级表

级别	Botterell 分级（1956）	Hunt 和 Hess 分级（1968、1974）	世界神经外科联盟分级（1988）	
			GSC	运动功能障碍
1	清醒，有或无 SAH 症状	无症状或头痛，颈项强直	15	无
2	嗜睡，无明显神经功能缺失	颅神经麻痹（如Ⅲ、Ⅳ），中至重度头痛，颈硬	13 ~ 14	无
3	嗜睡，神经功能丧失，可能存在颅内血肿	轻度局灶神经功能缺失，嗜睡或错乱	13 ~ 14	存在
4	因血肿出现严重神经功能缺失，老年患者可能症状较轻，但合并其他脑血管疾病	昏迷，中至重度偏瘫，去大脑强直早期	7 ~ 12	存在或无
5	濒死，去大脑强直	深昏迷，去大脑强直，濒死	3 ~ 6	存在或无

注：如有严重全身系统疾病如：高血压、糖尿病、严重动脉硬化、慢性肺部疾病或血管造影显示血管痉挛，评级增加一级。

（三）常规检查以及其他检查

1. CT 脑扫描　头颅 CT 平扫是目前诊断 SAH 的首选检查。在分辨率高的 CT 当患者检查时不出现烦躁的话，发病当日的 SAH 检查阳性率为 95%，第二天为 90%，5 天内为 80%，1 周内为 50%。CT 检查除能明确 SAH 外，还能了解伴发的脑内、脑室内出血或梗阻性脑积水，提示可能的出血来源。可动态观察病情；并通过对 SAH 的厚度来预计可能发生的脑血管痉挛程度。增强 CT 检查，有时能判断 SAH 病因，如显示增强的动静脉畸形病灶或动脉瘤的占位效应。

2. 脑脊液检查　腰穿脑脊液（CSF）检查也是诊断 SAH 的常用方法，对高度怀疑 SAH 的患者当 CT 检查阴性时，往往需行脑脊液检查。一般应在 SAH 2 小时后做检查，过早可能为阴性；对颅内压增高的患者应先给予降颅压治疗后再做检查。一般在出血后 12 小时 ~ 2 周 CSF 黄变检出率为 100%，3 周后为 70%，4 周后为 40%。在检查中要特别注意与操作损伤引起的出血相区别，以免误诊。

3. 脑血管造影　一旦患者经 CT 检查或腰穿 CSF 检查证实有 SAH，就应考虑做脑血管造影来寻找出血源。一般采用 4 根血管的全脑血管造影检查，以防遗漏多发性动脉瘤或伴发的动静脉畸形。造影的时间，如病情许可尽量在发病后 3 天内进行；否则需等待脑血管痉挛消退后，即 SAH 后 3 周进行。

4. 头颅 MRI 和磁共振血管造影（MRA）　MRI 对 SAH 的检出率与 CT 相似，但对后颅窝、脑室系统少量出血以及动脉瘤内血栓形成、脊髓病变等 MRI 优于 CT。MRA 是近年

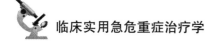

来发展的无创伤性诊断方法，可作为 SAH 的筛选手段。

（四）鉴别诊断

参见本章第一节。

二、治疗措施及预后评价

［一］治疗措施

（一）病因治疗

病因治疗是 SAH 的根本治疗。如动脉瘤的直接夹闭或血管内栓塞，不仅能防止再出血，也为以后的血管痉挛治疗创造条件。脑动静脉畸形破裂出血，如病情许可，可推迟至择期手术切除病灶或栓塞治疗与 γ - 刀治疗。

（二）内科治疗

1. 一般处理　绝对卧床休息 14 天，头抬高 30°；镇静止痛，但禁用吗啡、哌替啶；保持呼吸道通畅；避免各种形式的用力；用轻缓泻剂保持大便通畅；控制高血压；有癫痫发作时，行抗癫痫治疗。监测血压、神志、血氧饱和度、中心静脉压、血生化和血常规、EKG、颅内压及每天的出入量。防治消化道出血、肺部感染等并发症。

2. 颅内压的控制　SAH 急性期，临床分级 Ⅲ 级以上者，往往伴有颅内压增高，可静脉使用 20% 甘露醇、呋塞米、甘油等药物。腰穿少量 CSF5 ~ 10ml 置换疗法可降低颅内压，缓解头痛，但可诱发出血和脑疝，应控制次数，对脑内血肿、脑室出血者禁用，因当颅内压低于正常时，易诱发再出血。而当颅内压接近于舒张压时出血可停止，因此，SAH 急性期，如颅内压不超过 12mmHg，一般无需降低颅内压。

3. 抗纤溶药物的应用　一般认为抗纤溶药物能减少 50% 以上的再出血，但这类药物可促使脑血栓形成，诱发脑缺血性神经系统并发症和脑积水。因此，对早期手术者不必应用；对延期手术或不能手术者通常常规使用，以防止再出血，持续静脉滴注不超过 21 天。如患者有妊娠、深静脉血栓形成、肺动脉栓塞等时为禁忌证。最常用的药物有 6 - 氨基己酸，16 ~ 24g/d；氨甲环酸（凝血酸），1 ~ 2g/d；抑肽酶，8 ~ 12 万单位/d。

4. 脑血管痉挛（CVS）的防治　CVS 早期为管壁的可逆性痉挛，后期发生结构改变使管腔狭窄、僵硬。多数扩血管药物对症状性血管痉挛治疗无明显疗效，因此 CVS 应重在预防。主要措施有：

（1）扩容、升压、血液稀释疗法（简称 3H 治疗）：通过输液，输全血、血浆、白蛋白、低分子右旋糖酐等，使中心静脉压维持在 8 ~ 10mmHg，或肺动脉楔压在 12 ~ 14mmHg 和血细胞比容在 30% 左右。并采用多巴胺或多巴酚丁胺等药物适度升高血压，使血压较正常值升高 40 ~ 60mmHg。该方法可有效减少血管痉挛的发生，据文献报道可使 70% 以上的症状性脑血管痉挛患者症状好转；效果满意后根据神经功能恢复情况逐渐减量。该方法主要危险是可导致再出血，故最好用于动脉瘤夹闭后的患者。

（2）钙离子拮抗剂：能选择性扩张脑内小动脉，改善脑微循环，减轻脑缺氧，故对 CVS 有预防和治疗的作用。一般应在 SAH 后 3 天内尽早使用。最常用的药物是尼莫地平，10 ~ 20mg/d；采用微量输液泵滴注维持 24 小时，静脉用药 7 ~ 14 天，病情平稳后改口服 60mg，每日三次，维持 7 天。

（3）脑内血管成形术：早期多采用球囊扩张技术，目前趋于采用药物进行药物成形术，常用的药物有尼莫地平、尿激酶、罂粟碱，整个过程需在 DSA 监控下进行，并全身肝素化。

（4）治疗脑积水：SAH 后急性脑积水大部分是可逆的，使用甘露醇、激素对症治疗多能改善症状，但当病情严重或经内科治疗至少 24 小时症状无改善，呈加重趋势者应及时行脑室引流以抢救患者生命。为了减少颅内感染的发生，当病情稳定后，需尽快拔除引流管；如必须长期使用引流时，可采用分流手术。

（三）治疗流程图

治疗流程见图 3 - 13 - 5。

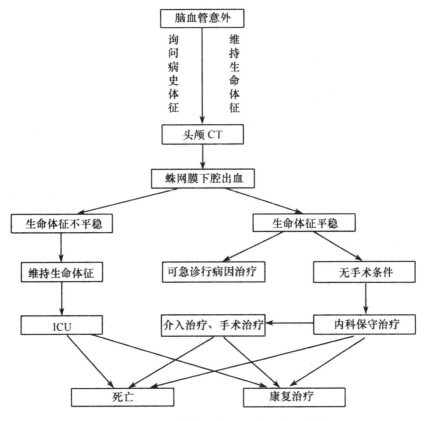

图 3 - 13 - 5 蛛网膜下腔出血的治疗流程图

[二] 预后评价

影响 SAH 预后的因素很多，其中病因、临床分级、血管痉挛程度和治疗方法为主要因素。病因不同，差异很大。脑动静脉畸形（AVM）引起的 SAH 预后最佳；而血液系统疾病引起的 SAH 效果最差；动脉瘤破裂的死亡率在 35% 左右。血管痉挛程度越重预后越差。与动脉瘤相比，AVM 发生再出血的机会要少得多，在发病的前 2 周内 <1%，而同期动脉瘤的再出血率大约是 20%。但 AVM 所致的 SAH 患者幸存者神经功能障碍与癫痫发作者较常见。此外，血管造影阴性的 SAH 患者一般预后较好，约 80% 患者能恢复正常工作。目前颅内动脉瘤的治疗方法仍处于多样性阶段，表示尚无一种方法可以安全可靠地治愈所有的动脉瘤。因此，要求神经外科医生必须熟悉各种治疗方法的适应证，针对各种动脉瘤制定最恰当的治疗方案。在有良好设备和有经验的手术组的医院，可以在早期

进行颅内动脉瘤手术或栓塞治疗，从而保持较为合理的手术死亡率和致残率。对设备与经验不足的基层治疗单位，应增强对 SAH 的认识，将患者尽早转送到神经外科治疗中心会有助于患者在最佳时间接受治疗，提高存活率。

（李凡民　仝雯）

第三节　脑梗死

脑梗死为缺血性脑卒中，是指脑的供血动脉狭窄或闭塞导致区域性脑实质缺血，缺氧引起脑组织坏死软化。脑梗死在急性脑血管疾病中占 75%～85%，是一种常见病；广义的脑梗死应包括脑血栓形成、脑栓塞、腔隙性脑梗死等。其中发病率最高且最具代表性的为动脉硬化性脑梗死。

脑梗死的病因是复杂的，归纳起来有脑动脉狭窄或闭塞、脑动脉栓塞、血流动力学因素及血液学因素。

脑的功能和代谢的维持依赖于足够的供氧。当 CBF 降至 10～12ml/（100g·min）时，神经膜去极化、大量离子迅速内流涌入神经细胞内，破坏性的缺血瀑布反应形成，导致神经元不可逆性死亡。脑梗死形成需要数小时的发展过程，这就为阻断这一过程提供治疗时间，称为治疗窗，一般为 3～6 小时。脑缺血治疗时窗与缺血的严重程度有关，即脑缺血的程度愈严重，导致神经元不可逆损伤所需的时间愈短。

如上所述，缺血脑组织通过及时再灌注和脑保护剂的应用，是有可能被抢救的，如能减少梗死体积的 20%，就有可能防止严重的神经缺失症状的产生。

一、诊断分析

（一）病史要点

本病多见于 50～60 岁以上患有动脉硬化的老年人，男性较女性多见，常伴有高血压、冠心病或糖尿病，多于静态发病。部分患者起病有诱因，如过度疲劳、兴奋、忧愁、愤怒和气温突变时等，约 25% 患者病前有短暂性脑缺血发作的症状。多数病例症状经数小时甚至 1～2 天达高峰。

（二）查体要点

患者通常意识清楚，生命体征平稳，但当大脑大面积梗死或基底动脉闭塞病情严重时，意识可不清，甚至出现脑疝，引起死亡。

根据脑缺血后脑损害的程度，其临床可分为两类四型。一类是可逆型，包括短暂性脑缺血发作（TIA）和可逆性缺血性脑损害（RIND）；另一类缺血程度较重，持续时间较长，造成脑梗死，包括进行性卒中（PS）和完全性卒中（CS）。

区分 TIA 和 RIND 的时间界限为 24 小时，在此时限之前恢复者为 TIA，在此时限以后恢复者为 RIND，在文献中大体趋于一致。但对 PS 和 CS 发展到高峰的时间界限则不一致，有人定为 2 小时，但更常用的时限为 6 小时。

由于脑梗死的部位及大小、侧支循环代偿能力、继发脑水肿等的差异，可有不同的临床病理类型，其治疗有很大区别，这就要求在急性期，尤其是超早期（3～6 小时内）

迅速准确分型。

牛津郡社区卒中研究分型（OCSP）不依赖影像学结果，常规 CT、MRI 尚未能发现病灶时就可根据临床表现迅速分型，并提示闭塞血管和梗死灶的大小和部位，临床简单易行，对指导治疗、评估预后有重要价值。

OCSP 临床分型标准：

1. 完全前循环梗死（TACI）　表现为三联征，即完全大脑中动脉（MCA）综合征的表现：大脑较高级神经活动障碍（意识障碍、失语、失算、空间定向力障碍等）；同向偏盲；对侧三个部位（面、上肢与下肢）较严重的运动和（或）感觉障碍。多为 MCA 近段主干，少数为颈内动脉虹吸段闭塞引起的大片脑梗死。

2. 部分前循环梗死（PACI）　有以上三联征中的两个，或只有高级神经活动障碍，或感觉运动缺损较 TACI 局限。提示是 MCA 远段主干、各级分支或 ACA 及分支闭塞引起的中、小梗死。

3. 后循环梗死（POCI）　表现为各种不同程度的椎 – 基动脉综合征：可表现为同侧脑神经瘫痪及对侧感觉运动障碍；双侧感觉运动障碍；双眼协同活动及小脑功能障碍，无长束征或视野缺损等，为椎 – 基动脉及分支闭塞引起的大小不等的脑干、小脑梗死。

4. 腔隙性梗死（LACI）　表现为腔隙综合征，如纯运动性轻偏瘫、纯感觉性脑卒中、共济失调性轻偏瘫、手笨拙 – 构音不良综合征等。大多是基底节或脑桥小穿通支病变引起的小腔隙灶。

（三）常规检查以及其他检查

1. 头颅 CT、MRI 检查　CT 检查：发病当天，特别是 6 小时以内多正常。24～48 小时后梗死区出现低密度灶，MRI 检查：发病后 4 小时左右，MRI 可显示梗死灶为长 T_1（低信号）和长 T_2（高信号）。对脑干、小脑梗死，CT 显示不佳，应首选 MRI 检查。

2. 脑脊液检查　如不具备 CT、MRI 等设备，可作腰椎穿刺。脑脊液通常为无色透明，压力不高。如梗死范围大可有颅内压增高，梗死灶涉及脑表面时可有白细胞和蛋白增高。

3. 脑血管造影　可显示血栓形成的部位、程度及侧支循环的情况，特别对于疑有颅外段动脉病变，有条件进行手术者，更有必要。近代用数字减影血管造影（DSA）能更清晰地显示脑血管的情况。脑血管造影可显示动脉的狭窄程度、粥样斑块和溃疡。

4. 其他　如经颅多普勒超声检查（TCD）、脑局部血流量测定（rCBF）、心电图检查、血糖、血脂以及血液流变学测定等，对于了解脑部血管疾病及指导治疗均有意义。

（四）鉴别诊断

参见本章第一节。

二、治疗措施及预后评价

［一］治疗措施

在着手治疗前，必须强调脑梗死治疗的"急诊概念"。

对急性脑梗死的早期识别、运送和诊断是影响治疗效果的关键。急性期的治疗主要为脑再灌注和脑保护剂的使用，这两项措施的实施必须在脑血管阻塞后的一个相对窄的治疗窗内进行。

在治疗前首先必须评估有无危及生命的情况，注意呼吸道通畅及循环功能状态。呼

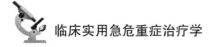

吸异常、高血压、高血糖、心功能障碍和电解质失衡，均须立即处理。

（一）脑再灌注治疗

一般认为治疗窗为 3~6 小时，但对于"治疗窗"时限应该具体分析。国内外均有文献报告，在 6~12 小时内的脑再灌注治疗对部分患者也将有益处。

1. 溶栓治疗 可激活血浆及血栓支架内纤维蛋白溶解酶原转变为纤维蛋白溶解酶，使血栓溶解，重建脑血流、维持神经元的正常代谢活动，防止脑梗死组织的坏死，常用的药物有：①组织型纤溶酶原激活剂（tPA）：剂量成人为 0.85mg/kg，1996 年 7 月美国 FDA 批准 tPA 应在脑缺血发作 3 小时内作为溶栓剂而常规使用。②尿激酶：100 万~150 万 IU，溶于生理盐水 100~200ml 中，持续静脉滴注 30min。

2. 抗凝治疗 可防止凝血酶原转变为凝血酶，减少血栓的形成，在发病 6 小时以内的患者可选用之。普通肝素因有明显出血倾向而在临床应用受到限制。低分子肝素（LMWH）是近期研究较多的一种抗凝新药。具有很高的抗 Xa 活性和较低的抗 IIa 活性。临床上其特点：①较小的出血副作用而且不明显延长 APTT；②有促进纤溶作用，能改善血流动力学；③增强血管内皮细胞的抗血栓作用而不干扰血管内皮细胞的其他功能，不影响血小板数量和功能。剂量可为：低分子肝素 0.4ml 皮下注射，每天 1~2 次，疗程为 7~10 天。

3. 抗血小板制剂 对于 TIA 的治疗和预防有动脉粥样硬化或有血栓形成趋势的高危人群，阿司匹林对降低脑梗死的发病率和减少病死率及致残率有十分肯定的疗效。主张长疗程、中等剂量（75~325mg/日）应用。噻氯匹啶是新型的抗血小板制剂。

以上三项治疗的潜在危险性均为梗死后出血，大多产生在机体自发性溶栓后的血管自然再通后，因此，对于"治疗窗"的时限必须认真对待。并发梗死后脑出血的主要危险因素有：①开始溶栓时间长。②溶栓前已存在有严重高血压 [一般为 180~200/110~120mmHg 以上时属于禁忌]。③梗死范围大，临床症状重，或 CT 早期已显示神经系统功能缺失症状相对应的大范围低密度区。

（二）脑保护剂的应用

1. 钙通道阻滞剂 缺血脑组织局部的 Ca^{2+} 明显增高，且与梗死灶的大小成正比。神经元死亡有过量的 Ca^{2+} 流入。双氢吡啶类钙通道阻滞剂能阻止电压依赖性钙通道开放，而防止缺血后细胞膜去极化，防止 Ca^{2+} 的跨膜向细胞内流，并能抑制细胞内 Ca^{2+} 的释放。同时改善红细胞变形能力。使细胞内 Ca^{2+} 浓度保持在一定水平，促使平滑肌松弛、血管扩张和血流增加，促进脑功能的恢复；另外，可提高脑组织对缺血缺氧的耐受性。电压依赖 Ca^{2+} 通道拮抗剂是目前唯一经过临床验证的脑保护药物，有尼莫地平、尼卡地平、肉桂嗪、氟桂嗪等。迄今研究最多属尼莫地平，已证实该药能很好地通过血脑屏障，用其预防蛛网膜下腔出血后的血管痉挛、减少梗死面积和改善预后，临床上强调早期治疗。

2. 兴奋性氨基酸受体拮抗剂、抑制性氨基酸递质 γ-氨基丁酸（GABA）的增强剂辅酶 Q_{10}、维生素 E 等，主要影响缺血半暗区，对缺血中心区无作用，强调在发病后 90~120 分钟内使用，因此限制了临床使用价值。

3. 自由基清除剂和脂质氧化抑制剂 生理情况下，自由基的产生与清除之间保持动态平衡，不发生自由基链锁反应和组织损伤，在急性脑梗死情况下，自由基清除活性降低，抗氧化物减少，自由基产生急剧增多，尤其缺血后再灌注产生的自由基比单纯缺血更为严重。自由基可迅速攻击生物膜的脂类、糖、蛋白质和细胞内的核酸、脂类和糖，主要发生过氧化反应，从而导致神经元的损伤。

4. 纳洛酮（NLX）和东莨菪碱（Scop）　纳洛酮为竞争性阿片受体拮抗剂。在急性脑梗死时，缺血区β-内啡肽含量明显增加，可进一步损害缺血的脑组织。许多临床试验已证实纳洛酮对超急性期脑缺血确有疗效，其作用与改善皮质梗死灶周围的半暗带的功能有关。每日剂量：一次0.2~0.4mg，一日4~6次，持续3~5天。

东莨菪碱不仅能明显抑制β-内啡肽的作用，同时还有确切改善微循环的作用、拮抗内毒素、抗氧自由基、稳定溶酶体酶、保护线粒体、阻断钙通道等作用。此药和纳洛酮有协同作用。

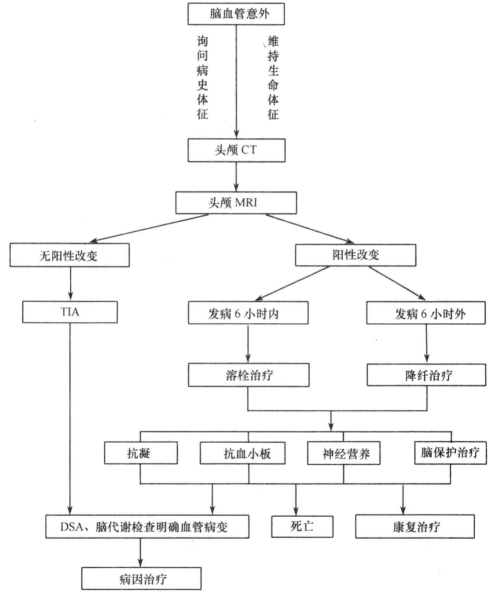

图3-13-6　脑梗死的治疗流程图

5. 前列环素（PGI_2）　是一种强效抗血小板聚集剂和血管扩张剂。血栓烷（TXA_2）则具有明显促血小板聚集和血管收缩的作用。PGI_2 和 TXA_2 是花生四烯酸经环氧化酶系统催化生成的两种具有相反生物效应的物质。两者的动态平衡，对维持微循环的通畅起着重要作用。

治疗方法为 2.5 ~ 5.0mg/（kg·min）。静脉注射持续 6 小时，于起病 3 天内用药 4 ~6次。

（三）中医药治疗

一般采取活血化瘀、通经活络治则，可用丹参、川芎、红花、鸡血藤、地龙等。

（四）外科治疗和介入性治疗

颈内动脉内膜切除术对防治短暂性脑缺血性发作已取得肯定疗效，颈内动脉闭塞70%以上者，疗效较好。介入性治疗包括颅内外血管经皮腔内血管成形术及血管内支架置入或与溶栓治疗结合已引起越来越多的重视。

（五）治疗流程图

治疗流程见图 3 – 13 –6。

［二］预后评价

缺血性脑血管病的预后取决于缺血脑组织的面积、部位及时间。如 TIA，为一过性脑缺血，无任何后遗症；腔隙性梗死往往临床症状不明显，不威胁生命；前循环的梗死往往遗留肢体功能障碍，后循环的梗死虽不产生明显肢体功能障碍，但往往对意识影响较大，如脑桥部位的梗死，往往产生不可逆的昏迷。

（张解放　李秀宪）

第十四章　弥散性血管内凝血

弥散性血管内凝血（DIC）是指微循环内广泛性纤维蛋白沉积和血小板聚集，并伴有继发性纤维蛋白溶解（简称纤溶）亢进的一种获得性全身性血栓 - 出血综合征，它本身并不是一个独立的疾病，而是许多疾病发展中的一种中间病理过程。临床表现为出血、栓塞、微循环障碍及溶血等。急性型病势凶险，如不及时诊断和治疗，可危及生命。

第一节　诊断分析

（一）病史要点

1. 既往史　诱发 DIC 的基础疾病很多，涉及临床各科，其中感染性疾病、恶性肿瘤、病理产科、手术和创伤是 DIC 四大常见病因。DIC 的常见病因如下：

（1）感染性疾病：各种感染是 DIC 的主要原因之一，占 30% 以上。

1）细菌感染：革兰阴性菌及革兰阳性菌败血症，其中以革兰阴性菌败血症较为常见。阴性菌如脑膜炎球菌、大肠杆菌、变形杆菌、铜绿假单胞菌、伤寒杆菌、沙门菌属等；阳性菌如金黄色葡萄球菌、溶血性链球菌、肺炎球菌等。

2）病毒感染：流行性出血热、急性重症病毒性肝炎、麻疹、风疹、带状疱疹、流行性感冒、登革热、乙型脑炎、传染性单核细胞增多症等。

3）立克次体感染：斑疹伤寒、恙虫病等。

4）原虫感染：恶性疟疾、黑热病等。

5）螺旋体感染：钩端螺旋体、回归热等。

6）真菌感染：组织胞浆菌病等。

（2）恶性肿瘤与白血病：DIC 的发生率仅次于感染性疾病，约占 25%。

1）恶性肿瘤：广泛转移的晚期肿瘤易诱发 DIC，如肝癌、肺癌、前列腺癌、胰腺癌、乳腺癌、卵巢癌、子宫颈癌、消化道的各种黏液腺癌以及黑色素瘤、平滑肌瘤、血管内皮瘤等。

2）白血病：各种白血病（急性非淋巴细胞性白血病、急性淋巴细胞性白血病、慢性粒细胞性白血病急变期），其中以急性早幼粒细胞性白血病占首位，特别在早幼粒白血病化疗后更易诱发 DIC。

（3）病理产科：胎盘早期剥离、羊水栓塞、死胎滞留、感染性流产、妊娠毒血症、前置胎盘、子痫、剖宫产、子宫破裂、葡萄胎等。

（4）手术与创伤：胰腺、前列腺手术，胸腔手术、体外循环、人工心脏瓣膜置换、器官移植等大手术，大面积烧伤、骨折、挤压综合征、血管外伤、冻伤、电击、虫蛇咬伤等。

（5）内科与儿科疾病

1）心血管系统疾病：肺源性心脏病、恶性高血压、持续性低血压、巨大血管瘤、主动脉瘤、发绀型先天性心脏病、非细菌性血栓性心内膜炎、心肌梗死、原发性肺动脉高压、动静脉瘘、严重心力衰竭、心搏骤停等。

2）消化系统疾病：急性坏死性胰腺炎、急性出血性坏死性肠炎、晚期肝硬化、急性肝功能衰竭等。

3）血液系统疾病：除白血病外，急性血管内溶血（血型不符的输血、免疫性、药物等）、阵发性睡眠性血红蛋白尿、组织细胞增生症、血栓性血小板减少性紫癜、真性红细胞增多症等。

4）呼吸系统疾病：肺梗死、急性呼吸窘迫综合征、低氧血症、窒息、结节病等。

5）肾脏疾病：急性肾小管坏死及皮质坏死、急性肾小球肾炎、溶血尿毒症综合征、肾病综合征等。

6）内分泌系统疾病：糖尿病酮症、糖尿病酸中毒、库欣综合征等。

7）免疫性疾病：系统性红斑狼疮、系统性硬化症、多发性动脉炎、溶血性输血反应等。

8）儿科疾病：新生儿感染败血症、新生儿窒息、严重婴儿呼吸窘迫综合征等。

2. 发病情况和症状　临床表现除了基础疾病的症状外，DIC 的临床表现一般为：出血倾向、微循环栓塞、微循环障碍（休克）和微血管病溶血等表现。

（1）出血倾向：自发性、多部位广泛出血是最主要的临床表现。部位可遍及全身各部位，多见于皮肤、黏膜、创面或穿刺部位渗血不止以及内脏出血。严重者可有颅内出血。与血小板、凝血因子的减少、纤维蛋白溶解加速、FDP 的抗凝作用和血管损伤等原因有关。

（2）微循环栓塞：栓塞部位也可遍及全身。体表浅层栓塞，表现为皮肤、黏膜发绀、瘀斑、坏死、脱落等。发生于内脏者以肾、肺、脑、肝和消化道为常见。可出现急性肾衰竭、呼吸衰竭、意识障碍、黄疸以及腹痛等症状。

（3）微循环障碍多见于急性型，是微循环障碍的重要表现。轻者可仅有一过性低血压，重者发展为不可逆性休克。其发生原因是：①微循环内广泛血栓形成，使回心血量减少，心搏出量随之减少，导致微循环灌注不足。②血管活性物质释放，如缓激肽的形成，使全身小血管扩张，血浆渗出，有效循环血量减少，纤溶产生的 FDP 可增加血管壁通透性，加重血浆外渗，纤维蛋白原转变为纤维蛋白单体的过程中，裂解出的纤维蛋白肽 A 和肽 B 以及循环中生成的凝血酶，可引起血管痉挛，加重微循环灌注不足。③新近发现在感染所致 DIC 中，单核 - 巨噬细胞与血管内皮细胞释放大量的血小板活化因子（PAF）。PAF 除促使血小板聚集与支气管收缩外，大量时还参与急性循环衰竭的发生和发展。④心脏受累，心排量降低。⑤出血可进一步降低血容量。DIC 时的休克多为顽固性，常规抗休克治疗不易奏效。休克一旦发生，又会加重 DIC 的发展，两者互为因果，形成恶性循环。因此，临床遇有难以用原发病解释的难治性休克患者，要警惕有 DIC 的可能性。

（4）DIC 时由于纤维蛋白沉积于微循环，形成纤维蛋白网或血管内皮受损所致血管内面不光滑，以及某些血管活性物质释放使微血管管径变窄，使红细胞通过时受到机械性损伤，变形破裂而引起溶血。溶血一般较轻，早期不易觉察。急性大量溶血时，可有皮肤黏膜苍白、发热、腰背酸痛、血红蛋白尿、黄疸及贫血等表现，血涂片上可见红细胞碎片与异型红细胞（如盔形、芒刺形、锯齿形、三角形及不规则形红细胞），若异型红细胞超过2%即有诊断意义。溶血时红细胞破坏释放的促凝物质又可加重DIC。

（二）查体要点

患者可有皮肤、黏膜出血的表现如皮肤紫癜、瘀斑；体表浅层栓塞如眼睑、四肢、胸背部皮肤发绀甚至坏死、脱落。还需要注意患者意识、血压、呼吸、脉搏等生命体征。同时注意原发病的临床体征。

（三）辅助检查

1. 必做检查

（1）血小板质与量的改变：血小板计数：正常值为（100~300）×10^9/L。血小板数量急剧减少往往是DIC较早的突出表现，尤其是进行性降低或随病情动态变化者更有诊断价值。但在亚急性或慢性型DIC患者，血小板可在正常范围。应该注意的是白血病、肝病患者的血小板数在发生DIC前已明显减少，因此这一指标失去了判断意义。

（2）反映凝血因子消耗的检查

1）凝血时间（CT）：是反映内源性凝血途径的指标。正常值4~12分（试管法）。在DIC早期的高凝状态，CT可明显缩短，有时在抽血过程中血液即迅速凝固，这对早期诊断DIC有很大价值。随着凝血因子的消耗和纤溶亢进，CT逐渐延长。

2）凝血酶原时间（PT）：是反映外源性凝血途径的指标。正常值11~13秒，超过正常对照3秒以上为异常。DIC时由于因子Ⅱ、Ⅴ、Ⅶ、Ⅹ和Ⅰ明显减少，以及继发性纤溶亢进时产生大量FDP（有拮抗凝血酶的作用），使PT延长，但在DIC早期，可正常甚至缩短。

3）激活的部分凝血活酶时间（AFTT）：是反映内源性凝血途径的指标。正常值35~45秒，超过正常对照10秒以上为异常。除Ⅲ和Ⅶ因子以外，任何一个凝血因子缺乏都可使AFTT延长。故在DIC时该指标大部分有不同程度延长，但早期可正常甚至缩短。

4）纤维蛋白原定量测定：正常值2.0~4.0g/L。急性DIC常下降至1.5g/L以下，纤维蛋白原降低的程度决定于DIC的病情、原有水平和代偿功能，因此，纤维蛋白原进行性下降更有诊断意义。在感染、妊娠等情况下，纤维蛋白原常代偿性增加，需动态观察。

（3）反映凝血酶生成的检查：纤维蛋白肽A（FPA）：凝血酶作用于纤维蛋白原，形成纤维蛋白单体并先后释放出FPA和纤维蛋白肽B（FPB），因此出现FPA和FPB是血管内凝血酶生成的标志。由于FPB分子中缺乏可用^{125}I标志的酪氨酸，无法用RIA法进行测定，故一般仅测FPA作为凝血酶生成的标志物。FPA定量主要用于DIC的早期诊断。正常值（RIA法）<2μg/L。

（4）反映继发性纤溶亢进的检查

1）D-二聚体测定：D-二聚体是纤溶酶作用于交联纤维蛋白的产物。它是继发性纤溶的标志，也是鉴别原发性纤溶和继发性纤溶的关键性指标。目前多用放射免疫法和ELISA法测定。

2）FDP测定：FDP是纤维蛋白原和纤维蛋白降解产物的总称。DIC时由于继发性纤溶亢进，FDP显著增加，是临床诊断DIC的重要指标之一。常用的是血浆鱼精蛋白副凝试验（3P试验）：当血中FDP含量达50mg/L且可溶性复合物系由FDP中较大片段（片段X）与纤维蛋白单体（FM）所组成时，本试验呈阳性反应。但要注意在DIC晚期由于纤维蛋白原大量消耗，FM 失去来源，且血浆中以 FDP 小片段 Y、D、E 为主，故 3P 试验可呈阴性反应。此外，除 DIC 以外其他原因引起的血管内凝血，3P 试验也可呈阳性反应。

3）可溶性纤维蛋白单体复合物（SFMC）测定：可溶性纤维蛋白单体复合物（SFMC）是由纤维蛋白单体（FM）与纤维蛋白原（Fbg）和纤维蛋白降解产物（FDP）亲和后形成。以上所述的 3P 试验除可间接测定 FDP 外，还可证实循环中有无纤维蛋白单体的存在，但其敏感性较差，在纤维蛋白单体 $50\mu g/ml$ 以上才阳性，SFMC 的测定对 DIC 早期诊断有重要意义。

4）凝血酶时间（TT）：凝血酶时间延长主要见于纤维蛋白原明显减少、FDP 增多或体内存在肝素及肝素样物质。若加入甲苯胺蓝后能纠正，则考虑血浆中存在肝素样物质；若加入一定量纤维蛋白原能纠正，则反映纤维蛋白原降低；若二者均不能纠正，则为血浆中 FDP 增高。正常值 16～18 秒，比正常对照延长 3 秒以上有意义。

5）纤溶酶原活性测定：本检查为 DIC 确诊试验之一，DIC 纤溶亢进时纤溶酶原减少，常小于 50%。

2. 选做检查

（1）血小板功能与出血时间：DIC 时血小板除数量减少外，功能也有明显异常，因为在 DIC 过程中黏附、聚集功能良好的血小板首先被消耗，剩余的多为功能较差者，加之 FDP 对血小板功能有明显的干扰，故可有出血时间延长，血小板聚集和黏附试验异常等。

（2）血小板激活的分子标志测定：DIC 时由于血小板被激活，释放出 β - 血小板球蛋白（β - TG）、血小板因子 4（PF4）、血栓素 A_2（TXA_2）和 B_2（TXB_2）等，因此，DIC 时应用放射免疫法测定血浆中以上物质均有明显增高，可作为体内高凝状态的敏感指标。

（3）因子Ⅷ测定：因子Ⅷ由两部分组成，一部分为分子量小而有促凝活性的Ⅷ：C，另一部分为分子量较大，不具促凝活性，但对血小板黏附有重要作用的Ⅷ：vWF。在 DIC 时所消耗的因子Ⅷ主要为Ⅷ：C，故Ⅷ：C 常明显降低，而 vWF：Ag 常正常或升高，Ⅷ：C/vWF：Ag 值明显降低。

（4）蛋白 C 肽（PCP）测定：凝血酶形成后可从蛋白 C 上裂解出一段多肽，称为蛋白 C 肽（PCP），与 FPA 相似，PCP 升高也提示血管内凝血过程已被启动，标志着血浆中有大量凝血酶生成。

（5）抗凝血酶Ⅲ（AT - Ⅲ）：及凝血酶 - 抗凝血酶Ⅲ复合物（TAT）AT - Ⅲ是凝血系统中重要的丝氨酸蛋白酶抑制物，体内凝血酶形成后可与 AT - Ⅲ结合形成复合物 TAT。DIC 时由于凝血酶大量形成，故血浆 AT - Ⅲ消耗性减少，而 TNT 则升高。凝血酶生成是凝血的标志，但它迅速被纤维蛋白、AT - Ⅲ、血栓调节素、肝素辅助因子Ⅱ等中和而消失，无法直接测定，而 TAT 半衰期较长（10～30 分钟），故可通过 TAT 测定，作为血液中凝血酶生成的标志。通常用胶乳凝集法或 ELISA 法测定。

（6）凝血酶原片断 1+2（F_{1+2}）测定：凝血活酶形成后凝血酶原被激活成凝血酶的过程中，从凝血酶原裂解出一段无活性的多肽，称为 F_{1+2}。血浆中 F_{1+2} 水平升高，反映循环中有凝血活酶生成，并已形成凝血酶，提示血管内凝血已开始。

（7）纤溶酶 - 纤溶酶抑制物复合体（PIC）测定：血中纤溶酶浓度升高是纤溶亢进的指标，但纤溶酶的半衰期只有 0.1 秒，无法加以测定，近年来发现纤溶酶与 α_2 - 纤溶酶抑制物（$\alpha_2 - PI$）可结合成不可逆复合物 PIC。PIC 的半衰期约为 6 小时，它的变化能较早地反映纤溶酶活性，故目前采用测定 PIC 浓度作为体内纤溶情况的指标。参考值（ELISA 法）＜1mg/L（0～0.8mg/L）。

（8）纤维蛋白肽 $B\beta_{1-42}$ 及 $B\beta_{15-42}$ 测定：纤溶酶原被激活形成纤溶酶后，在片段 X 形成之前，可先从纤维蛋白单体和未交联的纤维蛋白聚合体的 β 链上裂解出小肽 $B\beta_{1-42}B$ 及 β_{15-42}，它们的升高标志着纤溶亢进和血管内存在未交联的纤维蛋白。有人提出如单纯 β_{1-42}、β_{15-42} 增多，而无 FPA、FPB 增多则为原发性纤溶，如两类物质同时增加则为 DIC 伴有的继发性纤溶亢进，据此可鉴别原发性纤溶和 DIC 伴发的继发性纤溶。

（9）优球蛋白溶解时间（ELT）是反映血浆中纤溶酶和抗纤溶物质活性总和的试验。正常人 ELT 为 90～120 分钟。DIC 纤溶亢进时明显缩短。本试验操作简单，但阳性率仅 30%～40%，一般在 DIC 晚期才有阳性结果。

（10）血块溶解时间正常人血块于 37℃ 时 24 小时内无溶解现象，DIC 纤溶亢进时血块多于 1～2 小时内完全溶解。

（四）诊断标准

采用 2001 年中华医学会止血及血栓会议的 DIC 诊断标准。

1. 存在易致 DIC 的基础病，如感染、恶性肿瘤、病理产科、大型手术及创伤等。

2. 有下列两项以上临床表现

（1）严重或多发性出血倾向。

（2）不能用原发病解释的微循环障碍或休克。

（3）广泛性皮肤、黏膜栓塞，灶性缺血性坏死、脱落及溃疡形成，或不明原因的肺、肾、脑等脏器功能衰竭。

（4）抗凝治疗有效。

3. 实验室检查符合下列条件：

同时有下列三项以上实验异常：

1）血小板计数低于 $100 \times 10^9/L$ 或呈进行性下降（肝病，白血病患者血小板可低于 $50 \times 10^9/L$）；或下列两项以上血小板活化分子标志物血浆水平增高：a. β - 血小板球蛋白（β - TG）；b. 血小板第四因子（PF4）；c. 血栓烷 B_2（TXB_2）；d. 血小板颗粒膜蛋白 - 140（p - 选择素，MGP - 140）。

2）血浆纤维蛋白原含量 ＜1.5g/L（白血病 ＜1.8g/L，肝病 ＜1.0g/L）或 ＞4.0g/L，或呈进行性下降。

3）3P 实验阳性，或血浆 FDP ＞20mg/L（肝病 FDP ＞60mg/L），或血浆 D - 二聚体水平升高（阳性）。

4）凝血酶原时间延长或缩短 3 秒以上（肝病者凝血酶原时间延长 5 秒以上）。

5）疑难或者其他特殊患者，可考虑行抗凝血酶、因子Ⅷ、C 及凝血、纤溶、血小板活化分子标志物测定。

Pre - DIC 的概念是指在 DIC 基础疾患存在的前提下，体内与凝血及纤溶过程有关的各系统或血液流变学发生一系列病理变化，但尚未出现典型的 DIC 症状或尚未达到 DIC 确诊标准的一种亚类临床状态。尚无统一的诊断标准，以下为日本关于 Pre - DIC 诊断标准一：

1. 组织因子（TF）活性阳性。

2. 可溶性纤维蛋白单体（SFM）试验阳性。

3. 纤维蛋白肽 A（FPA）增高（>2pmol/ml）。

4. 凝血酶 - 抗凝血酶（TAT）复合物增高（>4μg/ml）。

5. 纤溶产物 $B\beta_{15\sim42}$ 增高（>1pmol/ml）。

6. 纤溶酶 α_2 - 抗纤溶酶（PAP）复合物增高（>1μg/ml）。

7. D - 二聚体增高（>3μg/ml）。

8. 抗凝血酶Ⅲ减低（<60%）。

9. 随着病情进展，DIC 诊断积分增加，特别是数天内血小板数或血浆纤维蛋白原急剧减低及 FDP 骤增。

10. 应用肝素后 DIC 积分减少，上列 1~9 项改善甚至正常。

11. 血栓弹力图（TEG）的 γ、K、M_a 改变，表明存在高凝、低凝及纤溶亢进等异常状态，或正常血浆与患者血浆等量混合后 TEG 的 γ 缩短及 M_a 增高（用患者血浆 TEG 像进行比较）；

12. 由塑料试管检测部分凝血活酶（FIT）缩短（与正常对照值比较）。

判断：临床疑诊 DIC，但尚未达到 DIC 诊断标准时，符合上列 3 项以上即可确诊为 DIC 前期。

（五）诊断步骤（图 3 - 14 - 1）

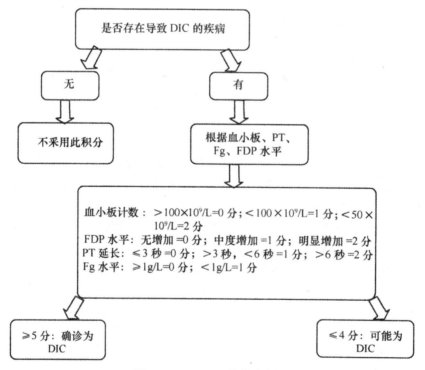

图 3 - 14 - 1　DIC 诊断流程图

（六）鉴别诊断

1. **重症肝病**　重症肝病因凝血因子合成减少及可能同时存在的血小板减少而发生多

部位的出血，易与 DIC 混淆。重症肝病时肝功能损害突出，而突然发生的休克、微血管内血栓形成、微血管病性溶血及纤溶亢进较少见，Ⅷ：C 及 vWF：Ag 可升高或正常，Ⅷ：C/vWF：Ag 比值不变，有助于与 DIC 的鉴别。

2. 原发性纤溶亢进　DIC 继发性纤溶亢进通常须与原发性纤溶亢进鉴别。由于后者无血管内凝血，故不存在血小板活化表现，血小板数量亦无明显减少；无微血管病性溶血表现；同时因为原发性纤溶的底物是纤维蛋白原，纤维蛋白肽 A 与肽 B 均未脱下，故 FPA、FPB 正常；3P 试验阴性；且原发性纤溶无 D - 二聚体和 $B\beta_{15\sim42}$ 肽键出现。

3. 血栓性血小板减少性紫癜（TTP）　本病有血小板减少和出血表现，易与 DIC 混淆。TTP 除血小板减少和出血外，通常还有微血管病性溶血、肾脏损害、神经系统症状及发热；多数无消耗性凝血，故凝血酶原时间、纤维蛋白原及因子Ⅷ：C 一般正常；FPA、FPB、$B\beta_{15\sim42}$ 多肽正常；3P 试验阴性。

（张解放　李秀宪　刘宇光）

第二节　治疗措施及预后评价

一、治疗措施

治疗原则：序惯性、及时性、个体性及动态性。

经典治疗

（1）去除病因和诱因：及时去除引起 DIC 的病因和诱因，是治疗 DIC 的基本措施和治疗成功的关键。如及时清除病理产科的子宫内容物；积极有效地控制感染和败血症；补充血容量，纠正水电解质和酸碱失衡；积极治疗休克和加强支持治疗等。部分患者在原发病得到积极控制后，DIC 可以好转或痊愈。对于原发病不易控制者，如癌肿广泛转移、白血病等，疗效较差，预后不佳。

（2）抗凝治疗：抗凝治疗是终止病理过程、减轻器官功能损伤、重建凝血抗凝平衡的重要措施。肝素是抗凝血酶Ⅲ（AT - Ⅲ）的激活剂，可与 AT - Ⅲ分子中的赖氨酸残基结合，加速其灭活凝血酶及因子Ⅷa、Ⅸa、Ⅹa、Ⅺa、Ⅻa 等，从而降低凝血活性，防止微血栓形成，但对已形成的血栓无效。

（3）肝素治疗适应证：暴发性紫癜，急性早幼粒性白血病，死胎综合征，主动脉瘤（切除前），大血管血栓栓塞的并发症，转移癌术前，大量替代治疗不能改善出血症状和增加凝血因子水平时。此外，皮肤坏死和肢端坏疽，脓毒性流产，血型不合的输血和羊水栓塞也可应用肝素治疗。然而对于有出血倾向和出血性疾病，各种手术后及大创面有出血，或以纤溶为主的出血者，则不宜用肝素治疗。

低分子肝素治疗：LMWH 的抗凝作用较普通肝素弱，而抗栓作用较强。较少导致药物性血小板减少；出血并发症少于普通肝素。其药理作用特点：抗因子Ⅹa 活性强，较少依赖 AT - Ⅲ；而抗凝血酶活性弱；有促进纤溶作用；可增强血管内皮细胞抗血栓作用，且血浆半衰期较长，生物利用度好。用法：75μ/（kg·d），每天 1～2 次。

肝素治疗 DIC 的疗程视病情而定。原则上待血管内促凝物质消失，原发病或诱因基本控制，临床症状明显好转，出血停止，血压稳定，血小板计数和纤维蛋白原浓度回升，才能逐渐减量，逐步停药。切不可骤停，以免复发。肝素停用后 6 ~ 8 小时，再复查实验室指标，连续 3 ~ 5 天，以观察恢复情况。

应用肝素治疗失败，考虑以下原因：①原发病未能有效控制；②DIC 晚期以继发性纤溶亢进为主，此时使用肝素不仅效果不理想，而且可能加重出血；③酸中毒未纠正，影响肝素活性；④血浆中 AT - Ⅲ 含量过低，当在正常 50% 以下时，肝素就不能充分发挥作用；⑤血小板大量破坏，血小板第 4 因子（PF4）大量释放入血，PF4 有中和肝素的作用；⑥由某些特殊蛋白酶（如蛇毒等）引起的 DIC，应用肝素多无效。

（4）抗凝血酶Ⅲ：AT - Ⅲ 是主要由肝脏合成的一种重要的生理性抗凝因子，可以抑制凝血因子Ⅱa、Ⅹa、Ⅺa 和Ⅻa，对激肽释放酶、纤溶蛋白酶、尿激酶和胰蛋白酶也有抑制作用；同时肝素的抗凝作用需依赖 AT - Ⅲ，当 AT - Ⅲ 活性 <50% 时，肝素治疗效果明显降低，当，AT - Ⅲ 活性 <30% 时，肝素治疗无效。在 DIC 过程中，AT - Ⅲ 消耗性减少，因此，在肝素治疗的同时应及时补充 AT - Ⅲ。一般主张成人第一天用 1000U，第二、三天各用 500U。当临床上缺少 AT - Ⅲ 浓缩剂时，也可使用新鲜冷冻血浆。

（5）血小板聚集抑制剂：这类药物抑制血小板的黏附和聚集，减轻血管内凝血，从而阻止 DIC 的发展。临床上适用于早期高凝状态、病情较轻或病因可迅速去除者、怀疑有 DIC 者、DIC 已控制而肝素正递减或已停用者。常用药物有：①双嘧达莫（潘生丁）：成人 400 ~ 600mg/日，加入葡萄糖液中，分 4 ~ 6 次静脉滴注，可单独应用也可与低分子右旋糖酐合用，但不与肝素合用，以免加重出血；②阿司匹林：1.2 ~ 1.5g/日，适用于亚急性及慢性患者；应当注意，在 DIC 晚期血小板数量少，功能差，并已受到 FDP 的抑制作用，这种情况下再使用大量抑制血小板聚集的药物可加重出血。

（6）替代治疗：DIC 时大量血小板和凝血因子在微血管内血栓形成过程中被消耗，因此，替代治疗是 DIC 治疗的重要措施。但当 DIC 病因未去除或 DIC 过程尚未阻断前单独输注血小板和补充凝血因子有可能促进 DIC 的恶化。因此，替代治疗必须在病因治疗和充分抗凝治疗的基础上进行。临床上有明显的活动性出血、需手术治疗、纤维蛋白原 <1.0g/L、血小板数 $<50 \times 10^9$/L 是应用替代治疗的指征。常用的替代治疗包括：

1）新鲜冷冻血浆（FFP）：含有生理需要的各种凝血因子及抗纤溶酶、AT - Ⅲ。当 PT 为正常的 1.3 ~ 1.5 倍时宜用，每次 800ml ~ 1000ml。

2）冷沉淀物：含有较多的纤维蛋白原、因子Ⅷ、vWF，尤其纤维蛋白原含量为正常的 510 倍，适用于纤维蛋白原有明显降低的患者。

3）血小板浓缩剂：当血小板数 $<20 \times 10^9$/L 时，为预防颅内出血，可以预防性输注 2 单位/10kg，血小板数 $<50 \times 10^9$/L 伴明显出血，亦可输注血小板。

4）纤维蛋白原制剂：每 1g 纤维蛋白原制剂可升高血浆纤维蛋白原浓度 0.25g/L，一般用 2 ~ 4g/次，使血浆中纤维蛋白原达到 1.0g/L 即可。因其半衰期为 4 天，故每隔 4 天用一次，但有时用一次即可。有人认为纤维蛋白原可提供凝血物质及纤溶的物质基础，又有传染病毒性肝炎的可能，故应慎用。

5）新鲜全血：有人认为无贫血的患者，原则上不应输全血。贮存 1 周以上的库血含血小板及凝血因子很少，加之血细胞破坏后释放出各种促凝及纤溶物质，故不宜应用。

（7）纤溶抑制剂的应用：纤溶抑制剂可抑制纤溶酶原激活剂的形成，使纤溶酶生成减少，降低机体的纤溶活性，大剂量时尚可直接灭活纤溶酶。DIC 时的继发性纤溶亢进是机体的一种保护性反应，故在 DIC 早期与中期不应使用纤溶抑制剂。但若凝血过程已停止，纤溶亢进已成为出血的主要原因时，则可慎用抗纤溶药，而且必须在肝素抗凝的基础上使用，否则可使 DIC 进一步恶化。常用的纤溶抑制剂有：①对羧基苄胺：每日 400 ~ 800mg，静脉滴注。②止血环酸：每日 500 ~ 1000mg，静脉滴注。③6 – 氨基已酸：每日 4 ~ 6g，静脉滴注。④抑肽酶：除抑制纤溶外尚能抑制凝血活酶生成及对抗因子 X，具有抗纤溶和抗凝的作用，每日 8 万 ~ 10 万 U，分 2 ~ 3 次静脉滴注。

（8）溶栓治疗：在血管内凝血启动的同时，体内即开始了纤溶过程，这是机体为维持微循环畅通的一种保护功能，所以一般无需溶栓治疗。但当微血栓所致的顽固性休克和重要脏器功能衰竭，应用包括肝素在内的各种治疗无效时，可谨慎试用纤溶激活剂。常用的溶栓药物有链激酶、尿激酶及组织纤溶酶原激活剂（t – PA），其中 t – PA 对纤维蛋白原具有高度的亲和性，其对纤溶酶原的激活在纤维蛋白表面进行，而对循环中的纤溶酶原及凝血因子无影响，故安全性大，无明显副作用，剂量为 1000μ/（kg·次）。

（9）肾上腺皮质激素的应用：在 DIC 时是否应用尚有争议。它具有抗炎、抗休克、抗过敏及降低血管通透性、减轻血小板所致的出血倾向等作用。但另一方面它保护溶酶体膜，使纤溶酶原不易激活，一定程度上抑制了纤溶，长期应用可阻滞单核 – 巨噬细胞系统，阻碍纤维蛋白及被激活的凝血因子的清除，故可加重 DIC。因此，在原发病需用激素治疗、DIC 导致的急性垂体前叶或肾上腺皮质功能不全、出血倾向明显时，可短期应用。一般使用氢化可的松每 100 ~ 300mg 或地塞米松每日 5 ~ 10mg，分 1 ~ 2 次静脉滴注，并同时使用肝素抗凝。

（10）其他：内毒素单抗用于革兰阴性菌血症，可以改善其所致的 DIC 和器官功能障碍。已用的制品如 E_5 鼠 IgM 单抗，$J_5 E. Coli$ 单抗。补充叶酸和维生素 K，有助于血小板及凝血因子的恢复。

（11）新型治疗：其他抗凝药物，目前已进入临床前试验或 I 期临床试验的抗凝物质主要包括：

1）激活的蛋白质 C（APC）：实验表明 APC 对内毒素引起的 DIC 具有显著疗效，也有报告使用本品治疗暴发性流脑的 DIC 患者获得成功。现已用基因重组技术生产蛋白质 C，有待进一步临床应用。

2）Gabexatemesilate（FOY）和 Nafamostatmesilate：是合成的丝氨酸蛋白酶抑制剂，已用于 DIC 患者的治疗。与肝素相比它们的优越性在于不依赖于血浆 AT – Ⅲ水平，对凝血酶与因子Ⅹa 抑制作用强大，还能抑制激肽释放酶、纤溶酶、TXA_2 和血小板聚集。

3）组织因子途径抑制物（TFPI）：TFPI 能抑制因子Ⅹa 和 TF/Ⅷa 的活性。TFPI 作为抗休克并发 DIC 的药物，已进入 I 期临床试验。

4）抗组织因子制剂：由于组织因子在大多数 DIC 中起着始动作用，实验表明抗组织因子的单抗对大多数由组织因子引起的 DIC 具有防治作用。

5）水蛭素：从天然提取的水蛭素具有抗凝作用，选择性抑制凝血酶，这一作用不依赖于 AT – Ⅲ。现已用基因重组技术生产出重组水蛭素（r – hirudin），并初步用于临床治疗 DIC，取得较满意的疗效。

6）重组人可溶性凝血酶调节蛋白（rhs – TM）：TM 是血管内皮细胞膜上糖蛋白，与凝血酶形成复合物加速 PC 的活化。rhs – TM 作为抗 DIC 的药物正在临床前试验中。蛋白质 S（PS）是维生素 K 依赖性蛋白质，可促进活化的 PC 与血小板膜的结合，目前尚未进入临床应用。

（12）治疗流程：见图 3 – 14 – 2。

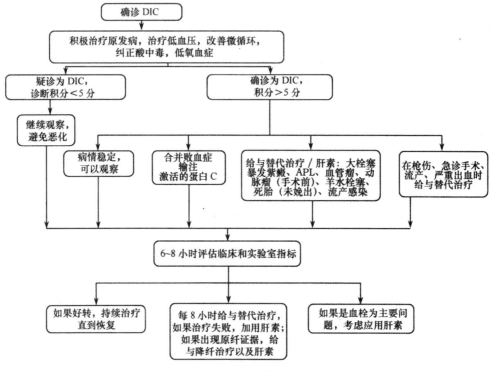

图 3 – 14 – 2　DIC 的治疗流程

二、预后评价

预后取决于原发病是否能有效控制。

（张解放　刘宇光）

第十五章 休 克

第一节 概 论

休克是一种由于有效循环血量锐减、全身微循环障碍引起重要生命器官（脑、心、肺、肾、肝）严重缺血、缺氧的急危重症。主要的发病机制是组织的氧供和氧需之间失衡、全身组织发生低灌流，并伴有静脉血氧含量减少和代谢性酸中毒（乳酸酸中毒）。其典型表现是面色苍白、四肢湿冷、血压降低、脉搏微弱、神志模糊。引发休克的因子主要通过血量减少，心排血量减少及外周血管容量增加等途径引起有效循环血量剧减、微循环障碍，导致组织缺血、缺氧，代谢紊乱，重要生命器官遭受严重的、乃至不可逆的损害。

1. 休克按病因分类分为：

（1）低血容量性休克：常因大量出血或丢失大量体液面发生如外伤或内脏大量出血，急剧呕吐、腹泻等，都会使毛细血管极度收缩、扩张或出现缺血和淤血。

（2）感染性休克：由病毒、细菌感染引起，如休克性肺炎、中毒性痢疾、脓毒症、暴发性流脑等。

（3）心源性休克：因心脏排血量急剧减少所致如急性心肌梗死，严重的心律失常、急性心力衰竭及急性心肌炎等。

（4）过敏性休克：因人体对某种药物或物质过敏引起，如青霉素、抗毒血清等。可造成猝死。

（5）神经性休克：由强烈精神刺激、剧烈疼痛、脊髓麻醉意外等而发病。

（6）创伤性休克：常骨折、严重的撕裂伤、挤压伤、烧伤等引起。

2. 休克按血流动力学特点分类

（1）低容量性休克：基本机制为循环容量丢失。外源性因素包括失血、烧伤或感染所致的血容量丢失，呕吐、腹泻、脱水、利尿等原因所致的水和电解质的丢失。内源性的原因主要为血管通透性增高，循环容量的血管外渗出，可由感染、过敏、毒素和一些内分泌功能紊乱引起。

（2）心源性休克：基本机制为泵功能衰竭。病因主要为心肌梗死、心力衰竭和严重心律失常等。

（3）分布性休克：基本机制为血管收缩舒张调节功能异常。这类休克中，一部分表现为体循环阻力正常或增高，主要由于容量血管扩张、循环血量不足所致。常见的原因为神经节阻断、脊髓休克等神经性损伤或麻醉药物过量等等。另一部分是以体循环阻力降低为主要表现，导致血液重新分布，主要有感染性因素所致，也就是临床上称之为的感染性休克。这是分布性休克的主要组成部分。

（4）梗阻性休克：基本机制为血流的主要通道受阻。如腔静脉梗阻、心包缩窄或填塞、心瓣膜狭窄、肺动脉栓塞及主动脉夹层动脉瘤等。继而，又有人根据梗阻部位的不同再将其分为心内梗阻和心外梗阻型休克，使临床治疗范围更加明确。

在这四类休克当中，低容量性休克、心源性休克和梗阻性休克的共同特点是 DO_2 减少。所以，控制原发病因和提高 DO_2 是治疗的基本原则。由感染所致的分布性休克则表现出了极为不同的特性，血流动力学的改变主要表现为体循环阻力下降，而 DO_2 则往往正常或高于正常水平。尽管可以彻底引流局部感染灶和选用强效抗生素，一部分患者的全身炎症反应仍在进行性发展，感染性休克仍在继续恶化。病情呈现出与"原发病因"的控制不平行的特殊表现。这种现象使得感染性休克更加难以控制，也似乎预示着感染性休克死亡率居高不下的原因所在。

一、诊断分析

（一）病史要点及临床表现

1. 意识神志与表情　休克早期，患者表现为烦躁、焦虑或激动。当休克加重时，患者表现为表情淡漠或意识模糊，甚则出现昏迷。但亦有少数患者休克初期神志清醒，仅反应迟钝、淡漠、神志恍惚，应引起高度重视。

2. 皮肤　苍白、口唇发绀、斑状阴影、四肢皮肤湿冷。皮温低于常温。有时诉口渴、畏寒及头晕。

3. 脉搏　虚细而数，按压稍重则消失，脉率为 100～120 次/分，有时寸口位桡动脉不能明显感触，需在颈动脉或股动脉处测定。在休克晚期出现心力衰竭时，脉搏变慢而且微细。

4. 血压　一般来说，若血压下降超过基础血压的 30%，而脉压差又低于 30mmHg 时则应考虑休克。

5. 中心静脉压　正常值是 4.4～8.8mmHg，在创伤休克时，由于血容量不足，中心静脉压可降低。

6. 呼吸　常有呼吸困难和发绀。发生呼吸衰竭或心力衰竭时，出现严重呼吸困难。

7. 尿量　若每小时尿量少于 25ml 说明肾脏血灌流量不足，常提示有休克存在。

8. 甲皱微循环　显微装置下观察甲皱处毛细血管，可发现血流变慢，血色变紫，血管床模糊，严重时红细胞凝集，血流不均，最后血管内微血栓形成。在前额、耳缘皮肤或胸骨柄部的皮肤上，用一手指压 2～3 秒钟，移去手指后观察皮肤由苍白逐渐恢复的时间，称为皮肤毛细血管充盈试验。正常人于 5 秒钟内苍白即消失而呈红润。休克时若转白不很明显，是皮层下小血管收缩的表现；苍白恢复时间显著延长，是休克进展的表现；若静脉充血，苍白特别明显，苍白区以外并有发绀，可历数分钟而不退，是休克继续恶化的表现。

（二）常规检查及其他检查

1. 血、尿、粪及体液常规检查和标本培养及药敏试验。

2. 血清电解质。

3. 肝、肾功能。

4. 动脉血气分析　了解休克时的酸碱平衡情况。

5. 凝血功能的检查　判断有无 DIC 可能。

6. 动脉血乳酸测定　动脉血乳酸正常值为 1mol/L，而缺氧所致的高乳酸血症常伴有代谢性酸中毒（乳酸酸中毒）。因此，测定血中乳酸浓度对判断休克和评估治疗效果有重要价值。

7. 胃肠黏膜的 pH（pHi）监测 pHi 正常值 7.32～7.35。胃肠道是对缺血最敏感的器官，在循环异常时，发生在胃肠道最早而恢复最晚。休克早期所有监测尚未出现异常，胃肠道实际上已经处于缺血状态，此即为"隐性代偿性休克"。目前临床上能够证实该型休克的唯一方法是进行间接 pHi 测定。

8. 其他检查 ECG、X 线、B 超、超声心动图、CT 等进一步明确病因。

（三）诊断标准

1. 临床上有导致休克的原发性疾病，如创伤、感染、过敏、心肌梗死等

2. 收缩压 <90mmHg 或较原基础值下降的幅度 >40mmHg 至少 1 小时，或血压依赖输液或药物维持；

3. 有组织灌注不良的表现，如少尿（<30ml/h）>1 小时，或有急性神志障碍。

4. 脉搏软弱、细速大于 100 次/分。

5. 皮肤及四肢湿冷，皮肤毛细血管充盈试验阳性。

6. 根据临床表现将休克严重程度作分层（表 3－15－1）

表 3－15－1 休克严重程度分层

临床表现	休克代偿期		休克抑制期
	轻度	中度	重度
神志	神志清楚,伴痛苦表情,精神紧张	神志尚清楚,表情淡漠	意识模糊,甚至昏迷
口渴	口渴	很口渴	非常口渴
皮肤黏膜色泽	开始苍白	苍白	显著苍白,肢端发青
温度	正常发凉	发冷	厥冷
脉搏	100 次/分以下,尚有力	100～120 次/分	速而细弱,或摸不清
血压	收缩压正常或稍升高,舒张压增高,脉压缩小	收缩压 90～70mmHg,脉压小	收缩压在 90mmHg 以下,或测不到
体表血管	正常	毛细血管充盈迟缓	表浅静脉塌陷,毛细血管充盈非常迟缓
尿量	正常	尿少	尿少或无尿
估计失血量	<20%, <800ml	20%～40%,800～1600ml	>40%, >1600ml

（四）诊断步骤（图 3－15－1）

二、治疗措施及预后评价

[一]治疗措施

（一）一般治疗

1. 休克的一般处理包括患者平卧，全身保暖，尽量少搬动，吸氧，下肢抬高 15°～20°，有利于静脉血回流。

2. 保持呼吸道畅通，及早建立静脉通路。

3. 保持比较正常的体温低体温时注意保温，高热时需作有效的降温。

4. 镇静无禁忌而必要时可使用镇痛剂和止痛剂，避免过多搬动。

5. 给氧宜用耳上式鼻导管给氧，每分钟供氧 6～8L，可间隙给氧，可用中等度氧浓

度或高浓度氧面罩。

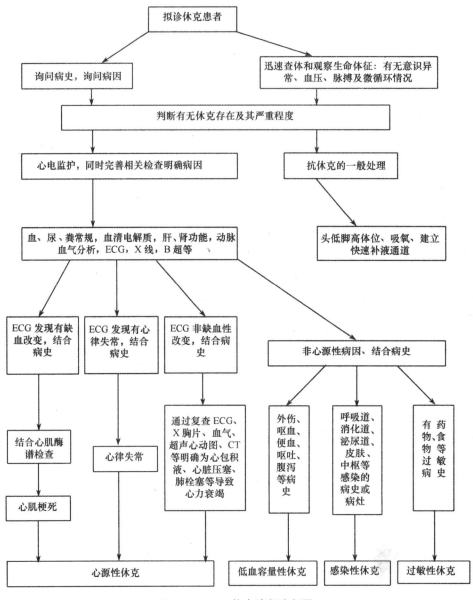

图 3 - 15 - 1　休克诊断流程图

（二）临床监测

1. 一般监测　包括：①精神状态：是脑组织血液灌注和全身循环状况的反映。②皮肤温度和色泽：是体表灌流情况的标志。③血压：收缩压 < 90mmHg、脉压 < 20mmHg 是休克存在的表现，血压回升、脉压增大则是休克好转的现象。④脉率：休克指数 = 脉率/收缩压，用于判断休克的有无及轻重。指数 ≤ 0.5 表示无休克，> 1.0 ~ 1.5 有休克，> 2.0 为严重休克。⑤尿量：是反映肾血流灌注的有用指标。尿量 < 25ml/h、比重增加表示存在肾血管收缩、肾供血不足，尿量 > 30ml/h 时，则休克纠正。

2. 特殊监测　包括中心静脉压、肺毛细血管楔压、心排血量和心脏指数、动脉血气分析、动脉血乳酸盐测定、DIC 的检测、胃黏膜内 pH 监测等。

（三）液体复苏

有效血容量降低是休克早期的共同特征。补充血容量是纠正休克引起的组织低灌注和缺氧的关键。先晶体后胶体，同时在连续监测动脉血压、尿量和 CVP 的基础上，结合患者皮温、末梢循环等判断补充血容量的效果。一旦确定患者存在有效血容量不足应立即实行液体复苏治疗，并根据个体的差异和监测的结果决定调整输液的种类（表 3 - 15 - 2）。

表 3 - 15 - 2　补容足量与否的临床鉴别

临床表现	血容量不足	补量已足
口渴	存在	无
颈静脉充盈情况	不良	良好
动脉收缩压	下降	接近正常
脉压	减小	正常（>30mmHg）
心尖搏动	不清楚、局限、微弱	清楚、广泛、有力
毛细血管充盈时间	延长	迅速
肢体温度	寒冷、潮湿	温暖、干燥、红润
尿量	少（<30ml/h）	多（>30ml/h）
CVP	下降	正常
脉搏	快而弱	慢而有力
体位性血压降低	显著、强烈	不显著

1. 复苏液体的选择　临床上常用的复苏液体包括晶体溶液和胶体溶液。晶体液如生理盐水、等张平衡盐溶液、高张盐溶液等。胶体液如全血、血浆、白蛋白、血浆代用品等。

（1）等渗电解质液：生理盐水、复方生理盐溶液（林格液）属于等张溶液，所含离子成分近似于细胞外液。乳酸钠林格液（平衡盐溶液）属低张溶液，其中各种成分和离子含量更接近细胞外液，但 Na^+ 含量（131mmol/L）较低；临床上常用于扩容，是液体治疗或复苏时最常选用的含 Na^+ 晶体液；大量单独应用可降低血浆渗透压，故通常应与其他含 Na^+ 晶体液或胶体液交替或同时输注。失血性休克时有明显的细胞外液减少和细胞内液增加，生理盐水和乳酸林格液主要分布于细胞外液，输注的晶体液约有 25% 存留在血管内，而其余 75% 则分布于血管外间隙。临床上输注 1L 等张晶体液后，血管内容量可增加 200ml。等渗液治疗休克虽然经大量输液补充了细胞外液，但细胞内液的增加（即细胞肿胀）的问题仍然未能解决。林格液中所含的乳酸在复苏过程中可以迅速代谢，不会影响动脉血乳酸测定。等渗电解质液无携氧功能，改善血流动力学效果较差和时间短。用其单独纠正严重休克时其用量需为失液量的 3～4 倍才能维持循环，而且往往在输液结束后即有 70%～80% 漏到了血管外，大量输入等渗液有可能会进一步增加细胞的水肿及组织的水肿，进而影响了组织的功能。

（2）高渗盐液（HS）：近年来，7.5% 的氯化钠溶液（包括 3% 或高张乳酸钠林格液）

在临床上得到了进一步的研究和应用。它的作用机制为高张盐液促使细胞液进入细胞外间隙，而高渗溶液引起细胞外液进入血管腔内，结果是增加血浆容量，而致前负荷增加。此外，它的作用尚包括直接心肌刺激、神经反射机制、加强交感发放、内分泌释放、改善血液的流态、重建小动脉自主活动和周围动脉扩张等。它最大的优点是应用小剂量（4ml/kg）即可改善血流动力学，如升高血压和增加心排血量，降低血管阻力，营养血流明显增加，再灌注损伤减轻，尿量增加，所以适用于创伤性、出血性休克的院前急救和应急措施。近年来称此法为小剂量复苏。高张高渗液有改善创伤复苏的能力，尤其适用于院前液体复苏。高张盐液和胶体液的作用是相加的，应用于创伤、失血性休克，可增加血浆容量而致前负荷增加，一般若应用4ml/kg，可扩容8~12ml/kg。

（3）全血、血浆：大量失血的休克患者需输血治疗。因库血中含有大量来自白细胞和其他细胞的多种炎性介质和毒性物质，不仅使创伤患者的感染率增加，而且更易使患者在创伤后早期发生多器官功能不全综合征，有研究表明除了年龄和创伤严重程度的因素外，伤后12小时内输血量 >6U（每单位200ml）是导致早期ARDS的重要因素之一。输血量越大，并发症越多，ARDS发生率和死亡率也越高。

（4）白蛋白：在正常人构成了血浆胶体渗透压的75%~80%。40%的白蛋白分布于血管内，其余在血管外。5%白蛋白溶液250ml的胶体渗透压为18~20mmHg；5%白蛋白溶液50ml的胶体渗透压为100mmHg。在复苏治疗初期，输注5%的白蛋白溶液1L血浆溶液增加500~1000ml。如果输注25%的白蛋白溶液，只有当血管外间隙液体可以移动到血管内时，才能有效地增加血管内容量。如果体液能够从组织间隙进入到血管内，则输注25%白蛋白溶液100ml 1小时后，可使血管内容量增加400~500ml。但是，在血管通透性增加如感染性休克时，仅有少量的组织间液进入血液循环。

（5）血浆代用品

1）羟乙基淀粉：是一种人工合成的胶体溶液，为6%的生理盐水溶液，其胶体渗透压约为300/L。输注1L羟乙基淀粉能够使循环容量增加700~1000ml，至24小时后仍可维持40%的最大扩容效果。羟乙基淀粉还可以影响内皮细胞的活化，其机制尚未阐明。羟乙基淀粉对糖尿病患者不禁忌，对肝、肺及肾无副作用。扩容效能类似5%白蛋白，输入后可维持扩容效果24~36小时；低分子羟乙基淀粉扩容效能较高分子羟乙基淀粉更强。其副作用是扩容以后，导致凝血因子相对稀释，并能降低Ⅷ因子活性，使部分凝血活酶时间延长，且对出凝血的影响呈剂量依赖性。在低血容量休克和创伤性休克患者，输注羟乙基淀粉后凝血指标仅有轻度异常，出血发生率并不增加。大分子质量羟乙基淀粉颗粒长期沉积在网状内皮系统，可能导致免疫功能抑制。羟乙基淀粉不失为目前高效、安全的代血浆。

2）右旋糖酐（葡萄糖）：中分子右旋糖酐（右旋糖酐70）扩容效果与血浆相似，每克可结合水25ml左右。6%中分子右旋糖酐溶液的胶体渗透压高于生理值，扩容效果可维持12小时；低分子右旋糖酐（右旋糖酐40）扩容效果较差，且持续时间短暂，有渗透性利尿作用。初始扩容效能为输入量2倍，3~6小时后扩容量仅与输入量相等。

3）琥珀明胶（血定安、佳乐施）：胶体渗透压达34.5mmHg，血管内清除半衰期约4小时，扩容效能类似于4%白蛋白溶液，大剂量输注（24小时输入10~15L）不会影响手术止血效果，反而能增加血液中氧输送。

2. 不同病理状态下液体的选择

（1）失血性休克时组织间液进入血管内以恢复血容量，因此，细胞外液容量是下降的。动物失血模型表明单纯给予输血死亡率增加，因而失血性休克患者应当先给予晶体液扩容，之后再补充血或其他胶体。

（2）脱水：由于腹泻、呕吐及糖尿病渗透性脱水患者以晶体液丢失为主，因此，给予晶体可以恢复有效循环血量。

（3）感染性休克及系统性炎症反应综合征（SIRS）：由于毛细血管通透性增加及第三间隙丢失，这类患者即具有有效循环血量的不足又存在组织水肿，因而应当适当限制晶体液的输入。胶体液从理论上对恢复感染性休克及 SIRS 患者的有效循环血量是有利的。

（4）烧伤：这一类患者经创面大量丢失液体，同时毛细血管通透性普遍增加，第一个 24 内复苏应以晶体液为主。

液体复苏的选择主要根据所丢失体液的类型来进行，确定应给予的液体量比选择液体的种类更重要。对于严重失血患者，给予输血治疗是要恢复其携氧功能；对于低血容量患者，给予快速补液是为恢复足够的血容量，而不是恢复携氧功能。因此，在低血容量的早期，胶体和晶体溶液均可作为主要选择，一线用药可选林格液。生理盐水和乳酸钠林格液可能会导致高氯血症和代谢性酸中毒。大量的晶体液输注还使血浆蛋白浓度下降和胶体渗透压下降，易发生组织和肺水肿。因此，单独输注晶体液是不够的。而胶体液的优点是较小的容量既可快速恢复 CO 和氧供，改善微循环灌注。因此，在失血性休克、大手术和创伤抢救的早期，晶体液对于补充丢失的细胞外液是非常适当而有效的。但在后续液体复苏中，应该使用胶体液，以减轻重要脏器的水肿，如心脏、肺和脑等。

（四）其他药物治疗

1. 血管活性药

（1）血管扩张药物：有 α 受体阻滞剂（酚妥拉明、酚苄明等）、抗胆碱能药物（阿托品、山莨菪碱、东莨菪碱）、硝普钠等。适当应用血管扩张剂以利组织灌流。主要应在充分输液补充血容量的基础上应用。使用血管扩张剂后，腹腔内脏及肾脏的灌注压降低，灌流量减少，氧耗量降低但氧债增高，可有一过性酸中毒加重。因此，使用血管扩张剂时，必须与其他治疗相辅进行。并应逐步发挥它的作用，以免心血管系统难以适应。

（2）血管收缩药物：有去甲肾上腺素、间羟胺和多巴胺等。如有效血容量尚未恢复，升高血压不能表示组织灌注有改善。因为血管收缩剂是通过动脉和小动脉的进一步收缩发挥作用的，故动脉血压经由血管收缩剂升高是以减少重要内脏的组织灌注为代价换取的。所以，应用血管收缩药物需十分慎重。必须应用者，宜用小剂量、低浓度。注意，为了兼顾各重要脏器的灌注水平，常将血管收缩剂和血管扩张剂联合应用。

2. 纠正酸中毒　组织器官的低灌流状态是酸中毒的基本原因。由于应激反应所释放的儿茶酚胺促进了酸中毒的发展。故治疗酸中毒的最根本方法，在于改善微循环的灌注状态。同时保持健全的肾功能，至于缓冲液的输入，只能起治标作用。酸碱平衡有呼吸和代谢两种成分构成，充分了解与正确解释动脉血气和 pH，是评估和治疗酸碱平衡的有效方法。体内重碳酸盐缺乏量的计算是：全身 $NaHCO_3$ 缺少量 = BD（moL/L）× 患者体重（kg）/4。

不宜将计算得的碳酸氢钠的总量一次完全用来纠正碱缺乏，因这样可引起透过细胞膜的离子迅速转移，有导致心律失常和（或）惊厥的危险。应第一次快速输入计算得的1/2，然后根据再次血气分析结果，计算此时所需输入量，仍以计算所得的1/2量输入。

3. 糖皮质激素的应用 临床上常用的糖皮质激素静脉制剂，有氢化可的松、地塞米松和甲泼尼龙；具有抗炎、抗毒、抗过敏和抗休克作用，糖皮质激素能增强心肌收缩力，保护肺、肾功能，改善微循环，并可增加细胞内溶酶体的稳定性以及减低细胞膜的通透性，减少毒素进入细胞。

4. 纳洛酮 人体在各种应激情况下均导致内源性 OLS 释放增加，纳洛酮是纯吗啡受体拮抗剂，能有效的拮抗 OLS 介导的各种效应，迅速逆转低血压。纳洛酮的成人剂量是1.2～2.0mg，或0.02～0.03mg/kg，静脉注射2～3分钟开始作用，半衰期为30～40分钟，故重复用药才能发挥作用，亦可在首次剂量2mg后，用它的稀释液持续静脉滴注，副作用少。

5. 莨菪类药 莨菪类药在国内已广泛用于休克的治疗。莨菪类药物阻断 M 和 α 受体在应激状态下的全部不利效应，减少细胞氧耗，节约能量，并可供给 β 受体更多 ATP，充分发挥 β 受体的效应使血管平滑肌舒张，有助于改善微循环和内脏功能。此外，尚具有 Ca^{2+} 拮抗剂的作用，对肠黏膜细胞溶酶体有特殊稳定作用，以及阻断"肠因子"的释放。因此，莨菪类药物抗休克的机制是多种心血管效应、Ca^{2+} 拮抗作用和保护能量代谢的综合。治疗休克时，宜用大剂量。现在可用新药盐酸戊乙奎醚（长托宁），它对胆碱能受体 M 受体亚型 M_1、M_2 受体选择性强，而对 M_2 受体选择性较弱，因此，用药后不致出现心跳加速的副反应。

6. 脏器功能衰竭的防治

（1）心功能的维护：①改善心率，增强心肌收缩力：常用毛花苷 C（西地兰），剂量为0.2～0.4mg加入25%的葡萄糖溶液20ml内作缓慢静脉注射。②纠正心率失常：a. 心动过速，一般用毛花苷 C，首剂0.4mg，以后每4～6小时补加0.2～0.4mg，以达到饱和量。b. 窦性心动过缓，可静脉注射阿托品1～2mg或异丙肾上腺素1～2mg加入5%或10%的葡萄糖液200ml中滴注。

（2）肺功能的维护：①注意呼吸道通畅，清除分泌物。②给氧，动脉血氧分压低于80mmHg以下，可通过鼻管或面罩给氧，氧流量控制在5～8L/分。③人工辅助呼吸，有进行性低氧血症，及早使用呼吸机行人工辅助呼吸。

（3）肾功能的维护与肾衰竭的治疗：急性肾衰竭是创伤的严重并发症之一，需采取积极的预防与治疗措施。肾功能的维护：①严重休克患者应插置导尿管，记录每小时尿量。②纠正低血容量及低血压，改善肾血流量。③若心排血量及血压正常而尿少，可使用利尿剂。呋塞米40～100mg静脉滴注或20～40mg静脉推注；若经上述处理仍不能增加排尿量，说明已发生肾衰竭，则应按肾衰竭治疗。

［二］预后评价

患者的预后与休克的改善时间密切相关。对于失血性休克，如急性失血超过全身血量的20%（成人约800ml）即发生休克，超过40%（约1600ml）濒于死亡。心源性休克，由急性心脏射血功能衰竭所引起，最常见于急性心肌梗死，一旦出现休克死亡率高达80%；中毒性休克，主要见于严重的细菌感染和脓毒症，死亡率为30%～60%；过敏性休克，发生于具有过敏体质的患者。致敏原刺激组织释放血管活性物质，引起血管扩张，有效循环血量减少而发。常见者如药物和某些食物（菠萝等）过敏，尤以青霉素过敏最为多见，严重者数分钟内不治而亡，早期发现，及时治疗大多预后较好；神经源性休克，剧烈的疼痛刺激通过神经反射引起周围血管扩张，血压下降，脑供血不足，导致急剧而短暂的意识丧失，类似于晕厥。有时虚脱与休克相仿，但虚脱的周围循环衰竭发生突然，持续时间短，在及时补液后可迅速矫正，主要发生于大量失水、失血和大汗时，休克的死亡多由于肾、心、肺功能衰竭所致。

（刘宇光　仝雯　任广秀）

第二节　低血容量性休克

低血容量性休克是体内或血管内大量丢失血液、血浆或体液，引起有效血容量急剧减少所致的血压降低和微循环障碍。如严重腹泻、剧烈呕吐、大量排尿或广泛烧伤时大量丢失水、盐或血浆；食管静脉曲张破裂、胃肠道溃疡引起大量内出血；肌肉挫伤、骨折、肝脾破裂引起的创伤性休克及大面积烧伤所致的血浆外渗均属低血容量性休克。低血容量性休克主要系指因大出血而引起的休克，其他因素则处于次要地位。其早期的病理生理变化主要由于循环血量的骤减所致。静脉回心血量的减少，表现为 CVP 降低，结果导致心排血量减少。

一、诊断分析

（一）病史

有出血或者血浆容量大量丢失的病史，如：外伤、手术、严重腹泻、剧烈呕吐、大量排尿或广泛烧伤时大量丢失水等。

（二）临床表现

1. 低血容量性休克的表现随患者年龄、既往病史、失血量和失血速度的不同而不同。

2. 头晕，面色苍白，出冷汗，肢端湿冷。

3. 皮温下降、皮肤苍白、皮下静脉塌陷。

4. 烦躁不安或表情淡漠，严重者昏厥，甚至昏迷。

5. 脉搏细速，血压下降，呼吸急促，发绀。

6. 尿少，甚至无尿。

（三）诊断标准

1. 继发于体内外急性大量失血或体液丢失，或有液体（水）严重摄入不足史。

2. 有口渴、兴奋、烦躁不安，进而出现神情淡漠，神志模糊甚至昏迷等。

3. 表浅静脉萎陷，肤色苍白至发绀，呼吸浅快。

4. 脉搏细速，皮肤湿冷，体温下降。

5. 收缩压低于 90~80mmHg（12.0~10.6kPa），或高血压者血压下降 20% 以上，脉压差在 20mmHg（2.6kPa）以下，毛细血管充盈时间延长，尿量减少（每小时尿量少于 30ml）。

6. 中心静脉压和肺动脉楔压测定有助于监测休克程度。

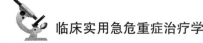

7. 休克指教判断。休克指数＝脉搏/收缩压。指数为 0.5，表示血容量正常；指数为 1，表示约失血 20%～30%；指数大于 1，约失血 30%～50%。

二、治疗措施

迅速补充血容量；升压药物；查明原因，制止继续出血或失液。

（一）一般治疗

见休克的治疗。

（二）补充血容量

可根据血压和脉率的变化来估计失血量，见表 3-15-1。虽然失血性休克时，丧失的主要是血液，但补充血容量时，并不需要全部补充血液。而应抓紧时机及时增加静脉回流。首先，可经静脉快速滴注等渗盐水或平衡盐溶液，45 分钟内输入 1 000～2 000 ml。若患者血压回复正常，并能继续维持时，表明失血量较小且已不再继续出血。若患者的血细胞比容 >30%，则仍可继续输给上述溶液（补充量可达估计失血量的 3 倍），不必输血。如失血量大或继续有失血，上述治疗仍不能维持循环容量时，应接着输入已配好的血液。全血或浓缩红细胞有携氧能力，可改善贫血和组织缺氧。但仍应补给一部分等渗盐水或平衡盐溶液。这种晶体液和血液合用的血容量补充方法，可补充钠和水进入细胞内所引起的功能性细胞外液减少；降低血细胞比容和纤维蛋白原含量，减少毛细血管内血液的黏度和改善微循环的灌流。临床上常以血压结合中心静脉压的测定指导补液。

此外，对于低血容量性休克患者的院前急救和来院后的急救治疗，均可应用 7.5% 高张盐液或高张高渗液（7.5% 氯化钠/12% 右旋醣酐-70）4 ml/kg，利用输注后患者血流动力学得以维持的 3～4 小时，进行各种综合的决定性治疗。

（三）止血

在补充血容量同时，由大出血引起休克的治疗，除了必须遵循一般休克治疗的原则以外，主要是针对出血的原因予以治疗。如仍有活动性出血，难以保持血容量稳定，休克也不易纠正。对于肝脾破裂、急性活动性上消化道出血病例，应在保持血容量同时积极进行手术准备，及早施行手术止血。但出血的原因有时可能不清楚。如肢体或大动脉创伤时常有大量失血。即使无外观出血的严重失血也同样可以导致低血压和低血容量休克。脊柱、盆腔骨折可因腰部静脉撕破而致腹膜后大量出血，血液能积存于组织间隙达 2 000ml 以上。股骨骨折时血液可储存于大腿的软组织中，虽积血达 1 000～1 500ml 也常常不发生明显的急性肿胀。胸腔、胃肠道出血和游离腹腔的积血虽较易被察觉，但也可能被忽略，应予特别注意。同时应根据休克的发展和并发症，患者的年龄以及其原来循环系统的功能情况等决定治疗措施。其中最重要的是及时止血和正确地补充血容量。

1. 外出血的治疗　在创伤性出血时，首先遇到的问题是制止出血。止血的方法，在有条件时应做正规的清创术及手术止血。此外，还可根据出血的情况采用大动脉出血的临时止血法和局部加压包扎等。

2. 内出血的治疗　当怀疑休克是由于内出血引起，就应在准备大量输血的同时进行紧急手术，当然，此时的手术方法应该力求简单，主要的目的是制止出血。不去设法制止出血，只顾用输血来补充血容量以纠正休克状态是无效和错误的，治疗出血的首要任务是止血。但在设法止血的同时，很多时候尤其是对有大量出血者，必须进行积极的补充血容量治疗，以有效地提升血压纠正休克。

3. 治疗流程图（图 3 - 15 - 2）

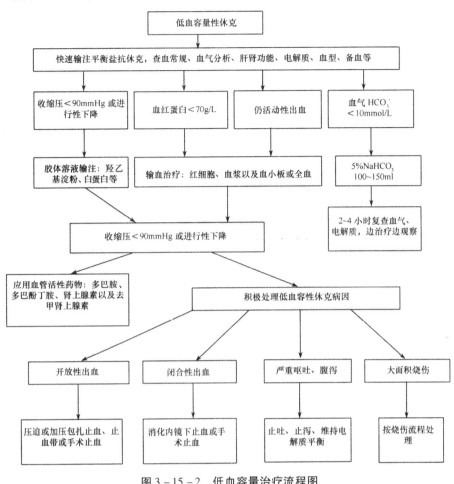

图 3 - 15 - 2 低血容量治疗流程图

（刘宇光 任广秀）

第三节 心源性休克

心源性休克（CGS）指由于心肌广泛而严重受损，引起心泵功能的损害导致心排血量急剧减少，造成全身微循环功能障碍，组织灌流不足以满足休息状态下代谢的需要。出现一系列以缺血缺氧、代谢障碍及重要脏器损害特征的临床综合征。心源性休克综合征概括为：心功能显著异常，全身低灌注和广泛细胞及脏器功能障碍。如果全身低灌注状态持续，心脏缺血损伤不断地加重，从而产生心功能损害与低灌注间的恶性循环，终导致不可逆转性心脏功能衰竭。病死率可高达80%以上。凡能严重地影响心脏排血功能，使心脏输出血量急剧降低的原因，都可引起心源性休克。例如，大面积心肌梗死、弥漫性心肌炎、急性心包填塞、肺动脉栓塞、严重心律失常以及各种严重心脏病晚期。其中急性心肌梗死（AMI）时发生的 CGS 更常见，更为复杂。心源性休克是紧急状态，需要迅速诊断和尽力救治。心源性休克的主要特点是：①由于心泵衰竭，心排血量急剧减少，血压降低；微循环变化的发展过程。基本上和低血容量性休克相同，但常在早期因缺血缺氧死亡。②多数患者由于应激反应和动脉充盈不足，使交感神经兴奋和儿茶酚胺增多，小动脉、微动脉收缩，外周阻力增加，致使心脏后负荷加重；但有少数患者外周阻力是降低的（可能是由于心室容量增加，刺激心室壁压力感受器，反射性地引起心血管运动中枢的抑制）。③交感神经兴奋，静脉收缩，回心血量增加，而心脏不能把血液充分输入动脉，因而中心静脉压和心室舒张期末容量和压力升高。④常比较早的出现较为严重的肺淤血和肺水肿，这些变化又进一步加重心脏的负担和缺氧，促使心泵衰竭。

一、诊断分析

（一）病史要点

1. 心源性休克患者由于病情十分严重，病史询问要简洁，主要应了解患者现在用的药物、过敏史、心肌梗死和充血性心力衰竭的既往史。临床评估、诊断和治疗应同时进行。

2. 临床上 CGS 表现的两个主要特征是低血压和全身低灌注。典型休克的临床表现包括：

（1）收缩压常低于 90mmHg，平均动脉压下降 30mmHg 或脉压小于 20mmHg。

（2）外周及皮肤湿冷，苍白或发绀、静脉萎陷。

（3）无尿或少尿，尿量不足 20ml/h。

（4）表情淡漠、反应迟钝、烦躁不安、不同程度的神志障碍、面色灰白或发绀、口唇发绀甚至昏迷。

（5）脉搏细弱或触不到、心率增快、心音低钝、奔马律、静脉压升高、颈静脉怒张等。应注意有无二尖瓣关闭不全和急性室间隔破裂的体征。

3. 急性左心衰竭的征象合并肺水肿者出现呼吸增速、肺部有啰音和哮鸣音、泡沫样痰。

4. 有低血压而无肺水肿征象者，则为急性右心衰竭，由右室梗死、心脏压塞或肺血栓栓塞症所致。

（二）常规检查和其他检查

虽然最初的病史和体检可拟诊为心源性休克，但必须用一些辅助检查以确定诊断、明确病因和指导治疗。

1. 心电图　宜作 12 导联心电图，如发现急性心肌梗死的征象，则支持心源性休克，还应注意 ST 段和 ST－T 的改变，若缺乏支持急性心肌梗死心电图的改变，则应考虑其他原因，如主动脉夹层动脉瘤、肺血栓栓塞症、心脏压塞、急性瓣膜关闭不全、出血或严重感染。

2. 胸部 X 线片　观察有无肺血管充血的征象、心脏增大、纵隔是否增宽等。

3. 实验室检查　观察有无代谢性酸中毒，血清心肌损伤标志物如 CK－MB、肌钙蛋白 I（troponin I）和肌钙蛋白 T。

4. 经胸超声心动图（TTE）　有重要意义，可以观察到局部心肌运动减弱、运动消失以及收缩功能的其他异常，表示心肌泵功能衰竭，并观察心肌未受损的部位有无代偿性的心肌过度运动等等。

5. 有创性血流动力学检查 常在监护病房进行，如 CI < 2.2L/（min·m²），表示心排血量下降，PCWP > 18mmHg，表示左室前负荷增高。

6. 心脏指数 < 1.8L/（min·m²）

二、治疗措施及预后评价

［一］ 治疗措施

（一）一般治疗

1. 院前急救的医护人员应将疑为心源性休克的患者送至能进行确定性治疗的医院。

2. 立即给患者输氧，开放静脉通道，安置心脏监护仪，持续作血氧监测，如发现有低氧血症、低血容量、心律失常、电解质和酸碱失衡，均应一一纠治。

（二）药物治疗

1. 阿司匹林 疑为急性心肌梗死，可立即给予阿司匹林，除非患者有绝对的禁忌。

2. 止痛 可审慎地静脉内注射硝酸甘油或吗啡，但需仔细观察并维持血压。

3. 输液 若患者无肺水肿征象，可小心地静脉滴注生理盐水 100~250ml，有些急性心肌梗死和低血容量患者，输液有一定效果，右室梗死合并低血压者，首选输液支持。

4. 多巴酚丁胺和多巴胺 多巴酚丁胺可改善心肌收缩力和增加舒张期冠脉血流而不引起过分的心动过速，心排血量增加，左室充盈压下降。静脉内注射开始用 2.5~5.0μg/（kg·min），而后每分钟增加 2.5μg/kg，直至获得所需的疗效，最高剂量为 15μg（kg·min）。若血压很低［收缩压 <70mmHg］，可用多巴胺，或和多巴酚丁胺合用。多巴胺开始用 2.5~5.0μg/（kg·min），逐渐增量至达到有效的程度，多巴胺应尽可能用最小剂量，因它可以引起过度的心动过速、增加心肌氧耗和引起心律失常；若用药无效，应考虑用主动脉内球囊反搏支持。

（三）其他治疗

心源性休克治疗除药物治疗之外,机械支持装置对 CGS 患者可以发挥一种极为有用的作用。这些血流动力学的辅助装置能暂时稳定患者的病情,直到能够接受血管再通或外科手术。

1. 主动脉内气囊反搏（IABP） IABP 自 1967 年 Kantrowitz 首先报告成功地应用于临床来，由于疗效确切被临床广泛使用。IABP 适用维持动脉平均血压，减轻后负荷及左室舒张末压，减少心肌氧耗，同时又增加氧供。特别是对那些严重心脏缺血或者 AMI 伴机械性损害并发症的情况，如乳头肌断裂（有严重二尖瓣反流）或者室间隔穿孔。IABP 可改善 CGS 患者的血流动力学状态，减少左室做功和降低心肌氧耗量，在心脏舒张期增加冠状动脉灌注，提高心排血量约 10%~20%。IABP 的适应证可分为绝对和相对适应证。①绝对适应证：体外心肺循环无法脱离；心脏术后低心排综合征；急性心肌梗死继发室间隔穿孔或急性二尖瓣反流；PTCA 术失败导致血流动力学改变或有严重心脏缺血。②相对适应证：外科术前有严重心功能不全；心脏术后患者有心电图缺血变化或电不稳定变化。③有争议的适应证：继发于 AMI 的心源性休克、不稳定心绞痛，已知有严重的冠心病欲行非心脏手术严格。IABP 的绝对禁忌证：主动脉关闭不全，主动脉夹层，不可逆的心功能损害，慢性心脏病终末期。相对禁忌证：腹主动脉瘤，严重的外周血管疾病，快速心律失常。使用 IABP 血流动力学指征包括：低血压（收缩压 <80mmHg 平均动脉压 <60mmHg），或较前的基础水平降低 30mmHg，肺动脉嵌压增加（18mmHg）和低的心排指数［<2.01/（min·m²）］。

2. 左心室辅助装置 新近应用的循环辅助装置如血液泵和经皮心肺旁道循环在稳定

CGS 患者血流动力学的作用被肯定。血液泵通过导管经皮股动脉穿刺放置入左心室，血液可从左心室被直接泵入主动脉，血流速率高达 8～10L/min，可以改善 PTCA 和冠脉搭桥患者生存率。遗憾的是这些装置与 IABP 并发症对比有相同的局限性与复杂性。

3. 溶栓疗法　急性心肌梗死虽然早期应用溶栓治疗，可显著降低病残率和病死率，若已发生心源性休克，则死亡率仍高，约为 75%，对 CGS 发病率的影响未定论。这是因为心源性休克患者尽管应用了溶栓剂，梗死相关动脉内血栓的溶解和再灌注仅40%～50%。另外，休克合并多条冠脉血管的病变也限制了溶栓的效果。因此，溶栓剂在急性心肌梗死患者可以有效地防止心源性休克，但一旦已发生了休克，则应用溶栓剂的效果甚微。不良反应主要是出血、颅内出血、消化道出血或皮下出血。禁用于未控制高血压患者和消化道溃疡的患者禁用。神经系统损害、恶心、呕吐、低血压、过敏反应曾有报告。

4. 冠状动脉球囊成形术（PTCA）　AMI 早期行冠状动脉造影目的了解采用 PTCA 更适宜解决血管急性闭塞的再通。成功的急诊 PTCA 可以明显改善住院患者的死亡率，并意味着可能预后良好。有些研究报告 CGS 的成活率可达60%。单一血管病变更适合 PTCA 治疗。

（四）治疗流程图（图 3－15－3）

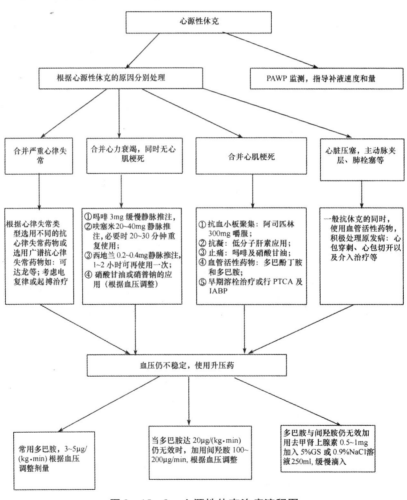

图 3－15－3　心源性休克治疗流程图

[二] 预后评价

如果仅用药物治疗，急性心源性休克的死亡率高达 80%。经皮冠状动脉成形术、左室辅助装置和早期外科血管重建的应用大大改善了心源性休克的预后。

（仝雯 桑艳艳）

第四节 感染性休克

感染性休克的主要特征是血流动力学改变，包括低血压、低循环血管阻力以及对血管收缩剂无反应等。这主要是感染时机体释放大量介质如前列腺素、白介素－1、白三烯、TNF、γ－干扰素等引起的循环功能障碍，属于分布性休克，典型表现为心排血量（CO）升高及体循环血管阻力（SVR）下降，SVR 下降代表着血流在微循环中的异常分布，并进一步导致血压下降及组织灌注不足，严重感染性休克的主要表现为进行性加重的低血压伴低体循环血管阻力，且对缩血管药物无反应。感染性休克时还易导致多器官功能障碍综合征（MODS）和急性呼吸窘迫综合征（ARDS）。约半数患者死于多器官功能衰竭。

在 1992 年发表的欧美联席会议中将有关重度感染的名词作了统一定义，分为以下四个阶段：表 3－15－3。

表 3－15－3 重度感染的四个阶段

1. 全身性炎症反应综合征（SIRS）：各种严重损伤导致的全身性炎症反应，符合以下两项或两项以上标准即可诊断：	
体温	>38℃ 或 <36℃
心率	>90 次/分
呼吸频率	>20 次/分或 $PaCO_2$ <32mmHg
白细胞计数（WBC）	$>12 \times 10^9/L$ 或 $<4 \times 10^9/L$ 或未分叶核 >10%
2. 脓毒症：机体对感染的全身性反应。主要的诊断依据是 SIRS 合并明确的感染	
3. 严重脓毒症：脓毒症合并器官功能衰竭、低灌注或低血压	
4. 感染性休克：经积极液体复苏后仍然表现低血压（收缩压≤90mmHg）	

一、诊断分析

（一）病史和临床特点

1. 原发炎症 各种病原菌所引起的原发炎症与其在人体的分布部位有关。原发炎症的特点是局部的红、肿、热、痛和功能障碍。

2. 毒血症症状 起病多急骤。常有寒战、高热、发热多为弛张热及或间歇热，亦可呈稽留热、不规则热及双峰热，后者多系革兰阴性杆菌脓毒症所致。发热同时伴有不同程度的毒血症症状，如头痛、恶心、呕吐、腹胀、腹痛、周身不适、肌肉及关节痛等。

3. 皮疹 见于部分患者，以瘀点最为多见，多分布于躯干、四肢、眼结膜、口腔黏

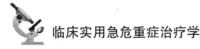

膜等处，为数不多。

4. 关节症状　可出现大关节红、肿、热、痛和活动受限，甚至并发关节腔积液、积脓，多见于革兰阳性球菌、脑膜炎球菌、产碱杆菌等脓毒症的病程中。

5. 感染性休克　约见于 1/5～1/3 脓毒症患者，表现为烦躁不安，脉搏细速，四肢厥冷，皮肤花斑，尿量减少及血压下降等，且可发生 DIC，系严重毒血症所致。

6. 肝脾肿大　一般仅轻度肿大。

（二）常规检查和其他检查

1. 血液学检查　血常规、C 反应蛋白、血生化（肝功能、肾功能、血糖等）、电解质、前降钙素、血乳酸等。

2. 动脉血气分析。

3. 病原学检查　细菌培养；细菌涂片：脓液、脑脊液、胸腹水、瘀点等直接涂片检查，也可检出病原菌，对脓毒症的快速诊断有一定的参考价值。

4. 局部感染病灶的检查　X 线胸片、B 超、心脏超声，必要时 CT 等。

5. 出凝血功能监测　血小板、PT、PTT、纤维蛋白原、纤维蛋白降解产物等。

6. 血流动力学监测　CVP、PAWP、CO 等。

（三）诊断感染性休克应该符合下列标准

1. 临床上有明确的感染或感染的证据。

2. SIRS 的存在。

3. 收缩压 <90mmHg 或较原基础值下降的幅度 >40mmHg 少 1 小时，或血压依赖输液或药物维持。

4. 灌注不良的表现，如少尿（<30ml/h）>1 小时，或有急性意识障碍。

5. 可能发现血培养有致病微生物生长。

二、治疗措施及预后评价

感染性休克的治疗可以视为三个部分：最初的努力是保持恰当的血压以维持生命；之后为感染源的诊断及清除；第三个目标是中止导致感染性休克的病理生理过程。而维持足够的器官灌注及功能则贯穿整个治疗之中。

（一）一般治疗

同休克的一般治疗，但应强调感染性休克的临床监测。

1. 床边监测项目　包括无创血压、心电、氧饱和度监测等，有创监测包括中心静脉压（CVP）监测、有创血压监测，在中、重度休克时肺动脉导管进行血流动力学监测。

2. 实验室监测　包括血常规、血气分析、电解质、血常规及乳酸水平等。

（二）血流动力学支持

主要包括两个方面：液体复苏和血管活性药物。

1. 液体复苏　对于严重感染的患者，保持循环稳定的最好的治疗是早期复苏，液体复苏的初期目标是保证足氧输送可能难以维持氧供和氧需之间的平衡，一旦临床诊断感染性休克，应尽快积极液体复苏，6 小时内达到复苏目标：①CVP 8～12mmHg；②平均动脉压 >65mmHg；③尿量 >15ml/（kg·h）；④$ScvO_2$ 或 SvO_2 >70%。若液体复苏后 CVP 达 8～12mmHg，而 $ScvO_2$ 或 SvO_2 仍未达到 70%，需输注浓缩红细胞使血细胞比容达到 30% 以上，或输注多巴酚丁胺以达到复苏目标。常用的复苏液体有：

（1）晶体液：常用的晶体液包括生理盐水及乳酸林格液。后者的乳酸根离子浓度在复苏过程中迅速代谢，不会影响乳酸水平作为组织低灌注指标的作用。生理盐水及乳酸林格液输注后主要分布于血管外，在理想情况下，大约25%维持于血管内。临床上，1L的晶体液通常可以增加100~200ml的血管内容量。感染性休克的液体复苏在最初24小时内通常需要大约6~10L的等渗晶体液，可能导致血浆蛋白稀释和胶体渗透压的下降。输注液体的重新分布可发生与输入后30分钟内，2小时内输入液体仍存在于血管内的量将<20%（毛细血管通透性增高患者可能更少）。与胶体液相比，晶体液复苏对心排血量及氧输送的影响小得多。过度的晶体液输入有可能导致肺水肿及组织水肿。

（2）胶体液：正常情况下晶体液中仅有20%~25%存在于血管内，而胶体液对血管内的容量复张作用在100%以上。理论上，胶体不会增加细胞间质水容量，然而，近年来的一些研究表明在危重患者，尤其是脓毒症患者中白蛋白可以渗漏到细胞间质内，从而增加间质水容量。羟乙基淀粉（HES）同样可以渗入到组织间质中，但是，这些液体提高血浆胶体渗透压的作用强于对组织间质渗透压的作用。

常见的胶体液包括：血浆蛋白成分、白蛋白、凝胶、右旋糖酐、羟乙基淀粉。其中白蛋白和羟乙基淀粉最为常用。

1）白蛋白：在正常人约形成80%的血浆胶体渗透压。5%制剂包含12.5g白蛋白，稀释于250ml的生理盐水中，胶体渗透压约为18~20mmHg，25%制剂包含12.5g白蛋白，稀释于50ml生理中，胶体渗透压约为100mmHg。25%的制剂不应用于初始的液体复苏。1L的5%白蛋白可以增加血浆容量500~1000ml，25%白蛋白100ml输注后约1小时可增加血浆容量400~500ml，而在血管通透性增加时，增加的容量会更小。尽管白蛋白输入后2小时内>90%仍留在血管内，但是外源性白蛋白的血清半衰期<8小时。2天后，仅有25%仍存留于血管内。在有毛细血管渗漏综合征的患者，白蛋白分子进入组织间隙，吸引更多的水分进入组织间隙中。

2）羟乙基淀粉：平均分子质量450000Da，2天内肾脏清除半数，8天内大约清除65%羟乙基淀粉，可以引起血小板减少及部分凝血活酶时间延长。羟乙基淀粉在肾功能不全患者中应用是安全的，可以应用于休克的血液透析患者。以6%溶于生理盐水中，含有60g/L的羟乙基淀粉，胶体渗透压约为300mOsm/L。1L的羟乙基淀粉可以扩张血浆容量700~1000ml，其中40%的容量可以维持24小时。

2. 血管活性药物 严重感染和感染性休克的初始治疗应为积极的早期目标指导性的液体复苏，即便在容量复苏的同时，亦可考虑合并应用血管活性药和（或）正性肌力药物以提高和保持组织器官的灌注压。常用的药物包括多巴胺、去甲肾上腺素、血管加压素和多巴酚丁胺。

（1）多巴胺：作为感染性休克治疗的一线血管活性药物，多巴胺兼具多巴胺能与肾上腺素能 α 和 β 受体的兴奋效应，在不同的剂量下表现出不同的受体效应。小剂量［＜5μd/（kg·min）］多巴胺主要作用于多巴胺受体（DA），具有轻度的血管扩张作用。中等剂量［5~10μg/（kg·min）］以 β_1 受体兴奋为主，可以增加心肌收缩力及心率，从而增加心肌的做功与氧耗。大剂量多巴胺［（10~20μg/（kg·min）］则以 α_1 受体兴奋为主，出现显著的血管收缩。近年来的国际合作研究提示，小剂量多巴胺并未显示出肾脏保护作用。

（2）去甲肾上腺素：去甲肾上腺素具有兴奋 α 和 β 受体的双重效应。其兴奋 α 受体的作用较强，通过提升平均动脉压（MAP）而改善组织灌注；对 β 受体的兴奋作用为中度，可以升高心率和增加心脏做功，但由于其增加静脉回流充盈和对右心压力感受器的作用，可以部分抵消心率和心肌收缩力的增加，从而相对减少心肌氧耗。因此，亦被认为是治疗感染中毒性休克的一线血管活性药物。其常用剂量为 $0.03 \sim 1.5\mu g /$（$kg \cdot min$）。但剂量 $>1.0\mu g /$（$kg \cdot min$），可由于对 β 受体的兴奋加强而增加心肌做功与氧耗。近年来的一些研究还报告：对于容量复苏效果不理想的感染性休克患者，去甲肾上腺素与多巴酚丁胺合用，可以改善组织灌注与氧输送，增加冠状动脉和肾脏的血流以及肌酐清除率，降低血乳酸水平，而不加重器官的缺血。

（3）血管加压素：已发现感染性休克患者血中的血管加压素水平较正常显著降低。血管加压素通过强力收缩扩张的血管，提高外周血管阻力而改善血流的分布，起到提升血压、增加尿量的作用。由于大剂量血管加压素具有极强的收缩血管作用，使得包括冠状动脉在内的内脏血管强力收缩，甚至加重内脏器官缺血，故目前多主张在去甲肾上腺素等儿茶酚胺类药物无效时才考虑应用，且以小剂量给予（$0.01 \sim 0.04 U/min$）。

（4）多巴酚丁胺：多巴酚丁胺具有强烈的 β_1、β_2 受体和中度的 α 受体兴奋作用，其 β_1 受体正性肌力作用可以使心脏指数增加 25% ~ 50%，同时也相应使得心率升高 10% ~ 20%；而 β_2 受体的作用可以降低肺动脉楔压，有利于改善右心射血，提高心排血量。总体而言，多巴酚丁胺既可以增加氧输送，同时也增加（特别是心肌）氧消耗，因此，在感染性休克治疗中一般用于经过充分液体复苏后心脏功能仍未见改善的患者；对于合并低血压者，宜联合应用血管收缩药物。其常用剂量为 $2 \sim 20\mu g /$（$kg \cdot min$）。

（三）感染与感染性休克的集束化治疗

所谓早期集束化治疗，是指根据治疗指南，在严重感染和感染性休克确诊后立即开始并应在短期内（如 6 ~ 24 小时）内必须迅速完成的治疗措施。将指南中的重要治疗措施组合在一起，形成集束化治疗措施，从而保证了指南的落实。一般认为，早期集束化治疗应包括早期血清乳酸水平测定；抗生素使用前留取病原学标本；急诊在 3 小时内，ICU 在 1 小时内开始广谱的抗生素治疗；如果有低血压或血乳酸 $>4mmol/L$，立即给予液体复苏 20mL/kg，如低血压不能纠正，加用血管活性药物，维持 MAP≥65mmHg；持续低血压或血乳酸 $>4mmol/L$，液体复苏使中心静脉压（CVP）≥8mmHg，中心静脉血氧饱和度（$SCVO_2$）≥70%。血流动力学监测和治疗是早期集束化治疗中最重要的组成部分，早期集束化治疗强调时间紧迫性，尽可能在 1 ~ 2h 内放置中心静脉导管，监测 CVP 和 $Scvo_2$，开始积极液体复苏，6h 内达到上述目标，并通过监测和调整治疗维持血流动力学的稳定。

在努力实现血流动力学的稳定的同时，早期集束化治疗还包括：①积极的血糖控制；②糖皮质激素应用；③机械通气患者平台压 $<30cmH_2O$；④有条件的医院可以使用活化蛋白 C（APC）。尽早达到集束化治疗的目标，可以明显改善严重感染和感染性休克患者预后。Rivers 的研究显示，6 小时内实施并完成早期目标性血流动力学支持治疗可以显著降低病死率。

虽然不少研究显示采用集束化治疗可以明显降低严重感染和感染性休克患者病死率，但现有研究仍表明临床医生对集束化治疗的依从性很低。最近的一项前瞻性、双中心的观察表明，6 小时集束化治疗的依从性仅 52%，而 24 小时集束化治疗的依从性仅 30%。最近，德国 Sepnet 的研究显示，临床医生对指南的认知性不够，而且认知性与依从性之间存在很大的差异。92% 的医生接受小潮气量通气，但只有 4% 的医生实施小潮气量通气；对乳酸监测、血糖控制、Sevo$_2$ 监测的认知率在 50% 左右，但实施率不超过 20%，强烈提示急需提高临床医生对指南的认知性和依从性，才有可能最终改善严重感染和感染性休克患者的预后。

（四）控制感染

1. 抗生素　诊断严重感染后 1 小时以内立即给予静脉抗生素治疗。采用降阶梯治疗策略。在获得培养结果之前，早期给予广谱抗生素尽可能覆盖所有最可能的致病菌。如铜绿假单胞菌、鲍曼不动杆菌、MRSA 和产 ESBL 或 Ampc 酶的肠杆菌科细菌。一旦获得细菌学诊断，应立即改用有针对治疗。早期经验性抗感染治疗应根据社区或医院微生物流行病学资料，采用覆盖可能致病微生物（细菌或真菌）的广谱抗生素。为阻止细菌耐药，降低药物毒性，减少花费，应用抗生素 48~72 小时后，应根据微生物培养结果和临床反应评估疗效，选择目标性的窄谱抗生素治疗。抗生素疗程一般 7~10 天，对于铜绿假单胞菌感染、粒细胞减少性感染，可联合使用抗生素。

2. 原菌的培养和去除感染灶　根据患者的具体情况，要积极明确和控制感染灶，若感染灶明确（如腹腔内脓肿、胃肠穿孔、胆囊炎或小肠缺血），通过权衡利弊，选择适当的感染控制手段，应在复苏开始的同时，尽可能控制感染源。若深静脉导管等血管内有创装置被认为是导致严重感染或感染性休克的感染源时，在建立其他的血管通路后，应立即去除。怀疑血源性感染时，至少留取两次血培养。如果导管血培养出现阳性，则提示导管感染可能是严重感染的原因。对于感染灶不确定的患者，要迅速采用诊断性检查，可通过 X 线胸片、CT 扫描、B 超、超声心动图等诊断手段寻找可疑的感染灶，确定感染灶是取样和进一步引流的前提。

（五）其他治疗

1. 血糖控制　严重脓毒症患者应维持血糖 <150mg/dl（<8.3mmol/L）。30~60 分钟监测血糖一次，一旦血糖稳定则每 4 小时监测一次。大样本单中心术后患者试验证明，持续输注胰岛素以维持血糖在 80~110mg/mg/dl* =0.055mmol/L 显著改善了存活率。试验资料分析，当血糖维持在 80~110mg/dl 时，效果最好，血糖达到 <150mg/dl 目标时也改善了临床后果，且可减少低血糖的危险。

2. 感染性休克患者易并发急性呼吸窘迫综合征，呼吸功能障碍的处理对休克患者十分重要，若供氧不足，呼吸功能障碍时则循环功能亦不易维持，其处理方法为：针对肺部炎症、水肿及肺血管痉挛采取相应的措施；有低氧血症情况时，应迅速给氧，需要时行气管内插管或气管切开、机械通气（见 ARDS 章）。

3. 注意观察肾功能情况　对于发急性肾衰竭时，持续静脉-静脉血液滤过与间断血液透析治疗效果相同。对于血流动力学不稳定的全身性感染患者，持续血液滤过能够更好地控制液体平衡。

4. 糖皮质激素　严重感染和感染性休克患者往往存在有相对肾上腺皮质功能不足，目前主张在容量复苏及血管活性药物应用后，若机体对血管活性药物反应不佳，即可考虑应用小剂量糖皮质激素。一般糖皮质激素宜选择氢化可的松，每日补充量不超过

300mg，分为 3 ~ 4 次给予。

（六）治疗措施流程图（图 3 - 15 - 4）

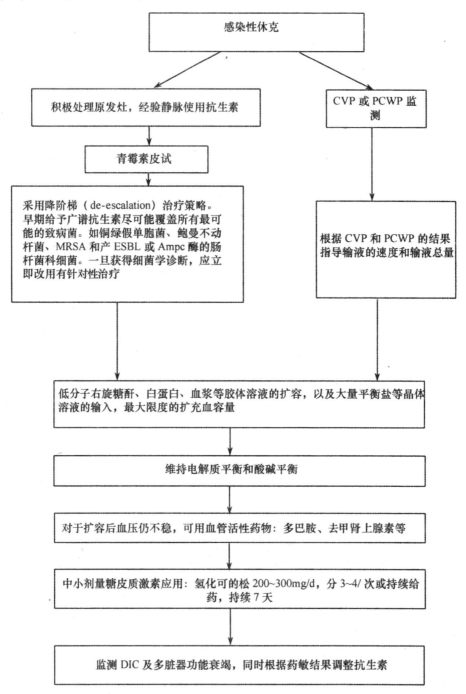

图 3 - 15 - 4　感染性休克治疗流程图

（李凡民　刘宇光　吴保凡）

第五节　过敏性休克

　　过敏性休克是外界某些抗原性物质进入已致敏的机体后，通过免疫机制在短时间内发生的一种强烈的多脏器受累表现。过敏性休克的表现与程度依机体反应性、抗原进入量及途径等而有很大差别。通常都突然发生且很剧烈，若不及时处理常可危及生命。如常见的青霉素过敏。绝大多数过敏性休克是典型的 I 型变态反应在全身多器官，尤其是循环系统的表现。外界的抗原物性物质（某些药物是不全抗原，但进入人体后有与蛋白质结合成全抗原）进入体内能刺激免疫系统产生相应的抗体，其中 IgE 的产量因体质不同而有较大差异。这些特异性 IgE 有较强的亲细胞性质，能与皮肤、支气管、血管壁等的"靶细胞"结合。以后当同一抗原再次与已致敏的个体接触时，就能激发引起广泛的第 I 型变态反应，其过程中释放的各种组胺、血小板激活因子等是造成多器官水肿、渗出等临床表现的直接原因。

一、诊断分析

（一）病史特点

　　本病大都猝然发生；约半数患者在接受病因抗原（例如，青霉素 G 注射等）5 分钟内发生症状，仅 10% 患者症状起于半小时以后，极少数患者在连续用药的过程中出现本症。

　　过敏性休克有两大特点：一是有休克表现即血压急剧下降到 80/50mmHg 以下，患者出现意识障碍，轻则矇眬，重则昏迷。二是在休克出现之前或同时，常有一些与过敏相关的症状。一般表现为四组症状。

　　1. 皮肤黏膜表现　往往是过敏性休克最早且最常出现的征兆，包括皮肤潮红、瘙痒，继以广泛的荨麻疹和（或）血管神经性水肿；还可出现喷嚏、水样鼻涕、声音嘶哑甚而影响呼吸。

　　2. 呼吸道阻塞症状　是本症最多见的表现，也是最主要的死因。由于气道水肿、分泌物增加，并发喉和（或）支气管痉挛，患者出现喉头堵塞感、胸闷、气急、喘鸣、憋气、发绀，以致因窒息而死亡。

　　3. 循环衰竭表现　患者先有心悸、出汗、面色苍白、脉速而弱；然后发展为肢冷、发绀、血压迅速下降，脉搏消失，乃至测不到血压，最终导致心跳停止。

　　4. 意识方面的改变　往往先出现恐惧感，烦躁不安和头晕；随着脑缺氧和脑水肿加剧，随即发展为意识丧失、昏迷、抽搐、大小便失禁等。

　　5. 其他症状　少数患者尚可有刺激性咳嗽，连续打嚏、恶心、呕吐、腹痛、腹泻等。

（二）诊断标准

　　本病发生很快，因此必须及时做出诊断。凡在接受（尤其是注射后）抗原性物质或某种药物，或蜂类叮咬后立即发生全身反应，而又难以药品本身的药理作用解释时，应马上考虑到本病的可能，故在诊断上一般困难不大。

　　1. 有过敏药物或食物等的接触史。

　　2. 有典型的临床表现。

（三）鉴别诊断

1. 迷走血管性昏厥（或称迷走血管性虚脱，vasovagalcollapse）　多发生在注射后，尤其是患者有发热、失水或低血糖倾向时。患者常呈面色苍白、恶心、出冷汗，继而可晕厥，很易被误诊为过敏性休克。但此症无瘙痒或皮疹，昏厥经平卧后立即好转，血压虽低但脉搏缓慢，这些与过敏性休克不同。迷走血管性昏厥可用阿托品类药物治疗。

2. 遗传性血管性水肿症　这是一种由常染色体遗传的缺乏补体 C1 酯酶抑制物的疾病。患者可在一些非特异性因素（例如感染、创伤等）刺激下突然发病，表现为皮肤和呼吸道黏膜的血管性水肿。由于气道的阻塞，患者也常有喘鸣、气急和极度呼吸困难等，与过敏性休克颇为相似。但本症起病较慢，不少患者有家族史或自幼发作史，发病时通常无血压下降，也无荨麻疹等，据此可与过敏性休克相鉴别。

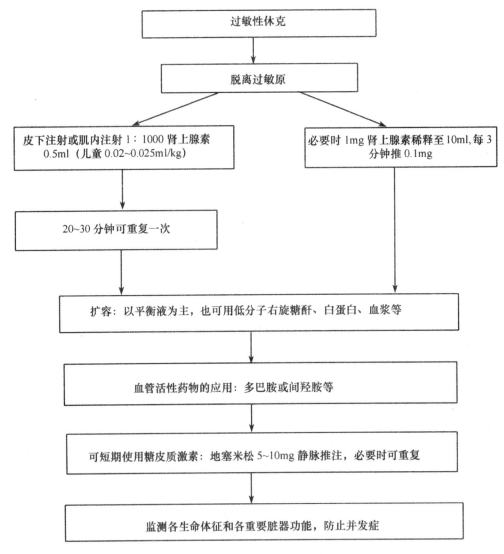

图 3 - 15 - 5　过敏性休克治疗流程

二、治疗措施

（一）一般处理

必须当机立断，不失时机地积极处理。患者立即平卧、吸氧，保持呼吸道畅通。

（二）停止过敏原

同时立即停止进入已知可疑的过敏原或致病药物。结扎注射或虫咬部位以上的肢体以减缓吸收，也可在注射或受虫咬的局部以 0.005% 肾上腺素 2～5ml 封闭注射。

（三）药物治疗

1. 立即给 0.1% 肾上腺素液，先皮下注射 0.3～0.5ml，必要时静脉注射，如症状不缓解，每 20～30 分钟继续皮下或静脉注射 0.5ml 直至脱离危险期为止。应注意就地抢救，在患者未脱离危险期之前，不宜转移就诊或作不必要的搬动。

2. 开放静脉通道 维持静脉畅通。

3. 早静脉注射地塞米松 10～20mg 或琥珀酸氢化可的松 200～400mg。

4. 血管活性药物 如去甲肾上腺素、间羟胺等。并及时补充血容量，首剂补液 500ml 可快速滴入，成人首日补液量一般可达 4000ml。

5. 抗过敏及其对症处理，常用的是扑尔敏 10mg 或异丙嗪 25～50mg，肌内注射。

6. 若患者心搏呼吸骤停，应立即就地进行心肺复苏。

7. 由于处于过敏休克时，患者的过敏阈值甚低，可能使一些原来不过敏的药物转为过敏原，故治疗本症用药切忌过多过滥。

（四）治疗流程图（图 3－15－5）

（李凡民）

第十六章　多脏器功能障碍综合征

在严重感染、创伤、休克等急性危重病情况下，导致多器官或系统同时或序贯出现功能障碍或衰竭，这一临床过程被称为多器官功能障碍综合征（MODS），如急性呼吸窘迫综合征（ARDS）、急性肾衰竭（ARF）、急性肝衰竭（AHF）、心功能障碍等。MODS概念的提出共三十多年，随着器官支持技术的发展，使危重患者从早期单器官衰竭中存活下来成为可能，在20世纪六七十年代，人们发现当全身或某一器官遭受严重创伤应激打击后，能导致其他器官相继出现损害。1973年，Tilney首次提出"序贯性系统衰竭"概念。此后，许多学者对此类情况也做出类似报道，并提出了不同的命名，如多器官衰竭（MOF）、多系统器官衰竭（MSOF）等。1991年，美国胸科医学会（ACCP）和危重病医学会（SCCM）共同倡议将MOF更名为多器官功能障碍综合征（MODS）。我国中西医结合学会急救医学专业委员会、中华医学会急诊医学分会于1995年在庐山全国危重病急救医学会议上也决定将MOF更名为MODS。目前，MODS这一命名在国内外学术界已被广泛接受。

（一）病因

1. 感染　为主要病因，如全身性感染、腹腔脓肿、急性坏死性胰腺炎等。

2. 组织损伤　创伤、大手术、大面积烧伤、病理产科等。

3. 休克　凡导致组织灌注不足、缺血、缺氧均可导致MODS。

4. 诊疗失误　高浓度吸氧破坏肺泡表面活性物质、血液透析引起不均衡综合征造成血小板减少和出血，大剂量使用去甲肾上腺素等血管收缩药造成组织灌注不良等均可能引起MODS。

（二）发病机制

MODS发病机制复杂，目前尚未完全阐明。一般认为有以下几种：

1. 微循环障碍。

2. 再灌注损伤。

3. 肠道细菌、毒素移位。

4. 全身性炎症反应综合征（SIRS）。

当微循环障碍时，微血管内血细胞黏附造成广泛微血栓形成，组织缺氧发生能量代谢障碍，溶酶体释放造成细胞坏死。当心肺复苏、休克控制时，血液对器官产生"再灌注"，在此过程中产生大量自由基，对组织细胞产生严重损伤。实验证明，创伤、应激、休克时可在很短时间内造成肠上皮细胞损害，肠黏膜屏障功能受损，从而导致肠道细菌和毒素易位，导致炎症反应的持续发展而致MODS，因此曾有人认为胃肠道是MODS的始动器官。目前比较一致的看法是，全身性炎症反应（SIRS）失控，可能是形成MODS的原因。一定程度的SIRS是一种生理性保护反应，但如果炎症反应失控就可能损害自身。各种免疫细胞、内皮细胞、单核吞噬细胞系统被激活后，可产生大量细胞因子、炎症介质，包括肿瘤坏死因子（TNF）、白细胞介素（IL－1、IL－2、IL－6）、组胺、缓激肽、NO、血小板活化因子（PAF）、血栓素（TXA_2）等，而且这些炎症介质作用于靶细胞后，可以导致更多的、新的介质产生，形成所谓"瀑布"样反应。因此，炎症反应一旦失控，就可能导致组织的广泛损伤，从而形成 MODS。

代偿性抗炎反应综合征（CARS）于 20 世纪 90 年代提出。当时针对 SIRS 采用抗炎治疗，从实验室过渡到临床屡遭失败，因为损害因素在导致促炎介质产生的同时，也诱发抗炎介质的产生，抗炎介质过度释放导致 CARS。抗炎介质主要有 PGE_2、IL-4、IL-10、IL-13、TGF。等炎症反应的转归取决于促炎、抗炎介质平衡，任何一方的过度优势均可损害机体，成为 MODS 基础。

（三）发病率及病死率

MODS 发病率、病死率均甚高。据统计，严重创伤和多发伤后约 10%、急诊大手术后约 8%~22%、大面积深度烧伤后约 30%、腹腔脓肿伴败血症约 30%~50% 患者并发 MODS。据美国 1992 年统计，在外科加强监护病房中，平均每名 MODS 患者花费 15 万美元，死亡人数占整个 ICU 死亡人数 50% 以上。因此，MODS 是危重病医学中的难点，也是研究的热点。

第一节　诊断分析

（一）MODS 临床特点

1. 有明确诱发因素　MODS 往往发生于创伤、感染、手术后。

2. MODS 的发生存在两个基本条件，一是机体遭受严重打击，二是治疗措施积极，早期复苏成功出项并发症使器官功能受损。

3. 表现为高动力型循环"高排低阻型"。

4. 出现高分解代谢，代谢率可达正常 1.5 倍，即使在静息状态代谢率也增高。这种高代谢往往无法通过补给外源性营养物质来纠正，称"自噬性"代谢。

5. 组织细胞缺氧　高代谢和高动力循环造成氧供和氧需不平衡，机体组织细胞处于缺氧状态，临床表现为氧供依赖和高乳酸性酸中毒。

6. 来势凶猛，病情发展快，常规器官功能支持难以遏制其病情发展，病死率高。

7. 病理学改变缺乏特异性，为广泛急性炎症反应。

8. 一旦治愈可不留痕迹，不转化为慢性功能障碍。这种可逆性与慢性器官衰竭有本质区别。

MODS 临床过程有两种类型：①单相速发型：此种类型常在休克或创伤后迅速发生。患者常在休克复苏后 12~36 小时发生呼吸衰竭，继之出现其他器官系统的衰竭。病变过程只有一个时相即只有一个高峰。②双向迟发型：指患者经过处理后，有一个相对稳定的缓解期，但经过数天或数月后，患者又经受了再次打击（常见于创面、腹腔或肺部感染、肠源性脓毒症、导管菌血症或诊疗失误）而相继发生多系统、器官衰竭。此型 MODS 不是由原始损伤直接引起，而是经历"二次打击"所致。

（二）MODS 诊断标准

迄今为止，国内外尚无统一的 MODS 诊断标准。

1. Fry 多系统器官衰竭诊断标准　1980 年，Fry 首次提出多系统器官衰竭标准

（MSOF），见表 3 - 16 - 1。

表 3 - 16 - 1　Fry 多系统器官衰竭诊断标准

系统器官	指标参数
呼吸功能	低氧血症需呼吸机支持≥5 天
肾功能	肌酐 >2mg/dl
肝功能	总胆红素 >2mg/dl，GTP > 正常 1 倍
胃肠功能	消化道出血需输血支持

2. Deitch 多器官功能障碍和衰竭诊断标准，见表 3 - 16 - 2。

表 3 - 16 - 2　Deitch 多器官功能障碍和衰竭诊断标准

器官	功能障碍	功能衰竭
肺脏	低氧血症需机械通气至少 3~5 天	进行性加重的 APDS 并需要 PEEP > 7. 35mmHgFiO₂ > 0.5
肝脏	胆红素≥34μmol/l，转氨酶≥2 倍	临床黄疸，胆红素≥17.1μmol/l
肾脏	尿量≤500ml/d，肌酐升高 >177μmol/l	需要透析
胃肠	腹胀，不能耐受进食 5 天以上	应激性溃疡需输血，胆囊炎
血液	PT、APTT 延长 25% 以上，PLT < (50~80) × 10⁹/L	DIC
心血管	射血分数低，CI < 1.5L/m²，出现毛细血管渗漏综合征	低动力循环，对强心治疗无反应
中枢神经	谵妄，轻度定向力障碍	进行性加重的昏迷

3. 庐山会议（1995 年）ARDS 和 MODS 评分诊断标准，见表 3 - 16 - 3。

表 3 - 16 - 3　1995 年重修 MODS 病情分期诊断标准及严重程度评分标准

受累脏器	诊断标准	评分
外周循环	无血容量不足：MAP≥70mmHg；尿量 >60ml/h	0
	无血容量不足：MAP≥60mmHg；尿量 >40ml/h，<6ml/h	1
	无血容量不足：MAP <60mmHg，≥50mmHg；尿量 <40ml/h，>20ml/h；肢端冷或暖；无意识障碍	2
	无血容量不足：MAP <50Hg；尿量 <20ml/h；肢端冷或暖；多有意识恍惚	3
心	无心动过速；无心律失常	0
	心动过速；体温上升 1℃；心率上升 15~20 次/分；心肌酶正常	1
	心动过速；心肌酶异常（CPK、AST、SDH 高于正常值的 2 倍以上）	2
	室性心动过速；室颤，Ⅱ度 A-V 传导阻滞；心跳骤停	3
肺	呼吸频率正常；呼吸空气 PaO₂ >70mmHg	0
	呼吸频率 20~28 次/分；吸空气 PaO₂≤70mmHg，>60mmHg；PaO2/FiO2≥300mmHg；P(A-a)O₂(FiO₂1.0)25~50mmHg；胸片正常（具备 5 项中的 3 项即可确诊）	1

受累脏器	诊断标准	评分
	呼吸频率 >28 次/分;吸空气 PaO_2 ≤60mmHg, >50mmHg;$PaCO_2$ ≤35mmHg;PaO_2/FiO_2 ≤300mmHg; >200mmHg;$P(A-a)O_2(FiO_21.0)$ >100mmHg, <200mmHg;胸片肺泡无变,或实变 <1/2 肺野(具备 5 项中的 3 项即可确诊)	2
	呼吸频率 >28 次/分;吸空气 PaO_2 ≤50mmHg,$PaCO_2$ >45mmHg;PaO_2/FiO_2 ≤200mmHg;$P(A-a)O_2(FiO_21.0)$ >200mmHg;胸片肺泡实变 ≥1/2 肺野(具备 5 项中的 3 项即可确诊)	3
肾	无血容量不足:尿量 >60ml/h;尿钠、血肌酐正常	0
	无血容量不足:尿量 ≈40ml/h,尿钠、血肌酐正常	1
	无血容量不足:尿量 <40ml/h, >20ml/h;利尿剂冲击后尿量不增多 尿钠 20~30mmol/L;血肌酐约 176.8mmol/L(2.0mg/dl)	2
	无血容量不足:少尿或无尿(<20ml/h 持续 6 小时以上);利尿剂冲击后尿量不增多;尿钠 >40mmol/h;血肌酐 >176.8mmol/L(>2.0mg/dl)	3
肝	SGPT 正常:血清总胆红素 <17.1μmol/1(<1.0mg/dl)	0
	SGPT ≈ 常 2 倍;血清总胆红素 >17.1μmol/1(>1.0mg/dl), <34.2μmol/l(<2.0mg/dl)	1
	SGRT > 正常 2 倍以上:血清总胆红素 >34.2μmol/l(>2.0mg/dl)	2
	肝性脑病	3
胃肠道	无腹部胀气;肠鸣音正常	0
	腹部胀气;肠鸣音减弱	1
	高度腹部胀气;肠鸣音近于消失	2
	麻痹性肠梗阻:应激性溃疡出血;非结石性急性胆囊炎(具备 4 项中 11 项即可确诊)	3
凝血功能	脑血小板计数 >100 ×10⁹/L;纤维蛋白原正常	0
	血小板计数 <100 ×10⁹/L;纤维蛋白原正常 PT 及 TT 正常	1
	血小板计数 <100 ×10⁹/L;纤维蛋白原 ≥2~4g/L;PT 及 TT 比正常值延长 ≈3s,优球蛋白溶解实验 >2 小时;全身性出血表现明显	2
	血小板计数 <100 ×10⁹/L;纤维蛋白原 <2.0g/L;PT 及 TT 比正常值延长 >3s 优球蛋白溶解实验 <2 小时;全身性出血表现明显	3
脑	意识正常	0
	兴奋及嗜睡;语言呼唤能睁眼;能交谈;有定向障碍;能听从命令	1
	疼痛刺激能睁眼;不能交谈、语无伦次;疼痛刺激有屈曲或伸展反应	2
	对语言无反应;对疼痛刺激无反应	3
代谢	血糖 3.9~6.4mmol/L,血 Na^+ 136~146mmol/L,pH7.37~7.45	0
	血糖 <3.9mmol/L 或 >6.4mmol/L,血 Na^+ <135mmol/L 或 >145mmol/L,pH <7.35 或 >7.45	1
	血糖 <3.5mmol/L 或 >7.0mmoL/L,血 Na^+ <130mmol/L 或 >150mmol/L,pH <7.20 或 >7.50	2
	血糖 <2.5mmol/L 或 >7.5mmol/L,血 Na^+ <125mmol/L 或 >155mmol/L,pH <7.10 或 >7.55 以上标准均需空腹或停止输糖 2 小时后取血	3

基于早期防治及与国外同类标准结合的需要,庐山会议标准具有一定代表性。

(张解放　刘宇光)

第二节　治疗措施及预后评价

一、治疗措施

（一）监测

1. 血流动力学监测　包括心率、血压、尿量等。危重患者循环极不稳定，可选择有创性动脉插管监测血压。借助 Swan – Ganz 导管，可获取如右心房压（RAP）、右心室压（RVP）、肺动脉压（PAP）、肺动脉嵌入压（PAWP）和心排血量（CO）等指标，更能有系统地监测心脏功能。通过监测胃肠黏膜内 pH 有助于判定内脏缺血情况。实验和研究均发现，无论烧伤或低血容量性休克时，在外周血压尚未显著下降时，其胃肠黏膜内 pH 即显著下降。

2. 呼吸功能监测　呼吸频率和深度是肺通气功能主要参数。听叩诊可了解肺通气，肺舒张情况。胸部 X 线可直接了解肺部病变情况，血气分析有助于早期发现处理低氧血症。其他尚有肺顺应性、气道阻力、弥散功能、通气/血流比例、氧供需平衡等监测内容。

3. 消化系统功能监测　胃肠黏膜 pH 监测可早期发现胃肠黏膜缺血，而此正是应激性溃疡的主要原因。血 D – 乳酸监测可发现早期肠通透性改变，而肠黏膜屏障功能降低，肠道细菌及毒素移位被认为是 MODS 成因之一。血 ALT、AST、胆红素监测可反应肝功能受损和胆红素代谢情况。

4. 肾功能监测　急性肾衰竭少尿期可有尿量减少，<400ml/24 小时，尿比重下降，常固定在 1.010～1.012 左右，血肌酐升高，血清尿素氮升高，电解质紊乱如高钾血症。多尿期则尿量增加，可达 4000～6000ml/d，多尿期开始时血肌酐和尿素氮下降不明显。此期应注意监测血钾，防止低钾血症发生。部分患者可表现为少尿型急性肾衰竭，应予注意。

5. 凝血功能监测　在 MODS 监测中，弥散性血管内凝血（DIC）并不少见。注意观察患者有无体表、内脏出血倾向，检查血小板、PT、APTT、3P 试验、纤维蛋白原等，并对照相应标准，早期发现 DIC。

6. 中枢神经系统监测　Glasgow 昏迷量表在临床比较常用，见（表 3 – 16 – 4）。

（二）治疗

1. 积极治疗原发病　积极治疗感染、严重创伤、休克、烧伤、重症胰腺炎，及早进行复苏，去除 MODS 的发病原因。

2. 合理选用抗生素　感染是 MODS 发病的重要原因。尽早明确感染菌，选用敏感抗生素。MODS 感染常较严重，一般需选用两种以上抗生素。

3. 加强营养支持　MODS 处于高代谢、负氮平衡状态。需供给适量营养物质。每日总热量 105～146kJ/kg，热氮比 100∶1，蛋白质 1.5～2.5g/kg，脂肪提供总能量 40%～60%。尽早进行肠内营养，保护肠黏膜功能。

4. 保护心脏功能，改善血液循环　MODS 常发生心功能不全，血压下降，为维持循环功能，主要从三方面着手：维持有效循环血容量，保持心脏有效泵功能和调整血管的紧张度。补液应根据丢失的液体种类而定。通常原则是先晶后胶，先快后慢，必要时使用全血，使血球压积不低于30%。肺毛细血管嵌压（PCWP）是判定血容量较好的指标。出现急性左心衰竭时，治疗措施包括积极纠正缺氧、消除肺水肿、降低心脏前后负荷、增强心肌收缩力、利尿等。可通过鼻导管面罩给氧。加强心肌收缩力首选洋地黄制剂，如毛花苷 C0.4mg 加入 50% 葡萄糖溶液缓慢静脉注射。降低心脏前后符合常用血管扩张剂和利尿剂，如硝普钠可扩张小动脉和小静脉，初始剂量 12.5～25μg/min，一般剂量为 50～150μg/min，硝酸甘油主要扩张静脉，减少回心血量，减轻前负荷，静脉滴注时初始剂量 10μg/min，每间隔 5～10 分钟可增加 5～10μg。利尿剂主要减轻心脏前负荷，缓解肺淤血，常用制剂为呋塞米，20～40mg 静脉推注。

表 3 – 16 – 4　Glasgow 昏迷量表

最佳睁眼反应	有目的地和自发地	4
	口头命令	3
	疼痛刺激	2
	无反应	1
最佳口语反应	空间和对答	5
	失定向	4
	不恰当词汇	3
	含混发音	2
	无反应	1
最佳运动反应	服从口头命令	6
	对疼痛的局部反应	5
	对疼痛的逃避反应	4
	屈曲反应（去皮质强直）	3
	伸展反应（去大脑强直）	2
	无反应	1

5. 加强呼吸支持　肺常常是 MODS 的首发器官。ARDS 时，肺泡表面活性物质破坏，肺内分流增强，肺血管阻力增大，肺顺应性下降，从而导致 PaO_2 下降。早期使用呼吸机辅助呼吸，使用 PEEP 模式，选择恰当潮气量，以防气压伤。加强气道湿化，及时清除呼吸道分泌物，防治肺部感染。近年也有使用液体通气，NO 等治疗。

6. 肾衰竭防治　注意保持充足血容量，正常血压，慎用血管收缩药和肾毒性药物，保护和改善肾血流灌注。多巴胺、酚妥拉明、硝普钠等扩肾血管药物具保护肾脏的作用。血尿素氮、肌酐上升，血液透析和持续动静脉超滤（CAVHD）及血浆置换对内毒素清除具有较好效果。

7. 胃肠出血和肝衰竭防治　MODS 时消化道出血大多属于急性胃黏膜病变，可采用 H_2 受体阻滞剂、质子泵抑制剂等治疗，必要时可选用生长抑素类药物如施他宁、奥曲肽等。有学者认为中药大黄具有保护肠黏膜屏障活血止血、排除肠道毒素作用，可用于消化道出血、肝功能损害的防治。出现肝功能损伤时，可选用古拉定、思美泰等护肝药物。

8.DIC 防治　需早检查、早治疗。肝素不仅可用于高凝期，也可在纤溶期使用，但剂量宜小。给药方法采取输液泵控制静脉持续输注，避免血药浓度波动。血小板悬液、新鲜血浆和全血、凝血酶原复合物及各种凝血因子等补充均有效果。

（三）预防

1. 熟悉 MODS 发病因素，一旦出现严重感染、创伤、休克、急性重症胰腺炎等应提高警惕。

2. 积极控制感染。

3. 提高复苏水平，及早纠正低血容量、休克、缺氧等。

4. 保护肠黏膜屏障，防止肠道细菌、毒素移位，包括及时复苏、尽早采用肠内营养等。

5. 积极治疗单个器官功能障碍，阻断病理的连锁反应，以免形成 MODS。

（四）治疗流程图 （图 3 – 16 – 1）

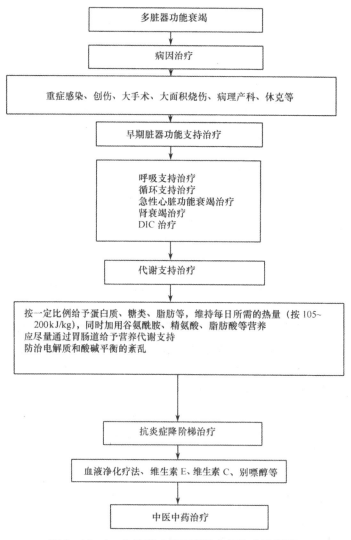

图 3 – 16 – 1　多脏器功能障碍综合征治疗流程图

二、预后评价

多脏器功能衰竭患者预后多不佳，有报道称其死亡率跟受损脏器数成正相关，达四个或四个以上脏器衰竭者，死亡率几乎为100%。

（张解放　刘宇光）

第十七章 糖尿病酮症酸中毒

糖尿病酮症酸中毒（DKA）是由于体内胰岛素严重缺乏或胰岛素反调节激素显著增高，使糖尿病病情加重引起的以高血糖、高酮血症和代谢性酸中毒为主要改变的临床综合征，是糖尿病最常见的急性并发症。

第一节 病因及常见诱因

DKA 占糖尿病住院患者的 15% 左右，多见于 1 型糖尿病。据统计，1/3 的 1 型糖尿病患者以 DKA 为首发表现。2 型糖尿病患者在一定诱因作用下也可出现 DKA。临床常见的诱发因素是：

1. 感染　是最常见的诱因，以呼吸道、泌尿道、消化道以及中耳感染为多见。
2. 应激状态　主要见于创伤、手术、分娩和严重精神刺激等。
3. 血管事件　包括心肌梗死、脑卒中、肺血栓栓塞症等。
4. 降糖药物使用不当　患者突然停用口服降糖药物或胰岛素，或者不适当地减少降糖药物的剂量。
5. 饮食失调　多见于暴饮暴食者。
6. 胃肠疾患　胰腺炎是 DKA 较为常见的诱发因素。严重呕吐、腹泻或厌食也可导致 DKA。
7. 药物　如糖皮质激素、甲状腺激素等胰岛素反调节激素类药物均可诱发 DKA。
8. 其他　如饮水不足或脱水；电解质紊乱，尤其是低钾血症患者；甲状腺功能亢进等疾病可以诱发 DKA。但有些患者并无明显诱因可查。

（仝雯）

第二节 诊断分析

（一）病史要点

1. 可见于任何年龄，30~40 岁者居多，多为 1 型糖尿病患者。大部分患者有明确糖尿病史或反复酮症病史，发病前多有诱因。

2. 临床表现　DKA 早期除原有糖尿病症状加重外，常无其他特殊表现。多数患者有食欲减退、恶心、呕吐和乏力症状，有时出现肌痛和腹痛，儿童患者更为多见。患者往往有呼吸加快，呼吸具有酮味。部分患者出现酸中毒性深大呼吸（Kussmaul 呼吸）。

（二）查体要点

1. 早期即可出现脱水，尿量减少。随着病情发展，脱水进行性加重，皮肤弹性差，眼球下陷，心动过速和血压下降。

2. 晚期以中枢神经系统的症状为主要表现，各种反射迟钝甚至消失，嗜睡甚至昏迷。

（三）常规检查和其他检查

1. 尿常规　尿糖和尿酮体强阳性。可有蛋白尿或管型。肾功能严重损害者，肾糖与肾酮阈值明显增高，此时，尿糖、尿酮阳性程度与血糖和血酮体数值不平行。

2. 血液指标

（1）血糖：一般在 16.7 ~ 33.3mmol/L，若血糖超过 33.3mmol/L，则多伴有高渗状态或肾功能受损。

（2）血酮体：定性测定呈现强阳性，定量一般在 4.8mmol/L 以上。

（3）酸碱平衡：轻者 pH > 7.2，中度酸中毒者血 pH 7.1 ~ 7.2，重度酸中毒时，pH 往往低于 7.1，而 HCO_3^- 在 10mmol/L 以下。阴离子间隙增大与碳酸氢盐降低大致相等。

（4）电解质：血钾正常或偏低，无尿者可以升高。血钠、血氯降低。治疗以后，血钾开始降低，甚至出现低钾血症。

（5）肾功能：血清尿素氮和肌酐可以轻度至中度升高，多为肾前性，随着输液和 DKA 的恢复，肾功能不全的表现可消失。肾脏本身有病变或者脱水严重造成肾功能受损者，尿素氮和肌酐可以持续升高。

（6）血渗透压：多数在正常范围，少数可以轻度升高，尤其是血糖明显升高者。

（7）血淀粉酶：40% ~ 75% 患者血淀粉酶升高，治疗后一周内大多恢复正常，需要与急性胰腺炎鉴别。

（8）血常规：白细胞常常升高，即使无合并感染也可达 10×10^9/L 以上，中性粒细胞亦有增多表现。

（四）诊断标准

1. 有糖尿病病史和酮症酸中毒的临床表现　有些糖尿病患者 DKA 为首发临床表现。

2. 尿酮体阳性或强阳性　这是酮症酸中毒诊断的重要依据。

3. 酸中毒　可伴有代偿或失代偿性酸中毒。

4. 提示 DKA 危重的指标：

（1）临床表现有重度脱水、Kussmaul 呼吸和昏迷。

（2）血 pH < 7.1，CO_2CP < 10mmol/L。

（3）血糖 > 33.3mmol/L，伴有血浆渗透压升高。

（4）出现血钾过高或低钾血症等电解质紊乱征象。

（5）血尿素氮和肌酐持续升高。

（五）鉴别诊断

DKA 病例引起昏迷者，临床上应同其他导致昏迷的疾病相鉴别，如糖尿病非酮症性高血糖高渗综合征、低血糖、乳酸酸中毒、肝昏迷、尿毒症和脑血管意外等。

（全雯）

第三节　治疗措施及预后评价

一、治疗措施

治疗原则为积极去除诱因，纠正代谢紊乱，防治并发症。

（一）一般治疗

1. 注意监测生命体征。

2. 适当进行相关的辅助检查。

3. 开放静脉通道。

4. 根据需要给予吸氧、留置导尿等。

5. 积极去除诱因。

（二）药物治疗

1. 酮症　如患者仅有酮症而无酸中毒的表现，提示疾病处于代偿期。此时，只需给予足量的速效胰岛素即可。一般采用小剂量速效或超短效胰岛素肌内注射，4~6U，每2小时一次。应同时鼓励患者多饮水，并根据血糖、尿酮体等检查结果，适当调整胰岛素剂量。持续2~3天，若酮体消失，则可接受糖尿病常规治疗。

2. 酮症酸中毒　为失代偿阶段，必须积极抢救。

（1）大量补液：DKA患者失水量可达体重的10%以上。严重脱水不仅导致组织灌注不良，使胰岛素敏感性降低。而且，患者循环血容量不足可引起血压下降甚至休克。因此，补充足量液体是治疗DKA的关键。液体的性质应根据血糖和血钠浓度决定。一般使用等张晶体液，如生理盐水或林格液，当血糖降至13.8mmol/L时，应给予5%葡萄糖液或葡萄糖生理盐水。若血钠大于155mmoL/L、血渗透压大于330mOsm/L，可适当应用0.45%氯化钠半张液。如治疗前已有低血压或休克，快速输液不能有效升高血压，应考虑输入胶体溶液，并采取其他抗休克措施。DKA患者的补液量应视病情而定，通常第一日总量在4000~8000ml。补液速度可以根据失水程度以及患者的心肺功能而定，必要时可在监测中心静脉压的基础上调节输液速度及输液量。较重的患者，开始第一小时可快速静脉滴注1000ml，然后以500ml/h的速度再补1000ml，以后逐渐减慢输液速度，并密切观察末梢循环状况以决定输液的速度与总量。对于老年冠心病或糖尿病心脏病的患者，应该适当减慢输液速度，减少输液的总量。病情平稳而代谢紊乱纠正欠佳时，尤其是提示脑水肿的患者，可以一边输液，一边给予脱水治疗。

（2）小剂量持续静脉滴注胰岛素：采用小剂量胰岛素持续静脉滴注（每小时每公斤体重0.1U）。也可使用间歇静脉或肌内注射的方法给予胰岛素。以上三种方案均可加用首先给予负荷量，即速效胰岛素10~20U静脉、肌内或皮下注射，无论何种途径，胰岛素用量宜掌握在1~12U/h，一般为4~6U/h。当血糖降至13.8mmol/L（250mg/dl）以下时，改输5%葡萄糖液并加入普通胰岛素（按每3~4g葡萄糖加1U胰岛素计算），亦可将静脉滴注胰岛素减半或改为胰岛素4~6U，每2~4小时肌内注射一次，或者8~12U胰岛素，每6~8小时一次皮下注射。具体剂量应视血糖水平而定。尿酮转阴后，根据患者血糖、尿糖和饮食情况，调整胰岛素用量，过渡到平日治疗方案，并改为皮下注射。但是，在停止静脉滴注胰岛素之前 1 小时，应该皮下应用 8U 左右短效胰岛素，以防血糖反跳。

（3）纠正酸碱失衡：DKA 患者，以代谢性酸中毒最为常见，对于轻症 DKA 患者经过输液和应用胰岛素之后，酸中毒可逐渐纠正，不必给予碱性液体。如果血 pH ＜ 7.1，或 HCO_3^- ＜ 10mmol/L 时应给予补碱。可用 5% 碳酸氢钠液 100ml，静脉滴注。必须指出，补充碱性液体过多过快，可以导致脑水肿等不利影响，临床上应给予足够的重视。

（4）注意电解质平衡：DKA 患者体内有不同程度的失钾。所以，除非患者已有肾功能不全、无尿或高血钾，一般在开始输注胰岛素和患者有尿后，即给予静脉补钾。补钾速度掌握在每小时 ＜ 20mmol/L（相当于氯化钾 1.5g），24 小时总量 6～10g。患者在病情恢复能进食后，仍应继续口服补钾 1 周。补钾期间需定时监测血钾水平，尿量和 EKG，以调整补钾量和速度。

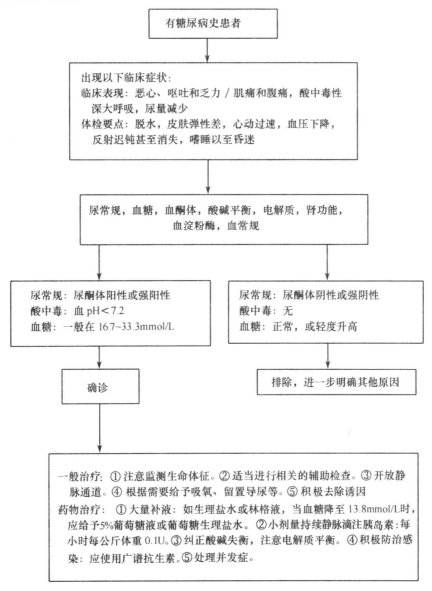

图 3-17-1 糖尿病酮症酸中毒治疗流程图

3. 积极防治感染　感染是 DKA 最常见的诱发因素，而 DKA 患者又因为抵抗力的降低易于合并急性感染。因此，临床上可根据具体情况，适当选择合适的抗生素。对于因重症感染所诱发的 DKA 应使用广谱抗生素积极控制感染。

4. 去除诱发因素和防治并发症　对于合并心力衰竭、休克、肾衰竭和脑水肿的患者，应视病情给予相应的治疗，去除诱发因素。

（三）治疗流程（图 3-17-1）

二、预后评价

病死率 5%，老年人可能更高。

（仝雯　刘宇光）

第十八章　糖尿病非酮症性高渗综合征

糖尿病非酮症性高渗综合征（DNHS）又名高渗性昏迷，是糖尿病的严重急性并发症，死亡率高达 10%～20%。以重度高血糖、高渗性脱水和进行性意识障碍而不伴有明显的酮症酸中毒为基本特征。本病好发于 50 岁以上的 2 型糖尿病患者，男女发病率无显著差异。患者大多数具有未被诊断的或不需胰岛素治疗的轻型糖尿病，约 2/3 的患者发病前无糖尿病史，或仅有轻微的临床表现。胰岛素相对不足或胰岛素抵抗是 DNHS 的基本病因，DNHS 发病的基础是糖代谢障碍，在某些诱因作用下，患者血糖升高更加明显。由于胰岛细胞对糖刺激的反应降低，胰岛素分泌减少，结果组织对糖的利用减少肝糖原分解增加，因而出现严重的高血糖，后者又可诱发多尿进而使血浆浓缩，产生高钠血症。血液浓缩使肾素血管紧张素醛固酮系统活跃，促使肾脏保钠排钾，由此导致高血糖、高血钠和高渗透压状态。渗透压升高则引起神经细胞脱水，导致神经功能紊乱。严重脱水可导致末梢循环衰竭，甚至休克，严重者诱发急性肾功能不全。

第一节　诊断分析

（一）病史要点

1. 本病的发生几乎均有诱发因素。注意常见的诱因：

（1）应激状态：感染、手术、分娩、外伤和心脑血管意外等。

（2）糖摄入过多：摄入高糖食品或静脉输入大量葡萄糖溶液。

（3）药物：噻嗪类利尿剂、糖皮质激素、氯丙嗪、苯妥英钠、普萘洛尔和免疫抑制剂等。

（4）导致失水或脱水的因素：使用利尿剂和脱水制剂，入液量不足，或者呕吐、腹泻、胃肠引流等原因引起脱水；大面积烧伤；血液净化疗法。

（5）肾功能不全：急性或慢性肾功能不全，使肾小球滤过率明显下降，血糖的清除降低。血尿素水平升高更加重血液高渗。

2. 临床症状

（1）前驱期：起病多隐袭，病情发展较慢。此时患者表现为糖尿病症状（如口渴，多尿，倦怠，无力）加重。无糖尿史者，这些症状的进展情况不明，但由于渗透性脱水过程的不断加重，常表现为表情淡漠、反应迟钝、恶心、呕吐、厌食等。如能对本症提高警惕、及早诊断，疗效较好。但是，由于其症状不明显，又缺乏特异性，且常被其他并发症所掩盖，故而早期诊断甚难。

（2）典型期：表现主要在两个方面，其一为严重脱水的症状，如唇舌干裂，皮肤失去弹性，眼窝塌陷，血压下降，脉细，心跳加快，呼吸渐慢，四肢厥冷，发绀等，甚至可出现休克和无尿状态；其二为神经精神方面的表现，这些症状往往是患者来院就诊的主要原因，提示有脑细胞脱水和循环障碍的加重，主要症状有：一过性偏瘫、偏盲、眼球及肌肉震颤、肌张力增高、癫痫样发作或出现颈项强直及病理反射、意识障碍、朦胧、嗜睡直至昏迷。

（二）查体要点

1. 早期体征　往往不明显或不典型，在出现神经系统症状和进入昏迷常有数天到十多天过程。

2. 严重脱水体征　皮肤失去弹性、眼窝塌陷、脉搏细速、血压下降、休克；呼吸浅表，无酮味。

3. 神经系统体征　嗜睡、幻觉、定向障碍、癫痫样抽搐、轻瘫、失语等神经精神症状。易误诊为脑血管意外。这些包括偏瘫在内的神经系统表现，当脱水、高渗状态和脑循环得到改善后，可以完全消失。但若严重脱水，血流缓慢和高凝状态而形成了脑血栓则难以恢复。

4. 病情得不到控制或治疗不当时，易出现肾功能衰竭、心律失常、DIC、脑水肿、低血钾等一系列并发症。

（三）常规检查和其他检查

1. 尿常规　尿糖定性强阳性，尿酮体阴性或弱阳性。可有蛋白尿。

2. 血液检查

（1）血糖：明显升高，一般大于33.3mmol/L。

（2）血渗透压：可以直接测定或采用公式计算。血渗透压（mOms）= 2 × ［血钠（mmol/L）+ 血钾（mmol/L）］+ 血糖（mmol/L）+ 尿素氮（mmol/L）。患者往往在330mOms/L以上。

（3）血电解质：血钠可能大于145mmol/L，其他电解质变化不明显。

（4）血常规：由于血液浓缩，可有血红蛋白升高，白细胞计数增多。

（5）肾功能：尿素氮与肌酐多增高，补足血容量后，其值可以恢复正常，如仍不下降提示预后不良。

（6）血气分析：大多无明显异常。

（四）诊断标准

1. 病史和诱因　有2型糖尿病病史，存在有上述发病年龄、诱发因素以及潜在疾病等因素。

2. 有脱水和神经系统的临床症状和体征。

3. 实验室检查　一般可以确立DNHS的诊断。其实验室诊断依据是：①血糖>33.3mmoL/L。②血浆渗透压>350mOms/L。③尿糖强阳性，尿比重高，酮体阴性或弱阳性。④血钠>145mmol/L。⑤血肌酐、尿素氮升高。

（五）鉴别诊断要点

本病需要与糖尿病其他急性并发症如糖尿病酮症酸中毒、低血糖昏迷等鉴别。还需与脑血管意外和引起昏迷和发热的其他疾病相鉴别。

所有DNHS患者均为危重患者，但有下列情况时，表明预后不良：①昏迷持续48小时以上；②血浆高渗透压状态持续48小时以上仍未得到纠正；③昏迷伴癫痫样抽搐和病理反射阳性；④尿素氮与肌酐持续升高；⑤合并严重的细菌感染，尤其是革兰阴性菌感染者。

（李凡民　吴保凡）

第二节 治疗措施及预后评价

一、治疗措施

本病病情危重，并发症多，病死率高，应采取积极抢救措施。治疗的关键在于迅速补液，并逐渐降低血糖。

（一）一般治疗

大量补液

1. 液体种类 一般采用等渗盐水。如果患者伴有休克，可同时给予胶体溶液。若患者血浆渗透压大于350mOms/L，血钠大于155mmol/L，可考虑输入低渗盐水（0.45%氯化钠）。当血糖小于13.8mmol/L时，输入5%葡萄糖液。如血钾偏低，应注意同时补钾。

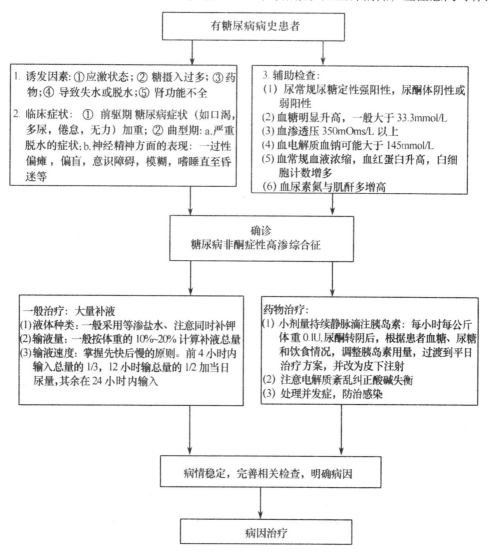

图3-18-1 糖尿病非酮症高渗综合征治疗流程图

2. 输液量 一般按体重的 10% ~20% 计算补液总量。大多需要 6 ~18L，平均 9L。

3. 输液速度 掌握先快后慢的原则。前 4 小时内输入总量的 1/3，12 小时输总量的 1/2 加当日尿量，其余在 24 小时内输入。如已伴有休克，补液速度及总量不应受上述限制，但需行中心静脉压或肺毛细血管楔压监测。如果补液 4 ~6 小时仍无尿可给予利尿剂治疗。

由于低渗液体可能诱发脑水肿，老年患者快速大量补液易于出现心力衰竭，临床上需注意观察，及时发现处理。

（二）药物治疗

1. 胰岛素应用 原则上同糖尿病酮症酸中毒。可以给予首次负荷量，即速效胰岛素 10 ~20U 静脉、肌内或皮下注射，继以 4 ~12U/h 的速度持续静脉滴注。由于部分患者可能存在胰岛素抵抗，如血糖下降不满意，需加大胰岛素用量，有报道极少数患者用量超过 1000U/24 小时。使用过程中应密切监测血糖变化。血糖小于 13.8mmol/L 时，应输入 5% 葡萄糖液。在下列两种情况下，可暂缓胰岛素应用：①伴有低血钾者：患者应首先积极补钾，待血钾正常后再予胰岛素，以防低钾导致心律失常和呼吸肌麻痹而死亡。②伴低血压者：患者应首先积极补液，纠正低血压，若给予胰岛素可使血糖迅速下降，细胞外液向细胞内转移，导致循环衰竭。

2. 注意电解质紊乱 原则上同糖尿病酮症酸中毒。

3. 积极去除诱因，防治感染。

（三）治疗流程（图 3 - 18 - 1）

二、预后评价

糖尿病非酮症高渗综合征预后不佳，死亡率较高，与患者的年龄、原有的疾病有关，但更重要的是取决于及时的诊断、正确的处理和对感染等合并症的控制。

（李凡民　吴保凡）

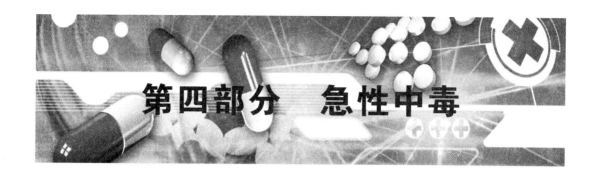

第四部分　急性中毒

第一章　急性中毒诊断和治疗原则

急性中毒是威胁人类的一类特殊的疾病。由于科学技术的迅猛发展，生存环境的日益恶化，人类接触的有毒物质日益增多，发生中毒的概率与日俱增。我国每年约有数万人发生急性农药中毒，各种中毒类疾病已位居疾病谱前列。

急性中毒是指毒物于短时间内一次或数次大量接触或进入人体，迅速产生一系列病理生理变化，出现症状，甚至危及生命的过程。

毒物种类包括工业性毒物、农业性毒物、日常生活性毒物、植物性毒物和动物性毒物。前三者常通过化学手段获得，称化学毒物。

中毒综合征指某些毒物中毒可产生相同的临床表现，称中毒综合征，当临床上难以获得充足的病史以确定中毒的毒物时，中毒综合征的出现对临床诊断和治疗就很有帮助。最常见的中毒综合征包括抗胆碱能综合征、拟交感综合征、阿片制剂/镇静剂/乙醇综合征和胆碱能综合征，详见（表4-1-1）。

表4-1-1　中毒综合征

中毒综合征	常见表现	常见毒物
抗胆碱能综合征	谵妄、低热、尿潴留、皮肤发红和干燥、肌阵挛、瞳孔大、心动过速、肠鸣音弱	抗组胺药、抗帕金森药、阿托品、东莨菪碱、金刚烷胺、抗精神病药、解痉药、散瞳药、骨骼肌松弛药
拟交感综合征	妄想、高热、多汗、高血压、瞳孔大、心动过速、反射亢进，严重者表现癫痫发作、低血压	可卡因、苯丙氨、盐酸脱氧麻黄碱、盐酸去甲麻黄碱、麻黄碱、伪麻黄碱
阿片制剂/镇静剂/乙醇综合征	昏迷、低温、低血压、呼吸抑制、瞳孔小、肺水肿、心动过缓、肠鸣音弱、反射减低	麻醉剂、巴比妥类、苯二氮䓬类、格鲁米特、甲丙氨酯、乙醇、可乐定
胆碱能综合征	精神错乱、中枢神经系统抑制、流涎、流泪、二便失禁、呕吐、多汗、腹绞痛、肌肉抽搐、瞳孔小、肺水肿、心动过缓或过速、癫痫发作	有机磷杀虫剂、氨基甲酸酯类杀虫剂、毒扁豆碱、依酚氯胺、某些蕈(蘑菇)

第一节　诊断分析

急性中毒的诊断主要根据中毒病史和临床表现，实验室检查起辅助作用。

（一）病史要点

采集详尽的中毒病史是诊断的首要环节。

1. 生产性中毒者重点询问工种、操作过程，接触的毒物种类和数量、接触途径以及同伴发病情况。

2. 生活性中毒者，要了解患者的精神状态、本人或家人经常服用的药物，收集可能盛放毒物的容器、纸袋和剩余毒物。询问发病过程、症状、初步处理、治疗药物与剂量及治疗反应等。

（二）查体要点

急性中毒常有其特征性临床表现，现将具有这些临床表现特征的常见毒物举例如下：

1. 呼气、呕吐物和体表的气味

（1）蒜臭味：有机磷农药，磷。

（2）酒味：酒精及其他醇类化合物。

（3）苦杏仁味：氰化物及含氰苷果仁。

（4）尿味：氨水，硝酸铵。

（5）其他有特殊气味的毒物：汽油、煤油、苯、硝基苯。

2. 皮肤黏膜

（1）樱桃红：氰化物，一氧化碳。

（2）潮红：乙醇，抗胆碱药（含曼陀罗类）。

（3）发绀：亚硝酸盐，苯的氨基与硝基化合物。

（4）多汗：有机磷毒物，毒蕈，解热镇痛剂。

（5）无汗：抗胆碱药。

（6）牙痕：毒蛇和毒虫咬蜇中毒。

3. 眼

（1）瞳孔缩小：有机磷毒物，阿片类。

（2）瞳孔扩大：抗胆碱药，苯丙胺类，可卡因。

（3）视力障碍：有机磷毒物，甲醇，肉毒毒素。

4. 口腔

（1）流涎：有机磷毒物，毒蕈。

（2）口干：抗胆碱药，苯丙胺类。

5. 神经系统

（1）嗜睡、昏迷：镇静催眠药，抗组胺类，抗抑郁药，醇类，阿片类，有机磷毒物，有机溶剂等。

（2）抽搐惊厥：毒鼠强，氟乙酰胺，有机磷毒物，氯化烃类，氰化物，肼类（如异烟肼），士的宁。

（3）肌肉颤动：有机磷毒物，毒扁豆碱。

（4）谵妄：抗胆碱药。

（5）瘫痪：肉毒毒素，可溶性钡盐。

6. 消化系统

（1）呕吐：有机磷毒物，毒蕈。

（2）腹绞痛：有机磷毒物，毒蕈，巴豆，砷、汞化合物，腐蚀性毒物。

（3）腹泻：毒蕈，砷，汞化合物，巴豆，蓖麻子。

7. 循环系统

（1）心动过速：抗胆碱药，拟肾上腺素药，醇类。

（2）心动过缓：有机磷毒物，毒蕈，乌头，可溶性钡盐，洋地黄类，β 受体阻断剂，钙拮抗剂。

（3）血压升高：苯丙胺类，拟肾上腺素药。

（4）血压下降：亚硝酸盐类，各种降压药。

8. 呼吸系统

（1）呼吸减慢：阿片类，镇静安眠药。

（2）呼吸加快：水杨酸类，甲醇，刺激性气体。

（3）肺水肿：刺激性气体，有机磷农药。

急性中毒常侵犯全身各种器官，不同的毒物中毒侵犯的器官亦异，各种急性中毒引起的不同系统中毒的表现和相关的中毒毒物及可能的中毒机制见表 4-1-2。

表 4-1-2　急性中毒的临床表现、相关毒物和中毒机制

中毒表现	相关毒物和中毒机制
皮肤黏膜	
1. 灼伤	直接腐蚀作用:强酸、强碱、甲醛、苯酚、甲酚皂溶液(来苏儿)
2. 发绀	(1)肺水肿:有机磷杀虫剂、刺激性气体、安妥
	(2)高铁血红蛋白血症:亚硝酸盐、苯胺、硝基苯等
3. 黄疸	(1)肝损害:四氯化碳、抗结核药、雄激素、毒蕈等
	(2)溶血性贫血:苯胺、硝基苯、有毒动植物(毒蛇、毒蕈)
眼	
1. 瞳孔扩大	抗胆碱能作用:阿托品和莨菪碱类
2. 瞳孔缩小	胆碱能作用:有机磷杀虫剂、氨基甲酸酯类杀虫剂
3. 视神经损害	致代谢障碍:甲醇
呼吸系统	
1. 呼吸气味	乙醇(酒味);氰化物(苦杏仁味):有机磷杀虫剂、黄磷、铊(蒜味);硫化氢(臭蛋味),氯化氢胆碱(鱼腥样臭味)
2. 呼吸加快	酸中毒:水杨酸类、甲醇
3. 呼吸减慢或无力	(1)窒息性毒物:一氧化碳、硫化氢、氰化物
	(2)中枢神经抑制:麻醉药、镇静安眠药、抗精神失常药
	(3)神经肌肉接头麻醉:箭毒、肉毒、蛇毒、河豚鱼

中毒表现	相关毒物和中毒机制
4. 呼吸困难	肺水肿:同发绀
循环系统	
1. 心律失常	(1)强心苷:洋地黄、夹竹桃、蟾蜍
	(2)兴奋迷走神经:乌头、附子
	(3)兴奋交感神经:拟肾上腺素药、三环类抗抑郁药
	(4)心肌损害:依米丁、砷剂、锑剂、磷化氢
2. 心脏骤停	(1)毒物直接作用于心肌:洋地黄、奎尼丁、氨茶碱、依米丁
	(2)缺氧:窒息性毒物
	(3)低钾血症:可溶性钡盐、棉酚、排钾性利尿剂
3. 低血压休克	(1)窒息性毒物
	(2)中枢神经抑制:麻醉药、镇静安眠药、抗精神失常药
	(3)降血压药
	(4)剧烈吐泻:三氧化二砷、二氧化汞、硫酸铜
	(5)有毒动物:毒蛇、毒蜘蛛、河豚鱼
消化系统	
急性胃肠炎症状	(1)直接刺激:三氧化二砷等金属
	(2)胆碱能作用:有机磷杀虫剂、毒蕈等
泌尿系统	
急性肾衰竭	肾小管中毒:升汞、四氯化碳、氨基糖苷类抗生素、噻嗪类利尿药、有毒动植物(毒蕈、鱼胆、斑蝥)
	肾缺血:上述引起低血压、休克的毒物
	肾小管堵塞:磺胺药的磺胺结晶、砷化氢引起的血红蛋白尿
血液系统	
1. 溶血性贫血	红细胞破坏增多:苯胺、硝基苯、有毒的动植物(毒蛇、毒蕈)
2. 再生障碍性贫血或白细胞减少	骨髓造血抑制:抗肿瘤药、放射病
3. 出血	(1)血小板减少:见上述骨髓造血抑制
	(2)血小板功能异常:阿司匹林
	(3)凝血功能异常:肝素、香豆素类、敌鼠钠盐等
神经系统	
1. 昏迷	(1)中枢神经抑制:麻醉药、镇静安眠药、抗精神失常药
	(2)抑制呼吸中枢:有机溶剂
	(3)缺氧:窒息样毒物、亚硝酸盐、有机磷杀虫剂等
2. 惊厥	(1)窒息性毒物
	(2)中枢神经兴奋药、抗抑郁药
	(3)其他:异烟肼、有机氯杀虫剂

（三）常规检查及其他检查

毒物的实验室过筛对确定诊断和判定毒物类型有帮助，急性口服中毒者，最好检验服后几小时内的呕吐物和胃抽吸物或尿液，其阳性率大于血液，对中毒的靶器官可进行相应的检查，以了解受累情况。

1. 毒物分析　从可疑物质、食物和水中检查毒物。也可从中毒患者呕吐物、洗胃液、血、尿检查毒物或其分解产物。

2. 特异性检查　如有机磷中毒血液胆碱酯酶活性减低。一氧化碳中毒血中可测出碳氧血红蛋白。亚硝酸盐中毒血中可检出高铁血红蛋白。

3. 非特异性检查　根据临床表现进行检查：血常规、血气分析、血清电解质、血糖、肌酐、尿素氮、肝功能、心电图、X线检查、CT等，从而了解各脏器的功能及并发症。

（四）鉴别诊断

若突然出现昏迷、惊厥、呼吸困难、发绀、呕吐等危重症状和体征，又有明确的毒物接触史，平素健康者，诊断急性中毒不难。解毒药试验治疗有效和相应毒物的实验室鉴定可帮助证实诊断，尤其对毒物接触史不明确者更有意义，还要进行相应的鉴别诊断。

（李凡民　李巧霞）

第二节　治疗措施及预后评价

一、治疗措施

急性中毒的危重患者应检查生命体征如呼吸、心率、血压和意识状态，立即采取有效急救措施，保证有效循环和呼吸功能。

急性中毒的救治原则是阻止毒物继续作用于人体和维持生命，内容包括清除未被吸收的毒物、促进已吸收进入血液毒物的排除、特异性抗毒治疗及对症支持疗法。

（一）清除未被吸收的毒物

1. 呼吸道染毒　脱离染毒环境，撤至上风或侧风方向。以3%硼酸、2%碳酸氢钠液拭洗鼻咽腔及含漱。

2. 皮肤染毒　脱去染毒衣服，用棉花、卫生纸吸去肉眼可见的液态毒物，用镊子夹去毒物颗粒，对染毒的皮肤用5%碳酸钠液或肥皂水清洗。

3. 眼睛染毒　毒物液滴或微粒溅入眼内或接触有毒气体时，用3%硼酸、2%碳酸氢钠液或大量清水冲洗。

4. 经口中毒

（1）催吐：对神志清醒胃内尚存留有毒物者，立即催吐。常用催吐方法：用压舌板探触咽腭弓或咽后壁催吐，吐前可先喝适量温水或温盐水200～300ml，或口服1:2000高锰酸钾200～300ml；口服吐根糖浆15～20ml，以少量水送服；皮下注射吗啡3～5mg（只用于成人）。腐蚀性毒物中毒、惊厥、昏迷、肺水肿、严重心血管疾病及肝病禁催吐，孕妇慎用。

（2）洗胃：经口中毒胃内毒物尚未完全排空者，可用洗胃法清除毒物。一般在摄入

4～6小时内效果最好，饱腹、中毒量大或减慢胃排空的毒物，超过6小时仍要洗胃。腐蚀性毒物中毒禁洗胃，昏迷者要防止误吸。常用洗胃液为1:5000高锰酸钾，2%～4%碳酸氢钠，紧急情况下可用清水。腐蚀性毒物中毒早期用蛋清或牛奶灌入后吸出1～2次。若已知毒物种类，可选用含相应成分的洗胃液（表4-1-3）以利于解毒，特别是活性炭作为强有力的吸附剂，能有效地吸收毒物促进排泄，近年来受到重视。

表4-1-3　已知毒物对洗胃液的选择

洗胃液的种类	适用的毒物	禁用(无效)的毒物
保护剂		
5%牛奶或蛋清	一般腐蚀性毒物、硫酸铜、氯酸盐、铬酸盐	
溶解剂		
液状石蜡	脂溶性毒物:汽油、煤油等	
吸附剂		
10%活性炭悬液	大多数毒物,除外右侧无效的毒物	无效的毒物:汞、铁、锂、溴化物、碳酸氢物、无机酸和碱、乙醇
氧化解毒剂		
1:5000高锰酸钾	催眠药、镇静药、阿片类、烟碱、生物碱、氰化物、砷化物、无机磷、士的宁	禁用:硫代磷酸酯如对硫磷等
中和剂		
0.3%氧化镁	硫酸、阿司匹林、草酸	
10%面糊和淀粉	碘、碘化物	
沉淀剂		
2%碳酸氢钠	有机磷杀虫剂、氨基甲酸酯类、拟菊酯类、苯、铊、汞、硫、铬、硫酸亚铁、磷	禁用:美曲膦酯(敌百虫)和强酸(硫酸、硝酸、盐酸、碳酸)
1%～3%鞣酸	吗啡类、辛可芬、洋地黄、阿托品、草酸、乌头、黎芦、发芽马铃薯、毒蕈	
5%硫酸钠	氯化钡、碳酸钡	
5%氯化钙	氟化物	

　　洗胃宜用较粗的胃管，因小胃管易为胃内食物堵塞。洗胃时应先吸出胃内容物留作毒物鉴定，然后再灌入洗胃液，每次灌入300～500ml，反复灌洗，洗胃液总量根据情况而定，一般洗至无毒物气味或高锰酸钾溶液不变色为止，一般成人共需洗胃液2～5L，个别可达10L；在拔出胃管时，应将胃管前部夹住，以免残留在管内的液体流入气管而引起吸入性肺炎和窒息。洗胃的禁忌证与催吐的相同，但昏迷患者在做气管插管后可洗胃，因为这样可解决误吸问题。

　　(3) 吸附:洗胃后从胃管灌入药用活性炭50～100g的悬浮液1～2次。

　　(4) 导泻:用以清除肠道内尚未吸收的毒物。灌入吸附剂后，再灌入泻药如50%硫酸镁溶液50ml、20%甘露醇溶液50～100ml。常用硫酸钠或硫酸镁15g顿服或洗胃后由胃管灌入。肾功能不全者和昏迷患者不宜使用硫酸镁，以免抑制中枢神经系统。一般不用油类泻药，以免促进脂溶性毒物吸收。近年来提出有效的导泻剂是山梨醇1～2g/kg。

（5）洗肠：经导泻处理如无下泻，可用盐水、温水高位灌肠数次。灌肠适用于毒物已摄入 6 小时以上，而导泻尚未发生作用者，对抑制肠蠕动的毒物（如巴比妥类、阿托品类和阿片类等）和重金属所致中毒等尤其适用，而腐蚀剂中毒时禁用。一般用 1% 温肥皂水 500ml 做高位连续灌洗，若加入活性炭会促使毒物吸附后排出。

（二）排除已吸收进入血液的毒物

1. 加强利尿　大量输液加利尿剂，用以排除那些大部分分布于细胞外液、与蛋白质结合少，主要经肾由尿排除的毒物或代谢产物。利尿剂与控制尿 pH 相结合可增加毒物的离子化，减少肾小管的再吸收，加速毒物排出。碱性利尿（静脉滴注 5% 碳酸氢钠溶液使尿 pH 达到 7.5 ~ 9.0）对下列毒物排泄效果好：苯巴比妥、阿司匹林、磺胺。酸性利尿（静脉滴注维生素 C 使尿 pH 达到 4.5 ~ 6.0）对苯丙胺类、奎宁、奎尼丁有效。

加强利尿时应注意水、电解质、酸碱平衡，禁忌证为心肾功能不全、低钾血症等。

2. 血液置换　放出中毒者含有毒物的血液，输入健康供血者的血液作置换以排除已吸收的毒物。特别适用于溶血性毒物（如砷化氢）、形成高铁血红蛋白的毒物（如苯胺）及水杨酸类中毒。因大量输血易产生输血反应及其他并发症，目前此法已少用，但在无特效抗毒药及其他有效排除血中毒物方法的情况下，仍可采用。

3. 血液透析　血液透析适用于分子质量在 350Da 以下、水溶性、不与蛋白质结合、在体内分布比较均匀的毒物中毒，毒物可经透析液排除体外。急性中毒血液透析的适应证为：摄入大量可透析的毒物；血药浓度高已达致死量；临床症状重，一般治疗无效；有肝、肾功能损害；已发生严重并发症。

血液透析可清除的毒物如：巴比妥类、副醛、水合氯醛、苯海拉明、苯妥英钠、苯丙胺类、乙醇、甲醇、异丙醇、乙二醇、柳酸盐、非那西丁、各种抗生素、卤素化合物、硫氰酸盐、氯酸钠（钾）、重铬酸钾、地高辛、氨甲喋呤、奎宁等。

4. 血液灌流　血液灌流适用于分子量大、非水溶性、与蛋白质结合的毒物，比血液透析效果好。适应证与血液透析同。

适用于血液灌流清除的药物如：短效巴比妥类、甲奎酮、格鲁米特、安定类、甲丙氨酯、吩噻嗪类、阿米替林、去郁敏、丙咪嗪、地高辛、普鲁卡因胺、毒蕈毒素、有机氯农药、百草枯、有机磷农药等。

5. 血浆置换　理论上对存在血浆中的任何毒物均可清除，但实际应用于与血浆蛋白结合牢固，不能以血液透析或血液灌流清除的毒物中毒。用血液分离机可以在短时间内连续从患者体内除去含有毒物的血浆，输入等量的置换液，方法简便安全。

（三）特效解毒治疗

急性中毒诊断明确后，应及时针对不同中毒毒物使用特效解毒剂治疗。常用特效解毒剂见（表 4 - 1 - 4）。

特异的解毒药应用后会获得显著疗效，宜尽早使用。常用解毒药的种类、作用机制和用法详见（表 4 - 1 - 5）。

（四）对症支持疗法

急性中毒不论有无特效解毒药物，应及时给予一般内科对症支持治疗，如：给氧、输液、维持电解质酸碱平衡、抗感染、抗休克等。

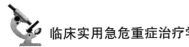

表 4 - 1 - 4　常用特效解毒剂

特效解毒剂	适应证
纳洛酮	阿片类麻醉性镇痛剂中毒
氯解磷定、碘解磷定、双复磷	有机磷化合物中毒
阿托品、苯那辛、东莨菪碱	有机磷化合物中毒
二巯丁二钠、二巯丙磺钠	砷、汞、锑等中毒
依地酸钙钠、喷替酸钙钠	铅、铜、镉、钴等中毒
普鲁士蓝（亚铁氰化铁）	铊中毒
去铁胺	急性铁剂过量中毒
亚甲蓝（美蓝）	亚硝酸钠、苯胺等中毒
维生素 K_1	抗凝血类杀鼠剂中毒
氟马西尼	苯二氮䓬类药物中毒
维生素 B_6	肼类（含异烟肼）中毒
亚硝酸钠、亚硝酸异戊酯	氰化物中毒
硫代硫酸钠	氰化物中毒
乙醇	甲醇中毒
毒扁豆碱、催醒宁	莨菪类药物中毒
乙酰半胱氨酸（痰易净）	对乙酰氨基酚（扑热息痛）中毒
乙酰胺（解氟灵）	有机氟农药中毒
氧、高压氧	一氧化碳中毒
特异性地高辛抗体片段	地高辛类药物中毒
各种抗毒血清	肉毒、蛇毒、蜘蛛毒等中毒

表 4 - 1 - 5　常用解毒药的种类、作用机制和用法

解毒药	拮抗毒物	作用机制	用法
依地酸钙钠	铅	形成螯合物	1g/d 静脉滴注,3 天为一疗程,休息 3~4 天可重复
二巯丙醇	砷、汞	同上	2~3mg/kg,肌内注射,第 1~2 天每 4~6 小时 1 次,第 3~10 天每日 2 次
二巯丙磺钠	砷、汞、铜、锑	同上	5% 溶液 5ml/d,肌内注射,3 天为一疗程,休息 4 天可重复
二巯丁二钠	锑、铅、汞、砷、铜	同上	1~2g/d,静脉注射或肌内注射,连用 3 天为一疗程,休息 4 天可重复
去铁胺	铁	同上	肌内注射:开始 1g,以后每 4 小时 1 次,每次 0.5g,注射 2 天后,每 4~12 小时一次,一日总量 <6g;静脉注射:剂量同肌内注射,速度保持 15mg/（kg·h）
亚甲蓝(美蓝)	亚硝酸盐、苯胺、硝基苯	还原高铁血红蛋白	1~2mg/kg 稀释后缓慢静脉注射,必要时 30~60 分钟后重复一次
亚硝酸钠	氰化物	形成氰化高铁血红蛋白	3% 溶液 10ml 缓慢静脉注射(速度 2ml/min)

解毒药	拮抗毒物	作用机制	用法
硫代硫酸钠	氰化物	形成毒性低的硫氰酸盐	25%溶液50ml缓慢静脉注射,紧接在亚硝酸钠后用
阿托品	有机磷杀虫剂、氨基甲酸酯类	抗胆碱能作用	见本篇有机磷中毒章
氯解磷定	有机磷杀虫剂	复活胆碱酯酶	见本篇有机磷中毒章
纳洛酮	阿片类	拮抗阿片受体	肌内注射或静脉注射:每次0.4~0.8mg,根据病情重复
氟马西尼	苯二氮䓬类	拮抗苯二氮䓬受体	开始静脉注射0.3mg,60秒内未达到要求可重复,连续总量达2mg

（五）治疗流程图（图4-1-1）

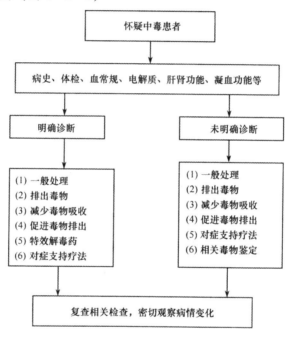

图4-1-1　急性治疗流程图

（六）预防

除自杀或他杀性蓄意中毒较难预防外,一般中毒都可通过各种预防措施而收到良好的效果。

1. 加强防毒宣传　为防止中毒发生,应针对各种中毒的不同特点作好宣传教育,如冬天农村或部分城镇居民多用煤火炉取暖,应宣传如何预防一氧化碳中毒等。

2. 加强环境保护及药品和毒物管理。

（1）加强环境保护措施,预防大气和水资源污染,改善生产环境条件,做到有毒车间的化学毒物不发生跑、冒、滴、漏,并进行卫生监督,以预防职业中毒和地方病的发生。

（2）加强药物的管理:医院和家庭用药一定要严格管理,特别是麻醉药品、精神病药品及其他毒物药品,以免误服（特别是小儿）或过量使用中毒。

（3）加强毒物管理:对所有毒物,不管是贮存、运输或使用等过程均应严格按规定管理，以确保安全。

3. 预防日常生活中毒　除常见的药物中毒外，主要是预防食用有毒或变质的动植物如各种毒蕈或河豚鱼中毒等。

二、预后评价

患者预后与中毒物种类、计量、中毒时间以及抢救措施都有关。

（张解放　任广秀）

第二章 急性一氧化碳中毒

一氧化碳（CO）俗称煤气，是一种无色、无味、无刺激性的气体，人体的感觉器官难以识别。凡含碳的物质燃烧不完全时均可产生一氧化碳，人体吸入 CO 后，CO 通过肺泡进入血液与血红蛋白生成碳氧血红蛋白，导致机体急性缺氧，临床上称为急性一氧化碳中毒。中毒时血中碳氧血红蛋白浓度增高，若及时脱离有毒环境和供氧，一般中毒者均可恢复，但严重者可因心、肺、脑缺氧衰竭死亡，部分发生迟发性脑病。

（一）病因

1. 生产性工业生产中合成光气、甲醇、羟基镍等都有一氧化碳，天然瓦斯和石油燃料燃烧不完全、炼钢、炼铁、炼焦碳、矿井放炮、内燃机排泄的废气等，如防护不周或通风不良时以及煤气管道泄漏均可引起急性一氧化碳中毒。

2. 生活性家庭使用的煤气炉或煤气热水器，排泄废气不良时，每分钟可逸出的一氧化碳约 $0.001m^3$。北方的燃煤炉烟囱阻塞时，逸出的一氧化碳含量可达 30%，是造成生活性一氧化碳中毒的主要因素。

（二）毒作用机制

一氧化碳经呼吸道进入机体，通过肺泡壁进入血液，以极快的速度与血红蛋白结合形成碳氧血红蛋白（HbCO），其结合力比氧与血红蛋白的结合力大 200 倍，并且不易解离，其解离速度仅为氧合血红蛋白的 1/3600，由于 HbCO 不能携氧，引起组织缺氧，形成低氧血症，详见（图 4-2-1）。CO 可与肌球蛋白结合，影响细胞内氧弥散，损害线粒体功能。CO 还与线粒体中的细胞色素 A_3 结合，阻断电子传递链，延缓还原型辅酶 I（NADH）的氧化，抑制细胞呼吸。CO 与肌红蛋白（Mb）结合形成碳氧肌红蛋白（COMb）使 Mb 失去储氧能力；血中 CO 使氧离曲线左移，加重组织缺氧。CO 中毒时，脑组织对缺氧最敏感。所以，中枢神经系统受损表现最突出。急性 CO 中毒致脑缺氧，脑血管迅速麻痹扩张、脑容积增大、脑内神经细胞 ATP 很快耗尽，Na^+-K^+-ATP 泵运转功能障碍，细胞内钠离子积存过多，导致严重的细胞内水肿。血管内皮细胞肿胀，造成脑组织血液循环障碍，进一步加重脑组织缺血、缺氧。缺氧导致酸性代谢产物增多及血脑屏障通透性增高，发生细胞间质水肿，严重者可发生脑疝。由于缺氧和脑水肿后的脑组织血液循环障碍，可促发血栓形成，缺血性软化或广泛的神经脱髓鞘变，致使一部分急性 CO 中毒患者假愈，随后又出现多种神经精神症状的迟发性脑病。

迟发性脑病的病理基础是大脑白质脱髓鞘及苍白球软化、坏死，其发生机制除与局部血管特点（如大脑皮质的血管细长而数量少，苍白球的血管吻合支少等）致血液再灌注损伤和缺氧外，还可能与自身免疫有关，因为迟发性脑病发生在急性 CO 中毒神志恢复一段时间后，这段时间恰与自身免疫病的潜伏期相似。

此外，心脏因血管吻合支少，而且代谢旺盛，耗氧量多，再加上肌红蛋白含量丰富，CO 中毒时受损亦较明显。CO 中毒使心肌供氧障碍，心肌缺氧，心率加快，加重缺氧，可发生心动过速及各种缺氧所致的心律失常，严重的还可发生心力衰竭、心绞痛甚至急性心肌梗死。

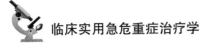
吸入的 CO 主要以原形经肺组织排出，CO 的半排出时间随吸入氧浓度的不同而异，当吸入室内空气时为 4~6 小时，吸入 100% 氧气则 30~40 分钟，而吸入三个大气压氧气约 20 分钟。这就是临床上用高压氧治疗的理论依据。

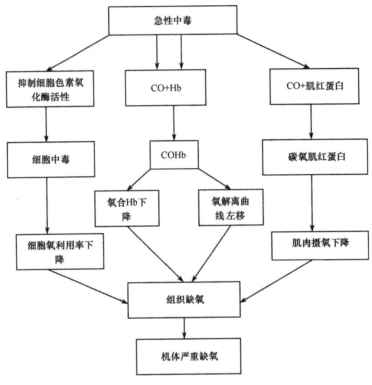

图 4-2-1　急性 CO 中毒缺氧机制

第一节　诊断分析

急性一氧化碳中毒症状和体征主要与吸入空气中的一氧化碳的浓度及血循环中 HbCO 浓度有关。此外，与个体差异、机体健康状态及持续中毒时间有关。临床调查中也发现同室中毒者其中毒程度因性别、温度、湿度、气压、居宿位置、睡宿习惯等也不相同。男性、温度高、湿度大、低气压、靠墙居宿、较高卧位者中毒程度较重。

根据 CO 吸入病史和临床表现一般诊断不难，血液 COHb 测定有重要诊断价值，尤其是对 CO 吸入病史不清楚者，应尽早测定，若超过 8 小时会失去临床意义。

（一）病史要点

一氧化碳中毒病史

1. 生产性中毒多见于冶金工业的炼焦、炼钢铁、矿井放炮、锻冶和铸造的热处理车间，化学工业的合成氨、光气、甲醇、羟基镍等，碳素厂石墨电极制造车间，内燃机排泄气体等大量吸入引起吸入性中毒。

2. 生活性中毒多见于居所环境中有取暖煤炉而排烟不良，直排式煤气燃气灶做饭洗浴设备排气不良，均可因一氧化碳浓度积聚过高引起吸入性中毒。

（二）查体要点

1. 临床分级

（1）轻度中毒：血液中 HbCO 浓度 >10%，<30% 时，患者可能发生头痛、头晕、无力、耳鸣、眼花、恶心、呕吐、心悸等症状，此时如及时脱离中毒环境，仅呼吸新鲜空气，上述症状常常会很快消失。

（2）中度中毒：血液中 HbCO 浓度 >30%，<50% 时，患者除有轻度中毒症状外，呼吸增速、脉搏加快、颜面潮红、典型病例的皮肤、黏膜和甲床可呈樱桃红色。瞳孔对光反射迟钝、嗜睡。此时如能被及时发现，救离中毒现场，经过呼吸新鲜空气或吸氧后，可较快苏醒，多无明显并发症和后遗症发生。

（3）重度中毒：血液中 HbCO 浓度 >50% 时，多发生脑水肿、临床上除中度中毒症状外，患者出现昏迷、部分患者呈去大脑皮质状态，极易出现并发症，患者可发生呼吸衰竭、肺水肿、心肌梗死、脑梗死、心律失常、休克、急性肾衰竭、皮肤出现红斑、水疱；肌肉肿胀。妊娠患者可能发生胎死宫内。昏迷时间持续在 2 天以上者部分可发生迟发性脑病。

2. 迟发性脑病　临床上，急性一氧化碳气体中毒昏迷患者清醒后，经历一段假愈期（时间不完全相同，大部分 1~2 周时间），突然发生一系列精神神经症状，称为迟发性脑病或后发症。占重症一氧化碳气体中毒病例的 50%，本病与一氧化碳气体中毒的后遗症不是同一概念，后遗症的精神神经症状续延急性一氧化碳气体中毒的急性期持续不消失，并且在病程中也无假愈期。

（1）意识及精神状态障碍：语言能力减弱、发呆、反应迟缓、动作迟钝、哭笑等情绪无常、定向力差，甚至出现不认识熟悉的人和物，找不到住所。严重时不知饥饱，随地大小便，步态异常甚至卧床不起。

（2）锥体外系功能障碍：出现震颤麻痹症状。

（3）锥体束神经损害：出现偏瘫症状。

（4）大脑皮质局限性功能障碍：出现失语、失明和癫痫。

（5）周围神经损害：单瘫。

易发生迟发性脑病的危险因素是：①年龄在 40 岁以上，或有高血压病史，或从事脑力劳动者；②昏迷时间长达 2~3 天者；③清醒后头晕、乏力等症状持续时间长；④急性中毒恢复期受过精神刺激等。

（三）常规检查及其他检查

1. 碳氧血红蛋白（HbCO）定性检测

（1）加碱法：取患者血液数滴，用等量蒸馏水稀释后加入 10% 氢氧化钠溶液 1~2 滴，一氧化碳中毒患者的血液与试液混合物液体颜色呈淡红色不变，无 HbCO 的正常人血液与试液混合物的颜色呈棕绿色，实验室检查时为确保试验结果的准确，应立即观察结果，放置时间过长会影响观察结果的准确性。同时另采正常人血样同时试验进行比较，效果会更好。

（2）煮沸法：取蒸馏水 10ml，加入被检验患者的血液 3~5 滴加热煮沸后，被检测液体液仍呈红色；取正常人血样同法加热煮沸后则液体颜色呈褐色。

（3）其他定性检测方法

1）取4%漂白粉液3ml，加血液2滴混匀后观察混合液颜色，正常人为绿褐色；一氧化碳中毒患者的血液与漂白粉混合后呈粉红色至深红色。

2）取甲醛1ml，加血液0.5ml.混匀后观察混合液颜色，正常人为深褐色凝块；一氧化碳中毒患者的血液与甲醛混合后呈桃红色凝块。

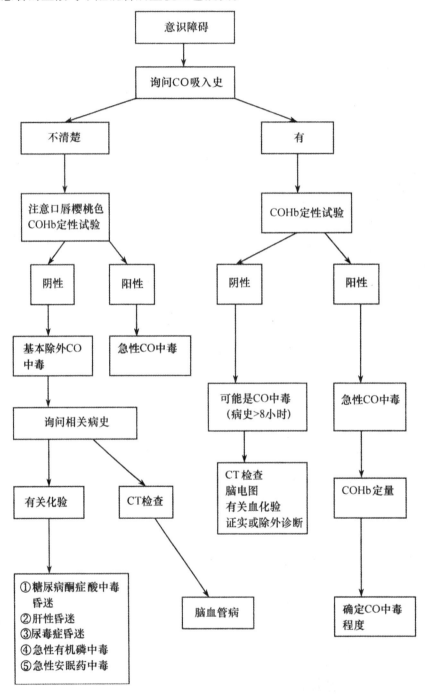

图4-2-2　急性CO中毒诊断和鉴别诊断流程图

3）取 0.2ml 血液稀释 100 倍，在分光镜下检查其吸收光谱，HbCO 可显示特殊吸收带。

2. HbCO 定量检测　血液内 HbCO 含量检测：不吸烟的正常人为 2%～5%，吸烟的正常人为 5%～9%；轻度一氧化碳中毒患者 >10%，<30%；中度中毒患者 >30%，<50%；严重中毒患者 >50%。但临床症状与血液内 HbCO 含量检测值可不完全呈平行关系，仅对临床诊断及治疗有一定指导意义。

血液 HbCO 定性阳性或血液 HbCO 浓度 >10%，临床有诊断意义。

对碳氧血红蛋白的检测应注意：急性一氧化碳中毒后检测越早越易阳性。一般情况下，吸氧后检测易致阴性结果。急性一氧化碳中毒存活患者脱离中毒环境 8 小时以上者，HbCO 浓度一般不超过 10% 时，定量检测结果可能会失去参考价值，定性检测有可能出现阴性结果。

3. 血气分析　血氧分压降低，血氧饱和度可能正常；血 pH 降低或正常。血 CO_2 分压可有代偿性下降。

4. 脑电图　急性一氧化碳中毒迟发性脑病患者，脑电图可出现广泛性异常表现，主要表现为低波幅慢波，以额部为著。

急性 CO 中毒迟发脑病的诊断：①有明确急性 CO 中毒致昏迷的病史；②清醒后有 2～60 天的"假愈期"；③有临床表现中任何一条表现。

（四）鉴别诊断流程图（4-2-2）

对一氧化碳中毒病史不确切，昏迷或离开中毒环境 8 小时以上患者的诊断应注意与下列疾病进行鉴别：

1. 急性脑血管病。
2. 糖尿病酮症酸中毒。
3. 尿毒症。
4. 肝性脑病。
5. 肺性脑病。
6. 其他急性中毒引起的昏迷。

（李凡民　李秀宪）

第二节　治疗措施及预后评价

一、治疗措施

治疗原则：脱离中毒现场，纠正缺氧，防治脑水肿，改善脑组织代谢，防治并发症和后发症。

（一）院前急救

1. 迅速脱离中毒环境　一氧化碳气体比空气略轻，急救者可选取低姿或俯伏进入中毒现场，立即打开门窗，尽快使中毒现场与外环境空气流通。将患者迅速移至空气新鲜、通风良好处，保持呼吸道通畅，有条件尽快使患者吸 O_2。

2. 转运清醒的一氧化碳中毒患者，保持呼吸通畅，有条件应持续吸 O_2，昏迷者除持续吸 O_2 外，加强呼吸道护理，避免呼吸道异物阻塞，有条件可开放气道，高流量吸 O_2。

（二）医院急救

1. 纠正缺氧

（1）吸氧：可根据条件选用鼻导管吸氧，鼻塞式吸氧，面罩吸氧和经面罩持续气道正压（CPAP）吸氧。吸氧浓度 >5L/分，常用计算公式：$FiO_2 = $ ［21 + 4 × 吸入氧流量（L/分）×100％］。有中毒症状的患者，持续吸氧直至症状完全消失。

（2）高压氧治疗：正常大气压下人体肺泡中氧分压为 100mmHg。若提高气压，肺泡内氧分压会随之升高，在 3 个大气压下吸入纯氧，肺泡内氧分压可达 300mmHg。高压氧还可以使血液中物理溶解氧增加，每 100ml 全血中溶解氧可从 0.31ml 提高到 6ml，物理溶解氧同样可以很快的供组织、细胞利用，高压氧可加速 HbCO 的解离，促进 CO 清除，清除率比未吸氧时快 10 倍，比常压吸氧快 2 倍。高压氧治疗不仅可以缩短病程，降低死亡率，而且还可减少或防止迟发性脑病的发生。

方法：10 分钟内将高压氧舱内压力升高到 1.5～1.8 附加大气压，常规持续 90～120 分钟，若昏迷患者可适当增加治疗次数或适当延长治疗时间，直至治疗患者神志完全清醒。急性一氧化碳中毒患者临床早期应用高压氧舱治疗有效率可达 95% 以上。行高压氧舱治疗前，应静脉滴注 20% 甘露醇溶液 125～250ml 防治脑水肿进一步加重。

（3）其他方法

1）医用自动输氧器：通过静脉输液途径输入，直接向组织细胞供氧，增加氧分压。

2）换血：分批放出患者血循环中含有不易解离的 HbCO 血液，输入健康人新鲜血液，使循环中 HbO_2 增加。

3）血液光量子疗法：常规为每次对患者进行静脉采血 200ml，体外紫外线照射和充氧后立即回输，隔日 1 次，5～10 次为 1 疗程，体外充氧可明显提高血氧分压和氧合 Hb 水平，紫外线照射可改善和提高机体免疫功能，因此，可用于中、重度 CO 中毒和迟发性脑病患者。

4）红细胞交换疗法：用正常供者红细胞取代患者无携氧功能的红细胞。最好用血细胞单采机（如 CS-3000），每次交换压积红细胞 400～800ml；若无血细胞单采机，亦可用静脉采全血后体外离心，去除红细胞，再将血浆回输，同时输入等量或稍超量的正常供者红细胞。适用于重度 CO 中毒患者。

2. 防治脑水肿　急性一氧化碳中毒患者发生昏迷提示有发生脑水肿的可能，对昏迷时间较长、瞳孔缩小、四肢强直性抽搐或病理性反射阳性的患者，提示已存在脑水肿，应尽快应用脱水剂。临床常用 20% 甘露醇溶液。甘露醇具有高渗脱水和利尿作用，降低颅内压，15 分钟内显效，持续 3～8 小时。利尿作用一般于静脉用药后 10 分钟开始显效，2～3 小时达到高峰。用法：125～250ml 静脉快速滴注，脑水肿程度较轻的患者选择 125ml，15 分钟内滴入，q8h；脑水肿程度重的用 250ml，30 分钟内滴入，q8h 或 q6h。

有脑疝倾向的脑水肿，可同时加用糖皮质激素和利尿剂。如地塞米松 5～20mg/次，呋塞米 20～60mg/次。

3. 改善脑微循环　可静脉滴注低分子右旋糖苷 500ml，每日一次。

4. 促进脑细胞功能恢复　可选用：胞二磷胆碱 400～600mg，ATP20～40mg，辅酶

A100U，细胞色素 c30～60mg，维生素 C0.5，维生素 $B_1$100mg。

5. 防治迟发性脑病　目前临床治疗迟发性脑病仍以血管扩张剂为首选，例如，1% 普鲁卡因溶液 500ml，川芎嗪注射液 80mg 溶于 250ml 液体内静脉滴注等。

6. 对症治疗

（1）肺水肿选用利尿剂、强心剂，控制输液量和输液速度。禁用吗啡。

（2）高热、抽搐：选用人工冬眠疗法，配合冰帽、冰袋局部降温。

（3）重度急性一氧化碳中毒患者，要监测水电解质平衡，纠正酸中毒，并预防吸入性肺炎或肺部继发感染。

二、预后评价

轻度中毒预后较好，中度、重度中毒，尤其是有各种严重合并症预后较差，但仍取决于一氧化碳中毒程度、救治的早晚和救治措施是否积极恰当。

（张解放）

第三章　常见农药中毒

农药主要是指用于控制和消灭农作物的病、虫、草、鼠害以及调节植物生长的各种药物，或者来源于生物、其他天然物质的一种物质或者几种物质的混合物及其制剂。农药的应用范围不仅限于农业，在林业、畜牧、卫生等部门应用也很广泛，特别是杀虫剂的使用已普及千家万户，虽有机氯杀虫剂由于残毒问题已基本上停止使用，有机磷杀虫剂在世界上仍占有一定的地位，但一些高毒品种已在许多国家禁用，氨基甲酸酯类和拟除虫菊酯类杀虫剂发展缓慢并开始受到限制，杂环类杀虫剂和昆虫生长调节剂已逐步取代高毒有机磷农药而成为杀虫剂的重要组成部分，生物杀虫剂及生物工程技术日益受到人们的重视并得到了广泛应用。但我国仍是高毒类农药生产大国，在生产、运输、储存和使用过程中，若不采取有效的预防措施，可能引起中毒。

第一节　有机磷类农药中毒

有机磷类农药是目前使用最多的一种农药，我国常用的达数十种，大多为杀虫剂；少数为杀菌剂、杀鼠剂、植物生长调节剂或除草剂；个别品种还被用作战争毒剂。

有机磷杀虫剂具有毒力大、用药量小和杀虫谱广等特点，其杀虫方式有触杀、胃毒、薰杀及内吸等多种方式，对人畜较易引起中毒。目前，经常发生的农药中毒仍以急性有机磷农药所致最多见。由于该类农药应用广、数量和品种多，又容易获取，常因误服、自服或生产接触过多而中毒。农药中毒90%以上为有机磷类农药，因此，除应首先做好预防中毒外，不断提高其中毒救治水平至关重要。

有机磷化合物具有一个共同的化学结构，结构式如图4-3-1。

其毒性大小取决于R、X、O（S）三个基团的改变。

1. 理化特性　有机磷农药工业品一般多为淡黄色或棕色油状液质（除少数品种，如美曲膦酯等为固体），多数有大蒜样特殊臭味，一般易溶于芳烃、乙醇、丙酮、氯仿等有机溶剂，有水中溶解度较小（乐果、美曲膦酯、甲胺磷除外）。有机磷农药的毒性不仅取决于其理化性质，也决定参与的各种化学反应，如水解、氧化作用和光化反应，有机磷农药一般容易和水发生反应分解，变成无毒的化合物；有些有机磷农药在氧化剂或生物酶的催化作用下易被氧化，一般氧化后毒性增强；日光照射、紫外线照射能使很多有机磷农药产生光化学反应，一般使之毒性（力）增强。

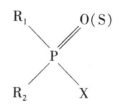

图4-3-1　有机磷化合物的共同化学结构

2. 分类　有机磷农药按其化学结构中取代基的不同可分为：膦酸酯类（敌敌畏、美曲膦酯等）、硫代硫酸酯类（1605、1059等）、二硫代磷酸酯类（马拉硫磷、乐果等）、膦酸酯类、氟磷酸酯类、磷酰胺基磷酸酯类（甲胺磷等）、二酰胺基磷酸酯类、焦磷酸酯类（硫特普等）、硫化磷酰胺酯等类。

3. 毒性和常见品种　有机磷农药的毒性一般根据大鼠 LD_{50} 值划分为剧毒、高毒、中毒、低毒四类，如表4-3-1所示。

表4-3-1　有机磷农药急性毒性的分类标准和常见品种

分类	大鼠 LD_{50} (mg/kg)	常见品种
剧毒	<10	甲拌磷(3911)、内吸磷(1059)、对硫磷(1605)、甲胺磷、硫特普、久效磷等
高毒	10~100	氧乐果、敌敌畏、磷胺、治螟磷、甲基对硫磷、甲基谷硫磷、丰索磷等
中毒	100~1 000	美曲膦酯、乐果、杀螟硫磷、胺丙畏、碘依可酯、倍硫磷、二溴磷、甲基内吸磷、二嗪磷、稻丰散等
低毒	>1 000	马拉硫磷、辛硫磷、杀螟松、丙硫特普、稻瘟净、乙酰甲胺磷、双硫磷等

4. 毒物的吸收与代谢　有机磷农药可通过不同的状态，经呼吸道、消化道、皮肤或黏膜吸收进入生物体，但均必须透过生物膜才能被吸收，不同的毒物通过不同途经吸收的差异较大，一般口服吸收快，皮肤吸收较缓慢，吸收后的有机磷毒物迅速分布到全身各器官组织，一般以肝的含量最高，其次为肾、肺、骨、肌肉及脑组织，但不同的有机磷毒物在各器官或组织中的分布或储存并不完全相同，往往具有选择性的分布，或储存于某些器官组织中。

有机磷毒物在体内迅速与几类蛋白质结合，并开始在体内进行一系列转化过程，主要通过氧化、水解、脱胺、脱烷基、还原及侧链变化等转化，有机磷毒物及其代谢产物排泄较快，多数在24小时内排出，通常在几天内排尽，主要由尿排出，少量经粪排出；排出形成多数为体内转化后的代谢产物，少许以农药原形排出。

5. 中毒机制　急性中毒有机磷在体内主要作用机制是抑制胆碱酯酶（ChE）的活性，使 ChE 失去水解乙酰胆碱（ACh）的能力，引起 ACh 蓄积而产生一系列的症状。当胆碱能神经兴奋时，其末梢释放 ACh，作用于效应器。体内有两类 ChE，一类称为乙酰胆碱酯酶（AChE），主要分布于神经系统及红细胞表面。具有水解 ACh 的特殊功能。亦称真性ChE。另一类为丁酰胆碱酯酶（BuchE），存在于血清、唾液腺及肝脏中，它分解丁酰胆碱的作用较强，也能分解丙酰胆碱和乙酰胆碱，但此种作用较弱，其生理功能不太清楚，也称假性 ChE。AChE 具有两个活性中心，分别与 ACh 的阳电荷的氮（N）和乙酰基中的碳原子（C）结合，形成复合物，在乙酰水解酶的作用下，在千分之几秒钟内水解，使乙酰基形成醋酸，而胆碱酯酶恢复原来状态。有机磷对 ChE 的抑制作用是：与体内 ChE 结合，形成磷酰化胆碱酯酶，因而失去分解乙酰胆碱的作用，造成大量的 ACh 蓄积，产生：①毒蕈碱样作用（M 样作用）。因兴奋乙酰胆碱 M 受体，其效应与刺激副交感神经节后纤维所产生的作用类似。如心血管抑制，腺体分泌增加，平滑肌痉挛，瞳孔缩小，膀胱及子宫收缩，膀胱及肛门括约肌松弛等。②烟碱样作用（N 样作用）。在自主神经节、肾上腺髓质和横纹肌的运动终板上，ACh 的 N 受体受到兴奋，作用与烟碱相似，小剂量兴奋，大剂量抑制、麻痹。另外，还出现中枢神经系统的症状。有机磷抑制 ChE 的速度与其化学结构有一定的关系，磷酸酯类能直接抑制 ChE，而硫代硫酸酯类必须在体内经过活化后才能抑制 ChE，故其对 ChE 的抑制作用较慢，持续时间相对较长。

迟发性周围神经病，在急性中毒症状消失后，经过 1~5 周的潜伏期，有的病例可出现迟发性的神经病变，称为有机磷迟发性神经病（ODIDP）。OIDP 的主要病理变化为周围神经及脊髓长束的轴索变性，轴索内继发管囊样物继发脱髓鞘改变。ODIDP 的发生与有机磷对 AChE 的抑制作用无关，其发病机制有两种学说：抑制神经靶酯酶学说和钙稳态失调学说。具体机制目前不太清楚。

中间综合征（IMS），在急性有机磷中毒胆碱能危象消失后 1 ~ 4 天内，亦即在急性期后或 ODIDP 发病之前，可出现以肢体近端肌肉、脑神经支配的肌肉以及呼吸肌的无力为特征的临床表现，称为有机磷中毒的中间综合征。其发病机制至今尚未阐明，有人认为，IMS 的发生可能与有机磷中毒急性期治疗不够及时充分，红细胞 AChE 活性长期抑制有关；还有人认为可能是有机磷本身引起的疾病。

近研究表明，有机磷农药还可影响丁酸胆碱酯酶、羧酸酯酶等。

6. 中毒原因

（1）生产性中毒：在生产过程中引起中毒的主要原因是在杀虫药精制、出料和包装过程，手套破损或衣服和口鼻污染，也可因生产设备密闭不严，有机磷化学物跑、冒、滴、漏或在事故抢修过程中，杀虫药污染于皮肤或吸入呼吸道所致。

（2）使用性中毒：在使用过程中施药人员喷洒杀虫药时，药液污染皮肤或湿透衣服由皮肤吸收，以及吸入空气中杀虫药所致，配药浓度过高或手直接接触农药原液也可中毒。

（3）生活性中毒：主要由于误服、自服或饮用被杀虫药污染的水源或食入污染的食品。也有因滥用有机磷农药、杀虫药治疗皮肤病或驱虫而发生中毒。

一、诊断分析

1. 诊断依据　急性有机磷中毒的诊断主要依据确切的有机磷农药接触史，以自主神经、中枢神经和周围神经系统症状为主的典型临床表现，结合血液胆碱酯酶活性的测定等进行综合分析，做出诊断和鉴别诊断。

2. 临床表现　胆碱能神经兴奋表现如下：

（1）潜伏期：与有机磷的品种、剂量、入侵途径及人体健康状况等因素有关。经皮肤吸收中毒者潜伏期较长，可在 12 小时发病，但多在 2 ~ 6 小时始出现症状。口服中毒发病较快，多在 10 分钟至 2 小时，服量大或空腹时，可在数分钟内发病。呼吸道吸入中毒时潜伏期也短。通常发病越快病情越重。

（2）毒蕈碱样症状：主要由于有机磷农药中毒后蓄积的 ACh 作用于腺体和平滑肌 M 受体所致，汗腺、涎腺、泪腺、鼻黏膜腺和支气管腺体等分泌增多。出现多汗、流涎、口鼻分泌物增多及肺水肿等；由于支气管、胃肠道及膀胱逼尿肌痉挛，出现呼吸困难、恶心、呕吐、腹痛、腹泻及大小便失禁等；因动眼神经末梢 ACh 堆积引起虹膜括约肌收缩使瞳孔缩小；由于可抑制心血管，出现心动过缓、血压偏低及心律失常。但常被烟碱样作用所掩盖。

（3）烟碱样症状：有机磷农药中毒后蓄积的 ACh 作用于交感神经节、肾上腺髓质和运动神经引起兴奋，可出现皮肤苍白、血压升高及心动过速，常掩盖毒蕈碱样作用下的心动过缓和血压偏低。运动神经兴奋时，表现肌束震颤、肌肉痉挛，进而由兴奋转为抑制，出现肌无力、肌肉麻痹（包括呼吸肌麻痹）等。

（4）中枢神经系统症状：有机磷农药易通过血脑屏障进入中枢神经系统，引起中毒症状，轻度及早期出现头晕、头痛、倦怠、乏力等，重度可出现烦躁不安、语言不清及不同程度的意识障碍。严重者可发生脑水肿，出现抽搐或惊厥、呼吸循环中枢麻痹等。

（5）除上述症状和体征外，还可出现心电图的改变，如心律失常、Q - T 间期延长、ST - T 异常、房室传导阻滞、扭转型室性心动过速等。

3. **诊断标准及中毒程度分级**　参照 GBZ8 - 2002 职业性急性有机磷杀虫剂中毒诊断标准。临床一般分轻、中、重度。

（1）轻度中毒：主要出现轻度毒蕈碱样症状和中枢症状，如头晕、头痛、乏力、恶心、呕吐、多汗、胸闷、视力模糊、瞳孔缩小等，全血 ChE 活性一般在 50% ~ 70%。

（2）中度中毒：在轻度中毒基础上，出现肌束震颤等烟碱样表现，如多汗、呕吐、腹泻、瞳孔缩小、视力模糊、胸闷、气短、表情淡漠、步态蹒跚、肌束震颤等。全血 ChE 活性一般在 30% ~ 50%。

（3）重度中毒：除上述胆碱能兴奋或危象的表现外，具有昏迷、肺水肿（两肺湿性啰音，呼吸困难）呼吸衰竭、脑水肿等其中之一临床表现，全血 ChE 活性降到 30% 以下。

4. **中间综合征**　在急性中毒后 1 ~ 4 天，个别 7 天后胆碱能危象消失，神志清楚，出现以屈颈肌和四肢近端肌肉，脑神经运动核所支配的肌肉，以及呼吸肌的肌力减弱或麻痹为特征的临床表现。可表现睁眼困难，复视，咀嚼无力，张口困难，吞咽困难，声音嘶哑，转颈及耸肩无力或伸舌困难，平躺时抬头困难，上下肢抬举困难，此外，胸闷、气短、发绀、烦躁、大汗，呼吸困难，呼吸音减弱，常迅速发展为呼吸衰竭。高频重复刺激周围神经的肌电图检查，可引出肌诱发电位波幅呈进行性递减。全血或红细胞胆碱酯酶活性多在 30% 以下。

5. **迟发性多发性神经病**　在急性重度和中度中毒后 1 ~ 5 周左右，胆碱能症状消失，出现感觉、运动性多发性神经病。表现为四肢远端麻木、刺痛，腓肠肌疼痛，四肢无力，以下肢为重，抬腿困难，重者 1 ~ 2 个月后四肢远端肌肉萎缩，下肢腱反射减弱或消失，恢复过程中，可出现上运动神经元麻痹的体征，如肌张力增高，反射亢进，病理征阳性可持续数年。肌电图检查显示神经源性损害。

6. **其他特殊临床表现**

（1）脑水肿：重症患者常有脑水肿发生，甚至患者在恢复过程中突然发生脑疝引起死亡。

（2）中毒性心肌损害：重症患者可出现中毒性心肌损害，出现第一心音低钝，心律失常，心电图可显示 ST - T 改变，Q - T 间期延长，束支阻滞，异位节律，甚至出现扭转型室性心动过速或心室颤动。

（3）猝死：中毒经抢救好转，病情恢复时，发生突然意外的死亡。多发生在中毒后 3 ~ 15 日，此为有机磷对心脏的迟发毒性作用。心电图常出现 Q - T 间期延长，并在此基础上伴发扭转型室性心动过速，导致猝死，多见于重症中毒者，有人认为乐果乳剂中含有 50% 苯，苯可使心肌对肾上腺素敏感性增加，患者下床活动促进肾上腺素释放，诱发扭转型室性心动过速或心室颤动而猝死。

（4）迟发性死亡：有机磷农药中的杂质三烷基硫代硫酸酯是造成迟发性死亡的重要原因。此类杂质可在农药生产或储存时产生，它本身毒性很大，且可增加有机磷农药的毒性。动物实验证明此类杂质常于染毒后 2 ~ 8 日引起迟发性肺损伤，肺损伤是迟发性死亡的主要原因。

（5）反跳：有机磷农药中毒患者经抢救治疗症状明显好转后，重新出现中毒症状，致使病情急剧恶化导致死亡，多发生在中毒后 2~8 天，其原因主要与毒物继续吸收、农药种类、阿托品与胆碱酯酶复能剂停用过早或减量过快或病情较重有关。重新出现有机磷中毒相应症状。

（6）上消化道出血：重度中毒时胃肠道常发生应激性溃疡引起消化道出血。有些品种如敌敌畏、乐果等经口中毒时易腐蚀胃肠道黏膜，引起出血。

（7）肺部感染：由于肺水肿，以及昏迷患者呕吐物易吸入肺内，因此易并发肺炎。

（8）中毒性肝病：少数重症患者在中毒后几天内可出现肝大、黄疸、肝功能异常等中毒性肝病的表现。

（9）急性胰腺炎：有机磷中毒可引起胰腺管痉挛，胰腺分泌增加，导致胰腺管内压力增加，小的胰腺管破裂引起胰腺自身消化，可发生急性胰腺炎。

7. 实验室及辅助检查

（1）全血 ChE 活性测定：一般测定全 ChE，也可测定红细胞 ChE，有机磷中毒时血 ChE 活性减低。ChE 活性测定不仅是诊断有机磷农药中毒的一项可靠检查，而对判断其中毒程度、指导用药、观察疗效、判断预后均具有重要参考价值。

（2）尿中有机磷代谢产物的测定：一般只能作为接触指标。如接触美曲膦酯时，尿中三氯乙醇含量增高；接触对硫磷、甲基对硫磷、氯硫磷、苯硫磷时，尿中可发现对硝基酚等。

（3）有机磷毒物鉴定：血、胃内容物及可疑污染物可进行鉴定。

8. 鉴别诊断

（1）急性胃肠炎：有不洁饮食史，常无多汗、无瞳孔缩小、无肌束震颤，体温常增高，血 ChE 正常。

（2）食物中毒：有腐败变质食物饮用史，常发热、腹泻、重症有脱水症，血 ChE 正常。

（3）中暑：有高温接触史，出汗不明显，无瞳孔缩小，可有腓肠肌痉挛，有高热，血 ChE 正常。

（4）其他种类农药中毒：有机磷中毒体表或呕吐物一般有蒜臭味。其他种类农药中毒无。

（5）安眠药中毒：有服药史，无多汗，有瞳孔缩小，无肌束震颤，体温多正常，血 ChE 正常。

（6）抗胆碱药过量或中毒：有抗胆碱药用药时间长或量大史，体温多升高，脉搏明显快，谵妄、躁动再次出现，皮肤干燥、潮红、瞳孔多散大、分泌物少等。

二、治疗措施及预后评价

［一］治疗措施

1. 尽早彻底清除毒物，防止继续吸收　切断毒源或尽早彻底清除污染身体的毒物，防止毒物继续吸收是抢救成功的重要因素。尽早离开有毒的环境；皮肤污染者立即脱去被污染的衣物，用肥皂水或大量清水彻底冲洗污染的皮肤；眼部污染应用生理盐水持续冲洗 20 分钟；经口中毒者，可用清水，2% 的碳酸氢钠溶液（美曲膦酯忌用）或 1:5000 的高锰酸钾溶液（硫代硫酸酯类忌用）反复洗胃，直至洗出液无味、澄清为止，胃管可保留一段时间，必要时再次洗胃。

2. 抗胆碱药物的应用　抗胆碱药物有阿托品、盐酸戊乙奎醚（长托宁）、山莨菪碱（654-2）和章柳碱（703）等。以阿托品为代表的抗胆碱药具有拮抗乙酰胆碱对副交感神经和中枢神经的作用，可消除或减轻毒蕈碱样作用，对抗呼吸中枢抑制。但对烟碱样症状和胆碱酯酶活性的恢复无效。

（1）阿托品：阿托品因其毒性低，疗效高，用药方便而作为首选。阿托品的用量要掌握早、快、足、反复用药的原则。每个人的阿托品化剂量相差很大，这与中毒途径、中毒程度、个体差异、就诊早晚以及清除毒物程度有密切关系。

阿托品的用法：阿托品的使用大致可分为三个阶段。①快速阿托品化阶段：一般认为阿托品化时间应尽可能早，一般要在1~3小时内，最好在1小时内达到阿托品化，最迟不应超过12小时，否则预后较差。②阿托品化的维持阶段：达到阿托品化后，根据病情相应减少剂量；重度中毒者应维持24~48小时。③恢复阶段：根据中毒症状的改善和ChE的活力测定结果，逐步减量到停药，一般需2~7天。当有机磷农药中毒患者的中毒症状基本消失，全血ChE活力稳定在60%以上时，即可停药观察。个别就诊晚、复能剂疗效差的重度中毒患者，只能彻底清除毒物，合理使用阿托品并逐渐减量，病情稳定5~7天之后，即使ChE活力仍很低（10%以下），也可考虑停用阿托品，并观察之。

1）轻度中毒：阿托品1~2mg皮下注射，每1-2小时一次；阿托品化后，每4~6小时给0.5mg皮下注射。疗程3~5天。

2）中度中毒：阿托品2~4mg静脉注射，以后每15~30分钟给1~2mg，阿托品化后每4~6小时给0.5~1mg；经口中毒，首次量可增至5~10mg静脉注射，以后每30分钟2~5mg，阿托品化后，每2~4小时给0.5~1mg静脉注射。疗程5~7天。

3）重度中毒：阿托品5~10mg静脉注射，以后每10~30分钟给2~5mg静脉注射；阿托品化后，每2~4小时给0.5~1mg；经口中毒，首次剂量可增至10~20mg静脉注射，以后每10~30分钟给5~10mg；阿托品化后，每1~2小时给0.5~2mg。疗程7~10天。

阿托品治疗方案归纳为（表4-3-2），可供参考。

表4-3-2　经口有机磷农药中毒的阿托品治疗方案

中毒程度	首剂/mg	间隔时间（分）	阿托品化后用法	疗程/天
轻度	1~3（ih或im）	15~30	0.5~1mg（im）每2~6小时	3~5
中度	5~10（iV）	15~20	1~4mg（im或iv）每2~6小时	5~7
重度	10~20（iV）	10~15	逐步减量，延长给药时间	7~10

注：ih、im、iv分别为皮下、肌内、静脉注射。

阿托品化指征为瞳孔较前散大不再缩小；颜面潮红、干燥、口干；腺体分泌物减少，肺部啰音明显减少或消失；意识障碍减轻；心率增快。上述指征应联合判断。阿托品化后应避免因减量过快，以免阿托品量不足造成病情反复，但也要避免未及时减量，造成阿托品中毒。

有机磷农药中毒的治疗过程中极易出现阿托品中毒。表现为瞳孔明显扩大、颜面紫红、皮肤干燥；谵妄、幻觉、狂躁、抽搐或昏迷；心动过速（140次/分），体温达39~40℃，伴有尿潴留。

（2）长托宁（盐酸戊乙奎醚）：该药不但具有较强的外周和中枢抗胆碱作用，并且对神经肌肉接头也具有作用，因此抗毒作用全面，与阿托品相比，它对胆碱能受体 M 受体亚型具有选择性（阿托品对 M 受体亚型无选择性），因而其比阿托品毒副作用少或轻，有效剂量小，应用简便，抗胆碱作用强而全面及其持续作用时间长。长效托宁为新型有选择性的抗胆碱药，该药主要对 M 受体中 3 个亚型 M_1、M_3、M_4、能和乙酰胆碱争夺胆碱受体，其主要作用部分是脑、腺体和平滑肌等，而对心脏或神经元突触前膜 M_2 受体无明显作用。其优点对中枢作用强，M 样与中枢症状消失快、长效、用药次数少，药物总量少，无心脏等不良反应，毒性低，治愈时间缩短，减少并发症，提高抢救成功率。

轻度首次 1~2mg，重复 1~2mg；中度 2~4mg，重复 1~2mg；重度 4~6mg，重复 2~3mg；可多次应用，但间隔时间多在 30 分钟~1 小时以上，"化量"指标主要观察肺水肿和神志，心率增快不明显。

3. 胆碱酯酶复能剂（肟类复能剂、重活化剂） 所有肟类复能剂对老化的 ChE 无效，故应早期、足量、足疗程使用。抗胆碱能药阿托品与复能剂合用时有协同作用，应适当减少阿托品用量。我国目前主要应用氯解磷定，一般先给冲击量 1~2g，复能剂只有首次足量用药，使体内尽快达到有效血药浓度时，对中毒酶活性才有较好重活化作用，并需重复用药。现多为肌内注射，因肌内注射 3~5 分钟后即可产生明显作用，且药物排出较慢。一般复能剂首次用法及用量参考（表 4-3-3）。

表 4-3-3 常用胆碱酯酶复能剂首次用法及用量

药物	轻度中毒（g）	中度中毒（g）	重度中毒（g）
氯解磷定	0.5~0.75	0.75~1.5	1.5~2.5
碘解磷定	0.6~0.8	0.8~1.6	1.6~2.4
双复磷	0.125~0.25	0.25~0.5	0.5~1.0

4. 目前国内含胆碱酯酶复能剂的药物

（1）HI-6 复方注射液：双吡啶单肟（HI-6）、阿托品、地西泮的复方制剂，（2ml/支），肌内注射，首次剂量轻度、中度、重度分别为 2ml、4~6ml、6~10ml。

（2）解磷注射液：由阿托品 3mg，苯那辛 3mg，氯解磷定 400mg 制成 2ml/支的复方制剂，肌内注射，首次剂量轻度、中度、重度分别为 2ml、2~4ml、4~6ml。

（3）苯克磷：每支 2ml，含苯扎托品 2mg、丙环定 8mg 和双复磷 300mg，仅供肌内注射用。

5. 中间期肌无力综合征（IMS）的治疗 应密切观察病情，轻度呼吸困难给予吸氧；重度呼吸困难，及时施行气管插管或气管切开，机械通气，以维持呼吸功能。经呼吸机等综合抢救多于 3~7 日恢复，慢者可持续 2 周以上。另近年报告中毒后即以大剂量氯解磷定（首日剂量可达 10g），对预防和治疗 IMS 有较好效果。并倡导在急性有机磷农药中毒后早期的 2 小时（"黄金"时间）内用足量复能剂，则可有效预防 IMS 的发生，是否确实有效，尚待进一步观察、研究。

6. 避免迟发性猝死 重在预防，一旦发生猝死，按复苏程序进行抢救。

7. 反跳的防治 重点在于早期彻底清除毒物；抗胆碱药用量不足或过量，注意反跳前各种临床先兆症状的出现而及时给予处理，一旦出现反跳，就应重复上述治疗。

8. 对症支持治疗　保护脏器功能，及时控制并发症。

9. 纳洛酮　对昏迷不醒的重症有机磷中毒有协同治疗作用，首次 0.8~1.2mg 静脉注射，可间断重复使用 0.4~1.2mg，也可静脉滴注。

10. 中医药的应用　如七叶皂苷 20~30mg，静脉滴注输注，可治疗肺、脑水肿，消炎，抗渗出，改善血液循环。黄芪注射液 40ml，丹参注射液 20ml，静脉滴注，可防止心脏病变。

11. 其他　还原型谷胱甘肽（GSH）、乙酰半胱氧酸（NAC）、美金刚，亦可有助于有机磷农药的救治。

［二］预后评价

轻度中毒预后较好，中度、重度中毒，尤其是有各种严重合并症预后较差，但仍取决于有机磷的品种、中毒程度、救治的早晚和救治措施是否积极恰当。

探讨急性有机磷农药中毒患者心肌肌钙蛋白-I（cTn-I）的变化。急性有机磷中毒患者 cTn-I 水平均有不同程度升高，其升高与中毒程度呈正相关，并随病情缓解呈恢复趋势，故监测急性有机磷农药中毒患者 cTnI 的水平有重要的临床意义。

一般认为血液 ChE 活性测定是确诊有机磷中毒的重要依据，并可作为判断中毒程度、观察疗效及预后的参考指标，我们以 ChE 活性作为判断中毒程度及预后评估参考。

曾有 AOPP 并血清血清淀粉酶（AMS）升高报道，其认为 AOPP 时出现 AMS 升高与毒蕈碱样症状引起的胰腺等腺体活动增强、分泌异常增多有关，另外，抢救时反复洗胃、利尿药、激素及抗胆碱药大量使用加重胰腺损害，也是造成 AMS 升高的原因之一，AOPP 患者即刻血清 AMS 值越高，中毒程度越重，发生呼吸衰竭的几率越高，下降的速度越慢预后越差。因此，血清 AMS 值可作为预测 AOPP 病情、预后及能否发生呼吸衰竭的一个重要指标。

应用急性生理学及慢性健康状况评分（APACHE Ⅱ）评价有机磷农药中毒患者的病情危重程度并判断其预后，APACHE Ⅱ 评分系统可应用于有机磷农药中毒患者危重程度及预后的评估。

目前，经常发生的农药中毒，仍以急性有机磷农药所致最多见。对其中毒后的毒理学研究已较清楚，医务人员在诊治方面累积了较丰富的经验，抢救成功率逐步提高。鉴于实际应用中的有机磷农药，时有混合组成的情况存在（如两种或两种以上的有机磷农药相加组合，或有机磷与有机氯、氨基甲酸酯、拟除虫菊酯类、杀虫脒或沙蚕毒素等的不同混合形式），使之商品名称多种多样，造成了中毒后确认毒物的困难，直接对抢救效果产生了影响。

（李凡民　仝雯　吴保凡）

第二节　氨基甲酸酯类农药中毒

氨基甲酸酯类农药是 20 世纪 50 年代发展起来的一类农药，品种有数十种，除主要用于杀虫剂外，还用于除草剂和杀菌剂。多属中等毒或低毒，少数属高毒或剧毒。本类农药一般分杂环甲基氨基甲酸酯类，如克百威（呋喃丹）；萘基氨基甲酯类，如甲萘威（西维因）；苯基氨基甲酸酯类；如异丙威（叶蝉散、速灭威）；氨基甲酸肟酯类，如涕灭威；杂环二甲基氨基甲酸酯类，如异索威涕灭威。其易溶于有机溶剂，难溶于水，因结构的不同，杀虫剂大多具有 ChE 抑制作用，有些氨基甲酸酯类除草剂或杀菌剂，多无 ChE 抑制作用。

氨基甲酸酯类杀虫剂主要通过消化道和呼吸道侵入人体内，在胃肠道几乎完全吸收。进入人体内很快分布全身各脏器中去，代谢也很快，24 小时一般可排出 70% ~ 80%，吸收后主要分布在血液、肝脏、肾脏和脂肪组织，一部分在肝内水解，氧化与葡萄糖醛酸结合而解毒，一部分以原形或代谢物形式迅速由肾脏排出，24 小时转化率为 70% ~ 90%。

氨基甲酸酯类杀虫剂对机体的作用与有机磷农药相似，主要抑制 ChE，引起 ACh 在体内蓄积，兴奋胆碱能受体，出现一系列与有机磷中毒类似的临床表现。

本类农药对胆碱酯酶的作用有其自身的特点：氨基甲酸酯类农药不需要活化，即可直接与胆碱酯酶结合，而且对神经突触和红细胞的真性胆碱酯酶的亲和力远比血浆假性胆碱酯酶强；它以整个分子与胆碱酯酶结合所形成的复合体是一种疏松的络合物，并非真正的化学结合，而作为络合物的氨基甲酰化胆碱酯酶是可逆的，可快速水解，恢复为有活性的胆碱酯酶，一般 24 小时即可自动恢复正常，不存在"老化"的问题。肟类复能剂通常不能促使被抑制的酶复能，反而会妨碍氨基酸基甲酸酯化胆碱酯酶的复能。因此，本类农药的急性中毒不使用肟类复能剂，轻症者有自动恢复的趋势。

本类农药与有机磷农药混配毒性常会增加，增毒的机制可能为在体内有机磷农药竞争性地占用了氨基甲酸酯氧化分解所需的微粒体混合酶系，使氨基甲酸酯不能及时氧化解毒；反过来，氨基酸酯又可促进有机磷与胆碱酯酶的结合，并促进磷酰化胆碱酯酶老化，从而加大了有机磷农药的毒性。

一、诊断分析

1. 有氨基甲酸酯类农药的接触史。

2. 潜伏期短，发病快，口服中毒多为 10 ~ 30 分钟。

3. 临床表现　急性氨基甲酸酯类中毒的临床表现与有机磷中毒相似，但较轻，出现头晕、恶心，呕吐、腹痛、胸闷、乏力、多汗、流涎、瞳孔缩小等，重则出现肌肉震颤、呼吸困难、意识障碍，严重者可出现肺水肿、呼吸衰竭、中毒性脑病、昏迷等。

4. 诊断标准及中毒程度分级　参照 GBZ52 - 2002 职业性急性氨基甲酸酯中毒诊断标准。临床一般分轻、中、重度。

（1）轻、中度中毒：表现毒蕈碱样症状与轻度中枢神经系统障碍，如头晕、头痛、乏力、视物模糊、恶心、呕吐、流涎、多汗、瞳孔缩小等，有的患者可伴有肌束震颤等烟碱样表现，一般在 24 小时内恢复。全血 ChE 活性往往在 70% 以下。

（2）重度中毒：除上述症状加重外，可出现肺水肿、昏迷或脑水肿，全 ChE 活性一般在 30% 以下。

5. 实验室及辅助检查

（1）血 ChE 活性测定：急性氨基甲酸酯类中毒时血 ChE 活性减低，一般在 70% 以下。由于被抑制的胆碱酯酶恢复快，其临床表现与 ChE 活性变化不完全平行。

（2）血、尿中氨基甲酸酯类原形或代谢产物的测定：一般只能作为接触指标。如接触甲萘威可测定血中甲萘威或尿中 1 - 萘酚，接触残杀威测定尿中 2 - 异丙氧基酚；接触克百威测定尿中 3 - 羟基呋喃丹等。

6. 需要鉴别诊断的疾病　有急性有机磷农药中毒、中暑、急性胃肠炎、食物中毒和心血管疾病等。

二、治疗措施及预后评价

［一］治疗措施

1. 彻底清除毒物，阻止毒物继续吸收　迅速离开中毒现场，脱去污染衣物，用肥皂水或温水彻底清洗污染的皮肤、头发和指甲，口服中毒者应彻底用清水或 2% ~ 5% 碳酸氢钠溶液彻底洗胃，继之用硫酸镁或硫酸钠 20 ~ 30g 导泻。

2. 特效解毒剂　轻度中毒者可口服或肌内注射阿托品，但不必阿托品化；重度中毒者根据病情应用阿托品，并尽快达阿托品化；单纯氨基甲酸酯类杀虫剂中毒不用肟类复能剂，因此，肟类复能剂会增强其毒性，延长其抑制 ChE 的作用。

3. 对症及支持疗法　对重度中毒患者要保持呼吸道通畅，监护心肺功能，及时纠正水电解质和酸碱失调，积极防治呼吸衰竭，肺水肿等。

［二］预后评价

中毒患者脱离接触和及时处理后，一般在数小时内可恢复，部分轻症患者可自行恢复。

死亡病例多为经口中毒者；只要彻底清除毒物，病情通常无反复；中毒后不发生迟发性神经病。

（李凡民）

第三节　拟除虫菊酯类农药中毒

拟除虫菊酯类杀虫剂为一类模拟天然除虫菊酯化学结构合成的农药，是近年来发展起来的高效、广谱、低毒、低残毒杀虫剂。主要用于农业和家庭用喷雾杀虫剂。

本品多数为黄色或红褐色黏稠液体，多数品种难溶于水，易溶于有机溶剂，遇碱易分解，宜避光保存。

常用品种有：溴氰菊酯、二氯苯醚拟除虫菊酯、氟氯氰菊酯、氯氰菊酯、丙烯菊酯、氟氰菊酯、氟胺氰菊酯、菊酯、氟丙菊酯、戊菊酯、溴灭菊酯、杀灭菊酯和呋喃菊酯等。

本类农药可经呼吸道、消化道、皮肤吸收。在体内迅速分布到各器官组织，被肝脏的酶水解及氧化。本品在人体内代谢与排泄甚快，停止接触12小时后，尿中即难以测出原形化合物，溴氰菊酯及其代谢产物于第 8 天已由尿、粪中排出98% ~ 99%。很少在组织内潴留。

本品属于神经毒物，多数品种有中枢神经与周围神经作用，其作用机制，可能与它减慢神经膜钠离子通道"M"闸门的关闭，并阻滞氯离子通道的开放有关。本品水解可被有机磷杀虫剂在体内或体外所抑制，因此，先后或同用这两种杀虫剂能协同增强杀虫剂的效果及其急性毒性。

一、诊断分析

1. 有拟除虫菊酯类杀虫剂的接触史。

2. 临床表现　因中毒途经不同，首发症状亦不相同，生产性中毒多在48小时后出现症状，口服中毒者多在10分钟至1小时后出现症状，主要为上腹部灼痛、恶心或呕吐等。部分可发生糜烂性胃炎、房室传导阻滞、肾功能障碍、双眼视网膜损害、动眼神经麻痹等。皮肤污染较重时，接触性皮炎发生较多。接触后面部可出现烧灼感、针刺感或紧麻感，皮肤可出现潮红、丘疹、瘙痒及烧灼感，严重时可出现疱疹，脱离1~3天可自愈。

3. 诊断标准及中毒程度分级　参照GBZ43-2002职业性急性拟除虫菊酯中毒诊断标准。临床一般分轻、重度。

轻度中毒主要表现为头痛、头晕、乏力、恶心、全身不适，或可出现视力模糊、呕吐、肌颤等。

重度中毒者多为口服中毒病例。具有阵发性抽搐、肺水肿及重度意识障碍一项者，即可诊断。严重者可陷入昏迷、呼吸、循环衰竭。

4. 实验室及辅助检查

（1）全血胆碱酯酶：在正常范围内，极少数病例脑脊液检查：潘氏试验（＋）和γ-氨基丁酸含量增高。

（2）尿中代谢产物的测定：拟除虫菊酯原型排泄迅速，停止接触12小时后在尿中即难以测出。但拟除虫菊酯的代谢产物可检出的时间较长，尿中可测出代谢物顺式二溴乙烯二甲基环丙烷羧酸（Br_2CA）、氟苯氧基苯甲酸、二氯乙烯二甲基环丙烷羧酸（Cl_2CA），可作为拟除虫菊酯的接触生物标志。

（3）脑电图、心电图、肌电图：可出现异常改变。

5. 鉴别诊断　需与中暑、上呼吸道感染、食物中毒、脑血管意外或其他急性农药中毒等疾病鉴别。

二、治疗措施及预后评价

［一］治疗措施

1. 立即脱离污染现场　有皮肤污染者立即用肥皂水等碱性液体或清水彻底清洗。口服中毒者应尽快用清水或2%~4%碳酸氢钠溶液彻底洗胃。

2. 急性中毒以对症治疗为主，重度中毒者应加强支持治疗，重度拟除虫菊中毒出现肺水肿者，可用少量阿托品治疗，但应避免过量造成阿托品中毒。

3. 控制抽搐对急救该类杀虫剂中毒至关重要，目前国内较多用地西泮或巴比妥类药肌内或静脉注射。抽搐未发作前可预防性使用，抽搐控制后应维持用药，防止再抽搐。剂量视病情而定。

4. 阿托品只能用于对症治疗，控制流涎和出汗等症状，剂量0.5~1mg，肌内或皮下注射，发生肺水肿者可增大至1~2mg/次，但总量不宜大，达到控制症状即可。切切不可企图用阿托品来作解毒治疗，否则将加重抽搐，甚至促进死亡，已有此类教训，应引以为戒。

5. 重症伴肺水肿或严重心肌损害，及有全身变态反应者（如哮喘）应加用糖皮质激素。发生过敏性休克反应者应立即皮下注射肾上腺素（1:1000）0.5~1ml。曾有一喷洒溴氰菊酯中毒病例，刚作业1分钟后即突然发生呼吸困难，喉部阻塞感，两肺哮鸣音，经注射肾上腺素和地塞米松，15 分钟后治愈。

6. 输液利尿增加排毒，适当补充碳酸氢钠等碱性溶液，并给葡醛内酯（肝太乐），以利毒物分解、代谢，并排出体外。

7. 除虫菊酯与有机磷混配的杀虫剂急性中毒者，应先根据急性有机磷中毒的治疗原则进行处理，而后给予相应的对症治疗。

［二］预后评价

轻、重急性中毒患者经对症及支持治疗后，一般预后较好，多于数天内痊愈，且无明显后遗症。

（张解放）

第四节　沙蚕毒素类杀虫剂

沙蚕毒素类杀虫剂是 20 世纪 60 年代开发兴起的一种新型有机合成的仿生杀虫剂。1934 年，新田清三郎发现蚊蝇、蝗、蚂蚁等在沙蚕（即异足索沙蚕）死尸上爬行或取食后会中毒死亡或麻痹瘫痪。1941 年，他首次从沙蚕体内分离出一种活性物质，并取名为沙蚕毒素（NTX）。1964 年，发现这种毒素对水稻螟虫具有特殊的毒杀作用。按照沙蚕毒素的化学结构，仿生合成了一系列能作农用杀虫剂的类似物，如杀螟丹、杀虫双、杀虫单、杀虫环、杀虫蟥等，统称为沙蚕毒素类杀虫剂，也是人类开发成功的第一类动物源杀虫剂。

1. 特性　具有杀虫谱广、多种杀虫作用，对害虫具有很强的触杀和胃毒作用，还具有一定的内吸和熏蒸作用，有些品种还具有拒食作用，低毒低残留，对家蚕毒性很强，且残毒期长。作用机制特殊，沙蚕毒素杀虫剂的某些品种对某一些作物有不良影响。

在体内吸收后一般生成有毒的沙蚕毒素及二氢沙蚕毒素，它们较母体化合物更容易透过血脑屏障，引起中枢神经损害。

2. 中毒作用机制　沙蚕毒素杀虫剂与有机磷、氨基甲酸酯、拟除虫菊酯等杀虫剂虽同属神经毒剂，但作用机制不同。其作用部位是胆碱能突触，主要是竞争性占据胆碱能神经递质的受体，阻断突触。它们对神经 - 肌肉的阻滞作用，与左旋筒箭毒碱类似，但作用明显较后者缓慢，小剂量以周围性神经 - 肌肉阻滞为主，大剂量可直接作用于中枢神经。此外，它们也有轻度的抗 ChE 活性，可兴奋 M 胆碱受体。沙蚕毒素在与受体结合时，是以它的硫醇基团（-S-OH）与受体的疏基形成二硫键（-S-S-），从而攻占受体的。因此，体内很多具有重要功能的疏基酶，也可通过二硫键的形式受到损害，这也是疏基类络合剂可用于解毒治疗的药理基础。无论是对受体的攻占还是对疏基酶的损害，毒作用都是可逆的。由于作用靶标的不同，与有机磷、氨基甲酸酯、拟除虫菊酯等杀虫剂无交互抗药性问题，在防治害虫中，也未产生交互抗药性的现象，因此，对上述三类杀虫剂产生抗药性的害虫，采用沙蚕毒素杀虫剂防治仍然有很好的效果。

一、诊断分析

1. 有沙蚕毒素类农药的接触史。

2. 临床表现

（1）中毒潜伏期短，一般 0.5～1 小时，短者 10～15 分钟，长者也只有 2 小时左右。

（2）轻度中毒主要表现为头晕、眼花、心悸、乏力、流涎、面色苍白、肌束震颤等中毒症状和恶心、呕吐、上腹不适及腹痛等消化道症状，有些病例尚伴有低热和轻、中度意识障碍。

（3）严重中毒有烦躁不安、全身肌肉抽动、抽搐和昏迷、瞳孔缩小、对光反射迟钝，并可因呼吸肌麻痹致呼吸衰竭，大量误服尚可致心、肝、肾等脏器损害。死亡多发生在中毒后的 24 小时内，死因为呼吸衰竭及（或）心肌损害所致严重心律失常，但病死率甚低。

二、治疗措施及预后评价

[一] 治疗措施

1. 清洗排毒宜用碱性液体，皮肤污染用肥皂液，洗胃和洗眼用 2%～4% 碳酸氢钠液，以促使毒物分解失效。洗胃后可给药用炭吸收残余毒物，导泻可用油类泻剂（如蓖麻油等）。

2. 解毒治疗可同时使用以下两类药物

（1）阿托品：于动物试验和人体中毒均证实有解毒作用，除拮抗 M 胆碱受体兴奋的毒作用外，对该类农药其他毒作用的拮抗机制尚不太明了；其用法与用量与有机磷中毒明显不同，只能用较小剂量，轻、中度中毒单次用 0.5～1.5mg，1～4 小时肌内注射一次，不需阿托品化；重度中毒每次可用 2～3mg，每 1/4～1 小时肌内或静脉注射一次，好转后即减量为 1mg，每 8～12 小时肌内注射一次，维持用药时间 2～3 天即可；对有烦躁不安者，也可改用东莨菪碱。

（2）巯基类络合剂：对该类农药占据受体时与受体的巯基结合（包括其他巯基酶）有竞争性阻断作用，可选用 L－半胱氨酸 0.1g/次，肌内注射，每日 1～2 次，用 2～3 日，也可用二巯丙磺钠，轻、中度中毒作肌内注射，每次 0.25g，6 小时 1 次，用 1 日即可；重症首剂可改作静脉注射，剂量不变，其他仍肌内注射，第 2 日如病情需要再肌内注射 0.25g/次，用 2～3 次即可，间隔时间可延长至 8～12 小时。以上两类解毒药均宜早用。

3. 发生抽搐者应及时使用地西泮或巴比妥类药等控制抽搐，具体剂量及用法请参考中毒性脑病的急救与治疗。

4. 凡有发绀者应予吸氧，并设法改善患者的通气功能，包括人工机械通气。该类农药并不引起高铁血红蛋白血症（注意除外与杀虫脒等甲脒类农药合用），故无须使用亚甲蓝治疗。

5. 忌用肟类复能剂，否则将加重 ChE 的抑制和加重病情。

[二] 预后评价

所有中毒，包括昏迷在内，若持续时间不长，一般均可顺利恢复，死亡率甚低。

（仝雯）

第五节　杀鼠剂中毒

杀鼠剂是一种用来控制和消灭鼠害的一类农药，其种类繁多，毒作用不一，具有无色、无味、毒性强、易得到等特点，容易对社会治安、环境保护和人畜生命造成严重危害。近年来，由于非法鼠剂的生产销售屡禁不止，在许多地方特别是广大农村地区，鼠药泛滥成灾，主要为误食毒饵、投毒、自杀或食用中毒禽、畜后所致的二次中毒。

杀鼠剂目前有相当一部分缺乏毒物分析和特效解毒药。因此，早期对接触史、误服史的了解，仍是诊断的有效手段。早期正确的治疗，对中毒患者的症状控制和预后有积极的意义。

杀鼠剂种类较多，我国常用的灭鼠剂按其作用快慢可分为两类，速效灭鼠剂和缓效灭鼠剂。前者毒性高，很快或当场见到灭鼠效果。如毒鼠强、有机氟、磷化锌等；后者毒性相对较低，且发病隐匿，如抗凝血类杀鼠剂、敌鼠、杀鼠灵、溴敌隆等。根据其作用机制、化学结构又可分为以下几类。

1. 抗凝血类杀鼠剂　这是使用最多，国家批准的慢性杀鼠剂，如杀鼠迷、敌鼠、敌鼠钠、克灭鼠、氯敌鼠、溴鼠隆、溴敌隆、杀它仕等。

2. 中枢神经系统兴奋剂（痉挛剂）　代表化合物是毒鼠强，还有毒鼠硅、甲基鼠灭定、氟乙酰胺、氟乙酸钠、氟乙醇、甘氟，其他还有毒鼠碱、鼠立死等。

3. 取代脲类　如安妥、捕灭鼠、抗鼠灵等。

4. 有机磷酸酯类　如毒鼠磷、溴代毒鼠磷、除毒磷等。

5. 无机化合物　如磷化锌、磷化铝、硫酸铊、碳酸钡等。

6. 天然植物性杀鼠剂　如红海葱、土的宁等。

本节重点介绍毒鼠强、简要介绍杀鼠灵。

毒鼠强

毒鼠强为国家禁止生产、销售及使用的剧毒灭鼠剂。商品名有三步倒、一扫光、没命鼠、王中王、速杀神、灭鼠王、华夏药王、毒鼠灵、强力鼠药、神猫灵等，化学名称四亚甲基二砜四胺（tetramine）。Wood 和 Bettye 在 1933 年报道，磺酰胺和甲醛相互作用，可生成一种透明、稳定的树脂，后被用作家具制造中的浸泡剂、强化剂和抗霉菌剂，此后，在德国一些家具制造厂工人中屡次发生中毒事故，这种树脂从而引起了人们的重视，其结构很快被人们了解，这就是后来被称为毒鼠强的物质，1949 年首先由原西德拜耳公司合成。

1. 理化性质　毒鼠强无臭无味，白色粉末或结晶状，分子式 $C_4H_8O_4N_4S_2$，化学结构式为环状，化学性质稳定，微溶于水（溶解度约 0.25mg/ml）、氯仿和丙酮，难溶于乙醇，熔点 250~254℃，在 255~260℃ 或在持续沸水中可分解。工业原粉纯度一般在 30%~60%，市场上销售的多为原粉加上 30~300 倍的填充辅料制成，多数为粉末状。

2. 吸收和代谢　毒鼠强可经消化道和呼吸道吸收，能通过口腔黏膜和咽部黏膜迅速吸收，但不易经完整皮肤吸收。动物实验证实，毒鼠强经胃肠进入机体后以原形存留体内，约 8 小时即均匀分布于全身各组织、器官，对多个脏器均有不同程度损害，并通过血液进入中枢神经系统发生毒性作用。毒鼠强排出的速度较慢，中毒后 10 天血中尚可检测到毒鼠强，最长者 6 个月后尿中也检不到毒鼠强浓度。尸检发现，毒鼠强中毒后，患者脑、胃肠黏膜、心、肝、肺、脾、肾等器官均有充血，水肿和广泛出血，可见严重的蛛网膜下腔出血、肺水肿及肺间质瘀血。尸检组织光镜检查见脑组织瘀血水肿显著，延髓散在多处点灶状出血；肝细胞水肿变性；心肌细胞水肿，乳头肌多发性肌溶坏死灶及心肌收缩带坏死；部分肾小管内有钙盐沉着及透明管型。

3. 毒性　毒鼠强对大鼠经口 LD_{50} 为 0.1 ~ 0.3mg/kg，为氟乙酰胺的 3 ~ 30 倍，小鼠 MLD 为 0.2mg/kg，经皮下 MLD 为 0.1mg/kg，对人 LD_{50} 为 0.1mg/kg，对人的致死量约 12mg。毒鼠强毒性比氰化钾高 100 倍，比砒霜高 300 多倍，由于其结构特殊，化学性质稳定，在环境和生物体内代谢缓慢，不易降解，因而有严重的二次中毒作用。

4. 中毒途径　中毒途径多由于生产、包装毒鼠强工作的职业性接触；误食、误服灭鼠毒饵米，进食混有毒饵的饭菜，小儿偷食灭鼠饼干及其他食品；投毒者造成的水源、食物污染；环境造成的饮用水、粮食污染；自杀者服用含毒鼠强的灭鼠剂等。

5. 毒作用机制　毒鼠强属神经毒性灭鼠剂，毒性作用主要表现为兴奋中枢神经，具有强烈的致惊厥作用，但对周围神经、骨骼肌及神经 – 肌肉接头没有明显影响。目前认为致惊厥作用是拮抗 γ – 氨基丁酸（GABA）的结果，即毒鼠强阻断了 GABA 受体，这种作用是可逆的。GABA 是中枢神经系统的一种抑制性递质，对中枢神经具有强而广泛的抑制作用。GABA 被毒鼠强抑制后，中枢神经呈现过度的兴奋而导致惊厥、中毒性脑病，以致死亡。

一、诊断分析

1. 有明确的毒鼠强接触史或遇有进食后数分钟至半小时即出现恶心、呕吐、抽搐和意识障碍者应高度警惕毒鼠强中毒。

2. 潜伏期　中毒潜伏期甚短，摄入后最短 5 ~ 20 分钟发病，长者仅数小时左右，多数在进食后 0.5 ~ 1 小时内发病，其长短与毒物摄入量直接相关。

3. 中毒期临床表现　中毒症状的轻重与接触量密切相关。

（1）消化系统：中毒者均有恶心、呕吐，上腹部烧灼感和腹痛，严重者有呕血。中毒后 3 ~ 7 天部分患者肝肿大、肝区疼痛。

（2）神经系统：首先症状有头痛、头晕、无力、口唇麻木、醉酒感、惊恐不安、动作失调，继之出现神志模糊、躁动、四肢抽搐或阵发性强直性抽搐，甚至角弓反张，突出的表现是严重程度不等和发作间隙相异的反复癫痫大发作样抽搐，甚至呈癫痫持续状态，意识丧失，可在数十分钟内死于呼吸麻痹。摄入超过致死剂量者常因呼吸肌麻痹迅速死亡。

（3）循环系统：一般有心悸、胸闷，出现窦性心动过缓、过速，部分心电图有心肌损伤或缺血性改变。

（4）多脏器功能失常综合征（MODS）：严重病例可出现伴有呼吸功能、脑、心、肝、胃肠、肾功能不全的多脏器损伤，亦可伴有脑水肿、肺水肿，甚至多脏器衰竭的临床表现。

4. 后继表现　部分患者于首次发病治愈后 30 天左右，可再次出现类似抽搐症状，一日可发作十余次；亦可出现精神异常的表现，以抗惊厥和抗精神病药物均能有效控制。

5. 实验室检查　血、尿常规一般无明显异常，少数可有 WBC 增高；部分患者中毒后 3 天血清 ALT、AST、CK、LDH、α－HBDH 升高；肾功能、血电解质无明显异常。

毒物鉴定：可将患者剩余食物、呕吐物、首次洗胃液、血和尿做毒物鉴定，目前常用的方法是气相色谱法、色谱－质谱联用技术、固相萃取－GC/NPD 法、GC/MS 选择离子检测法和漫反射 FTIR 光谱技术等。

6. 脑电图　脑电图检查可见轻－中度异常，严重者可记录类似癫痫大发作波形。

7. 鉴别诊断　毒鼠强中毒需注意与其他神经性灭鼠剂相鉴别。如有机氟灭鼠剂、杀鼠嘧啶等也会引起惊厥，但它们吸收后需要经体内代谢，导致代谢异常，才会致痉挛，潜伏期相对较长，而毒鼠强经口腔黏膜及胃肠吸收后，无需经体内代谢，直接致痉挛，故潜伏期相对较短。

临床诊断中与毒鼠强最易发生混淆的是氟乙酰胺，氟乙酰胺所有的神经系统、心血管系统和肝脏损害症状，毒鼠强中毒均可出现；实验室检查氟乙酰胺中毒后血柠檬酸增高（正常全血柠檬酸值 2.5mg/dl，血清柠檬酸值 3.426mg/dl），血氟和尿氟增高［正常血氟 0.2~0.5mg/dl，尿氟（1.66±1.4）mg/L］，血氟升高有诊断价值，尿氟 >4mg/L 可有参考诊断价值。

脑电图的异常也有助于与其他灭鼠剂相鉴别。

毒鼠强中毒患者往往初诊时陈述不清，常常容易误诊为"食物中毒"，"癫痫持续状态"或"非特异性脑炎"，即使判断为灭鼠剂中毒，也无法肯定是哪一种成分的杀鼠剂，除了要掌握正确的抢救方法外，还要了解杀鼠剂的种类、成分、性质、中毒的症状、机制、检验确诊方法等知识，及时判断、鉴别。

二、治疗措施及预后评价

［一］治疗措施

1. 及时清除毒物　口服中毒者立即用清水或 0.05% 高锰酸钾液或 3%~5% 鞣酸液彻底洗胃，总量不少于 10L；保留胃管 24 小时，隔 4~6 小时再洗一次，重复 2~4 次，每次可注入活性碳 50~100g（儿童 1g/kg），短期保留后抽吸干净。如发生惊厥则先予以控制后再洗胃。忌催吐，以免引起惊厥。皮肤污染者用清水彻底冲洗。

2. 保持呼吸道通畅　该毒物目前尚无特殊解毒剂，主要是对症处理。置患者于安静、遮光环境中，减少刺激；保持呼吸道通畅，保证供氧，密切观察呼吸状态，如呼吸抑制或停止，应及时气管插管或气管切开予机械通气。忌用阿片类或咖啡因等。

3. 控制抽搐　全身肌肉反复而持久地抽搐和痉挛，导致呼吸肌痉挛性麻痹或窒息是患者死亡的主要原因。同时，全身痉挛、抽搐及癫痫样大发作，还可导致骨骼肌损伤加重脑水肿及其他器官组织缺血缺氧，进而诱发 MODS。故尽快、彻底控制抽搐是提高抢救成功率的关键。

（1）地西泮（安定）：为神经性灭鼠剂抗惊止痉治疗的首选药物，可以加强或易化 GABA 的抑制性神经递质的作用。一般 10~20mg 肌内注射或缓慢静脉注射，必要时可重复使用，也可以每小时 5~10mg 的速度静脉滴注；在四肢痉挛似癫痫持续状态可超最大限用量，12 小时内用量可达 50~150mg。儿童、老人宜减量，用量因患者个体差异而有所不同。

（2）速效巴比妥药物：如异戊巴比妥，具有拟 GABA 的作用，一般 $0.2 \sim 0.5g$ 缓慢静脉注射。

（3）丙戊酸钠：可提高脑内 GABA 的浓度，刺激兴奋 GABA 受体，加强 GABA 的抑制作用，每次 $0.2g$ 静脉注射或静脉滴注，也可肌内注射，症状控制后可改为口服。

4. 血液净化治疗　血液净化治疗是目前唯一证实能有效彻底清除体内毒鼠强的方法，常选用血液透析（HD）、血浆置换（HE）和血液灌流（HP）。需多次治疗，再次治疗时间间隔一般在 $8 \sim 24$ 小时间。

5. 综合治疗　治疗上除制止抽搐及清除毒物外，应加强综合治疗措施，积极防治MODS。尽早使用脱水剂甘露醇及肾上腺糖皮质激素以减轻脑水肿，防止脑疝形成；加用神经营养剂，如 γ－氨酪酸、北拉西坦，可增加脑中 GABA 的含量；维生素 B_6 可增加脑组织内 GABA 的合成，一般 $900mg/d$，分次静脉滴注；氧自由基清除剂可以保护并避免细胞生物膜进一步受损，改善细胞代谢；大剂量维生素 C、能量合剂、1，6－二磷酸果糖和辅酶 A 均可使用，可减轻中毒症状，保护多脏器功能；维持水电解质及酸碱平衡、防止感染、积极对症支持治疗在综合治疗中起重要作用。

6. 阿曲库胺（卡肌宁）药物的应用　卡肌宁是快速短效去极化型肌肉松弛药，松弛骨骼肌解除肌痉挛，适合急性毒鼠强重症中毒患者应用，首剂 $0.5mg/kg$ 或 $12.5 \sim 25mg$，静脉注射，可维持肌肉松弛 35 分钟，然后以 $5 \sim 10\mu g/ (kg \cdot min)$ 维持，可使肌肉松弛时间延长，配合安定抑制中枢神经，因该药同时抑制呼吸肌，故需配合机械通气使用。

7. 后继治疗（恢复期）　中毒性脑病是毒鼠强中毒的主要后遗症。高压氧治疗是恢复期的主要治疗措施，一般为 $1 \sim 3$ 疗程。治疗机制为：

（1）高压氧能增加肾小球的滤过率，促进肾脏将毒物排出体外，促进正常的三羧酸循环及早恢复，使物质能量代谢正常进行。

（2）高压氧能为肝脏提供充分的血供和氧供，增强了肝细胞的解毒功能，使已受损的肝细胞修复。高压氧能增加脑组织及脑脊液的氧含量，提高脑组织的氧分压及氧弥散量及弥散距离，从而通过改善各组织的缺氧状态，促进有氧代谢 ATP 的生成提高能量代谢，促进受损脑细胞的恢复，在高压氧状态下，椎－基底动脉系统血供增加，因此改善脑干网状上行激活系统的功能，有助于促进昏迷的苏醒。

严重中毒恢复后，可继续服用丙戊酸钠或苯妥英钠等抗癫痫药物 2 个月左右，以预防类似抽搐的发生。

［二］预后评价

毒鼠强中毒的早期诊断、及时治疗与预后密切相关。

联合应用多种血液净化技术治疗重症毒鼠强中毒，能清除血浆中毒鼠强，明显改善患者预后，但须尽早进行。熟练掌握和实施血液净化各种技术的护理队伍及维持血液净化持续进行的各护理单位的协调合作是成功救治的关键。

杀鼠灵

杀鼠灵是我国 20 世纪 50 年代发展的第一个抗凝血亲鼠剂。

杀鼠灵又名华法灵、灭鼠灵，化学名称为 3－（丙酮基代苄基）－4－羟基香豆素。杀鼠灵属 4－羟基香豆素类广谱抗凝血杀鼠剂，具有慢性毒力高，对鼠类适口性好、安全、高效、不产生"二次中毒"等特点，是国家重点推荐的杀鼠剂品种之一。

1. 理化性质 白色无味针状结晶，难溶于水，可溶于乙醇，易溶于丙酮，其钠盐可完全溶于水。

2. 接触机会 本品生产、加工与毒饵配制、施用过程、误食、误服均可引起中毒。杀鼠灵属中等毒性农药，亦可引起二次中毒，属羟基香豆素类抗凝血杀鼠剂。

3. 毒性 属于中等毒性农药。经胃肠道、呼吸道（粉尘）及皮肤吸收，胃肠道吸收完全。由于杀鼠灵的化学结构与维生素 K 相似，进入体内后与维生素 K 竞争，取代生物酶中维生素 K，从而抑制肝脏合成一些参与凝血反应必不可少的物质（其合成依赖于维生素 K），造成凝血时间和凝血酶原时间延长。此外，尚能引起毛细血管渗透性增加，极轻微的创伤即可导致出血。

4. 发病机制 中毒机制是干扰肝脏对维生素 K 的作用，抑制凝血因子 II、VII、IX、X，影响凝血酶原合成，使凝血时间延长，代谢产物可破坏毛细血管壁。本类毒物作用缓慢，鼠中毒后 3～4 天才死亡，人口服后也要 3～4 天才出现症状，且有蓄积作用。另外，杀鼠灵分解产生的亚苄基丙酮在足量时引起毛细血管损害，极轻微的创伤即可导致出血。

一、诊断分析

1. 有明确的接触史或食入杀鼠灵史；或既往身体健康、突然发生的不明原因出血。

2. 临床表现

（1）潜伏期：一般较长，1～3 天后出现出血症状。误食后早期有恶心、呕吐、腹痛、头晕、乏力等症状。

（2）出血症状：轻度中毒者往往在损伤处如创口、溃疡面、针刺及刷牙后出现渗血。随病情的发展，可见自发性出血现象，常见鼻出血、齿出血、皮肤紫癜、咯血、便血、呕血、尿血等全身广泛性出血。严重者由于内脏器官大量出血发生失血性休克或内出血而引起颅内压增高。

（3）其他：部分患者有肝脏损害和关节疼痛、腹痛、低热等症状。

（4）试验治疗：必要时，给予维生素 K_1 10mg，肌内注射，如症状好转和凝血酶原时间 24 小时后改善，有助于诊断。

3. 实验室检查

（1）凝血和凝血酶原时间延长。

（2）胃内容物毒物鉴定阳性。

（3）尿中检出杀鼠灵及其代谢产物 5，6，7，8 - 羟基杀鼠灵。

4. 鉴别诊断 需要鉴别的疾病有严重肝病、血友病、血小板减少性紫癜、弥散性血管内凝血、流行性出血热等。

二、治疗措施及预后评价

［一］治疗措施

1. 清除毒物 食入者需催吐、洗胃、导泻。皮肤接触者用肥皂彻底清洗。眼部污染者用清水彻底冲洗。

2. 及早足量使用特效拮抗剂 维生素 K_1 10～20mg，肌内注射或以葡萄糖液稀释后缓慢静脉注射，每日 2～3 次，重度中毒可用维生素 K_1 静脉滴注，每日 120mg。出血症状好

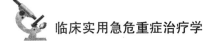

转后逐渐减量，一般连续用药 10 ~ 14 天，出血现象消失、凝血酶原时间及凝血酶原活动度正常后停药。

3. 应用糖皮质激素及维生素 C，肾上腺糖皮质激素可以减少毛细血管通透性、保护血小板和凝血因子、促进止血、抗过敏和提高机体应激能力，可酌情使用，并同时给予大剂量维生素 C 及芦丁。必要时输新鲜血。

4. 对症及支持疗法，保护肝、肾、脑等主要脏器。

5. 有内脏器官出血时应及时救治，严重出血患者，为了迅速止血可静脉滴注全血、新鲜冻血浆或凝血酶原复合浓缩物。要特别警惕脑出血等险症。

［二］预后评价

预后取决于中毒程度和救治是否及时、正确。

（张解放　刘宇光）

第六节　除草剂中毒

近年来，化学除草剂发展很快，目前世界范围内应用的已有 100 多种。发达国家除草剂的使用已占农药的第一位。随着农业的发展，我国使用除草剂的数量与品种已逐渐增加。在各类除草剂中，以百草枯、2，4 - 滴及五氯酚钠等少数品种毒性较大，常有中毒病例报道。而其他除草剂多为低毒，使用中多仅有皮肤刺激，口服后有胃肠症状。近年来，由于误服、自服或投毒导致百草枯中毒的发生率较高，如不及时积极综合治疗，病死率高，故本节重点介绍百草枯、简要介绍五氯酚钠及溴苯腈。

百草枯

百草枯（PQ），又名对草快，国内商品名为克芜踪，为联吡啶类除草剂。化学名 1，1 - 二甲基 - 4，4 - 联吡啶阳离子盐，一般制成二氯化物，或二硫酸甲酯。纯品为白色结晶，商品用 20% 克芜踪为蓝色溶液。在酸性及中性溶液中稳定，遇碱水解，对金属有腐蚀性。本品属速效触杀性除草剂，喷洒后能很快发挥作用，接触土壤后迅速失活，因此，在土壤中无残留，不会损害植物粮部。20 世纪 50 年代末，百草枯的除草作用被发现，1962 年，首次进入市场广泛应用在多种作物上，帮助提高农业产量，但对人、畜有很强的毒性作用。自 1966 年 Bullivant 首次报道百草枯中毒死亡病例后，以后中毒死亡报道逐年增加，早期的死亡率最高达 87.8%。目前本品已在 100 多个国家登记注册使用。

1. 理化特性　百草枯纯品为白色结晶体。工业品为黄色固体。熔点约 300℃，相对密度 1.24 ~ 1.26（20℃），蒸气压 < 0.1mPa，不易挥发，易溶于水，微溶于低级醇类，不溶于烃类溶剂。在酸性和中性条件下稳定。可被碱水解，遇紫外线分解。惰性黏土和阴离子表面活性能使其钝化。水剂非可燃性。分解产物可有氯化氢、氮氧化物、一氧化碳。不能与强氧化剂、烷基芳烃磺酸盐湿剂共存。

百草枯属中等毒类，大鼠经口 LD_{50} 为 110 ~ 150mg/kg。百草枯对人的毒性较强，中毒后病死率较高，人经口致死量为 2 ~ 6g（20 ~ 40mg/kg，20% 溶液百草枯 5 ~ 15ml），也有

1g 致死的报告。

2. 吸收与代谢　百草枯可经胃肠道、皮肤和呼吸道吸收，因其无挥发性，一般不易经吸入发生中毒。口服是中毒的主要途径，口服吸收率为 5% ~ 15%，吸收后 2 小时达到血浆浓度峰值，并迅速分布到肺、肾脏、肝、肌肉、甲状腺等，其中肺含量较高，存留时间较久。百草枯在体内可部分降解，大部分在 2 日内以原形经肾脏随尿排出，少量亦可从粪便排出。

3. 中毒的机制　百草枯中毒的机制目前尚不完全清楚。一般认为它是一个电子受体，作用于细胞内的氧化还原反应，生成大量活性自由基，引起细胞膜脂质过氧化，造成组织细胞的氧化性损害，由于肺泡细胞对百草枯具有主动摄取和蓄积特性，故肺脏损伤为最突出表现；亦有认为体内细胞有复杂的酶和其他防御机制来防护氧化还原反应中产生的"活性氧"的毒性导致细胞死亡及组织损伤。还有认为百草枯分子直接对细胞起毒作用。

本品具有多系统毒性，主要损害上皮组织，肺为主要靶器官，故称为百草枯肺。

一、诊断分析

1. 确切服毒史，即明确服用过百草枯。

2. 临床表现

（1）消化系统：可有恶心、呕吐、腹痛、腹泻等胃肠道症状及中毒性肝病表现，如肝区疼痛、肝大、血胆红素升高及肝功能异常等。经口中毒者有消化道化学损伤表现，如口腔、食管及胃肠黏膜糜烂，溃疡或消化道出血。

（2）呼吸系统（症状最突出）：咳嗽、咳痰、胸闷，重者呼吸困难、发绀，肺部湿啰音。24 小时内肺水肿、出血，1 ~ 3 天死于 ARDS；该药致肺纤维化能力强，肺纤维化常在第 5 ~ 9 天发生，2 ~ 3 周达高峰，而导致肺功能障碍，重者因呼吸衰竭而死亡。

（3）泌尿系统：可有膀胱炎表现，亦可出现血尿、蛋白尿、管型、尿素氮升高等，重者发生急性肾衰竭。

（4）中枢神经系统：表现头晕、头痛、幻觉、昏迷、抽搐。

（5）皮肤黏膜：出现红斑、水疱和溃疡等接触性皮炎表现，眼部接触可引起结膜和角膜灼伤。

（6）其他：可有发热、血压下降、中毒性心肌损害、纵隔及皮下气肿、鼻出血、贫血等。

3. 实验室检测　百草枯定性和定量分析。

4. 据病情临床可分轻型、中到重型、急性暴发型。

二、治疗措施及预后评价

[一] 治疗措施

百草枯中毒无特效解毒剂，早期应采取一切措施阻止其继续吸收，防止肺纤维化发生。

1. 皮肤被污染应立即用肥皂水彻底清洗；眼部污染应立即用清水冲洗 10 ~ 15 分钟。

2. 阻止毒物继续吸收　经口服中毒者应及早催吐、洗胃、灌肠、导泻。洗胃是重要的措施，以碱性液体洗胃，洗胃后同时加用吸附剂（活性炭或 15% 漂白土）以减少机体对毒物的吸收，继之应用甘露醇或硫酸镁导泻。由于百草枯有腐蚀性，洗胃时要小心，以免引起食管或胃穿孔和出血。

3. 加速毒物排泄　利尿及血液灌流，应尽早使用，血液灌流应在 6 小时内最好，可以连续 2~3 天或至体液中不能测到百草枯为止。

4. 减轻毒物损伤，防止肺纤维化　百草枯中毒患者所有的治疗应赶在肺损害之前进行。

（1）应仔细观察肺部体征（呼吸频率、动度、肺部啰音），2~3 天摄胸片或胸部 CT，每日监察血氧饱和度至少 3 次（早中晚各一次），及时发现并处理肺部病变。

（2）自由基清除剂，如维生素 C、维生素 E、维生素 A、超氧化物歧化酶（SOD）等。有实验报告谷胱甘肽、茶多酚能提高机体抗氧化能力，对百草枯中毒有改善作用。

（3）避免氧疗，降低肺组织受氧气损害。氧气治疗可加速氧自由基形成，促进死亡，故一般在动脉氧化分压 <40mmHg 时才给予 >21% 浓度氧气治疗。禁用高压氧（氧气能够增强百草枯的毒性）。

（4）中毒早期应用糖皮质激素与免疫抑制剂，如氢化可的松、地塞米松、甲泼尼龙及免疫抑制剂环磷酰胺、硫唑嘌呤、氟尿嘧啶等可减轻肺纤维化。

5. 对症与支持疗法　保护肝、肾、心功能，防治肺水肿，加强对口腔溃疡、炎症的护理，积极控制感染。

6. 血液灌流。

7. 肺移植。

［二］预后评价

百草枯中毒患者，如出现肺部损害，预后往往不好，早期没有死于多脏器衰竭、食管穿孔的中度中毒患者，多渐发展为肺纤维化，并在数周内死于呼吸衰竭。一旦发生肺损害，死亡几乎不可避免，故对中毒患者要密切观察肺部症状、体征，动态观察胸部 X 线片及血气分析，以有助于早期确定肺部病变。

五氯酚钠

五氯酚钠纯粉为无色针状结晶，原粉为淡黄色颗粒状结晶，有特殊氯臭味，易溶于水、醇和丙酮。水溶液呈碱性；不溶于石油和苯，阳光照射下易分解。

五氯酚钠属高毒类，是一种强杀菌剂，也是一种广谱除草剂，对人、畜的毒性大。大鼠经口 LD_{50} 为（126±40）mg/kg，成人由各种途径进入的急性致死量均为 2g 左右。高温下毒性增强。

饮食污染五氯酚钠的食物（如粮食和毒死的禽、畜、鱼类等）和水以及吸入或沾染皮肤均可发生中毒。环境温度升高，可增加其毒性作用。

五氯酚钠主要激活细胞的氧化磷酸化过程，同时抑制其磷酰化过程，以致氧化过程受激活所产生的能量不能通过磷酰化过程转变为三磷酸腺苷和磷酸肌酸的形式储存，以热能散发，故出现临床一系列症状。

一、诊断分析

1. 潜伏期为数小时（也有停止接触后 2~3 天）。接触或口服大量五氯酚钠中毒的患者多在数小时内出现症状，可于 24 小时内死亡。

2. 皮肤接触者，可出现皮肤灼热感，轻微疼痛，接触性皮炎；眼部污染可引起眼刺痛、流泪、结膜炎。

3. 口服者可有口、咽部烧灼感恶心、呕吐、腹痛等症状。

4. 轻度或中毒早期表现头痛、头晕、食欲减退、恶心、呕吐、腹痛、乏力、下肢沉重及麻木感、肌肉疼痛、出汗、发热等。中度中毒表现头晕、头痛、多汗、下肢乏力、低热、烦渴、心悸、气急、胸闷。

5. 重度中毒则在出现早期症状数小时后，病情突然加重，患者体温迅速上升，可达40℃以上，大汗，腹泻，皮肤潮红，眼结膜充血，心率加快，烦躁不安，抽搐，极度疲乏无力，全身疼痛明显；部分患者有皮肤瘀斑、心肌损害。开始血压上升，以后下降。严重者常发生脱水、酸中毒、肺水肿等。最后可因昏迷、呼吸和循环衰竭而死亡。

6. 重度中毒急性期后可有肝、肾损害的表现。

7. 吸入性中毒常发生呼吸道黏膜刺激症状和间质性肺炎。

8. 尿五氯酚增高，基础代谢率增高，常有血糖增高及糖尿。

9. 早期常需与中暑、感冒、上呼吸道感染及急性胃肠炎相鉴别。

二、治疗措施及预后评价

[一] 治疗措施

1. 无特效解毒剂。

2. 接触者应立即脱离现场，污染的皮肤用大量清水冲洗。

3. 口服者给催吐，用清水、肥皂水或2%碳酸氢钠溶液彻底洗胃、导泻，并可将牛奶或生蛋白注入胃中。有轻度症状者应观察24小时。

4. 早期尤其是发热早期，应积极采取降温措施，如物理降温（如冰袋、冷湿敷、风扇等），及人工冬眠疗法。严重者亦可早期、适量、短程给予肾上腺糖皮质激素。

5. 对症和支持治疗

（1）合理补液，同时给予大量维生素B、维生素C、三磷酸腺苷、辅酶A等。

（2）维持水、电解质平衡。

（3）必要时吸氧或使用抗甲状腺药物如他巴唑等以降低机体代谢率。

（4）积极防治脑水肿。

6. 禁用阿托品和巴比妥类药物，因前者可抑制出汗散热，后者可增加本品毒性。慎用解热镇痛药，防止增加出汗引起虚脱。

[二] 预后评价

本品在体内代谢迅速，排泄较快，无蓄积作用，患者如能度过24小时，预后较好。

溴苯腈

溴苯腈又名伴地农、佐丹，化学名称为3，5-二溴-4-羟基-1-氰基苯。纯品为白色无气味固体，工业品略带灰褐色结晶，是法国Rhone-Poulene研发的苯腈类除草剂，在美国、加拿大特别是欧洲各国和澳大利亚等国家现已广泛使用，已证明它对作物的安全性和高效的除草性能。

溴苯腈以它的辛酸酯、钠盐，钾盐的形式在国外被广泛用作选择性芽后茎叶处理触杀型除草剂。溴苯腈贮存稳定，和其他除草剂一般不发生反应，除单用外，还可以和多种除草剂混配，扩大除草谱。

溴苯腈属中等毒性除草剂。原药大鼠急性经口 LD_{50} 为 190mg/kg，小鼠急性经口 LD_{50} 为 110mg/kg，大鼠急性经皮 $LD_{50} > 2\,000mg/kg$，大鼠急性吸 LC_{50} 为 0.38mg/L。对皮肤和眼睛无刺激作用。无致畸、致癌或致突变性。溴苯腈经口给大鼠及狗染毒后，约 4 天内在体内迅速代谢及清除。大鼠经口给 ^{14}C 标志的溴苯腈，吸收及代谢迅速，染毒量的约 40% 随尿排出，47% 随粪排出。

溴苯腈属于有机氰化物（腈类），分子中含有氰基（CN^-）其毒性取决于在体内析出的 CN^-，析出的 CN^- 在体内能迅速抑制细胞内的各种氧化酶、脱氢酶、脱羧酶，其中细胞色素氧化酶最为敏感，且还原为带二价铁的还原型细胞色素氧化酶受阻，从而抑制细胞氧化酶的活力，使氧化磷酸化断偶联，造成组织细胞不能及时获得和利用氧，因而产生"细胞内窒息"。另腈类化合物还有直接抑制中枢神经系统作用。

一、诊断分析

1. 有确切溴苯腈除草剂接触或服毒史。

2. 过量接触后可能引起眼、上呼吸道或皮肤刺激症状。

3. 口服后可能引起消化道刺激症状。

4. 皮肤、黏膜呈鲜红色，血液呈鲜红色。

5. 近期国内报道中毒早期可出现胆碱能神经兴奋的临床表现，如乏力、大汗、头晕、恶心、呕吐、胸闷、心率快、瞳孔缩小，肌张力增强，腱反射亢进，意识不清等。亚急性中毒可出现多汗、发热、恶心、呕吐、肌痛、体重下降等。重度中毒可出现昏迷、肌肉震颤、四肢抽搐等神经兴奋表现。

6. 血中可检测出溴苯腈。

二、治疗措施

1. 皮肤接触　脱去污染的衣着，用清水、肥皂水冲洗皮肤。

2. 眼接触　用清水冲洗眼。

3. 口服　口服后勿催吐，洗胃时应防止呕吐物吸入肺，可导泻。

4. 轻度中毒　可用 25% ～50% 硫代硫酸钠 20～25ml 静脉注射。重度中毒可及早吸入亚硝酸异戊酯，用亚硝酸钠 - 硫代硫酸钠联合疗法。或使用 4 - 二甲基苯酚（4 - DMAP）及氨基苯丙酮等特效解毒药物。

5. 含氰基的品种中毒，还可用细胞色素 c 治疗，以利于消除 CN^- 的毒害作用，用 15～30mg 静脉滴注（应先作皮试），每日 2 次。

6. 过量接触后，应观察呼吸、血压、皮肤和黏膜刺激症状及中枢神经系统症状。

7. 对症、支持治疗。

8. 可应用阿托品。

（李凡民　任广秀）

第四章　常见药物及工业毒物中毒

第一节　镇静催眠剂中毒

镇静催眠药是临床最常用的一类药物，其过量导致的急性中毒占药物中毒的第一位。通常将镇静催眠剂分为三大类，即苯二氮䓬类、巴比妥类和其他类。

苯二氮䓬类（BDZ）是近年迅速发展的一类镇静催眠药，已有 2000 余种衍生物，临床应用 30 多种，因其疗效好、毒性低，已成为目前应用最广泛的镇静催眠药。长效类的有地西泮（安定）、氟西泮（氟安定）、氯硝西泮（氯硝安定）等；中效类的有阿普唑仑（佳静安定）、艾司唑仑（舒乐安定）、奥沙西泮（去甲羟基安定，舒宁）、替马西泮（羟基安定）、氯氮䓬（利眠宁）等；短效类的有咪达唑仑、三唑仑（三唑苯二氮䓬）、普拉安定、克罗西培等。苯二氮䓬类与 BZD 受体、γ - 氨基丁酸（GABA）受体和氯离子通道形成复合物，在中枢神经细胞的突触部位，促进 GABA 与其受体结合，通过 GABA 对氯离子通道的门控作用，开放频率增加，增强 GABA 介导的中枢神经系统抑制作用；大剂量摄入能抑制呼吸中枢及血管运动中枢，导致呼吸衰竭和循环衰竭，重复使用半衰期长者也可致蓄积中毒；因为 BDZ 的作用是通过增强 GABA 的抑制作用实现的，而 GABA 对神经元的抑制作用有自限性，这就保证了 BDZ 有一定的安全性，虽然本类药用量大，急性中毒也最为常见，但一般不产生严重毒性，致死罕见，但同时摄入乙醇、中枢抑制剂及三环类抗抑郁剂等可使其毒性增强。

巴比妥类药物有千余种，但临床应用的仅有 10 种左右。根据起效时间和作用持续时间分为：①长效类（作用持续时间 6～8 小时）有巴比妥和苯巴比妥；②中效类（3～6 小时）有异戊巴比妥、丙烯巴比妥；③短效类（2～3 小时）有戊巴比妥、司可巴比妥；④超短效类（30～45 分钟）有环己巴比妥、硫喷妥钠。巴比妥类药物口服易从呈碱性液的肠道中吸收，迅速分布全身组织和体液中。脂溶性高的如司可巴比妥、硫喷妥钠易通过血脑屏障进入脑组织。速效类巴比妥主要经肝脏氧化消除，速度快；中、长效类则主要是以原型由肾脏排出，速度较慢，但当尿的 pH 呈碱性时易被解离且排泄速率增加。儿童、老人和肝病患者的排出半衰期比正常人明显延长。乙醇可增加巴比妥类的吸收速率又可阻碍肝的代谢而延长巴比妥类的作用，加重其毒性作用。此类药物对中枢神经系统有广泛的抑制作用，大剂量时具有直接拟似 GABA 的作用，使氯通道开放，亦能延长GABA介导的氯通道开放时间，主要作用于脑干网状结构上行激动系统，有剂量 - 效应关系，随剂量增加，由镇静、催眠到麻醉，皮质下中枢（间脑、中脑、桥脑），自上而下，脊髓自下而上受抑，延髓中枢受抑后，直接出现呼吸中枢及血管运动中枢抑制。此类药物以往曾应用广泛，但因过量摄入常导致死亡，故目前已基本被苯二氮䓬类所取代，但急性中毒仍时有发生。

其他镇静催眠药现仍有应用的有甲喹酮（安眠酮、海米那、眠可欣）、甲丙氨酯（眠尔通、安宁、安乐神、氨甲丙二酯）、格鲁米特（导眠能、多利丹）、水合氯醛等，虽然对中枢神经系统作用部位不同，但大剂量对中枢神经系统、呼吸系统及心血管运动中枢均有抑制作用，引起意识丧失、反射消失、呼吸抑制、血压下降等表现。

一、诊断分析

（一）病史要点

1. 接触史 误服、投药、自杀或用药量过大。

2. 苯二氮䓬类临床表现

（1）过量表现：此类药物的毒作用较低，超过治疗剂量数倍往往仅有无力、精神差、睡眠多等轻微症状。

（2）轻度中毒：既可能出现抑制性症状，如嗜睡、昏睡、眩晕、语无伦次、意识混淆、共济失调、智力障碍及近记忆力减退，又可能出现矛盾性反应，如兴奋、忧虑、攻击、敌意行为、狂躁、谵妄和精神异常等；可有头痛、恶心、呕吐、胸痛、关节痛、腹泻和大小便失禁等表现；可出现肌无力、肌张力低下，共济失调，构音困难等；部分出现体温降低、血压降低、心率徐缓、过敏反应、肝功能损害和血液学异常。

（3）重度中毒：昏迷、瞳孔扩大、呼吸困难、阻塞性窒息、心律异常、休克、肺水肿、呼吸及循环衰竭等；如大剂量迅速静脉注射，可致心脏呼吸抑制致死；短效 BDZ，如三唑仑、阿普唑仑和替马西泮偶见单剂中毒致死。

3. 巴比妥类中毒临床表现

（1）轻度中毒：头痛、眩晕、反应迟钝、嗜睡、语言不清、判断力和定向力障碍、动作不协调、感觉迟钝、腱反射减弱，但体温、脉搏、呼吸、血压无明显变化。

（2）中度中毒：浅昏迷，用强刺激可唤醒，不能言语，呼吸正常或略慢，血压仍正常，眼球震颤，瞳孔缩小，对光反射迟钝，腱反射消失，角膜反射、咽反射仍存在。

（3）重度中毒：早期可出现兴奋、谵妄、狂躁、幻觉、惊厥及四肢强直，腱反射亢进，病理反射阳性；后期进入昏迷，全身松弛，瞳孔扩大，各种反射消失，呼吸浅慢、不规则，发绀，可诱发肺水肿；脉弱、血压下降、心律失常、尿少或无尿、体温下降，可因肾功能、呼吸循环衰竭、休克或继发肺部感染而死亡。

（4）其他表现：受压部位和指（趾）、踝部、膝内侧可出现特征性皮肤损害，如红斑、红斑样或出血性疱疹、大疱样皮损；肝脏受损可出现黄疸，肝肿大，肝功能异常；戊巴比妥中毒可伴有肾小管坏死、肌肉坏死、肺炎等病变；短效巴比妥类中毒患者可出现血糖减低；深昏迷患者常出现过低温，由此可引起心律失常如室颤。

4. 其他镇静催眠药物中毒临床表现

（1）甲喹酮中毒：①小量可出现欣快感、无力、恶心、呕吐、上腹部不适、流涎、共济失调、意识障碍等；②肌阵挛、肌张力增高、腱反射亢进、肌束震颤及全身肌肉抽动，甚至癫痫大发作；③可出现心动过速、低血压等；④部分可出现非心源性肺水肿。

（2）甲丙氨酯中毒：①与巴比妥类药物中毒表现相似；②严重者表现为心动过速、低血压、心律不齐、休克，呼吸衰竭、肺水肿，甚至昏迷；③同样大剂量摄入在不同的患者中毒症状差别较大。

（3）格鲁米特中毒：①意识障碍、共济失调，严重者可有抽搐、昏迷；②循环系统抑制作用突出，低血压、休克及肺水肿；③可出现视物模糊、眼球震颤、瞳孔扩大、对光反射迟钝、视乳头水肿、口干、便秘、尿潴留等。

（4）水合氯醛中毒：①消化道刺激症状，如恶心、呕吐、腹泻等；②呼出气体有梨样气味，初期瞳孔缩小，后期可扩大；③可出现低血压、心律异常，呼吸困难、肺水肿、言语表达异常、抽搐、昏迷等表现。

（二）常规检查及其他检查

1. 常规项目　化验血、尿常规，肝、肾功能，血清电解质、血气分析及心电图检查等有助于了解器官受损情况。

2. 毒物检测　有条件的医院可针对可能过量的镇静催眠药种类作血药浓度的测定；而在一般情况下，疑镇静催眠药中毒，可取尿或胃内容物或所剩不明药物送当地中毒控制中心、疾病控制机构或法医鉴定中心作定性及定量检测，以明确是否镇静催眠药中毒、药物的种类和中毒的程度。

（三）诊断及鉴别诊断

1. 诊断要点　①有明确的镇静催眠药接触史；②发病急，具有中枢神经系统抑制的症状和体征；③中毒临床表现与所用药物中毒特点一致；④取患者的呕吐物、血液、尿液，测定相应（或可疑）药物种类及浓度或所剩药品作毒物检测，有相关结果；⑤排除其他可引起意识障碍的疾病。

2. 鉴别诊断　①有摄入本类药史或健康成人突然发生长时间昏迷、呼吸抑制、循环抑制、反射减低或出现特征性皮肤损害，要考虑本病的可能；②具有较典型的临床表现，家属或同事等关系密切者拿来药瓶或药袋作证明的，要高度怀疑本病的可能；③患者已昏迷，且病史不明，应与其他原因的昏迷鉴别，若原因不明的突然昏迷，不发热，对光反应存在，无局灶性体征，则应怀疑此类药物中毒；④昏迷，不发热伴低血压，更应高度怀疑；⑤老年患者中毒昏迷易与脑血管病混淆，如见打哈欠、嗜睡状、有四肢不自主活动，则更支持药物中毒；⑥做血、尿毒物检测有助诊断。

3. 若服用苯二氮䓬类出现了重度中毒者，除了单纯 BDZ 过量，应考虑混合中毒或非药物因素①同服其他药物，如乙醇、鸦片、巴比妥类镇静催眠药、氯丙嗪及三环类抗抑郁药；②存在有多系统基础疾病；③老年人及婴幼儿因肝、肾功能衰退或发育不全，以致代谢和排泄延缓。

二、治疗措施及预后评价

［一］治疗措施

（一）清除毒物

1. 催吐　对接触史明确，服用量大，服药时间距来诊＜4 小时，神志清楚者，可予以催吐；已出现意识障碍者禁催吐，以免诱发心脏、呼吸等系统症状的加重及吸入性肺炎。

2. 洗胃　尽早以大量温水或 1∶5000 高锰酸钾溶液洗胃；深昏迷患者在洗胃前应先行插管，保护气道，防止反流误吸。甲丙氨酯在胃内易形成胃石影响洗胃效果。

3. 活性炭吸附　活性炭对此类药物有良好的吸附性，应尽早使用，在误服此类药物后一个小时内使用效果更好。成人活性炭用量为 50 ~ 100g，儿童按 1g/kg，调成 15% 的混悬液胃管注入；必要时可间隔 2 ~ 4 小时重复使用一次（每次可加用适当泻药，防止肠梗阻），用量减半。

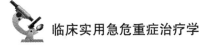

4. 导泻 洗胃后用硫酸钠 20~30g 或 20% 甘露醇溶液 500ml 加入 5% 等渗糖盐水 500ml 由胃管注入导泻。不宜使用硫酸镁（镁离子在体内可增加对中枢神经抑制作用）。

（二）促进毒物排出

1. 输液利尿排毒 虽然进入体内的毒物理论上可被肾脏清除，经尿排出，但输液利尿对于大多数毒物中毒的治疗效果并不太好，特别是对主要通过肝脏或组织代谢而消除的、与蛋白紧密结合的、分布容积大的、高脂溶性的毒物等不适合。许多毒物本身会导致脑水肿、肺水肿，快速、大量输液可引发水及电解质紊乱，诱发脑、肺水肿，如许多镇静催眠药物可引起药源性间质性肺水肿。因此，要控制输液，谨慎地利尿。利尿排毒通常用呋塞米成人 40mg；儿童 1mg/kg；有时也用甘露醇成人 20~50g；儿童 750mg/kg，静脉注射或滴入。保持每公斤体重每小时尿量 3~5ml。

尿液的碱化使弱酸药物离子化，减少毒物在肾小管的重吸收，因而增加排出量，理论上碱化利尿能使长效类的巴比妥类药物肾排泄量提高 5~10 倍（对中、短效类无效），通常用碳酸氢钠静脉滴注 1~2mmol/kg。但是碱化利尿可产生严重的低血钾，而且很难做到既大幅度提高尿的 pH 而不影响全身的 pH。故使用碱化利尿治疗方法时应严密监测体内的 pH 和电解质变化。

2. 血液净化法 服药量大或参照血药浓度达致死水平的危重患者或有肝、肾功能损害的患者，应尽早采用血液净化法加速毒物清除。

（1）血液透析：对于巴比妥类和苯二氮䓬类药物中毒，血液透析的效果不好；而对于甲喹酮、甲丙氨酯、格鲁米特、水合氯醛等药物中毒，血液透析或血液灌流都可考虑。

（2）血液灌流：对于巴比妥类和苯二氮䓬类药物中毒，采用血液灌流，通过含有活性炭类或树脂的滤毒罐，将毒物吸附，可比较有效地清除毒物。

（三）特效治疗及治疗中应注意的事项

1. 氟马泽尼（flumazenil，氟马西尼，安易醒） 是 BZD 类药物受体特异性拮抗剂，能与 BZD 类药物竞争受体结合部位，逆转或减轻其中枢抑制、呼吸抑制及对心脏抑制的作用，可作为特效解毒药适用于可疑 BZD 类中毒者的诊断及重症 BZD 类中毒者的抢救；对作用于 BZD 受体的非 BZD 类药亦有阻断作用（如水合氯醛），可迅速逆转其镇静和催眠作用（静脉注射后 30~60 秒）。用法：先以 0.2~0.3mg 加生理盐水 5ml 静脉注射，继之每分钟 0.2mg，直至有反应或总量达 2mg；通常用 0.6~2.5mg 可见效。因本药半衰期短（约 0.7~1.3 小时），故对有效者每小时应重复给药 0.1~0.4mg，以防症状复发。下列情况应慎用：①同服易诱发抽搐的药物（特别是三环类抗抑郁药）；②地西泮（安定）用于控制抽搐；③有脑外伤。

2. 中枢神经系统兴奋剂 镇静催眠剂中毒一般不主张应用中枢兴奋剂，但对深昏迷或已有呼吸抑制的重症患者可适量应用，如贝美格 50mg，每 15~30 分钟静脉注射一次，至睫毛反射恢复即停药，对稳定呼吸、循环，维持生理反射有一定益处，过量可导致抽搐；或可在尼可刹米、洛贝林、戊四氮中任选一种，以微量泵缓慢注射，出现肌肉震颤即应停药。

3. 纳洛酮 可拮抗内源性 β 内啡肽类物质，有助促醒。可选用盐酸纳洛酮 0.4~0.8mg 静脉注射，必要时重复。

（四）对症支持，综合处理

1. 保证呼吸、加强监测　保持呼吸道通畅，充分供氧；呼吸停止是镇静催眠剂中毒早期主要死因，呼吸抑制伴昏迷者应及早气管插管，必要时使用机械呼吸；重症患者及长时昏迷者应监测生命体征，及时发现并处理并发症。

2. 一般处理　对服用量较小且无明显症状和体征者一般不需要特殊处理，可予以留观 24 小时，根据具体情况决定去留；注意保暖，纠正低体温；静脉输液，提供能量和维生素，维持水、电解质及酸碱平衡；重症患者应注意防治呼吸道、泌尿道感染。

3. 及时处理并发症　维持呼吸、循环功能；低血压者经静脉输液多可恢复，因心肌抑制引起的低血压经扩充血容量无效时，应给予多巴胺、多巴酚丁胺静脉滴注；对严重循环衰竭者给予血流动力学监测，防止因输液过度引起肺水肿；深昏迷或抽搐者，应防治脑水肿，选用脱水剂减轻颅内压；出现药物过敏性皮疹或中毒性肝损害者，予以皮质激素和保肝治疗。

［二］预后评价

BZD 类与苯巴比妥类、其他类镇静催眠剂中毒比较，轻度中毒者占大多数，严重过量才可导致血压下降及呼吸抑制；巴比妥盐致死量差异很大，粗略估计 10 倍催眠量可致中度或严重中毒，15～20 倍催眠量则可严重中毒危及生命，早期死因是心源性的，如休克或心脏骤停；晚期死因多是继发于肺部合并症，如吸入性肺炎或肺水肿，少数死于脑水肿或肾衰竭，一般均发展为多脏器功能衰竭。

（李凡民　贾卉娟）

第二节　抗抑郁药中毒

传统的抗抑郁药主要有两类，单胺氧化酶抑制剂（MAOIs）和三环类抗抑郁药（TCAs）。20 世纪 50 年代起，MAOIs 作为一类有效的抗抑郁药在全世界的范围内被接受，但是这类药物同时阻断了酪胺的代谢，可导致高血压，甚至高血压危象，还可引起肝实质损害导致死亡，危险性大。TCAs 对各类以抑郁症状为主的精神疾患均有良好的疗效，治疗重度抑郁时的有效率约达 70%，在此后的 30 多年中在抗抑郁药中占了主导地位。但是 TCAs 的不良反应同样突出，还有心脏毒性作用，原有心脏疾病的患者用药后可能产生严重的传导阻滞或心律紊乱；而且治疗剂量范围狭窄，在临床上急性中毒颇为常见。20 世纪 80 年代末期，由于对抗抑郁药的药理机制的深入研究，逐步研制开发多种新型抗抑郁药，品种多达 20 余种，并被广泛应用于临床，为抑郁的治疗提供了更多的方法及选择，其应用范围也不断扩大。目前国内外常用的抗抑郁药有：

（一）传统抗抑郁药

1. MAOIs（单胺氧化酶抑制剂）　主要有异丙肼、苯乙肼、苯环丙胺等。近年来研制出新型的选择性单胺氧化酶 A 抑制剂，如吗氯贝胺，克服了非选择性、非可逆性 MAOI 的高血压危象、肝脏毒性及直立性低血压等不良反应的缺点。

2. TCAs（三环、四环等杂环类抗抑郁药）　主要包括丙咪嗪（imipramine，咪帕明）、氯米帕明（clomipramine，氯丙咪嗪）、阿米替林（amitriptyline，依拉维）、多塞平（doxepin，多虑平）和马普替林等，脂溶性，口服后从胃肠道吸收好，存在首过效应，约有 50%～60% 的药物进入体循环。在体内的代谢途径广泛，在肝内进行生物转化，为羟化或脱甲基作用，一般通过肾脏排泄。

（二）选择性 5-羟色胺再摄取抑制剂（SSRIs）

SSRIs 是近年临床上广泛应用的抗抑郁药，目前在临床上应用的有 6 种，氟西汀（fluoxetine，百优解）、帕罗西汀、舍曲林、西酞普兰、氟伏沙明和艾司西酞普兰。SSRIs 的作用机制主要是通过选择性抑制神经元突触前膜 5-羟色胺（5-HT）泵对 5-HT 的再摄取，从而增加突触间隙 5-HT 的浓度，增强 5-HT 系统功能起到抗抑郁作用。

（三）选择性去甲肾上腺素（NE）再摄取抑制剂（NRI）

瑞波西汀是第 1 个 NRIs，通过抑制神经元突触前膜再摄取 NE，增强中枢神经系统 NE 功能，从而发挥抗抑郁作用，与 TCAs 不同，对肾上腺素 α_1、受体、组胺 H_1 受体、胆碱 M 受体无亲和力，从而避免了因对这些受体的作用而引起的不良反应；与 SSRIs 的相似之处是对神经递质的再摄取的抑制具有较强的选择性。

（四）去甲肾上腺素和多巴胺（DA）再摄取抑制剂（NDRI）

代表药物为盐酸安非他酮（bupropion，布普品、丁胺苯丙酮），为单环胺酮结构，化学结构与精神兴奋药苯丙胺类似，是一种中度 NE 和相对弱的 DA 再摄取抑制剂，不作用于 5-HT，常见的不良反应为食欲减退、口干、多汗、耳鸣、震颤、激越、失眠等，该药可诱发癫痫。

（五）5-HT 及 NE 再摄取抑制剂（SNRIs）

代表药为文拉法辛（venlafaxine，怡诺思、博乐欣），具有选择性作用，既抑制 5-HT 的再摄取又抑制 NE 的再摄取，具有双重作用，还对 α_1、胆碱能及组胺受体无亲和力。文拉法辛有两种剂型，常释制剂和缓释制剂。SNRI 类新药还包括米那普仑和度洛西汀。

（六）NE 能和特异性 5-HT 能抗抑郁药（NaSSA）

代表药物为米氮平（mirtazapine，瑞美隆），是近年开发的具有 NE 和 5-HT 双重作用机制的新型抗抑郁药，主要作用机制为拮抗突触前肾上腺素 α_2 自身受体及突触前肾上腺素 α_2 异质受体而增加 NE 及 5-HT 水平，加强 NE 能及 5-HT 能的神经功能，同时特异性阻滞 $5-HT_{2A}$、$5-HT_{2c}$ 及 $5-HT_3$ 受体，对组胺受体 H_1 也有一定程度的拮抗作用。对外周肾上腺素能神经 α_1 受体的拮抗作用，与引起直立性低血压有关。

（七）$5-HT_2$ 受体拮抗剂及 -HT 再摄取抑制剂（SARIs）

代表药物为尼法唑酮及曲唑酮，是一种 5-HT 曾强剂，作用机制较独特，主要通过对 $5-HT_2$ 受体拮抗作用和对 5-HT 再摄取的抑制作用，最终促进 $5-HT_{1A}$ 受体调控的神经递质传递；常见的不良反应为恶心、便秘、嗜睡、头晕、口干、视力模糊、直立性低血压等。

（八）其他抗抑郁药

噻奈普汀，结构上属于三环类抗抑郁药，但并不同于传统的三环类抗抑郁药，具有独特的药理作用，可增加突触前 5-HI 的再摄取，增加囊泡中 5-HT 的贮存，且改变其活性，突触间隙 5-HT 浓度减少，而对 5-HT 的合成及突触前膜的释放无影响。

虽然目前治疗抑郁症有很多药物，但它们共同的作用机制都是通过调节大脑内神经突触中的神经递质平衡来发挥抗抑郁作用的。除传统抗抑郁药物，新型抗抑郁药物最主要的共同点是安全性能好，对于心脏没有明显毒性，即使超量也很少致命；副反应较少，即使长程治疗也较少出现副反应。所以，掌握了传统抗抑郁药物中毒的救治原则，对于抢救新型抗抑郁药物类的中毒很有帮助；而且，TCAs 类抗抑郁药自 20 世纪 60 年代开始应用于治疗抑郁症以来，目前仍然是精神科治疗试图自杀的患者的最常用药之一，也是过量或中毒人数最多的，故重点介绍 TCAs 类中毒。

TCAs 有高度亲脂性，易通过血脑屏障，在胃肠道吸收后与组织蛋白高度结合，分布体积大，因此，应用血液透析、血液灌注、腹膜透析、强力利尿等方法去除 TCAs 的效果不明显。TCAs 被吸收后进入血浆，85% ~ 98% 与血浆蛋白结合，结合后无药理活性，结合的 TCAs 与未结合的 TCAs 呈动态平衡状态。TCAs 过量时因被胃酸离子化而吸收缓慢，并且肠蠕动也明显减弱，药物可在肠道中滞留长达 12 小时或更久。pH 下降利于 TCAs 与组织解离从而进入血浆中。其中毒机制：①抑制突触前神经末梢的膜泵将释放的神经递质重摄取，导致突触水平神经递质增多和神经递质效应增大，如抑制去甲肾上腺素重摄取可产生拟交感效应，可能出现心律失常；5 - 羟色胺水平增高可产生肌阵挛、肌强直和反射亢进。②作为乙酰胆碱在中枢及外周的毒蕈碱受体（M）水平的竞争性抑制剂，产生中枢性抗胆碱能的症状如兴奋、谵妄、幻觉、言语不清、共济失调、镇静、昏迷；周围抗胆碱能症状为瞳孔扩大、视力模糊、心动过速、口腔和支气管分泌物减少、皮肤干燥、肠梗阻、尿潴留、肌张力增加、震颤等。③抑制突触后肾上腺能 α 受体扩张血管产生低血压，常有反射性心动过速；抑制眼的 α 受体可致瞳孔缩小，常抵消了抗胆碱能作用所致的瞳孔扩大。④作用于电压依赖性钠离子通道抑制钠离子内流，产生严重的钠通道阻滞，导致心肌收缩性抑制、心脏阻滞、低血压、宽 QRS 和心脏异位节律，为主要的致死原因。⑤阻滞心肌钾通道并在复极过程中抑制钾外流，可部分抵消严重的 QT 间期延长的影响。⑥抑制 GABA 受体，发生癫痫样大发作。

一、诊断分析

（一）病史要点

1. 接触史　多由于治疗情绪抑郁而用量过大或故意大量自服。

2. 临床表现

（1）早期表现：即使是服用了致死量 TCAs 的患者，其早期仅表现为一般中毒的中毒症状，如嗜睡、心动过速、构音不清等，无特异性。

（2）中枢神经系统表现：定向力障碍、兴奋、幻觉、肌阵挛、昏迷、踝阵挛、Babinski征阳性、反射亢进、癫痫样发作。

（3）外周抗胆碱能综合征：心动过速、发热、瞳孔散大、皮肤干而红、肠鸣音减低、尿潴留、呼吸抑制。

（4）心脏毒性：早期可出现各种房室传导阻滞、心动过缓及心脏停搏；较晚则出现室性早搏、室性心动过速、室颤或室速；多数患者死于低血压、传导阻滞、心动过速。

（二）常规检查及其他检查

1. 常规项目　血、尿常规检查，血电解质检查、血生化检查、血气分析及心电图检查等。

2. 药物检测　应用气相色谱法可精确测定 TCAs 血浆水平，可用于临床诊断和监测治疗，但由于个体代谢差异，在过量时检测血药水平意义有限。

（三）诊断与鉴别诊断

主要依据明确的接触史和相应的临床表现诊断。

关于血药水平对 TCAs 中毒严重程度的判断：TCAs 血浆水平确与毒性作用有关，≥1000μg/ml时可有昏迷、癫痫发作、呼吸抑制、传导阻滞、心律失常、死亡等，但TCAs 中毒临床征象变化很快，其严重程度应依靠病史、救治措施、血药水平测定等资料综合分析，而不应只依靠血药水平。

关于临床后果的预测，口服剂量与血药浓度一样不能精确预测临床后果，粗略统计，人口服 <20mg/kg 极少致死，35mg/kg 大约是 50% 致死量，≥50mg/kg 易致死，但个体差异较大，有服用阿米替林 10g 而仍存活者，也有服 500mg 而致死者。在动物实验中即使静脉给予相同剂量，致死时间也因个体差异而相差 10 倍。由于对药物反应的差异，临床后果应根据临床表现，而不能仅依靠服用药物的类型或剂量。

二、治疗措施

彻底洗胃，严密心电监测，保证通气，预防低氧血症和酸中毒，血液灌流，对症治疗。

（一）基本救治

1. 严密监护　抓紧院内最初的 6 小时急救。对过量服用 TCA 的患者均应立即给予监护仪监护，建立静脉通道，反应迟钝者应给予辅助通气和吸氧，密切观察病情变化。主要的毒性症状和威胁生命的并发症出现于 1 小时以内，不可因患者清醒或就诊时仅有轻微的中毒症状而低估病情的严重性。

2. 彻底清除毒物

（1）催吐：若患者在呕吐前就可能已出现反应迟钝，无论刺激或药物催吐易导致误吸；且激烈的呕吐易引发癫痫样发作，故不宜催吐。若患者有咽反射，可先给予50～100g 活性炭混悬液口服，以争取抢救时间。

（2）洗胃：由于药物一旦吸收极难清除，故洗胃非常重要。洗胃前先从胃管给活性炭，可减少药物吸收；10L 洗胃液可以清除已服用 18 小时之久的药物。活性炭可有效地吸附 TCA，显著地减低血药浓度，多次给予更为有效，而每100g 活性炭可结合 4g 阿米替林，故可在首次洗胃后保留胃管，每隔 2 小时再注入 100g 活性炭混悬液，然后吸出，可因 TCA 摄入多少而异、依病情需要运用数次。

（3）导泻：常规使用硫酸钠或硫酸镁等泻药，胃管注入导泻。

3. 通气与碱化疗法

（1）通气支持：由于 TCA 的心血管并发症与 pH 有直接关系，可由酸中毒诱发，故通气支持与监测酸碱状态尤为重要。患者即使仅有轻度呼吸抑制并有正常的通气，仍可出现低通气、缺氧、代谢性酸中毒，故一旦出现轻度意识异常均应行血气检测及通气支持；若 pH <7.4，应立即纠正，应持续给氧以保证患者 PaO_2 在正常范围。

（2）碱化疗法：碱化治疗可能是通过影响 TCA 与血浆蛋白的结合而起作用，pH 升高则 TCA 与血浆蛋白的结合率增加，血中有活性的 TCA 降低，毒作用减小。应用过度通气和碳酸氢钠均能进行碱化治疗。过度通气疗法的优点有迅速、完全可逆、不加重钠负荷、不会像碳酸氢钠那样导致反常性细胞内酸中毒等，是较好的起始治疗，之后可给予碳酸氢钠，其钠离子对不应期有有益影响，而碳酸氢根可改善心肌收缩力。应用碳酸氢钠的指征是 QRS 综合波增宽达 100ms 以上及经补液无法纠正的低血压和室性心律失常。初始按 1～2mmol/kg 静脉推注，并可重复给药，直至患者病情改善或血液 pH 达 7.45～7.55，然后用静脉滴注维持，其速度可按血液 pH、血清钠水平及对治疗的反应调整。因易发生低钾血症，故常需静脉补钾，并监测血清钾水平。

4. 净化治疗 TCA 吸收后其分布容积大，大量毒物与组织结合，与蛋白质亲和力极强，即使应用利尿、血液透析治疗，清除率极低，疗效甚微。血液灌流（活性炭）清除血流中药物的效率虽然较低，但即使血浆 TCA 水平微小的波动仍可产生明显的临床影响，故对严重中毒者，当补碱、输液、升压药等方法均无效时，可考虑应用本法。

（二）并发症治疗

1. 昏迷 主要给予前述的排毒及良好的支持治疗，特别是通气支持。毒扁豆碱可拮抗 TCA 的抗胆碱能作用，是一种非特异性兴奋剂，并易通过血脑屏障，导致中枢神经系统广泛兴奋，催醒药物所致的神志丧失状态；也能造成呼吸性碱中毒，有时被用于催醒 TCA 中毒的昏迷患者，并有抢救成功的病例。用法：①0.5～2mg，静脉注射，10～20 分钟重复 1 次；②2mg，肌内注射，q2h；③2mg/h 静脉泵持续滴注。但由于毒扁豆碱潜在的毒性作用，如诱发癫痫发作、发生胆碱能危象、加重传导阻滞导致心脏停搏等，并存在较多禁忌如反应性气道疾患、尿路/肠梗阻、青光眼、心脏病和糖尿病等，故应尽量避免应用此法。

2. 兴奋 兴奋是中枢胆碱能受体拮抗作用所致，常见于中毒早期和昏迷患者苏醒后，可给予安慰、减少环境刺激和苯二氮䓬类药物。

3. 抽搐 多数抽搐发生于过量服药 3 小时以内，可诱发心律失常。典型、单发的抽搐发作可不需要抗惊厥治疗，主要应用于防治癫痫持续状态，如阿莫沙平和马普替林所致。抽搐发作，在保证呼吸的情况下，用地西泮 5～10mg，静脉推注疗效好；对苯二氮䓬类无效者可应用巴比妥类（如苯巴比妥）防治反复发生的抽搐发作，苯巴比妥的初始静脉剂量至少为 10～15mg/kg，可重复用药。若足量的苯二氮䓬类和苯巴比妥治疗均无效，应考虑应用神经肌肉阻滞剂终止躯体症状，并防止出现代谢性酸中毒、高热、横纹肌溶解和肾衰竭等继发损害。

4. 心血管毒性 针对室性心律失常和传导阻滞，首先应用过度通气和碳酸氢钠的碱化治疗，使血液碱化至 pH7.45～7.55。若 pH < 7.4 可出现心律失常，QRS 波群增宽；而 pH 升高后心律失常消失，QRS 变窄。室性心律失常的次选药物为利多卡因，同时防止过多的利多卡因致癫痫发作。对于不稳定的心律失常，可用同步心脏复律；对尖端扭转型室速，初始应静脉内给予 1～2g 硫酸镁，同时去除病因，为防止尖端扭转型室速复发，可应用超速起搏。

5. 低血压 低血压的原因是 TCA 对心脏的直接抑制作用和对周围血管床的 α-肾上腺能阻滞作用。首先应静脉补充液体，同时防止因心脏收缩功能受损，过度补液导致肺水肿。经适当补液低血压改善后，无论 QRS 宽窄应立即给予碳酸氢钠治疗。若均无效，因 TCA 具有明显的 α-肾上腺能阻滞作用，可应用强有力的缩血管活性药物，如去甲肾上腺素、肾上腺素、去氧肾上腺素等，其中去甲肾上腺素疗效最佳（因其直

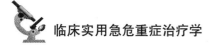

临床实用急危重症治疗学

接与 TCA 竞争 α 受体）。异丙肾上腺素具有 β - 肾上腺能效应，可加重低血压和心脏的兴奋性，故不宜应用。所有的缩血管药物均有明显增加心律失常的危险，可应用大剂量多巴胺。

（李凡民　刘宇光）

第三节　毒品急性中毒

毒品分类的方法通常有三种：①根据药物学原理，分为麻醉药品和精神药品两大类；②根据毒品的来源，分为天然原生植物类、半合成类和合成类三种；③根据毒品对人体的作用，分为镇静剂、兴奋剂和致幻剂三类。

本文采用第三种方法。所有以下被列入药物都在我国规定管制毒品范围内。

镇静剂（阿片）类中毒

阿片是罂粟果实浆汁的干燥物，其中含有 20 多种生物碱，含量最多的是吗啡、可待因等。本类毒品包括天然来源的阿片以及其中所含的有效成分，也包括半合成或人工合成的化合物，如阿片、复方樟脑酊、吗啡、海洛因（二醋吗啡，"白粉"）、可待因、哌替啶、蒂巴因、美沙酮、镇痛新、盐酸二氢埃托啡、芬太尼及舒芬太尼等。

此类药物是阿片受体激动剂。阿片受体存在于中枢神经系统中，影响着中枢镇痛、情绪变化、呼吸抑制和瞳孔缩小等效应。阿片类药物能与阿片受体结合，产生中枢镇痛、欣快、呼吸抑制和瞳孔缩小等作用，能直接兴奋延髓化学感受区引起恶心、呕吐，可以降低呼吸中枢对二氧化碳张力升高的敏感性，抑制脑桥呼吸调节中枢，以及抑制电刺激呼吸中枢的反应。多数阿片类药物通过使组胺释放、抑制血管紧张素 Ⅱ 的作用使小动脉扩张，引起血压下降。

阿片类临床应用甚广，如镇痛、镇咳、麻醉、止泻等，但一次误用大量或频繁应用可致中毒，如吗啡成人中毒量为 0.06g，致死量为 0.25g；干阿片的口服致死量为 2~5g；可待因中毒剂量为 0.2g，致死量为 0.8g；原有慢性病如肝病、肺气肿、支气管哮喘、贫血、甲状腺或慢性肾上腺皮质功能减退症等患者更易发生中毒；与巴比妥类及其他催眠药物合用有协同毒作用。

阿片类药物被长期应用后，能产生强烈的药物依赖性（成瘾），突然中断用药时会产生严重甚至是致命的戒断综合征。

一、诊断分析

（一）病史要点

1. 接触史　对毒品成瘾者，常可追寻到吸、食毒或注射毒品史，并且有相应的注射的针眼痕迹；其他造成中毒的情况有：①作为止痛、镇咳、止泻、解痉等治疗，超药效剂量使用或。多次、重复、频繁应用本类药物；②常规剂量应用，但心、肺、肝、肾、肾上腺功能不全或儿童、老人对吗啡特别敏感；③与乙醇、吩噻嗪、肌松剂和巴比妥类等对中枢及呼吸抑制有协同作用的药合用；④意外摄入大剂量本类药物。

2. 临床表现

（1）呼吸抑制：其特点是先出现呼吸浅慢，重者呼吸频率仅 2～3 次/分，继而叹息样或潮式呼吸，发绀；呼吸中枢麻痹是中毒死亡的主要原因。

（2）瞳孔缩小：瞳孔极度缩小，呈针尖状，两侧对称；中毒后期或缺氧严重时则扩大。但哌替啶中毒瞳孔可不缩小或反而扩大。

（3）意识改变：轻者困倦、淡漠，重者木僵、昏迷。可出现烦躁不安、幻觉、谵妄、抽搐、惊厥、牙关紧闭和角弓反张等。

（4）其他表现：呼吸有阿片味，头晕、口渴、恶心、呕吐、便秘、尿潴留；脉细速且不规则，体温下降，皮肤发痒，皮肤湿冷，血糖升高及血压下降；肌张力先增强后弛缓，吗啡中毒常表现为肌无力，甚至舌根后坠，阻塞呼吸道；芬太尼等常出现肌强直；二醋吗啡急性中毒非心源性肺水肿和心律失常较常见，可引起猝死。

（二）常规检查及其他检查

1. 实验室检查　血气分析示低氧血症、酸中毒；血、尿常规，血电解质，血糖，肝肾功能等检查。

2. 毒品检测　可对患者血、尿或胃内容物作毒品定性和定量检测，但样本需送专科医院、法医鉴定机构或疾控机构检测；一般综合性医院可针对其中药品部分作血药浓度测定。

（三）诊断及鉴别诊断

1. 了解相关病史，是否使用阿片类药物治疗疾病；是否有成瘾药物史；是否有饮酒或同时使用其他药物史。

2. 毒品成瘾者常有吸毒史或注射毒品的针眼痕迹；二醋吗啡等为非医用药品，中毒者均为非法和长期使用。

3. 有典型的急性阿片类中毒的"三联征"表现：昏迷、针尖样瞳孔和呼吸抑制。

4. 血、尿或胃内容物检测示毒品阳性。

5. 纳洛酮诊断性试验治疗有效。

6. 吸毒者常表现为营养不良、低血糖、酸中毒或电解质紊乱；二醋吗啡吸食者可有皮肤的感染、脓肿、败血症、破伤风、病毒性肝炎、艾滋病等。

7. 轻度的"戒断综合征"，如焦虑、烦躁不安、易激动、流泪、周身酸痛、失眠、起"鸡皮疙瘩"、灼热感、呕吐、喉头梗阻、失水、精神亢奋、全身性肌肉抽搐、大量发汗或发冷等，易于诊断。重度戒断综合征，特别是二醋吗啡戒断所致，有昏迷、发绀、小便失禁、四肢湿冷等临床表现，死亡亦有发生，这与急性二醋吗啡重度中毒进行鉴别有一定难度，但又非常重要。因二者均有吸毒史，且均在昏迷前是否应用二醋吗啡无法明确，二者极易混淆，一旦将"重度戒断综合征"误诊为"重度中毒"，给予大剂量纳洛酮后，病情不但无任何改善，而且呼吸会由快变慢，并出现节律异常，甚至有死于呼吸衰竭的严重后果。二醋吗啡中毒患者一般具有昏迷、针尖样瞳孔和高度呼吸抑制三联征，中毒后期由于严重缺氧，可使瞳孔散大；戒断综合征者一般无瞳孔缩小，以呼吸浅快为主要特征，每分钟可达 60 次以上，与二醋吗啡中毒成鲜明对比。因此，遇有吸毒史的昏迷患者，如呼吸浅促则应高度怀疑重度二醋吗啡戒断综合征。此外，若用纳洛酮无效者，改用静脉推注吗啡 10mg 后 10 分钟内，呼吸由 50～60 次/分迅速降至 20～30 次/分，各种反射改善，并很快清醒，则为"戒断综合征"；若重度戒断综合征发现时已至晚期，呼吸由快变慢，并节律不规则，此时与重度二醋吗啡中毒鉴别较困难，需行尿中吗啡测定。

二、治疗措施

保持呼吸道通畅，监测生命体征，纠正低氧血症，清除毒物，输液利尿，尽快使用解毒剂，维持水、电解质和酸碱平衡，对症处理。

1. 保证呼吸，建立监测　开放气道，保持呼吸道畅通，充分给氧；必要时及早气管插管或气管切开，及时予以人工辅助通气；密切观察生命体征，重点观察心、肺、脑功能，监测呼吸频率、血氧饱和度，动态血气分析，迅速纠正低氧血症；酌情应用呼吸兴奋剂，但应防止过量引发抽搐。

2. 阻止毒物吸收　尽快明确中毒原因和中毒途径，若为口服且患者神志清楚，则立即予催吐。可先用碘酊液（碘酊 1ml 加水 500ml）洗胃，后用 1:5000 的高锰酸钾溶液洗胃或用活性炭混悬溶液洗胃；洗胃后以 15 ~ 30g 硫酸钠溶液导泻；即使距口服时间较长亦应洗胃。血液灌流能加速本品清除，但因本品半衰期短，并且有特殊解毒剂，故一般无须采用。

3. 尽快应用解毒治疗　早期、迅速、足量应用特效药物纳洛酮，能迅速全面逆转阿片类药物所致呼吸抑制、昏迷、瞳孔缩小等作用。盐酸纳洛酮静脉注射 1 ~ 3 分钟即可出现药效，高峰作用时间 5 ~ 10 分钟，半衰期 60 ~ 0 分钟。肌内或皮下注射 15 分钟见药效。

（1）用法用量：无意识障碍者或有意识障碍无明显呼吸抑制者，首先用 0.4 ~ 0.8mg 或 0.01mg/kg，皮下、肌内或静脉注射，每 5 ~ 10 分钟重复一次。一般重复 3 ~ 5 次后病情有所改善；呼吸抑制较重者，开始则可注射 2mg，若无效可再注射 2 ~ 4mg，必要时重复，总剂量控制在 20mg 以内；呼吸抑制较重者，开始纳洛酮剂量 2mg，若无效可再注射 2 ~ 4mg，必要时重复，总剂量 20mg，并检查有无其他原因；如反复注射纳洛酮至 20mg 仍无疗效时，应考虑合并有缺氧、缺血性脑损害，或合并其他药品、毒品中毒，如合并大量巴比妥中毒昏迷者对纳洛酮无效。长效（如美沙酮）或强效（如芬太尼）阿片类药物中毒，需较大剂量的纳洛酮，可采用 1000ml 生理盐水中加入 40mg 纳洛酮，12 小时内滴完。若仍无疗效时，则应考虑阿片类中毒的同时合并有缺氧、缺氧性脑损伤，或合并其他药品、毒品中毒，如合并大量巴比妥中毒昏迷者对纳洛酮无效。

（2）注意事项：①纳洛酮的实际有效时间持续 45 ~ 90 分钟，呼吸好转后，应根据不同阿片类及病情轻重调整剂量，观察和维持用药 24 小时左右，直至病情稳定。②对阿片依赖者中毒，静脉注射纳洛酮后可即刻诱发呕吐，应注意保护气道，治疗清醒后，要尽快减量维持，以免引起严重的戒断症状，特别是呕吐引起窒息。③纳洛酮作用持续时间较吗啡短，有可能发生呼吸再抑制，应加强监护，并酌情重复给药。

4. 对症处理　维护生命体征，建立静脉通道，输液，维持水、电解质和酸碱平衡；维持心脏及循环功能；监测血中 CPK 及电解质浓度；注意有无横纹肌溶解及肾衰竭的征象并作相应处理；防治肺水肿、脑水肿。

兴奋类毒品中毒

兴奋类毒品即苯丙胺类毒品，包括苯丙胺（安非他明）、麻黄碱、苯丙醇胺、甲基苯丙胺（去氧麻黄碱，冰毒，MA）、亚甲二氧甲基苯丙胺（MDMA，摇头丸）、可卡因、古柯叶、古柯糊、大麻、哌甲酯、芬氟拉明和安非拉酮等，有胶囊、粉剂、小块等多种形式，可抽吸、鼻吸、口服或注射。

苯丙胺类与儿茶酚胺神经递质相似，有显著的中枢兴奋及外周 α、β 肾上腺能受体兴奋作用，有收缩周围血管、兴奋心脏、升高血压、松弛支气管平滑肌、散大瞳孔、收缩膀胱括约肌等作用。苯丙胺中毒剂量为 15～20mg，30mg 即有严重反应，成人致死量为 0.15～2g，静脉快速注射 120mg 即可致死。甲基苯丙胺中枢兴奋作用比苯丙胺强，使用 1.5mg/kg 剂量的甲基苯丙胺即可导致死亡。

滥用时间最长且最为广泛的苯丙胺类毒品以冰毒为代表，急性毒性反应是出现兴奋、不安、强迫性症状，产生以头部为中心的病态运动，可并发胸痛、心肌梗死、心肌病、高血压、颅内出血、心律失常以及猝死。当前，国内外使用广泛的称为"摇头丸"，既具备兴奋作用又兼有致幻作用，急性毒性反应为先兴奋，后抑制，出现昏迷、呼吸浅表以至衰竭。

苯丙胺类毒品与阿片类毒品相比，其成瘾性和戒断症状不明显。

一、诊断分析

（一）病史要点

1. 相应毒品接触史。

2. 临床表现　先有头晕、头痛、心悸、焦虑不安、易激动、胸痛等，继而谵妄、狂躁、感觉异常、眼球震颤、共济失调、心律失常、血压升高或偏低、抽搐、高热惊厥。还可表现为抑郁、幻觉、妄想和暴力倾向等精神障碍；后转入抑制，出现昏迷、呼吸浅表以至循环衰竭。可并发高血压危象、脑出血、心绞痛或心肌梗死、肠系膜缺血、横纹肌溶解、肝功能损害、急性肾衰竭及猝死。

（二）常规检查及其他检查

1. 毒品检测　血、尿或胃内容物检测示兴奋类毒品阳性或有定量分析。

2. 实验室检查　电解质紊乱，肝、肾功能异常，CPK 升高，酸中毒，肌红蛋白尿。

（三）诊断及鉴别诊断

诊断主要依靠接触史及相对典型的临床表现。

二、治疗措施

清除毒物，减少吸收，对症支持治疗，及时处理并发症。

1. 清除毒物　口服者可催吐、洗胃、活性炭吸附、导泻；重症患者可予血液灌流。

2. 一般处理　置患者于安静的环境，减少环境刺激，防止惊厥发作和精神失常导致损伤；安排陪护，心理支持。

3. 维护生命体征　吸氧，心电监测，保持呼吸道通畅、循环稳定；呼吸抑制或昏迷者，应尽早气管插管行机械通气；输液，利尿，维持水、电解质、酸碱平衡；必要时碱化尿液，防止肌红蛋白沉积；保护肝、肾功能。

4. 对症处理　激动与心动过速，可给予地西泮 5～10mg 口服，或缓慢滴注普萘洛尔 0.5～1.0mg（每分钟不大于 1mg），最高用量不超过 6mg。偏执状态可给予氟哌啶醇 5mg，肌内注射，2 次/日，或地西泮每日 40mg；高热予以物理降温；高血压危象可使用酚妥拉明或硝普钠；肾上腺能危象时可口服普萘洛尔，每 4～6 小时，40～60mg，达到脉搏 <90 次/分为止；惊厥和抽搐可用地西泮或短效巴比妥类药静脉注射，必要时重复给药；兴奋

和谵妄可静脉注射氯丙嗪 25～50mg 或氟哌啶醇肌内注射，必要时重复，并注意防止癫痫发作。

致幻剂类中毒

致幻剂（迷幻药或拟精神病药）类药物在不影响意识和记忆的情况下，能改变人的知觉、思维和情感，当达到一定剂量时会引起幻觉和情绪障碍，如视幻觉、听幻觉，使人感觉脱离现实，进入梦幻般的仙境；包括：仙人球毒碱（三甲氧苯乙胺、麦司卡林）、致幻蕈碱、麦角二乙酰胺（LSD）、苯环己哌啶（PCP）、二甲色胺（DMT）、二乙色胺（DET）、烷羟基色胺、裸盖菇素、肉豆蔻以及部分苯丙胺类药物等，其剂型与兴奋类毒品类似。

致幻剂类具体的药理和毒理机制尚不清楚，但其可以导致中枢神经系统兴奋状态以及中枢自主神经系活动亢进表现，大剂量摄入后产生与苯丙胺类药物相类似的毒害作用，一是可以对大脑神经元产生直接的损害作用，导致神经细胞变性、坏死，出现急性精神障碍；二是对心血管的损害作用，导致心肌细胞肥大、萎缩、变性、收缩带坏死，小血管内皮细胞损伤和小血管痉挛，引发急性心肌缺血、心肌病和心律失常，甚至猝死。

致幻剂的心理依赖可轻可重，但一般不太强烈；突然停药后并无戒断症状，故无躯体依赖。

一、诊断分析

（一）病史要点

1. 接触史　同兴奋类毒品。

2. 临床表现　头晕、头痛、心悸、恶心、呕吐、腹痛、腹泻、视物模糊、瞳孔明显扩大、发音困难、高热、高血糖、心动过速、血压下降和呼吸抑制等；伴有震颤、肌肉强直、共济失调、痉挛性瘫痪等。还可有惊恐、抑郁、幻觉、妄想、自杀企图、冲动行为等中毒性精神病表现。严重时可产生惊厥、脑出血、循环衰竭、昏迷及死亡。苯环己哌啶（PCP）在致幻剂中危害性最大，急性中毒常出现瞳孔缩小、心动过速、血压增高、肌肉强直等，可因惊厥、心脏与呼吸抑制以及脑血管破裂而死亡。

3. 严重的并发症有　①诱发心脏病发作，如室颤、心肌缺血而致死；②导致高热综合征、代谢性酸中毒、弥散性血管内凝血及急性肾衰竭；③中毒性肝炎导致肝衰竭；④细菌性心内膜炎，败血症等。

（二）常规检查及其他检查

1. 毒品检测　血、尿或胃内容物检测示致幻剂类毒品阳性或有定量分析。

2. 实验室检查　参照兴奋类毒品中毒。

（三）诊断及鉴别诊断

诊断主要依靠接触史及相对典型的临床表现。

二、治疗措施

治疗参见兴奋类毒品中毒。

（张解放　贾卉娟）

第四节　急性乙醇中毒

乙醇是无色、易燃、易挥发的液体，具有特殊的芳香味，易溶于水；是酒类饮料的主要成分和常用的化工原料，也用作溶媒或医用消毒。各种酒类饮料中的乙醇含量各不相同，由谷类或水果发酵制成的酒类乙醇浓度较低，如啤酒为 9% ~ 11%，黄酒为 15% ~ 20%，葡萄酒为 10% ~ 25%；而由蒸馏形成的烈性酒，其浓度较高，如白酒、威士忌可达 38% ~ 65%。

乙醇可从消化道、呼吸道等途径迅速进入体内，饮酒后 5 分钟血液中即可检测出乙醇的含量。经口的乙醇在胃、十二指肠和空肠的第一段吸收，通常 30 ~ 90 分钟内能完全被吸收入血。吸收速度与乙醇浓度、饮酒量、食物的种类和性状、胃的充盈程度、个人的体质以及饮酒史等都有关。入血后的乙醇迅速分布于全身各组织和体液，并可透过血脑屏障进入大脑，且随血液中乙醇量增高而增高。进入体内的乙醇 90% 左右在肝脏内代谢、分解，在肝脏的乙醇代谢酶，如醇脱氢酶的作用下氧化为乙醛，再氧化为乙酸，最后大部分氧化成二氧化碳和水，其余一小部分可经尿液、汗液、唾液以及呼吸道以原形排出。相对于吸收速度，乙醇的代谢较慢，每小时乙醇的氧化量约 15ml 左右；不同的个体醇脱氢酶的水平不一样，代谢速率不同；长期饮酒者的酶活性增高，具有较高的消除率；个体的肝脏功能也影响其代谢速度。

急性乙醇中毒的主要靶器官为中枢神经系统，首先作用于大脑皮质，选择性抑制网状结构上行激动系统，干扰大脑皮质的高级整合功能，使较低级功能失去控制，而呈现一时性兴奋状态，在短时间内自我控制能力减退。然后，皮质下中枢、脊髓和小脑功能先兴奋后抑制，出现共济失调等运动障碍，分辨力、记忆力、洞察力、注意力减退甚至消失，视觉、语言、判断力失常。最后抑制延髓运动中枢和呼吸中枢。呼吸中枢麻痹是重度中毒死亡的主要原因。此外，血中大量的乙醇尚可致低血糖和代谢性酸中毒，前者多见于平日嗜酒者，乃由肝内糖原异生减弱所致，后者与肝内乳酸利用降低和丙酮酸被辅脱氢酶还原成乳酸相关。

一、诊断分析

（一）病史要点

1. 接触史　绝大多数急性乙醇中毒为酗酒过度所致，特别是以过量饮用高度白酒多见。工业生产中因吸入大量乙醇蒸气致中毒者十分罕见。

2. 临床表现

（1）兴奋期：呼出气及呕吐物有明显酒味，面色潮红、头晕、欣快感、语言增多、易感性用事，言辞动作常粗鲁无理，常不承认自己已饮酒过量，自制力甚差。有的则安然入睡。

（2）共济失调期：出现恶心、呕吐、脉搏洪大、心率增快、血压增高；思维错乱、言语含糊不清、语无伦次、动作笨拙、步态蹒跚、易因碰撞或踏空而致外伤。

（3）昏睡期：由兴奋转为抑制，昏睡不醒，呼吸缓慢而有鼾声；面色苍白、皮肤湿冷、瞳孔散大或正常，可有轻度发绀和心跳慢、脉弱呈休克状态，若冬季倒在室外，则

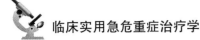

易被冻伤甚则冻死。严重者由昏睡进入昏迷，心率增快，血压下降，抽搐伴大小便失禁，最后发生呼吸麻痹致死。

以上三期，界限有时不很明显。短时间内大量摄入可直接进入抑制期；小儿如发生急性乙醇中毒，常无兴奋期，很快进入沉睡而不省人事；低血糖较重则易致惊厥；老年人中毒病情相对较重，死亡率亦相对较高，且易诱发脑血管意外；吸入乙醇蒸气中毒者除全身中毒症状外，尚有眼和上呼吸道刺激症状。

（二）常规检查及其他检查

1. 乙醇定性检查　用血、尿、唾液、胃内容、呼出气等作标本，通常利用 Vitali 反应测定。其方法为取标本 3ml 置于小器皿中，加少许固体 NaOH 和 3 滴二硫化碳，放置待二硫化碳蒸发后，加一滴 10% 钼酸铵溶液，用 10% 硫酸酸化，如含乙醇，则呈红色。

2. 血中乙醇定量测定　兴奋期患者血中乙醇浓度约在 10.87mmol/L（500mg/L）左右；共济失调期约在 10.87 ~ 32.61mmol/L（500 ~ 1500mg/L）；昏睡期则常达 32.61mmoL/L 以上，致死血浓度约在 86.96 ~ 108.7mmol/L（4000 ~ 5000mg/L）。

（三）诊断及鉴别诊断

有明确饮酒史，呼出气及呕吐物有强烈酒味，颜面潮红以及典型的临床表现即可诊断；除非特殊需要，一般不需要做乙醇定性、定量测定。

二、治疗措施

1. 清除毒物　轻度醉酒一般不须作驱毒处理，予休息保暖和适当饮水，多可于不久自醒；饮酒量大如神志清楚可予催吐，但应严防误吸；已进入昏睡且怀疑有混合中毒者可予以洗胃；乙醇属可透析性毒物，对来诊时已处于严重抑制或及经救治仍较长时间昏迷不醒者，可给予血液透析治疗。

2. 特殊治疗

（1）纳洛酮：纳洛酮为 β - 内啡肽拮抗剂，能解除乙醇的中枢抑制作用，有较好的催醒作用；可用 0.4 ~ 0.8mg/次，静脉注射，0.5 小时左右可重复注射；大多数患者用一至数次后可清醒。

（2）葡萄糖 - 胰岛素：10% 高渗葡萄糖液 500ml 加胰岛素 8 ~ 16U 静脉滴注，加维生素 B、C 族，可加速乙醇氧化，促进清醒。

3. 综合处理

（1）维持呼吸功能：保持呼吸道通畅、给氧。昏睡期患者应予以监护，进行血气分析；呼吸中枢抑制时，慎用呼吸兴奋剂，必要时插管及时机械辅助呼吸。

（2）纠正低血糖：重者应检测血糖，发现低血糖应静脉注射或静脉滴注葡萄糖。

（3）防治脑水肿：发生抽搐时及时止痉，可用地西泮（安定）5 ~ 10mg 作肌内注射或静脉注射。忌用巴比妥类。

（4）对症支持治疗：昏睡期的患者应取侧卧位，以防舌根后坠或呕吐造成窒息；注意保暖，防治继发性感染，特别是呼吸道感染和吸入性肺炎；防治水、电解质和酸碱平衡失调；保护胃黏膜。

（5）注意：禁用吗啡、氯丙嗪等中枢抑制剂。

（李凡民）

第五节　急性强酸中毒

　　强酸是指在水溶液中几乎能全部离解为离子的酸类，主要是无机酸，如硫酸、硝酸、盐酸、氢氟酸和高氯酸等，但某些有机酸类引起的化学性灼伤并不少见，特别是吸收后引起全身中毒的病例更有意义，故将强无机酸和强有机酸类化合物一并讨论。强酸的理化性质在毒理学上有重要意义，各自的 pH、腐蚀性、水溶性、脂溶性、挥发性、吸水性等决定其能否引起吸入性中毒，能否引起全身中毒等，如浓硝酸在空气中放出五氧化二氮，与空气中的水汽形成酸雾，既能经皮肤，又易经呼吸道吸入导致中毒。

　　强无机酸主要有：①硫酸：为无色油状液体，不挥发，有强烈吸水性，加热至 50℃以上时产生三氧化硫烟雾；与水混溶释放大量的热。②硝酸：为无色液体；浓硝酸在空气中放出五氧化二氮（硝酐），与空气中的水汽形成酸雾，不久即分解；加热时有硝酸蒸气挥发，不久也分解，主要成为二氧化氮，因此，硝酸烟气中毒也就是氮氧化物中毒。③盐酸：为无色液体，有强烈刺激性气味，是强氧化剂。④氢氟酸：无色水样液体，有刺激气味，系氟化氢溶于水而形成；40% 的溶液在空气中会发生雾。

　　强有机酸化合物：①甲酸（蚁酸）：为无色液体，有刺鼻气味，是最强的有机酸，易溶于水及乙醇。②乙酸（醋酸）：为白色液体，有刺激性酸气味，易溶于水和乙醇。③乙二酸（草酸）：为无色结晶体，可溶于水、乙醇、乙醚和甘油，不溶于苯、氯仿和石油醚。④巯基乙酸：为无色液体，有显著的讨厌气味，可溶于乙醇。⑤丙酸：具有刺激性和腐败气味的油状液体，可溶于水、乙醇、乙醚和氯仿。⑥氯乙酸：为无色或白色易潮解的结晶，易于溶于水和苯、乙醇、氯仿和乙醚等。⑦丙烯酸：无色液体。⑧氯酸：在常温下是无色、有刺激性气味的液体，易燃，是较强的氧化剂。⑨氯磺酸（磺酰氯）：为无色或淡黄色有刺激性的液体，在空气中发烟，蒸汽在 158℃ 以上可分解为氯、二氧化硫及硫酸，遇水起剧烈反应，生成硫酸及氯化氢。

　　强酸都具有强烈的腐蚀性，主要腐蚀被接触的机体局部，引起化学性损伤，组织蛋白凝固以及吸收后引起全身症状。吸入大量酸雾（酸蒸汽），对呼吸道有强烈的刺激和腐蚀作用，可产生急性炎症损害；经皮肤和黏膜吸收引起局部化学性灼伤；进入消化道时严重腐蚀食管、胃和肠组织黏膜，造成溃疡甚至穿孔，并在其后形成瘢痕而狭窄。此外，浓硫酸还有强烈的吸水性，能直接从组织中夺取水分，迅速引起组织碳化；氢氟酸大面积灼伤可因吸收的大量氟离子与体内钙结合造成低血钙。

　　强有机酸化合物吸收后，还可对全身产生特异性的影响，如甲酸能以羧基或以醛的形式起作用，故比同类酸毒性较大；乙二酸离子在体内与钙离子结合形成草酸钙，从而影响钙的代谢，使血钙降低，引起心脏和神经功能障碍，同时，草酸钙在肾小管内沉积可造成肾脏损害；氯乙酸中毒还能影响磷酸丙糖脱氢酶等一些重要酶类的 –SH 基反应。

一、诊断分析

（一）病史要点

1. 接触史　强酸为用途最广及用量最大的基础化学物之一，于化工、制药等行业广泛应用；亦用作家庭使用的各种去污剂、擦亮剂等的主要配料。

（1）职业性急性中毒：多见于强酸的生产、使用、运输及贮存过程中突发的化学事故所致的意外泄漏，主要是大量酸雾或蒸汽经呼吸道吸入和溅洒体表经皮肤吸收。

（2）生活性急性中毒：多见于故意或无意经口摄入，由消化道吸收；意外或有意泼洒，经皮肤吸收。急性中毒多为经口误服，意外吸入大量蒸汽，皮肤接触或被溅虽在急诊临床上并不多见，但却有很高的致残和死亡率。

2. 临床表现

（1）吸入高浓度酸雾（酸蒸气）能迅速引起上呼吸道刺激症状，如流涕、咽痛、咳嗽、咳痰、痰中带血、气急、胸痛等。轻者产生鼻炎、咽炎、喉炎及支气管炎，严重者发生喉头水肿，支气管痉挛、支气管肺炎，甚至肺水肿、肺不张等。

（2）皮肤接触酸溶液，轻者皮肤出现红、暗褐色斑；严重者可先有水疱，继而破溃，溃疡多较深，界限清楚，周围红肿，且感剧痛，愈后常留瘢痕；经黏膜和皮肤迅速大量吸收还可引起全身症状。浓硫酸还能迅速导致局部皮肤焦化、坏死。

（3）眼睛接触高浓度酸雾（酸蒸气），可引起刺痛、流泪、畏光，致急性结膜炎和角膜炎；酸液溅入眼内后可引起结膜和角膜损伤，如角膜混浊、溃疡，甚至穿孔，严重者可引起全眼炎以至完全失明。

（4）口服强酸后，口腔、咽喉部、胸骨后和腹部立即有剧烈的灼痛；烦躁不安、吞咽困难、声音嘶哑、可见流涎、恶心、呕吐，呕吐物中伴有大量棕褐色物（酸性血红蛋白）和食管与胃黏膜碎片；唇、口腔、咽部均可见灼伤以至溃疡形成；严重者伴发喉头痉挛及声门水肿，可致发音和呼吸困难、窒息以及消化道穿孔，导致腹膜炎。急性期后往往因瘢痕收缩引起食管、幽门狭窄，遗留粘连性肠梗阻和消化功能紊乱等后遗症。

（5）全身中毒表现：口服或皮肤大量接触强酸被吸收后可引起全身症状如无力、抽搐、酸中毒、肝坏死、休克、呼吸衰竭和肾脏损害。

（二）常规检查及其他检查

血、尿常规检查，血气分析，血电解质，肝、肾功能，X 胸片，心电图等。

（三）诊断标准及鉴别诊断

有强酸类口服、吸入、皮肤接触史，并有相应临床表现即可诊断。

二、治疗措施

迅速冲洗接触局部，按烧伤处理；吸入中毒应给予雾化吸入、解痉、镇静、大量肾上腺皮质激素及适当抗生素；口服应保护食管、胃黏膜，设法保留胃管；注意对症治疗。

1. 皮肤接触　迅速脱掉污染衣服，立即用大量清水或并用5%碳酸氢钠溶液冲洗。已有皮肤灼伤时，按烧伤处理。

2. 酸液溅入眼内　速用清水冲洗，亦可用2%碳酸氢钠溶液或生理盐水冲洗，滴入可的松眼药水和抗生素。1~2天后可开始口服泼尼松，每次10mg，每日3次，用2~3周，以减少瘢痕形成。

3. 吸入　应尽快离开中毒现场，移到新鲜空气处，静卧，注意保暖，并松解衣带，吸氧。给予雾化吸入：地塞米松5mg，2%普鲁卡因2ml，5%异丙基肾上腺素1ml，庆大霉素8万U，5%碳酸氢钠溶液10ml混合吸入，2~3次/天；使用支气管解痉剂如氨茶碱等肌内注射或静脉滴注；烦躁时给予镇静剂；用大量肾上腺皮质激素静脉滴注防治肺水肿；选择适当抗生素防治继发感染；维持酸碱及电解质平衡等。

4. 口服　一般禁忌催吐。现场可用极稀的肥皂水口服，同时可服生蛋清 60ml 或牛奶 200ml，再服植物油 100~200ml。入院后是否洗胃应该根据具体情况决定。如果能及早地插入并保留胃管对观察胃内出血情况和克服后期的食管狭窄有所帮助。故口服时间很短，估计食管及胃肠尚未穿孔，可选择细硅胶胃管谨慎地插入并保留，再以牛奶、豆浆、氧化镁悬浮液等洗胃；而口服时间长者则不能插胃管，宜立即口服弱碱性溶液如 2.5% 氧化镁悬浮液 60ml 或氢氧化铝凝胶 60ml 或石灰水 200ml，也可服蛋清水 1000~1500ml，以稀释酸的浓度，继之可再服蛋清、牛奶、豆浆、花生油以保护食管、胃黏膜。忌服碳酸氢钠中和，以免与酸反应产生大量二氧化碳致胃肠胀气和穿孔。乙二酸口服后，宜尽快加用乳酸钙或葡萄糖酸钙或淡石灰水等洗胃，并可胃管注入葡萄糖酸钙 40g。

5. 肺水肿的防治　原则上凡有大量酸雾（酸蒸汽）吸入者，皆应至少留观 24 小时。按有关要求采取预防性治疗，减轻乃至防止肺水肿的发生。保持呼吸畅通，清除口腔异物和呼吸道堵塞，预防呕吐引起窒息；适度给氧，氧浓度应 <55%，使用消泡剂去除气道中黏稠泡沫，慎用机械正压给氧，以免诱发气道坏死组织堵塞、纵隔气肿、气胸等；维持呼吸和循环功能，一旦发生心跳呼吸骤停，应立即进行积极有效的心肺复苏；已经发生化学性呼吸道炎症状的，给予止咳、祛痰、平喘及镇静剂等对症治疗，严格避免任何增加心肺负荷的活动；早期应用葡萄糖酸钙和维生素 C 等药物以增强血管致密度、0.5% 普鲁卡因 40ml 加入葡萄糖液中静脉滴注以舒缓肺血管痉挛、应用胆碱能阻滞剂莨菪碱类以分流肺内血流而降低肺血管静水压；早期应用冲击量糖皮质激素，同时可用广谱抗生素抗感染治疗；既要限制液体入量，又要防治低血容量休克，兼顾利尿脱水和补液扩容；对于可能的酸中毒一般不用碱性液予以纠正，而以加强改善通气功能；中毒性肺水肿一般禁用吗啡。

6. 对症治疗　剧痛时可给予麻醉镇痛药，如哌替啶 50~100mg 肌内注射；呼吸困难者应吸氧，喉头水肿应及时气管切开；疑有胃穿孔时，先行胃肠减压，无效时考虑手术治疗；早期应用肾上腺皮质激素，预防、减轻消化道瘢痕狭窄，给予地塞米松 20mg/ 日，连用 2~3 周；应用抗生素预防和控制感染；防治肾脏损害，必要时可使用血液透析除去毒物；防治低血钙。

三、几种特殊的强酸中毒

（一）氢氟酸中毒

1. 概述　氢氟酸作为一种清洗剂被广泛应用于工业领域，也被有些家庭作为除锈剂。因此，氢氟酸烧伤和中毒经常可见。氢氟酸是氟化氢气体冷却液化而成，40%~48% 的氢氟酸溶液可产生烟雾；是一种高溶性的溶质，其渗透系数与水相近；通过氟化氢分子扩散可实现氟离子的跨膜转运，所致中毒主要出现低钙、高钾和低钠血症。

氢氟酸生物学作用包括两个阶段，首先是腐蚀作用，与其他无机酸一样损伤表面组织；其次是结合作用，由于氟离子具有强大的渗透力，可引起组织骨化坏死，骨质脱钙和深部组织迟发性剧痛。其损伤与中毒的机制：初始的低 pH 与脱水作用，引起表面组织剧烈疼痛；当氟化物穿透皮肤及皮下组织时可以引起组织液化坏死以及局部骨组织的脱钙作用；迅速穿透到甲床、基质和指骨，侵犯指（趾）甲下；氟离子通过皮肤、呼吸道或胃肠道吸收后，分布在组织器官和体液内，从而抑制多种酶的活力；氟离子与钙离子结合形成不溶性的氟化钙，使血浆钙浓度降低，严重时可引起致命的低钙血症。整个过程是进行性的，如不及时治疗，烧伤面积和深度将不断发展。

2. 临床表现

（1）局部烧伤：氢氟酸烧伤的程度与氢氟酸浓度和作用时间有关。浓度 <20% 时损伤较轻，皮肤不失活力，外表正常或呈红色；浓度 >20% 时则表现有红、肿、热和痛，并逐渐发展成白色的质稍硬的水泡，水泡中充满脓性或干酪样物质，烧伤面积深度可以不断发展。疼痛出现的时间一般在伤后 1~8 小时，而浓度 >50% 时，则立即引起疼痛和组织坏死。概括其特点：①迟发性、顽固性和剧烈性深部组织剧痛；②烧伤区皮肤凝固变性，质地变厚；③进行性组织损伤，甚至腐蚀到骨组织；④可能引起指（趾）甲下损伤。氢氟酸引起的眼烧伤也具有上述特征。

（2）吸入损伤：大量氢氟酸吸入能迅速引起上呼吸道刺激症状，产生急性咽喉炎、急性支气管炎，严重者发生喉头水肿，支气管肺炎及肺水肿等。

（3）全身性中毒：严重氢氟酸烧伤可引起氟离子全身性中毒，导致致命的低钙血症。可能引起低钙血症的情况：①浓度 >50%，烧伤面积 ≥11% 者；②任何浓度的氢氟酸烧伤，烧伤面积 >5% 者；③大量吸入氢氟酸烟雾者。低钙血症可以在伤后很快发生，可表现为手足搐搦、心律失常、嗜睡、呕吐、腹泻、流涎、出汗以及多种酶活力下降；心电图表现主要为 Q-T 间期延长。严重氟化物中毒伴低钙血症可导致死亡。

3. 治疗措施　由于氢氟酸烧伤和中毒有其特点和潜在危险性，对病情的发展要有充分的估计，在治疗中除遵循强酸中毒急救的一般原则外，还必须注意下列重点处理：

（1）重症监护：皮肤烧伤伴有吸入性损伤或经口中毒的重症患者必须进行血钙浓度和心电图的连续监测，积极防治低钙血症，指导经口或通过静脉途径补充钙离子，维持血钙浓度在正常范围。

（2）糖皮质激素的应用：糖皮质激素可抑制蛋白水解酶及其辅酶的活性，并具有抗组胺作用，从而减轻了氢氟酸的进行性破坏作用。另外，糖皮质激素可通过稳定钾与钙、胆固醇与磷脂的复杂关系，从而促进被氢氟酸破坏的细胞和组织成分的再生。糖皮质激素除口服或静脉途径给药外，可配入外用药应用。

（3）烧伤的治疗：主要是用钙离子、镁离子或季胺类物质来结合氟离子，或是局部表面应用，或是将这些阳离子的制剂注射到深部组织，通过其扩散作用与氟离子结合。

1）钙剂的外用：由于该酸具有较强的穿透组织的能力，所以冲洗效果往往欠佳。应早期予以钙剂的外用，可用氯化钙 60g、硫酸镁 35g、5% 碳酸氢钠溶液 250ml、生理盐水 250ml、庆大霉素 8 万 U、1% 利多卡因溶液 10ml、地塞米松 5mg 混合液进行创面湿敷，每日 1~2 次，持续 3 天。也可使用钙离子直流电导入，通过直流电的作用，促进钙离子从创面进入体内。

2）钙剂的局部注射：10% 葡萄糖酸钙溶液局部注射。由于疼痛解除是治疗有效的标志，所以注射时不配伍局麻药。

3）手术治疗：深度氢氟酸烧伤的患者，手术治疗是根本性的治疗措施。对水泡、深部组织液化坏死灶，需彻底扩创；凡累及指（趾）甲床者需作指（趾）甲拔除术。

4）眼损伤：应用大量清水冲洗后，可继续用 1% 葡萄糖酸钙溶液及可的松眼药水滴眼，并应口服倍他米松类药物，并根据情况进行眼科的专科治疗。

（4）吸入性损伤的治疗：在给氧的同时，尽快吸入 2.5%~3.0% 的葡萄糖酸钙雾化溶液。密切注意有无上呼吸道梗阻，治疗原则同一般吸入性损伤。

（二）石炭酸中毒

1. 概述　苯酚微溶于水，溶于乙醇、甘油、植物油和脂肪，是医学、农业和塑料工业中常用的化学剂。苯酚可从皮肤或胃肠道黏膜吸收；苯酚蒸汽可很快从肺吸收到循环中。苯酚吸收吸入血后，引起脂肪溶解和蛋白凝固，并进而使细胞内酶系统失活，影响中枢神经系统，肝、肾、心、肺和红细胞的功能。

2. 临床表现

（1）局部表现：10%的苯酚溶液可使皮肤呈白色或棕色，浓度愈高坏死愈严重。

（2）全身表现：①中枢神经系统表现为开始易激惹，各种反射亢进，震颤，抽搐和肌痉挛。痉挛发生频繁，最后转入抑制，常因呼吸衰竭而死亡；周围神经系统主要表现神经纤维末梢的破坏，痛觉、触觉和温觉丧失。②心血管系统则表现血压开始上升，随后下降；心率早期增快，后期较慢和心律不齐。这些变化可能与中枢血管运动调节功能受损有关，血管收缩张力趋向消失。③红细胞内可出现正铁血红蛋白和 Heinz 小体，此外，还有红细胞内谷胱甘肽含量下降，溶血，骨髓生成红细胞抑制；末梢血中网织红细胞含量下降。④常见肝脏功能损害；肾脏排泌的游离苯酚可引起肾小球和肾小管的损害，低血容量和溶血又可加重肾脏的损害，甚至阻塞肾小管，最终导致急性肾衰竭。

3. 治疗措施

（1）局部处理：立即用大量水冲洗（少量水反而能促使其稀释或扩散，增加危害）。若备有50%聚乙烯二醇、丙烯乙二醇，甘油，植物油或肥皂，可在水中冲洗后，选用擦拭创面，阻止其扩散。聚乙烯二醇必须用甲基乙醇稀释，而不能用水或乙醇稀释，否则将促使皮肤吸收苯酚。

（2）全身治疗：参见上述"治疗措施"。

（三）铬酸中毒

1. 概述　铬酸用途较广，在工业上用于制革、塑料、橡胶、纺织、印染和电镀等。铬酸腐蚀性和毒性大，一旦皮肤接触，不仅引起化学性烧伤，而且往往合并铬中毒，中等面积烧伤死亡率也很高。铬酸1~2g即可引起深部腐蚀烧伤达骨骼，6g即为致死量。此外，6价铬进入血液后，与血红蛋白结合成变性血红蛋白，亦可使红细胞发生破裂，可使红细胞携氧能力减低，发生缺氧。

2. 临床表现

（1）局部：铬酸烧伤后皮肤表面为黄色，疼痛难忍；由于铬酸腐蚀作用强，当发现创面有溃疡时则已很深。这种溃疡不同于一般深度烧伤，是外口小，内腔大，可深及肌肉及骨骼，愈合甚慢。口鼻黏膜也可形成溃疡、出血或鼻中隔穿孔。若经口摄入，对胃黏膜有强烈的刺激和腐蚀作用，出现频繁的恶心、呕吐、吞咽困难、溃疡出血和穿孔。

（2）全身中毒：铬离子可以从创面吸收引起全身中毒，即使中毒小面积亦可造成死亡。常表现有头晕、烦躁不安等精神症状，继而发生神志不清和昏迷，往往同时伴有呼吸困难和发绀。肾脏是铬酸从体内排出所经过的主要途径，早期尿中就可出现各种管型、蛋白和血红蛋白，最后发生尿闭及尿毒症而死亡。由于变性血红蛋白的形成与红细胞的破坏，可发生缺氧和发绀。

3. 治疗措施

（1）局部处理：局部先用大量清水冲洗；口鼻腔可用2%碳酸氢钠溶液漱洗。创面水疱应剪破，继用5%硫代硫酸钠液冲洗或湿敷，亦可用1%磷酸钠或硫酸钠液湿敷。铬在组织中不能排出，可用5%～10%枸橼酸钠、乳酸钠或石酸钾溶液湿敷，以辅助硫代硫酸钠的不足；亦可用维生素C及焦亚硫酸钠各2份，酒石酸1份、葡萄糖1份和氯化铵1份制成合剂，作为表面解毒剂，以还原6价铬，它比清水冲洗更有效；也可用10%依地酸钙钠（EDTA）溶液冲洗创面。最好是在流动液体中长时间的、多次的冲洗，以减轻创面对铬离子的吸收。

（2）中毒的防治：目前尚无特殊全身应用的解毒剂。早期可应用依地酸钙钠1g溶于5%葡萄糖液或等渗盐水250～500ml中静脉滴注，滴速易慢（每次至少要1小时滴完），每日3次；也可与10%硫代硫酸钠溶液20ml交替使用，即每日共用依地酸二钠3g，硫代硫酸钠4g。此外给予二硫基丙醇100mg肌内注射，每日3次；维生素C每日5～6g（1g维生素C能还原6价铬0.135g），分次静脉滴注。注意对症及支持处理，吸氧，早期施行透析治疗，保护肝肾功能，根据情况可输入新鲜血液等。

（四）氢氰酸中毒

1. 概述 氢氰酸为微带黄色、性质活泼的流动液体，具有苦杏仁味，易挥发，其挥发物遇水后生成氢氰酸。氢氰酸可经皮肤、呼吸道和消化道吸收引起中毒。氢氰酸的毒性在于氰根离子（CN^-）能迅速与氧化型细胞色素氧化酶Fe^{3+}结合，并阻止其被细胞色素还原为Fe^{3+}的还原型细胞色素氧化酶，从而使细胞色素氧化作用被抑制，造成"细胞窒息"。呼吸中枢麻痹常为氰化物中毒的致死原因。氢氰酸进入体内，大部分以氰化氢的形态由肺部呼出，部分在肝脏内经转硫酶等作用与硫结合成为硫氰酸盐后经肾排泄。硫氰酸盐的毒性为氰化物的1/200；高铁血红蛋白与氰化物可暂时结合成较稳定的化合物，延迟毒性作用的发生。氢氰酸可造成皮肤烧伤。

2. 临床表现 氢氰酸经皮肤、呼吸道和消化道吸收可迅速引起中毒，可分为前驱期、呼吸困难、痉挛期和麻痹期。大量吸入高浓度氢氰酸后在2～3分钟内即可出现呼吸停止。

3. 治疗措施 由于氢氰酸毒性极大，作用又快，即使对可疑中毒者，也必须争分夺秒，立即进行紧急治疗。急救处理采用亚硝酸盐－硫代硫酸钠联合疗法。其原理是亚硝酸戊酯和亚硝酸钠使血红蛋白迅速转变为较多的高铁血红蛋白，后者与CN^-结合成比较稳定的氰高铁血红蛋白。数分钟后氰高铁血红蛋白又逐渐离解，放出CN^-，此时再用硫代硫酸钠，使CN^-与硫结合成毒性极小的硫氰化合物，从而增强体内的解毒功能。这一处理是氢氰酸烧伤抢救成败的关键，方法是立即吸入亚硝酸戊酯15～30秒，数分钟内可重复1～2次；缓慢静脉注射3%亚硝酸钠10～20ml（注射速度2～3ml/min）；接着静脉注射25%～50%硫代硫酸钠25～50ml。同时可采用葡萄糖液输注。创面可用1∶1000高锰酸钾液冲洗，再用5%硫化铵溶液湿敷。其余处理同一般热力烧伤。

（仝雯 任广秀）

临床实用急危重症治疗学

（下）

李凡民等◎主编

吉林科学技术出版社

第六节　急性强碱中毒

碱类化合物的结构中都含 – OH 基团，是工业上十分普遍、常用和重要的基础原料。强碱主要指：①氢氧化钠（苛性钠）、氢氧化钾（苛性钾）以及氧化钠和氧化钾，为白色固体，易溶于水，溶解（水化）时放出大量的热，有强的吸水性。②氢氧化铵（氨水），是氨气的水溶液，较氢氧化钠的碱性要弱。③氧化钙（生石灰），为白色粉块。有强烈的吸水性，吸水时放出大量的热，变成氢氧化钙。④碳化钙（电石），遇水即放热，形成氢氧化钙和乙炔气体。

强碱类能使组织蛋白变性（与组织蛋白结合形成冻胶样碱性蛋白质）、溶解，使组织细胞脱水，蛋白凝固和脂肪皂化（产生甘油及脂肪酸盐）；固体碱遇潮湿的皮肤及黏膜后会放出大量的热，故碱中毒首先是碱对局部皮肤及黏膜强烈的灼伤和腐蚀作用。碱灼伤能使组织软化、坏死，并向深部浸润，很难愈合。当大量的碱进入机体内会造成全身中毒，如进入消化道可发生胃肠道大出血和穿孔，大量碱吸收后可破坏机体酸碱平衡，引起碱中毒，甚至危及生命。氢氧化铵中的氨根容易从氨水中逸出形成氨气，对眼和呼吸道黏膜有强烈的刺激作用，严重者可引起急性化学性肺炎、肺水肿，大量的呼吸道黏膜脱落会造成窒息死亡。

一、诊断分析

（一）病史要点

1. 接触史　强碱类为用途最广及用量最大的基础化学物之一，于化工、制药等行业广泛应用；家庭生活中使用较少。

（1）职业性急性中毒：多为强碱生产、使用、运输、贮存过程中的意外接触，如跑、冒、滴、漏和化学事故等。

（2）生活性急性中毒：故意口服或泼洒；偶然接触或误服。

2. 临床表现

（1）皮肤接触：干燥皮肤接触固体碱类短时间内可无明显灼伤。碱液或潮湿皮肤、黏膜接触固体碱类将引起严重化学烧伤。接触局部起初为白色，后变为红色或棕色，发生充血、水肿、甚至糜烂，形成溃疡；严重者创面呈白色污秽外观，表面柔软、脆弱，创面周围发红、起疱，创面随组织液化坏死而加深，向周围侵蚀扩展，脱痂后形成溃疡，长期不愈。严重大面积碱灼伤可引起体液丢失而发生休克。石灰、电石颗粒嵌入组织可使损伤逐渐深化，表现碱灼伤和热灼伤的特征，局部剧烈疼痛。

（2）眼睛接触：溅入眼内的碱液、碱固体颗粒（石灰、电石）可导致眼部剧烈疼痛、充血、水肿，发生严重的结膜炎、角膜炎，甚至结膜和角膜溃疡，角膜穿孔坏死，可因形成角膜白斑或眼球萎缩而造成失明。

（3）消化道摄入：口服强碱后，可发生口腔、咽喉、食管和胃的严重灼伤和腐蚀。常有强烈的烧灼痛，恶心，反复呕吐，呕吐血性胃内容物，腹绞痛，常有腹泻及血性黏液便，严重者可发生胃及十二指肠穿孔。吸收过量的强碱可引起碱中毒、休克、昏迷、肌张力增强、高热、肝肾损伤，严重者可发生呼吸及循环功能障碍、肾衰竭。存活者也往往遗有食管狭窄。固体碱被吞咽常黏着在喉咽和食管黏膜，液体强碱则容易吞咽。因此，前者口腔、咽喉、食管腐蚀大，而后者则食管和胃腐蚀严重。

（4）呼吸道吸入：吸入高浓度氨气时立即出现眼、呼吸道黏膜刺激症状，眼刺痛、流泪、流涕、口咽部疼痛、呛咳、咳血丝痰、胸闷，伴有头晕、头痛、恶心、呕吐、无力等。可因吸入浓度的高低及时间长短的不同相继或独立发生鼻炎、咽炎、喉炎及气管、支气管炎，化学性肺炎或间质性肺炎等，严重者发生喉头水肿、痉挛，气管声门狭窄，甚至肺水肿、ARDS，并出现相应症状和体征，如剧烈咳嗽、气急、呼吸困难、声音嘶哑、发绀、咳大量粉红色泡沫状血痰，双肺满布干、湿性啰音等。胸部 X 线检查也有各个时期的特有表现。特别应注意，严重者可发生支气管黏膜坏死和脱落，造成气管堵塞而致窒息死亡或肺不张。

（二）常规检查及其他检查

血、尿常规检查，血气分析，血电解质，肝、肾功能，X 线胸片，心电图等。

（三）诊断及鉴别诊断

有误服或接触强碱病史，临床有化学烧伤表现，诊断容易建立。

二、治疗措施

皮肤、眼接触后应立即用大量清水冲洗，然后按碱灼伤处理；口服后应用弱酸中和预防、减轻消化道瘢痕狭窄；积极对症治疗。

1. 皮肤接触　皮肤溅落碱液后，应立即用大量清水冲洗 30 分钟以上；冲洗后对已有灼伤的局部可用 3% 硼酸溶液或 2% 醋酸溶液持续湿敷，以中和剩余碱液。切忌在冲洗前使用中和剂，以免产生中和热加重组织灼伤。皮肤表面被氧化钙、碳化钙灼伤时，先用植物油洗除遗留粉末和颗粒，然后再用清水冲洗；当上述颗粒嵌入组织时，先用镊子剥出，有条件的，可用依地酸二钠 0.37g，碳酸氢钠 0.1g，加水至 100ml 配成的溶液冲洗，再用清水彻底冲洗，然后按碱灼伤处理。

2. 眼部接触　碱液溅入眼内后，禁用酸性液中和，而应立即用清水反复冲洗，然后滴入 1% 的硫酸阿托品，并按眼科治疗原则处置。高浓度氨气接触后眼部也应立即用水冲洗，交替滴入可的松眼药水和抗生素眼药水 1～2 次/小时。

3. 消化道摄入　口服强碱后，禁忌催吐和洗胃，立即用食醋、3%～5% 醋酸、5% 稀盐酸、大量橘汁或柠檬汁中和。不用碳酸盐或碳酸氢钠，以免胃肠充气穿孔；然后服用生蛋清或牛奶、植物油。早期应用肾上腺皮质激素，如地塞米松 20mg/d，连用 2～3 周，预防、减轻消化道瘢痕和形成狭窄。

4. 对症治疗　保持呼吸道畅通，给氧。吸入高浓度氨气后特别应防治支气管内膜坏死和脱落，造成气管堵塞而致窒息。出现喉头水肿而呼吸困难者应早作气管切开，适当输液，抗休克和抗感染，积极防治肺水肿，维持酸碱及水、电解质平衡，防治肾衰竭。

三、急性氨中毒

氨为无色具强烈刺激性臭味的气体，极易溶于水成为氨水（氢氧化铵），呈碱性，与空气混合时具爆炸性。常温下可加压成液氨。在生产、运输及贮存过程中发生泄漏事故，接触氨气、液氨或氨水均可造成中毒。

（一）病史要点

1. 临床表现　首先是眼和上呼吸道刺激症状，流泪、咽痛、声音嘶哑、咳嗽、咳痰、喉水肿；继之声音嘶哑、胸闷、呼吸困难、剧烈咳嗽、呼吸频速、轻度发绀；重者咳大量粉红色泡沫痰、气急、心悸、不能平卧、喉水肿及发绀明显。并发症有气胸、纵隔气肿。气管、支气管灼伤坏死的黏膜，一般在第 3～7 天脱落，易堵塞气道引发窒息。浓氨水溅入眼内，可使角膜溃疡和穿孔；皮肤接触液氨或氨水则可引起化学灼伤。

2. 辅助检查　血气分析呈低氧血症；动态 X 线胸片符合急性气管 - 支气管炎、支气管肺炎、肺泡性肺水肿。

（二）治疗措施

1. 清除毒物　彻底冲洗被污染的眼和皮肤，并给以眼科及外科的相应治疗。对曾接触较高浓度氨气的人员，脱离接触后，原则上应留院观察不少于 24 小时；通过对诱导期的正确处理，避免或减轻肺水肿的发生。

2. 保证通气、纠正缺氧　保持呼吸道通畅，可给予支气管解痉剂、去泡沫剂（如 10% 二甲基硅油）、雾化吸入疗法；选择合适给氧方式，用最低的有效浓度的氧，在最短时间内达到纠正低氧血症的目的，维持 PaO_2 于 80～100mmHg，防止吸入高浓度氧而发生氧中毒，并慎重使用正压给氧，防治气道堵塞；鼓励患者咳出坏死组织，一旦气道堵塞，尽快清除，必要时气管切开。

3. 防治肺水肿及 ARDS　动态 X 线胸片、血气分析及电解质等检查，记录液体出入量；早期、足量、短程应用糖皮质激素、莨菪碱类药物等；严格限制补液量，适当利尿脱水，维持水、电解质及酸碱平衡；注意控制灼伤治疗的液体入量，避免过快过量输液诱发、加重肺水肿；早期应用葡萄糖酸钙、维生素 C、普鲁卡因等药物，增强血管致密度，舒缓肺血管痉挛；选择应用氧自由基消除剂、钙离子通道阻滞剂等。

4. 积极预防控制感染　严格消毒隔离，加强护理；及时、合理应用抗生素，防治继发感染。

5. 对症支持治疗　及早给予营养支持，补充热量；改善症状，投用止咳、祛痰、平喘及镇静剂；静卧休息，严格避免任何增加心肺负荷的活动；重症患者可给予 2～3 天的人工亚低温，肛温维持在 34% 左右；维护心肝肾等重要脏器功能。

（刘宇光　桑艳艳）

第七节　急性亚硝酸盐中毒

亚硝酸盐（俗称工业用盐）主要指亚硝酸钠（钾），为白色或黄色结晶或颗粒状粉末，无臭，味微咸涩，易潮解，易溶于水，与食用盐非常相似。亚硝酸盐广泛应用于化工、有机合成、医药等行业，如作为合成染料的原料、金属表面处理剂、防腐剂及药物；广泛存在于自然环境中，在食物中，如粮食、蔬菜、肉类和鱼类都含有一定量的亚硝酸盐；特别是在食品生产中允许用作食品的添加剂，如发色剂和防腐剂，尤其是在肉类、豆制品、腌菜加工中可以显著改善食品的感官性状，如质地酥烂、色泽鲜亮、增强风味和抑菌作用等，在肉制品加工中，添加亚硝酸盐可以抑制肉毒芽孢杆菌，色泽鲜红，但是我国的食品添加剂使用卫生标准对亚硝酸盐的使用量作了严格限定。

一般膳食中的亚硝酸盐摄入后绝大部分随尿排出，对人体无明显危害。超量摄入的亚硝酸盐，对中枢神经系统有麻痹作用，还可直接作用于血管平滑肌，使其松弛，导致周围循环衰竭；亚硝酸盐为强氧化剂，能将正常的二价铁血红蛋白氧化成三价铁血红蛋白，形成高铁血红蛋白血症，失去运输氧的能力，同时还能阻止正常氧合血红蛋白释放氧，致使器官和组织缺氧，皮肤、黏膜呈现青紫色；亚硝酸盐于胃中转变为亚硝酸，再分解释放出一氧化氮，引起胃肠道的刺激症状。

一、诊断分析

（一）病史要点

1. 接触史 可能引起亚硝酸盐中毒的主要有下列原因和途径。

（1）误作食用盐：因其外观以及物理性状与食用盐颇为相似，使用单位保管不善时易被误当作食盐用于烹调，最易导致集体中毒。这是急性亚硝酸盐中毒的最主要原因。

（2）超量应用：食品加工中故意或过失超量应用，特别是肉制品的发色和防腐，导致群体性中毒。

（3）肠源性青紫症：蔬菜中常含有较多的硝酸盐，在储存期长、煮熟后放置过久、腌制时间短以及腐烂变质的情况下，由于细菌及酶的作用，硝酸盐会转化为亚硝酸盐，后者含量迅速增高；过量进食含多量"嗜硝酸盐"的蔬菜，如芥菜、韭菜、青菜、甜菜、菠菜等，经肠道硝酸盐还原菌作用，所含大量的硝酸盐将转变成亚硝酸盐。

（4）地区性：有些地区饮用水中含有较多的硝酸盐。用这样的水煮粥或食物，再放置过夜后，则硝酸盐在细菌作用下还原为亚硝酸盐。

（5）医源性：罕有作为药物过量使用或误服含亚硝酸钠的医用器械消毒液。

（6）投毒。

2. 临床表现

（1）潜伏期：潜伏期长短，随毒物进入途径和进入量的多少而异，静脉注射过量中毒几乎立即发病；误食或食含硝酸盐较多的蔬菜中毒，发病也很快，最短 10～15 分钟，一般 0.5～3 小时，长者也可达 20 小时左右。

（2）中毒症状：经口中毒发病常首先有恶心、呕吐、腹胀，有时伴腹痛和腹泻等消化道刺激症状；同时有头晕、头痛、周身乏力、嗜睡、出汗等神经中毒症状；因组织缺氧可致烦躁不安，呼吸加快伴有胸闷、胸部紧迫感，重者有呼吸困难。可见全身发绀的特征性表现，口唇、指（趾）甲、耳廓及面部青紫最为明显，呈紫黑或蓝褐色。严重者血压下降、脉细速、心律紊乱、昏迷、抽搐，甚至呼吸循环衰竭导致死亡。

一般地，轻度中毒主要表现为发绀、消化道刺激症状、一般神经中毒症状和血管平滑肌轻度松弛所致的一些全身症状，高铁血红蛋白在 10%～30%；重度中毒除此之外，皮肤、黏膜明显发绀，全身缺氧表现和周围循环衰竭比较突出，高铁血红蛋白超过 50%。

（二）常规检查及其他检查

1. 高铁血红蛋白定性和定量测定 正常人血中高铁血红蛋白含量约为 1%～2%，亚硝酸盐中毒时则常大于 10%，中毒程度与血中高铁血红蛋白含量呈正相关。作定性和定量测定时取血要早，否则机体本身的还原作用可干扰结果的判定。临床常用的定性和定量检查方法如下：

（1）取血 5ml，在空气中用力震荡 15 分钟，含过量高铁血红蛋白的血液颜色不变，正常人对照血样由于其血红蛋白与氧结合而变为鲜红色。

（2）取血 5ml，滴入数滴 1% 氰化钾或氰化钠溶液，若为含过量高铁血红蛋白血，立即变为鲜红色。

（3）取血 5ml，血液呈紫蓝色，经离心沉淀，血浆仍为黄色，说明紫蓝色乃血细胞本身异常所致，然后再摇混匀，并通氧气或在空气中震荡 15 分钟，高铁血红蛋白血不变色，而还原血红蛋白血则变为鲜红色。

（4）血液高铁血红蛋白测定按 GB8788 附录 A 执行，含量超过 10%。

2. 亚硝酸盐定量测定　剩余食物、呕吐物或胃内容物可作亚硝酸盐定量测定，此实验室检查一般由本地疾病控制中心按 GB/T5009.33—1996 进行。

3. 其他检查　血、尿常规检验，血生化检查，心电图等。

（三）诊断标准

目前仍执行中华人民共和国卫生部 1997 年 1 月 11 日颁布，1997 年 9 月 1 日实施的"食源性急性亚硝酸盐中毒诊断标准及处理原则（WS/T86—1996）"。

1. 临床诊断　轻者有头晕、头痛、乏力、胸闷、恶心、呕吐，口唇、耳廓、指（趾）甲轻度发绀等，高铁血红蛋白在 10%～30%。重者可有心悸、呼吸困难，甚至心律紊乱、惊厥、休克、昏迷、皮肤、黏膜明显发绀，高铁血红蛋白往往超过 50%。

2. 实验室诊断　剩余食物、呕吐物或胃内容物做亚硝酸盐测定（按 GB/T5009.33），含量超标；血液高铁血红蛋白测定（按 GB8788 附录 A），含量超过 10%。

3. 判定原则为　①符合流行病学调查的特点，确认中毒由亚硝酸盐引起；②临床表现符合亚硝酸盐中毒；③剩余食物或呕吐物中检出超过限量的亚硝酸盐；④血液中高铁血红蛋白含量超过 10%。

（四）诊断及鉴别诊断

1. 苯的氨基硝基化合物包含有众多的品种，用途亦极广泛，经皮肤吸收、口服及吸入其蒸气均可中毒，其中毒机制也是形成高铁血红蛋白血症，临床表现亦相仿，治疗原则也相同。

2. 试验治疗　不明原因的全身发绀以亚甲蓝试验治疗有效可辅助诊断。

二、治疗措施

1. 清除毒物　接触史明确，如神志清楚，现场和初入急诊室可先予催吐；及早温水洗胃，再用硫酸镁导泻。

2. 应用解毒剂亚甲蓝　按 0.5～1mg/kg 的剂量，用 1% 亚甲蓝溶液加于 25%～50% 葡萄糖液 20～40ml 中静脉注射，注射速度宜慢，10～15 分钟注完，或加入 5% 葡萄糖溶液 500ml 中静脉滴注，若用药后发绀未消除，症状未好转，0.5～2 小时后重复给药一次，直至发绀消失，症状缓解。轻者还可用亚甲蓝口服，剂量每次 3～5mg/kg，每日 3 次。应注意亚甲蓝剂量过大时会出现兴奋、谵妄和溶血等中毒反应。

3. 高渗糖和维生素 C 应用　高渗糖和维生素 C 也有还原作用，既可加强亚甲蓝的疗效，也可大剂量单独用于轻度中毒。用法：维生素 C1～2g 加入 50% 葡萄糖 20～40ml 中静脉注射或加入 5% 葡萄糖溶液 500ml 中静脉滴注。

4. 对症支持治疗　保持呼吸道通畅，吸氧；卧床休息，注意保暖，鼓励中毒者多饮水；及时处理休克、抽搐及呼吸循环衰竭等症状。

5. 输血　经上述处理，病情危重仍青紫明显者，可以考虑输新鲜血 300～500ml。

（张解放　贾卉娟）

第八节　硫化氢中毒

含硫化合物的化学反应如化工制造、鞣制皮革、含硫矿物开采与提炼等；发生蛋白质的自然分解如污水处理池、阴井或下水道、粪窖和人工沼气池等均可产生硫化氢。硫化氢（H_2S）为无色具臭蛋味的可燃气体，比空气重，比重 1.19，易溶于水，与空气混合浓度达 4.3% ~45.5% 时能产生爆炸。吸入空气中含量超过 30 ~40mg/m³ 即有可能引起急性中毒。

硫化氢是强烈的神经毒物。吸收后可与细胞色素氧化酶及这一类酶中的二硫键作用，并与其中的 Fe^{3+} 结合，抑制该酶的活性，使其失去传递电子的能力，阻断细胞的生物氧化还原过程，造成组织细胞内窒息缺氧，致机体损害。低浓度时能与湿润黏膜接触形成硫化钠，对眼和呼吸道有明显的刺激；高浓度对呼吸中枢和脊髓运动中枢产生兴奋作用，然后转为抑制，还可通过颈动脉窦的反射作用直接麻痹呼吸，引起窒息，出现闪电样的死亡。

一、诊断分析

（一）病史要点

1. 接触史　急性中毒基本上为生产性中毒，见于含硫物化工制造，鞣制皮革，含硫矿物开采与提炼，处理污水井，疏通阴沟或下水道，清掏粪窖和人工沼气池等工作。生活性中毒罕见。

2. 临床表现

（1）轻度中毒：主要表现为眼和上呼吸道的刺激症状，眼胀痛或刺痛伴畏光，流泪及异物感，鼻及咽喉痛有灼热感，咽干、流涕，胸闷有紧束感伴刺激性干咳，并可伴轻度头痛、头晕、恶心、乏力等全身不适。检查见眼结膜、鼻、咽黏膜充血，肺可有干啰音。脱离接触后，一般于数小时或数日内消失自愈。

（2）中度中毒：上述轻度中毒症状加重，患者呼吸困难，呼出气中有 H_2S 臭味，并有急性气管炎或支气管肺炎表现，眼刺激症状加重伴有视觉障碍，看光源时可见其周围有彩色光环，这是角膜水肿的征兆，少数患者有角膜糜烂。神经中毒症状突出，可伴有共济失调及轻度意识障碍（意识朦胧模糊状态，一般不超过 0.5 小时）。

（3）重度中毒：接触高浓度 H_2S（一般 >700mg/m³）很快产生全身中毒症状，发病急，进展快，以中枢神经损害最为突出，先感头晕，心悸，呼吸困难，很快转入谵妄、躁动，抽搐，大小便失禁和昏迷，抽搐和昏迷可间歇发作，间歇期病情似有好转，但病理损害仍在发展，不久又再度昏迷，与此同时常伴有肺水肿。检查见明显发绀，呼吸浅而快，肺有湿啰音，脉速而弱，血压下降，心电图示心肌缺血，心律失常等，如不及时抢救，常先呼吸停止而死亡。部分病例因吸入的 H_2S 浓度极高（ >1000mg/m³）于数分钟内突然昏迷、抽搐、瞬间呼吸麻痹停止，出现闪电样的中毒和死亡，此时心脏仍可暂时维持数分钟，如能立即脱离现场行人工呼吸，仍可望获救。严重中毒经抢救脱险后，对中毒经过常无记忆，少数病例出可出现迟发性心、肺、脑损害。

（二）常规检查及其他检查

1. 实验室检查　血中硫化物含量增多（必须于 2 小时内取血测定）；尿中硫酸盐含量也增多。

2. 现场空气浓度检测　现场可测出高浓度 H_2S（滤纸浸与醋酸铅乙醇溶液中，取出后与样品接触 30 分钟，呈棕黑色为阳性）。

（三）诊断标准

目前的国家诊断标准为《职业性急性硫化氢中毒诊断标准（GBZ31－2002）》。其诊断原则为：根据短期内吸入较大量硫化氢的职业接触史，出现中枢神经系统和呼吸系统损害为主的临床表现，参考现场劳动卫生学调查，综合分析，并排除其他类似表现的疾病，方可诊断。

1. 接触反应　接触硫化氢后出现眼刺痛、羞明、流泪、结膜充血、咽部灼热感、咳嗽等眼和上呼吸道刺激表现，或有头痛、头晕、乏力、恶心等神经系统症状，脱离接触后在短时间内消失者。

2. 诊断分级标准

（1）轻度中毒：具有下列情况之一者：①明显的头痛、头晕、乏力等症状并出现轻度至中度意识障碍；②急性气管－支气管炎或支气管周围炎。

（2）中度中毒：具有下列情况之一者：①意识障碍表现为浅至中度昏迷；②急性支气管肺炎。

（3）重度中毒：具有下列情况之一者：①意识障碍程度达深昏迷或呈植物状态；②肺水肿；③猝死；④多脏器衰竭。

（四）诊断及鉴别诊断

注意与其他窒息性气体鉴别。硫化氢气体有明显的臭鸡蛋味，对眼和呼吸道黏膜有强烈的刺激性，硫化氢中毒的诊断容易确定；超高浓度硫化氢的吸入，导致突然昏迷，呼吸停止，出现闪电样的死亡则容易与内科急症相混淆，在积极抢救的同时，仔细的现场调查有助鉴别。

二、治疗措施

1. 现场急救　施救者在有良好的自身保护措施下，如通风或佩戴防毒面具，将患者沿上风向迅速撤离中毒现场，移至空气新鲜处，呼吸、心脏停搏者应积极施行心肺复苏术。

2. 保持呼吸道通畅　迅速经鼻导管、氧气面罩或呼吸机辅助等大流量供氧或供纯氧治疗；中、重度中毒者应争取作高压氧治疗。

3. 解毒治疗　H_2S 中毒目前尚缺乏有明显疗效的解毒治疗，动物实验用高铁血红蛋白形成剂减轻细胞内窒息疗法，曾发现有明显的解毒和保护作用，但用于临床效果并不满意。必要时选用 10%4－二甲氨基酚（4－DMAP）2ml 肌内注射，1 小时后，根据病情可再给予半量。以此形成高铁血红蛋白，有助减轻细胞内窒息的作用。过去采用大剂量亚甲蓝作为高铁血红蛋白形成剂，因副作用大，目前主张不用。

4. 对症及支持治疗　安静、保温并减少刺激；大剂量细胞色素 c（60mg/d）有辅助解毒、减轻细胞内窒息的作用；防治中毒性肺水肿、脑水肿，尽早气管插管或气管切开，使用机械通气；及时用止痉药控制抽搐；长时间昏迷，可使用促进脑细胞代谢药物（胞二磷胆碱、氨乙基异硫脲、γ–氨酪酸等）；防治中毒性心肌病、中毒性肝病等脏器损害。

5. 眼损害处理　H₂S 引起的眼损害应尽快用 2% 碳酸氢钠溶液或清水冲洗，继之用 4% 硼酸水洗眼，然后滴入无菌橄榄油和醋酸可的松点眼液，每日 4 次，对防治角膜炎有较好的效果。

6. 中毒性肺水肿，脑水肿　参照急性中毒的一般原则与措施处理。

（李凡民　任广秀）

第五章　动物咬、蜇造成的中毒

第一节　毒蛇咬伤中毒

全世界共有蛇类 2500 余种，其中毒蛇约 650 余种，估计每年被毒蛇咬伤的人数在 30 万以上，死亡率约为 10%；分布于我国的蛇类有 160 余种，其中毒蛇约有 50 余种，其中有剧毒的危害大的毒蛇有眼镜蛇、眼镜王蛇、金环蛇、银环蛇、蝮蛇、蝰蛇、烙铁头蛇、竹叶青蛇、五步蛇以及海蛇等，被其咬伤后能较快致死。

毒蛇常出没于森林、山区、草地中，我国长江以南和西南，特别是两广地区种类和数量较多，每年蛇咬伤的发病率约为 25/10000，而北方相对较少。人们在野外工作、生活及旅游都有可能遭蛇袭击。南方地区 3 月份至深秋均有毒蛇咬伤，7～9 月份毒蛇繁殖季节最多见。

毒蛇的毒腺位于侧眼后下方的皮肤下面，有导管通到毒牙基部的毒牙鞘内。毒蛇咬入时，头部的肌肉压迫毒腺，毒液经排毒导管及毒牙的沟或管，通过咬伤的伤口沿淋巴管进入血液循环，扩散至全身，导致中毒。个别可因毒液直接注入血管内，出现全身症状极快。

毒蛇的种类不一，其蛇毒的成分也不同。蛇毒呈半透明液状，也有的为乳白、灰白、淡黄、金黄或黄绿色，带有腥味，含有蛋白、盐基、酵母及黏液，常有脂肪类物质及上皮细胞。蛇毒的致死成分是多肽类，为不具酶活性的小分子蛋白质。蛇毒的主要有毒成分有：

1. 神经毒　系多肽类或小分子蛋白质类，包括神经毒甲、乙等，可选择性损害中枢神经系统，抑制呼吸中枢，也损害周围神经和神经－肌肉的传导，致使骨骼肌不能兴奋收缩，呈弛缓性麻痹，尤其是呼吸肌麻痹，是其致死原因之一。

2. 心脏毒　此为直接溶解因子、细胞素等碱性多肽，可引起细胞膜改变，使细胞发生结构改变及功能障碍，可导致心肌坏死，也可致心肌短暂兴奋后抑制，继之发生休克、心力衰竭、心律失常、心脏停搏等。

3. 血循毒

（1）凝血毒：有的可促进纤维蛋白原转化为纤维蛋白；也有的能激活 X 因子，在 V 因子、钙离子、磷脂参与下形成凝血活素，使凝血酶原转为凝血酶，促进血凝，以上均可导致纤维蛋白及凝血酶系统消耗性血凝障碍，进而发展为弥散性血管内凝血。

（2）出血毒：此类蛇毒能损伤毛细血管壁细胞间黏和物，使毛细血管通透性增加，血液渗至血管外；也能破坏凝血活素，蛋白酶还能增加出血毒的活性，导致被毒蛇咬伤者有不同程度的出血倾向。

（3）溶血素：蛇毒的直接溶血因素可致蛇咬伤者发生溶血。另有磷脂酶 A 能将卵磷脂或脑磷脂水解变成溶血卵磷脂或溶血脑磷脂，也可使红细胞溶解。

4. 酶的作用　毒蛇的毒腺可分泌多种酶，如蛋白水解酶不仅能溶解蛋白，促使被咬伤局部发生水肿、出血、坏死，还可影响纤维蛋白原转为纤维蛋白及凝血酶原转为凝血酶，也能促使组胺的释放，直接影响心血管系统；精氨酸脂水解酶能促使缓激肽的释放，促进凝血酶系统的转化；三磷酸腺苷酶使三磷酸腺苷缺乏，影响机体的能量，也使乙酰胆碱的合成受阻，对神经系统、心脏、肝脏均有损害；透明质酸酶则水解为透明质酶，使细胞和纤维间的屏障损伤，通透性增加，促使毒物吸收入血并扩散；磷脂酶 A 可水解红细胞膜的磷脂和使卵磷脂转为溶血卵磷脂，使红细胞膜破裂而发生溶血，又能促使肥大细胞释放组胺、5 - 羟色胺，产生局部反应，也能使横纹肌痉挛，肌组织肿胀、溶解等。

一、诊断分析

（一）病史要点

1. 接触史　人们在野外工作、生活及旅游缺乏有效防护遭毒蛇袭击。

2. 临床表现　被毒蛇咬伤后出现症状的快慢及轻重与毒蛇种类、蛇毒的剂量与性质有明显的关系，如毒蛇在饥饿状态下主动攻击人时，排毒量大，后果严重；被咬的部位、伤口的深浅及患者的抵抗力也有一定的影响。

（1）局部情况：咬伤局部可严重肿胀，并向近心端扩散；有皮肤瘀斑、水疱、血疱；有组织坏死和出血，伤口剧痛；可伴附近区域淋巴管炎，淋巴结炎，淋巴结肿痛。

（2）血循毒表现：被咬局部症状较重，迅速肿胀，并不断向近心端发展，伤口剧痛，流血不止；伤口周围常伴有水疱或血疱、皮下瘀斑和组织坏死。严重时全身皮肤瘀斑，广泛性出血，如结膜下出血、齿龈渗血、鼻出血、呕血、咯血、便血及尿血等。个别患者还会出现胸腔、腹腔出血及颅内出血，可导致出血性休克、溶血性黄疸及血红蛋白尿；可伴头痛、恶心、呕吐及腹泻、关节疼痛及高热、血压下降、心律失常、少尿和无尿。可因循环衰竭和急性肾衰竭而死亡。本类毒蛇咬伤引起机体凝血功能变化非常明显，各项指标都可表现异常，以血小板计数、纤维蛋白原变化尤为显著。

由于血循毒导致的症状出现较早，一般救治较为及时，故死亡率可低于神经毒致伤者；但由于发病急，病程较持久，所以危险期也较长，治疗过程较复杂，后果也较严重；治愈后常遗留有局部及脏器的后遗症。

（3）神经毒表现：伤口局部症状较轻，红肿不明显，出血不多，可出现麻木、知觉丧失或仅有轻微痒感。约在伤后半小时，全身中毒症状开始出现，头晕、嗜睡、流涎、恶心、呕吐及乏力；此后发展迅速，出现张口与吞咽困难、声嘶、失语、牙关紧闭、视力模糊、眼睑下垂和复视；最后可因肌肉麻痹及呼吸肌麻痹出现呼吸困难、血压下降及休克，发绀、全身瘫痪及呼吸停止，呼吸和循环衰竭迅速死亡。

神经毒吸收快，危险性大，又因局部症状轻，常被人忽略。伤后的第 1～2 天为危险期，一旦度过此期，症状常能很快好转，而且治愈后一般不留后遗症。

（4）混合毒表现：兼有神经毒及血循毒的症状，局部和全身症状均较严重；从局部伤口看类似血循毒致伤，从全身来看又类似神经毒致伤；但以神经毒为主，可因呼吸麻痹、循环衰竭、肾衰竭而死亡。

（二）常规检查及其他检查

1. 常规化验　无毒蛇咬伤各实验室指标一般无改变或仅有轻度的白细胞增高。各型毒蛇咬伤均可出现白细胞明显增高；神经毒蛇伤可见尿蛋白明显升高；血循毒蛇咬伤可有血小板减少，蛋白尿或血尿、血红蛋白尿。

2. 生化检查　神经毒蛇伤可有 CK 增高；血循毒和混合毒蛇咬伤中 CK、CK－MB、总胆红素、谷丙转氨酶、谷草转氨酶、乳酸脱氢酶、谷氨酰转肽酶、碱性磷酸酶均升高明显，其中血循毒的肌酐、尿素氮增高则远较混合毒及神经毒明显；血循毒伤的血液学指标如纤维蛋白原（Fg）、凝血酶原时间（PT）、凝血酶时间（TT）、凝血酶原活性、部分凝血活酶时间（APTT）、PT 国际标准化比率、PTT 比率，以及 D－二聚体、3P 试验均有异常。

3. 免疫学检查　蛇咬伤者的血清、尿液或伤口取样作为检测标本，通过免疫学检查可判断毒蛇种类：①乳凝集抑制试验：应用蛇毒抗原抗体反应，呈现均匀混浊时为阳性，提示该蛇种咬伤。②酶联免疫吸附试验也可用于蛇种诊断。

（三）诊断标准

2001 年 12 月 20 日，中国中西医结合学会急救医学专业委员会蛇伤急救学组在第 8 届全国中西医结合蛇伤急救学术交流会通过《毒蛇咬伤的临床分型及严重程度评分标准（修订稿）》（表 4 – 5 – 1）。

（四）诊断与鉴别诊断

如果被蛇咬伤者见到了蛇，并具有相当经验，能够分辨蛇的种类，或咬人的蛇被打死，可用以与图谱比对，则诊断容易确定。但大多数人对蛇的认识极少，平常又对蛇惧怕，一旦被蛇咬伤后，由于惊惶失措，顾不上观察蛇；或是在晚上，看不清蛇的形状、颜色、斑纹等，有时即使看到了蛇也无法辨别蛇的种类，给临床诊断和治疗带来困难。

急诊医师应该尽量详细地向伤者和知情人了解发病地点、发病时间等现场的情况，然后根据病史、牙痕形态、局部和全身症状及进行有关实验室检查，做出诊断。一般地，诊断蛇咬伤及中毒按以下程序进行：

表 4 – 5 – 1　毒蛇咬伤临床严重程度评分标准

分型分类		轻型 （评分 1 分）	重型（功能障碍期） （评分 2 分）	危重型（功能衰竭期） （评分 3 分）
局部 伤口		伤口不肿或肿胀，或肿胀范围不超过 2 个关节，无组织坏死；浅表淋巴结肿大，有小水泡、血疱、瘀斑。	超过 2 个大关节，大面积皮下瘀斑，见血水疱，组织坏死，或伤口渗血不止，患肢高度肿胀，并导致功能障碍或损伤肌肉、肌腱、骨头而致残。	
神经毒症状	神经系统	眼睑下垂，视物模糊，说话不清，肌肉酸痛。	张口伸舌困难，吞咽困难，喉间痰鸣，四肢乏力。	全身横纹肌进行性松弛性瘫痪，呼吸运动停止。
	脑	兴奋及嗜睡，呼之能应；有定向障碍，但意识清醒。	烦躁、谵妄、嗜睡，对疼痛刺激能睁眼，肢体有反应。	深昏迷，对语言无反应，对疼痛刺激无反应。
	肺	呼吸频率 12 ~ 14 次/分，动脉血氧分压（PaO_2）55 ~ 70mmHg	呼吸困难，呼吸频率 10 ~ 12 次/分，发绀：$PaO_2 < 60$mmHg，$PaCO_2 < 35$mmHg。	自主呼吸停止，需用呼吸机辅助呼吸，或呼吸频率 > 28 次/分。$PaO_2 < 50$mmHg，$PaCO_2 < 45$mmHg，X 线胸片示肺泡实变 ≥1/2 肺野。

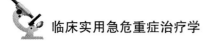

分型分类		轻型 (评分1分)	重型(功能障碍期) (评分2分)	危重型(功能衰竭期) (评分3分)
血循毒症状	心	血压正常或偏高,心率过快(比平时增加15~20次/分),心肌酶正常。	收缩压<80mmHg,心率<55次/分或>130次/分,心律不齐,传导阻滞,血压偏低,心肌酶增高。	心跳骤停,中毒性或感染性休克(收缩压<80mmHg),长期需升压药维持,或室性心动过速,心室纤颤。
	肾	尿量正常(>40ml/h)或有少量蛋白、红细胞,血肌酐正常。	血容量正常,血红蛋白尿,少尿(>20ml/h但<40ml/h),血肌酐<177μmol/L,利尿剂冲击后尿量可增多。	血肌酐>177μmol/L,少尿(<20ml/h持续6小时),利尿药无效或无尿或非少尿肾衰竭者,尿量>600ml/24h,血肌酐>177μmol/L,尿比重≤1.012。
	胃肠道	腹部胀气,肠鸣音减弱。	高度胃肠胀气,肠鸣音近于消失,少量便血或呕血。	麻痹性肠梗阻或应激性溃疡,消化道出血伴休克需输血者。
	凝血系统	纤维蛋白原正常,血小板计数正常或≥80×10⁹/L;凝血酶原时间(PT)及凝血酶时间(TT)正常。	全身多处皮下瘀斑或紫癜,但内脏出血不明显,血小板计数<80×10⁹/L但≥50×10⁹/L,TT及PT比正常值延长1~3秒;纤维蛋白原正常,血红蛋白<80g/L。优球蛋白溶解试验>2小时。	血小板计数<50×10⁹/L;或弥散性血管内凝血(DIC),纤维蛋白原<2.0g/L;PT及TT比正常值延长3秒以上,血浆鱼精蛋白副凝试验(3P)阳性,全身多发性内脏出血症状)。优球蛋白溶解试验<2小时。
	肝	血清丙氨酸转氨酶(ALT)正常或增高>正常值2倍。	ALT≥正常值2倍,血清总胆红素>17.1μmol/L,<34.2μmol/L。	黄疸,血清胆红素>34.2μmol/L,ALT>正常值2倍,肝昏迷。
混合毒症状		兼有以上两类蛇毒对人体的器官损害表现。混合毒类的病情评定,根据不同的蛇种,结合患者的实际临床表现综合评定。		
注明		毒蛇咬伤是一种急性生物毒性损伤,为了清楚表示病情的严重程度,按病情轻重可分为轻、重、危重3型,参考多脏器功能衰竭诊断标准,按评分计算,若1个或1个以上脏器损害为1分,评为轻型;若1个或1个以上器官损害为2分,评为重型;若1个或1个以上器官损害评为3分则为危重型。每个脏器损害评分不相加,脏器损害评分不同,以高分为评分标准。		

1. 是否为蛇咬伤　首先必须明确除外蛇咬伤的可能性,其他动物也能使人致伤,如蜈蚣、蝎子、黄蜂等蜇咬伤,但后者致伤的局部均无典型的蛇伤牙痕,且留有各自的特点,如蜈蚣咬伤后局部有横行排列的两个点状牙痕,黄蜂或蝎子蜇伤后局部为单个散在的伤痕。一般情况下,蜈蚣等致伤后,伤口较小,且无明显的全身症状。

2. 是否为毒蛇咬伤　因多数蛇类是无毒的,有毒蛇与无毒蛇的区别就具相当意义。若患者能见到咬人的蛇且对它有一定的观察,则可与常见毒蛇图谱进行比对,以确定蛇种;若缺图谱则可以根据蛇的外形、斑纹、颜色等,以下表来做粗略的判断(表4-5-2)。

需要指出的是,某些毒蛇的外形并不符合上述对有毒蛇类的描述,而接近无毒蛇,故上述方法仅作参考,主要依靠临床表现来判断。被无毒蛇咬伤后遗留的是几列细小的齿痕,伤口浅而色淡,局部症状较轻,全身症状不明显,这是比较肯定的。如果所估计的蛇种与临床症状及实验室检查不符，则以临床表现为准进行判定和处理。无法判定是否是毒蛇咬伤时，按毒蛇咬伤急救。

表4-5-2 毒蛇与无毒蛇外部特征的区别

特征	毒蛇	无毒蛇
颜色、花纹	较鲜艳或有特殊花纹	多不明显、不鲜艳
头部	一般头大颈细多呈三角形	一般呈纯圆形
体型	粗而短，不均匀	一般细长，体型相称
尾部	断钝或侧扁形	长而尖细
动态	栖息时常盘成团，爬行动作迟缓	爬行迅速
性情	性情凶猛	胆小怕人
牙齿	单排	双排

3. 是哪一种毒蛇咬伤 如果没有看到蛇或昏迷的患者应根据临床表现进行判断，主要以：①牙痕的表现；②局部症状如疼痛、感觉异常、出血、肿胀、扩展等；③全身症状，如全身出血、尿量改变、呼吸、心跳、血压等；④实验室检查，如尿蛋白、酶学检测、血液学检测等情况，综合分析，判断毒蛇的种类。有条件时也可用试验性治疗进行诊断，即用单价抗蛇毒血清，皮试阴性后，予以常规静脉给药，若中毒症状有所控制，则有可能是本类毒蛇咬伤。

尽管准确地判断何种毒蛇致伤是比较困难的，但可先从局部伤口的特点，初步将神经毒的蛇伤和血循毒的蛇伤区别开来；再根据特有的临床表现和参考牙距及牙痕形态，进一步判断毒蛇的种类。

（1）血循毒类毒蛇：包括五步蛇、蝰蛇、烙铁头蛇、竹叶青蛇4种毒蛇，主要含血循毒素，以消耗性凝血障碍和纤溶症为主要病理过程，临床表现以全身广泛性内外出血为突出症状。

1）五步蛇：局部牙痕一般两个，深且较大，呈"'′"型，牙痕间宽1.5~3.5cm，伤口皮肤常有撕裂。伤口流血不止，剧痛且持续不止，肿胀可迅速向肢体近心端蔓延，可直至躯干。伤口周围出现较多较大的水疱，以后转为血疱，大面积皮下出血，瘀血、瘀斑可蔓及全身各部位，易发生组织坏死和溃烂。局部淋巴结肿痛。同时，全身症状来势凶猛，发展迅速，常见胸闷、心悸、气促、头晕、眼花、畏寒发热、视力模糊。严重者出现烦躁不安、谵语、呼吸困难，全身广泛性的内外出血，牙龈、鼻、眼结膜出血、吐血、咯血、便血、血尿等，甚至胸腔、腹腔和颅内出血。此种出血不易止住，止住后常可再度出血。最后血压急剧下降、心律紊乱、尿少、尿闭、神志模糊、口唇发绀、手足厥冷、脉搏细而速，出现休克，以至昏迷。严重者死于急性循环衰竭和急性肾衰竭，心肌受损出血和脑组织出血也是死亡原因之一。辅助检查可有出凝血时间延长，血块收缩不良，血小板减少。心电图检查可有心律失常，急性心肌损伤变化，严重者心肌梗死。主要根据毒蛇辨别和牙痕特征，局部和全身中毒症状诊断。

2）蝰蛇：蝰蛇咬伤局部一般牙痕两个，深且大，呈"··"形，间距1.6~3.6cm，伤口剧痛，逐渐加重；伤口初呈黑色，出血不止；肿胀明显，迅速向近心端扩展至躯干；伤口水疱、血疱，易发生局部组织坏死或溃疡，可深达骨膜，局部淋巴结肿痛。全身广泛性出血，早期出现血尿是蝰蛇伤的主要特征。伤肢有皮下出血而形成散在性大块瘀斑，严重者可蔓及主躯干。继而口腔、牙龈、鼻、眼结膜出血。病情严重时，可出现呕血、咯血、便血等出血症状。因有明显的溶血，患者常出现贫血、巩膜和皮肤黄染。心脏因有散在性出血而常造成心功能紊乱，出现心律不齐，传导阻滞，血压持续下降。多因出血、溶血、休克及急性肾衰竭和急性循环衰竭导致死亡。如能及时合理抢救，大多数患者能转危为安，但恢复一般较慢，局部损伤愈合时间较长。部分患者痊愈后可有伤肢挛缩、运动障碍、淋巴液瘀积等后遗症。此外，如妊娠、月经期妇女被咬伤者，易引起流产或早产，子宫出血不止，故对妊娠期和经期妇女被咬伤者更应特别重视。主要根据毒蛇辨别和牙痕特征，局部和全身中毒症状诊断。

3）竹叶青蛇：竹叶青蛇毒主要含蛋白水解酶，以局部刺激为主，全身中毒症状一般不严重。局部牙痕两个，小若针尖，呈".."形，间距0.3~0.8cm。伤口剧烈疼痛，常难忍受，周围红肿，迅速向近心端蔓延。伤口流血不多，局部常有水疱、血疱或瘀斑，严重者可导致溃疡。局部淋巴结肿痛。可有头晕、头痛、嗜睡、恶心、呕吐、全身酸痛、发热等全身症状，严重者可有黏膜出血、呕血、便血。2~3天后症状逐渐消退，无后遗症。竹叶青蛇体较小，排毒量较少，其毒性相对较小，故死亡率较低，预后较好，但如咬伤头颈部，因肿胀压迫气管，可造成呼吸困难窒息。应用蛇伤、蛇种快速诊断的天然胶乳凝集试验为阳性。主要根据毒蛇辨别和牙痕特征，局部、全身中毒症状和天然胶乳凝集试验诊断。

4）烙铁头：烙铁头蛇多于天气闷热时入夜后，进入村前屋后，柴草堆处将接触者咬伤。局部牙痕两个，呈"··"形，间距0.8~1.6cm，伤口出血不多，但疼痛剧烈持续时间较长，以烧灼痛感为主，伤口周围红肿，并有水疱、血疱及瘀点、瘀斑。伤口周围的水疱血疱破溃后可形成溃疡，肿胀沿肢体蔓延，淋巴结肿大。全身症状同竹叶青相似，但较为严重。当毒素扩散到全身，即有头晕、眼花、恶心、呕吐、视力模糊、嗜睡等症状。严重者出现皮下出血，五官出血，便血，血尿及全身内脏出血；血压下降、四肢冰冷、休克以至昏迷，可因急性循环衰竭而死亡。应用蛇伤蛇种快速诊断的天然胶乳凝集试验为阳性。主要根据毒蛇辨别和牙痕特征，局部、全身中毒症状和天然胶乳凝集试验诊断。

(2) 神经毒类毒蛇：包括银环蛇、金环蛇和海蛇等，其毒液中含有神经毒，如α-神经毒素和β-神经毒素等，系多肽类或小分子蛋白质类，可选择性损害中枢神经系统，抑制呼吸中枢，也损害周围神经和运动神经-骨骼肌的传导，致使骨骼肌不能兴奋收缩，呈弛缓性麻痹，尤其是呼吸肌麻痹，是其致死原因之一。

1）银环蛇：局部伤口疼痛不明显，有麻木感、无红肿，无出血或出血不多，牙痕为"··"形，牙痕间距约0.8~1.5cm。早期无明显全身症状，易被忽视。伤后1~4小时，开始出现头晕、眼花、视物模糊，咽部有异物感，懒言嗜睡，困倦乏力，常有呕吐，肠蠕动先短暂亢进后为抑制，病情迅速恶化，出现眼睑下垂、口不能张、伸舌不灵、吞咽困难、流涎、声嘶、呼吸困难，虽神志清但不能讲话，可用手势表达；危重患者出现呼吸变慢变浅、口唇指甲发绀、肋间肌麻痹、膈肌活动困难、胸式呼吸减弱、呼吸变浅变慢、腹式呼吸减弱、呼吸不规则、呼吸停止、眼球固定、瞳孔散大、对光反射消失、四肢瘫痪、肌力消失、胃肠麻痹，甚至昏迷。呼吸刚停时，血压可短暂升高，心跳加快，继之循环衰竭而死亡。此类患者往往在呼吸停止后仍有意识存在。

2）金环蛇：局部伤口疼痛轻微或麻木感，牙痕呈"··"或"、、"形，牙距为0.8~1.6cm。伤口皮肤呈荔枝皮样，患肢淋巴结可有肿大。全身症状与银环蛇相似，但症状出现及发展稍慢，可有头晕、嗜睡、视力模糊、复视、咽部有阻塞感，声嘶失语、流涎、胸闷、呼吸急促、全身肌肉骨骼、关节阵发性疼痛。严重时全身肌肉麻痹，各种神经生理反射消失，最后由于呼吸肌麻痹及循环衰竭死亡。

3）海蛇咬伤：局部咬伤瞬时疼痛，后有麻木感，伤口不红，不肿，不痛，牙痕较小，有时难以辨认。本病主要发生在海洋捕鱼作业时，被混在鱼群中的海蛇所伤。咬伤后3~5小时，可见明显全身中毒症状。由于海蛇毒阻断神经-肌肉接头的传递，并对骨骼肌的损害，可出现全身疼痛，口不能张，伸舌、吞咽、讲话及咳嗽等均感困难，眼睑下垂，视物模糊，面无表情；可有腮腺肿大、流涎、出汗；严重时呼吸困难，口唇、指甲发绀，眼球固定，瞳孔放大，深昏迷，甚至呼吸肌麻痹；在肢体瘫痪前，有短时性腱反射亢进。由于横纹肌纤维被破坏，出现肌红蛋白尿（深褐色），可引起急性肾衰竭等，可能是伤后2~3天死亡的原因。

（3）混合毒类毒蛇：包括蝮蛇、眼镜蛇和眼镜王蛇三种毒蛇，其毒液中含有神经毒、细胞毒、血循毒、心脏毒、磷脂酶 A_2 等多种毒性成分，被咬伤后的共同临床特点是既表现有血液和循环系统损害的症状，如出血、休克、心律失常、心力衰竭、弥散性血管内凝血（DIC）等，又同时出现神经系统受损的症状，周围神经麻痹导致骨骼肌运动麻痹乃至呼吸肌麻痹及磷脂酶 A_2 等酶类引起的中毒症状，如出血，溶血，大片组织坏死，呼吸困难，甚至呼吸停止，血压下降等表现。

1）蝮蛇：蝮蛇是我国剧毒蛇类中分布最广的一种，南起广东沿海，北至黑龙江、吉林长白山脉均有分布，其中以浙、湘、赣、皖、豫诸省分布最广，危害最大。咬伤局部可见牙痕2个（但也有1个或4个），牙痕呈"八"字形或倒"八"字形，深而清晰，间距0.5~1.2cm。开始仅有刺痛和麻木感，伤口有小量出血点，周围红肿发展迅速，疼痛加剧，并有水疱和血疱，甚而至皮下瘀血、瘀斑，可向近心端扩散甚至漫及整个伤肢，少量严重者可波及躯干部，附近淋巴结肿大压痛明显。全身症状主要为呼吸困难（三凹征）、眼睑下垂、复视、血压下降、尿量减少、酱油样尿等。如果能确认为蝮蛇咬伤并符合蝮蛇咬伤的局部和全身中毒临床表现；特别是出现眼睑下垂、复视、血红尿白尿（酱油样尿）即可做出诊断。蝮蛇与眼镜蛇同为混合毒素，且成分大同小异，症状很多相似，临床中易于混淆，应注意鉴别：眼镜蛇伤口周围多为水疱，蝮蛇伤多为血疱或水、血疱；眼睑下垂、复视、酱油样尿（血红蛋白尿）为蝮蛇伤特有症状，而眼镜蛇伤虽有视物模糊而无眼睑下垂与复视，当其肾功能受损时，可以出现尿量减少，尿检可有蛋白或管型。

2）眼镜蛇：眼镜蛇主要分布于长江以南各省，据全国各地蛇伤资料不完全统计，眼镜蛇咬伤的病例占蛇伤发病率的第2位，仅次于蝮蛇咬伤，病死率为1.6%。咬伤局部可见牙痕呈"··"，仅见毒牙痕，也有呈"::"，除毒牙痕外，还出现副毒牙痕迹，后者说明蛇咬较深。牙距通常在1~2cm间，牙距越宽，说明毒蛇体形越大，中毒量可能较大。伤口剧痛，肿胀，不流血或少流血，牙痕很快闭合，牙痕周围可出现青紫变黑；局部由紫变黑后中心麻木，无感觉、发凉。而肿胀向周围扩展迅速，常累及患处以上2~3个关节，甚至整个患肢。肿胀明显的地方常出现数量大小不等的水疱，穿破后流出黄色液体，容易合并感染，局部很快坏死，沿肌腱索方向出现大片皮下组织坏死，严重时累及腱膜出现腱膜综合征，肌肉坏死，累及骨膜时引起骨坏死，当坏死组织溃烂时，肌腱及骨膜常清晰可见。溃疡一旦形成难以愈合，愈后常留有瘢痕或引起患肢畸形及功能不全，甚至残疾。全身症状为由于疼痛剧烈难忍而全身发抖，出冷汗，甚至虚脱，1～6 小时后出现发热胸闷、心悸、恶心、呕吐、全身不适、烦躁不安、视力模糊、咽喉疼痛、吞咽困难、呼吸急促等。体检可发现瞳孔缩小，对光反射迟钝，巩膜黄染，淋巴结肿大压痛，全身肌肉具有敏感的碰触压痛感，血压先升后降，心率加快，心律不齐，腹部压痛，肝区压痛触痛，肾区叩痛，肠鸣音减弱。辅助检查可见白细胞增多，骨髓呈反应性增生活跃，血中 GTP、GOT、CPK、LDH 增高，尿有蛋白或管型，心电图呈窦性心动过速，心律不齐。能看清楚被咬的毒蛇，诊断比较容易。如未看清楚被咬的毒蛇，可根据咬伤的时间、地点，结合临床表现一般不难做出诊断。必要时可作天然胶乳凝集的抑制试验等检查来确定。眼镜蛇咬伤容易和眼镜王蛇咬伤相混淆，眼镜王蛇个体较大，咬伤发病急促，局部剧痛但坏死不明显，可很快出现呼吸麻痹而死亡。

3）眼镜王蛇：眼镜王蛇体大，是主动进攻型毒蛇，排毒量大，且毒力强，被其咬伤中毒发病急，病情发展迅速，往往来不及到医院抢救而死亡，广西发现咬伤 5 分钟后即死亡的病例，亦有报道咬伤 3 分钟死亡者，是各种毒蛇咬伤中死亡率最高的一种毒蛇。眼镜王蛇主要生活在山区，所以被咬伤的患者不多。咬伤部位常发生在四肢。但由于眼镜王蛇体型粗大，属主动进攻型毒蛇，进攻时竖起前身可达 1 米多高，所以，咬伤部位可发生在体表任何部位，躯干被咬伤者并非罕见。一般牙痕 2 个，牙距多在 1.5cm 以上，牙痕呈紫黑色，常有血迹，周围有瘀斑。咬伤开始局部出现剧烈疼痛，并逐渐发生红肿，向四周扩展，范围较广，很少出现皮肤血疱和水疱，严重者经抢救数天后可出现局部组织大块坏死、溃烂。一般咬伤后 30 分钟内即发生头晕、眼花、眼睑下垂、视物模糊、口腔分泌物多、流涎、言语不清、吞咽困难、恶心、呕吐、四肢瘫软、乏力、胸闷、呼吸困难，继而全身瘫痪、呼吸抑制、发绀、意识丧失、心跳微弱、休克、血压下降，最后呼吸心跳停止死亡，一般多在咬伤后 1～8 小时内死亡，严重者可在伤后 30 分钟内死亡。辅助检查与眼镜蛇同。眼镜王蛇咬伤常与眼镜蛇咬伤混为一谈，必须严格加以区别。从形态学上眼镜王蛇体积比眼镜蛇大得多，且更凶猛，并有特殊的皮鳞及花纹，能看清蛇的形态，对诊断很有帮助。眼镜王蛇咬伤后很快出现严重的神经毒表现，局部虽然剧痛肿胀，但坏死较少，这与中华眼镜蛇咬伤的表现是很不同的。我国的眼镜蛇咬伤很少有神经毒表现，全身症状轻，而局部坏死非常严重。根据这些对眼镜王蛇咬伤的诊断和鉴别诊断是不困难的，必要时可以作免疫学检查以确定诊断。近年来我国开展了对眼镜王蛇咬伤治疗方法的研究工作，并取得了进展，抢救成功率显著提高。

二、治疗措施

（一）阻止毒液吸收和扩散

被咬伤后，蛇毒在 3～5 分钟内就迅速进入体内，故应尽早地采取自救和互救的有效措施，防止毒液的继续吸收和扩散。

1. 安静制动　被蛇咬伤后，不要奔跑，不要长久呼号；要保持安静，减少活动，走动要缓慢或采用卧位，以减少毒素的吸收；立即采取绑扎、吸吮和冷敷等措施后，将伤肢临时制动放于低位，由他人将其护送往医院；必要时可给适量的镇静剂。

2. 及时绑扎　被蛇咬伤后立即用细绳、鞋带、布条、手巾、绷带或止血带等各类系带，于伤口近心端 5～10cm 处或在伤指（趾）根部或距离伤口上一个关节的相应部位予以绑扎，以阻断或减少静脉和淋巴回流（不影响动脉血的供应），从而达到暂时阻止蛇毒吸收的目的。此后每 15～30 分钟松绑 1～2 分钟，以防伤肢组织坏死。待到达具备抢救条件的医院，伤口得到彻底清创处理和采取其他有效措施 2～3 小时后，再解除绑带。对于血循毒类毒蛇咬伤局部结扎应选用绷带压迫法较为适宜。

3. 局部冷敷　用冷水湿敷伤口周围的软组织或用冷水浸泡伤肢，使血管及淋巴管收缩，减慢蛇毒的吸收；有条件时，可用冰块敷于伤肢或将伤肢、伤指浸入 4℃ 的冷水中局部降温，3～4 小时后再改用冰袋冷敷，持续 24～36 小时。局部降温的同时要注意全身的保暖。

（二）促进蛇毒的排出及破坏

1. 吸吮　存留在伤口局部的蛇毒，应采取相应措施，促使其排出或破坏。最简单的方法是用嘴吸吮，每吸一次后要作清水漱口，当然吸吮者口腔黏膜及唇部不应有溃破之处。也可用吸乳器、拔火罐、吸引器或用 50ml 注射器套一条橡皮管对准伤口抽吸毒液。清创切开、冲洗之后也可用此方法，再次吸出毒液。不主张局部挤压排毒，因为挤压时仅少量蛇毒被挤出体外，而更多蛇毒被挤到周围组织及血管里加快蛇毒的吸收。可采用负压吸引的方法吸毒，可用拔火罐法。

2. 灼烧伤口　在能够判断被毒性较强的毒蛇咬伤、本地急救条件较困难且距离具备条件的医院较远的紧急情况下，可果断地以灼烧伤口的方法进行急救。每次用火柴 6～8 根次，火柴头聚集于伤口处，反复爆灼 2～3 次；也可以正在燃烧的木炭烧灼伤口。当蛇毒遇到高热，即发生凝固而遭到破坏，失去毒性。

3. 彻底清创切开排毒　蛇咬伤 24 小时内应争取及早切开伤口排毒。将局部消毒后，首先检查是否需要拔出残留毒牙，然后以牙痕为中心，将伤口作"＋"或"＋＋"形切划皮肤 1～2cm 或连贯两牙痕为限切划，若局部呈水疱状，可在其周围作小"十"字形切口，不深过皮下组织，一般以以牙痕深度为齐，达到有淋巴液流出为宜，使残存的蛇毒便于流出。切口不宜过长、过深，以免伤及血管。若咬伤超过 24 小时就不用切口，而行穿刺引流，自然流出毒液。血循毒类毒蛇咬伤，血液失凝，出血不止为最突出特征，常致伤口出血不止，则忌用扩创排毒。

4. 冲洗和湿敷　清创后，还可用药物做局部的冲洗或湿敷，以达到破坏或中和蛇毒的目的。可用 1∶5000 呋喃西林液、1∶1000 的高锰酸钾溶液或 3% 过氧化氢溶液等冲洗伤处，然后用 2% 盐水湿纱布敷在伤口上。如有条件以 5% 的依地酸钙钠溶液冲洗伤口，因它能抑制蛇毒中的蛋白水解酶的活性。特别是血循毒类毒蛇咬伤，因忌用扩创排毒，应在结扎后用冰生理盐水反复冲洗伤口，同时用上述溶液进行冲洗，创面保持湿润，用 30% 硫酸镁、5% 依地酸钙钠溶液等湿敷。

5. 局部封闭

（1）为减轻疼痛、对抗炎症、减轻过敏反应，可用 0.25% 普鲁卡因注射液加地塞米松 5mg，如有条件也可加用 2% 依地酸二钠溶液 25ml，于伤肢肿胀上方 3～4cm 处或在绑扎上方行环形局部封闭。

（2）可在先用普鲁卡因局部封闭的基础上再以 0.1% 高锰酸钾溶液 5～10ml 作伤口局

部注射。注意：高锰酸钾溶液必须现配现用，早期应用效果较好；高锰酸钾对组织有强烈的损害作用，注射后可引起剧烈疼痛，不宜多用；高锰酸钾不能与普鲁卡因混合使用。

（3）胰蛋白酶能分解和破坏蛇毒，消除伤口残毒及减轻肢体肿胀，促进伤口的愈合，可作为首选使用。结晶胰蛋白酶2000～4000U加0.5%普鲁卡因溶液20～50ml，溶解后在伤口基底层及周围作浸润注射或在绑扎上方行环形局部封闭。一般只用1次，但可根据病情12小时后重复应用。注射后严密观察，防止过敏发生。胰蛋白酶为蛋白水解酶，能直接破坏多种蛇毒，考虑毒蛇咬伤均可早期局部应用。

（三）特殊药物抑制蛇毒

1. 尽早应用抗蛇毒血清　抗蛇毒血清是目前治疗毒蛇咬伤的特效药，能直接中和未对靶器官起效应的游离蛇毒抗原，使蛇毒失去毒性，若蛇毒已和组织器官结合，脏器功能已有损害，则抗蛇毒血清对受损器官功能无恢复作用，也不能改善已有的中毒症状，因此，抗蛇毒血清的疗效取决于给药时间，越早效果越好，受伤后2小时内足量使用疗效最佳，超过24小时使用效果不肯定，一般在伤后72小时内仍有常规使用的必要。根据临床症状的轻重来决定使用剂量，轻型患者首剂用1～2支，而重、危型患者首剂用2～3个剂量，并加强观察；若症状渐加重应在1～2小时内追加1～2个剂量，一般24小时总剂量不超过5个；但由于抗蛇毒血清随着放置时间延长效价相应减低，临床最大可用至8个剂量；成人与小孩用量相同。局部用药能中和伤口周围的蛇毒，阻断蛇毒进入血液循环，故给药用局部封闭和全身静脉给药相结合方法。根据毒蛇种类选用相应的抗蛇毒血清，如眼镜蛇咬伤选用抗眼镜蛇毒血清；当无特异性抗蛇毒血清时，临床可选用同科属毒蛇的抗蛇毒血清或根据蛇毒毒理联合使用多种抗蛇毒血清，如竹叶青蛇咬伤用同科属的抗蝮蛇毒血清能取得相当的效果；而海蛇伤用抗银环蛇和抗眼镜蛇毒血清联合使用。多价抗蛇毒血清因疗效不确切临床已很少使用。目前国内已生产和试用成功精制抗蝮蛇毒血清、精制抗银环蛇毒血清、精制抗眼镜蛇毒血清、精制抗五步蛇毒血清、精制抗蝰蛇毒血清等多个单价抗毒血清，有的已精制成粉剂，便于保存。但选用本药前需做过敏试验，试验阴性者在应用中仍应注意防治可能突然发生的过敏反应；若为阳性，则应按常规进行脱敏治疗。常用抗蛇毒血清溶入适当生理盐水或葡萄糖液中静脉快速滴注或缓慢推注；在毒蛇咬伤2小时内可考虑在伤口周围注射。同时，为防止过敏反应，可在抗蛇毒血清应用前或应用中给予适当抗组胺类药物和肾上腺糖皮质激素，如地塞米松10～20mg。

2. 内服和外敷蛇药片　目前用于临床的蛇药片已有十余种，既可口服，也可以外敷于伤口周围，各自有一定的特异性，疗效较肯定。使用时首先要弄清所用的药片对哪种毒蛇有效，其次是用药要早，剂量要大，疗程要长。同时，必须有针对性地配合采用其他中西医的治疗措施。

（1）南通蛇药片（季得胜蛇药）：临床上使用得最广泛，主治蝮蛇及血循毒类蛇咬伤。伤后应立即服20片，先将药片捣碎，用米酒50ml（不能喝酒的患者，酒量可酌减）加适量开水，调匀内服；以后每隔6小时服10片，持续到中毒症状明显减轻、患肢肿胀消退为止。同时将药片加温开水调成糊状，涂在伤口的周围及肢体肿胀的上端3～4cm处，但切勿直接涂于伤口处。

（2）广东蛇药片（何晓生蛇药片）：主治银环蛇、眼镜蛇、蝮蛇、竹叶青、烙铁头、金环蛇和海蛇等毒蛇咬伤。轻、中型患者，第1次服14～20片，以后每小时服7～14片，病情好转后改为 1 天 4 次，每次 7 片。重危患者第 1 次 20 片。

（3）广西蛇药片（荔浦制药厂）：主治各种毒蛇咬伤，对眼镜蛇、竹叶青、银环蛇等咬伤疗效更佳。第 1 次 15 片，以后每 3~4 小时服 1 次，每次 10 片，连服 3~4 天，危重患者可适当增加用量。

（4）上海蛇药（上海制药厂）：主治蝮蛇、五步蛇、竹叶青咬伤，也可治疗眼镜蛇、银环蛇、蝰蛇等毒蛇咬伤。第 1 次服 10 片，以后每 4 小时服 5 片，病情减轻后可改为每 6 小时服 5 片，一般疗程为 3~5 天。

（5）蛇伤解毒片：主治华南地区常见的各种毒蛇咬伤。片剂第 1 次服 20 片（12g），以后每次 7 片，每小时 1 次。

（6）福建蛇药（福建制药厂）：主治各种毒蛇咬伤。第 1 次为 100~200mg，病情重者可增加至 300~400mg，以后每 3~4 小时服 1 次。病情减轻后，每次改为 50mg，每天 3~4 次，一般疗程为 3~5 天。服药后会产生轻度腹痛，肠鸣加强和轻度腹泻，有腹泻时用药量酌减。

3. 中草药治疗 中医对治疗毒蛇咬伤积累了丰富的经验，中草药是毒蛇咬伤治疗的有效方法，既有明显的解毒功效，又可迅速改善中毒症状。常用鲜白花蛇舌草、七叶一枝花、半边莲、地丁草、两面针、人工牛黄、石老鼠、水黄连、青木香、开口箭、韩信草、滴水珠等一种或数种中草药，洗净后捣烂取汁口服，也可用其外敷。

（四）对症支持，综合处理

1. 卧床休息，加强营养，鼓励饮水，补充维生素 C、维生素 B 等；密切观察局部伤口和全身中毒的情况，重危患者予以监护。

2. 伤口保持清洁，引流通畅；常规注射破伤风抗毒素；由于局部肿胀坏死，加上切开后合并伤口感染，局部抵抗力差，很容易引起全身感染，应选用适当抗生素口服、肌内注射或静脉滴注防治感染。

3. 保持呼吸道通畅，吸氧 呼吸困难可用面罩吸氧；呼吸变慢变浅，鼻翼煽动，眼睑下垂时，应积极行气管插管或切开，及早予以人工呼吸支持，防止多脏器功能衰竭，降低死亡率。

4. 适当补充能量、水和电解质及维生素 每天输液总量视病情而定，一般在 1000~3000ml；出现心功能不全、心律失常时必须严格控制入量，以免增加心脏负担，必要时可用利尿剂；注意及时纠正水、电解质及酸碱平衡紊乱。

5. 肾上腺糖皮质激素 肾上腺皮质激素虽不是蛇毒特效解毒药，但它具有显著的抗炎、抗过敏反应、抗毒血症、抗体克和稳定溶酶体膜的作用，因而对蛇毒中毒有肯定的疗效，可以减轻患者对蛇毒的过敏反应，增加机体对蛇毒的耐受力，从而减轻中毒症状，减轻炎症反应，对体温的恢复和红肿的消退效果较好，还能降低毛细血管的通透性，减少出血和溶血，增强升压药物的作用，从而有助于预防和治疗休克及脑水肿，应早期大量应用。一般成人用地塞米松 20~40mg 或氢化可的松 200~400mg/d，加入补液中静脉用药，视病情连续应用 2~3 天。重危患者酌情增加用量。轻型中毒可口服片剂。

6. 莨菪类药 山莨菪碱有改善微循环，减轻中毒器官病理性损伤的作用，一般用 30~60mg/d，分次静脉注射或滴注；有休克及微循环衰竭时按需使用，每天可用到 600mg，直至微循环改善、皮肤变暖、肺部哮音减少和消失，症状缓解后减量维持或停用。有心动过速反应时可及时肌内注射新斯的明。

7. 新斯的明　新斯的明可使神经毒，特别是眼镜王蛇毒神经毒素阻滞神经肌肉传导作用得以部分逆转，有促进肌力恢复的作用，可辅助其他治疗，降低死亡率。可用新斯的明肌内注射或足三里封闭注射，2～4次/天，当患者气道分泌物增多时应少用或停用。加兰他敏的作用和用法同新斯的明，可同新斯的明交替使用。

8. 抗组胺药　扑尔敏等抗组胺药可减轻中毒症状，对患肢肿胀消肿亦有明显效果，可根据病情适当应用。

9. 维护生命体征，积极防治中毒性休克、溶血、出血、DIC、肺水肿、脑水肿等；及时纠正呼吸、循环、肾衰竭等。

10. 忌用中枢神经系统抑制剂（如吗啡、巴比妥、氯丙嗪等）、骨骼肌松弛剂及抗凝剂等。

（张解放　刘宇光　李秀宪　吴保凡）

第二节　蜈蚣咬伤

蜈蚣为节肢动物门唇足纲整形目蜈蚣科动物，俗称"百足虫"，身体长而扁，第一体节的一对足发育成为颚肢（牙爪或毒肢等），位居在口器的直后方，呈钩状，锐利，中空，含有能分泌具有麻痹作用毒汁的毒腺，钩端有毒腺口，一般称为腭牙，能排出毒汁，蜈蚣咬人时，其毒腺分泌出大量毒液，顺腭牙的毒腺口注入被咬者皮下而致中毒。

我国蜈蚣品种较多，分布广泛，有少棘蜈蚣、多棘蜈蚣、黑头蜈蚣、墨江蜈蚣、模棘蜈蚣、哈氏蜈蚣和马氏蜈蚣等。蜈蚣适常栖息在阴暗的地方如石块、木条下、垃圾、落叶下，行动很敏捷，以昆虫等小动物为食。

蜈蚣毒液含有多种化学成分，如脂肪酸、蛋白质、氨基酸、酶胆甾醇和特殊生物碱等。蜈蚣粗毒中含有磷酸酶A、蛋白水解酶、乙酰胆碱酯酶、精氨酸酯酶、类凝血酶、纤维素酶、α-淀粉酶、透明质酸酶、碱性磷酸酶和酸性磷酸酶等10种酶，还有羟肽酶、ATP酶、核苷酸焦磷酸酶、氨基酸萘胺酶、精氨酸酯酶等；含有蚁酸、精氨酸、谷氨酸、丙氨酸、牛磺酸以及钾、铝、钙、镁、锌、铁、锰等；含有类组胺物质，其中能致中毒的主要成分是：溶血蛋白质和组胺样物质。蜈蚣越大，其毒液分泌量越大，毒性则越强。遭蜈蚣咬伤，一般仅造成局部损害；大型蜈蚣咬伤或被咬者具特异体质则可出现不同程度的全身中毒反应。

一、诊断分析

（一）病史要点

1. 接触史　人们在野外工作、活动、旅游或小儿玩耍，不慎触动蜈蚣本身或栖息之所，又缺乏有效的防护，就会被蜇咬中毒，夏季多见。

2. 临床表现

（1）局部症状：小蜈蚣咬伤，仅在局部发生疼痛，被咬处有白色圆形隆起，其后红肿，一般较快好转消失，无全身中毒症状。大蜈蚣咬伤，轻者局部红肿、疼痛及搔痒；

重者局部皮肤灼热、变色，出现水疱、皮疹、淤血、出血，肿胀、剧痛、肌肉痉挛、感觉异常，甚至整个伤肢发紫，组织坏死，附近的淋巴管炎症反应并向上蔓延，局部淋巴结肿大。

（2）全身症状：可有恶寒、发热、眩晕、头晕、头痛、乏力、嗜睡、多汗、恶心、呕吐、流涎、流涕、流泪、烦躁不安，甚者有谵妄、抽搐或肌肉强直、高热、意识障碍、休克、昏迷等症状。咬人的蜈蚣越大，症状越重。儿童被咬伤，严重者可危及生命。特异体质者，出现荨麻疹，呼吸困难，甚至喉头水肿和过敏休克。

（二）常规检查及其他检查

1. 常规项目　常规查血、尿常规，常无特异性改变。血生化亦无特异性改变。

（三）诊断鉴别诊断标准

某些体型较大的蜈蚣才具有攻击性，仔细观察伤口可发现有 2 个针刺样创口，并引起局部疼痛、水肿和红斑，有时可见淋巴管炎和淋巴结炎，坏死罕见，感染也罕见，症状和体征很少持续超过 48 小时，诊断较容易建立，并能与其他有毒小动物咬伤鉴别。

二、治疗措施

（一）局部处理

1. 蜈蚣咬伤后立即用弱碱性液体如肥皂水、3% 氨水或 5% ~ 10% 碳酸氢钠溶液清洗伤口，可反复冲洗数遍；局部应用冰块、冰水冷湿敷伤口。

2. 取新鲜蒲公英、扁豆叶、七叶一枝花、半边莲、鱼腥草、马齿苋、鲜芋尖、番薯等任何一种，捣烂，外敷患处，有止痛、止痒、消肿的作用。

3. 可将蛇药片用水调成糊状，敷于伤口周围；对于症状较重者，也可内服蛇药片。

4. 局部可敷以皮质类固醇软膏；但忌用碘酊或酸性药物冲洗或涂擦伤口。

（二）全身症状处理

出现一般全身症状，给予对症处理，如有过敏征象者，可口服氯苯那敏；若全身症状严重，则参考"蜂蜇伤"处理。

（李凡民）

第三节　蜂蜇伤

与本节有意义的蜂类有膜翅目细腰亚目针尾部的胡蜂总科、泥蜂总科和土蜂总科以及蜜蜂总科，主要是胡蜂和蜜蜂。

胡蜂科，其中又分为狭腹胡蜂、胡蜂和长脚蜂三个亚科，通常叫黄蜂或者马蜂，中至大型，体表多数光滑，具各色花斑，有简单的社会组织，常常营造一个纸质的吊钟形的或者层状的蜂巢，在上面集体生活，成虫主要捕食小昆虫；泥蜂科，也叫细腰蜂，腹柄很细长是它们的一个重要特征，通常黑色，有黄色、橙色或红色的斑纹，用泥土在墙角、屋檐或者岩石、土壁上作一个土室，成虫用蜇针捕小昆虫；土蜂科，常见的有黑土蜂等，身体比较粗壮，体上密布黑色细毛，并有白色、黄色、红色的斑纹。以上蜂类全世界约有 1.5 万种，中国记载 200 种，为捕食性蜂类，口器发达，上颚较粗壮，雄蜂腹部

7 节，无螫针，雌蜂腹部 6 节，尾端有毒腺，平时分泌毒液并将其储藏在毒囊里，产卵器特化成螫针并可由腹部末端向外伸出，上连毒囊，平常缩在体内不外露，在捕食或遇到攻击或不友善干扰时，会群起攻击，用螫针螫刺敌方，同时毒囊收缩，通过螫针将毒液排入敌体，然后将螫针收回。

蜜蜂总科，全世界已知有蜜蜂 20000 多种，中国已知有近 1000 种。人们常见的家养蜜蜂，仅是其中的两种：西方蜜蜂（又称西蜂或意蜂）和东方蜜蜂（又称中蜂），其余绝大部分都是野生蜜蜂。除了家养蜜蜂的巢穴为人工建造的蜂箱外，野生蜜蜂的巢穴复杂多变，其中在土内筑穴者居多，荒芜的土丘、地埂、沟渠或土墙处都可掘穴筑巢；植物质的孔洞，例如木梁檐、木窗、竹、朽木、枯树或植物茎秆等都可经过加工而成蜂巢穴；有些野生蜜蜂自身不筑建巢穴，而是用废弃的小哺乳动物的旧洞、蛞蝓的旧壳、鸟的废巢和石洞等作为巢穴。有些蜜蜂的巢是裸露的；有的巢是挂在植物的茎秆上或低矮的小灌木树枝上；大蜜蜂的巢则筑在高大的树上，远看像鸟巢；黑大蜜蜂则在很高而陡峭的岩壁上筑巢。蜜蜂与胡蜂相同，其工蜂尾端也有毒腺、毒液、毒囊和螫针，螫到敌方后也将毒液注其体内，所不同的是蜜蜂螫针有逆钩，螫人后螫针常残留敌方体内，自己则很快死亡；蜜蜂毒腺产生的毒素为酸性，黄蜂毒腺产生的毒素为碱性。

蜂类一般在气温为 12 ~ 13℃ 时出蛰活动，16 ~ 18℃ 时开始筑巢，秋后气温降至 6 ~ 10℃ 时越冬，春季中午气温高时活动最勤，夏季中午炎热常暂停活动，晚间归巢不动，有喜光习性，风力在 3 级以上或雨天停止外出活动。

蜂毒是一种透明的液体（水分 80% ~ 88%），是一种成分极其复杂的混合物，含有多种生物活性物质，具有特殊的芳香气味，味苦，在常温下可很快挥发干燥，在挥发物的成分中含有以己酸异戊酯为主的报警激素（招来更多同类对敌攻击）；干物质中蛋白质类占 75%，钾、钠、镁、铜等离子占 3.7%，其余是多肽类、酶类、生物胺和其他物质。蜂毒极易溶于水、甘油和酸，不溶于乙醇，加热到 100℃ 经 15 分钟，组织成分破坏；加热至 150℃ 毒性则完全丧失。蜂毒中的很多生物活性成分为肽类物质，故易被消化酶类中的蛋白酶分解，在胃肠中可很快失去活性；又能被氧化物所破坏，氧化剂如高锰酸钾、氯气、溴等能迅速破坏它；不同 pH 的蜂毒可分别与碱或酸发生强烈的中和作用。

蜂的种类不同，其蜂毒的成分亦各异，而且呈现的 pH 值也不同，这对运用中和的方法来拮抗蜂毒有特殊意义。蜜蜂的蜂毒为淡黄色透明液体，呈酸性，主要成分是组胺、儿茶酚胺、神经毒素、溶血毒素、肥大细胞脱粒肽、磷脂酶、透明质酸酶等。黄蜂的毒液为碱性，主要成分有组胺、血清毒、乙酰胆碱、儿茶酚胺、黄蜂激肽素、磷脂酶 A、磷脂酶 B、透明质酸酶、蛋白酶、胆碱酯酶、蜂毒多肽、5 - 羟色胺及抗原 5 等。

蜂毒可通过血液与淋巴液吸收，主要分布于肾、肺、心、肝、小肠、关节、脾、肌肉，脑组织中含量很少，主要经肾脏排泄。

蜂毒的成分复杂，其对人体的作用和过程更复杂，不同的成分导致不同的作用；一种成分又能导致不同的作用；多种成分还能导致同一作用。从临床的角度，知晓由何成分导致什么作用是次要的，而通过临床表现判断蜂毒已经发生了什么作用是重要的。

1. 疼痛作用　组胺、5 - 羟色胺及乙酰胆碱等是引起局部疼痛的主要物质，可使平滑肌及横纹肌紧张收缩，小静脉和毛细血管扩张及通透性增加，导致局部皮肤红肿、灼痛、瘙痒和荨麻疹。

2. 溶血作用　蜂毒溶血肽、蜂毒神经肽、磷脂酶 A 等有很强的溶血作用，其中溶血肽占蜂毒干重的 50％，是蜜蜂毒液中的主要毒素，是一种"直接溶血素"，可直接引起红细胞的溶解、横纹肌溶解及凝血障碍，也可直接或间接抑制、损害心肌而导致心肌缺血及心律失常，小剂量心肌兴奋，大剂量则心肌抑制，严重的可危及生命。

3. 过敏作用　磷酸酶、透明质酸酶及多种非肽类化合物，如组胺、多巴胺、5 - 羟色胺等是重要的过敏原，不仅使被蜇局部皮肤有反应，而且全身也可以出现不同程度的症状，严重者发生休克、出血、溶血及肝、肾损害。

4. 神经系统作用　蜂毒中所含的多种神经毒素刺激神经系统大量释放肾上腺素、乙酰胆碱等多种神经传导物质，或蜂毒中本身就含有的神经递质如乙酰胆碱、儿茶酚胺等使得某些肌群呈普遍性痉挛，最终可导致运动神经麻痹；有的神经毒，特别是由 18 个氨基酸组成的肽类，具有直接麻痹中枢神经系统和兴奋血管系统的作用。

此外，蜂毒中还含有蛋白酶的抑制剂，能保护磷脂酶 A、透明质酸酶、多肽溶血毒、多肽神经毒等免受蛋白酶水解。

蜂毒对哺乳动物的作用最强，人类遭蜂蜇比较多见。蜂毒引起人体的中毒程度取决于蜂毒量、注毒部位、个体对蜂毒的免疫力等因素。相对而言，黄蜂毒液的毒性反应较蜜蜂毒液的毒性反应发生迅速，损伤程度也较重。

一、诊断分析

（一）病史要点

1. 接触史　人们在野外工作、活动、旅游或小儿玩耍，不慎惊动了蜂类，又缺乏有效的防护，就会遭致蜂蜇；被蜇咬多为头面部或裸露的肢体，天热多于天凉，山区多于平原，乡村多于城市。

（1）无意中侵入蜂巢附近或触碰到巢穴或筑巢的树木。

（2）出游山野，涂抹的香水、发胶和其他芳香的化妆品，以及携带的甜食和含糖饮料未密封好，毒蜂闻风而至。

（3）鲜艳的服装、头花等，特别是红黄橙等接近花蕊的颜色，都容易诱发毒蜂的攻击行为。

（4）初被独个或少数蜂蜇刺后，没有就地隐蔽，屏息敛气，纹丝不动，利用衣物遮挡颜面和头颈，而是狂奔乱跑，挥舞拍打，导致已被注射到体表的毒液中所含的"报警信息素"更多的扩散，促使同巢的蜂群更多出动，追击"敌人"，发动攻击。

2. 临床表现

（1）局部症状：轻重不一。人被数只蜂蜇后，局部即感灼痛或刺痛，很快出现红肿或风团，每个被蜇处中央常有一小瘀点或水疱，表面或里面可能存有毒刺，一般无全身症状，皮疹也可在数小时内消失。若被数量较多的蜂（数十只、数百只，甚至更多）所蜇，可引起周围皮肤变色，大片肿胀，出现水疱、皮疹、瘀血、出血，局部剧烈疼痛、肌肉痉挛、麻木或感觉异常，甚至组织坏死。范围逐渐扩大，附近的淋巴管炎症反应并向上蔓延，局部淋巴结肿大，并可出现全身症状。

（2）全身症状：如果被大量蜂蜇在头面重要部位，尤其是直接刺入血管内或多处同时受蜇时，常有恶寒、发热、头晕、头痛、乏力、嗜睡、多汗、恶心、呕吐、流涎、流涕、流泪、烦躁不安、全身疼痛、背部与腹部肌肉痉挛、呼吸困难等全身症状，严重的可引起抽搐或肌肉强直、高热、意识障碍、心律失常、休克、肺水肿、昏迷等症状。发生脑神经功能障碍者双眼畏光，视力模糊，眼球转动不灵，舌呈收缩强直状，咽肌失控、发绀、可以导致呼吸困难甚至呼吸停止；发生脱髓鞘病变者则出现肌肉无力或者周围神经炎表现；可能发生溶血、凝血障碍、出现血红蛋白尿，严重者肾功能衰竭，并伴有黄疸和肝功能异常等肝功能损害；儿童表现最为严重，常有谵妄、躁动、惊厥等症状，可因呼吸循环衰竭于数小时至数日内而死亡。

（3）过敏反应：有特异体质对毒素发生过敏者，口唇及眼睑以至整个颜面肿胀明显、鼻塞、喉痒及喉头水肿、呼吸困难、发绀、心率增速，还可出现荨麻疹、恶心、呕吐，腹痛与腹泻。发生过敏休克者则病情发展迅速，面色苍白、血压下降、神志不清、心跳缓慢、四肢厥冷出冷汗，大小便失禁，呼吸循环衰竭，如未及时急救，可于数分钟至数十分钟内死亡。有人第一次被大量蜂螫伤后康复，并对蜂毒产生的抗体，第二次被同样的少量蜂螫，却因发生激烈的免疫反应而死亡。

（二）常规检查及其他检查

1. 实验室检查　白细胞计数常增高；尿蛋白阳性，尿中有红细胞，尿血红蛋白定性阳性，尿糖可阳性；血糖也可升高；可有肝、肾功能异常。

2. 毒物检测　蜂毒的提取和测定对临床救治无实际意义。

3. 其他　动脉血气分析、血电解质会出现异常；心电图可见心律失常、束支传导阻滞、非特异的 ST - T 改变，甚至酷似急性心肌梗死的图形改变。

（三）诊断及鉴别诊断

有明确的蜂螫刺史、局部及全身表现即可诊断。蜂螫刺一般发生在白天，头面部最常受攻击，被刺后可立即发现蜂群的活动，故诊断蜂螫刺一般不困难，不易与其他有毒动物混淆，如毒蚁、毒蛾、蝎子、斑蝥、毒蜘蛛、蜈蚣及毒蛇等。鉴别是蜜蜂还是黄蜂有时比较困难，一般地，蜜蜂螫刺，局部可遗留蜂刺，而黄蜂则没有；蜜蜂常活动在农植物大面积开花的季节和区域，周围可追寻到蜂箱的放置，而黄蜂的活动区域则较分散。

二、治疗措施及预后评价

[一] 治疗措施

妥善处理局部，给予镇痛解痉、抗毒、抗过敏、对症和支持治疗。

1. 局部处理　有尾刺留在皮内者，首先拔除毒刺，然后最好用拔火罐负压吸引，吸出部分毒液；被螫伤的部位以 1:5000 高锰酸钾溶液冲洗；伤口周围用 0.25% 普鲁卡因溶液作环形封闭，并用 2% 醋酸铅液作冷湿敷；可用抗蛇毒药 6~8 片研碎，温水 10ml 化开，搅拌为糊，涂搽患部，每日 10 余次，直至消肿止痛；也可涂以风油精或氟轻松等皮质激素类软膏；或用鲜紫花地丁，半边莲，七叶一枝花捣烂外敷。

区别处理不同蜂类螫刺的伤口：被蜜蜂螫刺，伤口大多有断折的毒刺，应注意将它拔出，然后局部敷以 3% 氨水或 5%~10% 碳酸氢钠水或肥皂水等碱性溶液的湿纱布；被黄蜂刺螫则没有毒刺，局部应敷以食醋、柠檬、稀盐酸等弱酸性溶液的湿纱布。

2. 镇痛解痉　局部放置冰袋，可以消肿止痛，疼痛严重者局部可用 1% 盐酸依米丁溶液 1ml 溶于 4~9ml 生理盐水内，注少量于螫刺部位皮下；3% 盐酸麻黄碱溶液 0.5~1ml，螫伤处皮下注射；剧烈的疼痛可肌内注射哌替啶 50mg；以地西泮（安定）或巴比妥类药物控制抽搐；解除肌肉疼痛或肌肉痉挛可用 10% 葡萄糖酸钙溶液 10ml 加 50% 葡萄糖溶液

20ml 静脉推注，并可加以阿托品肌内注射。

3. 抗毒治疗　蜇伤局部可以胰蛋白酶 2000~4000U 封闭治疗；口服抗蛇毒药片 5~10 片/次，3~4 次/日或肌内注射上海蛇药针剂 2~4ml/次。

4. 抗过敏　发生过敏反应，加用抗组胺类药物和皮质激素。可口服氯苯那敏、赛庚啶等；以苯海拉明 20mg 或异丙嗪 25mg 肌内注射；过敏休克者应急用 0.1% 肾上腺素 0.5ml 皮下注射，必要时重复使用；全身反应强烈者可静脉应用肾上腺皮质激素例如地塞米松（根据病情 10~40mg/d）或氢化可的松，可快速减轻症状。

5. 对症和支持治疗　保持呼吸道通畅，维护心肺功能，若有呼吸或心脏骤停则立即进行心肺复苏；补液利尿，加速毒素排泄。发现溶血、心律失常、休克、中毒性肝损害、肺水肿及呼吸抑制者，作相应的急救处理；发生高血钾应静脉滴注葡萄糖胰岛素溶液，按每 4g 葡萄糖加 1U 正规胰岛素，持续静脉滴注，使血钾降到正常范围；发生高血糖，先静脉滴注正规胰岛素 20U，以后持续小剂量静脉滴注，4~6U/h，至血糖正常为止；急性肾衰竭，及早采用透析治疗。

［二］预后评估

少量蜂蜇，预后良好；一般地，遭蜜蜂蜇刺比遭黄蜂蜇刺的预后良好；大量蜂蜇或虽少量蜂蜇，但发生了严重的过敏反应则容易发展为脏器的衰竭，甚至死亡。

（张解放　曹润庆）

第六章　食用有毒动植物造成的急性中毒

第一节　河豚鱼中毒

河豚鱼又名纯鱼、气泡鱼、辣头鱼、小玉鱼、东方鲀、夹鱼等，产于我国沿海各地及长江中下游，约有40余种。河豚鱼鱼肉鲜美，但其某些脏器及组织中均有剧毒——河豚毒素（TTX），常因剖剥、洗涤、烹调等处理不当而致食入中毒。非产河豚鱼地区在捕鱼时混有河豚鱼，因群众不认识而误食中毒。

河豚毒素（TTX）为低分子量非蛋白质神经毒素，TTX分子式为$C_{11}H_{17}N_3O_8$，毒性较强，0.5mg即可致死亡。其主要中毒机制是TTX选择性地阻断细胞膜对Na^+的通透性，使神经传导阻滞，呈麻痹状态。首先影响感觉神经，其次是运动神经，严重者因延髓麻痹而危及生命。

一、诊断分析

（一）病史要点

1. 有进食河豚鱼史。

2. 临床表现

（1）潜伏期：一般为30分钟至5小时，进食量愈多，潜伏期愈短。

（2）消化系统症状：恶心、呕吐、口渴、腹痛或腹泻等。

（3）神经系统症状：开始有口唇、舌尖、指端麻木，眼睑下垂，四肢乏力，继而四肢肌肉麻痹，行走不稳，共济失调，甚至瘫痪，或有排尿困难。

（4）严重者血压及体温下降，声音嘶哑，言语不清，呼吸困难、急促、浅表而不规则，瞳孔散大，昏睡，昏迷，最后发生呼吸中枢麻痹或房室传导阻滞，造成死亡。

（二）查体要点

重点检查神志，呼吸，血压，以及心肺、腹部、神经系统。

（三）常规检查以及其他检查

1. 常规检查血、尿、粪常规，电解质，肝、肾功能，心电图（可有ST段压低，房室传导阻滞等）。严重的患者还必须检查血气分析、全胸片、凝血功能，以早期发现多脏器功能衰竭。

2. 神经电生理测定　患者运动神经和感觉神经传导速度均有减慢，可作为河豚鱼中毒早期检查手段之一。

3. 脑电图　轻症可以正常，中、重度中毒可表现为α、θ、δ波等，且随着中毒程度越深，脑电图异常程度越重，预后越差。

4. TTX检查

（1）取患者尿液5ml，注射于雄蟾蜍的腹腔内，于注射后0.5、1、3、7小时分别观察其中毒现象，可作确诊及预后诊断。方法比较陈旧，但适合基层使用。

（2）TTX 的免疫检测：具体的方法有酶联免疫吸附法、生物素－亲和素－酶免疫法、免疫亲和色谱法、酶免疫传感器、离体组织免疫实验法。

（四）诊断标准

1. 进食河豚鱼史。

2. 有以上临床表现。

3. TTX 检测阳性。

（五）鉴别诊断要点

需与某些神经毒的鼠药中毒相鉴别。

二、治疗措施及预后评价

［一］治疗措施

（一）一般治疗

1. 催吐　清醒者立即催吐。

2. 洗胃　洗胃排毒越早，越反复彻底，效果越好。洗胃液以用活性炭混悬液或 2% 碳酸钠液为好。洗胃至将胃内毒物完全排出后，灌注活性炭 30~50g 混悬液，再给硫酸钠或甘露醇导泻；必要时用淡盐水或肥皂水进行高位灌肠。

（二）药物治疗

1. 静脉补液，以维持体液平衡；利尿，促进毒物排泄。

2. 半胱氨酸可能是有效的解毒剂，早期应用 L－半胱氨酸 0.2g，肌内注射，2 次/日。

3. 应用维生素 B_1、维生素 B_6、维生素 B_{12} 等以及士的宁注射可治疗神经肌肉麻痹。

4. 莨菪类药物，认为能对抗河豚毒素对横纹肌的抑制作用，参考剂量：阿托品每次 1~2mg，或东莨菪碱每次 0.3~0.6mg，或山莨菪碱每次 40~60mg，均静脉给药，每次间隔 15~30 分钟。实际剂量可参照病情而定，病情好转以后，减量维持 1~2 日，停药不宜过早。

5. 及早应用肾上腺糖皮质激素如氢化可的松或地塞米松等以减少组织对毒素的反应。

（三）血液净化

严重的病例可进行血液灌流来达到尽快清除体内毒物的作用。伴有多脏器功能衰竭的患者还可以给予连续性肾脏替代治疗（CRRT），可以改善患者预后。

（四）对症治疗

保持呼吸道通畅，呼吸肌麻痹时及时用人工呼吸器，必要时行气管切开术。惊厥时给予镇静剂。呕吐不止，可给颠茄类药物，剧烈腹泻可用止泻药。维持水和电解质、酸碱等平衡。

（五）中医中药

有报道青果蠲毒散、蜀葵等中药对河豚鱼中毒有一定的帮助。

［二］预后判断

重症中毒病例预后差。

（刘宇光　贾卉娟）

第二节　毒蕈中毒

毒蕈又称毒蘑菇、毒菌、毒茸等。目前我国发现毒蕈100余种，但含剧毒可致死的不到10种，其所含毒素的成分目前尚未完全清楚。因其种类繁多，形态特征复杂，往往与可食用菌不易区分而引起中毒。

毒蕈含多种毒素。毒肽为肝毒性，毒伞肽为肝肾毒性，鹿花毒素可破坏红细胞引起溶血，光盖伞素可引起精神症状，毒蝇碱作用类似乙酰胆碱。

一、诊断分析

（一）病史要点

1. 有误食毒蕈史。

2. 临床表现毒蕈所含毒素不同，可引起不同的临床表现，主要有以下几种类型。

（1）胃肠炎型：潜伏期短，一般0.5~6小时之间发病，表现为剧烈的恶心、呕吐、腹痛、腹泻、流涎等，大便为水样便，可含黏液和红细胞，无里急后重。严重者可出现脱水和电解质紊乱，不及时纠正，病死率高。

（2）神经精神型：除恶心、呕吐等消化道症状外，还可出现流涎、大汗、缓脉、瞳孔缩小、谵妄等毒蕈碱样症状和幻觉、嗜睡、精神错乱、妄想等精神症状，严重者出现昏迷，急性肺水肿，呼吸抑制，休克，可因呼吸循环衰竭而死亡。

（3）溶血型：潜伏期较长，达6~12小时，除有胃肠炎症状外，尚可出现血红蛋白尿、贫血、黄疸、发热、肝脾肿大等溶血症状，可继发急性肾衰竭。此型多伴有中枢神经系统症状。

（4）多脏器损害型：潜伏期较长，可达10~30小时，在中毒1~2日轻度胃肠炎表现之后，进入假愈期，仅有轻微的纳差，乏力，但肝损伤已出现。轻症患者可无肝脏损害症状进入恢复期。但大多数患者很快出现肝、脑、心、肾的损害，以肝脏损害最重，表现为黄疸，肝功能异常，肝脏肿大或缩小，出血，甚至并发DIC、肝昏迷而死亡。有些患者表现为少尿、尿闭、肾功能异常以及横纹肌溶解。经积极治疗1~3周后可进入恢复期。有少数患者可因中毒性心肌炎或中毒性脑病在中毒后1~3日内猝死。少数爆发型病例可迅速出现多脏器功能衰竭，1~5日内死亡。

（二）查体要点

着重消化系统、血液系统以及神经系统检查。

（三）常规检查及其他检查

1. 可出现血红蛋白下降，血红蛋白尿，肝、肾功能异常，凝血时间延长等。

2. B超可见肝脾肿大，心肌炎合并心包积液，肾损害以及腹腔积液等。

3. 心电图可出现心律失常，T波，ST－T的改变。

4. 有条件进行含毒成分检验或毒物毒性实验，可明确诊断。

（四）诊断标准

1. 有食用毒蕈史。

2. 有上述临床表现及相关实验室检查异常。

3. 毒蕈毒素检测阳性。

（五）鉴别诊断要点

本病应与其他食物中毒、急性胃肠炎、其他中毒性肝炎、脑炎、急性肾炎等相鉴别。

二、治疗措施及预后评价

［一］治疗措施

早期诊断、早期治疗是关键。

（一）一般治疗

清除毒物，早期催吐（神志清醒者），1∶5000 高锰酸钾液或清水洗胃，硫酸镁 20～30mg导泻。

（二）药物治疗

1. 有毒蕈碱样症状者给予阿托品 0.5～1.0mg，儿童 0.03～0.05mg/kg，一般为 0.5～1小时一次，直至心率增快，面色潮红，瞳孔散大为止，不一定要"阿托品化"。

2. 肝损害型中毒时，可用巯基解毒剂。常用二巯丁二钠 0.5～1.0g 稀释后静脉注射，6 小时一次，症状缓解后改为每日 2 次，用 5～7 天。

3. 溶血型毒蕈中毒者或有中毒性脑部病变、中毒性心肌炎者、严重肝损害的病例可用糖皮质激素。

4. 有条件时，对于白毒伞、绿帽蕈等毒性很强的蕈中毒，可酌用抗蕈毒血清 40ml 肌内注射，用前皮试。严重病例及早用血液净化治疗。

（三）对症与支持治疗

有呕吐、腹泻者，积极补液，维持水、电解质、酸碱平衡。有肝功能损害者积极给予保肝治疗。防止肾衰竭、脑水肿。吸氧，卧床休息，抗感染。有精神症状或惊厥者可予镇静药物。另外，一些中药如生大黄、灵芝煎剂等对毒蕈中毒也有一定的治疗作用。

［二］预后评价

多脏器损害型如治疗不及时，预后较差。胃肠炎型，经积极治疗，预后好，一般不留有后遗症。

（李秀宪）

第三节 霉变甘蔗中毒

甘蔗味甜可口，人们都喜爱，儿童尤甚。但若误食霉变甘蔗可导致中毒，常能危及生命或留有神经系统后遗症，病死率在20%以上，重症可达40%。霉变甘蔗外皮无光泽，呈灰暗色，瓤部质软，有霉味，或呈酒糟及酸辣味，剖面呈淡黄、橘红、棕褐、灰色斑，有时可见黑色霉点或白色菌膜，在显微镜下常可见到真菌菌丝。

甘蔗在收割后，由于在贮藏、运输、出售等过程中，未重视有利于霉菌生长的环境因素，尤其是未完全成熟的甘蔗，含糖量低，更有利于霉菌生长、繁殖，从而引起甘蔗霉变。

霉变甘蔗病原体是节菱孢霉菌，其所产生的毒素为 3－硝基丙酸（3－NPA），为一种神经毒素，进入人体后迅速吸收，短时间内进入中枢神经系统，尤其是基底核和皮质，干扰细胞内酶的代谢，增强毛细血管的通透性，引起脑水肿，继发脑疝等。严重者导致缺血坏死，出现各种局灶症状。

一、诊断分析

（一）病史要点

1. 有进食霉变甘蔗史。

2. 临床表现

（1）潜伏期：进食霉变甘蔗后至中毒发病，潜伏期最短 10 分钟，亦有长至 48 小时，其中以食后 15 分钟到 8 小时发病为最多。一般是潜伏期愈短，病情愈重，病死率愈高。

（2）临床症状：根据中毒程度的轻重而有所不同，大致可以分为以下数型。

1）轻度中毒：食后 2～3 小时发病，主要为胃肠道功能紊乱，出现恶心、呕吐、腹痛等，偶有腹泻。同时，亦可有头痛、头晕、视物不清等轻度神经系统症状，一般可以较快恢复。

2）中度中毒：胃肠道症状加剧。出现中枢神经系统病变的症状如阵发性、强直性抽搐，意识不清，运动性失语，眼球偏向凝视或双眼上吊，眼球震颤，幻视，瞳孔增大或缩小，腱反射亢进等；脑脊液常规及生化检查无异常，可能有压力增加。眼底正常或有视网膜水肿，眼底静脉充盈。此型中毒患者可于 1～2 周内逐渐恢复，或留有语言、意识及运动障碍等后遗症。

3）重度中毒：除中度中毒的症状和体征加重外，患者主要表现为深度昏迷和癫痫持续状态。体温早期正常，以后可升高。病程中常发生血尿、柏油样大便及肺水肿等。常因呼吸衰竭而致死。生存者多留有严重的神经系统后遗症。

以上各种症状常相互重叠，其出现先后亦可不同，主要由于中枢神经系统受累的部位和程度有异，因而呈现不同的症状和体征。

（二）查体要点

查体主要查消化系统和神经系统。

（三）常规检查及其他检查

1. 颅脑电子计算机体层扫描（CT）轻型大都正常，中型和重型患者在亚急性时期可见双侧苍白球、壳核、尾状核、豆状核等部位呈现低密度区，间以片状出血；后期可见弥漫性脑萎缩。

2. 脑电图可有广泛的轻、中度异常。

3. 胸部 X 线双肺可见斑片状影。

（四）诊断标准

1. 有进食霉变甘蔗史。

2. 有上述临床表现。

3. 特有的头颅 CT 表现。

（五）鉴别诊断要点

鉴别诊断主要与急性胃肠炎、引起神经系统症状的毒物中毒（毒鼠强、河豚鱼、肉毒等）相鉴别。

二、治疗措施及预后评价

[一] 治疗措施

（一）一般治疗

对于短时期内误食霉变甘蔗的患者，立刻探咽导吐，随即进行洗胃，每次用 1:5000 高锰酸钾溶液 300~500ml，儿童用 10~20ml/kg 洗胃。亦可用活性炭 50g 置于 400ml 蒸馏水中摇匀，按 5ml/kg 量口服或灌胃，移出后反复实施，直至胃内毒物排除，再灌入活性炭混悬液 15~30g（小儿）或 50~100g（成人）的混悬液于胃中，并以硫酸钠或甘露醇导泻，必要时进行结肠灌洗。

（二）药物治疗

1. 有惊厥、抽搐时，给予镇静剂如苯巴比妥（鲁米那）或地西泮（安定）等，小儿亦可用水合氯醛灌肠。

2. 静脉注射或静脉滴注脱水剂如 20% 甘露醇溶液或 25% 山梨醇溶液，呋塞米和 50% 葡萄糖液与脱水剂交替使用，有助于控制脑水肿的发展。也可用大剂量白蛋白（40g/次）加脱水，效果较好。

3. 适当应用脑细胞活化剂如胞磷胆碱、细胞色素 c、脑活素、γ-氨酪酸、吡硫醇等，保护脑组织，协助防止后遗症。

4. 必要时酌用抗生素预防继发感染。

5. 酌用糖皮质激素。

（三）高压氧治疗

高压氧疗法是在 200~300kPa（2~3 个大气压）的条件下，供给患者纯氧，以提高血氧含量，用之治疗霉变甘蔗中毒患者的重症脑水肿效果良好。一般对 6 岁以下幼儿用全舱供氧，6 岁以上的儿童行面罩吸氧，以 2~2.5 大气压每日 1 次，每次 40 分钟至 1 小时，10 次为一疗程。

（四）对症和支持疗法

维持水、电解质平衡，保护重要脏器的功能。出现多脏器功能衰竭可给予血液净化治疗。

[二] 预后评价

重症如治疗不及时，预后较差，死亡率较高。

（贾卉娟）

第五部分 淹溺、电击伤、环境因素所致急诊

第一章 淹 溺

淹溺是指人的呼吸道淹没于水或其他液体中后，由于吸入液体或淹溺者沉入水中喉部痉挛致气道梗阻引起的窒息。人在发生淹溺 5 分钟后即可出现一系列快速病变：低氧、喉部痉挛、液体吸入、无效循环、脑损伤、脑死亡。当淹溺在冷水中，或患者摄入大量巴比妥类药物后发生更快。当发生淹溺时，淹溺者首先本能的进行屏气，避免液体进入呼吸道，但不久因缺氧无法持久屏气而呼吸，使液体进入呼吸道和肺泡而发生窒息，产生湿性淹溺。大约 10% 的淹溺者淹溺时吞咽后产生喉部痉挛，以致呼吸道完全梗阻，没有液体进入呼吸道，造成窒息，发生干性淹溺。淹溺时心脏可反射性停搏，也可因窒息、心肌缺氧而致心脏停搏。

吸入淡水（低渗液）和海水（高渗液）临床上病理生理区别不明显，因为大部分患者吸入的液体量不大。基本的病变是血管内皮损伤和肺表面物质的稀释，导致肺膨胀不全和肺泡通气不足。

淡水由于渗透压较血浆渗透压低，淹溺后水能很快通过肺泡毛细血管进入血循环，使血容量增加，血渗透压降低，红细胞破坏，发生溶血。淡水淹溺最重要的损伤是肺损伤。肺泡壁细胞损伤，肺泡表面活性物质减少，引起肺顺应性下降、肺泡萎陷，引起缺氧，严重的可发生急性呼吸窘迫综合征。

海水的含盐浓度约为 3.5%，渗透压较血渗透压高，淹溺后海水进入呼吸道和肺泡，能经肺泡壁将血中液体吸出使肺泡内充满含蛋白的血色黏稠液，还可能使部分肺泡破裂，严重的影响血液氧合，数分钟可使血氧含量降至原来的 10% 左右。海水中的盐类可迅速进入血液，3 分钟左右血钠含量增加 2/3，钙含量增加 1 倍，镁含量增加数倍，造成严重的电解质紊乱及代谢性酸中毒。因此，海水淹溺所致的低氧血症要较淡水淹溺严重。

其他如泥沙、海藻、微生物、油、化学物等吸入后会引起肺部其他的损伤。

同时要考虑淹溺时合并的相关因素：①乙醇或其他药物的摄入；②严重烦渴；③跳水和潜水时的高通气；④急性病（如癫痫、心肌梗死）；⑤跳水或冲浪引起的头或脊髓损伤；⑥水中生物的毒刺伤；⑦潜水引起的减压病或空气栓塞。

重要器官的低氧、酸中毒、低灌注是淹溺发病和死亡的常见因素。其他包括血管容量的变化、心力衰竭、肾衰竭、电解质紊乱、血液系统紊乱、感染。

第一节　诊断分析

（一）病史要点

1. 有淹溺的病史或目击者诉述。

2. 患者常有躯体潮湿、口鼻腔存有液体等现象。

3. 淹溺患者可出现多种临床表现，呕吐、昏迷较常见。既往健康的人，淹溺抢救后意识常能恢复。严重的淹溺患者可出现明显的呼吸衰竭、肺水肿、休克、缺氧性脑病、脑水肿、心跳骤停。一些患者在恢复期可无症状，但在6~24小时内要明确有无急性呼吸衰竭。

（二）查体要点

1. 淹溺者轻者神志清醒或有意识，重者出现昏迷。

2. 可出现咳嗽、胸痛、发绀、牙关紧闭、呼吸暂停、呼吸急促、喘息等症状。咳粉红色泡沫痰，提示有肺水肿。可出现颜面青紫肿胀、口鼻腔泡沫样液体或泥沙、水草等。肺部可闻及干湿性啰音。

3. 心血管方面的表现包括心动过速、心律失常、低血压、休克、心跳骤停。

4. 淹溺患者的主要病变在肺部，同时要注意检查有无合并其他脏器的损伤以及有无躯体的外伤等。

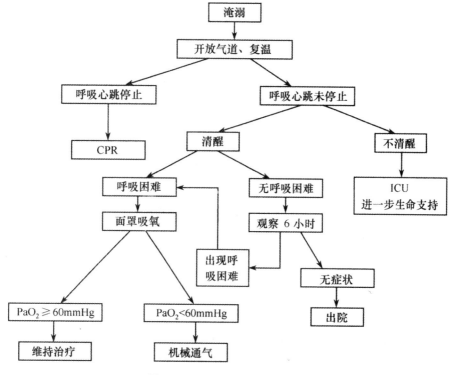

图 5-1-1　淹溺的诊治流程图

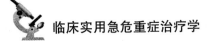
（三）常规检查及其他检查

1. 尿液分析会出现蛋白尿、肌红蛋白尿、酮体。血白细胞常常升高。血气分析 PO_2 常降低，PCO_2 升高或降低。淡水淹溺者，出现低钠、低氧血症，溶血时可发生高钾血症。海水淹溺者，血钠、血氯轻度增高，并可伴有血钙、血镁增高。

2. X 线表现　胸部 X 线表现可出现斑片状渗出或炎症性改变，严重者可出现典型的肺水肿征象。轻度症状的患者 X 线检查可能是正常的。

（四）诊断

1. 有淹溺病史或有目击者证实。

2. 有躯体潮湿、口鼻腔积液等淹溺证据以及烦躁不安或昏迷、皮肤黏膜青紫、肢体湿冷、呼吸和心跳微弱或停止、上腹胀满等淹溺表现。

（五）诊断流程图（图 5 - 1 - 1）

（李凡民　任广秀）

第二节　治疗措施及预后评价

一、治疗措施

淹溺是急性的呼吸衰竭，应立即进行复苏。特别强调淹溺现场的急救，特别是呼吸支持。不要为了转送患者而耽误抢救时机，也不要耽误时间去排出溺水者吸入或吞入的水。但是如果患者胃中充满了水，限制了肺的扩张，应使患者仰卧，使用 Heimlich 手法，清除溺水者的口腔的杂物和吞入的液体。患者放置为头低位（15°）使水从口腔内流出。

（一）现场急救

1. 开放气道，维持通气　患者应立即给与开放气道，保持呼吸道通畅，维持通气。一旦患者的气道可以开放，就要开始呼吸救治，进行口对口或口对鼻人工呼吸，这通常在患者处于浅水中或移出水面后完成。不必清除气道内误吸水分，一些患者因喉痉挛或屏气未误吸任何水，大多数溺死患者仅误吸少量水，且水被快速吸收进入循环。若患者有呼吸和心跳，可进行倒水动作，有效的手法是抢救者蹲下，将患者俯卧，腹部置于抢救者膝上，用手轻压患者背部或抱住淹溺者双腿，腹部放在抢救者肩上快速走动，以促使口咽部及气道内的水分快速倒出。动作一定要快速，切不可为了倒水而影响抢救。潜水或跳水的患者要考虑脊柱或脊髓损伤的可能，不能盲目进行倒水。

2. 建立循环　检查颈动脉或股动脉搏动。如果不能触及脉搏，应毫不犹豫地开始 CPR。胸外心脏按压在水下不能有效进行，因此，应尽可能快的使患者脱离水。

（二）院内急救

1. 监护　所有淹溺的患者都应收入监护病房进行监护治疗。

2. 呼吸支持　除了轻症且呼吸平稳的患者可给予高流量吸氧外，重症患者应尽可能行气管插管或气管切开，进行呼吸支持。

3. 治疗低温　测量患者的中心体温，治疗全身低温。低温可促进存活率。如果患者发生心跳骤停（室颤或无脉性室速、心搏骤停、电机械分离），在 CPR 停止前使用复温技术的，可维持体温 33～35℃。如果患者出现自主呼吸、恢复脉搏，则不再需复温。即使患者出现瞳孔散大和固定，持续复苏后仍可能恢复。这在婴儿和儿童，脑部低温保护较好的患者尤其明显。

4. 合并症的处理 纠正水、电解质以及酸碱平衡紊乱，防治心律失常、低血压、肺水肿等，治疗急性呼吸窘迫综合征、消化道出血、肾功能不全、DIC、感染以及外伤等。

无症状的淹溺患者，应进行监护是否出现"继发性淹溺"或发展成呼吸窘迫。有研究表明，继发性淹溺发生在 6～8 小时后。如果患者体检和呼吸正常，Glasgow 昏迷评分 13 分或以上的，不吸氧情况下，氧饱和度在 95% 或 95% 以上的患者 6～8 小时后可安全恢复。

二、预后评价

决定溺水患者预后的一个重要因素是溺水时间长短与缺氧的时间和严重程度。尽管溺水时间过长、复苏时间过长的患者存活少见，但对长时间浸没于极冷冰水的溺水患者中偶尔可得到神经系统功能恢复的成功复苏。因此，除非有明显医学死亡证据（如腐烂、尸斑、尸僵），救援人员应现场开始早期复苏；在持续心肺复苏下转送到急救机构。

（李秀宪 桑艳艳）

第二章　电击伤

一定能量的电流或电能量通过人体组织可引起组织不同程度损伤或器官功能障碍，甚至发生死亡，称为电击伤。通常包括闪电伤和日常的交流电伤（触电伤）。一般的电击伤指日常的交流电伤。

（一）交流电伤

交流电伤是由于人体直接接触电源或在高电压下，电流通过介质穿过人体而发生。常发生在工作不小心、机器设备的操作失误、接触高压线以及高温高湿、雷雨季节等电器漏电的情况下。

人体是良好的导电体，电流通过入口迅速向体内邻近组织扩散，电流可引起细胞内外离子平衡的紊乱、并产生电流、电渗、电热等反应、导致组织损伤。损伤的大小由电流的强度和类型，暴露部位和暴露持续的时间，电流穿过人体的通道决定。干燥的皮肤电阻较大，皮肤有水、药膏、汗水、盐水、尿液等常常明显降低电阻。人体的电阻主要集中于皮肤，故电阻随皮肤的情况而异。干燥、角化良好的完整皮肤，其平均电阻为 2 万 ~ 3 万 Ω/cm^2；厚而胼胝化的掌面和足底可高达 200 万 ~ 300 万 Ω/cm^2；湿而薄的皮肤约为 $500\Omega/cm^2$。若皮肤被穿破（如割破、擦伤或针刺），或电流触及湿润的黏膜（如口腔、直肠、阴道），电阻可低至 $200 \sim 300\Omega/cm^2$。若皮肤电阻低，虽然引起广泛灼伤少见，但电流到达心脏，则可发生心跳停止。若皮肤电阻很高，则电流通过时很多能源在表面消散，造成电流入口及出口处的大面积灼伤和出入口之间组织的碳化。内部组织的灼伤程度取决于它们的电阻；神经、血管和肌肉的导电性远比致密组织（如脂肪、肌腱和骨）好，故容易受伤。

人体的损伤与电压高低的关系更大。电压 40V 即有组织损伤的危险，220V 可引起心室纤维颤动，1 000V 可使呼吸中枢麻痹。电流能使肌肉细胞膜去极化，10 ~ 20mA 已能使肌肉收缩，50 ~ 60mA 能引起心室纤维颤动。交流电能使肌肉持续抽搐，能被电源"牵住"，使触电者不能挣脱电源。低频交流电的危害比高频大，尤其每秒钟频率在 50 ~ 60Hz 时，易诱发心室纤维颤动。因此，交流电的危害比直流电更大。电流方向通过重要器官，预后严重。通过脑干可引起呼吸停止；通过心脏可引起心室纤维颤动和停搏。通电时间长短与损伤程度相关，通电 <25ms，一般不致造成电击伤。在用导管作心电图记录、安装起搏器时，电流不通过高电阻的皮肤，而通过低电阻的导线或导电液体直达心脏，有机会造成微电击的可能性。

电流能量可以转变为热量，使局部组织温度升高，引起灼伤。人体肌肉、脂肪和肌腱等深部软组织的电阻较皮肤和骨骼为小，极易被电热灼伤，还可引起小血管损伤、血栓形成，引起组织缺血、局部水肿，使远端组织严重缺血、坏死。高压电可使局部组织温度高达 2 000 ~ 4 000℃。尸体解剖常可发现中枢神经系统和全身器官均有缺氧引起的充血、水肿、出血和坏死。

（二）闪电伤

暴风雨时闪电袭击地球超过每秒 12 次。虽然人的闪电伤发生率很低，但因闪电伤死亡的患者每年至少200～400人。闪电是直流电，从雷雨云到达地球的速度是10 000km/s，电压超过100×10⁶V，温度超过3 000℃。闪电的组成主要是线形闪电。造成损伤是由于直接的打击、溅击（如从树木、建筑物、篱笆等）、阶梯电压、钝伤。在阶梯电压中，地面通过人的两腿形成的循环传递电。

第一节　诊断分析

（一）病史要点

1. 交流电伤

（1）全身表现：轻者可出现面色苍白、惊恐、呆滞、肌痛、疲乏、头晕、头痛、广泛或局部神经兴奋性增高、胸闷、心悸等。重者可出现休克、抽搐、昏迷、心跳呼吸骤停。

（2）电休克：电休克可产生短暂或持续的意识丧失。室颤是最严重的致命性心律失常，还有异位心律、窦速、窦缓、房颤、心脏停搏。呼吸在损伤后几分钟内可维持或直接出现呼吸骤停。当呼吸衰竭发生时，患者出现神志不清。虽然脉搏可触及，但患者可出现发绀，皮肤湿冷和显著低血压。电击伤也可出现癫痫、耳聋、失明、失语和其他神经病变。可出现多种畸形，包括肩后部脱白、股骨颈骨折等。

（3）电烧伤：电烧伤有三种类型：电弧伤；火苗伤和电流对组织的直接烧伤。直接烧伤引起的伤口常常界限清楚，圆形或卵圆形，无痛的灰色区域，周围有火焰痕迹。出口看上去较破损，像爆炸样。表皮伤最初检查常常会误导，因为尽管深部组织有损伤，但是检查伤口时相对不严重。最初7～10天损伤很少比较明显，严重受损的部位慢慢会发生坏死和腐烂。

2. 闪电伤

（1）烧伤：虽然闪电可产生巨大的能量，但是烧伤的常常是表皮。弧形轨道现象大部分在体表，而不是穿过患者身体。当其穿过体表时，可蒸发水汽，烧毁衣物。

1）线形烧伤：线形烧伤常为一度和二度，从头颈部开始，分枝状沿胸部向下到腿部，形状像是沿着汗水一路下来。

2）点状烧伤：点状烧伤是散开的簇状、圆周形、部分或全层皮肤的像星爆样皮损。

3）羽状烧伤：羽状烧伤不是真正的烧伤，而是电子在皮肤留下的轨迹。在皮肤上留下蕨样的分枝。

4）热烧伤：衣服或燃烧的材料的热烧伤是典型的二度和三度烧伤。头颅烧伤、直接或间接头部击伤会提高死亡率。

（2）心血管损伤：闪电强大的直流电作用于人体可使心脏停跳。这种心跳骤停常能自主恢复。也可发生室颤。可引起心室内出血。心肌梗死是潜在的急性并发症。

（3）中枢神经系统损伤：闪电伤的患者常常出现定向障碍或昏睡，典型的变化是对事件的记忆缺失。

中枢神经系统损伤包括硬膜外和硬膜下出血，常常是由于跌倒所致；蛛网膜下腔出血；大脑凝固性烧伤；呼吸麻痹。可出现癫痫、神志不清、外周神经不敏感等。大部分

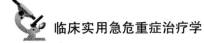

患者可出现偏瘫和神志不清，也有报道截瘫或四肢瘫的病例。

（4）骨骼肌损伤：闪电伤的患者常常被击后因肌肉强烈收缩抛至地上，或从高处跌下。可出现头颅、脊柱、肋骨、四肢骨折。也可因钝伤造成胸内伤和腹部内伤。

（5）眼耳的损伤：闪电伤的眼部损伤包括白内障、角膜伤、眼前房出血、葡萄膜炎、玻璃体出血、虹膜睫状体炎。瞳孔扩大不能作为复苏终止的唯一标准，因其可能是交感和副交感神经抑制的反应。强烈的雷声和物理波可引起暂时听力丧失，还可引起鼓膜破裂。

（二）查体要点

1. 患者可出现无心搏、无呼吸的"假死"状态。

2. 电烧伤时出现圆形或卵圆形，界限清楚的烧伤痕迹。闪电伤多种电烧伤皮肤表现。

3. 机体皮肤可有电击的入口和出口，可累及深部的神经、肌肉、血管甚至骨骼，伤口呈口小底大、外浅内深的特征。伤口可发生坏死、感染、出血等。

4. 常见的并发症包括心律失常或心力衰竭、循环休克；神经源性肺水肿、气胸；消化道出血、肠穿孔、胰腺灶性坏死、肝脏损伤；急性肾衰竭、肌红蛋白尿；DIC；烧伤处感染等。电击伤后数天至数个月可出现迟发性精神障碍，如中枢性偏瘫、失语、慢性脊髓炎、多发性神经炎、顽固性头痛、精神错乱等；孕妇电击后可出现流产或死胎。

5. 检查机体可能合并的外伤情况。

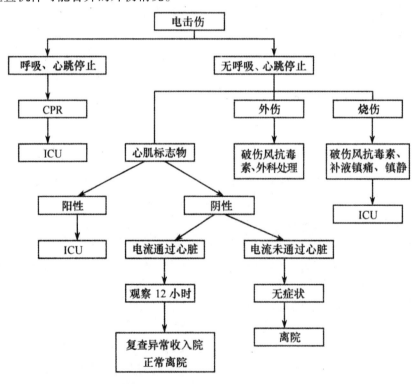

图 5 - 2 - 1　电击伤的诊治流程图

（三）常规检查及其他检查

1. 血生化检查可出现血清 CK、CK - MB、AST、ALT、LDH 活性升高。尿液检查可出现血红蛋白尿和肌红蛋白尿。少数患者可出现急性肾衰竭和高钾血症。

2. 心电图检查可出现多种变化，如心动过速、心动过缓、早搏、房颤、室颤、心脏停搏、ST 段和 T 波改变、缺血性改变或类似于急性心肌梗死的表现。

3. 动脉血气分析可表现出低氧血症和代谢性酸中毒。

（四）诊断

根据电接触的病史以及目击者诉述，临床上由电灼伤的表现以及电损伤的部位（入口和出口）等可明确诊断。

（五）诊治流程图（图 5 - 2 - 1）

（张解放　李巧霞）

第二节　治疗措施及预后评价

一、治疗措施

1. 现场急救　交流电伤时立即使患者与电流断开。这有很多方法，但是救助者必须保护自己。断开电源，用干燥的木棒或其他绝缘体使患者与电源断开，或用干燥的衣物、床单或其他干燥的绝缘材料把触电者拉离现场。抢救时要尽量离开带电设备，防止再次触电。

检查心脏和通气功能。如果患者出现无呼吸或无脉搏，则进行立即行 CPR。呼吸骤停是引起闪电伤患者死亡的主要原因。要进行人工呼吸直到自主呼吸恢复。如果没有脉搏应进行胸外心脏按压。看上去已经死亡的闪电伤患者在持续心肺复苏后可能成功复苏。

2. 医院急救

（1）心肺脑复苏：判断患者病情，对于心脏停搏或呼吸停止者继续 CPR。应尽早建立人工气道和人工呼吸。

（2）筋膜切开术：电击伤后，深部组织灼伤，大量液体渗出，大块软组织水肿、坏死和小血管内血栓形成，可使其远端肢体发生缺血性坏死。应按实际情况及时进行筋膜松解术以减轻周围组织的压力，改善远端血液循环，挽救部分受压但未坏死的肌肉和神经来减轻组织压力。口咬电线的患者，要警惕迟发性（3 周以上）唇动脉的腐蚀。

（3）抗休克：对于有休克的患者在常规抗休克的同时，要检查有无合并内脏损伤或骨折等，采取相应的措施。

（4）烧伤治疗和液体复苏：伤口处理应遵循标准规程。闪电伤极少引起横纹肌溶解和肌红蛋白尿，除非发生肌肉严重的热烧伤或钝伤。静脉输液应根据血压和尿量调整。不需要碱化尿液或使用甘露醇，除非出现肌红蛋白尿。若出现明显颅脑损伤，为确切补液，应进行行颅内测压和肺动脉测压。

（5）控制感染：有较大烧伤创面的患者，应注意创面保护，彻底清除坏死组织，防止污染和进一步损伤。使用抗生素，预防和控制电击伤损害深部组织后所造成的厌氧菌感染，破伤风抗毒素皮试阴性者肌内注射 1 500U。

（6）如果电流穿过胸部，要检查心电图：高电压电击伤后，血清 CK - MB 可假性升高，不能作为心肌梗死的可靠依据。在神志不清、出现心律失常或心电图表现异常的患者要监护心律以明确心律失常情况。如果出现肌红蛋白尿，定期监测动脉血 pH 以明确有无酸中毒，静脉滴注碳酸氢钠碱化尿液并维持血 pH 高于 7.45。最初静脉滴注甘露醇溶液 25g 以轻度利尿。

（7）检查全身以发现骨骼、肌肉、内部损伤：进行脊柱和胸部摄片、心电图及尿液检查、血细胞计数、血尿素氮和肌酐、电解质、CK－MB、乳酸脱氢酶、转氨酶检查。如患者定向力障碍和其他神经系统症状出现，或持续昏迷，应进行头颅 CT 检查。短暂交感兴奋引起血管强烈收缩，出现肢体无脉或青紫的，要进行筋膜切开术。

（8）对症处理：纠正电解质和酸碱平衡紊乱，防治脑水肿、急性肾衰竭、应激性溃疡等。

（9）患者出现心跳骤停、神志不清、心律失常的患者要进行持续心电监护。如果患者心跳呼吸骤停，已经成功复苏（恢复自主心律），在停止呼吸支持前要至少观察 12～24 小时，观察自主呼吸有无恢复。如果脑电图不正常，可于 24～72 小时后复查。瞳孔散大不能作为脑死亡的依据。

二、预后评价

触电死亡的原因主要是电流引起心室纤维性颤动，以致心脏停搏和引起中枢神经抑制以致呼吸停止。因此，心肺复苏术迅速、准确、有效地施行是抢救成功的关键。

（李秀宪）

第三章　中　暑

中暑是指高温环境中发生体温调节中枢障碍、汗腺功能衰竭和水、电解质丢失过量为主要表现的急性热损伤性疾病，引起的主要有以下几个疾病：热痉挛、热衰竭和热射病。

引起中暑的主要原因是高温气候，有资料表明，连续 3 天平均气温超过 30℃ 和相对湿度超过 73% 时最易发生中暑；其次，高温辐射作业环境（干热环境）和高温、高湿作业环境（湿热环境）也易中暑。凡可致机体热负荷增加或散热功能发生障碍的因素均可诱发中暑。人暴露在高温环境中 8 ~ 10 天后才能产生对高温环境的适应，但是即使是一个很能适应环境的人也可因高温同时伴有过度疲劳、严重感染、乙醇中毒、缺水、缺盐等情况而发生此病。老年人、肥胖的人以及有慢性疾病的人更容易因高温而引起循环衰竭或排汗机制的衰竭。主要有：①产热增加：高温或高湿、烈日或通风不良环境中长时间从事繁重体力劳动或体育运动，以及发热、甲状腺功能亢进等代谢增强；②热适应差：高血压、冠心病、肺心病、糖尿病等慢性疾病及肥胖、营养不良、年老体弱、孕产妇、过度疲劳、缺少体育锻炼、睡眠不足、饮酒、饥饿等，以及突然进入热区旅游或工作和恒温下生活及作业的人群突然进入高温环境；③散热障碍：湿度较大、过度肥胖、穿紧身或透气不良衣裤，先天性汗腺缺乏症、硬皮症、痱子、大面积皮肤烧伤后瘢痕形成，抗胆碱能药、抗组胺药、抗抑郁药、β - 肾上腺素能受体阻滞剂、利尿剂、酚噻嗪类药物摄入，以及脱水、休克、心力衰竭等循环功能不全均可导致散热障碍。

1. 体温调节　在下丘脑体温调节中枢作用下，正常人的体温一般恒定在 37℃ 左右，这是产热和散热平衡的结果。在通常室温 15 ~ 25℃ 下，人体散热主要靠辐射（60%），其次为蒸发（25%）和对流（12%），少量为传导（3%）。当周围环境温度超过皮肤温度时，人体散热主要靠出汗以及皮肤和肺泡表面的蒸发。热流由体中心到体表，主要通过循环血流，将深部组织的热量带至皮下组织经扩张的皮肤血管散热，因此，经过皮肤血管的血流越多，散热就越多。如果机体产热大于散热或散热受阻，则体内就有过量热蓄积，产生高热，引起组织损害和器官功能障碍。

2. 高温对人体各系统的影响

（1）中枢神经系统：高温对神经系统具抑制作用，初期使注意力不集中，对外界反应不敏捷，肌肉工作能力低下，动作的准确性和协调性差，待体温增高到一定程度神经系统功能失控，出现谵妄、狂躁，最后昏迷。

（2）心血管系统：由于散热的需要，皮肤血管扩张，血流重新分配，心排血量增加，心脏负荷加重。此外，高热能引起心肌缺血、坏死，易促发心律失常、心功能减弱或心力衰竭。这时心排血量降低，输送到皮肤血管的血流量减少而影响散热。

（3）呼吸系统：过度换气会发生呼吸性碱中毒，且 PaO_2 并不升高；肺血管内皮由于热损伤会发生急性呼吸窘迫综合征（ARDS）。

（4）水、电解质代谢：出汗是高温环境中散热的主要途径，一般认为一个工作日出汗量的最高生理限度约 6L，汗中氯化钠含量约为 0.3% ~ 0.5%，大量出汗常导致水和钠丢失，使人体失水和失钠。

（5）泌尿系统：高温出汗多，心排血量降低，可使肾血流量减少和肾小球滤过率下降，尿液浓缩，出现蛋白尿及细胞管型尿，横纹肌溶解出现肌红蛋白尿，可导致急性肾衰竭。

（6）消化系统：由于大量饮水和出汗，使大量氯离子丢失，胃液酸度降低，可引起消化不良等胃肠功能紊乱；高温引起血液重新分配，消化道血液减少，胃蠕动减弱，胃液分泌减少，可引起食欲不振，甚至出现缺血性胃溃疡，易发生大出血。

（7）血液系统：高热致血管内皮细胞广泛受损，内源性凝血途径激活凝血酶造成凝血，继而由于凝血因子消耗继发出血、休克，即弥散性血管内凝血（DIC）。

（8）肌肉：高温环境下剧烈运动，导致肌肉局部温度增高、缺氧、代谢性酸中毒，常发生严重肌肉损伤、横纹肌溶解，血清肌酸磷酸激酶（CPK）明显升高。

3. 发病机制

（1）热痉挛：过度出汗，水、盐过量损失，致使细胞外液渗透压降低，水转移入细胞内，肌肉细胞过度稀释发生水肿，肌球蛋白溶解度减小，使肌肉产生疼痛性痉挛。

（2）热衰竭：由于高热引起外周血管床扩张，但不伴有内脏血管收缩，流经皮肤、肌肉的血流量大大增加；大量出汗，水盐大量丢失，引起血液浓缩及黏稠度增加；肌糖原代谢增强使肌细胞内形成高渗状，使水分进入细胞内；这些均使有效循环血量明显减少，致发生低血容量性休克。机体为了促进散热，心排血量大大增加，使心血管系统的负荷加重，导致心血管功能不全或周围循环衰竭；致脑部出现暂时性供血不足。

（3）热射病：由于人体受外界环境中热源作用和体内热量不能通过正常的生理性散热以达到热平衡，使体内热蓄积，引起体内温度升高。初起，可通过下丘脑体温调节中枢以加快心排血量和呼吸频率，皮肤血管扩张，出汗等提高散热效应。而后，体内热进一步蓄积，体温调节中枢失控，心功能减退，心排血量减少，中心静脉压升高，汗腺功能衰竭，使体内热进一步蓄积，体温骤增。体温达42℃以上可使蛋白质变性，超过50℃数分钟细胞即死亡。

第一节　诊断分析

（一）病史要点

1. 前驱症状　高温环境中，出现大量出汗、口渴、头晕、耳鸣、胸闷、心悸、恶心、全身疲乏、注意力不集中等症状，体温正常或略有升高，尚能坚持正常工作、生活。

2. 典型症状　中暑是统称，一般以单一形式出现，亦可一种以上症状群同时伴存或顺序发展，很难截然分开，只不过是哪一种类型较突出而已。

（1）热痉挛：主要表现有严重的肌痉挛伴有收缩痛，故称热痉挛。特征性表现是腹部和四肢肌肉无意识的痛性痉挛。痉挛呈对称性，轻者不影响工作，重者疼痛甚剧，体温多正常。热痉挛常发生于炎热季节刚开始尚未热适应前，因此时汗液中所含氯化钠量与热适应后相比为高。此外，热痉挛多见在高温环境从事体力劳动而有大量出汗的年轻人，年老体弱者因不能从事剧烈劳动而不致大量出汗，因而发生热痉挛者反较少见。

（2）热衰竭：热衰竭有两种类型：高钠（主要是失水）和低钠（主要是失钠）。高钠出现在没有水供应和补液不足的患者。低钠则出现在出汗过多和单纯补水的患者。这和出现全身症状的热痉挛不同。这两种类型单纯出现较少，大部分的患者混合有水、钠的不足。热衰竭的症状和体征无特异性，包括头痛、恶心、呕吐、萎靡、肌肉痉挛、头晕。失水出现心动过速、低血压、出汗。常发生在老年人及未能热适应者，起病较急，当病况持续时间较长而未及时处理，患者有口渴、虚弱、烦躁及判断力不佳，甚至有手脚抽搐、肢体共济失调或呈软弱无力、头痛、恶心、呕吐、腹泻及肌肉痛性痉挛。体温可轻度升高，无明显中枢神经系统损害表现。

（3）热射病：典型的临床表现为高热、无汗和意识障碍。前驱症状包括头痛、头晕、恶心、腹泻、视力障碍。继而体温迅速增高达4℃以上，出现嗜睡、淡漠和昏迷；皮肤干热发红，无汗，周围循环衰竭时出现发绀。脉搏加快，脉压增宽，休克时血压下降，可有心律失常。呼吸快而浅，后期呈潮式呼吸，四肢和全身肌肉可有抽搐、瞳孔缩小、后期散大、对光反应迟钝或消失。严重者出现休克、心力衰竭、心律失常、肺水肿、脑水肿、肝肾功能衰竭、急性呼吸窘迫综合征、消化道出血及弥散性血管内凝血。有报道有些患者中心体温可高至46℃，但仍可能恢复。

（二）查体要点

1. 患者有出汗、失液、脱水甚至休克的表现。

2. 体温往往升高，热射病患者体温常高达41℃以上。

3. 心血管系统出现低血压、心动过速、脉搏增快、脉压差增宽。

4. 呼吸系统常出现呼吸浅快的表现。

（三）常规检查及其他检查

热痉挛常见实验室异常为血钠、血氯降低，尿肌酸增高。热衰竭实验室检查有血细胞比容增高、低钠、低钾、轻度氮质血症或肝功能异常。热射病实验室检查包括血液浓缩、血细胞计数减少、弥散性血管内凝血的表现。也可出现低凝血酶原血症、低纤维蛋白原血症、血小板减少症。白细胞计数常升高。有时会出现低磷血症和低钾血症。横纹肌溶解可出现急性肾衰竭引起高钾血症。患者可出现尿浓缩、蛋白尿、管型尿、肌红蛋白尿。热射病患者突出的表现是严重肝脏损伤。血清转氨酶可数十至数千倍的升高，但是如果及早治疗可完全恢复。

（四）诊断标准

1. 热痉挛或热衰竭　有高温接触史并有大量出汗，伴有肌痉挛及直立性晕厥、短暂血压下降。

2. 热射病　高温环境中突然发病；过高热、干热皮肤和严重的中枢神经系统症状，是热射病的三大特征。

（五）诊治流程图（图5-3-1）

（六）鉴别诊断要点

热痉挛伴腹痛应与各种急腹症鉴别，热衰竭应与消化道出血或宫外孕、低血糖等鉴别。热射病鉴别诊断主要与其他引起高热伴有昏迷的疾病相区别，如脑型疟疾、乙型脑炎、脑膜炎、急性脑血管病、有机磷农药中毒、肝昏迷、尿毒症昏迷、糖尿病酮症酸中毒昏迷、中毒性肺炎、中毒性菌痢、抗胆碱能药物中毒、产褥热及其他急性感染等。

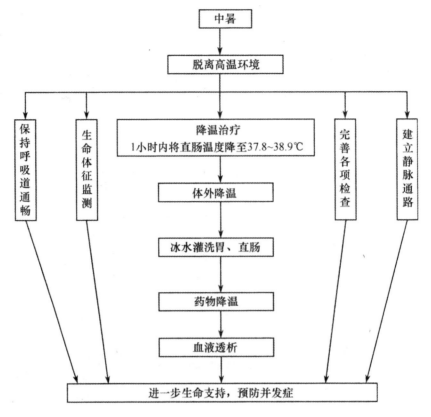

图 5 - 3 - 1　中暑的诊治流程图

（刘宇光　贾卉娟）

第二节　治疗措施及预后评价

一、治疗措施

出现中暑前驱症状时，应立即撤离高温环境，在阴凉处安静休息并补充清凉含盐饮料，即可恢复。

（一）热痉挛

治疗包括口服补液和补盐，可给予 0.1% ~ 0.2% 的钠盐。严重的患者可给予生理盐水静脉滴注。根据血钾水平给与补钾。需要时要补充葡萄糖。轻的患者可考虑给予含电解质的饮料。安置患者在阴凉的地方，可轻轻按摩疼痛的肌肉。

（二）热衰竭

基本治疗包括把患者移至阴凉的地方，根据估计患者水盐丢失情况，给予适当的凉水和含盐的水果饮料或食盐片剂。如果患者不能饮用饮料，根据临床表现和实验室检查可给予生理盐水或乳酸林格液和 5% 葡萄糖液静脉滴注。如果出现显著低钠血症的水中毒，可能需要给予高渗盐溶液。

（三）热射病

病情重、并发症多、预后差、死亡率高，故更需积极抢救。应尽早治疗以防止进一步损伤。

1. 气道和通气 维持开放气道和通气，监测动脉血气。通过鼻导管或面罩给予氧供6~10L/min。

2. 降温

（1）物理降温：作为首要治疗方法，可把患者安置在阴凉的地方，脱去衣物。有条件的应及时将患者搬入室温<20℃的空调间内或在室内放置冰块等。在患者身体上洒水，扇风降温。不断摩擦患者四肢及躯干皮肤以保持皮肤血管扩张而促进散热，同时配合电扇吹风。乙醇擦浴不妥，可能会引起乙醇中毒。如果患者附近有冷水流，可把患者浸入水中促进降温。在急诊室，可把患者放置在冰毯上，把冰块放在腋窝、颈外侧、腹股沟（不要使冰块直接接触皮肤）。可在患者身上喷水，并扇风以增加蒸发散热。

（2）体内降温：如果体温不能快速降低，或患者对上述处理无反应，体温仍高于42℃，可用4~10℃5%葡萄糖盐水1 000~2 000ml静脉滴注，或用4~10℃10%葡萄糖盐水1 000ml灌肠，也可采用胃管内灌注冷生理盐水降温。条件许可时可给予无钾的透析液腹膜灌洗，每10~15分钟2L。可以迅速降低中心体温，还可以清除与并发症有关的各种促炎性因子，内毒素等，达到既降温又净化血液的作用。当直肠温度低39℃，不再积极降温以避免低体温，但需持续体温监测。有报道4℃冷液股动脉直接注射，治疗重症中暑获得满意疗效，冷液股动脉注射可使患者15~20分钟内体温降低平均3.1℃，同时快速冷却的血液流至过热的脑部及内脏等主要器官后，能很快减轻细胞的损害，防止并发症的发生。采用冷液注射还可以使水电解质和葡萄糖等得以迅速补充，纠正低血容量休克，同样为进一步治疗赢得了宝贵时间。

（3）药物降温：应用氯丙嗪25~50mg，加入250~500ml液体内，静脉滴注1~2小时，同时严密监测血压，一般在2~3小时内降温。如滴完后仍然未有体温下降趋势，可用等剂量重复一次。氯丙嗪可能有抑制体温调节中枢，扩张外周血管，肌肉松弛及减低新陈代谢等作用。纳洛酮0.8~1.2mg，0.5~1小时重复应用一次，有明显降温、促醒、升压等效果。

高体温可因体温调节机制不稳定而重新出现，仍需降温。患者如有寒战则必须以药物控制，防止产热增加及乳酸堆积。可使用苯二氮䓬控制颤抖。因为发热时下丘脑热定点并不升高，故阿司匹林和对乙酰氨基酚无效。使用这些药物反而可加重溶血和肝功能的损害。

3. 保持尿量 要保持充足的尿量（30~50ml/h）。留置尿管监测尿量。如出现肌红蛋白尿，可静脉内滴注碳酸氢钠来碱化尿液，可考虑使用甘露醇0.25g/kg静脉滴注，促进利尿。静脉滴注晶体液来维持血压和尿量。一旦确认急性肾衰竭，应尽早进行腹膜或血液透析。

4. 防治脑水肿 除降温外应迅速降低颅内压，可静脉滴注20%甘露醇液、人体白蛋白和静脉注射呋塞米，抽搐时使用氯丙嗪或地西泮。

5. 防治肝功能损害 除降温外给予保肝药物、早期应用糖皮质激素等。

6. 防治弥散性血管内凝血 应用小剂量肝素外，补充鲜血（内含抗凝血酶Ⅲ）、血

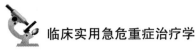

浆、血浆凝血酶原复合物（PPSB）、纤维蛋白原和浓缩血小板。

7. 维持水、电解质及酸碱平衡　单纯热痉挛、热衰竭则尽快补充液体和盐分。重症中暑多数有高渗性脱水，可静脉滴注 5% 葡萄糖盐液或复方氯化钠溶液。严重酸中毒时可用于 5% 碳酸氢钠溶液，高钾血症时可用 5% 葡萄糖液 60～100ml 加普通胰岛素 8U 静脉注射，每小时 1 次，并静脉注射 10% 葡萄糖酸钙溶液，必要时可用人工肾透析。

8. 防治多器官功能衰竭　重症中暑并发多器官功能衰竭，在早期无特殊表现，而且临床工作者届时正集中精力进行降温处理，当有所察觉时可能为时已晚，难以挽回生命。因此，对所有生命指征的严密监测实属必要。防止重症中暑多器官功能衰竭的首要目标是切断过高热引起的恶性循环，必须尽早降低中心体温，降低代谢，较早治疗各种严重并发症，包括休克、颅内压升高、循环及呼吸衰竭，以及水、电解质和酸碱失衡等。

二、预后评价

热射病的病死率 30% 左右，老年患者病死率明显增高，75 岁以上的患者病死率可达 69%，体温升高的程度及持续时间与病死率直接相关。影响预后的因素主要与神经系统、肝、肾和肌肉损伤程度以及血乳酸的浓度有关，昏迷超过 6～8 小时、出现 DIC 或在发病 24 小时内 LDH 显著升高者，预后不良。

（李巧霞）

第四章　冻　伤

冻伤是指由于低温寒冷引起机体的冷损伤。正常人暴露于寒冷的环境中的四肢很快出现局部血管强烈收缩，随后出现反应性血管舒张。当皮肤温度低于25℃时，组织代谢减慢，但是相对的氧需增加超过氧供。因此，局部可出现青紫。15℃时，组织代谢显著降低，氧化血红蛋白分解减少，皮肤可出现粉红色、供氧较好的表现。在这个温度，组织会破坏。毛细血管局部缺血和血栓以及快速冷冻，会引起组织坏死。皮肤温度降低至 $-10 \sim 4℃$，才出现冻伤。机体的应激，或冷冻区域血管的舒张和收缩，导致循环的部分解冻。这个过程可引起大的损伤。冻伤的危险取决于风、湿度、活动性、静脉状态、创伤、营养状况、动脉闭塞性疾病。

局部性冷损伤按其是否发生组织冻结分为冻结性冷损伤和非冻结性冷损伤。前者指短时间暴露于极低温或长时间暴露于0℃以下低温环境所造成的局部性损伤，即临床上所称的冻伤；后者指暴露于0℃以上低温环境中的局部性损伤，包括手、足、耳垂和鼻尖部的冻疮、战壕足及浸渍足。

全身性冷损伤指寒冷环境引起体温过低所导致的以神经系统和心血管系统损害为主的全身性疾病，又称体温过低或冻僵。

发病机制

1. 局部性冷损伤

（1）冻疮：是冬天的常见病，常于寒冷潮湿或寒暖急变时发生，受冻部位皮下小动脉收缩，久之血管麻痹而扩张，静脉淤血，周围血液循环障碍，好发于手指、足趾、足跟及耳廓等末梢血液循环不良部位。

（2）战壕足、浸渍足：多发生长期站立于寒冷潮湿战壕中的战士。为肢体长期浸于稍高于0℃低温水中所发生的疾病，除足外，手部也可发病。由于寒冷引起血管收缩造成组织和血管损伤，使血管内皮细胞对血浆蛋白的通透性增加，蛋白大量外渗，形成水肿，同时由于血管内体液丧失，血细胞比容增高，血流淤滞，使缺血更加严重。

（3）冻伤：常由于在严寒气候下从事室外活动且御寒措施不力而引起。当组织温度降低到 $-3.6 \sim -2.5℃$ 时，即可发生局部组织冻结。其冻结、融化以及融化后的病理生理过程均可导致组织损伤，最突出的表现为受冻区血液循环障碍。血管先收缩后扩张，毛细血管壁受损、通透性增加、血浆外渗、组织水肿、血液浓缩、血流淤滞、红细胞聚集，冻伤后24小时血栓形成明显，以致引起组织坏死。重度冻伤部位血液循环难以重建。病变可仅限于皮肤，也可累及深部组织，包括肌肉和骨骼。

2. 全身性冷损伤　多发生在寒冷环境中逗留时间过长，而其保暖措施不足以御寒，或由于发生意外事故而陷埋于积雪、浸没于冰水中等情况。饥饿、疲劳、外伤、疾病等常为其诱发因素。寒冷刺激作用于体温调节中枢，首先使皮肤血管收缩，血流量减少，体表温度降低，减少散热量；同时引起肌肉颤抖以增加产热，但所增加的热量是有限的。在5℃的寒冷环境中，氧耗量增加3倍，心排血量增加95%。当寒冷环境得不到改善时，则机体深部体温开始降低。当肛温降至35℃时，出现大脑思维活动、反应能力下降，糖代谢抑制；肛温 26～33℃，心肌收缩力减弱，心率减慢，易出现心律失常；肛温 17～26℃时，血红蛋白氧离曲线左移，氧释放减少，导致组织缺氧；12℃时，细胞膜钠通道阻滞，神经肌肉纤维进入无反应状态，如持续数小时，则细胞及组织发生变性，此时即使体温恢复正常，其功能也难以恢复。血管内皮细胞受损，于解冻后易形成血栓和引起组织缺血坏死。

第一节　诊断分析

（一）病史要点

1. 冻疮　冻疮是比冻伤较轻的损伤，在儿童和妇女，以及外周血管疾病的患者中较常见。受冻处暗紫红色隆起的水肿性红斑，边缘呈鲜红色，界限不清，痒感明显，受热后更剧。常常位于脸部或四肢。冻疮可合并水肿或水疱，过热后会加重恶化。持续暴露，可出现溃疡或出血性坏死，进一步发展可形成瘢痕、纤维化、萎缩，愈合后留有色素沉着。

2. 战壕足及浸渍足　症状可分为三期：①充血前期：肢端凉感明显，轻度肿胀，脉搏减弱或消失。②充血期：极度肿胀，疼痛明显，受热后疼痛更剧，遇冷则自行缓解，脉搏强而有力。重者可有关节僵硬，出现大疱，常有继发感染。此期症状约10天左右最严重，而后逐渐恢复。③充血后期：此期可持续至数月甚至数年，表现为病变的足、手发冷，出现肢端动脉痉挛现象，感觉过敏、多汗、复发性水肿等。

3. 冻伤是冷冻引起的组织损伤。损伤的分类由复温后进行分类，因为大部分的冻伤起始的表现都类似。

4. 全身性冻伤　开始时表现为头痛、头晕、四肢肌肉关节僵硬、皮肤苍白冰冷、心搏呼吸加快、血压升高。肛温 <33℃时，嗜睡、健忘、心搏呼吸减慢、脉搏细弱、感觉和反应迟钝。肛温 <26℃时，出现昏迷、心排血量减少、血压下降、心律失常、心室纤颤。肛温 <20℃时，心脏停搏。低温还可引起血糖降低、血钾增高、胃黏膜糜烂和出血以及胰腺炎症。恢复后可出现血栓形成和组织缺血性坏死。

（二）查体要点

1. 脸部及四肢受冻处出现暗红色隆起的水肿性红斑，边缘呈鲜红色，界限不清。可合并水肿或水疱、溃疡或出血性坏死。

2. 冻伤的表现

Ⅰ度：皮肤浅层冻伤。初起皮肤苍白、继为蓝紫色，以后有红肿、发痒、刺痛和感觉异常。冻伤没有水疱、偶尔出现脱皮现象。

Ⅱ度：皮肤全层冻伤，有明显的水疱，破后易感染。如无感染，经2～3周后水疱干枯成痂愈合，一般不留有瘢痕。

Ⅲ度：冻伤累及皮肤全层和皮下组织。皮肤由苍白色渐变为蓝色，转而为黑色，感觉消失。坏死组织脱落形成溃疡，易继发感染。愈合后留瘢痕，并可影响功能。

Ⅳ度：累及皮肤、皮下组织、肌肉，甚至骨骼均被冻伤。冻伤部位呈暗灰色，边缘可有水肿和水疱，感觉和运动完全丧失。2～3周后坏死组织分界清晰，形成干性坏疽，有水肿和继发感染转为湿性坏疽。常后遗有伤残和功能障碍。

（三）诊断

局部性冷损伤可根据寒冷接触史，结合未融化患部苍白无血色及冷、硬而无弹性等体征诊断。全身性冷损伤根据明确的冷暴露史、低体温（直肠温度 < 35℃），及症状、体征，诊断不难；困难在于判断重度冻僵患者是否已真正死亡。临床上常见甚至如尸僵的重症体温过低患者，肛温 < 20℃时，脑电活动可能停止，已无生命体征，但尚能完全恢复。目前公认的原则是：一般情况下判断死亡的体征在低体温时意义不大，只有当患者复暖而无心动节律及心输出，或经过适当的复苏及复温处理 1 ~ 2 小时后体温仍无回升迹象，才可定为死亡。

（刘宇光）

第二节 治疗措施及预后评价

一、治疗措施

（一）局部性冷损伤的治疗

1. 冻疮　应保持局部温暖、干燥、避免受伤、避免火烘或热水浸泡；冻疮破溃时可先用 3% 硼酸溶液湿敷，渗出好转后再用 10% 鱼石脂软膏外敷。不要摩擦或按摩损伤的组织或使用冰或热敷。保护局部不要进一步受创和继发感染。

2. 战壕足和浸渍足　需撤离寒冷、低温、潮湿环境，脱去潮湿的衣裤和鞋袜，予以全身或局部的保暖；局部保持清洁，控制感染，但不可热敷，以免组织坏死；口服温热的高热量饮料等。充血期应卧床休息，给予止痛剂，病变肢体置于被褥外，略抬高患肢，室温不宜过高；疼痛剧烈时，可作普鲁卡因封闭治疗，严重患者可作交感神经切除术，以减轻肢端动脉痉挛。

3. 复温　温水快速复温法是目前救治仍处于冻结状态局部冻伤的最好方法，可以首选。方法是将冻伤部位浸泡于 38 ~ 42℃ 的温水中，并保持其水温。如足部与鞋袜仍冻结在一起，可全部浸于温水中，待融化后轻轻脱去或小心剪开。耳、颜面部可用温热毛巾湿敷或温水淋洗复温。冻结组织融化的指征是感觉恢复、肤色变红和原本发硬的组织已变软。局部已完全融化即可停止温水复温，一般约需 30 ~ 60 分钟，快速融化复温过程中常可引起剧烈疼痛，可给予镇痛剂处理。

4. 局部治疗　根据冻伤程度不同进行处理

（1）Ⅰ度、Ⅱ度冻伤：局部敷冻伤膏（1% 呋喃西林霜剂）、2% 新霉素霜剂或 5% 磺胺嘧啶锌软膏，用干而软的吸水性敷料作保暖性包扎；对较大的水疱，局部消毒后，先用注射器抽出其中浆液，再作包扎。

（2）Ⅲ度、Ⅳ度冻伤：用 0.1% 氯己定溶液多次温浸后，辅以局部敷 1mm 厚的 741 冻伤膏或 724 冻伤膏。将患肢略抬高，以利于静脉血液回流。冻伤早期不宜作切痂术或截肢术，注意创面保护，待其坏死组织分界明显后再作清创处理，确定其远端已完全坏死者可行截肢术。

5. 改善局部血液循环

（1）抗淤积疗法：冻伤后及早应用低分子右旋糖酐，每日静脉滴注 500ml，持续 1～2 周，是治疗重度冻伤的常规方法。

（2）解除血管痉挛疗法：可应用各种血管舒张剂、交感神经 α-受体阻断剂、交感神经切除术、局部动脉内注射普鲁卡因等方法，以药物阻断或交感神经切除术较常用。

（3）抗凝及溶栓疗法：可以应用肝素、链激酶、纤维蛋白溶酶激活剂等药物。但这类药物对于有出血倾向、外伤，尤其是颅脑损伤者，难以应用。

（二）全身性冻伤的治疗

现场急救，在未获得有确切的死亡证据前，必须积极抢救。

1. 尽快脱离低温环境　将冻僵患者用毛毯等保暖材料加以包裹，搬运到温暖室内或场所，脱掉潮湿紧固的衣服。尽量采用运送工具转送，避免进一步损伤。搬运时动作一定要轻缓，以免骨折和损伤。如有望迅速送到医疗单位，一般不主张在野外现场进行复温。

2. 避免不适当的现场复温　严禁用拍打、冷水浸泡、雪搓等方法局部复温，也不可用火烤、直接放在发动机废气管或散热片上，以防加重损伤。

3. 复温　首先脱去湿冷衣服。患者肛温在 32～33℃时，可用毛毯或被褥裹好身体，逐渐自行复温。肛温 <31℃时，应加用热风或用 44℃ 热水袋温暖全身。不需要做心肺复苏的患者，可做全身性温水浴，方法是头部外露、裸体浸泡于 40～42℃ 或稍低温度的水浴中，使其缓慢复温。严格控制水温在 40～42℃ 很重要。当皮肤变成紫红色，柔软，复温可停止。复温时可能发生两大危险：复温休克和心室纤颤。心脏停搏或有心室纤颤的患者应立即进行胸外心脏按压或除颤。肛温 <12℃时，复温后肢体有红、肿、痛，神经和肌肉的功能需要数周或数月后才能恢复，理疗可缩短恢复期。对重症冻僵患者也可采取温液灌胃或灌肠、静脉注入温热的补液、腹膜透析复温法、呼吸道复温法、体外循环复温法，效果显著。

4. 对症治疗　对于外周无脉搏及呼吸消失者，应立即实施心肺复苏术。冻伤的严重病例会出现横纹肌溶解，会引起肾功能不全，这需要积极输液。复温时出现严重疼痛可进行静脉麻醉。积极纠正低氧血症、水电解质紊乱、酸碱失衡、血液浓缩，重建血液循环，预防血栓形成、继发感染、脑水肿和肾衰竭。

5. 抗感染治疗　复温后抗感染治疗比较重要。把患者安置在一个消毒的环境中。体检时要保护皮肤和水疱。32～38℃ 的涡流治疗每日两次，一次 30 分钟，治疗 3 或 3 周以上时间，有助于清洁皮肤和清除表皮坏死组织。对于严重病例，青霉素预防感染是很重要的。

6. 外科治疗　直到证实组织已经坏死时，才能施行截肢手术或清创术。虽然很少会发展为间隔室综合征，但是一旦出现要进行筋膜切开术。损伤和正常组织的明显分界要到损伤 3～5 周后才明显，损伤的四肢木乃伊化也要这么长时间。MRI 和 MRA 可作为较早期损伤分界的检查技术。

有报道显示 24～48 小时后局部的交感神经切除术可减轻冻伤的后遗症，包括水肿减轻、减少随后的组织坏死。但仍需要临床研究来证实该疗法。

7. 高压氧　高压氧治疗的有效性仍存有争议。动物实验中，复温后早期进行该治疗，随后每日进行，可减少组织坏死。

二、预后评价

冻伤是我国寒区和高原地区的常见病，尤其是在北方高寒区更为多发，重度冻伤因其病程长、治疗复杂，致残率高。有报道 290 例冻伤患者中重度冻伤有 185 例，占 64%，其中 105 例足部重度冻伤较多较重，占 57.11%。对 115 例（125 次）重度冻伤患者行截肢（指、趾）手术，伤残率占重度冻伤的 62.11%。

（刘宇光）

第五章　低体温

当外界环境的低温超过了机体产生和保存热量的能力时会出现体温过低。健康人因意外或灾难暴露在过冷的环境中也可出现体温过低。老年人或有心血管疾病、皮肤病、脑血管疾病、精神障碍、黏液性水肿、垂体功能低下或乙醇中毒的患者暴露在稍低温度的环境中，因体温调节障碍等原因就可出现全身低体温。常见的诱因有酗酒、镇静催眠药或抗抑郁药的使用。严重的意外低温是重大的但可以避免的疾患，平时不多见，较多发生在气温突然降低，暴风雨袭击，海上或高空失事，堕入冰水中等意外事件。

身体长时间暴露于低温寒冷环境引起的体内热量大量丧失，全身新陈代谢功能降低，正常中心体温无法维持，由于体温过低，可引起意识丧失、昏迷，发生冻僵，重者死亡。严重低温（体温低于30℃）可以引起脑血流及氧需求显著降低、心排血量减少、动脉压下降，由于脑功能明显受抑，低温患者可出现类似临床死亡的表现。

肌体对寒冷反应，分为肌体代偿和肌体衰竭两个阶段。

1. 肌体代偿阶段　主要表现在人体受冻之初，一方面增强机体代谢，产热量增加，用以维持机体的中心温度，肌肉收缩，出现寒战。另一方面表现为外周血管收缩，毛孔关闭，停止排汗，以减少散热。如继续受冻，四肢皮肤温度逐渐降低，皮肤发凉，苍白，尔后中心体温下降。当直肠温度降至33℃时寒战停止，肌肉内糖原缺乏，肌肉活动减少。关节和肌肉发硬，大小便失禁，血压下降。当直肠温度降至30℃时，知觉迟钝，昏迷，进入衰竭期。

2. 衰竭阶段　由于体内能源储备耗尽，体温将继续下降，机体各个系统都由代偿期进入衰竭期。

（1）神经系统：由于体温的不断下降，逐渐出现疼痛性发冷，知觉迟钝至痛觉丧失，意识模糊、意识丧失至深昏迷，逐渐呈假死状态，最后死亡。

（2）循环系统：由于体液由血管内移至组织间，血液浓缩，浓度增加，同时外周血管收缩，循环阻力增大，冠状动脉血流降低，心排血量减少，血压下降，心率下降，出现传导阻滞甚至心室纤颤等。

（3）呼吸系统：随着体温下降，呼吸中枢受到抑制，呼吸变浅，变慢，以至呼吸心跳停止。

（4）泌尿系统：由于肾血管痉挛，肾小球滤过压下降，如持续过久，可导致代谢性酸中毒、氮质血症及急性肾衰竭。

第一节　诊断分析

(一) 病史要点

由于有些患者送到急诊室时低体温是唯一表现，所以，诊断时低体温的可能性都要考虑。低体温的患者，口温和腋温不准确。建议使用红外线鼓膜测温计或肛表。体温的变化范围很大，要准确测量。

（二）查体要点

肛温在35℃时，是轻度低体温。最严重会出现颤抖，意识是正常的。肛温34℃时，患者出现表情淡漠、倦怠、言语含糊、判断力差。肛温32℃时，低体温表现出明显的精神变化、嗜睡、共济失调。31℃时，颤抖停止，将出现体温调节中枢调节障碍。患者很快会出现反应迟钝、心动过缓、低血压、低通气，出现凝视。在体温低于28℃时可出现室颤和心脏停搏。注意：正是这种原因，低体温的患者在可能的复苏办法失败后会被认为患者死亡，但可能没有真正死亡。

（三）常规检查及其他检查

心电图常见表现有窦性心动过缓、PR间期延长、房颤。出现特征性的J或Osbone波，位于ST始段，由J点显著膨出形成，是低体温患者独有的。

低体温时常出现低血糖、低镁血症、低磷血症，尤其是在乙醇中毒的患者。长时间暴露在寒冷中的出血性胰腺炎的患者会出现高血糖。钠和钾的水平可升高或降低。低体温的动脉血气分析是在37℃水平分析的结果，可出现pH降低，PO_2和PCO_2升高。但是，临床上治疗基于未纠正的37℃时的结果。

（四）诊断

在寒冷环境中，患者出现寒战、体温下降、神志变化等时要考虑低体温情况。

（五）诊断流程图（图5-5-1）

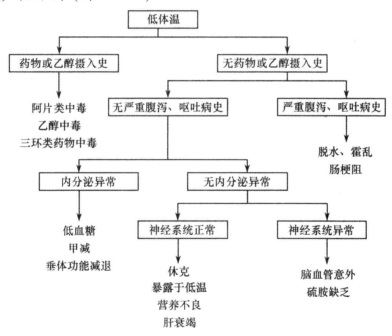

图5-5-1 低体温的诊治流程图

（刘宇光）

第二节　治疗措施及预后评价

一、治疗措施

当发现疑有低体温的患者时，应用干且温暖的毯子包裹起来，尽可能快地把患者转送至最近的医院。注意：转送患者时要尽可能轻柔，因为患者可能由于心肌敏感性增强而出现心律失常。体温低于32℃的患者要收入 ICU 中监护治疗。

（一）心肺复苏

通过严格的临床观察，给予适当的机械通气和循环支持，持续心电监护，进行血气分析。如发生心跳骤停，应行心肺复苏。如果患者有脉搏或呼吸，不管多慢，可不行CPR 术，非必需的胸外按压可诱发室颤。由于低体温的保护性作用，心动过缓和低血压可很好耐受。当患者低体温时，脉率和呼吸频率减慢，呼吸变浅，外周血管收缩使脉搏难以触及。因此，进行基础生命支持前应先评估呼吸，再用 30～40 秒时间评估脉搏，确认有无呼吸骤停、无脉性心跳停止、需要 CPR 的严重心动过缓。如果患者无呼吸，首先立即复苏呼吸。如果可能，应用加温（42～46℃）加湿氧气面罩通气。如果患者无脉、无可监测到的循环体征，立即开始胸外按压，不要等到复温后再进行基础生命支持。

1. 开放气道　需要气管插管和经常的吸引。

2. 给予温的、湿润的氧气　低体温患者的呼吸中枢抑制可引起低氧血症或高碳酸血症，需行机械通气和供氧。避免过度通气，因为 PCO_2 快速降低可诱发室颤。

3. 如动脉血气低于 7.1，考虑给予碳酸氢钠，不要一味考虑要尽量保持 pH 正常，因为酸碱平衡的突然变化可引起心律失常。轻度的酸中毒（7.25～7.35）而无脓毒症时，机体能较好耐受。

4. 除颤　电除颤在体温低于 30℃ 时很少能成功。溴苄胺是室颤时的首选药物，利多卡因和其他 Ib 类药物一般无效。一般要避免使用纠正心动过缓和低血压的药物。

5. 纠正水、电解质、血糖异常　所有神志变化的患者要考虑使用维生素 B_1，100mg 静脉注射，纳洛酮 2.0mg 静脉注射，葡萄糖 25g 静脉注射。使用温溶液扩容可促进复温过程。避免使用乳酸林格液，因为乳酸在温度低的肝脏不能有效的代谢。

6. 放弃抢救或终止救治　长时间处在低温条件下的患者出现的心跳停止不能被确认为死亡，只有在其核心体温接近正常后仍对心肺复苏无反应时才考虑为死亡。在院外，患者有明显致死损伤或躯体完全冻僵以致胸外按压不能进行、口鼻被冰堵塞时，救治可不采取复苏措施。在院内医生应根据临床经验决定何时终止低温性心跳骤停患者的救治。并非所有患者都需要进行完全复温措施。合并外伤或其他复杂因素时预测结果并不可靠。高血钾时预后不良，但需排除挤压伤、溶血、应用琥珀酰胆碱等情况。

（二）复温

复温是基本的，但是有潜在的危害，因为外周血管的扩张可使血流从中心器官转移到皮肤，并能使温度低的血液向中枢分流，引起中枢温度的明显下降，出现"体温后降"效应。快速复温可能是危险的，因为低体温的患者尤其会出现致命性心律失常。中心复温只有在严重低体温时采用，且患者心血管情况不稳定时（如心跳骤停、室颤）进行。

1. 轻度的低体温（中心体温≥33℃）　轻度低体温患者的被动复温可防止进一步热量散失，因他们的体温调节功能是完好的，这些患者可通过颤抖产热。大部分患者应用干而温的毯子包裹，仔细监护。若轻度低体温的患者常是健康的，对加温毯和对静脉内加温措施（45℃）反应好，而老年人和衰弱的患者，应包裹在37℃加温毯里。当这些加温措施进行时要仔细监护。

2. 中重度低体温（中心体温＜33℃）　中重度的低体温常需要其他复温措施，因为体温调节功能发生变化或功能低下。需强制性个体化支持治疗，因为积极复温是危险的。正如前面所提到的，积极中心复温仅在患者心血管系统不稳定的患者才使用。

（1）积极的外周复温方法：可用加热毯、强迫通风毯或进行热水浴，复温速度1～3℃/h。因为使用加热毯比热水浴能更好的进行患者监护和对患者诊治，故选用前者较好。热水浴不太推荐。因可引起显著的外周血管扩张，积极体外复温有潜在危险。联合进行积极的体外复温和中心复温可防止相对的低血压发生。如果积极的体外复温，应对患者血流动力学进行详细监护和支持。对低温的皮肤直接使用商用的加热毯可能会使皮肤烧伤。

（2）积极的中心复温方法：对于显著持续低体温的患者，以及有心血管并发症或呼吸衰竭和心跳骤停的患者建议使用内部的复温方法。

重复腹膜透析可用热的（45℃）无钾的透析液或生理盐水。常用的透析交换速度是6L/h，这样可以增加中心温度1～3℃/h。

可通过胃肠道、结肠、膀胱给予温的液体（晶体液）灌洗。放置鼻饲管虽然是非侵入性操作，但因低温心脏的易激惹性，有引起室性心律失常的危险。

静脉内输入加热的液体产热仅仅17kcal/h，机体体温提高低于1/3℃/L。晶体溶液微波加温40～42℃可在2～3分钟内安全地完成。这种方法可引起红细胞出血，如果要输血制品，应该用高流量的逆流输液器或用加热的生理盐水加温。

可通过面罩或气管插管吸入加热的湿润的氧气，可分别升高中心温度1℃/h或1.5～2℃/h。

胸腔内灌洗可快速复温，同时能快速使心脏复温。插入2根胸廓造口术的导管，持续从一根导管输入加温的液体（42℃）从另一根排出。

体外血液复温方法包括动－静脉和静－静脉复温以及血液透析，但可因条件受到限制。

低压复温是新的技术，原理是体温调节血液流向一定的区域是由动静脉吻合来调节的。低压和加热设备可增加皮下血流，使热能直接通过皮肤传递到体内核心重要部位，尽管中枢是血管收缩的。这种设备报道复温速度较好，但需要进一步研究。

（三）抗生素应用

严重低温的患者，尤其是昏睡的患者，有以下高危并发症：吸入性肺炎、继发性肺炎、尿路或腹膜感染、脓毒症。如疑有严重感染，进行胸片和血、尿培养，以及其他部位的培养（如脑脊液）。如果有脓毒症，应给予广谱抗生素。如无感染，不需要预防性使用抗生素。许多低温的乙醇中毒、糖尿病或老年患者会出现基础感染，对此要予以考虑并积极治疗。

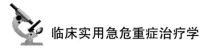

（四）复温的并发症

观察患者有无代谢性酸中毒、心律失常、ARDS、胰腺炎、肠坏死、肺炎、肾衰竭引起的血红蛋白尿和凝血异常的情况。低体温出现的死亡常常是由于室颤引起心搏骤停，这种情况可出现在复温过程中。

二、预后评价

低温可分为轻、中、重三度，分别为 33～35℃、28～33℃ 和 ≤28℃。严重度与术前创伤评分和休克状态呈正相关。同等条件下中，低温持续时间超过 2 小时的患者死亡率达 24%，而体温正常者仅为 4%。持续 4 小时以上的低温，死亡率达 40%。体温低于 32℃，死亡率为 100%。

（刘宇光　李巧霞）

第六章　高原病

快速的现代交通使人们可以到达不同海拔高度的地区。人体在缺少适应环境的充足时间、增加的体力活动、在不同程度的健康情况下，对超过 2 000 米海拔高度的低氧情况都可能会出现急性或慢性的疾病。人们对低氧的耐受力有显著的差异。适应包括呼吸、循环、造血、肾脏的调节变化。海拔 3 000 米以上的地区，由于高原低氧环境引起的人体低氧性疾病，统称为高原病。高原病可分为急性高原病和慢性高原病。急性高原病（AMS）通常指人体进入高原或由高原进入更高海拔地区的当时或数天内发生的因高原低氧环境引起的疾病。可分为：高原反应、高原性肺水肿和高原性脑水肿。患者多有头痛、头晕、心悸、气急、乏力或恶心、呕吐等低氧性症状。按其临床表现特点又可分为三种临床类型：急性高原反应、急性肺水肿和急性高原脑病，后两者可合并存在。高原地区空气稀薄气压低，散热快气温低，大气干燥湿度低，日照充足辐射强，气候恶劣灾害多。高原对人体的威胁，主要是其恶劣的气候造成的低氧和寒冷环境。低氧会令人头痛、胸闷、气短、心悸、恶心、呕吐、口唇发绀、失眠、多梦，血压亦可能升高。这些症状第一、二天明显，以后就会逐渐减轻或消失；但也有极少数人因劳累、受寒和上呼吸道感染等原因，症状可能逐渐加重，发展成为高原肺水肿或高原脑水肿，而高原肺水肿、脑水肿发病快，死亡率高。高原地区的居民，由于遗传基因和从小长期生活在高原环境中，血液中红细胞与血红蛋白比平原居民明显增多，可适应高原空气中氧含量较少的自然条件，所以高原居民的面色特别红，也称之为高原红。

（一）急性高原反应

急性高原反应指世居于平原的人进入海拔 3 000 米以上高原，或原在高原地区居住到平原生活一段时间后重返高原时，机体对高原自然环境未适应的一系列急性缺氧反应。其发病机制主要是高海拔地区空气稀薄，大气中氧分压降低，肺泡内氧分压也降低，直接影响到肺泡气体交换、血液载氧和氧合血红蛋白在组织内的释放速度，造成供氧不足，产生缺氧。

（二）高原性肺水肿

缺氧是高原性肺水肿发生的根本原因，但发病机制尚不十分清楚。缺氧可致使肺小血管收缩，从而增加肺动脉压力；可使肺毛细血管通透性增加。缺氧可引起的肺微血管舒缩功能状态和肺微血流流态异常所致。缺氧时交感神经兴奋，末梢分泌儿茶酚胺增多，肺微血管内皮细胞产生的前列腺素 I_2（PGI_2）减少，而由血小板血栓烷（TXA_2）相对增多，使肺微动脉、后微动脉和毛细血管前括约肌（后称肺阻力血管）产生不均等收缩和（或）肺微血流流态发生变化，引起肺微循环血量颁布不均等或肺微血栓形成，导致肺微血管内液压升高和（或）肺微血管栓塞，肺表面活性物减少，致毛细血管－肺泡膜受损，微血管通透性增加，肺水肿产生。同时，缺氧引起肺微循环障碍，使肺呼吸功能和非呼吸功能（代谢、内分泌和防御机制）降低，进一步促发或加重肺水肿。

（三）高原性脑水肿

高原性脑水肿又称高原昏迷或高原脑病，发病率低，但较易引起死亡，多见于快速进入 4 000 米以上的患者，发病急，多在夜间发生，主要原因为急性缺氧所引起的脑部小血管痉挛和通透性增加，产生脑水肿。

1. 低氧学说　①缺氧引起脑血管扩张，脑血流量增加，同时由于全身血流量在缺氧时重新分布，使脑循环血量增加，导致脑循环障碍；②缺氧时 ATP 供应不足，引起细胞膜钠泵运转障碍，导致细胞内钠潴留而形成脑水肿；③在高原低氧环境下，动脉血氧分压降低，脑血管代偿性扩张引起通透性增加，水分透过血 – 脑脊液屏障进入脑实质形成脑水肿。由于脑水肿的形成和发展，致使脑容积增大，颅内压增高，引起脑组织受压，阻碍血液的供应，由此进一步加重脑组织的缺氧及代谢障碍，这些改变反过来又加重高原性脑水肿的发展，由此形成恶性循环致使疾病急剧加重。

2. 氧自由基学说　由于低氧破坏了自由基代谢的动态平衡，超氧阴离子（O_2^-）歧化产生 H_2O_2，并在铁的参与下生成 OH^-；OH^- 损害磷脂膜不饱和酸（RH），使之脱氢转化为有机自由基（R^-）；与氧作用产生有机氧自由基（ROO^-），ROO^- 与 RH 脱失的 H^+ 生成脂质过氧化物（ROOH）并生成新的有机自由基。自由基可激活磷脂酶 A_2、C 等，使磷脂降解生成花生四烯酸（AA），AA 在级联反应中还可产生更多的自由基。AA 的级联反应产物可损伤脑毛细血管内皮细胞，使脑微血管血 – 脑脊液屏幕功能障碍，造成血管源性水肿，所产生的自由基又可激活磷脂酶 A_2、C 等，使上述过程循环往复，加重脑组织的继发性损害。

3. 神经体液学说　①急性缺氧时交感神经兴奋性增高，脑血管扩张、脑血流量增加和脑循环内液体静水压升高，引起液体外渗；②缺氧时血醛固酮、心房肽、加压素及一氧化氮水平升高，导致体内钠水潴留和毛细血管通透性增高，有利于脑水肿的形成；③缺氧时氨基酸代谢的降低使脑内乙酰胆碱合成减少，多巴胺重摄取减少，这些神经递质的改变可能与 HACE 症状及血管源性脑水肿的发生有关；④缺氧时肾交感神经活性增加，肾血管收缩和肾素的分泌增加则可以导致钠的潴留。脑水肿使颅内压增高，压迫血管，血管内皮细胞肿胀从而影响脑血液循环，加重脑缺氧，形成恶性循环。

第一节　诊断分析

（一）病史要点

1. 急性高原反应

（1）症状和体征包括头痛（最常见并常常是最持久的症状），疲乏，不能集中精神，睡眠紊乱，嗜睡，眩晕，失眠，食欲减退，恶心，呕吐，呼吸费力，心悸。

（2）症状常常在两三天后加重，但常常在 5 ~ 7 天内消失。严重病例少见。

2. 高原性肺水肿

（1）早期的高原性肺水肿的表现在登上高原后第二天开始出现。

（2）早期症状包括咳嗽和呼吸困难。

（3）随着病情的发展，当休息状态出现呼吸困难时，咳嗽可咳出粉红色泡沫痰，出现端坐呼吸。

3. 高原性脑水肿　早期症状包括头痛、共济失调、神志模糊、运动不协调、醉酒状。

共济失调常常是高原性脑水肿的第一个信号。

（二）查体要点

1. 高原性肺水肿

（1）心脏听诊可发现心动过速、心率可加快达 120～140 次/分。

（2）肺部听诊可闻及肺部湿啰音、常在右侧腋下，随着病情发展为双侧湿啰音。可有干啰音。

2. 高原性脑水肿　眼底检查有视乳头水肿或眼底出血。

（三）常规检查以及其他检查

1. 白细胞计数和血细胞比容常轻度升高。红细胞沉降率常正常。高原性肺水肿的患者纤维支气管镜灌洗液显示出高蛋白和因为低氧和高肺血管压力引起血管通透性增加所致的细胞分类。

2. X 线的检查是多样的。轻症病例常无特殊异常。肺水肿的患者常出现单侧肺的片状渗透影（常见于右中叶）。渗透影常不融合。肺动脉扩张，但是心影正常。严重的病例常出现渗透影，但是没有左侧肺动脉扩张或 Kerley B 线明显。

3. 心电图表现　短暂性、非特异性心电图变化包括心动过速、电轴右偏、右室压力高、偶然还可出现右束支传导阻滞。

（四）诊断标准

1. 急性高原反应

（1）进入高原或高纬度地区；

（2）出现头痛、眩晕、恶心、呕吐、乏力等症状；

（3）吸氧或下降高度后可缓解。

2. 高原性肺水肿主要依据是

（1）近期抵达高原（一般指在海拔 3 000 米以上），出现静息时呼吸困难、胸闷、咳嗽、咳白色或粉红色泡沫状痰，全身乏力或活动能力减低。

（2）一侧或双侧肺野出现湿性啰音或喘鸣，中央型发绀，呼吸过速，心动过速。

（3）胸部 X 线可见以肺门为中心，单侧或两侧肺野呈点片状或云絮状浸润阴影，常呈弥漫性，不规则性分布，亦可融合成大片状阴影，心影多正常，但亦可见肺动脉高压及右心增大征象。

（4）经临床及心电图等检查排除心肌梗死、心力衰竭和肺炎等其他心肺疾患。

（5）经卧床休息、吸氧等治疗或下送，症状迅速好转，X 线征象可于短期内消失。

3. 高原性脑水肿的诊断

（1）近期抵达高原，呕吐、头痛等高原反应较重。

（2）神经系统症状，如表情淡漠，嗜睡，反应迟钝，辨别力、定向、计算功能障碍，可出现烦躁、谵妄等精神症状，严重者昏迷。

（3）眼底检查有视乳头水肿、眼底出血等。

（李巧霞　吴保凡）

第二节　治疗措施及预后评价

一、治疗措施

(一) 急性高原反应

一般经休息或治疗，一至两周内可缓解。最有效的治疗是降低高度和吸氧。

1. 头痛可使用止痛药，如索米痛片、安酚待因片。头痛剧烈的可使用 20% 甘露醇液 125ml 快速静脉滴注，或用低分子右旋糖酐 250ml 静脉滴注。可使用麻醉药避免睡眠障碍或改变高原病引起的脑病的神志状态。

2. 恶心、呕吐可使用止吐药，如多潘立酮、甲氧氯普胺等。

3. 失眠者可使用镇静药物，如艾司唑仑、地西泮等。乙酰唑胺可减少呼吸周期，对治疗失眠症状有效。

4. 有胸闷、气喘的患者可给与氨茶碱或硝苯地平口服。

5. 高血压首选钙拮抗剂硝苯地平口服。

6. 颜面、眼睑浮肿的患者可使用氢氯噻嗪片或呋塞米口服。

7. 研究表明严重或快速的高原病对地塞米松反应良好，可使用 4~6mg 口服，每 6 小时 1 次，直至症状改善，剂量再在 3~5 天减量。

8. 氧疗　一般氧流量 2~3L/min，每日重复 4~5 次，有条件者可行高压氧治疗。

(二) 高原性肺水肿的治疗

对疾病的早期认识比较关键。当到达海拔较高时，出现咳嗽或呼吸困难，要考虑到高原性肺水肿。

1. 休息　尽可能的限制患者活动。坐位或半卧位较舒服。以减少回心血量，减轻心脏前负荷。

2. 氧疗　是非常重要的治疗方法，效果显著，应早期充分给氧。一般采用持续低流量吸氧 (4~8L/min)；对缺氧严重者可给予高流量持续吸氧 (10/min)，但高流量吸氧时间不宜过长，一般不超过 24 小时，以免发生氧中毒。突然停氧可出现 "反跳" 而加重病情，应持续给氧，病情好转时逐渐减量。有泡沫样痰时可通过 50%~70% 的乙醇吸氧。有条件时可给与持续正压通气或高压氧治疗，效果更好。

3. 降低海拔　高原性肺水肿在尽可能降低海拔后能自动缓解 (降低 500~1 000 米的海拔比较有效)，最好降低海拔 1 500 米。氧气供应和降低海拔可在 12~72 小时内显著改善病情。

4. 药物

(1) 氨茶碱是首选药物，可减轻支气管痉挛，降低肺动脉压。轻者口服，重者可静脉滴注，以 0.25g 稀释后缓慢滴注，4~6 小时可重复一次。

(2) 硝苯地平可显著降低肺动脉高压，10mg 口服，每 12~24 小时 1 次，能有效降低肺动脉压。

(3) 硝普钠对治疗肺水肿有良好效果，作用快而强。剂量以 15μg/min 开始，根据效果和血压调整。

（4）胆碱能阻滞剂，常使用山莨菪碱。能对抗儿茶酚胺引起的血管痉挛。

（5）利尿剂，常用呋塞米或利尿酸钠。

（三）高原性脑水肿的治疗

早期发现是关键。因为高原性脑水肿的早期症状和高原性疾病相似，在高海拔出现头痛和疲劳的人要密切观察症状变化。不能直线行走（共济失调）是判断高原性脑水肿的较敏感的试验。

1. 吸氧　保持足够氧供，可面罩给氧 6～10L/min，若可能给予纯氧。保持患者坐位，头部抬高。

2. 降低海拔　高原性脑水肿在尽可能降低海拔后能自动缓解（降低 500～1 000 米的海拔比较有效），最好降低海拔 1 500 米。

3. 药物治疗　乙酰唑胺是一种碳酸酐酶抑制剂，具有增强肾 HCO_3^- 的排泄，形成轻度代谢性酸中毒，从而使通气加强，能有效缓解血氧饱和度的急性改变，同时可以促进利尿，减轻肺水肿和脑水肿。此外，有研究报道乙酰唑胺能引起轻微通气过度，使肺泡二氧化碳分压逐渐降到治疗末对照组的 70%，并指出通气增加对健康人体在平原不会明显增加脑氧合作用，但在高原则改善脑氧合作用。

4. 减轻脑水肿

（1）20% 甘露醇溶液 0.5～2.0g/kg 静脉滴注，可每 8 小时一次。

（2）地塞米松，轻者开始 8mg 口服或肌内注射，随后 4～6mg 口服 q6h。重者可 10～20mg 静脉滴注，能降低毛细血管通透性，减少脑脊液生成，稳定细胞膜。地塞米松可以改善精神状态，同时也可以产生利尿作用。每 6 小时使用 4～8mg 地塞米松可明显改善高原性脑水肿症状和升高血氧饱和度。研究表明，应用糖皮质激素并结合快速转移至低海拔地区、给氧（尤其是加压给氧）等措施是治疗高原性脑水肿的最主要措施。

（3）呋塞米利尿以减轻脑水肿。

（4）白蛋白滴注对减轻脑水肿也有效。

5. 保护脑神经　可进行头部降温，有利于降低脑组织代谢，保护脑组织，避免由于缺氧引起的不良后果。可使用冰枕、冰帽、冰槽等，也可选用冬眠疗法。可选用脑神经保护的药物，如胞磷胆碱、神经节苷脂等。有条件者可行高压氧治疗。

二、预后评价

急性高原病治疗原则在于早期发现，严格卧床休息及充分给氧。若能在短时间内送到低地则病情迅速好转。如果不具备快速转运条件，则主张就地积极抢救，不勉强长途运送，只要措施得当，预后较好。严重昏迷者多并发脑出血、肺水肿和心力衰竭，如不及时抢救，则预后不良。

（桑艳艳）

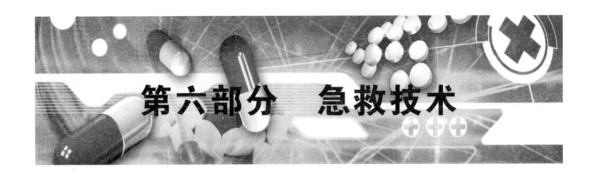

第六部分 急救技术

第一章 氧气疗法

氧气疗法（oxygentherapy，简称氧疗）是指通过额外向肺内吸入氧气纠正机体缺氧的治疗方法。氧疗因效果肯定、方法简便和价格低廉，目前已成为临床中应用最为广泛的呼吸疗法。对任何一个临床医生来说，氧疗似乎都不陌生，但由于对氧疗相关知识的了解不够全面，不少模糊观念仍阻碍氧疗的合理应用。

第一节 组织缺氧的判别

合理氧疗的前提是确定低氧血症和组织缺氧的存在及程度，低氧血症的诊断主要根据临床表现和动脉血气分析。

1. 临床表现　缺氧的临床表现是非特异的，低氧血症所致症状取决于缺氧的程度、发生的速度和持续的时间。轻度缺氧患者临床症状并不明显，部分患者可表现出活动后气短、心悸、血压升高、注意力不集中、智力减退及定向障碍等。随着缺氧的加重，患者可出现呼吸困难、发绀、心率增快、出冷汗、头痛、烦躁不安、神志恍惚、谵妄，甚至出现昏迷。病情进一步加重会导致呼吸表浅、节律不规则或减慢，心搏减弱，血压下降，甚至呼吸心跳停止。

胸闷、气短、心悸、呼吸困难及呼吸频率增快（大于25次/分）是呼吸衰竭早期最主要的临床表现，上述症状活动后明显加重是主要特点。如出现发绀、呼吸浅快、鼻翼扇动、明显腹式呼吸、端坐呼吸等则预示严重缺氧。中枢神经系统对缺氧十分敏感，缺氧程度不同，其表现差异很大。主要表现有，注意力不集中、反应迟缓、烦躁不安、记忆力减退及障碍、谵妄、昏迷等。

呼吸急促、意识障碍和发绀等临床表现对缺氧的诊断固然有意义，但这些表现是可变的和非特异的，通常还需取得实验室资料的支持。即使没有这些症状和体征，如急性心肌梗死、药物过量、严重颅脑或胸腹挫伤、低血容量及休克、败血症等情况，也应考虑已有严重组织缺氧的存在，需进行氧疗并行 ABG，同时及时给予严密监护和相应处置。

2. 动脉血气分析　迄今尚还没有能快速准确测定组织缺氧的指标，临床中常根据 PaO_2、SaO_2 判断有无低氧血症及其严重程度，当 $PaO_2 < 80mmHg$、$SaO_2 < 90\%$ 时即为低氧血症，一般将低氧血症分为：①轻度低氧血症，此时无发绀、$PaO_2 50 \sim 80mmHg$，

SaO_2 80% ~90%。②中度低氧血症，有发绀，PaO_2 30 ~50mmHg，SaO_2 60% ~80%。③重度低氧血症，明显发绀，PaO_2 <30mmHg，SaO_2 <60%。

临床上发生中度以上低氧血症时 PaO_2 即显著降低。急性缺氧时，当 PaO_2 <50mmHg 即可出现明显的组织缺氧。慢性缺氧发生组织缺氧则相对较晚，因慢性低氧血症患者已有代偿能力，如已有红细胞增多、氧解离曲线右移、组织摄氧能力增高等，虽 PaO_2 <50mmHg 也不一定发生组织缺氧。

ABG 对缺氧的判断也有一定的局限性，如在循环型、血红蛋白型或细胞型缺氧时，即使有严重组织缺氧存在，PaO_2 也可能正常或仅轻度异常。尽管如此，PaO_2 和 SaO_2 的测定还是目前临床上应用最多的反映缺氧的指标。

（仝雯）

第二节　氧疗的适应证

一般来讲，凡是有低氧血症存在即有氧疗指征。氧疗的适应证主要包括各种原因引起的缺氧和在某些病理状况下机体对氧供需求的明显增加。临床中对动脉血氧分压（PaO_2）降低到什么程度才需要氧疗，目前尚缺乏统一标准，医生应根据患者具体情况进行判断及灵活掌握。但应强调的是，氧疗时应有较明确的指征、准确的流量，对疗效应及时进行评价和调整。临床上氧疗常见的适应证：

1. 心跳和呼吸停止。

2. 呼吸衰竭，急性低氧血症（PaO_2 <60mmHg；SaO_2 <90%），呼吸窘迫（呼吸频率 >24 次/分）。

3. 低血压状态（收缩压 <90mmHg）。

4. 心脏疾患　低心排血量、心绞痛、急性心肌梗死。

5. 一氧化碳中毒。

6. 代谢性酸中毒。

氧疗目的是纠正或减轻机体的缺氧，保证组织氧供。通过提高肺泡气氧分压（PAO_2）与 PaO_2 使组织氧供得到改善。对不同原因的低氧血症，氧疗的效果存在差异。对肺泡通气不足引起的低氧血症，因换气功能正常，PAO_2 的增高与吸入气氧浓度（亦称吸氧分数 FiO_2）是平行的，一般只要稍提高 FiO_2 就能收到满意的效果。应清楚吸氧并不能改善二氧化碳潴留，其根本治疗是改善通气减少无效腔。因氧的弥散速率与 PAO_2 成正比，对弥散障碍引起的低氧血症，通过吸氧也比较容易得到改善，当 FiO_2 为 30% 时，PAO_2 比呼吸空气时要高 60mmHg 左右，此时氧弥散量约增加一倍。一般来说，吸氧对轻、中度通气/血流分布不均所致缺氧效果较好，而对重度者效果不佳，对肺内分流所致低氧血症效果最差。

（李巧霞）

第三节 给氧的方法

临床上给氧方法有多种，在送氧精确性、操作复杂性、疗效、价格等方面均有一定差异。一般将给氧方法分为有创伤性和无创伤性两大类（表6-1-1）。亦可根据所提供氧流速能否满足患者吸气需要又分为低流速给氧系统和高流速给氧系统（表6-1-2），低流速给氧系统是指所提供的氧流速不能满足患者全部的吸入需求，在每次吸入潮气量中均混有一定量的室内空气，此时进入气道的 FiO_2 随氧气流速、患者潮气量和呼吸频率等不同而变化；高流速给氧系统是指所提供的氧流速可完全满足患者的吸入需要，患者的呼吸方式对 FiO_2 没有影响。无论低流速给氧系统还是高流速给氧系统均可向患者提供高中低不同浓度的 FiO_2。

表6-1-1 给氧的方法

无创伤性	有创伤性
鼻导管（鼻前庭给氧）	鼻导管（鼻咽部给氧）
面罩	经气管给氧
简单面罩	气管内导管
贮袋面罩	气管切开导管
部分重复呼吸	正压通气
非重复呼吸	体外膜氧合（ECMO）和腔静脉氧合（IVOX）
Veturi 面罩	
无创性正压通气	
高压氧疗	

表6-1-2 氧疗时氧流速对应的 FiO_2 参考值（表内数值仅供参考）

给氧系统或装置	氧流速（L/min）	FiO_2
I. 低流速给氧系统		
1. 鼻导管	1	0.21 ~ 0.24
	2	0.23 ~ 0.28
	3	0.27 ~ 0.34
	4	0.31 ~ 0.38
	4 ~ 6	0.32 ~ 0.50
2. 简单面罩	1 ~ 2	0.21 ~ 0.24
	3 ~ 4	0.25 ~ 0.32
	5 ~ 6	0.30 ~ 0.50
3. 附贮袋面罩		
（1）部分重复呼吸面罩	5	0.35 ~ 0.50
	7	0.35 ~ 0.75

给氧系统或装置	氧流速（L/min）	FiO_2
	10	0.50~0.90
（2）无重复呼吸面罩	4~10	0.60~1.00
Ⅱ.高流速给氧系统		
Venturi 面罩	4~6（105）*	0.24
	4~6（45）	0.28
	8~10（45）	0.35
	8~10（35）	0.40

注 * ：括号内数值表示总气体流量，即氧流量加上进入面罩的室内气体流量，单位为 L/min。

（一）无创给氧方法

1. 鼻导管或鼻塞给氧 临床上最常用的方法，具有简单、价廉、方便、舒适等特点，多数患者易于接受，单侧鼻导管与双侧鼻导管的吸氧效果近似。鼻导管吸氧浓度可用公式计算，即 $FiO_2\% = 21 + 4 \times$ 给氧流速（L/min），此时 FiO_2 计算结果是粗略的，实际上它还受潮气量和呼吸频率等影响，如潮气量增加、患者张口呼吸、咳嗽、说话和进食等，均可使 FiO_2 计算值低于实际值。

鼻导管或鼻塞的缺点：①FiO_2 不恒定；②易于堵塞需经常检查；③局部刺激作用，致鼻黏膜干燥痰液黏稠；④耐受性差，当氧流量大于 7L/min 时，患者多不能耐受。

2. 简单面罩 简单给氧面罩一般用塑料或橡胶制作，氧的输入孔一般位于面罩的低部。面罩的容量宜小，以减少重复呼吸气量。用简单面罩时，给氧流量应为 5~6L/min，FiO_2 可达到 40%~50%，如氧流量太低，呼出气 CO_2 易在面罩内积聚造成重复呼吸。简单面罩适用于缺氧严重而无 CO_2 潴留的患者。面罩与鼻导管相比，优点是能提供较好的湿化，缺点是影响患者进食和咳痰，面罩易移位及脱落也是不足。

3. 附贮袋的面罩 指在简单面罩上装配一个贮气袋，目的是用较低流量氧为患者提供较高的 FiO_2。在呼气或呼吸间歇期间，氧气进入贮气袋，当吸气时主要由贮气袋供氧，因此，附贮袋面罩比简单面罩的耗氧量小是突出优点，其他同简单面罩。

4. Venturi 面罩 面罩是根据 Venturi 原理制成，即氧气经狭窄的孔道进入面罩时，在喷射气流的周围产生负压，携带一定量的空气从开放的边缝流入面罩。因输送氧的孔道有一定口径，以致从面罩边缝进入的空气与氧混合后可保持固定的比例，调整面罩边缝的大小可改变空气与氧的比例，比例的大小决定吸入气氧浓度的高低。常用的氧浓度有 24%、26%、28%、30%、35% 和 40% 等。由于喷射入面罩的气体流速超过患者吸气时的最高流速和潮气量，所以它不受患者通气量变化的影响，耗氧量亦少，不需湿化，吸氧浓度恒定，不受张口呼吸的影响。因高流速的气体不断冲洗面罩内部，呼出气中的 CO_2 难以在面罩内滞留，基本上无重复呼吸，面罩也不必与脸面紧密接触，佩戴比较舒适，患者不觉面罩内有明显潮热感。应用 Venturi 面罩虽也可提供 40% 以上的 FiO_2，但不如低 FiO_2 时准确可靠。低 FiO_2 时面罩实际输送的氧浓度与面罩刻度上的预计值仅相差 1%~2%，而高 FiO_2 时，实际氧浓度与预计氧浓度偏差可高达 10%。Venturi 面罩已广泛用于临床，尤其是在持续低浓度氧疗时应用更为普遍，其效果和可靠性均较肯定。

5. 贮氧导管 将鼻导管和贮氧器相结合形成贮氧导管，可提高经鼻给氧的效益。贮氧器是一个与鼻导管连接潜在的空腔，容积为 20ml，在呼气时空腔扩张充满氧，贮氧器内的氧在吸气的早期被吸入，此时用氧量可减少 30% ~50%。贮氧导管优点是节氧，在应用便携式氧源时，使用贮氧导管可延长氧源使用时间。

6. 氧帐或头罩　指制作一个相对密闭的空间，提供相对恒定的 FiO_2 供患者吸入。一般罩内的氧浓度、湿度和温度均可调节。患者较舒适、FiO_2 较恒定是突出优点，但耗氧量大、设备复杂是主要不足。主要用于儿童或重症不合作的患者。

7. 脉冲给氧　主要特点是仅在吸气时输送氧气，克服了持续吸氧时氧气浪费的缺点，用氧量可节约 50% ~60%。脉冲给氧时，氧气不经湿化，进入气道的气体经鼻腔温热湿化，解决了气道干燥问题。脉冲给氧在患者呼气时不送氧，不影响呼气，患者舒适程度提高。脉冲给氧具有高效、节省氧气、无需湿化以及舒适等优点，缺点是较复杂、价格较贵、维护费用高。在临床上使用时间较短，尚需进一步积累应用经验。

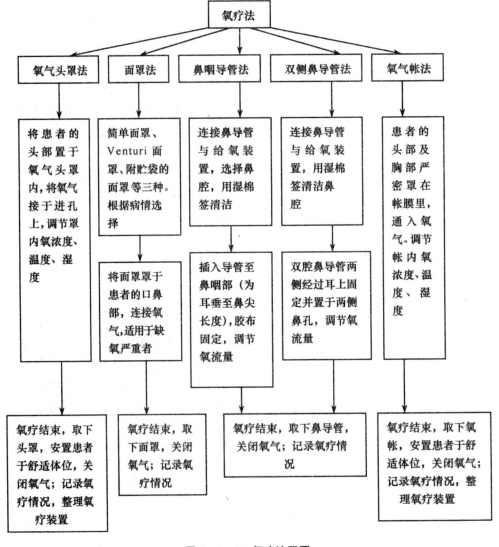

图 6 - 1 - 1　氧疗流程图

（二）有创给氧方法

1. 鼻导管（鼻咽部）给氧　指将给氧鼻导管插入到鼻咽部进行吸氧的方法，与鼻导管（插至鼻前庭）相比输氧效果更可靠，但因其对鼻黏膜刺激较大且易堵塞，目前临床已很少使用。

2. 经气管给氧　指将一特制的给氧导管经穿刺直接留置于气管内进行吸氧的方法。具体放置方法：在局麻下将穿刺针于第2、3气管软骨环间穿刺进入气管内，经穿刺针将导管（直径1.7~2.0mm）放入气管内，留置导管在气管内约10cm，使管端在隆突上约3cm，外端固定于颈部，与输氧管相接。主要用于慢性阻塞性肺病等长期慢性缺氧患者的氧疗，可供慢性低氧血症患者长期应用，大多数患者可耐受。主要优点是节氧，由于呼吸死腔起到储存氧气作用，呼气时氧气损失少，氧流量可比鼻导管法减少一半。由于节省氧气，尤有利于家庭长期氧疗。缺点是需每日冲洗导管2~3次，应用不便；偶有局部皮下气肿、局部皮肤感染、出血、导管堵塞、肺部感染等并发症发生。

3. T形管和气管造口项圈　T形管和气管造口项圈均仅适用于人工气道的患者，能为这些患者提供恒定、可预置的吸氧浓度。对人工气道患者说来，能把氧疗和湿化结合应用是理想的。患者不接受机械通气时，可用T形管和气管造口项圈吸入高流量气体，由于在吸气回路中连接有贮气袋及湿化装置，因此，可保证吸入气的吸氧浓度和充分湿化。

4. 呼吸机给氧　在发生严重的通气障碍、ARDS、自主呼吸微弱和呼吸暂停时，常规氧疗多不能将 PaO_2 升至安全水平或给氧后加重 CO_2 潴留和呼吸抑制者，此时，应及时建立人工气道进行机械通气保证氧合。机械通气的应用参见有关章节。

（三）氧疗流程（图6-1-1）

（李巧霞　任广秀）

第四节　氧疗方式选择和效果监测

氧疗的方法很多，不同方法各有利弊，在氧疗方式选择上应遵循的基本原则：从简单到复杂，从无创到有创，及时监测和调整，以能尽快达到改善缺氧为目的。因此，在氧疗期间对氧疗效果的监测显得十分重要，氧疗监测主要包括以下几个方面：

1. FiO_2 的监测　FiO_2 是决定氧疗效果的主要因素，对 FiO_2 进行实时监测应该是十分必要的，但目前只有在部分呼吸机上可以实现对 FiO_2 的监测，在非机械通气方式氧疗时均无法监测 FiO_2，只能依靠氧流量来估算。

2. 全身状况的监测　主要监测动脉血压、心率、呼吸频率、发绀以及神志和精神状况的变化。如氧疗后患者心率变慢、呼吸频率下降、血压上升且平稳、呼吸困难好转、末梢循环改善、尿量增加、皮肤红润变暖、发绀减轻或消失等，表明氧疗效果良好，反之提示病情恶化，氧疗未达到效果。

上述症征的临床观察不受条件限制，简便易行，但应对上述因素综合考虑后判断氧疗效果。

3. 经皮血氧饱和度（SpO_2）监测　脉氧计是一种无创经皮连续监测动脉血氧饱和度

的方法，是目前临床中最常用的简便直观的监测方法。可连续观察数天而对患者毫无损害，尤其适用于严重缺氧患者氧疗的监测。当血氧饱和度在 65% ~ 100% 时，SpO_2 与 SaO_2 呈高度直线正相关。当 PaO_2 在 35 ~ 60mmHg 时，此时，SaO_2 处于氧合血红蛋白解离曲线的陡峭段，随 PaO_2 变化 SaO_2 变化很敏感。但当 $PaO_2 > 60mmHg$ 时，SaO_2 已超过 90%，此时解离曲线进入平坦段，SpO_2 测定灵敏度性大为降低。当 SaO_2 低于 65% 时，SpO_2 读数则又偏高。

影响 SpO_2 监测的因素：①局部血流灌注不良、甲床增厚、皮肤色素沉着等均使 SpO_2 低于 SaO_2。②血中碳氧血红蛋白（COHb）含量的影响，当 COHb 大于 9% 时，SpO_2 约增高 7%。③血胆红质增高等会影响测定结果。

4. 动脉血气（ABG）监测　ABG 是目前评价氧疗效果最为准确可靠的方法，ABG 可提供 PaO_2、$PaCO_2$、HCO_3^-、pH、SaO_2 等多种氧合及代谢参数，PaO_2 升高是反映氧疗效果最直接指标。ABG 不足是需要反复抽血及不能实时连续监测。

近年来已开展了连续测定 PaO_2 的方法，通过将一根含有极谱氧电极的导线插入动脉内。在新生儿，导管电极系统已提供了准确可靠 PaO_2 值。但此法至今不能在临床上广泛应用的原因是：潜在电的危险，测定时需要频繁的反复校正以及损伤动脉壁的可能性。

5. 经皮氧分压测定（$TcPO_2$）　$TcPO_2$ 是通过直接测定从皮肤逸出的氧量来反映 PaO_2，$TcPO_2$ 可大致反映 PaO_2 的变化。方法是将氧电极紧贴于皮肤上加温，使局部微循环血管扩张，用微型电极直接测通过半透膜进入电极内的 PO_2。

$TcPO_2$ 的测定结果明显受皮肤性质、局部温度、血流灌注等因素影响。在循环正常情况下，新生儿和婴幼儿的测定结果较准确和可重复，$TcPO_2$ 与 PaO_2 的相关系数可达到 0.99。成人的皮肤较厚，$TcPO_2$ 的测定结果即变异较大，虽然 $TcPO_2$ 与 PaO_2 呈显著正相关，但相关系数 0.65 ~ 0.96，$TcPO_2$ 比 PaO_2 降低 10% ~ 20% 甚至更多。$TcPO_2$ 的变化既和 PaO_2 有关，又和微循环血流灌注有关，当灌注正常时，$TcPO_2$ 能基本反映 PaO_2 水平。如 PvO_2 基本正常而 $TcPO_2$ 显著降低，即反映了组织灌注功能低下，见于心力衰竭和休克等情况。严重低血压、贫血、低温、酸中毒等均会使 $TcPO_2$ 下降。由于影响因素较多、测定值不稳定等原因，目前还没有把 $TcPO_2$ 作为氧疗的常规临床监测指标。

6. 其他监测方法　尚有其他一些监测方法，如用混合静脉血氧分压作为组织平均 PO_2 指标、用微电极技术测定组织或细胞内 PO_2、用近红外光照射技术测定细胞内氧的利用情况等，这些方法目前均处于实验研究阶段，具有很大的局限性，目前尚无法进入到临床应用。

（李巧霞）

第五节　氧疗的并发症

氧疗与其他药物治疗一样，在发挥治疗作用的同时，如应用不当亦可出现毒副作用，对此应该引起重视。氧疗对机体的危害主要有如下几方面：

1. CO_2 潴留　伴有 $PaCO_2$ 增高的呼吸衰竭患者在氧疗后，常出现 $PaCO_2$ 进一步升高。

对于通气不足为主的呼吸衰竭患者，当 FiO_2 增加到25%～30%时，部分患者的 $PaCO_2$ 可升高20～40mmHg。发生 CO_2 潴留主要与氧疗后缺氧对呼吸中枢的兴奋作用减低、每分钟通气量减少及通气/血流比例进一步失调等因素有关。此时应尽量减少 FiO_2（即采用低流量吸氧，限制氧流量为1～2L/min），同时加强病情观察和血气监测，当 $PaCO_2$ 迅速升高时应及时采用机械通气治疗。

2. 吸收性肺不张　对呼吸道不完全阻塞的患者，在吸入较高浓度氧后，局部肺泡内的氧被吸收后，易出现肺泡萎陷发生肺不张。预防措施主要包括：FiO_2 尽量小于60%，如行机械通气应加用PEEP，鼓励患者排痰以保持局部气道通畅。

3. 氧中毒　氧中毒是氧疗最主要的毒副作用，尽管发生率很低，但发生后危害严重，应引起重视。氧中毒导致急性肺损伤，出现类似ARDS样改变，临床主要表现为气管支气管炎、ARDS、无气肺不张和影响儿童的肺发育等，还可累及中枢神经系统、红细胞生成系统、内分泌系统及视网膜。目前尚无法对氧中毒进行早期诊断，也缺乏特效的治疗方法。氧中毒系医源性疾患，最好的治疗是预防，限制高浓度吸氧是临床上有效预防氧中毒的方法。

引起氧中毒的唯一原因是长时间高浓度吸氧，但究竟给氧浓度的安全界限是多少，至今认识尚未完全一致。普遍认为常压下吸氧浓度在60%以下是安全的，不会引起氧中毒。临床观察表明常压下吸入纯氧6小时就可能出现呼吸道黏膜的损伤，吸纯氧超过24小时即可发生氧中毒的典型改变。

临床中进行无创氧疗时，FiO_2 很难超过60%～80%，同时有研究表明危重病患者的肺可能比正常肺能更好耐受氧的损伤作用，因此，在常规氧疗时（如经鼻或面罩氧疗时）不必担心会发生氧中毒。但在机械通气时，由于此时 FiO_2 能得到有效保证，因此，应尽量将 FiO_2 控制在60%～80%以下，以防止60%～80%氧中毒发生。

（刘宇光）

第二章 气道开放

紧急气道开放

在急救复苏中，保持呼吸道通畅，进行呼吸道管理是一项重要措施，也是必须掌握的基本技能。患者舌根后坠、异物、分泌物、黏膜水肿、喉或支气管痉挛等均可引起呼吸道阻塞，多见于各种原因引起的昏迷患者。气道完全阻塞时呼吸气流完全中断，若不及时予以开放气道，患者将于数分钟内因窒息而出现呼吸及心脏停搏；气道部分阻塞可因通气不足或通气障碍导致缺氧和 CO_2 蓄积，危及心、脑等重要脏器功能，危及生命，同样必须迅速加以纠正。

气道开放的方法有手法、咽插管、气管插管、环甲膜穿刺或切开和气管造口术等，临床上可根据病情和条件选择应用。

1. **手法开放气道** 昏迷患者常出现舌根后坠（图6-2-1）。因为头位居中或屈曲时，松弛的舌和颈部肌肉难以将舌根抬举离开咽后壁而阻塞气道。采用开放气道的三种手法，即仰头抬颈法、仰头举颌法和抬颌法，能有效地使阻塞的气道开放。

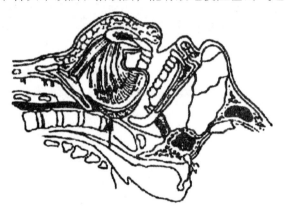

图6-2-1 舌根后坠至呼吸道堵塞

（1）仰头抬颈法：患者去枕仰卧，术者位于患者头侧，一手置于患者前额下压使其头部后仰，另一手置于患者颈后上抬，使患者头后仰，口微张。

（2）仰头举颌法：术者一手置于患者前额下压，另一手的食指与中指置于其下颌骨近下颌角处，托起患者下颌。如此可使其前颈部结构伸展，从而抬举舌根并使之离开咽后壁（图6-2-2）。

（3）抬颌法：术者位于患者头侧，以双手的2~5指自耳垂前将患者下颌骨的升支用力向前向上托起，使下颌的牙齿移至上颌牙齿的前方，大拇指压住下唇，使下唇回缩（图6-2-3）。对昏迷的患者，头后仰后可直接将拇指伸进患者口中提起下颌，这样能有效地抬举舌根组织，解除气道的机械性梗阻。

在实施上述三步手法时，对疑有颈椎损伤的患者，绝对禁忌头部前屈或旋转，过度头后仰也会加重脊髓损伤。急救时，托下颌并使头略微后仰是控制颈椎损伤患者气道的良好手法。此外，实施托下颌时也应防止用力过度，以免并发下颌关节脱位。当使患者头后仰、张口并托起下颌还不能解除气道梗阻时，应考虑上呼吸道有异物存在。此时需及时使患者张口，手法或吸引器清除异物，然后再施行手法开放气道。

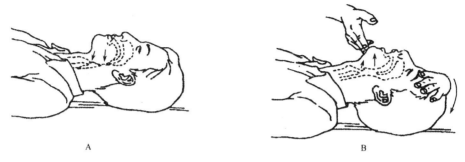

图 6 - 2 - 2　仰头举颏法开通气道

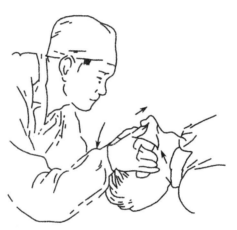

图 6 - 2 - 3　双手抬颌法开放气道

2. 咽插管　手法开放气道虽有效，但不能完全畅通气道。因此，临床上常借助于放置口咽或鼻咽通气导管，以抵住舌根、舌体，使其前移，离开咽后壁，从而解除气道梗阻。

鼻咽导管是柔软的橡胶或塑料制品，也可用质地柔软、粗细合适的短气管导管代替。使用前在导管表面涂以润滑剂，取与腭板平行的方向插入，直至感到越过鼻咽腔的转角处，再向前推进至气流最通畅处后用胶布固定。口咽导管有橡胶、塑料或金属制品。按其大小可分几种规格，供不同患者（成人、儿童和婴幼儿）选用。插口咽导管时先迫使患者张口，然后将湿润的导管送入口内，沿舌上方反向（导管的凸面朝向患者下颌）下插。当导管插入全长的 1/2 时，将导管旋转 180°，并向前继续推进至合适位置（图 6 - 2 - 4）。也可用压舌板压住患者舌体，然后再将导管沿其上方滑入咽腔。确认口咽导管位置适宜、气流通畅后，用胶布将其妥善固定。

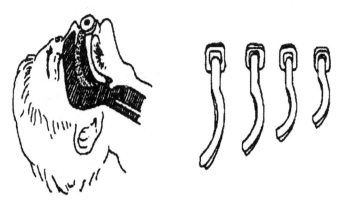

图6-2-4 常用口咽通气导管及置入口咽腔的位置

咽插管仅可用于昏迷患者。气道反射完好的患者，强行插入鼻咽或口咽通气导管容易诱发喉痉挛或恶心、呕吐。鼻咽导管的优点是可以在患者牙关紧闭时插入咽腔，但鼻咽导管常可引起鼻咽组织损伤和鼻衄，应注意导管的选择和充分润滑，插管操作要正确、轻柔，切忌粗暴行事。必要时，可先用麻黄碱液滴鼻，以收缩鼻黏膜血管，减少鼻出血。口咽通气导管容易插入，并能提供较为宽阔的气道，广为临床选用。但若导管选择不当或操作有误，导管头可将舌背推至咽腔而加重气道阻塞。插口咽通气导管时也应注意避免损坏牙齿；不要将两唇夹于导管和门齿之间，以免损伤出血。

3. 气管插管　气管插管术是一种将特制的气管内导管经声门置入气管的技术，这一技术能为气道通畅、通气供氧、呼吸道吸引和防止误吸等提供最佳条件。其优点如下：①开放气道，确保了控制通气的进行和潮气量的给入。即完成了气管开放和通气两个最关键的步骤，保证了氧的供应。②保护气管减少了误吸的可能。③提供了气管内给药的途径。④有利于直接进行气管内吸引。因此，每个从事急诊工作的医护人员均应熟练地掌握此项技术，而每个担负急救任务的单位和场所，如救护站、麻醉科、急诊科、ICU等均应备好急诊插管的设备，以供急用。

（1）气管插管的适应证

1）患者自主呼吸突然停止，需紧急建立人工气道进行机械通气。

2）严重呼吸衰竭，不能满足机体通气和氧供需要，而需机械通气者。

3）咳嗽反射弱，气道分泌物清除能力不够，胃内容物反流、消化道出血，随时有误吸可能者。

4）存在上呼吸道损伤、狭窄、气管食管瘘等影响正常通气者。

5）麻醉手术需要。

（2）气管插管的设备

1）喉镜：供窥视咽喉区、显露声门和明视插管用。其镜片一般有直型喉、弯型喉两种。后者对咽喉组织刺激小、操作方便、易于显露声门和便于气管插管；但在婴幼儿、会厌长而大，或会厌过于宽而短的成人，使用直型喉镜片则便于直接挑起会厌而暴露声门。在急诊插管盒内，应备齐各种号码的直、弯喉镜片以供不同病例选用。

2）气管导管：目前多采用聚氯乙烯（塑料）气管导管，应备齐各种号码的气管导管，供婴幼儿和成年人选用（表6-2-1）。一般8岁以下儿童选用无套囊气管导管，以免导管内径过小而增加通气阻力。大龄儿童和成年患者均宜使用带套囊的导管，因套囊充气后能有效防止漏气和口咽腔分泌物流至下呼吸道，而且也可减少导管对气管黏膜的直接摩擦损伤。气管导管套囊以低压大容量型的为好，因高压型套囊更易对气管黏膜的血循环造成障碍，导致局部缺血和坏死等并发症。无论在成人或儿童患者，施行气管插管前应选择预计号码的导管，还要备好相近号码的大、小导管各一支，以便临时换用。管芯可使软质气管导管弯成所期望的弧度。恰当使用管芯，在某些少见病例，例如短颈、声门的解剖位置偏前或张口受限而无法明视声门的患者，可将导管前段弯成"鱼钩"状，有利于经试探后将导管送入声门。正确使用插管钳或导管钩可提高鼻插管成功率。此外，在已置入气管导管的患者需插鼻胃管时，也常借助于插管钳和咽喉镜操作。

表 6-2-1　使用于不同年龄的气管导管平均数据

年龄	导管内径（mm）	气管导管从唇至气管中段的距离（cm）
早产儿	2.5 ~ 3.0	10
足月儿	3.0 ~ 3.5	11
1 ~ 6 个月	3.5 ~ 4.0	11
6 ~ 12 个月	4.0	12
2 岁	4.5	13
4 岁	5.0	14
6 岁	5.5	15 ~ 16
8 岁	6.0	16 ~ 17
10 岁	6.5	17 ~ 18
12 岁	7.0	18 ~ 20
14 岁以上	7.5 ~ 10	20 ~ 26

注：如为经鼻插管者，则插管距离为唇至气管中段的距离加 2 ~ 3cm。气管导管内径较经口插管小 0.5 ~ 1mm。

3）其他设备：金属管芯、注射器、导管衔接管或接头、牙垫、插管钳或导管钩、润滑剂、吸引管、表面麻醉喷雾器、固定胶布以及口咽通气导管、面罩和简易呼吸器等。

（3）气管插管技术

1）经口气管插管技术：准备并检查气管插管和呼吸支持用具。

a. 适当号码的气管导管 2 ~ 3 支，进行导管套囊充、放气试验，然后在导管前端涂上润滑剂备用。

b. 大小合适的咽喉镜一套。中号弯镜片适用于多数成人，但也应备有大号弯镜片和直镜片，供必要时换用；儿童多半选用小号弯镜片，婴幼儿和新生儿宜选择小号直镜片。临用前必须通电测试镜片上的照明灯泡发光是否足够明亮和稳定。

c. 表面麻醉用喷雾器、喷雾球管（专供气管内喷药表面麻醉用）和局部麻醉药，如 1% 丁卡因或 2% ~ 4% 利多卡因溶液，供清醒患者或气道反射活跃患者咽喉和气管黏膜麻醉之用。

d. 备管芯一根，牙垫一只。

e. 吸引管和吸引设备，以便及时清理呼吸道。

f. 呼吸支持设备，如面罩、简易呼吸器、呼吸机或麻醉机，以及供氧设备。用前需行通气试验，确保其工作正常。

2）操作步骤

a. 患者仰卧，枕部适度抬高头后仰，使口、咽和喉三条轴线尽量呈一致走向（图6-2-5）。

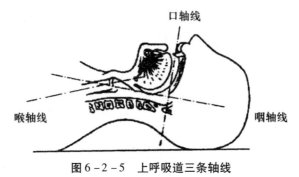

图6-2-5　上呼吸道三条轴线

b. 尽可能用简易呼吸器进行辅助通气（最好使用纯氧）1~2分钟，改善缺氧和CO_2蓄积状态。

c. 术者站于患者头侧，以右手强迫患者张口。

d. 左手紧握喉镜柄，镜片经患者右口角置入，同时将舌体推向左侧，以免舌体充斥镜片右侧而妨碍视野（图6-2-6A）。

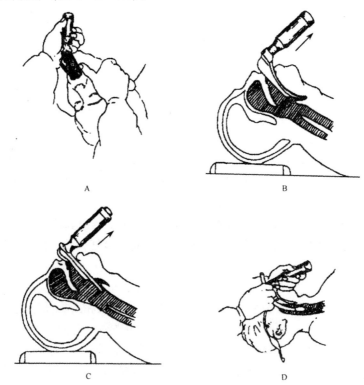

图6-2-6　经口气管插管术

A、B. 于弯型喉镜下行喉暴露，用镜片尖端抬起舌根，以间接前提会厌；C. 用直型喉镜片行喉暴露，喉镜片尖端直接挑起会厌（勿用牙齿为支点）；D. 以弯型喉镜片暴露喉，并经右口角置入气囊导管

e. 右手下推患者前额，使头适度后仰。

f. 将镜片移向中线，并轻轻向前推进，暴露悬壅垂、咽腔和会厌。

g. 施行喉及气管黏膜表面麻醉。

h. 暴露杓状软骨、声带及声门。若用弯型镜片，则将镜片头置于会厌谷（舌根与会厌交界处），上提喉镜，间接挑起会厌，显露声门（图6－2－6B）；应用直喉镜片时，需将镜片头插至会厌下方，上提喉镜，直接提起会厌，显露声门（图6－2－6C、图6－2－7）。

i. 右手持气管导管，按弧形线路经口送入咽腔，在明视下通过声门插入气管（图6－2－6D）。

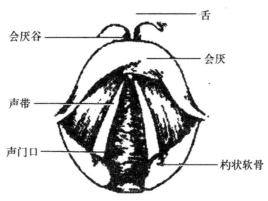

图6－2－7　气管内插管的解剖观

j. 放置牙垫，取出咽喉镜。

k. 进行通气试验，听诊双肺。确认导管位于气管内，且两侧肺呼吸音对称后，用胶布固定导管和牙垫，连接呼吸器施行呼吸支持。

3）气管插管流程图（图6－2－8）。

（4）经鼻气管插管技术：经鼻气管插管虽有将鼻腔内细菌带入下呼吸道的危险等缺点，但在某些下颌活动受限、张口困难或不可能将头部后仰（颈椎骨折）的情况下，需要经鼻行气管插管。患者易于耐受经鼻导管，故经鼻插管尤其适用于需长时间插管呼吸支持的患者（图6－2－9）。

插管前先检查并选择一通畅的鼻孔，最好是右侧。向患者（尤其是清醒者）的鼻孔内滴或喷入少量血管收缩药如麻黄碱、去氧肾上腺素，以扩大鼻腔气道，减少插管出血；在清醒患者，应再滴入适量局部麻醉药如1%丁卡因溶液以减轻不适。施行咽，喉及气管表面麻醉后，选择合适导管，充分润滑，从外鼻孔插入鼻腔。取与腭板平行，最好是导管的斜面对向鼻中隔，在枕部稍抬高并使头中度后仰的体位下轻推导管越过鼻咽角。如患者可张口，则可借助于喉镜在明视下用插管钳或插管钩将导管头部引至正确部位后插入声门。在盲目经鼻插管时，可捻转导管使其尖端左右转向，或可伸屈头部使导管头前后移位，或将头适当左右侧偏改变导管前进方向，趁吸气时将导管向前推进。若听到气流或咳嗽，则表明导管已进入声门。确认导管位于气管内后再用胶布固定导管，连接呼吸器进行呼吸支持。

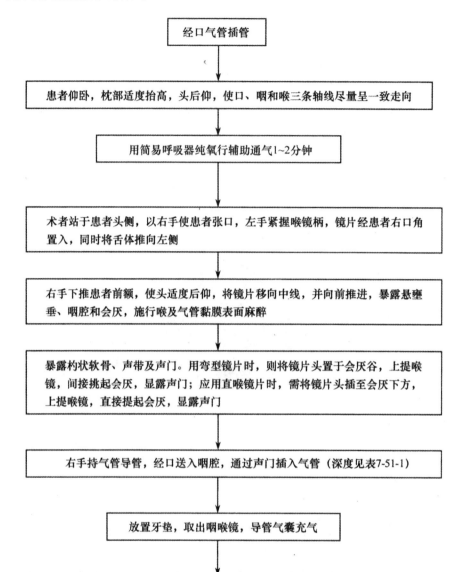

图 6-2-8　气管插管流程图

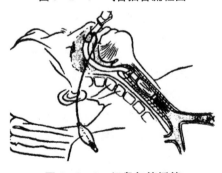

图 6-2-9　经鼻气管插管

（5）困难气管插管：有些患者，例如颈部组织紧硬、颈项粗短、下颌后缩、前牙突出、头不能后仰、口腔狭小、舌体过大、会厌长大或宽短等，按前述常规方法常无法暴露声门完成插管。这类患者的插管需由技术熟练、经验丰富的医师指导或亲自操作。

凡插管困难的患者，均宜保持自主呼吸，充分给氧。然后选择一支稍细的导管，借助于金属管芯将其前段弯成"鱼钩"形，在喉镜显露会厌的明视下，用导管尖在会厌后方探试声门试插。在试探时从导管尾端倾听患者呼气时的吹管声和感知呼出气流，可以判断导管前端是否与声门相对及声门的位置。若试探时有气流从导管呼出，则趁吸气时将导管推进少许；如此时导管内仍有呼气气流或患者出现咳嗽，则在保持导管原位不动的情况下抽出管芯，再将导管插入气管。临床也可借助于纤维光导喉镜或支气管镜完成困难病例的插管操作。先将气管导管套在纤维镜杆外，经鼻或经口将润滑的光导纤维镜插入咽腔，在明视下通过喉部进入气管，然后再将导管沿镜杆滑入气管内。完成插管后，在保持气管导管于原位的情况下抽出纤维光导镜。也可用"气管导管换管导引管"经口或鼻插入声门，然后再将合适的导管套在导引管处，并趁患者深吸气时通过声门进入气管，再抽出导引管。这种技术也适用于困难插管患者的换管操作，即先经原导管插入换管导引管，拔除气管导管而将导引管留在气管内，然后再将替换导管套在导引管外面并沿导引管滑入气管，抽出导引管，完成换管操作。

解决困难插管的方法尚有采用光导纤维支气管镜、喉罩、逆行引导等方法（表6-2-2）。在紧急情况下，遇到困难气管插管时可参考美国麻醉医师协会（ASA）制定的困难呼吸道插管程序，有助于尽快建立人工气道，支持危重患者呼吸（图6-2-10）。

表6-2-2 困难呼吸道处理技术

困难气管插管技术	困难呼吸道通气技术
改变喉镜片（特殊喉镜）	食管气管联合导管
清醒插管	气管内喷射管芯
盲探插管（经口或经鼻）	喉罩通气道
光导纤维镜引导插管	口和鼻咽通气道
插管芯引导或气管导管导引交换器	硬质支气管镜
喉罩通气道作为插管引导	创伤性呼吸通道
光索引导技术	经气管喷射通气
逆行引导气管内插管	双人面罩通气
创伤性呼吸通道	

（6）气管插管的并发症

1）损伤：常见有口腔、舌、咽喉部的损伤、出血、牙齿脱落以及喉水肿。其中初学插管者最常见的失误是用喉镜冲撞上门齿，并以此为杠杆，从而导致牙齿的缺损。

2）误吸：由于上呼吸道的插管和手法操作，多能引起呕吐和胃内容物误吸，可用Solliok手法，即后压环状软骨，从而压塞食管，避免胃内容物反流和误吸。

3）缺氧：通常每次插管操作时间不应超过30秒，45秒是极限。

4）插管位置不当：由于操作不当，导管误插入食管内。

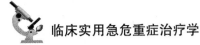
5）喉痉挛：是插管严重并发症，可导致缺氧加重，甚至心搏骤停。此时，使用肌松剂或镇静剂缓解此反应，必要时立即行环甲膜穿刺或气管切开。

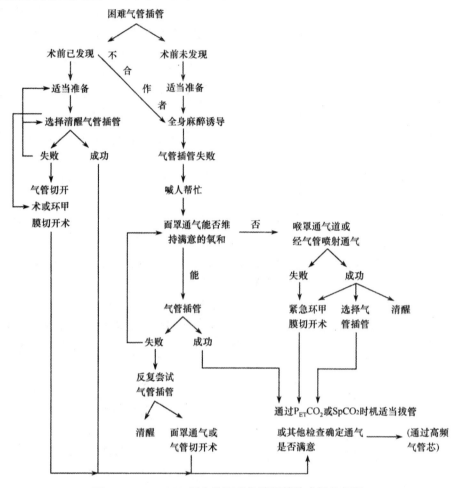

图 6 - 2 - 10   ASA 制定的困难气管插管技术操作规程

6）插管过深：进入一侧主支气管，导致单肺通气，产生低氧血症。

预防：为避免上述并发症的出现，建议：a. 操作者应有熟练的插管技术；b. 心搏骤停者应立即行气管插管，避免胃扩张误吸；c. 如喉镜无法使用或 30 秒内插管未成功，应立即给予 100% 纯氧，并采用其他通气方式，随后再试；d. 此外，会厌处按压环状软骨，减少胃扩张和反流误吸；e. 采用高容量低压气管导管套囊，套囊内压保持在 $25 \sim 35 mmH_2O$，$< 25 mmH_2O$ 不足以防止误吸，$> 45 mmH_2O$ 则导致管壁黏膜缺血。

4. 环甲膜穿刺和造口术

（1）环甲膜穿刺术：环甲膜穿刺是一种紧急的气管开放方法，主要用于现场急救。当上呼吸道阻塞，尚有自主呼吸，而又无法行气管插管通气的情况下，为正规气管造口术赢得时间，可紧急行环甲膜穿刺或环甲膜切开通气。

1）操作方法：环甲膜是一体表可触及的解剖标志，位于环状软骨和甲状软骨之间。紧急的办法（图 6 - 2 - 11、图 6 - 2 - 12）是患者取仰卧位，头后仰，操作者用一根粗注射针头（16 号）在行局部皮肤消毒后，刺向环甲膜气管腔。进入后即明显感觉有气流冲击，随即上呼吸道阻塞的症状缓解。有条件时先作一皮肤切口，然后穿刺环甲膜并插入导管。所选导管为套管针，其外径成人为 6mm，小儿为 3mm。亦可使用 12 号外套管针，长约 5～10cm。呼出气可经喉自然气道排出。

2）注意事项：环甲膜穿刺并发症多为操作不当或局部解剖结构不熟悉所致，常见的并发症有出血、假道形成、穿破食管、皮下或纵隔气肿等应注意预防。

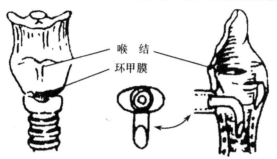

图 6 - 2 - 11　弯形导管行环甲膜造口术

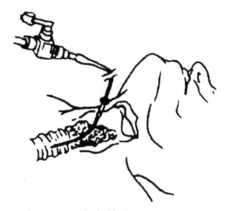

6 - 2 - 12　经气管的导管吹氧通气

（2）环甲膜切开术：环甲膜切开是一紧急的气管开放方法（图 6 - 2 - 13），其作用及方法类似环甲膜穿刺主要用于现场急救，当上呼吸道阻塞，尚有自主呼吸，而又无法行气管插管通气的情况下。

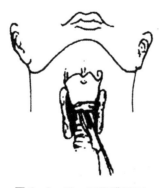

图 6 - 2 - 13　环甲膜切开

操作要点如下：

1）操作前准备：静脉切开包、无菌手套、消毒纱布、消毒盘。

2）患者取仰卧位，头后仰。操作者确定环甲膜位置，并对局部皮肤进行消毒。

3）作横向切口，切开皮肤及环甲膜，并旋转90°。

4）插入小号气管导管（尽可能大），连接呼吸器，行机械通气给予高浓度氧。

环甲膜切开的并发症多为操作不当或局部解剖结构不熟悉所致，常见的并发症有出血、假道形成、穿破食管、皮下或纵隔气肿等，应注意。

5. 气管切开术 气管切开术通常用于已行气管插管或环甲膜切开等气道保护措施后。由于其操作相对复杂，需要较高的操作技巧。故气管切开术在气道阻塞不作为首选的气道开放措施。

（1）适应证

1）上呼吸道阻塞包括急性喉炎、喉水肿、急性会厌炎、上呼吸道烧伤、喉及气管异物以及喉及气管外伤伴软组织肿胀及骨折等，为绝对适应证。

2）对呼吸道异物患儿，应尽早取出异物，若无合适器械及取异物条件，可先行气管切开。

3）由于神经系统疾病、药物中毒、颅脑外伤、颈椎外伤等引起昏迷、吞咽障碍、咳嗽反射受抑制，为保证呼吸道通畅，可行气管切开。

4）慢性阻塞性肺病伴发感染、呼吸衰竭。为减少呼吸道阻力，吸出下呼吸道分泌物，或者需要长期行机械通气者。

5）已行气管插管，但仍不能顺利排出支气管内分泌物或仍需较长时间呼吸机治疗者。

（2）操作要点

1）操作前准备：吸引器、气管切开手术包、简易呼吸器、面罩、照明设备等。

2）体位：一般取仰卧位，肩下垫一小枕，头后仰，使气管接近皮肤，以利于手术，助手坐于头侧，以固定头部保持正中位。常规消毒，铺无菌巾。

3）麻醉：采用局麻。沿颈前正中上自甲状软骨下缘下至胸骨上窝，以2%利多卡因浸润麻醉，如情况紧急或昏迷患者也可不予麻醉。

4）切口：多采用直切口，自甲状软骨下缘至接近胸骨上窝处，沿颈前正中线切开皮肤和皮下组织。

5）分离气管前组织：用血管钳沿中线分离胸骨舌骨肌及胸骨甲状肌，暴露甲状腺峡部，若峡部过宽，可在其下缘稍加分离，用小钩将峡部向上牵引，必要时也可将峡部夹持切断缝扎，以便暴露气管。分离过程中，两个拉钩用力应均匀，使手术野始终保持在中线，并经常以手指探查环状软骨及气管，是否保持在正中位置。

6）切开气管：确定气管后，一般于第2～4气管环处，用尖刀片自下向上挑开2个气管环（切开4～5环者为低位气管切开术），刀尖勿插入过深，以免刺伤气管后壁和食管前壁，引起气管食管瘘。

7）插入气管套管：以弯钳或气管切口扩张器，撑开气管切口，插入大小适合，带有管芯的气管套管，插入外管后，立即取出管芯，放入内管，吸净分泌物，并检查有无出血。

8）创口处理：气管套管上的带子系于颈部，打成死结以牢固固定。如皮肤切口较长，可将切口上方缝合 1~2 针，导管下方创口不予缝合，以免发生皮下气肿。最后用一块开口纱布垫于伤口与套管之间。

9）手术结束后术者应仔细地作术后检查，包括伤口有无出血；导管是否通畅；呼吸运动情况如何；颈、胸部有否皮下气肿；心肺听诊双肺通气情况及心音心律是否正常；有否气胸及纵隔气肿，一切无误后方可离去（图 6-2-14）。

（3）气管切开术的并发症及预防

1）出血：如气管切口过长过低、气管两侧分离过深、无名动脉高位异常，以及患有血友病或其他出血性疾患者，可有严重出血。因此，在术前询问病史、术中需轻柔操作、注意止血、选用适当的气管导管及术后防止感染。

2）气管切开后的呼吸骤停：这是由于气管切开后，突然氧气吸入增多，相对的二氧化碳骤减，无足量的二氧化碳刺激呼吸中枢，从而导致中枢性呼吸骤停。遇有气管切开后呼吸骤停时，可给予二氧化碳混合气体吸入。如无此设备，则可采用人工呼吸保持气管导管的通畅，多在短时间内即可恢复自主呼吸。

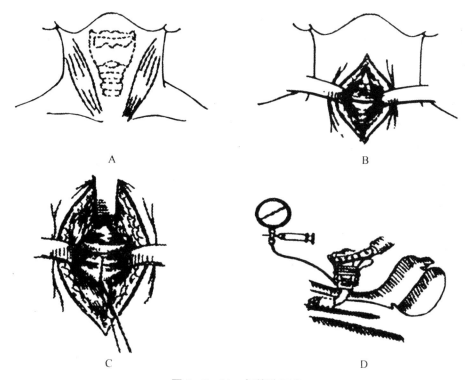

图 6-2-14　气管造口术

A. 行横或垂直皮肤切口。B. 必要时结扎并分离甲状腺峡部，并暴露 1~4 气管环。C. 助手部分地抽退经气管导管，尖端仍留于喉内。在 2~3 气管环预定切口双侧行牵引缝合。并沿中线切开 2~3 气管环。D. 快速插入适当号码的带套囊气管造口导管，并行套囊充气，经结口接头与通气装置相连接，移除经喉气管内导管

3）皮下气肿：轻者气肿仅限于颈部，多由于手术时气管前组织分离过多，切口过大，气管切口大而导管较细，或皮肤缝合过紧，使大量气体逸出挤入皮下，患者剧烈咳嗽也可加重皮下气肿。皮下气肿一般均在术后 24 小时停止发展，术后 3~5 天内吸收。严

重的皮下气肿或蔓延至胸、腹甚至达腹股沟部。预防气肿的方法是：气管切口不宜大于导管，创口皮肤勿严密缝合，对气肿严重者，应将切口缝线拆除，敞开创口。

4）纵隔气肿或气胸：为气管切开的严重并发症，多同时发生。少量空气多可自行吸收，亦不致影响呼吸，无需处置。大量空气进入纵隔，则可压迫心脏使循环受阻，患者面色发绀，静脉怒张，尤以胸部以上的静脉为明显，心脏浊音减低或消失，胸部 X 线检查可见纵隔阴影扩大，不难确诊。其处理原则：及早引流，用一细导尿管或塑料管从气管前壁在筋膜下插入纵隔，作气体引流。有气胸者可采用闭式引流法。对纵隔气肿严重者，还可行纵隔切开引流。

5）创口感染：创口感染可使邻近大血管糜烂破裂引起大出血，也可引起严重的下呼吸道感染。故手术须严格无菌操作，术后应清洁创面，全身应用抗生素控制感染。

6）气管切开后呼吸仍不通畅，可能有下列情况：a. 选用的气管导管过细或导管内不通畅；b. 气管导管内黏稠分泌物或脓痂阻塞；c. 气管内膜状物或异物可能在气管导管以下阻塞；d. 肺部疾病，呼吸肌瘫痪或中枢麻痹，此时应积极寻找原因排除。

7）脱管：可造成窒息死亡为严重的并发症，应严加预防，其方法为：a. 气管导管必须松紧合适，固定好；b. 对气管切开患者应由专人护理，以防脱管；c. 对气管切开患者一般可在术后 72 小时更换气管导管，更换时应按照气管切开体位固定患者，于明视下置入已准备好的气管导管，在发生脱管时，应按照气管切开体位固定患者，立即将导管置入。

6. 经皮气管切开术

（1）适应证：同气管切开。

（2）禁忌证：同气管切开。

（3）操作要点

1）术前准备：常规器械及药品准备：氧气，吸引器，面罩，喉镜，气管插管，气管切开包，抢救药品；患者准备：适当镇静镇痛。

2）体位：正中仰卧位，头后伸，肩部垫高，下颏、喉结、胸骨上切迹三点一线（图6-2-15）。

3）穿刺点为选1~3气管软骨间隙（以环状软骨为定位标志），常规消毒铺单，利多卡因表皮麻醉后，于穿刺点横行作一长2cm切口至皮下（图6-2-16）。

4）以套管加针芯穿刺气管，后接注射器，当感突破感后，回抽注射器，若抽得气体，证明在气管内（图6-2-17）。

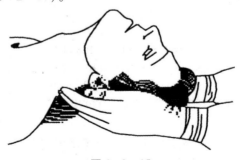

图 6-2-15

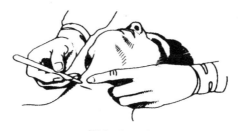

图 6 – 2 – 16

5）取出针芯，将棉絮放在套管口，若套管在气管内，棉絮将随患者呼吸气流飘动。经套管放入导丝，此时若患者咳嗽反射强烈证明导丝在气管内，可给予适当镇静药物，以利于进一步操作。

6）拔除套管，沿导丝放入扩张器，扩张皮下组织（图 6 – 2 – 18）。

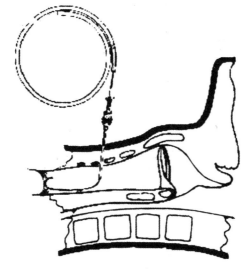

图 6 – 2 – 17

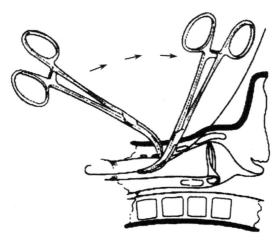

图 6 – 2 – 18

7）沿导丝推下扩皮钳，扩张皮下组织及气管环（图6-2-19）。

8）沿导丝置入气管套管，拔除导丝，及时吸除穿刺处痰液和血液。固定气管套管（图6-2-20）。

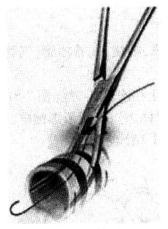

图6-2-19

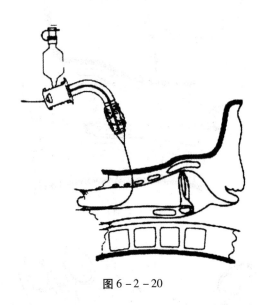

图6-2-20

9）术后根据术中出血情况，可适当运用止血药物。术后，气管切开常规护理，定时消毒，更换敷料。

（4）注意事项：同气管切开。

（李凡民　张解放　桑艳艳　任广秀）

第三章　异物卡喉窒息的 Heimlich 手法

　　Heimlich 教授于 20 世纪 70 年代初即注意到由食物和异物卡喉窒息，在美国居第六位意外死因，每年因此致死约 4 000 人，其中 1/4 为儿童。他便开始致力研究减少这种意外死亡的方法，经过反复考虑，他提出最有效的方法是给膈肌下软组织以突然的向上压力，进而压迫两肺下部，驱使肺内残留空气的气流快速进入气管，便可逐出堵在气管口的食物块或其他异物。1974 年用犬实验，证明这是有效的。随后，有一位读过 Chicago 日报有关介绍 Heimlich 学说和实验研究报道的 70 岁的西雅图居民，用此方法救活了一位在晚餐时因食物卡喉而突然失去意识的邻居，从此 Heimlich 的名声大振。1975 年，有关他的首篇论文刊于 JAMA 上（234：398～401），并由美国急诊医师学会以他的名字命名了这一方法，即 Heimlich 手法。逐渐 Heimlich 教授的名字及其手法，在美国家喻户晓，估计在后来的几年中，在美国已救活了一万人左右的生命，因此，他被世界名人录誉为"世界上挽救生命最多的人"。

　　进食时因食物和异物卡喉窒息的患者不能说话、不能呼吸，这时需要你的紧急帮助，但不要去叩击患者的背部，这将使情况恶化，可立即采用 Heimlich 手法。

　　患者被食物和异物卡喉后，将会用一手放到喉部，此即 Heimlich 征象（图 6-3-1）。此时可以询问患者，"你卡着了吗?" 如患者点头表示"是的"，即应立即施行 Heimlich 手法抢救。但如无这一苦恼的征象，则应观察以下征象：①患者不能说话或呼吸；②面、唇青紫；③失去知觉。

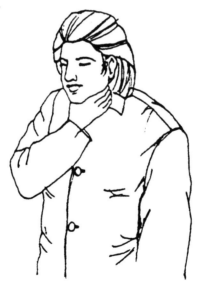

图 6-3-1　Heimlich 征象

【具体方法】

1. 用以下四个步骤,可安全而迅速地解除异物卡喉引起的呼吸道阻塞:

(1) 抢救者站在患者的背后,用两手臂环绕患者的腰部(图6-3-2)。

(2) 一手握拳,将你的拇指一侧放在患者胸廓下和脐上的腹部。

(3) 另一手抓住你的拳头(图6-3-3)快速向上冲击压迫患者的腹部,不能用拳击和挤压,不要挤压胸廓,冲击力限于你的手上,不能用你的双臂加压,记住这句话:"患者的生命在你的手上"。

(4) 重复之,直到异物排出。

2. 应用于婴幼儿 使患儿平卧、面向上,躺在坚硬的地面或床板上,抢救者跪下或立在足侧(图6-3-4),或抢救者取坐位,并使患儿骑坐在你的两大腿上、背朝你,用你两手的中指和食指,放在患儿胸廓下和脐上的腹部快速向上冲击压迫(图6-3-5),但要很轻柔。重复之,直到异物排出。

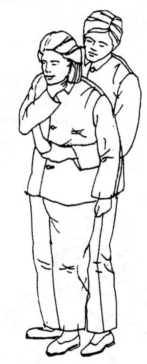

图6-3-2 抢救者站在患者的背后,用两手臂环绕患者的腰部

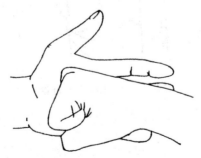

图6-3-3 一手握拳,另一手握住拳头

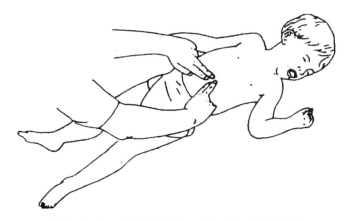

图 6 - 3 - 4　婴幼儿仰平卧，抢救者在其足侧施救

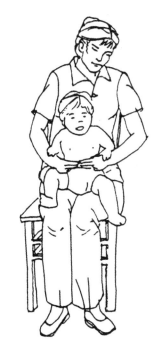

图 6 - 3 - 5　患儿骑坐在抢救者的两大腿上

3. 自救　可采用上述用于成人四个步骤中的 2、3、4 三点，或稍稍弯下腰，靠在一固定的水平物体上，（如桌子边缘、椅背、扶手栏杆等），对着这边缘压迫你的上腹部（图 6 - 3 - 6），快速向上冲击，重复之，直至异物排出。当你异物卡喉时，切勿离开有其他人在场的房间，可用手势表示 Heimlich 征象，以求救援。

4. 应用于无意识的患者　使患者仰平卧，抢救者面对患者，骑跨在患者的髋部，用你的一手置于另一手上，将下面一手的掌根放在胸廓下脐上的腹部，用你身体的重量，快速冲击压迫患者的腹部（图 6 - 3 - 7），重复之，直到异物排出。

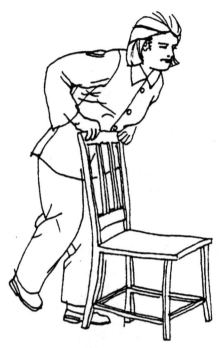

图 6 - 3 - 6　患者将上腹部压在椅背

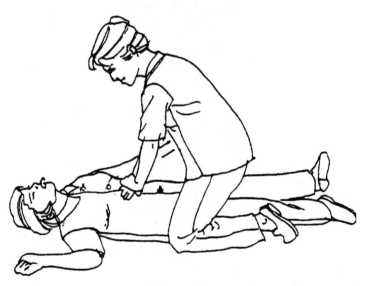

图 6 - 3 - 7　患者仰平卧，抢救者骑跨在患者的髋部

5. Heimlich 手法流程图（图 6 - 3 - 8）

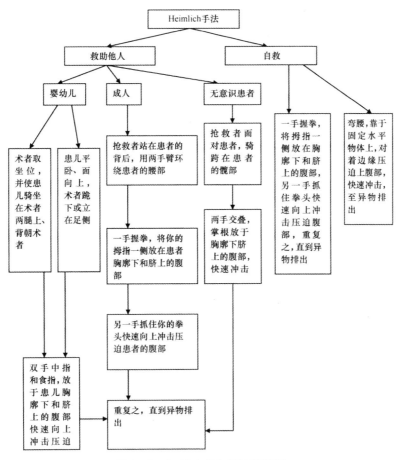

图 6 - 3 - 8　Heimlich **手法流程图**

6. 食物和异物卡喉窒息的预防　当然，重要的还在于预防。进食时避免食物和异物卡喉，应注意以下几点：

（1）将食物切成细块。

（2）充分咀嚼。

（3）口中含有食物时，应避免大笑、讲话、行走或跑步。

（4）不允许儿童将小的玩具放入口中。

有下列情况者，进食时应格外注意：

（1）有假牙者。

（2）饮酒后进食者。

（李凡民　贾卉娟）

第四章　机械通气

机械通气作为一项呼吸功能支持治疗手段，经过多年来临床医学的发展及呼吸机技术的进步，已经成为涉及气体交换、呼吸做功、肺损伤、胸腔内器官压力及容积环境、循环功能等，可产生多方面影响的重要干预治疗措施，并主要通过提高氧输送、肺脏保护、改善内环境等途径成为治疗多器官功能不全综合征的重要治疗手段。近年来，机械通气已成为危重患者救治中越来越重要的治疗手段。

第一节　机械通气的目标和应用指征

有创机械通气的临床应用中，往往存在两个突出问题，一是过分强调机械通气的指征，而有关指征又局限于呼吸生理指标，对于危重患者来说，难以确定恰当的机械通气时机，使不少患者痛失早期治疗的有利时机，这在重症 SARS 呼吸衰竭的处理上表现的尤为突出。二是机械通气的目的不明确，导致治疗缺乏个体化，使机械通气未能获得积极的疗效。因此，合理的机械通气首先必须明确机械通气的目标。明确有创机械通气的生理和临床目标，既有助于解决指征问题，以免延误治疗，同时又能使机械通气治疗实现个体化，获得最佳疗效。

1. 机械通气的生理目标

（1）改善或维持动脉氧合：改善低氧血症，提高氧输送是机械通气最重要的生理目标。吸入氧浓度（FiO_2）适当条件下，动脉血氧饱和度 >90% 或动脉氧分压 >60mmHg。由于组织氧输送是由动脉氧分压、血红蛋白浓度和心排血量共同决定，过分强调动脉氧分压达到正常水平对机体并无益处。

（2）支持肺泡通气：使肺泡通气量达到正常水平，将动脉二氧化碳分压水平维持在基本正常的范围内，是机械通气的基本生理目标之一。但对于颅内高压患者，往往需要提高肺泡通气量，使动脉二氧化碳分压低于正常，降低颅内压；对于 ARDS 患者，由于肺泡容积明显减少，为防止呼吸机相关肺损伤，需采用小潮气量，允许动脉二氧化碳分压有所升高。

（3）维持或增加肺容积：维持或增加肺容积是机械通气中常被忽视的生理目标。肺泡容积明显减少主要见于肺不张、ARDS、肺部感染、肺水肿等，是患者出现呼吸窘迫、低氧血症和肺顺应性明显降低的主要原因。通过应用控制性肺膨胀、间歇性高水平呼气末正压、叹息、俯卧位通气等肺泡复张手段，可明显增加呼气末肺泡容积（功能残气量），改善呼吸窘迫和低氧血症。

（4）减少呼吸功：机械通气替代患者呼吸肌肉做功，降低呼吸肌氧耗，有助于改善其他重要器官或组织的氧供。正常情况下，呼吸肌氧需占全身氧需的 1% ~3%，呼吸困难或呼吸窘迫时，氧需骤增，使得氧需增加到全身氧需的 20% ~50%。呼吸氧需的明显增加，势必造成其他器官的缺氧，可能导致或加重多器官功能障碍综合征（MODS），上消化道出血常常是发生 MODS 的先兆。及时的机械通气治疗，改善呼吸困难，能明显降低呼吸肌氧需，防止 MODS。

2. 机械通气的临床目的　强调机械通气的生理目标无疑是很重要的，但机械通气的临床目标对机械通气的指导更直接、更具可操作性。临床目标主要包括：①纠正低氧血症：通过改善肺泡通气量、增加功能残气量、降低氧耗，可纠正低氧血症和组织缺氧；②纠正急性呼吸性酸中毒：纠正严重的呼吸性酸中毒，但动脉二氧化碳分压并非一定要降至正常水平；③缓解呼吸窘迫：缓解缺氧和二氧化碳潴留引起的呼吸窘迫；④防止或改善肺不张；⑤防止或改善呼吸肌疲劳；⑥保证镇静和肌松剂使用的安全性；⑦减少全身和心肌氧耗；⑧降低颅内压：通过控制性的过度通气，降低颅内压；⑨促进胸壁的稳定：胸壁完整性受损的情况下，机械通气可促进胸壁稳定，维持通气和肺膨胀。

3. 机械通气的应用指征　在出现较为严重的呼吸功能障碍时，应使用机械通气。如果延迟实施机械通气，患者因严重低氧和 CO_2 潴留而出现多脏器功能受损，机械通气的疗效显著降低。因此，机械通气宜早实施。符合下述条件应实施机械通气：经积极治疗后病情仍继续恶化；意识障碍；呼吸形式严重异常，如呼吸频率 >35 ~ 40 次/分或 <6 ~ 8 次/分，呼吸节律异常，自主呼吸微弱或消失；血气分析提示严重通气和（或）氧合障碍：PaO_2 < 50mmHg，尤其是充分氧疗后仍 < 50mmHg；$PaCO_2$ 进行性升高；pH 动态下降。

下述情况机械通气时可能使病情加重：如气胸及纵隔气肿未行引流、肺大疱和肺囊肿、低血容量性休克未补充血容量、严重肺出血、气管 – 食管瘘等。但在出现致命性通气和氧合障碍时，应积极处理原发病（如尽快行胸腔闭式引流，积极补充血容量等），同时不失时机地应用机械通气。

4. 机械通气实施中应遵循以下原则

（1）个体化原则：不同疾病和不同病程，机械通气的设置应有所不同。随病情改变，也需随时调整机械通气的支持条件。重度 ARDS 肺容积明显降低，需要采用小潮气量，即允许性高碳酸血症。对于轻度 ARDS 患者，肺容积基本正常，可采用接近正常的潮气量。

（2）氧输送原则：机械通气的根本目的是保证全身氧输送，改善组织缺氧。因此，单纯强调提高动脉氧分压是片面的。过高的通气条件干扰循环，使动脉氧分压的提高以心排血量下降为代价，则降低氧输送，加重组织缺氧，使呼吸治疗得不偿失，血流动力学监测及氧输送监测对机械通气的危重病患者是非常必要的。

（3）肺保护原则：机械通气不当可引起呼吸机相关肺损伤等严重并发症，不但可加重肺损伤，而且对正常肺组织，可导致肺损伤。因此，机械通气时坚持肺保护原则就显得很重要。不应把正常生理指标作为机械通气的目标，如 ARDS 肺容积明显减少，应采取允许性高碳酸血症的通气策略，为防止肺泡跨壁压过高，应保证气道平台压力低于 $35cmH_2O$，防止呼吸机相关肺损伤。

（4）动态监测原则：机械通气过程中，应动态监测潮气量、气道压力、呼吸频率、分钟通气量、PEEP 及内源性 PEEP 的呼吸生理参数。气体闭陷或内源性 PEEP 导致的动态肺过度充气常见于哮喘、慢支等气道阻塞患者，常被忽视。监测内源性 PEEP，才有可能及时发现和防止动态肺过度充气，避免其不良影响。监测上述参数的同时，应监测经皮血氧饱和度（SpO_2）、呼气末二氧化碳等，确保机械通气能够有效的改善通气和换气功能。

（5）MODS 防治原则：机械通气不当，不但可加重肺损伤，而且可引起或加重肺外器官功能衰竭即 MODS。以往认为，机械通气对肺外器官的影响主要与循环干扰有关。一般情况下，机械通气对循环功能的影响不明显，但对于血容量明显不足或休克的患者，正压通气对循环具有一定抑制作用。表现为静脉回心血量减少和心排血量降低，导致循环更不稳定和肠道等内脏器官灌注降低。当然，影响程度与机械通气条件和患者代偿能力等因素有关。

（李凡民）

第二节　机械通气对肺外器官功能的影响

（一）机械通气对循环功能的影响

机械通气对循环功能的影响主要表现为抑制作用，但影响的程度与机械通气条件和患者代偿能力等多方面因素有关。机械通气对循环的影响主要取决于以下两个因素：

1. 胸内压力升高　机械通气使胸腔内压升高，导致静脉回流减少，心脏前负荷降低，其综合效应往往是心排血量降低，血压降低。血管容量相对不足或对前负荷较依赖的患者尤为突出。常常在机械通气刚刚开始时、增加 PEEP 水平或延长吸气时间时出现血压降低，快速输液或通过调整通气模式降低胸腔内压，多能使低血压改善。另外，由于机械通气使患者胸腔内压力与胸腔外的压力差增大，使心脏的后负荷降低。对于某些充血性心力衰竭患者，机械通气一方面可降低前负荷，同时又可降低后负荷，可见，机械通气有助于改善这类患者的心功能。

2. 肺血管阻力升高　当肺容积接近功能残气量时，肺血管阻力最低。肺容积高于功能残气量（见于肺过度膨胀）或低于功能残气量（见于肺萎陷），均可导致肺血管阻力增加。如采用通气模式适当，既可使塌陷的肺泡复张，又避免肺泡过度膨胀，则可能使肺血管阻力降低。否则，可导致肺血管阻力增加、肺动脉压力升高、右室压力升高，影响右室功能。同时，由于左心室充盈不足，结果导致室间隔左偏，又损害左心室功能。对于存在肺动脉高压或右心室功能不全的患者，上述情况尤为突出。

（二）机械通气对肾功能的影响

对于缺氧引起的可逆性肾功能损害，经机械通气治疗，纠正缺氧后，肾功能损害可好转。但机械通气对肾脏功能有明显影响，主要表现为以下两方面：

1. 水钠潴留　机械通气引起患者胸腔内压力升高，静脉回流减少，刺激心房的容量感受器，导致抗利尿激素释放增加，使肾脏集合管对水的重吸收增加，导致机体水钠潴留；

2. 肾脏灌注减少　机械通气导致静脉回流减少，使心脏前负荷降低，而肺血管阻力增加，又使右心后负荷增加，结果导致心排血量降低，导致肾脏血流灌注减少。

鉴于机械通气对肾脏的影响，对于肾脏功能不全的患者或肾脏灌注已明显减少的患者，实施机械通气时，应注意避免肾脏功能的恶化。

（三）机械通气对中枢神经系统功能的影响

机械通气主要通过影响动脉血二氧化碳分压和颈内静脉回流而影响中枢神经系统功能。脑动脉血管对动脉血二氧化碳敏感，当通气过度引起动脉血二氧化碳分压低于正常时，可引起脑动脉血管痉挛，使脑血流量减少。当动脉血二氧化碳分压低于20mmHg时，脑血流量可减少60%，因此，适当的过度通气，使动脉血二氧化碳分压低于正常，有助于改善脑水肿，降低颅内压，这对于脑血管意外及颅脑手术后的患者具有明显的治疗价值。当然，长时间过度通气，脑血流持续降低，使脑组织局部代谢产物累积，可引起脑血管扩张，使脑血流恢复。

当机械通气引起患者通气不足时，动脉血二氧化碳分压升高，结果可引起脑扩张，脑血流增加，可引起或加重脑水肿，使颅内压增高。

机械通气引起胸腔内压升高，特别是应用PEEP时，胸腔压力增加更为明显，可导致颈内静脉回流，亦增加颅内压。因此，脑血管意外的患者及颅脑手术后的患者接受机械通气治疗时，应特别注意通气量和PEEP的调节。

（李凡民）

第三节　无创正压通气

无创正压通气（NIPPV）是指无需建立人工气道的正压通气，常通过鼻/面罩等方法连接患者。临床研究证明，在某些病例NIPPV可以减少急性呼吸衰竭的气管插管或气管切开及相应的并发症，改善预后；减少慢性呼吸衰竭呼吸机的依赖，减少患者的痛苦和医疗费用，提高生活的质量。

NIPPV可以避免人工气道的不良反应和并发症（气道损伤、呼吸机相关性肺炎等），同时也不具有人工气道的一些作用（如气道引流、良好的气道密封性等）。由于NIPPV不可避免地存在或多或少的漏气，使得通气支持不能达到与IMV相同的水平，临床主要应用于意识状态较好的轻、中度的呼吸衰竭，或自主呼吸功能有所恢复、从IMV撤离的呼吸衰竭患者；而有意识障碍、有并发症或多器官功能损害的严重呼吸衰竭宜选择IMV。NIPPV与IMV各自具有不同的适应证和临床地位，两者相互补充，而不是相互替代。

（一）适应证和禁忌证

1. 适应证　患者出现较为严重的呼吸困难，动用辅助呼吸肌，常规氧疗方法（鼻导管和面罩）不能维持氧合或氧合障碍有恶化趋势时，应及时使用NIPPV。但患者必须具备使用NIPPV的基本条件：较好的意识状态、咳痰能力、自主呼吸能力、血流动力学稳定和良好的配合NIPPV的能力。

2. 禁忌证　意识障碍，呼吸微弱或停止，无力排痰，严重的脏器功能不全（上消化道大出血、血流动力学不稳定等），未经引流的气胸或纵隔气肿，严重腹胀，上气道或颌面部损伤/术后畸形，不能配合NIPPV或面罩不适等。

（二）临床应用

Girault等人总结2年应用NIPPV的临床实践表明：64%的急性呼吸衰竭患者避免了

气管插管，而 NIPPV 失败后改用有创通气者，其死亡率仅为 10.5%，因此，NIPPV 可作为临床治疗急性呼吸衰竭的一线选择。但对于不同类型的急性呼吸衰竭，NIPPV 使用的支持证据不同。对于急性加重期 COPD（AECOPD）、急性心源性肺水肿和免疫抑制患者，已有较多的 RCT 研究表明，较早地应用 NIPPV 可降低这类患者的气管插管率和住院病死率。对于支气管哮喘持续状态、术后可能发生呼吸衰竭和拒绝插管者，仅有为数不多的研究表明 NIPPV 可能对这些患者有效，部分患者有避免气管插管的可能，证据尚不充分，临床可以试用，不作为一线治疗手段。而对于肺炎和 ARDS，目前支持证据很有限，对于病情相对较轻者才可试验性使用，但须严密观察，一旦病情恶化，立即采取气管插管行有创通气治疗，以免延误病情。可见，NIPPV 可作为急性加重期 COPD 和急性心源性肺水肿患者的一线治疗手段。合并免疫抑制的呼吸衰竭患者可首先试用 NIPPV。

（三）呼吸机的选择

要求能提供双水平正压通气模式，提供的吸气压力可达到 20~30cmH$_2$O，能满足患者吸气需求的高流量气体（>100L/min），具备一些基本的报警功能；若用于 I 型呼吸衰竭，要求能提供较高的吸氧浓度（>50%）和更高的流速需求。

（四）连接方式

应准备不同大小型号的鼻罩和口鼻面罩以供不同患者使用。鼻罩和口鼻面罩都能成功地用于急性呼吸衰竭的患者，在应用 NIPPV 的初始阶段，口鼻面罩应首先考虑应用，患者病情改善 24 小时后还需较长时间应用者，NIPPV 可更换为鼻罩。

（五）通气模式与参数调节

持续气道正压和双水平正压通气是最常用的两种通气模式，后者最为常用。双水平正压通气有两种工作方式：自主呼吸通气模式（S 模式，相当于 PSV + PEEP）和后备控制通气模式（T 模式，相当于 PCV + PEEP）。因此，BiPAP 的参数设置包括吸气压（IPAP），呼气压（EPAP）及后备控制通气频率。当自主呼吸间隔时间低于设定值（由后备频率决定）时，即处于 S 模式；自主呼吸间隔时间超过设定值时，即由 S 模式转向 T 模式，即启动时间切换的背景通气 PCV。在 ACPE 患者首选 CPAP，如果存在高碳酸血症或呼吸困难不缓解可考虑换用 BiPAP。

BiPAP 参数调节原则：IPAP/EPAP 均从较低水平开始，患者耐受后再逐渐上调，直到达满意的通气和氧合水平，或调至患者可能耐受的水平。BiPAP 模式通气参数设置的常用参考值如表 6-4-1 所示。

表 6-4-1　双水平正压通气模式参数设置常用参考值

参数	常用值
IPAP/潮气量	10~25cmH$_2$O/7~15ml/kg
EPAP	3~5cmH$_2$O（I 型呼吸衰竭时用 4~12cmH$_2$O）
后备频率（T 模式）	10~20 次/分
吸气时间	0.8~1.2s

（六）NIPPV 转换为有创通气的时机

在应用 NIPPV 过程中如何及时、准确地判断 NIPPV 的效果，对于是继续应用 NIPPV，还是转换为 IMV 具有重要意义：一方面可以提高 NIPPV 的有效性，又可避免延迟气管插管，从而提高 NIPPV 的安全性。对于能够成功应用 NIPPV 的患者的特征是基础病情较轻，应用 NIPPV 后血气能快速明显改善，呼吸频率下降。可能失败的相关因素为：较高的 APACHE Ⅱ 评分，意识障碍或昏迷，对 NIPPV 的初始治疗反应不明显，胸片提示肺炎，呼吸道分泌物很多，高龄，满口缺齿，营养不良等。因此，应用 NIPPV 短期病情不能改善应转为有创通气。

（李凡民）

第四节　机械通气的参数设置

（一）潮气量设置

潮气量的设定是机械通气时首先要考虑的问题。容量控制通气时，潮气量设置的目标是保证足够的通气，并使患者较为舒适。成人潮气量一般为 $5 \sim 15mL/kg$，$8 \sim 12ml/kg$ 是最常用的范围。潮气量大小的设定应考虑以下因素：胸肺顺应性、气道阻力、呼吸机管道的可压缩容积、氧合状态、通气功能和发生气压伤的危险性。气压伤等呼吸机相关的损伤是机械通气应用不当引起的，潮气量设置过程中，为防止发生气压伤，一般要求气道平台压力不超过 $35 \sim 40cmH_2O$。对于压力控制通气，潮气量的大小主要决定于预设的压力水平、患者的吸气力量及气道阻力。一般情况下，潮气量水平亦不应高于 $8 \sim 12ml/kg$。

（二）机械通气频率设置

设定呼吸机的机械通气频率应考虑通气模式、潮气量的大小、死腔率、代谢率、动脉血二氧化碳分压目标水平和患者自主呼吸能力等因素。对于成人，机械通气频率可设置到 $8 \sim 20$ 次/分。对于急慢性限制性通气功能障碍患者，应设定较高的机械通气频率（20 次/分或更高）。机械通气 $15 \sim 30$ 分钟后，应根据动脉血氧分压、二氧化碳分压和 pH 值，进一步调整机械通气频率。另外，机械通气频率的设置不宜过快，以避免肺内气体闭陷、产生内源性 PEEP。一旦产生内源性 PEEP，将影响肺通气/血流比值，增加患者呼吸功，并使气压伤的危险性增加。

（三）吸气流率设置

许多呼吸机需要设定吸气流率。吸气流率的设置应注意以下问题：

1. 容量控制/辅助通气时，如患者无自主呼吸，则吸气流率应低于 $40L/min$；如患者有自主呼吸，则理想的吸气流率应恰好满足患者吸气峰流的需要。根据患者吸气力量的大小和每分通气量，一般将吸气流率调至 $40 \sim 100L/min$。由于吸气流率的大小将直接影响患者的呼吸功和人机配合，应引起临床医师重视。

2. 压力控制通气时，吸气峰值流率是由预设压力水平和患者吸气力量共同决定，当然最大吸气流率受呼吸机性能的限制。

（四）吸呼比设置

机械通气时，呼吸机吸呼比的设定应考虑机械通气对患者血流动力学的影响、氧合状态、自主呼吸水平等因素。

1. 存在自主呼吸的患者，呼吸机辅助呼吸时，呼吸机送气应与患者吸气相配合，以保证两者同步。一般吸气需要 0.8~1.2s，吸呼比为 1∶2~1∶1.5。

2. 对于控制通气的患者，一般吸气时间较长、吸呼比较高，可提高平均气道压力，改善氧合。但延长吸气时间，应注意监测患者血流动力学的改变。

3. 吸气时间过长，患者不易耐受，往往需要使用镇静剂，甚至肌松剂。而且，呼气时间过短可导致内源性 PEEP，加重对循环的干扰。临床应用中需注意。

（五）气流模式设置

许多呼吸机有多种气流模式可供选择。常见的气流模式有减速气流、加速气流、方波气流和正弦波气流。气流模式的选择只适用于容量控制通气模式。压力控制通气时，呼吸机均提供减速气流，使气道压力迅速达到设定的压力水平。容量控制通气中，有关气流模式比较的研究较少，当然，习惯将气流模式设定在方波气流上。

（六）FiO_2 设置

机械通气时，呼吸机 FiO_2 的设置一般取决于动脉氧分压的目标水平、PEEP 水平、平均气道压力和患者血流动力学状态。由于吸入高浓度氧可产生氧中毒性肺损伤，一般要求 FiO_2 低于 50%~60%。但是，在 FiO_2 的选择上，不但应考虑到高浓度氧的肺损伤作用，还应考虑气道和肺泡压力过高对肺的损伤作用。对于氧合严重障碍的患者，应在充分镇静肌松、采用适当水平 PEEP 的前提下，设置 FiO_2，使动脉氧饱和度 >88%~90%。

（七）触发灵敏度的设置

目前，呼吸机吸气触发机制有压力触发和流量触发两种。由于呼吸机和人工气道可产生附加阻力，为减少患者的额外做功，应将触发灵敏度设置在较为敏感的水平上。一般情况下，压力触发的触发灵敏度设置在 -0.5~-1.5cmH_2O，而流量触发的灵敏度设置在 1~3L/min。根据初步的临床研究，与压力触发相比，采用流量触发能够进一步降低患者的呼吸功，患者更为舒适。值得注意的是，触发灵敏度设置过于敏感时，气道内微小的压力和流量改变即可引起自动触发，反而令患者不适。

（八）PEEP 的设置

应用 PEEP 的主要目的是增加肺容积、提高平均气道压力、改善氧合。另外，PEEP 还能抵消内源性 PEEP，降低内源性 PEEP 引起的吸气触发功。但是 PEEP 可导致胸腔内压升高，导致静脉回流减少、左心前负荷降低。PEEP 水平的设置理论上应选择最佳 PEEP，即获得最大氧输送的 PEEP 水平，临床应用较为困难。对于 ARDS 患者，PEEP 水平的选择应结合 FiO_2、吸气时间、动脉氧分压水平及目标水平、氧输送水平等因素综合考虑。肺力学监测（压力-容积环）的开展，使 PEEP 选择有据可依。一般认为，在急性肺损伤早期，PEEP 水平应略高于肺压力-容积环低位转折点的压力水平。对于胸部或上腹部手术患者，术后机械通气时采用 3~5cmH_2O 的 PEEP，有助于防止术后肺不张和低氧血症。

（九）气道压力的监测和报警设置

呼吸机通过不同部位监测气道压力，其根本目的是监测肺泡内压力。常见的测压部位有呼吸机内、Y 管处和隆突。测压部位离肺泡越远，测定压力与肺泡压力的差异就可能越大。当患者吸气触发时，呼吸机内压力、Y 管压力、隆突压力和肺泡压力依次降低，而当呼吸机送气时，呼吸机内压力、Y 管压力、隆突压力和肺泡压力依次升高。只有当气流流率为零时，各个部位的压力才相同。多数呼吸机的测压部位在呼吸机内，部分呼吸机的测压部位在 Y 管处。

呼吸机对气道压力的监测包括：

1. 峰值压力　峰值压力是呼吸机送气过程中的最高压力。容量控制通气时，峰值压力的高低取决于肺顺应性、气道阻力、潮气量、峰值流率和气流模式。肺顺应性和气道阻力类似的情况下，峰值流率越高，峰值压力越高。一般来说，其他参数相同的情况下，采用加速气流时的峰值压力比其他气流模式高。压力控制通气时，气道峰值压力水平与预设压力水平接近。但是，由于压力控制为减速气流，吸气早期为达到预设压力水平，呼吸机提供的气体流率很高，气道压力可能略高于预设水平 $1 \sim 3cmH_2O$。

2. 平台压力　平台压力为吸气末屏气（吸气和呼气阀均关闭，气流为零）时的气道压力，与肺泡峰值压力较为接近。压力控制通气时，预设压力即为平台压力。

3. 平均压力　平均压力为整个呼吸周期的平均气道压力，可间接反映平均肺泡压力。由于呼气阻力多高于吸气阻力，平均气道压力往往低于肺泡平均压。

4. 呼气末压力　呼气末压力为呼气即将结束时的压力。PEEP 为零时，等于大气压，而应用 PEEP 时，呼气末压力相当于 PEEP。

（李凡民　桑艳艳）

第五节　机械通气的实施和模式特点

（一）危重病患者接受机械通气应注意的基本问题

应用机械通气主要应注意以下原则：

1. 呼吸机条件的设置必须与病情相结合。不同疾病、不同病程，机械通气的模式和设置应有所不同，随病情改变，随时改变调整机械通气的支持条件。

2. 机械通气可引起多种并发症或不良影响，机械通气应用不当时尤为突出，因此，应采取相应措施，减少机械通气相关的并发症或不良影响。

3. 要减少机械通气的不良影响，就不应把正常生理指标作为机械通气的目标。允许性高碳酸血症就是为防止气压伤而采取的机械通气新策略，允许动脉血二氧化碳高于正常，而不把动脉血二氧化碳分压接近正常水平作为机械通气的目标。

4. 肺泡过度膨胀、肺泡跨壁压过高是导致气压伤的重要原因，应采取措施防止肺泡跨壁压过高。一般认为，吸气末气道压力即平台压力，可作为估计肺泡跨壁压的临床指标，平台压 $>35cmH_2O$ 易导致气压伤，其肺损害程度远超过吸入高浓度氧。因此，避免平台压 $>35cmH_2O$ 是十分必要的。

5. 气体闭陷或内源性 PEEP 等导致的动态肺过度充气常见于气道阻塞患者，但往往被忽视，必须关注这一问题，测定内源性 PEEP，才有可能及时发现和防止动态肺过度充气，避免其不良影响。

6. 纠正低氧血症是机械通气的首要任务之一，但其根本目的是保证全身氧输送，改善组织缺氧。因此，单纯强调提高动脉氧分压是片面的，过高通气条件则干扰循环，使动脉氧分压的提高以心排血量下降为代价，则降低氧输送，加重组织缺氧，使呼吸治疗得不偿失。肺动脉漂浮导管监测血流动力学及氧输送监测对机械通气的危重病患者有时是非常必要的。

（二）危重病患者接受机械通气治疗的主要准备工作和基本步骤

对于准备接受机械通气的患者，应按以下步骤做准备工作：

1. 首先明确患者是否具有机械通气的指征。

2. 如具有机械通气指征，那么就要判断患者是否具有机械通气的相对禁忌证，进行必要处理。

3. 根据病情确定患者需要控制呼吸或是辅助呼吸。对于呼吸完全停止或虽存在自主呼吸，但自主呼吸影响氧合者，应采用控制通气，主要包括容量控制通气和压力控制通气以及喷射通气等。对于存在自主呼吸，但通气量不足或氧合部分障碍的患者，可采用辅助通气，视病情不同，可分别采用同步间歇指令通气（SIMV）、SIMV＋压力支持通气（PSV）、容量支持通气（VSV）、分钟指令通气（MMV）、PSV、持续气道内正压（CPAP）等。

4. 确定机械通气的每分通气量　一般情况下，按 8 ~ 12ml/kg 计算和预设潮气量和每分通气量，动脉血二氧化碳分压维持在 40mmHg 左右。但每分通气量的设置应考虑到患者肺部疾病情况。严重 ARDS 患者，为防止气压伤，应降低每分通气量，允许动脉血二氧化碳分压高于 40mmHg（允许性高碳酸血症）。慢性阻塞性肺病患者，每分通气量亦应降低，但目的是为了防止肺大疱破裂，引起气胸。另外，患者的代谢情况也影响每分通气量的调整，术后高代谢患者，二氧化碳生成量较大，需适当增加每分通气量，而低温体外循环术后患者，复温阶段的代谢率很低，应降低每分通气量，不过，复温后代谢率又可能高于正常，则需将每分通气量调高。

5. 根据预设的每分通气量和患者情况，设置呼吸频率、潮气量和吸呼比（I：E）。部分呼吸机还需调整吸气流率（如 Newport 系列呼吸机）和气流模式（如 Servo 系列呼吸机）。

6. 确定 PEEP 水平　外科术后患者具有急性肺损伤的危险因素，应常规加用低水平PEEP。严重低氧血症患者，应根据病情，采用适当水平的 PEEP。PEEP 的调节原则是从小到大，逐步增加，每次增加 2 ~ 3cmH$_2$O，以避免干扰循环。

7. 调节触发灵敏度。根据患者病情决定是否需要患者触发。对于需要触发呼吸的患者，一般将触发灵敏度设置在 -2cmH$_2$O 或 0.2L/s。

8. 确定 FiO$_2$　一般从 0.3 ~ 0.4 开始，根据动脉血氧分压，调整 FiO$_2$，FiO$_2$ 不宜超过 0.5 ~ 0.6。

9. 设定气道压力、每分通气量、FiO$_2$ 的报警限。气道峰值压力的报警上限应维持在气道峰值压力之上 5 ~ 10cmH$_2$O，但一般不应高于 35 ~ 45cmH$_2$O。每分通气量的报警范围应设置在预设水平 ±15% 范围内。FiO$_2$ 的报警范围应设置在预设水平 ±5% 的范围内。

10. 检查湿化器是否加水，是否打开，温度是否适当设置。一般应将湿化器温度设置在 34 ~ 36℃。

11. 将呼吸机与模拟肺相连接，检查呼吸机是否正常工作，管道是否漏气。

完成以上设置和准备后，才可将呼吸机与患者相连，而且与患者连接后，应密切注意患者呼吸情况和呼吸机监测指标，并随时调节呼吸机参数。

（三）机械通气呼吸模式的特点

1. 容量控制/辅助通气　大多数呼吸机均具有容量控制/辅助（A/C）通气模式。使用该模式时，患者的每一次呼吸均被呼吸机支持，患者呼吸频率可高于设置的机械通气频率。应用 A/C 模式需设置以下参数：潮气量、吸气流率、气流模式、触发灵敏度、机械通气频率等参数。吸气向呼气的切换为时间切换（或容量切换）。该模式具有以下优点：既具有控制通气安全性的特点，又使呼吸机与患者呼吸同步，支持患者的每一次呼吸。

当然，A/C 也具有不少不足，主要表现：

（1）由于峰值流率不足、触发灵敏度低，使患者额外做功，总呼吸功增加。在自主呼吸较强的患者尤为突出。

（2）清醒、非镇静患者往往不能耐受，需用镇静剂使患者与呼吸机协调同步。

（3）常发生过度通气和呼吸性碱中毒。

（4）慢性阻塞性肺病患者应用 A/C 模式，往往使肺内气体闭陷加重。

（5）当同时有压力限制时，患者气道阻力增加、自主呼吸加强或人机对抗时，潮气量就难以保证。

2. SIMV　SIMV 是呼吸机强制指令通气与患者自主呼吸相结合的通气模式，大多数呼吸机均具有该通气模式。呼吸机强制指令通气的送气方式与 A/C 类似，一般在触发窗内如患者有吸气触发，则按预设的潮气量、气体流率、吸气时间给患者送气。如在触发窗内患者无吸气触发，则在该指令通气周期结束后，呼吸机按预设的条件强制送气。在触发窗外患者吸气触发，则呼吸机不予支持，则这次呼吸为自主呼吸。

SIMV 模式需设置下列参数：指令通气的潮气量、吸气流率/吸气时间、频率及触发灵敏度。SIMV 的主要优点：

（1）既保证指令通气，又使患者不同程度的通过自主呼吸做功。

（2）通过调节 SIMV 指令通气频率，既可减少患者做功，也可增加患者做功。

（3）SIMV 是一很好的撤机手段。

当然，SIMV 也存在不少不足，表现如下：

（1）与 A/C 类似，常常引起过度通气和呼吸性碱中毒。

（2）由于按需阀反应较迟钝、呼吸机管道阻力及气体流率不能满足患者吸入需要等因素，患者往往需要额外做功，使呼吸功明显增加。

（3）慢性阻塞性肺病（慢性阻塞性肺病）患者应用 SIMV 时，可能使肺内气体闭陷加重。

3. 压力控制通气（PCV）　大多数呼吸机均具有 PCV 模式。使用该模式时，患者的每一次呼吸均被呼吸机支持，患者呼吸频率可高于设置的机械通气频率。应用 PCV 模式需设置以下参数：压力控制水平、触发灵敏度、机械通气频率、吸呼比等参数。吸气向呼气切换为时间切换。该模式具有以下优点：

（1）具有控制通气安全性的特点。

（2）气流模式为减速气流，吸气早期流速较高，有助于使塌陷肺泡复张，同时该气流模式也较符合患者的生理需要。

当然，PCV 也具有不少不足，表现如下：

（1）潮气量不稳定是应用 PCV 最需注意的问题。潮气量不仅与 PCV 压力水平有关，还与肺顺应性、气道阻力等因素有关。因此，应持续监测潮气量。

（2）清醒、非镇静的患者往往不能耐受，需用镇静剂使患者与呼吸机同步。

（3）易发生过度通气和呼吸性碱中毒。

4. PSV　PSV 是一种预设压力、流率切换的辅助通气模式，对患者的每一次呼吸均给予支持。吸入向呼气的切换为流速切换，大多数呼吸机是在吸入流率降低到峰值流率的 20%~25% 时，切换到呼气。PSV 既可作为呼吸较稳定患者的一种辅助通气模式，也可作为一种撤机手段。PSV 时需设置的呼吸机参数包括预设压力水平和触发灵敏度。部分呼吸机还可设置吸气时的压力升高速度。

PSV 具有下列优点：

（1）呼吸主要由患者自己控制，人机对抗比 SIMV 和 A/C 少，患者较为舒适。

（2）PSV 水平越高，呼吸机做功越多，患者做功就越少。随着 PSV 支持水平的增加，潮气量逐渐增加，而呼吸频率逐渐降低。因此，可根据患者的潮气量和呼吸频率来选择 PSV 的支持水平。

（3）应用 $5~12cmH_2O$ 的 PSV 时，呼吸机做功可完全克服气管插管和按需阀的附加阻力，减少患者做功。

（4）通过调节 PSV 支持水平，患者可完全不做功，也可逐渐增加做功水平，有利于呼吸肌的锻炼。

（5）PSV 有助于撤机困难的患者尽早撤机。

PSV 最大的缺陷是潮气量不固定，影响因素多。潮气量不仅与 PSV 压力水平有关，还与肺顺应性、气道阻力、患者吸气力量、人机协调性等因素有关。因此，对于呼吸功能不稳定的患者，应持续监测潮气量。为保证患者的安全，应设置救命通气。

5. CPAP　CPAP 是通过按需阀或持续气流，在气道内形成持续正压，以增加肺容积、改善氧合。CPAP 完全靠患者自主呼吸，因此，应用 CPAP 的患者必须具有正常的呼吸驱动功能。CPAP 可通过两种系统实施：

（1）按需阀系统：大多数呼吸机通过按需阀和 PEEP 阀实现 CPAP。按需阀为压力触发或流量触发。该系统的优点是呼吸机的监测系统能够对 CPAP 进行监测，但其缺点十分突出，由于患者需要打开按需阀，呼吸功明显增加。

（2）持续高流量系统：该系统为独立的 CPAP 装置，通过持续的高流量气流，在系统内形成正压。该系统明显降低患者呼吸功，但往往缺乏监测。

使用 CPAP 时需要设置的参数包括：按需阀系统需设置压力水平和触发灵敏度，持续高流量系统需设置气流域值和基础气流。PAP 具有下列优点：增加肺容积、促进塌陷的肺泡复张、减少呼吸功、改善氧合，也能抵消内源性 PEEP 或动态肺过度充气。值得注意的是，持续高流量系统可减少患者呼吸功，而按需阀系统有可能增加呼吸功。

CPAP 也有其不足，表现为：

（1）CPAP 压力水平过高，可引起肺过度充气和呼气功增加。

（2）当患者存在肺过度充气时，如患者不耐受，则可明显增加吸气功。

（3）如使用按需阀系统，PEEP 阀的气流阻力高，则增加呼气做功。

6. 成比例通气（PAV） PAV 是指吸气时，呼吸机给患者提供与患者吸气气道压力成比例的辅助压力，而不控制患者的呼吸方式。采用 PAV 时，患者必须具有正常的呼吸中枢驱动。其优点：

（1）患者较舒适，减少人机对抗和对镇静剂的需求量。

（2）恢复和提高患者的呼吸控制能力，适应自身通气的需求。

尽管上述优点尚无临床证据，目前也没有 PAV 应用 ARDS 治疗的临床经验，但 PAV 是根据患者自主呼吸设计的通气模式，更接近于生理需求，或许是治疗 ARDS 的更有前途的通气模式。

7. 气道双相正压通气 气道压力释放通气（APRV）是 Down 等 1987 年对持续气道正压通气（CPAP）系统进行改进而形成的通气模式，由 CPAP 系统中呼气端增加了压力释放阀构成。通过周期性的短暂终止 CPAP 而增加肺泡通气量。APRV 通气时，肺泡通气量由压力释放时的释放容积和 APRV 频率决定。释放容积量由压力释放水平、肺顺应性和气道阻力决定。APRV 既可以是控制通气，也可是自主呼吸。其优点：

（1）较长时间保持较高的气道压力，有助于保持肺泡开放。

（2）压力释放时间短或呼气时间使顺应性低的肺泡易于保持充张状态（通过内源性 PEEP），防止其塌陷。

（3）可保留自主呼吸，减少对镇静和肌松剂的需要。

（4）气道压力接近平均气道压力，变化幅度小，有助于减少气压伤。

（5）保留了自主呼吸，APRV 压力水平可降低，减少对肺循环的影响。

双相正压通气（BiPAP）是对 APRV 改进而形成的、可保留自主呼吸的压力控制通气模式，是一种定时改变 CPAP 水平的 CPAP 系统。可调节吸气、呼气时间和高压、低压。高水平 CPAP 使肺扩张，CPAP 的压力梯度、肺顺应性、气道阻力及转换频率决定肺泡通气量。在无自主呼吸情况下，BiPAP 实际上就是压力控制通气，但有自主呼吸时，自主呼吸可存高、低两个水平 CPAP 上进行。Sydow 等对中重度的 ARDS 患者进行研究，患者在 VC 条件下，$FiO_2 1.0$、PEEP $5cmH_2O$、吸呼比 1：2 时，肺泡 – 动脉氧分压差均 $>300mmHg$，观察 VC – IRV 和 BiPAP 对呼吸及循环的影响，结果显示 BiPAP 组在通气 8 小时后，患者肺 – 动脉氧分压差和肺内分流显著改善。通气 24 小时后，BiPAP 组患者平均气道压力明显降低，全身氧输送略有升高。BiPAP 的优越性显而易见。目前认为 BiPAP 是实施低潮气量通气的最佳模式之一，具有有效优点：

（1）平均气道压力低，可防止气压伤发生。

（2）通过保持不同水平的 CPAP，能更有效的促进塌陷肺泡复张，改善氧合。

（3）由于双向压力和吸呼比可随意调整，具有更大的使用范围。

（4）可保留自主呼吸，对循环干扰较小，并能减少肌松剂和镇静剂使用。

（李凡民 桑艳艳）

第六节　疾病特异性的机械通气模式选择

（一）急性心肌梗死患者的机械通气治疗

急性心肌梗死或心绞痛患者存在心肌氧供与氧需失衡，氧供不能满足心肌氧需，导致心肌缺血缺氧。机械通气对这类患者的影响主要包括：

1. 如机械通气增加患者呼吸功，将导致全身氧耗增加，进而加重心肌氧供和氧需失衡。

2. 心肌损害可导致肺毛细血管压力升高、肺顺应性降低，使呼吸功明显增加，而呼吸功增加又可加重心肌氧供和氧需的失衡，形成恶性循环。

另外，机械通气时如患者发生人机对抗或不能耐受气管插管，往往烦躁，也会导致全身氧耗增加，加重心肌缺氧。因此，对于急性心肌梗死或严重心绞痛患者，机械通气时应采取适当通气模式，减少呼吸功，并给予适当镇静剂，使患者处于安静状态，避免加重心肌缺血。

（二）严重心力衰竭患者机械通气治疗

对于严重心力衰竭患者，机械通气产生的胸内正压可引起静脉回流减少，降低右心前负荷；但正压通气可通过增加肺容积和减少肺内分流，提高动脉氧分压。特别值得注意的，机械通气对心力衰竭患者和心功能正常者心排血量的影响不同。心功能正常者，由于正压通气引起静脉回流减少，左心前负荷降低，而导致心排血量降低。但心力衰竭患者接受机械通气时，胸内正压压迫扩张的心室，同时导致主动脉跨壁压降低，结果降低了左室壁张力和左心后负荷，最终导致心排血量增加。

鉴于机械通气对心力衰竭患者的影响，严重心力衰竭患者接受机械通气时应注意以下原则：

1. 严重心力衰竭导致严重低氧血症者，应尽早开始机械通气，以改善和纠正低氧血症，减少心脏前负荷。

2. 尽可能通过血流动力学监测，指导机械通气的调整和容量负荷及后负荷的调整。

3. 采用适当的通气模式，并应用镇静剂，减少呼吸功和全身氧耗，降低心脏负担。

（三）慢性阻塞性肺病患者的机械通气治疗

由于慢性阻塞性支气管炎和哮喘等慢性阻塞性肺病（慢性阻塞性肺病）的主要病理生理特点是气道狭窄和阻塞，表现为呼气性呼吸困难和肺过度充气。针对慢性阻塞性肺病的病理生理特点和临床特征，机械通气应注意下列原则：

1. 通气模式的选择　目前尚无临床研究说明慢性阻塞性肺病使用何种通气模式更为优越，临床医师应选择自己较熟悉的呼吸机，使用较了解的通气模式。

2. 延长呼气时间　减少呼气末肺容积和内源性 PEEP，防止过度肺充气引起的血流动力学干扰。

3. 提高吸气峰值流率　可降低呼气末肺容积和内源性 PEEP，防止肺过度充气。当然，吸气峰值流率过高可引起气道峰值压力和平台压力升高，有可能增加气压伤的危险性。一般要求吸气平台压力不高于 $35 \sim 40 cmH_2O$。

4. 监测和抵消内源性 PEEP　通过呼吸机压力表或呼吸功能监测仪，监测内源性 PEEP。根据内源性 PEEP 水平，应用适当水平的外源性 PEEP（内源性 PEEP 的 80%），以抵消内源性 PEEP，改善过度肺充气。当然，外源性 PEEP 过高，又有可能加重过度肺充气。

5. 降低每分通气量　为防止肺过度充气，应适当降低每分通气量，必要时可允许动脉血二氧化碳分压高于正常（允许性高碳酸血症），但动脉血 pH 应高于 7.20。对于慢性阻塞性肺病患者，需结合平时非发作期的动脉二氧化碳分压水平，决定机械通气的每分通气量，不应以正常二氧化碳分压为目标。

6. 镇静与肌松　特别是哮喘患者，机械通气往往与患者的通气不同步，即出现人机对抗。此时可考虑使用镇静剂和肌松剂，降低患者主动呼气效应，缓解主动呼气引起的气道闭陷。同时，镇静和肌松可减少机体二氧化碳生成量，降低通气负担。当然，慢性阻塞性肺病患者使用镇静剂和肌松剂，应注意某些肌松剂可能诱发和加重哮喘发作，而且影响患者的撤机。

（四）颅脑外伤术后或颅脑出血患者的机械通气治疗

颅脑外伤术后或颅脑出血患者接受机械通气时，为降低颅内压，以往常规应用较大的每分通气量，造成控制性过度通气，使动脉二氧化碳分压维持在 25～30mmHg，使脑血管处于轻度收缩状态，以达到降低颅内压的目的。目前认为并非所有脑部创伤患者均需要实施控制性过度通气。其原因包括：

1. 颅内压的降低并不一定引起脑灌注量增加。

2. 大多数脑部创伤患者颅内压正常，对这类患者不必采用控制性过度通气，保持正常的动脉二氧化碳水平是可行的。

3. 过分强调过度通气，就必然增加每分通气量，结果可能导致胸腔内压升高，颅内静脉回流受阻，反而降低脑灌注压，使脑灌注量降低，加重脑缺血缺氧。

4. 目前尚缺乏临床对照试验来证实控制性过度通气降低颅内压的疗效。

颅脑外伤术后或颅脑出血患者接受机械通气时，应注意以下原则：

1. 颅内压正常的患者，没有必要采用控制性过度通气，动脉二氧化碳分压维持在正常水平。

2. 颅内高压患者，可采用控制性过度通气，使动脉血二氧化碳分压保持在 25～30mmHg。如果有颅内压监测，应根据颅内压的变化，调整每分通气量。

3. 采用控制性过度通气的患者，颅内高压改善后，应逐渐降低每分通气量（至少 24～48 小时），使动脉二氧化碳分压逐渐恢复正常。应避免每分通气量和动脉二氧化碳分压的快速改变。

（五）支气管胸膜瘘患者的机械通气治疗

支气管胸膜瘘的发生率并不高，但对呼吸功能影响较大。机械通气期间发生支气管胸膜瘘，则需要调整和改变机械通气的设置。导致支气管胸膜瘘的常见原因包括：

1. 肺或气道的创伤性损伤　创伤、手术或中心静脉置管引起的损伤；

2. 弥漫性肺部疾病的并发症　ARDS、卡氏肺囊虫病引起的肺损伤。

一旦发生支气管胸膜瘘，将对机体产生不良影响，造成患侧肺不张或通气不足，健侧肺过度通气或通气不足，严重影响肺气体交换，也易导致胸腔感染的扩散。另外，支气管胸膜瘘的发生，往往使患者机械通气时间延长。只有部分支气管胸膜瘘患者需要手术修复，如支气管瘘的结扎和坏死性肺炎的切除，大多数患者主要依赖原发病的改善。因此，支气管胸膜瘘患者接受机械通气，不仅要纠正气体交换障碍，还必须考虑到对支气管胸膜瘘的影响。

支气管胸膜瘘患者接受机械通气需注意以下原则：

1. 保证充分的气体交换　机械通气应当保证非受累区充分膨胀，维持充足的气体交换。过去认为，PCV 是较理想的维持通气量的模式。但目前认为，与其他通气模式相比，PCV 并无明显优势。

2. 漏气量较大的支气管胸膜瘘的处理　当支气管胸膜瘘漏气量较大时，要求呼吸机必须能够提供较大的潮气量和较高的吸气流率。

3. 促进支气管胸膜瘘愈合　首先，在维持足够通气的条件下，采用较小的潮气量；其次，维持足够通气的前提下，调节通气模式和设置，使峰值气道压力和平台压力保持较低水平；可采用允许性高碳酸血症以降低吸气压力和容积；PEEP 水平应保持较低水平。

4. 特殊通气模式的应用　当漏气量过大，机械通气不能维持健侧通气的情况下，可考虑采用分肺通气或高频喷射通气。

5. 胸腔闭式引流　支气管胸膜瘘患者接受机械通气必须放置胸腔闭式引流，防止发生张力性气胸，同时对闭式引流的观察有助于判断漏气量的变化。

（六）神经肌肉性疾病导致呼吸衰竭的患者的机械通气治疗

易导致呼吸衰竭的神经肌肉性疾病主要包括颈椎损伤、吉兰－巴雷综合征、重症肌无力等疾病。其特点是通气功能衰竭，但具有正常的中枢呼吸驱动，换气功能也基本正常。也就是说，呼吸衰竭主要是呼吸肌肉无力的后果。除通气功能衰竭外，呼吸肌无力对患者还具有不少危害。首先，肺不能充分膨胀，易发生肺不张；其次，咳嗽反射和黏膜清洁功能受损，使患者易发生肺部感染。因此，这类患者接受机械通气时，不但要保证通气和肺充分膨胀，还要加强呼吸道管理。

应用机械通气时需注意下列原则：

1. 采用较大的潮气量　由于这类患者发生气压伤的危险性比狭窄性或阻塞性肺疾病患者要低，而且潮气量较大时，患者才比较舒适，因此，往往采用 12 ~ 15ml/kg 的潮气量及较高的吸气峰值流率，以缓解患者的呼吸困难，使患者较为舒适。

2. 应用 PEEP　为防止肺不张，往往应用 5 ~ 10cmH$_2$O 的 PEEP。

3. 通气模式　控制呼吸和辅助呼吸的选择，主要根据患者自主呼吸力量来决定。例如：高位截瘫（C$_1$、C$_2$ 损伤）患者多需应用控制呼吸，而恢复期患者或有自主呼吸者，采用辅助呼吸更为舒适、合理。

（七）外科术后并发呼吸功能不全及机械通气治疗

外科术后患者呼吸功能异常发生率很高（其中腹部外科术后肺功能异常的发生率为22%），是最常见的术后并发症之一，而且也是术后患者死亡的重要原因。Pasteuer 在1910 年报导了腹部手术后患者发生肺不张。到 1933 年，Beecher 等第一次认识到开腹术后发生呼吸衰竭的主要原因是肺容积降低。目前认为在术后肺容量降低中，功能残气量降低最为重要，其临床后果是发生低氧血症和肺不张等并发症。近年来，尽管对术后肺功能异常认识和处理明显进步，但其发生率和病死率依然很高。

1. 术后呼吸功能改变　对于外科术后患者，许多因素均能导致呼吸功能改变，主要包括：①麻醉药物（吸入和静脉麻醉药）、气管插管、机械通气等；②手术类型、切口、操作方式和体位等；③患者年龄、麻醉 ASA 分级及既往健康情况等（尤其是呼吸功能疾患）。

外科术后呼吸功能的改变主要表现为以下几个方面：

（1）呼吸中枢调节的改变：呼吸中枢调节的改变直接影响术后呼吸功能，主要表现为肺泡低通气。呼吸中枢改变早期主要受麻醉药物和方法影响，而后期则主要受阿片类镇痛药影响。

正常情况下，呼吸中枢根据中枢和外周化学感受器获得的动脉血氧分压、二氧化碳分压和 pH 值调节呼吸频率和通气量。临床和动物实验中发现，麻醉药物不仅明显减少肺泡通气，而且使呼吸中枢对缺氧和高碳酸血症的反应明显降低。亚麻醉量的吸入性麻醉就能使呼吸中枢对酸中毒的反应性降低 50% 以上。因此，术后麻醉药物的残余效应直接影响肺泡通气量和呼吸中枢的敏感性。

阿片类镇痛药抑制呼吸中枢对缺氧和高碳酸血症的反应，减少肺泡通气，导致二氧化碳潴留，同时可导致呼吸方式改变，抑制周期性叹息样呼吸，促进肺不张发生。吗啡对呼吸的抑制可持续至少 7 小时。因此，术后阿片类镇静药的残余效应能引起呼吸功能异常。

当然，麻醉、肌松、镇静药物的残余效应，使术后近期一段时间内易出现低通气倾向，而舌根后坠、气道分泌物潴留及声门水肿等上呼吸道梗阻因素常加重通气不足，使患者容易发生意外。低通气问题主要发生在术后 12 小时内，基本为术后恢复室需注意的问题。

（2）肺机械特征的改变：全麻及胸腹部手术后肺机械特征改变主要是限制性肺功能改变。表现为功能残气量和肺活量明显降低，潮气量降低，最大吸气和呼气流率降低，呼吸浅快和死腔通气量增加。术后潮气量可降至术前的 50% ~ 60%，而功能残气量一般降至术前的 70% ~ 80%。潮气量下降先于功能残气量下降，功能残气量下降程度较前者轻，但功能残气量降低被认为最有意义。有研究报道胆囊切除术后 2 小时，患者用力肺活量降低到术前的 45% ±23%，术后 24 小时为术前的 56% ±13%。Craig 报道上腹部术后功能残气量降低到术前的 70%，并持续大约 1 周。

功能残气量降低可能与下列因素有关：①吸气和呼气肌活动改变，特别是吸气肌张力消失，同时肺弹性回缩力增加，使呼吸系统顺应性降低；②小气道关闭引起气体闭陷和不张；③腹压增高使膈肌向头侧移位；④胸廓横切面积减少，胸腹血容量增加。另外，麻醉期间及术后吸入纯氧或高浓度氧，可发生吸收性肺不张，亦可引起功能残气量降低。

（3）气体交换的改变：全麻及胸腹部手术后常发生严重气体交换障碍，主要表现为低氧血症，一般分为两个阶段。第一阶段是麻醉和手术结束即刻产生的早期低氧血症，可持续至术后 2 小时。主要与麻醉残余效应引起肺泡低通气、弥散性缺氧、肺内分流等有关，也与心排血量下降、寒战所致氧耗增加有关。Knill 等报道 0.1MAC 的氨氟醚、异氟烷就能明显抑制呼吸中枢对低氧的反应。术后麻醉药物的残留量足以达到该水平，使低氧血症恶化。一般认为术前无肺功能异常又无全麻并发症的小手术，气体交换异常在术后 2 小时可恢复正常。第二阶段是持续存在的后期低氧血症，可持续两周仍不完全恢复。主要与心肺功能异常有关，也与手术类型有关。如胸部和上腹部手术者，低氧血症特别严重。当然，Craig 认为后期低氧也与阿片类镇痛药有关。另外，腹胀、卧床等因素影响患者呼吸能力，促进肺不张、感染的发生，也使后期低氧血症加重。如伴动脉血二氧化碳分压升高，提示呼吸肌储备能力耗竭。

麻醉术后发生气体交换障碍主要与以下原因有关：

（1）顺应性降低：麻醉诱导及全麻均可导致肺和胸廓的压力容积曲线向右下移动，斜率变小，即顺应性明显降低，其中肺顺应性降低更显著。胸廓与膈肌运动和位置改变，肌松引起膈肌下部运动幅度降低，功能残气量降低，均使肺顺应性下降，同时，胸廓完整性破坏、膈肌上升，使下肺形成高于大气压的胸腔内压，产生负跨肺压，引起小气道狭窄或关闭，亦使顺应性降低，其净效应是受累区通气降低，通气/血流比例降低。

（2）通气/血流比例失调是导致气体交换障碍、低氧血症的根本原因：麻醉药物抑制代偿性缺氧性肺血管收缩，使血流向肺下垂区域分布增加，使下垂部位容易发生不张、水肿，高龄伴有肺疾患者尤为严重，而机械通气引起肺上部肺泡跨壁压增加，使非依赖区肺血管灌注减少，最终导致通气分布于肺上部，下垂部位通气明显低于上部，血流分布却趋于下垂部，引起严重的通气/血流比例失调，表现为低氧血症。

2. 术后呼吸功能改变的病理生理机制　术后呼吸功能改变的后果主要表现为低氧血症、肺不张和高碳酸血症，严重者可发生呼吸衰竭。其病理生理机制主要与以下三方面有关。

（1）肺泡通气量减少：肺泡通气由呼吸中枢控制，受内、外源刺激影响。内在因素包括动脉血氧分压、二氧化碳分压、pH 及电解质（钙、钾、镁离子和磷酸盐浓度）等。神经肌肉结构的改变也影响肺泡通气量。肺容积降低刺激肺牵张感受器，引起呼吸频率和潮气量改变，可见于多种肺部疾病，其中以 ARDS 最突出。挥发性麻醉剂、镇痛药等引起呼吸抑制的药物，肌松剂、刺激性或毒性药物的吸入等是导致肺泡通气减少的外源性因素。

（2）肺不张（气道关闭和气体闭陷）：麻醉和手术后功能残气量下降，使功能残气量小于闭合气量，肺下垂部小气道关闭导致肺不张，是引起低氧血症的重要原因。

术后麻醉药残留、腹胀、外科包扎等造成功能残气量降低，同时麻醉造成的肺间质水肿、弹性回缩力增加，也使功能残气量降低。当功能残气量低于闭合气量时，肺远端小气道闭陷发生肺不张，导致通气/血流比例失调和真性分流增加，其后果是低氧血症。当然，高龄、肥胖、平卧等是肺不张的高危因素。青年人闭合气量近于残气量，老年人肺弹性降低，气道闭合在较高容积时发生，65 岁者闭合气量可超过功能残气量。由于仰卧位功能残气量比直立位减少 20%，而闭合气量不变，故平均 44 岁健康人卧位闭合气量与功能残气量几乎相等，大于 44 岁闭合气量高于功能残气量。因此，高龄和平卧等常导致功能残气量低于闭合气量，使患者易并发肺不张。

（3）间质性肺水肿：麻醉、机械通气等因素使小气道闭陷和肺不张，引起肺毛细血管通透性增加和肺泡表面活性物质减少，促进肺间质水肿发生。另外，酸性胃内容物的误吸、全身严重感染、过量输液、充血性心力衰竭等亦可导致血管内液向间质移动，加重间质水肿，严重时可导致肺泡水肿。

间质及肺泡水肿均可导致肺泡表面张力增加，肺顺应性降低，压力容积曲线向右下移动，同时水肿引起的通气/血流比例失调及真性分流导致低氧血症恶化。

3. 术后呼吸功能异常的预防和处理 麻醉术后呼吸功能异常以限制性肺容积改变，特别是功能残气量降低为主要特征，临床以肺不张、低氧血症和肺泡低通气为主要表现。完全预防术后肺功能异常是很困难的，但可以采取多种手段预防其发生，治疗其后果。

（1）术后低通气的防治：针对术后肺泡通气降低的原因，给予相应处理。

1）麻醉镇痛药物的拮抗剂：术后发生呼吸抑制引起低通气，如怀疑是阿片类镇痛药物的影响，可试用短效阿片类镇痛药物的拮抗剂纳洛酮 0.2～0.4mg。如果呼吸抑制症状改善，可反复多次使用。如纳洛酮无效，应行呼吸机辅助通气。

2）肌松剂的拮抗剂：肌松剂残余效应是术后低通气的原因之一。通过外周神经刺激器（四个成串刺激）观察刺激肌肉收缩情况，判断肌松剂作用。如考虑其残余作用与低通气有关，可静脉注射抗胆碱酯酶药新斯的明 1mg，但新斯的明有降低心率、分泌物增加的缺点。当然，肌松剂残余效应导致的呼吸抑制也可采用呼吸机短期支持。

3）术后辅助呼吸：由于麻醉药物的残余效应常导致患者意识状态波动很大，有些麻醉药物会引起患者术后烦躁，加之手术创伤、疼痛的打击，使患者在术后 12 小时内不能获得满意休息。对于循环呼吸很脆弱的患者，术后早期的低氧血症和肺不张常常是不能耐受的。因此，提倡在术后早期给予呼吸机支持和充分镇静镇痛，一般为 6～12 小时，即所谓 overnight。以利于麻醉恢复，改善功能残气量降低和肺不张，防止肺间质水肿，纠正低氧血症，帮助患者渡过危险期。

（2）肺不张与低氧血症的防治：功能残气量降低是术后肺功能改变的主要特点，也是导致肺不张和低氧血症的主要原因。因此，恢复足够的功能残气量是防治术后肺功能异常最重要的治疗目的。

1）镇痛：疼痛引起的肌肉紧张和对活动、咳嗽逃避影响术后肺功能的恢复。镇痛有利于患者活动、咳嗽，避免单一的呼吸方式，一定程度上具有防止呼吸并发症的作用。但吗啡、哌替啶等镇痛药物，特别是过量使用时，常导致意识淡漠、中枢抑制、抑制叹息等后果，反而增加并发症。因此，应注意镇痛药物的类型、剂量和应用方法，以防得不偿失，一般要求镇痛药既充分止疼，又不影响意识状态和咳嗽反射。

许多研究评价了镇痛方法、剂量等对呼吸功能的影响。术后静脉或肌肉使用阿片类药物镇痛与硬膜外镇痛相比，后者效果更好。有人采用硬膜外镇痛和局麻，与静脉吗啡镇痛者相比，患者 FEV_1 恢复早，用力肺活量、FEV_1 和呼气峰值流率高。随机比较硬膜外导管麻醉、术后镇痛与全麻、术后静脉镇痛两组患者的呼吸衰竭发生率和气管插管时间，结果前者明显优于后者。从镇痛效果来看，硬膜外镇痛优于静脉镇痛，但技术较复杂，有呼吸抑制的危险，不宜常规使用。

2）手术方式：改进手术方式是防止术后肺功能异常的手段之一。开腹手术横切口比正中垂直切口对术后肺功能的损害小。而胸部及腹部双切口行食管切除术的患者术后肺功能异常程度比行胸腹联合切口者要重。开腹和腹腔镜胆囊切除术比较，术后均发生肺容积降低和气体交换异常，但腹腔镜手术组肺功能异常明显轻，而且恢复快。

3）呼吸治疗：a. 深呼吸器是扩张肺的最常用方法。美国大约有 95% 的医院采用深呼吸器防治术后肺不张。理论上它能够使患者吸气至肺总量位，促进塌陷的肺泡复张、防止肺不张，但临床研究结果并不优于间歇气道正压呼吸。b. CPAP 用于急性肺水肿治疗已有 40 年历史，目前应用范围更广泛。CPAP 通过增加功能残气量、改善通气/血流比例失调防治肺不张、间质水肿、改善低氧血症。它具有不需气管插管和间断实施的优点，而且设备简单。但采用 CPAP 要求患者呼吸中枢功能正常，具有自主呼吸能力，而且 CPAP 提供的高速气流应满足患者吸气的需要。c. PSV 是一种辅助呼吸模式，对患者每次自主吸气均给予支持，使气道压力达到预置水平。通过调整支持压力，改变患者呼吸肌做功水平，可使呼吸功完全由呼吸机完成，亦可部分由呼吸机完成，能防治术后低通气及肺不张。但 PSV 时患者必须有自主呼吸触发呼吸机，而且如 PSV 支持水平过低，患者需克服的呼吸功过高，则对患者亦不利。d. 对于已拔除气管插管的患者，间断间歇正压呼吸可防止肺泡萎陷、增加肺泡通气，防治肺不张等并发症。第五加强胸部物理治疗。鼓励患者早活动、下床、翻身、咳嗽、深呼吸，并及时给予拍背及体位引流，对防治肺不张及肺部感染等并发症有积极作用。

（李凡民　刘宇光　吴保凡）

第七节　机械通气的并发症

机械通气是重要的生命支持手段之一，但机械通气也会带来一些并发症，甚至是致命的。合理应用机械通气将有助于减少甚至避免并发症的产生。因此，了解机械通气的并发症，具有重要的临床意义。

（一）气管插管相关的并发症

人工气道是经口/经鼻插入或经气管切开处插入气管所建立的气体通道。临床上常用的人工气道是气管插管和气管切开。

1. 导管易位　插管过深或固定不佳，可使导管进入支气管。因右主支气管与气管所成角度较小，插管过深进入右主支气管，可造成左侧肺不张及同侧气胸。插管后应立即听诊双肺，如一侧肺呼吸减弱并叩浊提示肺不张，呼吸音减低伴叩诊呈鼓音提示气胸。发现气胸应立刻处理，同时摄 X 线片确认导管位置。

2. 气道损伤　困难插管和急诊插管容易损伤声门和声带，长期气管插管可以导致声带功能异常，气道松弛。注意插管时动作轻柔，准确，留管时间尽可能缩短可减少类似并发症的发生。

气囊充气过多、压力太高，压迫气管，气管黏膜缺血坏死，形成溃疡，可造成出血。应使用低压高容量气囊，避免充气压力过高，有条件监测气囊压力，低于 $25cmH_2O$ 能减少这类并发症。

3. 人工气道梗阻　人工气道梗阻是人工气道最为严重的临床急症，常威胁患者生命。导致气道梗阻的常见原因包括：导管扭曲、气囊疝出而嵌顿导管远端开口、痰栓或异物阻塞管道、管道塌陷、管道远端开口嵌顿于隆突、气管侧壁或支气管。

采取措施防止气道梗阻可能更为重要，认真的护理、密切的观察、及时的更换管道及有效的人工气道护理，对气道梗阻起着防患于未然的作用。一旦发生气道梗阻，应采取以下措施：调整人工气道位置、气囊气体抽出、试验性插入吸痰管。如气道梗阻仍不缓解，则应立即拔除气管插管或气管切开管，然后重新建立人工气道。

4. 气道出血　人工气道的患者出现气道出血，特别是大量鲜红色血液从气道涌出时，往往威胁患者生命，需要紧急处理。气道出血的常见原因包括：气道抽吸、气道腐蚀等。一旦出现气道出血，应针对原因，及时处理。

5. 气管切开的常见并发症　气管切开是建立人工气道的常用手段之一。由于气管切开使气流不经过上呼吸道，因此，与气管插管相比，气管切开具有许多优点：易于固定及呼吸道分泌物引流；附加阻力低，而且易于实施呼吸治疗；能够经口进食，可作口腔护理；患者耐受性好。尽管具有上述优点，但气管切开也可引起许多并发症，根据并发症出现的时间，可分为早期、后期并发症。

（1）早期并发症：指气管切开一般24小时内出现的并发症。主要包括：

1）出血：是最常见的早期并发症。凝血机制障碍的患者，术后出血发生率更高。出血部位可能来自切口、气管壁。气管切开部位过低，如损伤无名动脉，则可引起致命性的大出血。切口的动脉性出血需打开切口，手术止血。非动脉性出血可通过油纱条等压迫止血，一般24小时内可改善。

2）气胸：是胸腔顶部胸膜受损的表现，胸膜腔顶部胸膜位置较高者易出现，多见于儿童、肺气肿等慢性阻塞性肺病患者等。

3）空气栓塞：是较为少见的并发症，与气管切开时损伤胸膜静脉有关。由于胸膜静脉血管压力低于大气压，损伤时，空气可被吸入血管，导致空气栓塞。患者采用平卧位实施气管切开，有助于防止空气栓塞。

4）皮下气肿和纵隔气肿：是气管切开后较常见的并发症。颈部皮下气肿与气体进入颈部筋膜下疏松结缔组织有关。由于颈部筋膜向纵隔延伸，气体也可进入纵隔，导致纵隔气肿。皮下气肿和纵隔气肿本身并不会危及生命，但有可能伴发张力性气胸，需密切观察。

（2）后期并发症：指气管切开24～48小时后出现的并发症，发生率高达40%。主要包括：

1）切口感染：很常见的并发症。由于感染切口的细菌可能是肺部感染的来源，加强局部护理很重要。

2）气管切开后期出血：主要与感染组织腐蚀切口周围血管有关。当切口偏低或无名动脉位置较高时，感染组织腐蚀及管道摩擦易导致无名动脉破裂出血，为致死性的并发症。

3）气道梗阻：是可能危及生命的严重并发症。气管切开管被黏稠分泌物附着或形成结痂、气囊偏心疝入管道远端、气管切开管远端开口顶住气管壁、肉芽增生等原因均可导致气道梗阻。一旦发生，需紧急处理。

4）吞咽困难：也是较常见的并发症，与气囊压迫食管或管道对软组织牵拉影响吞咽反射有关。气囊放气后或拔除气管切开管后可缓解。

5）气管食管瘘：偶见，主要与气囊压迫及低血压引起局部低灌注有关。

6）气管软化：偶见，见于气管壁长期压迫，气管软骨退行性变、软骨萎缩而失去弹性。

（二）正压通气相关的并发症

1. 呼吸机相关肺损伤　呼吸机相关肺损伤指机械通气对正常肺组织的损伤或使已损伤的肺组织进一步加重。

呼吸机相关肺损伤包括气压伤、容积伤、萎陷伤和生物伤。气压伤是由于气道压力过高导致肺泡破裂。临床表现因程度不同表现为肺间质气肿、皮下气肿、纵隔气肿、心包积气、气胸等，一旦发生张力性气胸，可危及患者生命，必须立即处理。容积伤是指过大的吸气末容积对肺泡上皮和血管内皮的损伤，临床表现为气压伤和高通透性肺水肿。萎陷伤是指肺泡周期性开放和塌陷产生的剪切力引起的肺损伤。生物伤即以上机械及生物因素使肺泡上皮和血管内皮损伤，激活炎症反应导致的肺损伤，其对呼吸机相关肺损伤的发展和预后产生重要影响。以上不同类型的呼吸机相关肺损伤相互联系相互影响，不同原因呼吸衰竭患者可产生程度不同的损伤。

为了避免和减少呼吸机相关肺损伤的发生，机械通气应避免高潮气量和高平台压，吸气末平台压不超过 $30 \sim 35 cmH_2O$，以避免气压伤、容积伤，同时设定合适呼气末正压，以预防萎陷伤。

2. 呼吸机相关肺炎　呼吸机相关肺炎是指机械通气 48 小时后发生的院内获得性肺炎。文献报道大约28%的机械通气患者发生呼吸机相关肺炎。气管内插管或气管切开导致声门的关闭功能丧失，机械通气患者胃肠内容物反流误吸是发生院内获得性肺炎的主要原因。一旦发生，会明显延长住院时间，增加住院费用，显著增加病死率。

明确呼吸机相关肺炎的危险因素，有助于预防呼吸机相关肺炎的发生。一般认为高龄、高 APACHE II 评分、急慢性肺部疾病、Glasgow 评分 <9 分、长时间机械通气、误吸、过度镇静、平卧位等均为呼吸机相关肺炎的高危因素。因此，机械通气患者若没有体位改变的禁忌证，应予半卧位，避免镇静时间过长和程度过深，避免误吸，尽早撤机，以减少呼吸机相关肺炎的发生。

3. 氧中毒　氧中毒即长时间的吸入高浓度氧导致的肺损伤。FiO_2 越高，肺损伤越重。但目前尚无 $FiO_2 \leqslant 50\%$ 引起肺损伤的证据，即 $FiO_2 \leqslant 50\%$ 是安全的。当患者病情严重必须吸高浓度氧时，应避免长时间吸入，尽量不超过60%。

4. 呼吸机相关的膈肌功能不全　大约1%～5%的机械通气患者存在撤机困难。撤机困难的原因很多，其中呼吸肌的无力和疲劳是重要的原因之一。

呼吸机相关的膈肌功能不全特指在长时间机械通气过程中膈肌收缩能力下降。动物实验证明机械通气可以导致膈肌功能不全，而临床上由于存在多种因素（休克、全身性感染、营养不良、电解质紊乱、神经肌肉疾病、药物等）可以导致膈肌功能不全，因缺乏机械通气对患者膈肌功能的影响的直接证据，因此，临床诊断呼吸机相关的膈肌功能不全很困难。

保留自主呼吸可以保护膈肌功能。研究表明，实施控制通气时，膈肌肌电图显示肌肉活动减少，并且具有时间依赖性，随着时间延长，损伤明显加重，而保留自主呼吸部分可以减轻呼吸机相关的膈肌功能不全。

机械通气患者使用肌松剂和大剂量糖皮质激素可以导致明显肌病的发生。患者肌肉活检显示肌纤维萎缩、坏死和结构破坏，以及肌纤维中空泡形成。因此，机械通气患者应尽量避免使用肌松剂和糖皮质激素，以免加重膈肌功能不全。

总之，呼吸机相关的膈肌功能不全导致撤机困难，延长了机械通气和住院时间。机械通气患者尽可能保留自主呼吸，加强呼吸肌锻炼，以增加肌肉的强度和耐力，同时，加强营养支持可以增强或改善呼吸肌功能。

（三）机械通气对肺外器官功能的影响

1. 对心血管系统的影响

（1）低血压与休克：机械通气使胸腔内压升高，导致静脉回流减少，心脏前负荷降低，其综合效应是心排血量降低，血压降低。血管容量相对不足或对前负荷较依赖的患者尤为突出。在机械通气开始时，快速输液或通过调整通气模式降低胸腔内压，多能使低血压改善。另外，机械通气可导致肺血管阻力增加、肺动脉压力升高，影响右心室功能。同时，由于左心室充盈不足，导致室间隔左偏，又损害左心室功能。

（2）心律失常：机械通气期间，可发生多种类型心律失常，其中以室性和房性早搏多见。发生原因与低血压休克、缺氧、酸中毒、碱中毒、电解质紊乱及烦躁等因素有关。出现心律失常，应积极寻找原因，进行针对性治疗。

2. 对其他脏器功能的影响

（1）肾功能不全：机械通气引起患者胸腔内压力升高，静脉回流减少，导致抗利尿激素释放增加，导致机体水钠潴留；同时机械通气导致静脉回流减少，使心脏前负荷降低，导致心排血量降低，使肾脏灌注减少，同时使肾小球滤过率下降，可导致肾脏功能不全。鉴于机械通气对肾脏的影响，对于肾脏功能不全的患者或肾脏灌注已明显减少的患者，实施机械通气时，应注意机械通气对肾脏的影响，避免肾脏功能的恶化。

（2）消化系统功能不全：机械通气患者常出现腹胀、卧床、应用镇静剂肌松剂等原因可引起肠道蠕动降低和便秘，咽喉部刺激和腹胀可引起呕吐，肠道缺血和应激等因素可导致消化道溃疡和出血。另外，PEEP 的应用可导致肝脏血液回流障碍和胆汁排泄障碍，可出现高胆红素血症和转氨酶轻度升高。

（3）精神障碍：极为常见，表现为紧张、焦虑、恐惧，主要与睡眠差、疼痛、恐惧、交流困难有关，也与对呼吸治疗的恐惧、对治疗的无知及呼吸道管理造成的强烈刺激有关。因此，对于精神障碍紧张的机械通气患者，应作耐心细致的说明工作，必要时，可应用镇静剂和抗焦虑药物。

（四）镇静与肌松相关的并发症

当机械通气患者不耐受气管插管、人机对抗或自主呼吸影响氧合时，常应用镇静剂。但镇静剂的应用可导致血管扩张和心排血量降低，导致血压降低、心率加快。镇静过度抑制了咳嗽反射，使气道分泌物易发生潴留而导致肺不张和肺部感染。因此，在使用镇静剂的镇静方案时，应对镇静效果进行评价。

肌松剂抑制患者运动，抑制了咳嗽反射，容易引起分泌物潴留，导致或加重肺部感染。部分肌松剂可引起组胺释放，诱发或加重支气管哮喘，因此，对哮喘患者应选择组胺释放较弱的肌松剂。应用肌松剂时，患者必须处于充分的镇静状态，禁止单用肌松剂。应用肌松剂的患者，通气完全依赖呼吸机，一旦发生呼吸机管道与气管插管脱开或呼吸机发生故障，患者将处于完全无通气的"窒息"状态，将威胁患者生命。因此，对于应用肌松剂的患者，必须重点护理。

总之，对于机械通气患者，使用镇静剂时，应用镇静方案及评价镇静效果。无论是间断还是持续静脉给药，每天均需中断或减少持续静脉给药的剂量，以使患者完全清醒，并重新调整剂量。机械通气患者一般不推荐使用肌松剂。

（李凡民　仝雯）

第八节　机械通气的撤离

机械通气的撤离过程是一个重要的临床问题。当导致呼吸衰竭的病因好转后，应尽快开始撤机。延迟撤机将增加机械通气的并发症和医疗费用。过早撤离呼吸机又可导致撤机失败，增加再插管率和病死率。近年来，大量文献证实呼吸机撤离计划能缩短机械通气的时间，降低机械通气患者的病死率。

（一）撤机失败的原因

机械通气大于 24 小时尝试撤机失败的患者，应寻找所有可能引起撤机失败的原因，尤其是那些潜在的、可逆的原因尤为重要，常见的原因包括：

1. 神经系统因素　位于脑干的呼吸中枢功能失常，可以是结构上的（如脑干卒中或中枢性窒息），也可以是代谢方面的（如电解质紊乱或镇静麻醉状态）；代谢性或药物性因素也可导致外周神经功能失常。

2. 呼吸系统因素　呼吸肌方面包括废用性肌萎缩，严重的神经性肌病或药物（如神经肌肉阻滞剂、氨基糖苷类药物等）导致的肌病等；呼吸负荷增加常见于机体对通气的需求增加和呼吸力学的改变，如严重感染时通气需求增加，肺水肿、炎症、纤维化等导致肺的顺应性下降，支气管狭窄、炎症及狭窄的气管插管使气道阻力增加。

3. 代谢因素　营养、电解质和激素都是能够影响呼吸肌功能的代谢因素。营养不良导致蛋白质分解代谢和肌肉功能的减退，相反，摄食过度使 CO_2 产生过多，进一步增加了呼吸肌的通气负荷，故适当的营养支持能够增加撤机成功的概率；电解质缺乏也可损害呼吸肌功能，有研究表明血清磷水平正常可增加跨膈压。

4. 心血管因素　心功能储备较差的患者，降低通气支持可诱发心肌缺血或心力衰竭，其可能的机制包括：自主呼吸时代谢增加使循环的负荷增加；膈肌收缩使血液从腹腔转移至胸腔，导致回心血量增加；胸膜腔负压增加左心室后负荷。

5. 心理因素　恐惧和焦虑是导致撤机失败的非呼吸因素。

（二）撤机筛查

导致机械通气的病因好转或去除后应开始进行撤机的筛查试验，筛查试验包括下列四项内容：①导致机械通气的病因好转或去除；②氧合指标：$PaO_2/FiO_2 > 150 \sim 200$；$PEEP \leqslant 5 \sim 8cmH_2O$；$FiO_2 \leqslant 0.4 \sim 0.5$；$pH \geqslant 7.25$；COPD 患者：$pH > 7.30$，$PaO_2 > 50mmHg$，$FiO_2 < 0.35$；③血流动力学稳定，没有心肌缺血动态变化，临床上没有显著的低血压（不需要血管活性药的治疗或只需要小剂量的血管活性药物如多巴胺或多巴酚丁胺 $< 5 \sim 10\mu g/$（$kg \cdot min$）；④有自主呼吸的能力。

医师的经验影响撤机的过程及结果，临床常发生过早撤机或延迟撤机，增加再插管率。可接受的再插管率应该在 5% ~ 15%。再插管使患者的院内获得性肺炎增加 8 倍，死亡风险增加 6~12 倍。而不必要延长机械通气可增加患者感染和其他并发症的风险。不同的 ICU 患者中再插管率的变化范围是 4%~23%，在精神和神经系统的患者中可高达 33%。

（三）自主呼吸试验

符合筛查标准的患者并不一定能够成功的撤机，因此，需要对患者自主呼吸的能力做出进一步的判断，目前较准确的预测撤机的方法是三分钟自主呼吸试验，包括三分钟 T-管试验和 CPAP5cmH$_2$O/psv 试验，三分钟自主呼吸试验期间医生应在患者床旁密切观察患者的生命体征，当患者情况超出下列指标时应中止自主呼吸试验，转为机械通气：①呼吸频率/潮气量（L）（浅快指数）应 < 105，②呼吸频率应 > 8 次/分或 < 357 欠/分；③自主呼吸潮气量应 > 4ml/kg；④心率应 < 140 次/分或变化 < 20%，没有新发的心律失常；⑤氧饱和度应 > 90%。

三分钟自主呼吸通过后，继续自主呼吸 30~120 分钟，如患者能够耐受可以预测撤机成功，准备拔除气管插管。文献报导观察 30 分钟与 120 分钟的拔管成功率无差异，在 SBT 阶段进行监测评估，可以得到最有用的撤机信息以帮助临床决策。研究发现通过 SBT 30~120 分钟的患者至少有 77% 可以成功撤机。导致 SBT 失败的原因有多种，但应注意气管插管引起的不适或持续气道正压通气（CPAP）伺服阀不敏感/触发不良这些医源性因素。

对于不能耐受 SBT 的患者，应积极寻找并纠正导致 SBT 失败的原因，一旦导致 SBT 失败的原因去除且经评估患者已具备撤机条件，应每 24 小时进行一次 SBT。虽然 SBT 失败主要反映患者呼吸系统尚未恢复正常，但其他特殊的原因（例如不适当的镇静或镇痛、液体负荷过重、气道痉挛、心肌缺血以及其他一些可以被迅速纠正的疾病过程）也会导致 SBT 失败，临床上应及时发现并去除这些原因。即使上述原因已去除且经评估患者已具备撤机条件，再次进行 SBT 也应与前次 SBT 间隔 24 小时。首先，Jubran 和 Tobin 等的研究证实导致 SBT 失败的原因主要是呼吸系统异常，而呼吸系统的异常很难在数小时内迅速恢复，因此，在 24 小时后再进行 SBT 可能有利于呼吸系统的恢复。其次，Cpdevila 和 Vassilakopoulos 分别再各自的研究中证实，SBT 失败会导致一定程度的呼吸肌疲劳，在 24 小时内呼吸肌疲劳的恢复可能是不充分的。此外，Esteban 等研究也证实，每天两次的 SBT 并不优于每天一次，只是增加了临床医疗资源不必要的浪费。

对于不能耐受 SBT 的患者，应给予稳定、舒适且不会导致呼吸肌疲劳的通气模式进行机械通气。可根据患者的具体情况选择间歇指令通气、压力支持通气或双水平正压通气等通气模式并设置合适的参数。虽然有学者提出，在 SBT 失败患者重新进行机械通气的过程中应逐步降低机械通气支持的力度，但大多数学者认为，保持足够的机械通气支持力度可减轻由于过早的降低机械通气支持（SBT 过程中机械通气支持水平低）造成的呼吸肌过负荷，同时也减轻临床医师的工作量。目前尚没有针对 SBT 失败后是否应逐步降低机械通气支持水平的临床研究。

（四）气道评估

拔管失败的原因与撤机失败的原因不同。上气道梗阻或患者气道保护能力差、气道分泌物清除能力不足。气管拔管后上气道梗阻的风险增加与机械通气的时间、创伤和反复或创伤性插管有关。因此，对于通过 SBT 的患者应评估气道通畅程度和保护能力。

1. 气道通畅程度的评价 机械通气时，把气管插管的气囊放气以检查有无气体泄漏，可以用来评估上气道的开放程度（气囊漏气试验）。出现拔管后喘鸣的患者，可以使用糖皮质激素和（或）肾上腺素［也可用无创通气和（或）氦氧混合气］治疗，而不需重新插管。如果患者漏气量较低，也可在拔管前24小时使用糖皮质激素和（或）肾上腺素预防拔管后喘鸣。还应注意，漏气量变低可能是由于分泌物在气管插管周围结痂形成外皮所致而非上气道水肿狭窄。当漏气量低的患者拔管时，应将再插管的设备（包括气管切开设备）准备好。

2. 气道保护能力的评价 患者的气道保护能力对拔管成功是至关重要的。对患者的气道评估包括吸痰时咳嗽的力度、有无过多的分泌物和需要吸痰的频率（吸痰频率应>2小时/次或更长）。在神经肌肉病变和脊髓损伤的患者中，有较好的咳嗽能力，预示可以拔管。

（五）长期机械通气的撤机

除非有明确的不可逆疾病的证据（例如，高位脊髓损伤或晚期的肌萎缩性脊髓侧索硬化），撤机失败3个月，为长期机械通气（PMV）。

在20世纪80年代以前，这些患者长期在ICU中治疗，消耗了大量资源。对于康复的长期机械通气患者ICU不是适宜的治疗场所，应在医院内或医院外建立专门的撤机康复病房。部分长期机械通气的患者通过有计划的锻炼仍有撤机的希望，不能撤机的患者应制定终生的机械通气方案。

长期机械通气的患者很少采用每日自主呼吸试验，常使用辅助通气模式并逐步降低呼吸机条件以锻炼患者的呼吸肌。通常大约在通气支持条件降低到一半时，患者可转换到SBT步骤。撤机锻炼的过程中医务人员应留在患者身边，给予心理支持并小心避免不必要的肌肉疲劳。

（张解放 李秀宪）

第五章　静脉通道的建立

临床上许多药物可经肌内或皮下注射，但从这些部位吸收进入毛细血管有赖于血流量。

在低心排血量状态时，流经皮肤肌肉等组织的血流减少，因而明显影响药物的吸收和分布。通过静脉给药能保证药物迅速进入血循环。静脉通道的建立是抢救患者的起始步骤。

第一节　静脉通道的建立

1. 建立静脉通道的目的　①给药和输液；②获得静脉血进行实验室检查；③将导管插入中心循环包括右心和肺动脉，进行病理生理学监测和电起搏。

2. 常用的经皮静脉通道建立技术有以下几种

（1）外周静脉穿刺：位于上肢静脉、下肢静脉和颈外静脉。

优点：外周静脉途径的建立具有快速、简便、安全的特点。在急危重患者是可供选择的一种方式。在紧急情况下，操作者应选择一条粗大的易进入的静脉，如头静脉、股静脉或颈外浅静脉。外周部位易于压迫，这对于需要溶栓治疗的患者尤为重要。

缺点：在低血流状态时这些血管可能塌陷，使得置管困难、费时。此外，心脏停搏期间经外周给药到达中心循环的时间较长。

对于心脏停搏的患者，进行外周静脉穿刺宜选取上肢静脉，保持穿刺部位抬高并在给药后予静脉输液冲注。

（2）中心静脉穿刺：股静脉、颈内静脉和锁骨下静脉优点：①在无法建立外周静脉通道时，可很快进入中心静脉循环；②可置入较粗的导管以适应快速补液的需要；③可输入高浓度或高渗液体。

缺点：并发症的发生率增加。可能发生血管、神经和气管损伤，出血，血气胸，气体栓塞，导管栓塞等并发症，后者在接受溶栓治疗的患者尤其成为问题。

并发症发生率与操作者经验有关，所以，选择操作者所最熟悉的技术是重要的。锁骨下静脉置管的锁骨上径路和颈内静脉置管的中径路都是相对容易操作，且气胸发生率相对较低。从锁骨上插入导管出现的导管尖端错位发生率显著低于从锁骨下插管。

（李凡民）

第二节　静脉穿刺装置及静脉输液的一般原则

1. 静脉输液装置　一般有 3 种类型：①中空的穿刺针，包括可连接注射器和有蝴蝶样护翼的；②带腔的塑料导管，插入时套于中空穿刺针之外；③有内芯的导管，插入时通过中空的穿刺针或先通过穿刺针置入金属导丝，再经导丝置入导管。

紧急静脉输液治疗时应用塑料导管而不是中空的穿刺针，因为这类导管能被很好的固定，并允许患者自由活动。需要扩充容量时应该使用长度较短且内径尽可能大的导管。14G（14 号标准型号）5cm 长的导管通过液体的流速可达 125ml/min，为 16G 20ml 长导管的 2 倍，为 20G 5cm 长导管的 3 倍。导管长度依据穿刺部位而定，外周静脉以 5cm 长的穿刺针和导管为宜。如果是中心静脉置管如颈内静脉或锁骨下静脉，血管距离穿刺点5cm 以上，穿刺针至少需 6 ~ 7cm，所需导管长度可通过测量预定穿刺点至导管尖端应到达的中心静脉的适应位置在前胸壁相应投影点的距离而定。颈内或锁骨下静脉置管长度至少应 15 ~ 20cm。

2. 静脉输液的一般原则

（1）在紧急状况下速度是最基本的要求，特别是在院外，严格的无菌技术也许是不可能的。待患者生命体征稳定后应拔除导管并在无菌条件下重新置管。

（2）如果患者清醒，在置入大内径导管之前最好用 1% 利多卡因溶液（不含肾上腺素）进行局部皮肤麻醉。置入导管后，接无菌输液器，输液器另一端接无菌生理盐水容器。

（3）输液容器最好是不易破损的塑料瓶或塑料袋。如果是塑料袋，在转运过程中可将输液袋置于患者肩下，依靠重力保持预设的滴速。

（4）用前应挤压输液袋来检查是否有破口，如有破口会污染内容物。可被塑料吸收的药物不应加入溶液中。

（5）要保持好静脉通道开放，保持一定的输液速度。

盐水帽导管系统是一种常用的输液系统，特别适用于需注射药物而又不需要静脉输液者。如果需要输液，则可去除盐水帽接上标准的静脉输液器。盐水帽的优点在于简便，并且由于不用静脉输液器和输液袋而减少费用。它的缺点在于冲洗导管比较复杂，需用单独的针头和注射器。较新的装置采用无针头帽，可进行药物和液体输入而不会因疏忽大意造成针头刺伤。

（李凡民）

第三节　外周静脉通道的建立

外周静脉通道的建立具有简易、快速和安全的特点，因此临床普遍使用，即使在心肺复苏过程中亦作为首选方式。在紧急情况下，操作者应选择浅表粗大易进入的静脉，如肘前静脉、股静脉或颈外浅静脉。外周静脉易于压迫，这对于需要溶栓治疗的患者尤为重要。外周静脉通道的主要缺点是，当患者处于低血流状态时这些静脉可能塌陷，造成穿刺困难和费时。另外，外周静脉输入高浓度或刺激性的液体可引起静脉炎和疼痛。

建立上、下肢外周静脉通道的步骤：选择穿刺静脉，近端上止血带，局部皮肤消毒，在穿刺点远端绷紧皮肤，固定静脉，穿刺针斜面向上，刺入皮肤后潜行 0.5 ~ 1.0cm，再从侧方或上方直接刺入静脉，有回血后置入套管，同时松开止血带，拔出穿刺针，将输液器与套管连接，穿刺部位用消毒纱布覆盖，妥善固定。

优点：该技术易于掌握。心脏停搏作进肘部静脉置管常可提供有效的静脉通道，因此不需要中心静脉置管。如正在进行基础生命支持，肘部静脉置管并不干扰人工呼吸和胸外心脏按压。

缺点：①循环衰竭时很难或不可能通过外周建立静脉通道。②通过外周静脉给药，其峰值浓度较低，到达中心循环的时间较长。③高张或刺激性液体经外周静脉给药会引起疼痛和静脉炎。

（李凡民）

第四节　深静脉插管的建立

临床常用的深静脉主要有股静脉、颈内静脉和锁骨下静脉。急诊情况下，当外周静脉一时难以寻找，或急需监测中心静脉压力，右心插管，安装起搏器电极时，应迅速建立深静脉通道。另外，可以通过深静脉通道快速大量输液，或给予对外周静脉可能有损害的高浓度液体及药物等。

深静脉插管的主要并发症：局部并发症包括血肿形成，蜂窝织炎，血栓形成及静脉炎等；全身并发症包括毒血症，肺血栓栓塞，空气栓塞以及异物栓塞。

1. 股静脉通道　股静脉位于股鞘内，腹股沟韧带下方股动脉的内侧。股静脉由下肢深、浅静脉（大隐静脉）汇合而成，向上穿过腹股沟韧带成为髂外静脉，并与髂内静脉汇合成为髂总静脉，两侧髂总静脉上行汇成下腔静脉。股静脉的体表定位：髂前上棘与耻骨联合的中点下方为股动脉，内侧即为股静脉，当触及股动脉搏动时，用一手指固定搏动的部位，股静脉即位于搏动的内侧。心肺复苏过程中，在腹股沟部触及的搏动多为股静脉搏动，因此，在搏动内侧不能确认静脉时，可直接在搏动部位进行穿刺。

（1）患者平仰卧位，穿刺侧下肢略置于外翻、外展位，膝关节屈曲。

（2）如情况许可，剪短阴毛，穿刺部位消毒，铺无菌巾单。

（3）按上述方法进行股静脉体表定位。

（4）如患者清醒，穿刺部位应以 1% 利多卡因溶液麻醉。

（5）穿刺针连接 10ml 注射器，在腹股沟韧带下方两横指，股动脉内侧，针头与皮肤成 45°角，并平行于动脉走行方向穿刺，或直接垂直于额面进针，直至针头不能前行为止。

（6）在注射器抽吸状态下，缓慢后退穿刺针，见有静脉血进入注射器后停止。

（7）将穿刺针改为与额面平行，确认穿刺针位于静脉腔内后置入套管（针外套管装置），或撤除注射器，置入套管（针内导管装置），或经穿刺针置入金属导丝，去除穿刺针后经导丝置入导管（Seldinger 技术）。

（8）妥善固定套管，穿刺部位用无菌纱布覆盖。

2. 颈内和锁骨下静脉通道

（1）颈内和锁骨下静脉解剖：颈内静脉起于颅骨基底部，在颈内动脉后侧进入颈动脉鞘，走行于颈内和颈总动脉的后外侧，并在其末段逐渐转到颈总动脉的前外侧。颈内静脉上半段位于胸锁乳突肌的内侧，中段位于胸锁乳突肌两肌下脚形成的三角后侧，下半段则位于胸锁乳突肌锁骨头的后侧，并在锁骨内侧的上方汇合于锁骨下静脉。

成人锁骨下静脉长约 3~4cm，直径 1~2cm。锁骨下静脉起始于第一肋骨外侧缘的腋静脉，横跨第一肋骨，并走行于前斜角肌的前面。前斜角肌厚约 1~1.5cm，恰位于锁骨下动静脉之间。锁骨下静脉继续走行于锁骨内 1/3 段的后侧，血管壁并附着固定于锁骨和第一肋骨。

在前斜角肌内侧缘和胸锁关节的后面，锁骨下静脉与颈内静脉汇合，形成无名静脉（头臂静脉）。左侧的胸导管和右侧的淋巴管，在颈内静脉汇合处附近与锁骨下静脉连接。在右侧，无名静脉沿胸骨右外侧缘的内面下行，并在此与横过胸骨柄的左侧无名静脉汇合，形成上腔静脉。

（2）颈内和锁骨下静脉通道建立的原则

1）选择至少 6cm 长的 14 号穿刺针和 15~20cm 长的 16 号套管，如应用 Seldinger 穿刺技术，还应准备 18 号导丝。

2）在体表预测置入套管的深度，一般可通过测量拟穿刺部位到下列胸壁表面标记的距离，确定套管头部所处的位置：

胸锁关节——锁骨下静脉。

胸骨柄中央——无名静脉。

胸骨柄与胸骨连接处——上腔静脉。

胸骨柄与胸骨连接处下方 5cm——右心房，套管头部应置入上腔静脉，而不是右心房，如果套管头部位于右心房内，可诱发心律失常，并增加心肌穿孔的危险。

3）患者取仰卧头低位（Trendelenburg 位），头低位最少应保持 15°，以减少发生空气栓塞的危险。患者头部转向穿刺对侧，但不应超过 45°，以免发生套管错位。最好不要垫枕肩部，因这可缩小锁骨与第一肋的间隙，增加锁骨下静脉穿刺的难度。

4）穿刺部位消毒，铺无菌巾单。操作者戴口罩和无菌手套。

5）患者处于清醒状态时，应用 2% 利多卡因溶液局部麻醉穿刺部位皮肤及皮下组织。

6）10ml 注射器注入 1ml 液体或利多卡因，与穿刺针连接。针头斜面向上穿刺皮肤，然后略推入液体，冲掉穿刺针腔内的碎屑。

7）在穿刺过程中，通过注射器的抽吸作用保持穿刺针始终处于负压状态。当见有回血后再推进数毫米，确认血流通畅后取下注射器，同时用一手指堵住穿刺针末端，以免空气进入血管内。迅速从注射器末端置入导丝或套管，并拔除穿刺针。

8）缝扎固定套管，并将套管与输液装置连接，用消毒纱布覆盖穿刺部位。

9）当穿刺到预定深度，仍未见回血时，可缓慢后退穿刺针并保持负压，当出现回血时说明穿刺针已进入静脉。如仍未见回血，拔除穿刺针，略改变角度后重新穿刺。另外，如穿刺血管的回血压力较大，血液颜色鲜红，则说明误穿入动脉。此时必须立即拔除穿刺针，并在穿刺的局部至少压迫 10 分钟。

10）当出现经穿刺针置入的套管不能从穿刺针内回抽，或套管不能推进时，表明套管头部可能已被穿刺针刺破，并引起套管阻塞。此时应将套管连同穿刺针一起拔除，重新穿刺。上述情况，如使用导丝就可避免发

（3）颈内静脉通道建立的要点：颈内静脉通道一般建立在颈部右侧，这是因为：右侧肺尖部位置相对较低；进入上腔静脉的管腔相对较直；穿刺时不会损伤胸导管。建立颈内静脉通道有前、中、后三条途径，相对地，以中路途径操作最为容易。

经中路行颈内静脉穿刺时，除按上述原则操作外，还应注意以下几点：

1）用三个手指确定三角区内颈动脉的走行方向，颈内静脉紧邻其外侧，这可通过让患者略抬头加以确认，或沿胸骨切迹向外侧触摸，分别确定胸锁乳突肌的胸骨头，锁骨和胸锁乳突肌锁骨头。

2）从三角区顶点穿刺，沿颈动脉外侧，并与额面成 45° 穿行，如不能触及颈动脉搏动，则可沿胸锁乳突肌锁骨头的内侧缘进针。

3）颈内静脉一般距穿刺部位约 2cm 以上，但当穿刺超过 4cm，仍未见回血时，应在负压抽吸下缓慢后退穿刺针至皮下，略向内变换角度后重新穿刺，注意角度不应过大，以免误刺颈动脉。

（4）锁骨下静脉通道建立的要点：临床可以通过三条途径建立锁骨下静脉通道：经锁骨下、经锁骨上和经颈外静脉。

1）经锁骨下锁骨下静脉穿刺（图 6 - 5 - 1）经锁骨下锁骨下静脉穿刺，除按上述原则操作外，还应注意以下几点：

a. 患者取仰卧头低位（Trendelenburg 位），并在其锁骨内侧 1/3 下方 1cm 处穿刺。

b. 一手指尖在胸骨切迹处用力下压，同时穿刺针指向指尖的后上方，并与额面保持平行，对肥胖、或胸肌发达的患者，穿刺方向则应与额面成 10° ~20°。

c. 穿刺针的斜面指向尾侧，便于置入的套管等进入无名静脉。

d. 皮肤穿刺点距锁骨下静脉约 3 ~4cm，当进针超过 5cm 仍未见回血时，在负压状态下将穿刺针缓慢回抽至皮下，略改变角度，重新穿刺。

2）经锁骨上锁骨下静脉穿刺：经锁骨上锁骨下静脉穿刺，实际上就是在颈内静脉与锁骨下静脉连接处穿刺，除按上述原则操作外，还应注意以下几点：

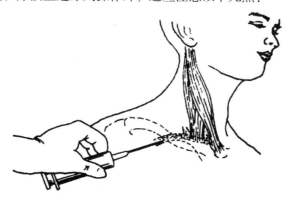

图 6 - 5 - 1　经锁骨下锁骨下静脉穿刺

a. 确认锁骨和胸锁乳突肌锁骨头，并从距锁骨头外侧缘1cm，锁骨后方1cm处穿刺。

b. 穿刺针与额面约成10°，针头斜面向下，便于导丝和套管进入无名静脉，穿刺方向指向对侧乳头的上缘。

c. 皮肤穿刺点距锁骨下静脉约1~2cm，当进针超过3cm无回血时，则在负压下缓慢将穿刺针后退，仍未见回血时，退回至皮下，略改变角度重新穿刺。

（5）静脉通道的建立流程图（图6-5-2）。

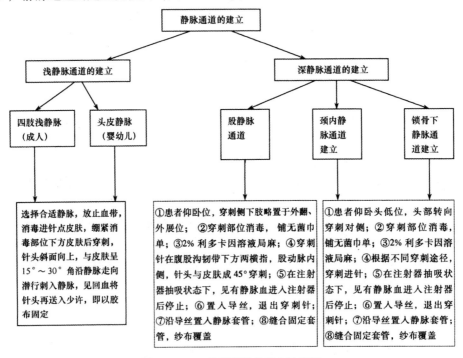

图6-5-2　静脉通道的建立流程图

（李凡民　张解放）

第六章　洗胃术

口服毒物后，洗胃是清除毒物、防止毒物吸收的主要方法之一。洗胃应尽早进行，一般在服毒后六小时内洗胃最佳，但由于部分毒物即使超过六小时，仍可滞留胃内，多数仍有洗胃的必要。

第一节　适应证及禁忌症

（一）适应证

1. 清除胃内各种毒物。

2. 治疗完全性或不全性幽门梗阻。

3. 治疗急、慢性胃扩张。

（二）禁忌证

1. 腐蚀性食管炎。

2. 食管胃底静脉曲张。

3. 食管或贲门狭窄或梗阻。

4. 严重心肺疾患。

（刘宇光）

第二节　操作方法

洗胃方法有三种，应用时可根据不同病情选择。

1. 吐法洗胃术　此法一般适用于神志清楚，尚能合作的中毒患者。

方法：采用口服洗胃者应采取坐位，胸前围防水布，饮入大量洗胃液（洗胃液的成分根据毒物的特点配制），以感到饱胀为度。随即用手指、压舌板或其他类似物器，刺激患者咽后壁或舌根，患者反射性引起呕吐，而排出胃内容物。如此反复多次，直到排出的洗胃液清淡无味为止。简单易行，在任何场合均可进行。

2. 胃管洗胃术　胃管洗胃术是经鼻或口腔插入胃管，先吸除毒物，注入洗胃液，再将胃内容物排出，以达到清除毒物的目的。

（1）患者采取侧卧或仰卧位，病情轻者亦可坐位，胸前铺塑料布。

（2）将带有漏斗的粗洗胃管前端，涂液体石蜡油使之润滑，经口腔（对昏迷不合作患者，可借助开口器使其口张开，应防止咬伤术者手指）缓慢插入食管内，继续向前插入，当胃管已插入管壁标记50cm处，表示胃管前端已入胃内。

（3）进管时如果患者有呼吸困难、咳嗽等，表示胃管误入气管，此时应拔管至口腔，重新再插。

（4）证实胃管在胃内无误，可将胃管漏斗端提高，高度约为患者头部上方50cm左右，助手将灌洗液倒入。

（5）待灌洗液注入量约300~500ml时，即将漏斗放低，利用虹吸原理，将胃中液体吸出。如果胃管中段有球囊者，可挤压此囊，以加快流出速度。

（6）当胃管中液体不再外流时，再将漏斗抬高并继续注入灌洗液，如此反复灌洗，直至流出清净无气味的液体为止。

（7）灌洗完毕，将胃管缓慢拔出，测量灌洗的进出量。

3. 电动洗胃机洗胃术　此法插管基本与胃管灌洗术相同。电动洗胃机有自控和手控两种。自控由洗胃机自动控制，待300~500ml洗胃液灌入胃内后，自动将胃内容物用负压吸引，排出至负压瓶内。手控则先用手拨旋钮至"入胃"，待进入300~500ml洗胃液后，将旋钮拨至"出胃"以负压吸出胃内容物，如此反复至出胃液澄清无气味与灌洗液相同为止。

（刘宇光）

第三节　注意事项

1. 急性误服毒物而致中毒者，患者神志清楚，合作者鼓励患者自己饮洗胃液，然后刺激咽后壁以引起呕吐，不合作者应立即插入胃管迅速洗胃，以减少毒物的吸收。

2. 呼吸心脏停搏者，应先行复苏再行洗胃。

3. 昏迷者在胃管插入后，应将患者体位改为左侧卧位，以免发生吸入性肺炎，有假牙者，应取下。

4. 洗胃前准备好急救器械和药品，洗胃过程中同时应用解毒剂，及对症处理。

5. 洗胃不应受时间限制，超过6小时仍应洗胃，洗胃不彻底者应重新洗胃。

6. 洗胃前应尽量将胃内容物抽净，有条件单位应取标本送检。

7. 洗胃时必须彻底，最后流出液应无毒物，颜色应与灌洗液相似。灌洗液温度以30~35℃为宜。

8. 对有上消化道出血、食管静脉曲张，呼吸困难者，不应作洗胃处理，强酸、强碱中毒者，亦属禁忌洗胃。

9. 洗胃后，经胃管注入50%硫酸镁溶液30ml导泻。若给药后不泻，可重复给药，至腹泻为止，以清除肠道毒物。

10. 洗胃后彻底清洁皮肤，洗头，更换衣服，以清除污染皮肤和毛发的呕吐物内的毒物。然后在胃内置普通胃管作胃肠减压及定时用少量温水灌洗，以引出残留毒物。

11. 洗胃流程图（图6-6-1）。

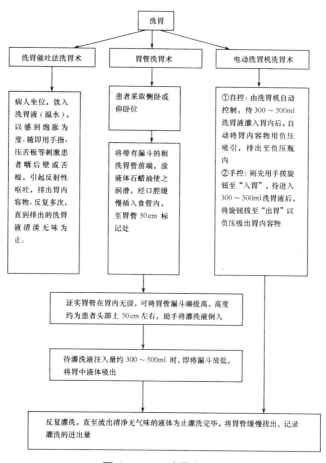

图 6-6-1　洗胃流程图

（张解放）

第四节　洗胃溶液

　　一般洗胃用清水，但生理盐水更安全，可防止电解质紊乱，尤其是儿童可避免用清水洗胃导致水中毒而诱发惊厥及昏迷的危险。另外，可根据毒物种类不同，选用适当溶液或加入相应解毒物质，如保护剂：食入腐蚀性毒物后，为保护胃肠黏膜，可用牛奶、蛋清、米汤、植物油等；溶剂：饮入脂溶性毒物如汽油、煤油等有机溶剂后，先用液状石蜡 150~200ml，使其溶解而不吸收，然后洗胃；吸附剂：活性炭是强有力的吸附剂，可用于吸附生物碱、磺胺、巴比妥类、水杨酸、苯酚、砷、氯化汞等，一般用 30~50g；解毒剂：通过与体内残留的毒物起中和、氧化、沉淀等化学作用，改变毒物的理化性质，使其失去毒性。根据毒物种类不同，选用氧化剂：1:5 000 高锰酸钾溶液，可使生物碱、蕈类氧化解毒；中和剂：吞服强酸时可用弱碱中和（表 6-6-1）。

表6-6-1 常用洗胃液的作用和注意事项

名称	作用及用量	注意事项
微温水及生理盐水	物理溶解、机械冲洗作用,用于毒物不明的急性中毒;成人每次300~500ml,儿童每次100~200ml,反复进行	液体温度36~37℃左右,以防血管扩张加速毒物吸收,注意出入量平衡
活性炭混悬液	吸附作用,用于多种药物及化学物质的急性中毒;2~5g置于1 000ml水中,摇匀,反复进行	
鞣酸溶液	沉淀作用,用于生物碱及某些金属(砷、汞除外)中毒;2%~4%溶液	
高锰酸钾溶液	氧化作用,用于有机毒物及多种药物(如巴比妥类、阿片类)中毒;浓度1:5 000~1:10 000为好	对硫酸、内吸磷、乐果、马拉硫磷、硫特普等不能用。要充分溶解,切勿使高锰酸钾的结晶接触口腔及胃黏膜
碳酸氢钠溶液	可沉淀多种生物碱,也可分解有机磷农药(敌百虫除外);常用2%~5%溶液	碳酸氢钠为碱性溶液,可产生气体,不能一次灌入大量,以防止产生大量气体将毒物驱入肠内
硫酸钠溶液	用于钡盐中毒,使生成不溶性硫酸钡沉淀;常用2%~5%溶液	
硫酸铜溶液	用于黄磷中毒,生成不溶解的磷化铜;常用0.2%~0.5%溶液	用后再用清水或生理盐水洗胃,以防硫酸铜吸收
葡萄糖酸钙及氯化钙溶液	用于氟化物、草酸盐中毒,使生成氟化钙、草酸钙沉淀;常用1%溶液	
硫代硫酸钠溶液	用于碘、砷、汞、氰化物中毒,使结合生成无毒的硫化物;常用5%溶液	
米汤、面糊	用于碘中毒,使碘灭活;常用1%~10%溶液	用到洗胃液不显蓝色为止
甲醛次硫酸钠溶液	用于升汞中毒,起沉淀作用;常用2%的溶液250ml	
氨水、醋酸铵、碳酸铵溶液	用于甲醛中毒,使形成不活泼的乌洛托品;常用0.2%氨水、醋酸铵或碳酸铵	

(李秀宪)

第七章　胃肠减压术

第一节　胃肠减压术的目的

1. 利用胃管（赖文管）或双腔管（米－阿管）及负压吸引装置，抽吸出胃腔或肠腔的内容物及气体，减低胃、肠道内的压力，解除腹胀，减轻患者痛苦。

2. 借助胃肠压力的减低，可以改善胃肠血循环以及促进功能的恢复。

3. 胃肠手术者，可以减少手术中的困难，增加安全性并有利于术后吻合口的愈合。

（仝雯）

第二节　胃插管术及胃肠减压术的适应证和禁忌证

（一）适应证

1. 胃插管术

（1）胃扩张，幽门狭窄及食物中毒等。

（2）钡剂检查或手术治疗前的准备。

（3）昏迷、极度厌食者插管行营养治疗。

（4）口腔及喉手术需保持手术部位清洁者。

（5）胃液检查。

2. 胃肠减压术

（1）急性胃扩张。

（2）胃、十二指肠穿孔。

（3）腹部较大型手术后。

（4）机械性及麻痹性肠梗阻。

（二）禁忌证

严重食管静脉曲张、腐蚀性胃炎、鼻腔阻塞、食管或贲门狭窄或梗阻、严重呼吸困难等。

（仝雯）

第三节　胃肠减压术的操作

1. 术前准备

（1）训练患者插管时的配合动作，以保证插管顺利进行。

（2）器械准备：备消毒胃管、弯盘、钳子或镊子、10ml 注射器、纱布、治疗巾、石蜡油、棉签、胶布、夹子及听诊器。

（3）需胃肠减压者备减压抽吸装置，手提式或电动低压抽吸器。

（4）检查胃管、十二指肠引流管是否通畅，长度标记是否清晰。

（5）插管前先检查鼻腔通气情况，选择通气顺利一侧鼻孔插管。

2. 操作步骤

（1）患者取坐位或卧位。

（2）用石蜡油润滑胃管前段，左手持纱布托住胃管，右手持镊子夹住胃管前段，沿一侧鼻孔缓慢插入到咽喉部（14～16cm），嘱患者做吞咽动作，同时将胃管送下，插入深度为45～55cm（相当于患者发际到剑突的长度），然后用胶布固定胃管于鼻翼处。

（3）检查胃管是否在胃内

1）抽：胃管末端接注射器抽吸，如有胃液抽出，表示已插入胃内。

2）听：用注射器向胃管内注入空气，同时置听诊器于胃部听诊，如有气过水声，表示胃管已插入胃内。

3）看：将胃管末端置于盛水碗内应无气体逸出，若出现连续气泡且与呼吸相一致，表示误入气管内。

（4）证实胃管在胃内后，将胃管末端折叠用纱布包好，用夹子夹住，置患者枕旁备用。

（5）需行胃肠减压者将胃、十二指肠引流管接减压抽吸装置，低压抽吸。

3. 注意事项　胃肠减压术在胃肠疾病护理中具有重要的使用价值，要保证有效的减压，为此要做到下列几点：

（1）为维持良好的减压吸引作用

1）要经常检查减压器的工作情况，避免导管曲折、堵塞、漏气。

2）应用电动胃肠减压器时，负压不要超过 50mmHg，否则引起消化道道黏膜操作或胃管头孔的堵塞。

3）为防止管腔被内容物堵塞或导管屈曲，每 4 小时用生理盐水冲洗胃管 1 次。

（2）患者持续施行减压时，注意口腔卫生的护理，每日给予雾化吸入以减少对咽喉的刺激。

（3）应及时倾倒抽出液，每次倾倒前注意观察抽出液的性质、颜色和量并详细记录。

（4）在胃肠减压过程中，如给予口服药物，应停止吸引 1 小时。

（5）拔管时间由医师决定，但一般胃肠手术后 2～3 天，胃蠕动功能恢复正常，并出现肛门排气，无明显腹胀时，即可拔管。如系双腔管先将气囊内空气抽尽，但双腔管仍留在肠内以备反复施术，直至腹胀无复发的可能时，始可将管子拔出。

（6）胃管拔出后，擦净鼻腔分泌物及面颊部的胶布污迹，然后将用物带回，分别清洗擦净放回原处。

4. 胃肠减压流程图（图 6 - 7 - 1）。

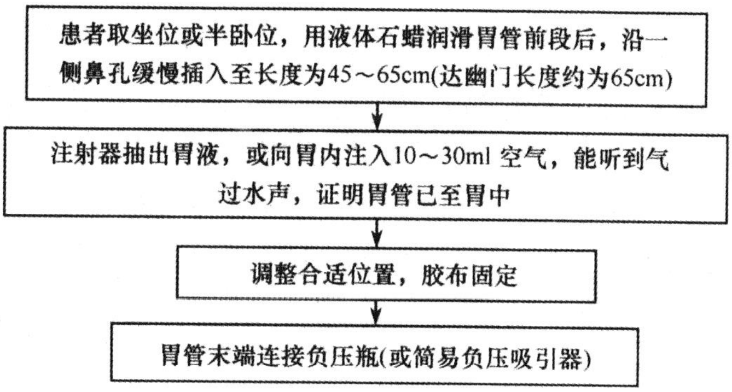

患者取坐位或半卧位，用液体石蜡润滑胃管前段后，沿一侧鼻孔缓慢插入至长度为45～65cm(达幽门长度约为65cm)

↓

注射器抽出胃液，或向胃内注入10～30ml 空气，能听到气过水声，证明胃管已至胃中

↓

调整合适位置，胶布固定

↓

胃管末端连接负压瓶(或简易负压吸引器)

图 6 - 7 - 1　胃肠减压流程图

（仝雯）

第八章　膀胱留置导尿术、膀胱穿刺

膀胱留置导尿是指导尿后将导尿管留在膀胱内以引流尿液的方法。常用于尿潴留，留尿作细菌培养，准确记录尿量，了解少尿或无尿原因，测定残余尿量、膀胱容量及膀胱测压，注入造影剂，膀胱冲洗，探测尿道有无狭窄及盆腔器官术前准备等。临床方法为膀胱留置导尿术和膀胱穿刺。

第一节　膀胱留置导尿术

（一）适应证

1. 尿潴留、尿失禁等需引流尿液及测定膀胱功能者。

2. 泌尿系统手术或外伤患者，需持续膀胱引流可避免尿液影响伤口愈合，并可防止尿道狭窄。

3. 休克及危重患者需准确记录、观察尿量变化及尿性质、成分变化者。

4. 子宫、直肠等处手术前应放置留置导尿管，以防止膀胱充盈、避免手术时误伤。

5. 膀胱内注入药物。如抗癌药灌注膀胱治疗膀胱癌等。

（二）导尿管

1. 普通直导尿管常用 8 号和 10 号，直导尿管易得，但不足之处为固定困难，易于滑脱。

2. 气囊留置导尿管最常用的是 Foley 留置导管。该管长 46cm，由橡胶、硅胶或聚四氯乙烯等制成。通常为双腔导管，亦有三腔者，尖端有一可充气的球囊。尾端的分支，较粗者引流尿液，较小一支为向气囊内注入生理盐水或无菌蒸馏水以充盈气囊，第三个分支为向膀胱内灌注药物，导管常用法制编数表示大小（French 单位，简称 F），数字为该导管的周径毫米数，该数的 1/3 即为导管的直径毫米数。成年男性一般应用 14F 或 18F，气囊容量为 5ml；前列腺肥大者常需要更大的 20～22F 导管。成年女性常用 14～16F 导管。血尿或尿中有血凝块时，宜选用更大的导管，以免堵塞。前列腺手术可选用大气囊（容量 30ml）导管，可同时起到压迫止血的效果。Foley 留置导管优点是具有膀胱内球囊，可防止导管滑脱，便于固定。（图 6 - 8 - 1A、B）分别为成人和儿童 Foly 导管，（图 6 - 8 - 1C）为弯头 Foly 导管。

3. 蕈形留置导管　管端为一蕈形膨大部分，可防止滑脱及血块堵塞导管，主要用于膀胱切开术时的置管，如（图 6 - 8 - 1D）所示。

4. 细探丝 - 随从导管　用于尿路有严重狭窄，放置一般导管有困难的情况。细探丝为 2～6F，其后连接的随从导管为 8～24F，可根据患者情况选用。如（图 6 - 8 - 1E）所示。

（三）置管方法

1. 导尿管置管法　安放方法与一般导尿术相同。先剃净阴毛，导尿管前端涂消毒石蜡油，然后左手控制阴茎头部将其向上向脐方向拉起，中指和无名指夹持阴茎海绵体，拇、食指控制龟头并把尿道口扒开；在女性则用左手指把大小阴唇分开，露出前庭和尿道口。用右手持镊（钳）子夹消毒棉球消毒尿道口及其周围 3 遍，然后将导尿管自尿道外口慢慢插入，见有尿液流出后再深入 3cm。如（图 6-8-2）所示：

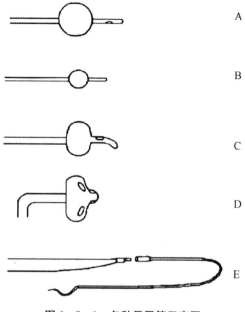

图 6-8-1　各种导尿管示意图

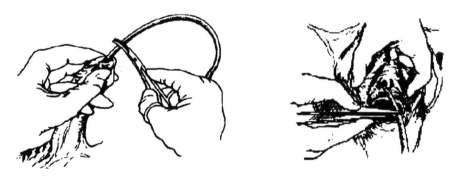

图 6-8-2　导尿管置管法

使用双腔 Foley 导管，只需在气囊内注入 5~10ml 水，即可起到固定作用。其他导尿管安放完成后，需用胶布固定，如（图 6-8-3）所示，女性用长 12cm、宽 4cm 胶布，将长约 8cm 的一端剪成三等分，其中间的一条贴于导尿管上，起固定导尿管作用，另两条分别交叉贴在对侧大阴唇，胶布的另一端贴在阴阜上；男性则将蝶形胶布贴固定于阴茎两侧，再用两条胶布环绕固定，注意环形胶布不是一完全的环圈，应留有一定间隙，以免压迫或束缚阴茎。蝶形胶布的折叠部分之长度应超出龟头 2cm，以免黏贴龟头，距尿道口 1cm 处用环形胶布将其固定在导尿管上。导尿管与一次性尿袋相连，或与贮尿瓶相连。

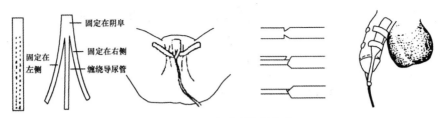

图 6 - 8 - 3　直导尿管固定法

2. 球囊留置导尿管置管法　术前应检查球囊是否完好。剃除阴毛及插管方法与直管法相同，见尿后，将导管继续前进 4 ~ 5cm，以确保球囊位于膀胱内，再以生理盐水或无菌注射用水按规定量充盈球囊。然后再将导管外拉，直至明显受阻为止，如此，导管即可固定于膀胱内。导管在膀胱中的位置及体外固定方式见（图 6 - 8 - 4）。

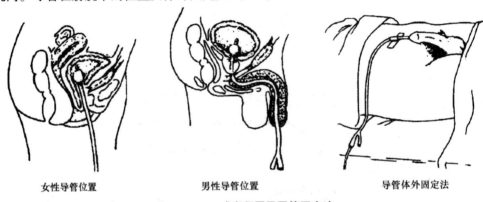

女性导管位置　　　　　　　　男性导管位置　　　　　　　　导管体外固定法

图 6 - 8 - 4　球囊留置导尿管固定法

3. 细探丝 - 随从导管置管法　用于尿路严重狭窄，安置其他类型导管有困难者。细探丝为一组细的实心导管，大小 3 ~ 5F 不等，可扩张狭窄处。其后，亦可用至少小于随从导管 2 个 F 的普通导管替换随从导管。一般多于安置随从导管 48 ~ 72 小时后更换，届时操作多无困难，参见（图 6 - 8 - 5）。

（四）注意事项

1. 严格无菌操作，手法要轻柔，忌强力推进。给男性导尿应将阴茎向上向脐方向拉起使尿道呈"C"形，不能将阴茎向下牵引使尿道成"$"形，这样会使阻力增大，导尿失败，如（图 6 - 8 - 6）所示。

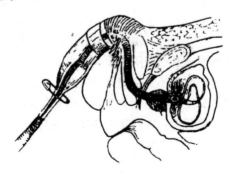

图 6 - 8 - 5　细探丝 - 随从导管置管法

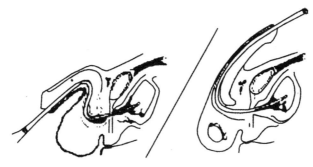

图6-8-6　男性导尿操作示意

2. 导尿管在球部受阻时，可用手在球部按摩或向上推压以帮助导尿管顶端滑入膜部和进入后尿道，如（图6-8-7）所示。尿管仍难导入且肯定无明显尿道狭窄，可在F16号导尿管内插入铜丝芯作支架，将其顶端弯曲如尿道探子样，插入后将芯拔除，如（图6-8-7）所示。

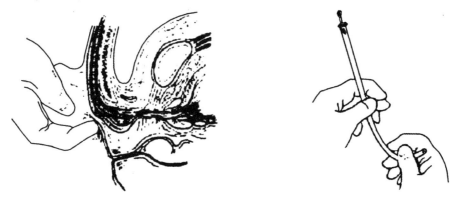

图6-8-7　导尿管在球部受阻时操作

也可用顶端开口的金属导尿管，导入后拔除导尿管芯，自管腔插入F12号导尿管或先插入F5号导尿管，退出金属导尿管，再把剪掉顶端的橡（硅）胶导尿管套在导尿管上慢慢插入膀胱后再拔掉导尿管，如（图6-8-8）所示。

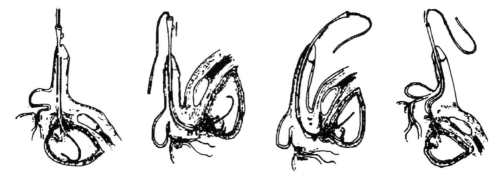

图6-8-8　金属导尿管引导示意

3. 导尿管插过颈部（有尿出来）后再深入3cm，即位于输尿管间嵴水平较适宜，过长刺激膀胱壁，且导尿管嵌入膀胱黏膜或折曲必然引流不畅。过短则刺激膀胱最敏感的三角区或膀胱颈部或后尿道，也引起严重不适感和尿液引流不畅，如（图6-8-9）所示。

4. 尿道外口应每日清洗护理1~2次。为防止感染，可用1:5 000洗必泰液湿润无菌纱布围绕在尿道口处的导尿管上。

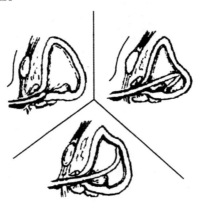

图6-8-9 导尿管在膀胱内的位置

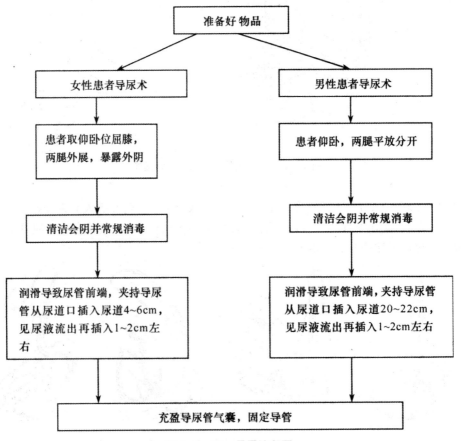

图6-8-10 导尿流程图

5. 准确记录尿量及性状，膀胱充盈过大时，放尿不宜太快，突然快速减压可能导致休克或引起膀胱黏膜破裂出血。

6. 一次性贮尿袋至少隔日更换一次；若采用集尿瓶，则应每日更换一次，并应保持尿液引流管在尿液平面之上。任何时候，贮尿袋或集尿瓶的位置不得高于患者的膀胱水平。

7. 留置导管应每两周更换一次。

8. 为防止长时间引流造成膀胱挛缩，可采用间断引流法，即将引流管夹闭，每3~4小时开放排尿一次。

（五）导尿流程图（图6-8-10）

（张解放　李凡民　任广秀）

第二节　膀胱穿刺

（一）适应证

1. 急性尿潴留、导尿失败或无导尿条件者。

2. 需通过穿刺法置管建立膀胱造瘘者。

（二）禁忌证

1. 膀胱未充盈者。

2. 有下腹部手术史，腹膜反折与耻骨粘连固定者。

（三）穿刺方法

穿刺前需进行膀胱触诊检查，必要时可用超声波检查或其他方法确证。会阴部常规剃毛及消毒。穿刺点为耻骨联合上方1~2cm处。用2%利多卡因液作局部麻醉达膀胱壁，用穿刺针于局麻点刺入皮肤，与腹壁成45°倾斜向下，向后刺入膀胱，回抽即可吸出尿液。

若需进一步持续引流尿液，则应于穿刺处作1~1.5cm的皮肤切口，将膀胱穿刺用套管针通过皮肤切口，按原麻醉方向及深度刺入，到达腹直肌前鞘时有阻力感，穿入膀胱时有落空感。套管针进入膀胱后拔出套管针芯，换入适宜大小的导管即可。若应用导管一穿刺套管针组件进行置管，将导管继续进入6~8cm，以确保导管位于膀胱内，取下穿刺套管，用3-0线缝合及固定导管即可。（图6-8-11）所示膀胱穿刺针刺入方向及位置。

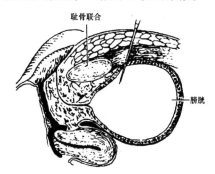

图6-8-11　膀胱穿刺针刺入方向及位点

（四）耻骨上膀胱穿刺造瘘术流程图（图6-8-12）

（五）注意事项

1. 穿刺前必须确保膀胱充盈。

2. 穿刺部位要准确。

3. 其他与膀胱留置导管同。

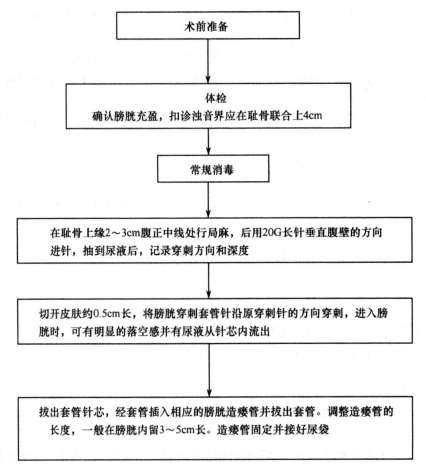

图 6-8-12　耻骨上膀胱穿刺造瘘术流程图

（李凡民）

第九章　胸腔穿刺和胸腔闭式引流

胸膜腔由脏层胸膜和壁层胸膜形成一个完整、密闭的浆膜腔隙，主要由于肺的弹性回缩力，故人体无论在吸气或呼气时，胸膜腔内的压力均低于大气压，称为胸膜腔负压。

由呼吸机正压通气引起的气压伤、经纤维支气管镜作肺活检、胸部外伤或肺部疾病如慢性肺病和肺大泡等均可引起肺或支气管损伤，由于创口具有活瓣作用，吸气时空气进入胸膜腔，而呼气时空气不能排出，遂造成胸膜腔内压力不断升高，称为张力性气胸，这是临床上极为危急的病症，需予及时紧急处理。张力性气胸可为心搏呼吸骤停的原因，而对心搏呼吸骤停患者进行 CPR 时，亦可因肋骨骨折的骨折端刺破胸膜和肺脏引起张力性气胸，应予注意。故张力性气胸需要及时加以识别，尤其在急诊时，往往来不及作胸部 X 线摄片检查，主要依靠患者的病史和临床表现，而患者有外伤史或某些慢性肺部疾患，患者有呼吸极度困难、发绀和休克等症状，气管或纵隔向健侧移位，可有广泛颈部及上胸部皮下气肿，患侧胸部叩诊鼓音。张力性气胸需予立即作胸腔穿刺或闭式引流减压。待减压和症状缓解后，根据情况应摄胸片以明确肺部有无病变和气胸情况。

第一节　胸腔穿刺术

（一）适应证

疑有张力性的气胸时，胸腔穿刺的目的，既是为了明确胸腔内有无气体、气胸内压力，亦是紧急减压的手段。

（二）穿刺时的体位和穿刺点

患者平卧或半卧位，可选用患侧锁骨中线稍外方第二或第三肋间。

（三）操作步骤

1. 术者戴口罩、帽及无菌手套，局部常规消毒及铺无菌巾，如为心搏骤停患者，以上这些步骤应快速进行，当然亦毋需麻醉。

2. 若在腋中线以后穿刺，穿刺针沿下一肋的上缘刺入。而前胸壁穿刺，穿刺针可在肋间隙中央刺入（图 6-9-1）。

3. 穿透整层胸壁时，可感到针尖抵抗突然消失。

4. 这时即可抽气，助手用血管钳固定穿刺针，并随时配合钳夹乳胶管，以防空气漏入胸腔（图 6-9-2）。

5. 术毕拔出穿刺针，穿刺局部覆盖无菌纱布，以胶布固定。

6. 如在 CPR 过程中，亦可暂时将穿刺针开放留在局部，以便持续排气，暂时缓解胸腔内的张力，待 CPR 告一段落后，可作进一步处理。

7. 如抽出大量气体且难以抽尽，胸腔压力较高，应即改作胸腔闭式引流。

此外，还有应用于气胸紧急减压的一种简单装置，即在胸腔刺针的尾部紧扎上一个尖端剪一小洞的橡皮指套，这样穿刺针刺入胸腔后，吸气时手指套萎陷，使空气不能进入胸膜腔，呼气时，则空气从指套的小洞开口处排出（图6-9-3）。

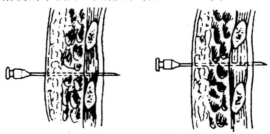

图6-9-1 胸腔穿刺的进针部位

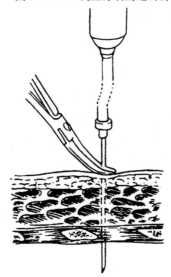

图6-9-2 胸腔穿刺时抽气或抽液

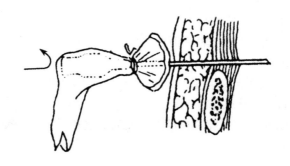

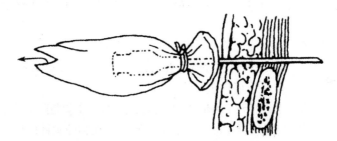

图6-9-3 胸腔紧急减压的简单装置

（四）胸腔穿刺流程图（图6-9-4）

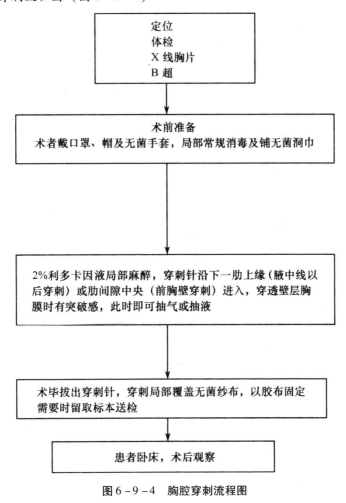

图6-9-4 胸腔穿刺流程图

（仝雯）

第二节 胸腔闭式引流

（一）适应证

张力性气胸如经胸腔穿刺发现大量气体难以抽尽，且胸腔内压力较高，条件一旦允许，即应施行胸腔闭式引流。

（二）操作步骤

1. 术者戴口罩、帽及无菌手套，穿无菌隔离衣。

2. 如有可能，患者应取半卧位，躯干略转向健侧，可用小枕头将肩胛、背部垫高约45°，患侧上肢抬置于头部。但如为心搏骤停患者，则宜一切从简，患者在仰平卧复苏体位下进行，预先选择好内径为0.5cm左右的排气管，引流管应安放在锁骨中线稍外方第二、三肋间，该处利于气体派出，且胸壁肌层较薄，操作容易，不易损伤胸廓内血管。

3. 可先在局部皮肤切一小口（有知觉的患者，应先局部麻醉），以血管钳逐层分离直达胸腔，然后用血管钳夹住引流管前端送入胸腔内，避免使用暴力，以免戳伤肺脏、大血管和其他组织。

4. 引流管置入胸腔 2.5～4.0cm 左右，并调整方向，使其尖端向后、向内指向脊柱方向，外端接水封瓶。

（三）胸腔闭式引流流程图（图 6-9-5）

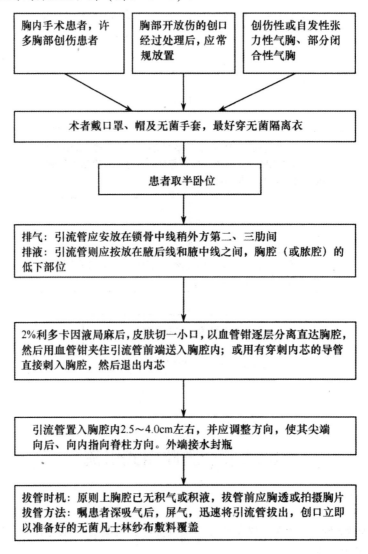

图 6-9-5　胸腔闭式引流流程图

（四）胸腔闭式引流装置

最简单而常用者为单瓶或双瓶胸腔闭式引流，引流管的末端连接于一根长玻璃管，放入瓶内水面之下，使胸腔与大气隔绝，气体可从水面溢出，而空气因水面隔绝不会进入胸腔，故称水封瓶。水封瓶内的玻管以插入水面 2～4cm 为宜。亦可于水封瓶与引流管之间另加一贮液瓶，连接成为双瓶式引流装置，但需注意校正水封瓶的玻璃管，不使胸腔负压将水封瓶内的液体吸入贮液瓶内（图6-9-6）。

现有已消毒好的一次性供胸腔闭式引流用的器材，其中包括插管器具、胸腔引流管和具有单向活瓣和排气口的塑料引流袋，使用十分方便。

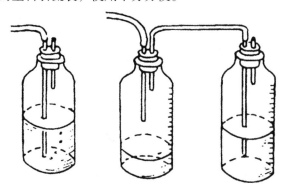

图6-9-6 单瓶或双瓶胸腔闭式引流装置

（五）观察有助于肺泡等漏气及其程度

手术后若见有较大量气体源源不断从引流管中逸出，则表明肺泡或小支气管破裂、漏气。根据气体逸出量等情况，可将漏气分为三度，用以推测肺面或支气管破裂的大小。

1. 轻度漏气 患者咳嗽或用力屏气时有水泡自水封瓶内排出，而在呼吸或平静呼吸时则无，说明仅有小的肺泡破裂，能很快自行愈合。

2. 中度漏气 患者咳嗽、屏气、深呼吸才有气泡逸出，但平静呼吸时则无，说明有较大肺面或小口径的支气管破裂，仍有可能自行愈合。

3. 重度漏气 不仅咳嗽、屏气、深呼吸有气泡逸出，甚至平稳呼吸时也有，说明肺面漏气严重，可能有较大口径的支气管破裂，常需手术处理。

（六）拔管时机和方法

引流管一般放置24~72小时，原则上是胸腔内无积气，肺膨胀良好，拔管前后常规摄胸片。拔管时消毒创口，拆除固定引流管的缝线，嘱患者吸气后屏气，迅速将引流管拔出，创口立即以准备好的置有无菌凡士林纱布及敷料覆盖包扎，24小时内应严防敷料移位和脱落，拔管前后应常规听诊肺部呼吸音。

（仝雯）

第十章 心包穿刺术

心包腔穿刺术，即为用针从心包腔内抽出液体，对心脏创伤合并心包内积血或压塞的处理至关重要。因心脏压塞有一临界点，在达到此点之前心排量仅轻微减少，当心包腔内压力逐渐增高，达到临界点时，心脏受压，影响心脏扩张，导致心脏舒张期充盈压升高，腔静脉回流入右心的血量减少，使心搏量急剧下降。因此，有时抽出少量心包腔内积血，就可能恢复心脏的充盈和搏出量，使血压恢复。否则患者可因心排量锐减以至死亡。

心包腔穿刺不仅用于治疗，亦是诊断心包积液的重要手段。对胸部外伤或心脏术后的患者突然出现不明原因的低血压、颈静脉怒张、心音强度改变，诊断性心包腔穿刺不仅可获得心脏压塞的证据，且往往可由此挽救患者的生命。心包腔穿刺对化脓性心包炎的诊断及治疗亦具重要价值，尚可借以向心包腔内注射抗菌药物。

（一）穿刺途径

1. 经剑突下穿刺 该径路简捷，不会伤及其他重要脏器、血管。

2. 经胸骨左旁第五肋间穿刺 穿刺点在左侧第 5 肋间或第 6 肋间（根据膈位高低而定）的心浊音界左侧边缘稍内处，针自下向上、向脊柱并稍向心脏方向缓慢刺入。正常情况下，该处心包无肺覆盖。但慢性阻塞性肺气肿患者例外。

3. 经由心尖搏动处穿刺 该径路发生气胸的可能性较大。后两种方法也有损伤冠状动脉前降支的危险。

（二）所需设备

1. 穿刺包 包括一根短斜面的 16 号或更粗的穿刺针，20 或 50ml 的注射器，局麻用细注射针、注射器和不含肾上腺素的 2% 利多卡因溶液。

2. 消毒手套、无菌巾，最好穿戴帽子、口罩和消毒隔离衣。

3. 心电图机和连接胸导联的消毒鳄鱼夹。

（三）方法（以剑突下途径为例）

1. 患者仰卧或上半身抬高 20°~30°。

2. 剑突附近皮肤常规消毒并作局麻。

3. 在患者剑突尖端左下方 1cm 处下确定为穿刺部位，局部皮肤可用尖刀片作一小切口有利于大口径针头刺入。

4. 将大口径针头连上注射器，并通过鳄鱼夹与心电图机胸前导联相连（图 6-10-1），穿刺针头与腹部平面成 20°~30°向上、向后，指向左锁骨中点刺入，边进针边抽吸。当针头在皮下前进时，可感觉到紧张的心包阻力，及至进入心包腔时则可产生一个明确的阻力突然消失感。针头触及心外膜可伴有抓扒感，如有 ST 段抬高，说明针头已触及心室；如 PR 段抬高，说明触及心房。如 ST 及 PR 段均抬高，可能说明触及心包而心包腔内无积液。遇有上述征象皆需拔出针头。触及心外膜的其他征象包括房性及室性心律失常和房室传导异常。利用穿刺针作心电图监测可以防止穿刺针进入没有积液的心包腔。亦可立即提醒术者针头已进入心肌，以便及时拔出针头避免损伤心肌及（或）冠状动脉。

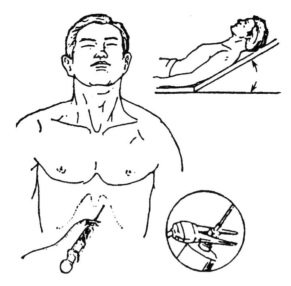

图6-10-1 剑突下径路心包穿刺术

5. 从心包腔抽出的血性液均不凝固，且心电图监测无 ST 或 PR 段移动，或心律失常。鉴别抽出液为全血或血性液体可将液体滴在纱布上，如为全血则均匀扩散呈深红色斑点；如为血性液体则中心呈深红色斑点，向外周扩散呈浅红色晕圈。

6. 必要时可插一根导管进入心包腔，这样既可避免锐利的针头损伤心外膜或冠状动脉，也可持续引流心包腔。导管既可经心包穿刺针直接插入后拔出穿刺针，也可经穿刺针先插入一尖端可弯曲的导引钢丝，拔出针头后，再将导管套在导引钢丝上插入心包腔，利用导引钢丝较之经穿刺针可以插入粗得多的导管。

7. 将抽出液体盛于试管内送检。需作培养时，用培养管接取，试管口及棉花塞应通过乙醇火焰消毒。

8. 术后拔出针头，盖消毒纱布，用胶布固定。

9. 心包穿刺术流程图（图6-10-2）。

（四）心包腔穿刺的危险

1. 可发生心律失常，包括心室纤颤及心脏停搏。

2. 可能撕裂心腔或冠状动脉。

3. 向心包腔内注入的空气可误入心脏。

4. 心肌或冠状动脉损伤引起的出血本身就可产生心脏压塞。

5. 可能刺破肺脏而引起气胸。

（五）注意事项

1. 心包腔穿刺应由有经验的医师进行。

2. 除紧急情况外，术前尽量经超声波检查确诊。

3. 术中应持续监测心电图。

4. 同时作好相应的抢救准备工作。

5. 术前可给予阿托品以避免偶尔发生的迷走血管反射性低血压。

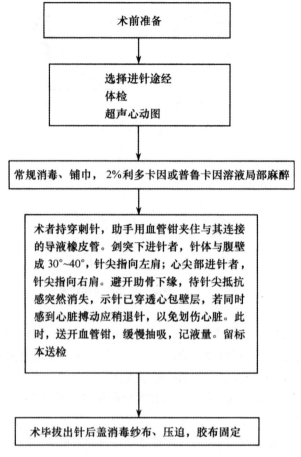

图 6 - 10 - 2　心包穿刺术流程图

必须注意，心包腔穿刺对于心脏压塞只能作为缓解症状、转送患者的权宜之计，不能从根本上解除心脏压塞，而其危险性远远超过多数医师的认识。如 Steiger 报道，为 8 例心脏压塞患者作心包腔穿刺术，就有一例死于右心室刺破。有时偶尔损伤一条冠状动脉或因发生心室纤颤而致猝死。

（李秀宪　贾卉娟）

第十一章　紧急心脏起搏

自 1952 年 Zoll 首次将人工心脏起搏技术成功地应用于临床以来，已成为当代临床急救技术之一。随起搏工程技术的发展，已有各种不同性能的人工心脏起搏器（简称起搏器）和各种不同的起搏方式及类型可供临床选用。

心脏起搏不仅是症状性缓慢性心律失常的有效治疗方法，同时也是治疗药物难以控制的顽固性快速心律失常或药物治疗有矛盾的复杂性心律失常的有效技术。此外，心脏起搏还对于心脏病的诊断、心脏电生理研究、麻醉、手术和心脏侵入性检查的心脏保护起到积极作用。

根据脉冲发生器（起搏器）置于体内与体外将人工心脏起搏分为永久与临时起搏两大类。紧急心脏起搏采用临时心脏起搏。

（一）人工心脏起搏原理

人工心脏起搏系指用一定形式的脉冲电流刺激心肌，使心肌除极，以代替心脏的起搏点，使心脏按一定频率有效地收缩和维持泵血功能的治疗方法。

心肌组织对电刺激具有应激性，兴奋具有扩布传导性，心肌细胞兴奋后具有收缩性，是心脏起搏的电生理学基础。荐心肌已不具有应激性、传导性和收缩性，则起搏无效。此种情况见于临终状态，电刺激虽有心电图形，但无心肌收缩，称为电－机械分离。心脏停搏一段时间后，电刺激仅遗留心电起黼，斯不继以 P－QRS 波。另外，引起有效心脏起搏的电刺激脉冲必须具备一定强度（用电压 V 表示）和持续时间（用 ms 表示），其规律符合心肌细胞电生理的强度－时间曲线。

（二）起搏系统

起搏系统包括脉冲发生器（起搏器）、起搏导管及组织、体液、心肌构成完整的起搏电路系统。临时心脏起搏起搏器置于体外，电极导管远端为双极。永久心脏起搏起搏器置于体内，电极导管多为单极，远端为阴极。

第一节　心脏紧急起搏及适应证

（一）心脏紧急起搏方法

采用临时心脏起搏方法，主要为急症抢救，通常作为紧急心脏起搏者稳定病情，改善临床情况为安置永久性心脏起搏器的过渡。要求方法简单、快捷、效果可靠。常采用体外无创心脏起搏或经静脉心内膜心脏起搏。此外，尚有经食管心脏起搏、经胸腔心肌起搏和心外膜起搏等。

（二）适应证

该法主要用于血流动力学不稳定的症状性心动过缓，永久性起搏的初始治疗或引起心动过缓的原因（如高钾血症、药物过量）短期可消失的治疗（见表 6－11－1）。

表 6 – 11 – 1　紧急心脏起搏适应证

1. 血流动力学不稳定性心动过缓（收缩压 <80mmHg、意识状态改变、出现黑矇、昏厥、心绞痛、肺水肿）*

2. 心动过缓伴逸搏节律、心动过缓依赖性室性心律失常（药物治疗无效）（顽固性心动过速的超速起搏室上性心动过速或室性心动过速（仅用于药物或电复律无效者）

3. 缓慢无收缩性心脏停搏

4. 急性心肌梗死出现下列情况应作紧急起搏 *

　　①症状性窦房结功能不全

　　②Ⅱ度Ⅱ型房室传导阻滞

　　③Ⅲ度房室传导阻滞

　　④新出现的左、右或交替束支传导阻滞或双束支阻滞

注：＊：包括：完全性房室传导阻滞，症状性Ⅱ度房室传导阻滞，症状性病态窦房结综合征，药物介导的心动过缓（如地高辛、β受体阻滞剂、钙拮抗剂、普鲁卡因胺），永久起搏器失败，室性自律性心动过缓，症状性心房纤颤伴缓慢心率，低血容量性休克复苏期间顽固性心动过缓，心动过缓性心律失常伴危险性室性逸搏。

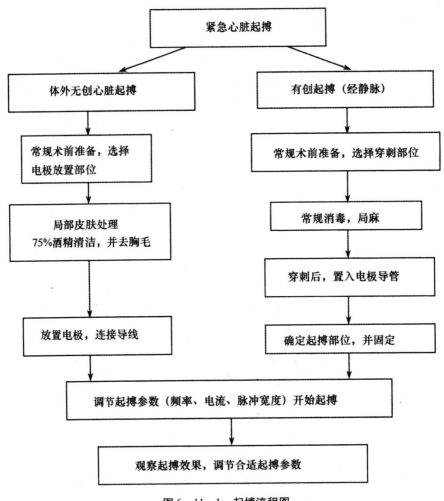

图 6 – 11 – 1　起搏流程图

下壁心肌梗死可出现无症状性Ⅱ度或Ⅲ度房室传导阻滞，其起搏应根据症状和心动过缓是否恶化而定。

（三）起搏流程图（图6-11-1）

（李凡民）

第二节　紧急心脏起搏类型

（一）体外无创心脏起搏

体外无创心脏起搏系指起搏器发放特定的脉冲电流通过一对黏贴于胸壁皮肤的电极穿过胸壁抵达心脏，刺激心脏，从而使心肌除极，引起心脏收缩。故临床将此类心脏起搏又称经皮心脏起搏、体外胸壁心脏起搏，为紧急心脏起搏中最快捷的起搏方法。

1. 体外无创心脏起搏的生理作用　研究证明，动物体外无创心脏起搏时，心房和心室同时激动，而在人体则直接刺激心室，引起心室收缩，并因激动的逆向传导至心房而致心房收缩，因此，在体外无创心脏起搏时心房、心室收缩为非序贯同步性，其房室同步功能消失，可使心排血量降低20%左右。体外无创心脏起搏的动物实验及临床观察均未见有显著的心肌组织病理损害和功能恶化。

2. 起搏系统组成及参数

（1）组成：由脉冲发生器、一对可弃式皮肤黏着型大电极及连接电缆组成，目前多将脉冲发生器与除颤器和心电图监测仪置于同一机内，体积小，适应临床不同需要。

（2）起搏方式：按需型（demand）；固定频率型（fixed）

（3）参数：电流强度（用mA表示），为30~200mA可调；脉宽（电刺激脉冲持续时间，用ms表示），为40ms，不应期为300ms；起搏频率为30~180次/分。

3. 体外无创心脏起搏操作方法

（1）术前应向清醒患者及家属扼要解释体外无创心脏起搏的目的、方法、安全性，消除其恐惧心理，以取得配合。

（2）局部皮肤处理：75%乙醇溶液清洁胸背部电极黏贴部位皮肤，降低皮肤电阻，多毛者剃去胸毛。

（3）电极放置部位：负极为圆形（直径10cm），紧密黏贴于左前胸心前区乳头内侧，相当于V3位置，正极为长方形（8.5cmx13cm），黏贴于左肩胛与脊柱之间与心脏相对应部位。见图3-17-1。也可将电极放置前侧位，见图3-17-2c)

（4）电极导线连接体外心脏起搏器，先设置预期起搏频率，后逐渐增加电流强度直至心脏夺获，维持起搏心律或终止心动过速。

（5）起搏参数设定：起搏频率70ppm或高于自身心率10~20ppm；脉冲宽度20~40ms（有些体外起搏器脉冲宽度固定）；起搏电流强度30mA开始递增，直至起搏脉冲夺获心室（此时的电流强度为起搏阈值）后，再增加5-10mA进行连续心脏起搏，以保持起搏稳定；起搏方式，根据有无有效自主心律，选用按需型或固定频率型。

（6）起搏效果的判定标准

1）起搏成功：电脉冲刺激能夺获心室，心电图示脉冲信号后紧跟一个相关的 QRS 波（图 6 – 11 – 2）。

2）临床有效：电脉冲刺激夺获心室，起搏成功，可扪及大动脉搏动或测得血压。

3）复苏成功：恢复有效循环，出现自主呼吸，神志恢复至发病前状态。

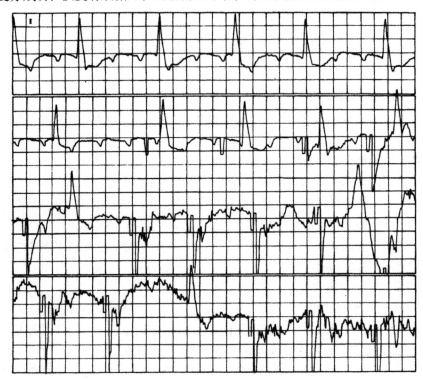

图 6 – 11 – 2　完全房室传导阻滞伴阿斯综合征体外无创心脏起搏成功，
第三排为起搏成功，QRS 波前的方波信号脉宽 40ms

4. 注意事项

（1）体外无创起搏阈值与胸壁电阻、心肌应激性和电极安置位置有关，因此，如高强度电流不能夺获心脏时，移动电极位置、清洁局部皮肤以及增加电极与皮肤密合程度可使起搏成功。

（2）起搏阈值高，患者有疼痛，甚至不能耐受，仍然是体外无创起搏临床应用的障碍。小剂量地西泮，甚至吗啡类镇痛剂静脉注射常可提高患者的痛阈值，有利于增加高强度电流的耐受能力二从而提高起搏成功率。

（3）心肺复苏患者实施心脏起搏，在起搏无效或仅起搏成功（此时为"电 – 机械分离"）时，起搏不能替代 CPR；心室颤动时，起搏不能替代电除颤。

（二）经静脉心内膜起搏

经静脉心内膜起搏系指起搏器发出的特定形式的脉冲电流通过由周围静脉或中心静脉插入的起搏导管传至位于右心房、右心室或两者心内膜的导管电极，使心内膜除极，引起心脏收缩和泵血。经静脉心内膜起搏一直是紧急心脏起搏的首选方法。

1. 电极导管及进入途径　经静脉心内膜起搏电极导管几乎都是双极导管。穿刺插管静脉的选择依患者的情况和操作者的经验、习惯而定。其原则是：静脉易定位，穿刺成功率高，耗时少，导管最易抵达心脏，并发症少。通常选用静脉为股静脉、锁骨下静脉、颈外静脉、贵要静脉。经皮穿刺静脉直接或经导管鞘插入起搏导管，"盲插"或在 X 线透视下将起搏电极送至心脏拟行起搏的部位。

近年来，采用软性气囊半漂浮起搏导管，导管先送到中心静脉后，给气囊充气，充气后的起搏导管可顺血流飘入右心室心腔内，心电图对导管定位有指导作用。更缩短了放置导管的时间，并增加了安全性。

2. 电极导管置入部位及固定

（1）起搏部位：心房起搏则电极顶端置于右心房心耳部。心室起搏一般应将电极顶端置于右心室尖部。

（2）电极导管到位后，测定起搏阈值、感知阈值。定位满意后，将电极导管缝合固定在穿刺部位的皮肤处，局部包扎。导管尾部连接起搏器即可起搏治疗。

3. 电极导管定位满意的要求

（1）右心房电极导管定位满意的要求

1）X 线正位：电极导管头部随心房收缩左右摆动，且幅度较大。侧位：J 形电极导管指向前，并随心房收缩前后运动；深吸气时，J 形的两肢加宽变成 L 形，但角度不得超过 80°；体外顺或逆钟向旋转导管，电极头部位置不变；令患者咳嗽、深吸气等，电极头部位置不变。

2）起搏分析仪测定：起搏脉宽为 0.5ms 时，起搏阈值为 0.6 ~ 2.0V（1.0 ~ 3.0mA）；感知阈值不小于 2.0mV；起搏电极阻抗为 500 ~ 1 000Ω。

满足上述要求，再给 J 形导管适当弯度维持一定张力，避免因深呼吸、膈肌活动时牵拉而致导管移位。

（2）右心室电极导管定位满意的要求

1）X 线正位：电极指向左上，位于右室心尖及右侧膈肌附近，深呼吸膈肌上下活动。右侧位：电极尖端指向前并随心室舒缩电极头同步搏动。

2）腔内心电图：用中继线连接心电图的胸前导联和电极导管的阴极端，引出右心室腔内心电图。QRS 波呈 rS 型，S 波深可达 4 ~ 6mV 以上，其前无 P 波，ST 段呈弓背向上显著左偏（图 6 - 11 - 3）。

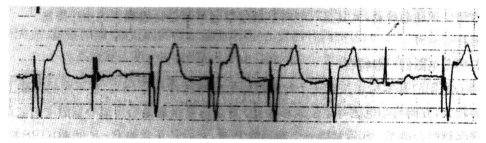

图 6 - 11 - 3　右心室心内膜起搏（按需型）心电图

3）起搏分析仪测定：起搏阈值为 0.3 ~ 1.0V（0.6 ~ 2.0mA）；R 波感知阈值为

6～15mV；起搏电极阻抗为 500～1 000Ω。体外起搏良好。

4）电极导管定位后拔除引导钢丝，令患者深呼吸、咳嗽数次后再进行上述观察和测试。如无改变，无呃逆和腹腔部跳动，说明电极导管定位满意，并嵌入心肌小梁中。给导管适当张力，防止深呼吸、膈肌活动时牵拉移位。

4. 起搏功能和起搏方式　虽然紧急经静脉内膜起搏的起搏功能要求较永久性心脏起搏要求为低，但要维持稳定有效的起搏，以期维持和改善泵血功能。

（1）起搏阈值：心室起搏应小于 2mA，起搏阈值过高可能不能维持稳定和有效的起搏。起搏阈值过低也并非有益，如小于 0.5mA，特别是伴有 ST 段明显抬高时，常提示起搏电极嵌入心肌过深，可能会导致心肌穿孔，此时应将起搏导管稍稍后撤。

（2）感知敏感度：为维持稳定按需起搏，防止起搏器介导的心律失常的重要技术参数，感知敏感度 R 波应大于 5.0mV，P 波应大于 2.5mV。

（3）起搏电流：是维持稳定和有效起搏的保证，起搏电流常依起搏阈值而定，通常为起搏阈值的 1.5～2.0 倍。

（4）起搏频率和起搏方式：症状性心动过缓患者多采用按需型起搏，设置初始起搏频率常 80～100 次/分，在血流动力学改善后逐渐减慢至合适的起搏频率。起搏成功时，电脉冲刺激能夺获心室，心电图示脉冲信号后紧跟一个相关的 ORS 波。

5. 心脏停搏时起搏方式　心脏停搏或无脉性电活动者可采用非同步型即固定频率型起搏，此时起搏电流可置最大输出（通常为 20mA），起搏成功后逐渐降低电流输出，恢复自主节律后改为按需型起搏。

6. 快速心律失常　对于终止快速心律失常，则常用超速起搏、亚速起搏、猝发脉冲起搏和程控起搏的方法使其终止。

（1）室上性心动过速：快速性心律失常中起搏效果较好者为房室折返性心动过速、房室结折返性心动过速，可通过程控刺激，用单个或成串的心房或心室的期前刺激终止，超速起搏、亚速起搏及猝发起搏亦常有效。房内折返性心动过速可用快速心房起搏使其终止，而自律性增高的房性心动过速则起搏常常无效，但可用配对刺激法成倍降低心室率。

（2）心房扑动：Ⅰ型心房扑动（心房率 250～350 次/分，Ⅱ、Ⅲ、aVF 导联的 F 波呈锯齿状，绝对不规则）可用快速心房起搏转复为窦性心律；Ⅱ型心房扑动（心房率大于 350 次/分）则心房起搏常无效。

（3）折返型室性心动过速：折返型室性心动过速，药物治疗无效或不能耐受，而又不宜作电复律者，快速的心室起搏或程控起搏可使室性心动过速终止。

起搏治疗快速性心律失常偶有诱发心室率加速，甚至引起心室颤的报道，故无论经静脉内膜起搏或体外无创心脏起搏终止快速性心律失常时，均应准备除颤器。

7. 起搏效果判定注意事项　起搏效果的判定及心肺复苏时起搏注意事项，见本章第一节。

8. 监护和护理　经静脉心内膜起搏成功后应连接心电监护，以确保有效起搏和血流动力学改善，及时发现心律失常和起搏故障，检查起搏系统的各部连接，防止松脱和电极脱位。定期记录心电图、测定起搏阈值。插管部位每日消毒，更换敷料，预防感染、出血。

（李凡民　吴保凡）

第十二章　血液净化

血液净化是指将患者血液通过体外净化装置，模拟肾脏的功能清除体内代谢产物、毒物、药物，纠正过重水负荷，维持电解质及酸碱平衡的治疗方法。目前常见的血液净化方法主要包括：①连续性血液滤过（CHF）以及由此衍生的连续性血液透析滤过（CHDF）等统称为连续性肾脏替代治疗（CRRT），如：连续性动－静脉血液滤过（CAVH）、连续性静脉－静脉血液滤过（CVVH）、连续性静脉－静脉血液滤过透析（CV-VHD）、缓慢连续性超滤（SCUF）；②血浆置换（PE）；③血液灌流（HP）；④血液透析（HD）；⑤腹膜透析（PD）等。近年来，随着血液净化治疗范围的不断拓展，它不仅被应用于急性肾衰竭的治疗，在重症急性胰腺炎、多脏器功能衰竭，中毒及其他急危重病患者抢救中也起了十分重要的作用。由于 CRRT 可以连续进行，床边实施，设备简单，操作灵活，并可以清除体内的中分子物质和炎性介质，因此，在急危重患者的救治中应用更加广泛。

第一节　连续性肾脏替代治疗

连续性肾脏替代治疗（CRRT）是指模拟人体正常肾小球滤过的方式，通过特殊的装置清除体内的代谢产物、废物或毒物，并补充相近体积的置换液，达到清除水分和纠正代谢紊乱的目的，由于该方法操作简单、副作用少、患者耐受性好、可以清除中分子物质和炎性介质等优点，被广泛用于急性肾衰竭、急性重症胰腺炎、多器官功能衰竭等疾病的治疗。自 1977 年前西德的医师 Kramer 首次将动脉－静脉血滤用于治疗急性肾衰，近 30 年来，随着对其研究及认识的不断深入，该技术的安全性和有效性不断提高，减少了对血流动力学的依赖及影响，衍生出各种改良型的血液滤过方法。各种不同的 CRRT 方式有其各自不同的特点（见表 6－12－1）。

表 6－12－1　各种 CRRT 方式的特点

	原理	尿素清除率（L/a）	尿素清除率（ml/min）
CAVH	对流	10～15	7～10
CVVH	对流	22～24	15～17
CAVHD	弥散＋少量对流	弥散：22～24　对流：2～6	弥散：14～16　对流：2～5
CVVHD	弥散＋少量对流	弥散：22～24　对流：2～6	弥散：14～16　对流：2～5
CAVHDF	弥散＋对流	弥散：22～24　对流：14.4	弥散：18～20　对流：10
CVVHDF	弥散＋对流	弥散：22～24　对流：14.4	弥散：18～20　对流：10～13
SCUF	对流	2.8	2～5

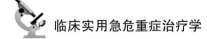

（一）连续动－静脉血液滤过（CAVH）

该技术利用人体动脉和静脉之间的压力差作为驱动力，而不需要血泵，通过高通量滤器的超滤作用清除体内的过多水分，通过对流清除溶质，尿素氮清除率达到7～10ml/min但该技术必须使用股动脉和股静脉置管，股动脉置管的并发症发生率高，并且急危重患者常处于休克状态，动脉血压过低，而静脉压过高，不能形成足够的驱动压，目前已少用于临床。

（二）连续动－静脉血液滤过透析（CAVHD）

CAVHD仍然是利用人体动静脉之间的压力差驱动血液循环，溶质的转运主要依赖弥散及少量对流，在滤器的滤过室内与血流方向相反的方向加入透析液，以15～30ml/min的速度输入，与CAVH相比进一步提高肌酐的清除率，维持内环境稳定。与CAVH相同，目前临床极少应用。

（三）连续静脉－静脉血液滤过（CVVH）

其清除溶质的原理和CAVH相同，不同之处在于采用了双腔导管建立血管通路，并应用血泵作为体外循环的驱动力。血流量可以达到100～300ml/min，尿素氮清除率可达10～20mL/min避免了动脉置管带来的各种并发症。由于设备简单，易于管理，可床边连续使用，现已广泛应用于临床。

（四）连续静脉－静脉血液滤过透析（CVVHD）

原理同CAVHD，血管通路的建立同CVVH，既减少了动脉置管的并发症又达到良好的清除溶质和水分维持内环境稳定的目的。

（五）缓慢连续性超滤（SCUF）

该技术的主要原理是以对流的方式清除溶质，但不补充置换液也不补充透析液，血管通路的建立既可以采用动脉静脉置管也可以采用双腔静脉置管。

（六）高流量血液滤过（HVHF）

HVHF多用于感染性休克、急性重症胰腺炎，有研究表明它可以清除细胞因子，减少血管活性药物的使用，维持血流动力学稳定。方法有两种：①CVVH，超滤量维持在3～6L/h，持续24小时；②脉冲式高流量血液滤过（PHVHF），白天超滤率增加为6L/h，晚间以标准CVVH维持，总超滤量可大于80L。

一、临床治疗

（一）基本原理

CRRT治疗中溶质的转运机制主要有两种：弥散和对流，血液滤过主要是通过对流的方式清除溶质，而血液透析则主要是利用弥散的方式清除溶质，目前衍生的血液透析滤过方式是综合弥散和对流的作用清除中小分子物质。

CRRT技术模拟正常肾小球的滤过原理，通过动静脉压力差或血泵驱动产生体外循环动力，血液流经高通量滤器，在跨膜压的作用下，使中小分子溶质以对流的转运形式穿过滤过膜，水分以超滤的形式与溶质一起被清除，并同时在滤器前或滤器后补充置换液，以维持体液平衡及内环境稳定，达到血液净化的目的。

（二）适应证

CRRT适用于急、慢性肾衰竭的治疗。临床急诊治疗中适用于下列急危重疾病的救治：①急性肾衰竭伴急性肺水肿或心功能不全；②急性肾衰竭伴高分解代谢；③药物或毒物中毒；④挤压综合征；⑤全身炎性反应综合征、感染性休克、多器官功能衰竭；⑥重症坏死性胰腺炎；⑦肝性脑病；⑧严重电解质紊乱及酸碱失衡：难以纠正的高钠血症；⑨急慢性肾衰竭伴有低血压或血液透析时循环不稳定等。

（三）临床实施

1. 血管通路的建立　动脉 – 静脉血管通路多选用股动脉和静脉，最好选用大孔径（10 ～ 14F）的短导管、短滤器并缩短血管通路的长度，血流速度一般波动于50 ～ 150ml/min，部分患者还需要通过手术建立动静脉瘘，此时的血流速度约为60 ～ 80ml/min。静脉 – 静脉血管通路需要置入两个单腔静脉导管或一个双腔静脉导管，目前市场上销售的双腔静脉导管一般的型号为11.5 ～ 13.5F。静脉孔（输入端）在动脉孔（输出端）之前 2 ～ 3cm，减少了滤过后的血液与未滤过的血液的混合，减少了重复循环，一般双腔静脉导管的重复循环率在10% ～ 25%，血流量为 100 ～ 200ml/min。

2. 血液滤器　目前多采用的是空心纤维型滤器，滤过膜的一般要求是：①良好的生物相容性；②中小分子能够被滤过，而大分子物质不能通过；③高通透性、高滤过率和抗高压性。血液滤器内的容积一般比较小，约为 40 ～ 60ml。

3. 置换液　置换液的配制要求必须用净化水，不含杂质、无菌、无离子和无致热源，维持机体水、电解质及酸碱平衡。置换液补充量的计算方法：置换液量（ml/h）= 同期超滤液量 – 补液量 + 其他途径的液体丢失量（尿、引流、皮肤蒸发、呼吸等）。置换液电解质的成分应接近于血浆的成分，可以采用市场销售的置换液，或根据个体的差异及病情的需要调整置换液配方。常用的置换液配方及相应的血浆分子浓度见（表6 – 12 – 2）和（表6 – 12 – 3）。

表6 – 12 – 2　常用置换液配方

成分	生理盐水	5% GS	5% CaCl₂	25% MgSO₄	H₂O	5% 碳酸氢钠	B 液		总量
							5% NaHCO₃	5% CaCl₂	
Pon 配方	3000	1000	20	3.2	0	0	250	0	4273
配方 1	3000	250	30	3	750	0	250	0	4283
配方 2	3000	250	–	3	750	250	–	30	4283

表6 – 12 – 3　三种置换液与正常血浆分子浓度比较

成分	糖	Na⁺	Ca²⁺	Mg²⁺	Cl⁻	HCO₃⁻	SO₂²⁻	总分子浓度
Fort 配方	59.1	142.8	1.59	0.76	111.2	34.8	0.76	351.0
配方 1	13.8	142.5	2.38	0.71	112.5	34.7	0.71	307.3
配方 2	13.8	142.5	2.38	0.71	112.5	34.7	0.71	307.3
血浆	3.9 ～ 7.8	135 ～ 140	2.1 ～ 2.5	0.7 ～ 1.1	96 ～ 108	22 ～ 27	–	208 ～ 320

置换液的输入途径有前稀释法和后稀释法两种。前稀释法多用于 CVVH，血流阻力小，超滤量大，滤膜不易被凝聚物堵塞，肝素用量小，出血的发生率低，滤器使用时间长，而且停止血滤时滤器内的残余血少，但如果每日的超滤量低于 10L 时，前稀释法会影响超滤效果。后稀释法多用于 CAVH，血液流经滤器时尚未被稀释，可以节省置换液

的用量，溶质清除率高，但当红细胞比容较高时容易在滤膜上形成覆盖层或被凝固物堵塞，滤过率降低。

4. 抗凝技术

（1）全身肝素抗凝：这是最常用的抗凝方法：①常规肝素抗凝：负荷剂量1000～3000U，之后以5～15U/（kg·h）静脉泵入维持，监测部分活化凝血酶原时间（APTT），维持在正常的1.5～2倍；②有出血倾向的抗凝：负荷剂量以15～25U/kg注入后持续静脉泵入维持，监测APTT比正常延长15s；③出血倾向明显：负荷剂量以5～10U/kg注入后持续静脉泵入维持，监测APTT在正常水平。

（2）低分子肝素抗凝：肝素的抗凝主要在于它对凝血酶和因子Xa的抑制作用，主要抑制因子Xa的活性，因此，它具有抗血栓作用却减少了出血的可能，是一种较理想的抗凝剂。缺点是低分子肝素的应用需要监测Xa因子的活性，监测手段复杂，而且其价格明显高于肝素，并且鱼精蛋白对其不能完全中和。一般首剂15～20U/kg，追加量5～10U/（kg·h）。

（3）前列腺素抗凝：前列腺素可以增加腺苷酸环化酶的活性，使血小板的cAMP浓度增加，抑制了血小板的黏附与聚集，并且其半衰期短，但抗血小板的活性可以维持两小时，且前列腺素有扩血管的作用，可以引起血压下降，使用时需监测血小板的聚集功能，无中和剂，限制了它的临床使用。

（4）局部枸橼酸抗凝：是利用枸橼酸盐与钙螯合起到抗凝的作用，滤器后需要由另外的管道注入氯化钙，补充被螯合的钙，恢复凝血功能，因此，需要特殊的透析液和额外补充钙剂。枸橼酸钠的补充速度为血流量的3%～7%，一般剂量为5～10ng/（kg·min），使滤器后ACT保持在180～200s。这种局部抗凝的方法的优点是适用于由于肝素的使用而导致严重血小板减少的患者，其缺点是可以引起代谢性碱中毒，并且需要强大的弥散作用清除枸橼酸钙。

（5）无抗凝技术：对于活动性出血、凝血功能障碍和严重的肝脏疾病患者可以采用无抗凝技术，具体的方法是用含肝素的生理盐水预充滤器和血管通路，然后浸泡15～30分钟，开始治疗前用生理盐水冲洗滤器及管路，血流速度保持在200～300ml/min，每15～30分钟用生理盐水100～200ml.冲洗滤器。滤器内凝血表现为：①滤液尿素值/血尿素值<0.7（正常1.0），表示滤液与血中溶质不完全平衡，提示滤器内凝血；②最大超滤<100ml/h，提示凝血；③滤器前压力过高，引起管路搏动。

5. 液体管理　根据患者的具体病情、容量状态、治疗目的等方面确定患者的液体管理目标。计算液体平衡时应包括患者所有的入量和出量，其中入量包括静脉输液量、口服或管饲液体量、置换液的输入量等，出量包括超滤液量、尿量等各种显性和不显性失水量。为了计算准确，应总结每小时液体平衡，当同期入量等于出量，则为平衡，若同期入量大于出量为正平衡，入量少于出量则为负平衡。

（四）并发症

1. 导管相关的并发症　穿刺置管引起的出血和局部血肿形成，导管相关性感染，穿刺置管引起的气胸、血胸，气栓形成等。

2. 滤器和血管通路相关的并发症　泵管破裂、滤器内漏血、滤器和管路内凝血。

3. 抗凝相关的并发症　出血、体外循环凝血、血小板降低等。

4. 全身并发症　低血压、酸碱平衡及电解质紊乱、营养物质的丢失、长期血液滤过引起的内分泌功能失调等。

二、CRRT 在急危重症中的临床应用

（一）CRRT 的优点

1. 设备简单，操作方便 与血液透析相比，CRRT 不需要特殊的水处理设备，不需要透析装置，适用于紧急床边肾脏替代治疗，方法简单，操作方便，医护人员不需要特殊专业的训练，容易在各个层次的医院开展。

2. 血流动力学稳定 血液透析时由于超滤率过高，超过了组织间液对血浆的再充盈率；血液与滤膜接触，导致 IL-1 的释放增加，而且透析液中的致热源黏附到滤膜上，并能穿过滤膜进入血液，激活单核细胞产生 IL-1，引起低血压和休克；晶体物质被迅速清除，使血浆的晶体渗透压降低，水分从细胞外进入细胞内，因此，细胞外液量减少，细胞内水肿，血流动力学不稳定。而 CRRT 则克服了以上缺陷，它是持续、缓慢、等渗的清除水分及溶质，血液滤器的生物相容性好，血流动力学稳定，因此，适用于心血管功能不稳定、血压偏低的患者。

3. 滤器膜的生物相容性好 由于 CRRT 使用的膜多为人工合成膜，生物相容性好，血液与滤膜接触不容易激活补体或引起炎性介质的释放，低氧血症罕见；此外，它能够黏附或清除部分的炎症介质，适用于 SIRS 的患者。

4. 溶质的清除稳定 CRRT 是缓慢、持续、等渗的清除水分与溶质，血液中溶质浓度比较稳定，而血液透析则是快速清除溶质，使溶质浓度快速下降，停止透析后溶质浓度逐渐上升，因此，血液中溶质的浓度变化呈波浪形曲线。当 CRRT 的超滤率为 1L/h 时，溶质的清除率相当于每周每日血液透析的效果，当超滤率增加至 2L/h 时相当于每周每日血液透析 6~8 小时。

5. 利于营养支持的实施 血液透析时，由于需要限制液体的入量防止出现肺水肿，因此难以进行完全静脉营养或肠内营养支持，而目前认为急性肾衰竭尤其是伴有高分解代谢的患者需要补充充足的营养和蛋白质，CRRT 时在缓慢超滤水分的基础上可以给予完全营养支持，改善患者的营养状态。

6. 清除中分子物质和炎性介质 血液透析由于滤器膜的孔径小，不能通过分子质量大于 1 000~3 000Da 的分子，因此，几乎不能清除中分子物质和炎性介质，而 CRRT 的滤膜通透性高，能够通过 40~50kDa 的中小分子溶质，并且部分炎性介质还能黏附于滤膜的表面，因此，CRRT 在 SIRS 早期对清除炎性介质，起到一定的免疫调节作用。

7. 利于肾功能的恢复 有研究表明血液透析还可能使急性肾衰竭患者的肾功能恢复延迟，原因可能与减少肾血流量有关，而 CRRT 有助于肾功能的恢复。

8. 细胞外液量稳定 血液透析前细胞外液量最多，经过血液透析后细胞外液量明显减少，然后再经过饮食或输液等补充细胞外液量又增加，因此，间歇性血液透析时细胞外液量变化大，而 CRRT 时持续、缓慢地超滤水分，细胞外液量稳定，不容易引起失衡综合征。

（二）CRRT 的临床应用

1. 顽固性心力衰竭 急性左心衰竭来势凶猛，常会危及生命，大多数患者经常规治疗如祛除诱因、吸氧、强心、利尿、扩血管等处理后均可缓解，但如同时伴有肾衰竭则心力衰竭常难以纠正，CRRT 可以有效清除体内过量水分，改善容量状况，缓解临床征

象。由于 CRRT 是连续、缓慢、等渗地清除溶质和液体，不影响血液渗透压，并能使血管阻力和心排血量增加，因此，能保证迅速脱水减轻心脏前负荷的同时血压稳定，使心力衰竭有效缓解。

由于血液透析时超滤率过高，超过了组织间液对血浆的再充盈率，使组织内和细胞内的水分不能进入血液循环，并且由于对小分子溶质的快速清除使细胞外的渗透压降低，细胞外的液体进入细胞内或组织间，血透后发生的失衡综合征使水向肺间质或肺泡移动，导致血透后 4～5 小时心力衰竭再次加重，因此，大多数心血管功能不稳定的危重病患者难以耐受血液透析。

2. 急性肝衰竭　由于急性肝衰竭时患者迅速出现肝性脑病、黄疸、凝血障碍、内环境紊乱、循环、呼吸功能衰竭，肾衰竭等并发症，直接导致患者死亡，有效及时的 CRRI 有利于清除体内毒素，改善意识、清除体内多余水分，改善组织水肿、低钠血症的缓慢纠正，以免引起渗透性脱髓鞘综合征、维持内环境、稳定酸碱及电解质、营养支持，提供代谢底物、循环支持，保证组织灌注，赢得时机，等待肝脏恢复或进行肝移植手术。

肝移植由于手术时间较长、术中的无肝期、排斥反应、感染等原因，术后的并发症种类很多，包括原发性移植肝功能障碍、术后出血、凝血功能障碍、门静脉栓塞、下腔静脉梗阻、胆漏、胆道梗阻、高胆红素血症以及各种类型的内科并发症如心肺功能不全、水电解质平衡紊乱及肾功能衰竭等等。此时，可以通过 CRRT 有效地改善肝移植术后早期患者的生理紊乱状况。移植术后出现急性排斥反应时，移植肝受到破坏，功能低下，在使用免疫抑制疗法的同时行 CRRT 联合其他人工肝支持系统治疗，去除抗原及免疫复合物，帮助渡过排斥反应期，有利于移植肝功能的恢复。

3. 急性肾伴脑水肿　血液透析时由于血浆渗透压迅速下降，可出现脑水肿、酸中毒等征象，表现为失衡综合征，重者可导致致命性颅压增高，因此，伴有脑水肿的急性肾衰竭患者应该避免行血液透析。CRRT 可使血浆渗透压缓慢下降，防止失衡综合征，保持血流动力学稳定，维持有效脑灌注压。

4. 急性呼吸窘迫综合征（ARDS）　ARDS 作为多器官功能衰竭的一部分，其发生、发展与体内炎性介质释放相关，可导致渗透性肺水肿及进行性低氧血症，CRRT 尤其是高流量 CRRT 可以清除大量血管外肺水、清除炎症介质，明显改善氧合指数，可能改善 ARDS 患者的预后。

5. 药物或毒物中毒　中毒是临床常见急症，导致中毒的物质主要包括生物性毒剂及化学毒剂，误服、误接触化学毒剂或药物过量、毒性反应是其主要的中毒原因。通常经过灌肠、洗胃、利尿、药物或毒物拮抗剂的应用可以改善症状，病情危重患者不能改善症状甚至出现重要功能损害时，应该及时采用 CRRT 清除毒物，减少毒性反应，同时对于重症患者 CRRT 在维持重要器官功能，维持酸碱及内环境稳定方面起着重要作用。但对于作用迅速的毒物如氰化物或损害不可逆的毒物如百枯草 CRRT 治疗意义不大。通常选用血液透析、血液灌流、CVVH 及血浆置换清除毒物，CVVH 能清除游离的药物或毒物，其清除率与超滤率呈正相关，与蛋白结合率呈负相关；对于小分子、水溶性、蛋白结合率低的物质可通过血液透析或血液灌流清除，有些分布容积较大的物质，主要与组织结合，血液灌流好于透析，对于蛋白结合率高的物质血浆置换是良好选择。

6. 挤压综合征　挤压综合征是肌肉丰富的肢体或躯干由于挤压或压力导致的肌肉组

织创伤，肌细胞破坏，肌浆网破裂，肌球蛋白、尿酸、磷酸外漏并进入血液循环，肌球蛋白导致肾脏毒性，细胞内钾离子外溢导致高钾血症，引起心脏抑制，肌浆膜破坏导致细胞外液中水及离子进入细胞，导致肌肉肿胀及容量不足，出现低血容量性休克、急性肾衰、内环境紊乱、肌筋膜综合征、凝血功能紊乱等临床征象。

CRRT 可以有效地清除肌球蛋白，预防急性肾功能衰竭的发生，可清除炎性介质、维持容量平衡并可稳定内环境，纠正酸中毒。由于肌球蛋白分子量较大，CRRT 时应尽量选择高通量滤器。

7. 全身炎性反应综合征 全身炎性反应综合征（SIRS）是机体的炎症细胞在各种损害因子过度激活下，产生大量的炎性介质，最终导致机体对炎症反应失去控制而引起的一系列综合征。CRRT 可能通过体外循环清除各种炎症介质如内毒素和细胞因子（TNFα、IL－1β、IL－6、IL－8，）改善 SIRS 的预后，可以有效地清除心肌抑制因子，稳定血流动力学，还可以吸附和清除血小板活化因子、补体成分等。其他作用还包括可以有效降低体温、减轻组织水肿、改善组织氧供，清除乳酸并纠正代谢性酸中毒等。

8. 急性重症胰腺炎 急性重症胰腺炎是胰蛋白酶大量激活，胰腺自身消化导致，由于各种胰酶吸收入血，可过度激活白细胞、巨噬细胞等炎性细胞生成和释放多种炎性介质，引起毛细血管通透性增加，有效循环血量不足，内环境紊乱，多器官功能的不全，尽管综合治疗不断进步，但急性重症胰腺炎死亡率依然居高不下。近年实验和临床研究表明，CRRT 用于急性重症胰腺炎的早期治疗，可以清除炎性物质，降低炎性反应的程度，减少器官衰竭，降低死亡率并缩短住院时间，在疾病后期可以使机体免疫抑制状态得到改善，重建机体免疫内稳态。CRRT 时选择高流量（＞75L/d）清除炎性介质的能力较低流量 CRRT 更有效。

（三）CRRT 的治疗流程（图 6－12－1）

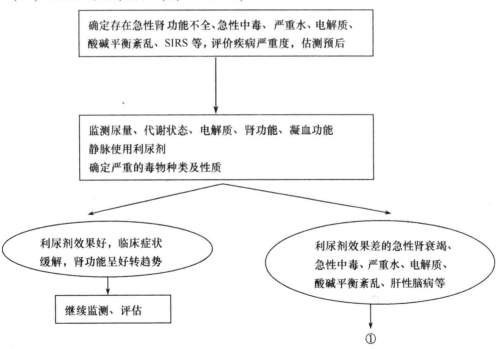

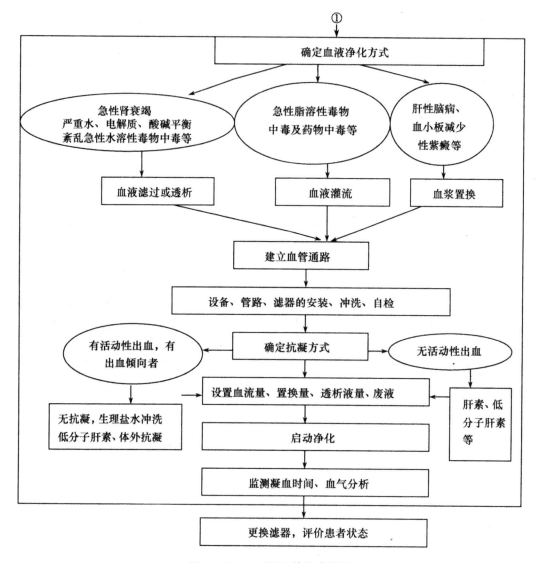

图 6-12-1　CRRT 的治疗流程

（张解放　李凡民　李巧霞）

第二节　血液透析

血液透析（HD）在我国的正式启用始于 1973 年，20 世纪 90 年代后血液透析技术有了很大的进步，在尿毒症患者的维持治疗中占有重要的地位。血液透析是血液与透析液之间进行溶质交换的过程，由透析机、水处理设备、透析液和透析器组成的系统完成。

一、临床治疗

（一）基本原理

血液透析是根据膜平衡的原理，利用半透膜两侧的溶质浓度梯度差，将血液通过半透膜与透析液接触，可透过半透膜的小分子物质进行跨膜运动，最终达到动态平衡。

血液透析中溶质的转运方式有两种：①弥散：溶质从浓度高的一侧通过半透膜向浓度低的一侧移动。血液中的代谢产物如尿素、肌酐、电解质等可以通过透析膜弥散到透析液中，而透析液中的碳酸氢根、醋酸根等也弥散到血液中，起到清除代谢产物并纠正酸碱失衡和电解质紊乱的作用。②对流：在跨膜压的作用下，液体从压力高的一侧通过半透膜向压力低的一侧移动称为超滤，其中的溶质也随之通过半透膜，这种方法即为对流。弥散对小分子溶质的清除效果比对流要好，而对流则比弥散清除中、大分子溶质效果更好。

血液透析主要是通过弥散和对流的作用，使血液中可透过的溶质进行交换和清除，达到治疗的效果，对溶质和水分的清除能力主要与透析器的类型、透析时间、溶质分子的大小、血流速度和跨膜压差有关。

（二）适应证

血液透析主要应用于急慢性肾衰竭的治疗，尤其是急性肾衰竭实施 CRRT 后全身状况稳定后肾功能不全的延续治疗；急性药物或毒物中毒的治疗，对于分子量小、蛋白结合率低的药物和毒物易被血液透析清除，如催眠、镇静、巴比妥类药物包括甲丙氨酯、甲喹酮、地西泮、水合氯醛、氯丙嗪等；解热镇痛药包括阿司匹林、非那西丁、对乙酰氨基酸；三环类抗抑郁药包括阿米替林、多虑平等；心血管药包括洋地黄类、奎尼丁、苯妥英钠、硝普钠等；肾毒性、耳毒性抗生素包括氨基糖苷类、万古霉素、多黏菌素等；毒物包括有机磷类、四氯化碳、三氯乙、砷，汞等。

（三）临床实施

1. 血管通路的建立　目前对血管通路方式的选择主要根据肾衰竭的类型和透析的紧急性，分为暂时性血管通路和永久性血管通路。

（1）暂时性血管通路：本方法操作简单、可以立即建立并使用，适用于紧急、短期内实施血液净化治疗，一般能维持数小时至数月。

常用的方法包括：①直接动静脉置管：临床较常使用，但动脉穿刺置管存在血栓形成、肢体坏死、动脉瘤等并发症；②经皮中心静脉置管：是目前暂时性血管通路建立的首选、常用方法，可选择经皮颈内静脉、锁骨下静脉和股静脉置管；③动静脉外瘘：又称为 Quiton – Scribner 分流，由于外瘘容易感染并影响行动，目前已被中心静脉置管取代。

（2）永久性血管通路：主要适用于维持性血液透析治疗，主要包括动静脉内瘘和移植动静脉内瘘，前者最常用，后者主要用于自身血管条件差，静脉纤细或短缺，或经过多次内瘘吻合自身血管已无法利用时。

2. 血泵　血泵是连接血液透析动脉系统和静脉系统的动力装置，它将动脉系统的血液输送到透析器，再输送回患者体内，血液透析时血流速度常设定为 200～300ml/min。

3. 透析器　目前临床上多采用有中空纤维的透析器，其体积小、透析面积大。根据制作材料的不同分为纤维素膜和合成膜，纤维素膜如醋酸纤维素膜、铜仿膜等，合成膜如聚丙烯腈膜、聚乙烯醇膜等，临床上使用的透析器多为纤维素膜。

4. 透析液　透析液的基本要求为不含杂质、无菌、无离子和无致热源，其内所含的成分与正常血浆内各电解质浓度相当，而渗透浓度可高于血浆。透析液的成分和性状与血液透析时溶质的清除相关，并且水质不纯容易引发并发症，如硬水综合征等，目前采用反渗透水处理保证达到理想水质要求。对于小儿、高龄、心血管功能不稳定等患者由于不能耐受醋酸盐透析液，所以多选用碳酸盐透析液。透析液以与血流速度相反的方向流经血液透析器中空纤维以外的空腔，实现血液透析。

5. 抗凝技术　血液透析时为防止透析器和血液管道凝血，需要进行抗凝。常用的抗凝方法有：①全身肝素化法：首剂 2 000U 于透析开始时静脉注入，并以 1 200U/h 动脉端泵入，透析结束前 30～60 分钟停用。②局部肝素化：用于有明显出血倾向的患者，从透析器前注入肝素，同时透析器后鱼精蛋白中和肝素。③低分子肝素法：静脉注射首剂 4 000U，维持剂量为 750U/h，对有出血倾向和活动性出血患者较普通肝素安全。④无肝素透析法：用于有活动性出血的患者。透析前用含肝素的生理盐水冲洗并浸泡 10～15 分钟，然后用生理盐水冲洗后使用。透析中尽量提高血流量，每隔 15～30 分钟用生理盐水 100～200ml 冲洗透析器。

（四）并发症

1. 急性并发症

（1）失衡综合征：是在透析过程中或透析结束后不久出现的以神经系统为主要表现的综合征。产生原因是透析时血液内的代谢产物迅速被清除，但脑实质、脑脊髓中的尿素及其他物质受血脑屏障的限制，浓度下降较慢，因此形成了血浆和脑脊液之间的渗透浓度差，使水分进入脑组织，从而造成脑水肿和脑脊液压力增高，出现神经系统的症状。防治措施是缩短首次透析的时间，减慢尿素的下降速度，适当提高透析液中钠和葡萄糖的浓度。

（2）首次使用综合征：首次使用综合征是使用新透析器发生的一组征候群，分为严重的过敏现象（Ⅰ型反应）和胸痛、背痛等非特异性症状（Ⅱ型反应）。Ⅰ型反应多发生在透析开始后 5～30 分钟，每出售 10 万个透析器中约有 5 个会发生过敏现象；Ⅱ型反应多发生在透析 1 小时内，每 100 次透析中约有 3～5 次非特异性症状的发生。

（3）低血压：引起低血压的原因主要有：①超滤量过多过快，超过了组织间液对血浆的再充盈率；②采用醋酸透析液时醋酸盐使外周血管扩张，抑制心肌收缩力；③透析膜生物相容性差，血液与滤膜接触，激活补体或炎性介质释放；④晶体物质被迅速清除，血浆晶体渗透压降低，细胞外液量减少，细胞内水肿；⑤透析液受污染，细菌产生的内毒素弥散入血。

（4）高血压：透析中血压突然升高多见于过多或过快超滤导致血浆肾素活性增高、失衡综合征、紧张恐惧，易见于原有高血压的患者。

（5）心律失常：常见的原因是高钾血症、低钾血症以及其他电解质酸碱紊乱。

（6）出血：常与全身肝素化有关，另外由于动静脉导管的压力过高引起泵管破裂或导管连接处松脱，亦可引起大出血。

（7）肌肉痛性痉挛：多见于透析时低血压，超滤过多或透析液中钠浓度较低，可通过提高透析液钠浓度预防肌肉痉挛的发生。

（8）透析液配制异常：透析液配制中各种成分的比例异常可以引起低钠、高钠、低钾、高钾等，透析液中有害物质超量会造成透析性脑病及溶血。

（9）空气栓塞：是致命的并发症，主要由于装置漏气或管道破损使空气沿管路进入体内。

（10）发热：透析刚开始出现的发热可能由于：①管道冲洗不净，残留的消毒剂；②透析器装置灭菌时间不足，或透析器中细菌繁殖产生内毒素；③透析过程中的输血或输液反应。

2. 远期并发症

（1）贫血：肾衰竭导致的慢性贫血，并且每次透析中失血和频繁化验检查需要抽血，使贫血更难以纠正。

（2）淀粉样变：血液透析对清除体内 β_2 微球蛋白的能力较差，因此，血液中 β_2 微球蛋白的浓度长期升高，与透析引起的淀粉样变性有关。

（3）透析性脑病：长期血液透析引起的进行性脑病，多见于透析的 2～3 年后，发病原因之一可能与脑组织中铝浓度升高有关系。

（4）病毒性肝炎：与输血注射或接触血液污染的医疗器械有关。

3. 血管通路的并发症

（1）直接动静脉内瘘的并发症：①血栓形成：早期血栓多在术后 24 小时内发生，应立即再次手术。后期血栓形成常见于过早使用尚未成熟的动静脉内瘘，应严格掌握首次使用动静脉内瘘的时间一般在 3～5 周后。②出血：常在术后 24 小时内发生，与手术技术、抗凝等因素有关。③假性血管瘤：主要由静脉血管局部扩张引起，一般不需特殊处理。④感染：应及时使用敏感抗生素，必要时切除感染灶，关闭内瘘。⑤动静脉分流量过大导致心脏负荷过重：常见于心功能不全的老年患者，必要时手术缩小吻合口。

（2）移植血管的动静脉内瘘的并发症：主要为栓塞和感染，常与移植血管材料的生物相容性、术前处理和血管吻合技术有关，穿刺时应严格无菌操作。

（李凡民　桑艳艳）

第三节　血浆置换

血浆置换（PE）是一种常用的血液净化方法，通过离心或血浆分离器的方法从全血中分离血浆，清除其中所含的致病因子，同时补充等量新鲜血浆或其他替代品的治疗方法。

一、临床治疗

（一）基本原理

血浆置换是通过血浆分离和置换的过程达到治疗的目的，其主要作用机制包括：①及时、快速地清除血循环中的致病因子，如抗体、免疫复合物、同种异体抗原、循环毒素以及与蛋白和脂质相结合的物质等，PE 对致病因子的清除要比口服或静脉使用免疫抑制剂迅速而有效。②补充血浆因子：PE 通过输入正常新鲜血浆可补充正常血浆含有的生理因子和重要的生物活性因子。③改善机体的免疫功能：通过去除细胞免疫和体液免疫的抑制因子暂时达到恢复免疫功能的作用，并促进 T 细胞亚群恢复正常比例。但血浆置换不是病因治疗，不能忽视病因治疗。

（二）血浆分离技术

血浆分离是指血浆与血细胞分离，是血浆置换的基础，可分为离心式与膜式分离两种方法。

1. 离心式血浆分离　由于不同重量的颗粒以不同速度离心时沉降速率不同，可迅速分离出血液中的各种成分。该方法操作简单、便宜、可制备红细胞和血小板浓缩液，但血流较慢、易损害血液中有形成分，并存在导致出血、感染的危险性。目前临床已少用。

2. 膜式血浆分离　由通透性高、生物相容性好的高分子材料膜制成膜式血浆分离器。血液通过不同孔径的中空纤维滤器可分离出不同分子质量的物质，临床上不断出现的血浆分离器使 PE 的操作更加简便、可靠、安全。孔径 $0.1\mu m$，可以清除 500 ~ 5 000Da 物质，$0.2\mu m$ 可以清除 60 000Da 的物质，$0.4\mu m$ 可以清除 3 000kDa 的物质，$0.6\mu m$ 可以清除 6000kDa 的物质。

（三）适应证

血浆置换的适应证包括急进性肾小球肾炎、IgA 肾病、重症肌无力及其危象、溶血尿毒综合征、肝昏迷、药物中毒、甲亢危象、狼疮性肾炎、过敏性紫癜、栓塞性血小板减少性紫癜、肾移植后急性排斥、抗磷脂抗体综合征、寡免疫复合物新月体肾炎、多发性骨髓瘤、混合性冷球蛋白血症、膜增生性肾小球肾炎 II 型等。近年临床和实验研究证实 PE 对于脓毒症和 MODS 也有较好的疗效，并且 PE 联合 CRRT 是急性重症肝衰竭患者等待并顺利接受肝脏移植手术的有效治疗手段。

（四）临床实施

1. 血管通路的建立　选择中心静脉和外周静脉建立血管通路，多数患者可选择外周静脉，如同时需要实施 CRRT 的患者可行中心静脉置管，血流量通常设为 50 ~ 100ml/min。

2. 抗凝剂　无出血倾向者可用肝素抗凝，由于肝素在体内与蛋白质结合率较高，也能被血浆置换清除，因此所需用量高于常规透析用量。首剂 2 000 ~ 5 000U，维持剂量为 2500 ~ 3500U/h，维持活化凝血时间（ACT）在正常值的 2 ~ 2.5 倍，有出血倾向的患者应减少肝素用量并加强监测，也可以用低分子肝素抗凝。

3. 置换液　多采用白蛋白和新鲜血浆以保持血浆的容量和胶体渗透压的平衡，为减少治疗费用也可选用血浆代用品（右旋糖酐、凝胶和羟乙基淀粉等），但血浆代用品的总量不能超过总置换血浆量的 20%。

4. 置换剂量　一般单次置换总血浆量的 1 ~ 2 倍以达到最高置换效率，如 60kg 成年男性，血细胞比容 0.42，单次置换 2000ml 血浆，即相当于单倍血浆量。

5. 疗程　血浆置换后蛋白浓度在 24 ~ 48 小时后重新达到血管内外平衡，通常每隔 1 ~ 2 天做一次，连续 5 次为一疗程。

（五）并发症

血浆置换的并发症主要与补充置换液、抗凝剂和体外循环有关，严重并发症少见。常见的并发症包括：①过敏和变态反应：与血浆有关，发生率为 0.1% ~ 12%，通常表现为寒战、发热、皮疹和低血压等，可使用激素或抗组胺药处理。②低血压：与置换液补充量不足、血浆蛋白减少、胶体渗透压下降或血管活性药物的清除有关，可减慢血浆分离速度，积极补充血容量予以纠正。③感染：血浆的输入可导致肝炎等病毒感染的可能，应严格掌握适应证。④出血：与血小板及凝血因子丢失、消耗有关，对高危患者应补充大量新鲜血浆。⑤低血钙：主要与应用枸橼酸钠抗凝有关，补充钙剂或改用肝素可以纠正。此外，血浆置换可非选择性清除血浆中的各种药物，对于血浆蛋白结合率高的药物如泼尼松、地高辛、万古霉素等的血药浓度影响较大，必须及时监测调整剂量。

（吴保凡）

第四节 血液灌流

血液灌流是非选择性的血液净化技术，将血液引导入装有固体吸附剂的容器中，通过吸附清除某些外源性或内源性毒物的血液净化方法，常用于药物和毒物中毒的抢救。

一、临床治疗

（一）基本原理

血液灌流是将溶解在血液中的物质吸附到固体材料（如活性炭、树脂）上，以去除血液中的毒物或毒素。常用的吸附材料包括：

1. 活性炭 一种多孔性、高比表面积的颗粒型无机吸附剂，可以吸附血液中肌酐、尿酸、胍类及中分子物质，对巴比妥、地西泮等外源性小分子毒物清除率也很高，但对尿素、钠、钾、氯、磷和水等没有清除作用。

2. 吸附树脂 其表面积较大，吸附能力比活性炭略差，但对于亲脂性和带疏水基团的物质如胆红素、有机磷农药、芳香族氨基酸等吸附率强。

3. 免疫吸附 近年来发展起来的特殊血液灌流技术，将抗原、抗体等具有特定物理化学亲和力的物质作为配基与载体结合，制成吸附柱，选择性或特异性地清除血液中的内源性致病因子。

（二）适应证

急性药物或毒物中毒是血液灌流的主要适应证，对脂溶性高、分布容积大、容易与蛋白结合的药物和毒物效果好。能被吸附的药物和毒物主要有：①巴比妥类药物：苯巴比妥钠、硫喷妥钠；②非巴比妥类镇静催眠药：地西泮、异丙嗪等；③抗精神失常药：氯丙嗪等；④心血管类药物：地高辛、奎尼丁等；⑤农药、除虫剂等，还可以用于肝性脑病的辅助治疗。血液灌流可以清除血中的肌酐、尿酸及中分子物质，减轻肾衰竭患者的周围神经病变，由于不能够清除水分和电解质，需与血液透析、血液滤过等交替或联合使用，或采用具有吸附作用的透析器。

（三）临床实施

血液灌流器有一次性使用和重复性使用两种，一般可以装载 100～300g 活性炭，目前临床上多用一次性使用灌流器，操作简单、安全、方便，但价格昂贵。重复性使用需通过高温高压蒸气或 γ 射线消毒后使用。

血液灌流的血管通路同血液透析，可选用外周动静脉或中心静脉置管。血液灌流时，灌流器垂直固定在支架上，动脉端向下，先用含肝素的生理盐水 500ml 冲洗管路及灌流

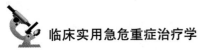

器，尽量使碳颗粒吸水膨胀，排出气泡，使冲洗液在灌流器内均匀分布，有的灌流器需要用 5% GS 冲洗，防止低血糖发生。冲洗完毕，打开血泵，血流量一般设定 50 ~ 100mL/min，持续 2 ~ 3 小时，一般灌流器 2 ~ 3 小时后达到饱和。

由于活性炭可以吸附肝素并且与血液接触面积增大，所以血液灌流时肝素的用量较常规血液透析时大。一般首剂量为 2 000 ~ 3 000U，由动脉端输入，维持剂量为 1 250 ~ 1 875U/h，监测 APTT 在正常值的 1.5 ~ 2.0 倍。

（四）并发症

常见的并发症包括：①畏寒、发热：多与吸附剂的生物相容性有关；②白细胞和血小板减少：活性炭可以吸附白细胞和血小板，此外还可能与灌流器生物相容性差有关；③出血：活性炭可以吸附某些凝血因子（纤维蛋白原）和纤维连接蛋白；④对氨基酸等生理性物质的影响：血液灌流能够吸附氨基酸、甲状腺素及胰岛素等激素，影响其正常的生理功能；⑤栓塞：碳颗粒的脱落可以引起栓塞。

（吴保凡）

第十三章 血流动力学监测

血流动力学监测是危重病患者循环功能监测的重要组成部分，研究的是血液在心血管系统中流动的一系列物理学问题，即流量、阻力、压力之间关系。血流动力学监测可分为无创伤性和创伤性两大类：①无创血流动力学监测是指应用对机体组织没有机械损伤的方法，经皮或黏膜等途径间接取得有关心血管功能的各项参数，并发症少；②有创血流动力学监测是经体表插入各种导管或监测探头到心脏和（或）血管腔内，利用各种检测仪直接测出各项指标。有时可产生严重并发症。

血流动力学的监测对危重病患者的严重感染与休克的早期诊断、预后的判断以及治疗过程中效果的观察、方案的反馈与调整至关重要，早期合理选择监测指标并正确解读有助于指导对危重病患者的治疗。常规血流动力学监测可以用于基础循环状态、容量复苏和药物治疗效果的评价，其核心内容是组织灌注与氧代谢状况，包括全身和局部灌注指标的监测。

第一节 无创血流动力学监测

无创血流动力学监测应用对机体组织没有机械损伤的方法，经皮或黏膜等途径间接取得有关心血管功能的各项参数，并发症少。常用监测为：心电图、动脉血压、脉搏氧饱和度、无创心排血量。

一、监测原理与临床应用

1. 心电图 心电图是心脏电学活动的记录，对了解心脏的节律变化和传导情况有肯定价值，对诊断心房、心室增大及心肌病变，如心肌梗死、缺血、劳损、药物与电解质影响等也都有较大的参考意义，并能反映起搏及传导系统功能。术中连续监测患者心电图对及时掌握心功能基本状况十分必要。

注意事项：存在心电图信号并不保证有心肌收缩或血液流动；电极的放置要抗干扰；掌握三导联/五导联的适应证；监测模式——Ⅱ导联最常用，易于监测 P 波；诊断时要干扰少，评估 ST 段改变。

2. 血压（无创动脉压） 动脉血压也是基本的生命体征之一，能较确切反映患者的心血管功能，其与心排量及总外周血管阻力是初步估计循环血容量的基本指标，对指导术中输液及用药都有重要意义。

（1）收缩压（SBP）：主要由心肌收缩性和心排血量决定，其重要性在于克服各脏器的临界关压，使重要的脏器得到足够的血流灌注。SBP < 70mmHg，肾小球滤过率减少，发生少尿；SBP < 60mmHg，易发生心肌缺血和缺氧，甚至心跳停止。

（2）舒张压（DBP）：其重要性是维持冠状动脉灌注压（CCP），因为 CCP = DBP - 肺毛细血管嵌压（PCWP）。DBP 的产生是动脉系统在收缩期时仅流走每搏心排血量的 1/3，仍有 2/3 的每搏心排血量充盈大动脉。它主要反映外周动脉阻力的大小，与 SBP 相比，

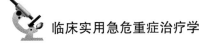

波动性相对较小。

（3）脉压（PP）：即 SBP – DBP。正常值为 30～40mmHg，主要反映大动脉管壁的弹性，并间接反映大动脉的缓冲功能；同时受每搏心排血量和左心室射血速率的影响；脉压下降，可能有低血容量。

PP 减小多见于高血压早期，是由于交感神经兴奋性增高，末梢血管痉挛，以致 SBP 不高，DBP 相对增高。

PP 增大的常见原因有：

1）长期高血压及动脉粥样硬化造成动脉管壁弹性减退，使 SBP 增高而 DBP 较低。

2）长期高血压引起心脏超负荷，造成心脏扩大或主动脉搏钙化而致关闭不全，心室舒张时部分血流反流左心室，使 DBP 降低，而心室收缩射血时心排血量增加，使 SBP 增高。

3）伴有甲状腺功能亢进或严重贫血时，也可使 PP 增大。

（4）平均动脉压（MAP）：心动周期的平均血压与心排血量和循环血管阻力，MAP = DBP + 1/3（SBP – DBP）正常值 60～80mmHg，它代表在整个心动周期中，左心室收缩射血给予动脉血液的平均推动力，为左心室每搏的实际作功。与 CO 和 SVR 有关，反映脏器、组织灌注是否良好的重要指标之一。

袖套测压法是指通过加压袖带对肢体施以外部压力。袖带充气至压力超过收缩压使动脉血流停止，然后缓缓放气，通过听 Korotkoff 音、扪动脉搏动、超声探查等监测血流回复。具体方法有捋动显示法、听诊法和触诊法。

使用袖套法应注意下列事项：

（1）袖套宽度、包裹手臂松紧要适当。

（2）肥胖患者或婴儿应注意其准确性。

（3）血压计应定期校对。

自动装置采用周期性的充气和放气来测量收缩压、舒张压和平均动脉压，简称 NIBP。

NIBP 的优点：

（1）无创伤性，重复性好。

（2）操作简便，容易掌握。

（3）适应范围广。

（4）自动化血压监测，按需要定时测压，省时、省力。

（5）与其他测压法相关良好。

NIBP 的缺点：

（1）不能连续测压。

（2）无动脉压波形显示。

（3）低温时外周血管强烈收缩，血容量不足，以及低血压时均影响测量结果。

3. 脉搏血氧饱和度　根据血红蛋白的光吸收特性而设计。氧合血红蛋白与还原血红蛋白在两个波长的光吸收作用不同，两个波长的光吸收作用都有一个脉搏波部分。

两束入射光经过手指时，被血液及组织部分吸收，动脉床的搏动性膨胀使光传导路程增大，形成光吸收脉搏。

临床应用：

（1）早期发现低氧血症——早于心电图改变、呼吸变化及黏膜改变。

（2）监测插管期氧合程度，提高安全性。

（3）监测围术期通气情况。

（4）监测外周循环状态——灌注指数。

（5）评估桡、尺动脉或足背、颈后动脉的侧支循环血流，以减少手、足血循环障碍的并发症或评价断肢再植的效果。

（6）其他．～Locke 用其监测犬直肠表面氧合状态，观察肠吻合后的肠功能情况，并认为其优于肌电图、放射性同位素和多普勒超声等方法。Baker 等用 SpO_2 和放射性同位素法同时测定先天性心脏病患者的左向右分流状态，结果证实在心室水平两者相关性良好，而心房水平分流相关较差。

局限性：

（1）存在于搏动性血液中的任何可吸收 $660\mu m$ 和 $940\mu m$ 光的物质（MetHb、COHb、亚甲蓝等）都会影响读数的精确性。

（2）新生儿血液中尚存在胎儿血红蛋白（HbF），但其对两个波长的吸收影响甚微，不会改变 SpO_2 读数。

4. 无创心排血量　无创心排血量监测方法有生物阻抗法（TEB）；超声多普勒法；二氧化碳无创性 CO 测定法。

（1）生物阻抗法：其原理是利用心动周期于胸部电阻抗的变化来测定左心室收缩时间间期并计算出每搏量，然后再演算出一系列心功能参数。并经历了一系列发展过程：

1907 年，Gramer 发现心动周期中有电阻抗变化。

1940 年，Nyboer 首先用四电阻法记录到与心动周期一致的阻抗变化，同时计算出 CO。

1966 年，Kubicek 采用直接式阻抗仪测定心阻抗变化，推导出 Kubicek 公式：$SV = P \times (L/Z0) ZT\triangle Z/S$。

Sramek 提出胸腔呈锥台型，将公式做了修正：$SV = VEPT \cdot T \cdot \triangle Z/Z0$。

Sramek 将该数学模式储存于计算机内，研制成 NCCOM1～3 型（BOMed）。

新型的阻抗监测仪（Bio Zsystem, Cardiodynamics International Corporation, San Diego, CA）增加呼吸过滤器、程序数字化及加快测量速度。

两对双向电极分别黏贴于颈根部，另两对贴于剑突下两侧，测量周期为 15 秒。提供连续监测：心率、每搏量、心排血量、胸腔液体指数、射血速率和心室射血时间。

其临床应用具有操作简单、费用低、能动态观察心排血量的变化趋势；但抗干扰能力差，并且测量结果略大于温度稀释法测定值。

（2）超声多普勒法：方法有经食管超声多普勒（EDM）、经气道超声多普勒（TTD）。

食管超声多普勒法：Hemosonic TM100 为食管超声通过测定红细胞移动的速度推算降主动脉的血流。其 M 型探头可直接测量降主动脉直径大小，从而提高了测量结果的准确性。计算公式为：CO = 降主动脉血流×降主动脉横截面积÷70%，主要用于心脏病患者的围手术期血流动力学监测，以指导临床治疗。除了测定 CO 以外，血流波形还能提供心肌收缩、前负荷、后负荷等左心功能信息。

不足之处是经食管导管定位较难，易受手术操作及电刀干扰，不适用于食管疾病、主动脉球囊反搏及主动脉严重缩窄患者。

气道超声多普勒法：通过测定主动脉横截面积（A）和平均血流速度（V）计算出 CO，

公式如下：$CO = V \times A$

优点是测定点靠近主动脉弓起始部分的升主动脉，升主动脉与气管的关系比降主动脉与食管的关系固定，不仅可连续监测 CO，还可计算 SVR 或 SVRI，使某些患者免除肺动脉导管的检查。

缺点是患者必须进行气管插管，不适用于需长时间测定的患者。

TTD 导管的任何变动都会使测定结果发生误差，烦躁患者和清醒儿童导管位置难以固定。超声束与主动脉之间的夹角对测定影响大，获得和保持最佳信号需时较久。

（3）二氧化碳无创性 CO 测定法：是利用二氧化碳弥散能力强的特点作为指示剂，根据 Fick 原理来测定心排血量。基本公式为：$Q = V = CO_2 / (CVCO_2 - CaCO_2)$。

测量方法有：平衡法、指数法、单次或多次法、三次呼吸法、部分重吸入法等。当前已有整机供应市场。

基本过程为受检者重吸入上次呼出的部分气体（成人 100～200ml），考虑到吸入的二氧化碳量较少，重吸入时间短，而二氧化碳在体内贮存体积较大，故假设混合静脉血二氧化碳浓度保持不变。通过呼气末二氧化碳分压（$PETCO_2$）与二氧化碳解离曲线间接推算 $CaCO_2$。

肺内分流通过血氧饱和度、吸入氧浓度进行计算。

重吸入法测定心排血量值 = 心排血量通过肺泡有通气的部分（即肺泡毛细血管血流量）+ 心排血量中未进行气体交换部分（即分流部分）。前者是测量值，后者是测算值。

操作过程为在气管导管及呼吸机 Y 形回路之间加上一个 CO_2 分析仪、三向活瓣开放，死腔环路内流入次呼出的部分气体，再重新吸入，持续时间为 50 秒，所测数值为重吸入期的数值。接着三向活瓣关闭，经过 70 秒恢复到基础状态，基础值与重吸入值的差用于计算 CO。

优点为由于其建立在 Fick 原理基础上，故具有科学性，结果可靠。操作简单，随着软件升级，现已可在患者保留自主呼吸情况下连续监测 CO。对患者无创伤和无害，影响仅是间歇性地外加死腔量而引起 $PaCO_2$ 短暂的上升约 10%（2～5mmHg）。一般可忽略这种影响，除非患者有严重呼吸衰竭或颅内压急剧增高，不能将此上升的 CO_2 分压影响予以清除。

监测指标较多：心排血量（CO）、心排指数（CI）、每搏量（SV）、肺毛细血管血流量（PCBF）、呼气末二氧化碳分压（$ETCO_2$）、吸入 CO_2 浓度、呼吸频率（RR）、氧饱和度（SpO_2）、CO_2 清除率、PEEP、MAP、吸气峰压（PIP）、分钟通气量（MV）、顺应性变化、气道阻力等。

NICO 所测心排血量的重点在于 CO 的有效部分，即积极完成气体交换的血流量，就此点的意义来说 NICO 大于经典的温度稀释法。

NICO 的数值改变大多发生于温度稀释法测量值变化之前，即 NICO 对血流动力学改变的反映快于经典的温度稀释法，这对某些关键时刻意义重大。

缺点是任何影响混合静脉血二氧化碳、解剖死腔/潮气量及肺内分流的因素均可影响结果的准确性，尤其要指出刚给完碳酸氢钠后的测量结果也不可靠，$NaHCO_3$ 可影响 $PETCO_2$。

（李凡民）

第二节 有创血流动力学监测

血流动力学监测是经体表插入各种导管或监测探头到心脏和（或）血管腔内，利用各种检测仪直接测出各项指标。有时可产生严重并发症。肺动脉漂浮导管监测是创伤性血流动力学监测的主要手段，根据所测指标，可以对患者肺循环、体循环和心肌的收缩舒张功能做出客观评价，并反馈指导临床治疗，同时结合血气分析，还可进行全身氧代谢的监测。近期热门的 PiCCO 监测仪为新一代容量监测仪，也将着重介绍其原理与临床应用。

一、监测原理与临床应用

（一）有创血压监测

将动脉导管插入动脉内，直接测定血压为动脉血压直接测定法。动脉血压是最常用、最容易测量的生命体征之一，它反映了循环系统的功能状态。心血管功能不全、血液或其他液体大量丢失，大多数疾病的终末期血压都会明显下降。当心搏出量明显下降且有血管收缩时，袖带血压计误差明显增大，此时只有动脉内导管直接测压才能得出可靠结果。任何危重患者，如休克，心内直观手术后及有明显血管收缩倾向者，都需要用动脉置管做直接血压测定。动脉内插管还可供随时取血作化验，特别是血气分析。

（二）操作方法

1. 置管方法　桡动脉由于表浅，手部血供有侧支循环，因此是最为常用的置管动脉。方法包括直接穿刺置管法、导丝引入法、切开置管法。

（1）直接置管法：采用带套管的静脉穿刺针，手腕下垫一软枕，手掌下垂，掌心向上，扪及桡动脉搏动及走向，消毒铺巾局麻。套管针以与血管呈 30°穿刺，进入动脉后可见鲜血进入针管，将针及套管与腕平面角度降至 10°，推进 1~2cm，使管端进入动脉，保持穿刺针不动，将套管完全推入动脉腔内。

（2）导丝引入法：先以小号针头刺到预定血管，经针尾送入顶端柔软可曲的导丝。在保持导丝停留在动脉内的前提下，推出穿刺针，将选定的导管套入导丝尾段，顺导丝将导管插入血管，固定，拔除导丝。

（3）切开置管：经皮肤切口分离动脉后行动脉切开置管，但该方法目前已很少使用，仅在动脉搏动触摸困难时选用。

2. 压力监测系统　主要包括动脉导管、连接管、三通开关、换能器及显示屏或记录仪。使用时应注意各接头应紧密相配，管道内预充肝素生理盐水，并可经三通开关灌注冲洗，以免堵塞。所有管道及冲洗装置的连接均应严格按照无菌操作要求执行，减少感染。

（三）可能的并发症有

1. 栓塞与缺血　在长时间动脉置管或留置导管较粗的情况下形成栓塞。阿司匹林可减少发生机会。

2. 局部感染　注意置管及日常护理的无菌操作。

3. 出血　常因管道连接口松脱或导管固定不妥滑脱所致。

4. 血肿 反复多次穿刺或有凝血功能障碍患者可能出现血肿。

5. 皮肤、神经损伤。

（四）临床意义

动脉血压本身并不反映血容量而只反映循环系统的代偿功能。动脉血压监测可测定收缩压、舒张压、脉压差与平均动脉压。收缩压主要由心肌收缩和心排血量决定；舒张压对维持冠状动脉血流非常重要。血压显著下降表示循环系统的代偿能力衰竭。脉压是收缩压与舒张压之差，其意义比单一的收缩压或舒张压大。在低血容量性休克时，脉压常先于舒张压下降，它是血容量损失超过循环系统代偿能力的第一征兆。缩小的脉压增大说明血容量恢复。

平均动脉压（MAP）是心脏各时相动脉系统的功能压，是组织灌注的指征。平均动脉压（MAP）＝（收缩压＋舒张压×2）/3，在同时测定心排血量的同时，MAP可用于计算血管阻力。直接测压还可提供每搏动脉压和动脉波形的相关分析，而动脉波形可提供更多的信息。正常波形呈收缩相和舒张相，其上升的斜率与心脏的压力升高速率有关，可反应心肌收缩性。血管阻力增加时，斜率升高；在低容量、休克等情况下波形低平，脉压窄小，且动脉压呈现与呼吸周期有关的特征。

二、中心静脉压监测

中心静脉压是指右心房与上下腔静脉交界处以远数厘米内大静脉的压力。它反映全身静脉的回心血量。在该部位测定的压力称中心静脉压（CVP），是心脏射血能力及静脉回心血量的综合反映。

中心静脉压代表心脏前负荷。是评价重危患者血液动力学的重要指征之一。连续地测量CVP及动态观察其变化，对血容量不足者，尤其是对心血管功能相对健全、储备能力相对良好的儿童及青少年，则是一种有用的补液指南。在复苏早期及休克抢救期间，CVP测定最有意义。它降低表示血容量不足。升高表示输液过快或过多。对于有肺动脉高压、二尖瓣病变、心包积液、心肌病的患者，CVP可能显著地高于左心房舒张末期压，此时所测得的CVP值并不代表患者真正的前负荷。因此，对无心脏病史及体征的儿童及青少年，连续动态监测CVP有助于判断血容量充足与否及指导补液。而对于已有心脏病、急慢性肺部疾病的患者，则应插入肺动脉导管，监测肺动脉压（附）及肺动脉楔压（PAWP）以指导液体治疗。

（一）中心静脉置管适应证和禁忌证

1. 适应证

（1）休克，包括失血性、感染性休克。

（2）心功能不全或心力衰竭的危重患者。

（3）手术中需要进行控制性降压的患者。

（4）长时间不能进食需深静脉营养的患者。

（5）需长期多次静脉取血化验者。

2. 禁忌证

（1）有严重凝血机制障碍的患者应避免进行锁骨下静脉穿刺。

（2）局部感染患者。

（3）血、气胸患者应避免行颈内或锁骨下静脉穿刺。

（二）置管方法

1. 颈内静脉置管　是中心静脉置管最为常用的方法。颈内静脉解剖位置较为稳定，进入上腔静脉与右心房路径直而短，无瓣膜，成功率高。因左侧颈内静脉内侧有胸导管通过，穿刺时易误伤，一般选用右侧穿刺。

患者仰卧，头低足高，颈伸直，头偏向左侧。术者左手指触及胸锁乳突肌两个头，拇指触及颈动脉搏动，绷紧皮肤，浸润麻醉。常有以下几个通路进针：

（1）前路：从胸锁乳突肌前缘向内推开颈总动脉，确认胸锁乳突肌前缘中点进针，针干与皮肤呈 30°~45° 角，针尖指向同侧乳头或锁骨中、内 1/3 交界处前进。由此路进针基本可避免发生气胸，但误伤颈总动脉的机会较多。

（2）中路：在胸锁乳突肌胸骨头、锁骨头和锁骨上缘形成的胸锁乳突肌三角中，颈内静脉正好位于其中心位置。可利用锁骨内侧上缘的小切迹作为骨性标志，颈内静脉下段正好经此而下行。穿刺时用大拇指按压，确认此切迹，在其上方约 1~1.5cm 进针，针干与中线平行，与皮肤呈 30°~45° 角，一般进入 2cm 左右即可进入静脉，若未成功，可调节针尖位置略偏向外侧。

（3）后路：在胸锁乳突肌的外侧缘中下 1/3 交点或锁骨上 2~3 横指处作为进针点，针干保持水平位，指向胸骨柄上窝前进，针尖不宜过深，以免伤及颈总动脉。

2. 颈外静脉置管　大多数情况下该静脉位置浅表，清晰可见，否则可以手指按压近心端使之充盈，利于穿刺。多采用外套管法先置入静脉导管，使用 J 形导丝可提高置管成功率。

3. 股静脉穿刺术　股静脉途径穿刺术简单且成功率高，一般在腹股沟韧带下方 1~2cm，股动脉搏动内侧进针，抽到回血后即可置管。在上腔静脉梗阻的患者可采用该途径获取 CVP，国外报道血栓性静脉炎发生率高。

4. 锁骨下静脉途径　经锁骨下静脉穿刺置管成功率低于右侧颈内静脉，并发症较多。由于该部位易于护理且患者易耐受，肠外营养时多采用。以锁骨下径路为例：患者仰卧，头转向对侧，肩胛骨间垫一软枕，在锁骨中、内侧 1/3 交界点下 1cm 处定位，进针方向指向胸骨上切迹，针干与额面平行，角度宜小，负压进针，进入约 5cm 左右可回抽到血。置入导丝及导管。

（三）并发症

中心静脉穿刺并发症的发生率约为 2%，包括出血、血肿、气胸、血胸、神经损伤、栓塞、感染等，其中气胸血胸及深部血管出血较为危险，一般认为颈内静脉穿刺的并发症较少。

四、肺动脉漂浮导管监测

（一）肺动脉漂浮导管的结构

标准型 7F 的 Swan - Ganz 导管可插入长度为 110cm，外径为 2.3mm，不透 X 线，从顶端开始每隔 10cm 有一标有长度的黑色环行标记，作为置管深度的指示。导管共有 4 个腔，分别为气囊腔、热敏电极导线腔、近端开口腔与顶端开口腔。其中气囊腔距顶端 2cm，可充入 1.5ml 气体。充气后的气囊基本与导管的顶端平齐，但不阻挡导管顶端的开口，利于导管随血流的快速推进，并减轻导管对心腔壁的刺激。热敏电极导线腔位于气囊的后方，距导管顶端 3.5~4cm，内有快速反应热敏电极导线，可以快速测定局部温度的变化，用于测定心排血量。近端开口腔位于距顶端 30cm 的导管侧壁上，用于监测右心房压力和测量心排血量时注射指示剂液体。顶端开口腔位于导管的顶端，用于监测肺动脉压力和肺动脉嵌顿压力，还可采取混合静脉血标本。儿童患者可选用 5F 的肺动脉漂浮导管。

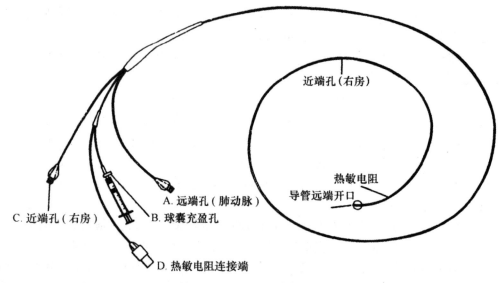

A. 远端孔（肺动脉）
B. 球囊充盈孔
C. 近端孔（右房）
D. 热敏电阻连接端

近端孔（右房）
热敏电阻
导管远端开口

图 6 - 13 - 1　肺动脉漂浮导管

（二）血流动力学监测的适应证、禁忌证与监测目的

1. 适应证　肺动脉漂浮导管适用于对血流动力学指标、肺脏和机体组织氧合功能的监测。所以，任何原因引起的血流动力学不稳定及氧合功能改变，或存在可能引起这些改变的危险因素，均为血流动力学监测的适应证。

（1）右心室梗死。

（2）伴有低血容量或心源性休克、室间隔破裂或急性二间瓣反流、严重左心衰竭的急性心肌梗死。

（3）肺水肿的鉴别诊断。

（4）肺动脉高压的诊断与治疗。

（5）休克的血流动力学分型诊断。

（6）心包填塞的诊断。

（7）开胸心脏手术术后的管理。

2. 禁忌证　血流动力学监测的绝对禁忌证是在肺动脉漂浮导管经过的通道上有严重的解剖畸形，导管无法通过或导管本身即可使原发疾病加重，如右心室流出道梗阻、肺动脉瓣或三尖瓣狭窄以及肺动脉严重畸形等。在下列情况时应谨慎使用。

（1）肝素过敏。

（2）穿刺局部疑有感染或已有感染。

（3）严重出血性疾病、溶栓或应用大剂量肝素抗凝。

（4）心脏束支传导阻滞，尤其是完全性左束支传导阻滞。

（5）心脏及大血管内有附壁血栓。

（6）近期频发心律失常，尤其是室性心律失常。

3. 监测目的　与适应证相对应，血流动力学监测的基本目的包括以下方面。

（1）判断心肌的收缩与舒张功能。

（2）监测患者肺循环与体循环的血流动力学状态。

（3）指导血管活性药物与正性肌力药物的使用。

（4）指导液体量的管理。

（5）监测全身氧代谢。

（6）对患者的预后提供客观的判断依据。

（三）肺动脉漂浮导管的置管方法

1. 置管前准备

（1）患者的准备：检查患者出凝血功能；准备好除颤器及有关的急救药品；对于清醒患者，应取得其配合，处于适当的穿刺体位。

（2）置管器具的准备：置管所需器具包括穿刺针、导丝、扩张器、导管鞘、肺动脉漂浮导管、压力传感器和压力冲洗装置等。其中导管鞘的型号应与所用肺动脉漂浮导管型号相匹配，导管鞘应比导管大 0.5 ~ 1F，如 7F 导管选择 7.5F 或 8F 导管鞘。

（3）测压系统的准备：压力监测系统包括与导管相连的测压连接管、压力传感器、冲洗装置与压力监测仪。

1）压力传感器的连接：压力传感器一端与压力监测仪连接，另一端通过测压连接管与肺动脉漂浮导管的远端开口连接，导管置入过程中根据监测的压力波形及数值的变化确定导管位置；导管置入位置固定后持续监测肺动脉压力，间断监测肺动脉嵌顿压力。另一个压力传感器连接于肺动脉漂浮导管的近端开口，监测右房压。

2）监护仪的设置：监护仪置于操作者可见处。监测的压力尺度根据患者具体情况设定，一般设为 0 ~ 50mmHg。

3）调零及参照点的选择：血流动力学监测过程中测量的所有压力都是相对于大气压的，在测量之前，必须将压力传感器通向大气调零。临床通常将腋中线第四前肋间水平作为确定仰卧位患者零参照点的标志，故测定压力时，必须将压力传感器置于参照点水平，否则，将使所测压力值高于或低于实际压力。

4）测压系统的阻尼检测：导管插入前应先作快速冲洗试验，以检测整个测压系统阻尼是否正常，阻尼异常将导致测压衰减。检测方法是挤压换能器的冲洗器，快速冲洗 1 秒，然后松开释放压力。阻尼正常时，冲洗时压力迅速上升呈一方波，压力释放后可见 1 ~ 2 个震荡波；阻尼过大时压力释放后震荡波大于 2 个；而阻尼不足时压力释放后无震荡波（图 6 - 13 - 2）。通常阻尼过大与测压系统内存在气泡有关，因气泡顺应性远大于液体顺应性，可造成极强的压力返折；而阻尼不足主要由压力传感器的连接系统松解或连接管不正确引起，另外，置管成功后阻尼过大的原因还包括管腔内有回血、导管顶端贴壁或有血块以及三通开关未完全打开等。

5）测压系统冲洗：可分为连续冲洗和间断冲洗。现多用连续冲洗，导管与加压冲洗袋连接，加压袋压力应设置为 300mmHg，持续冲洗导管和压力传感器。一般采用浓度为 1 ~ 2U/ml 肝素的生理盐水，以 3ml/h 的速度持续冲洗。如患者血小板 < 100 × 10^9/L，或开始血流动力学监测后血小板下降超过 50%，可以 3 ~ 6ml/h 的生理盐水冲洗。

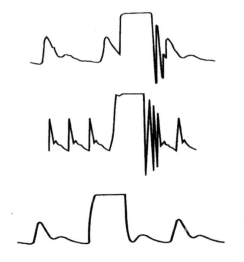

阻尼适当
压力释放后可见 1~2 振荡波

阻尼过大
压力释放后可见 >2个 振荡波

阻尼不足
压力释放后无振荡波

图 6 - 13 - 2　测压系统阻尼检测

（4）导管准备：导管取出后，套无菌保护套，至距导管末端 60cm 处，以备在无菌的情况下随时调整导管位置。其次检查气囊，首先用随管附带的注射器检查气囊是否漏气，允许最大注射容量为 1.5ml，避免充气过多损伤气囊；充气后如气囊偏心，应更换导管，否则易引起肺动脉破裂；同时检查气囊弹性，弹性正常的气囊充气后，自动回缩，禁止用力抽吸气囊，避免气囊壁缩入导管腔内后破损。最后排空导管内空气，用加压冲洗液排出肺动脉压力腔和右房压力腔内气泡，以防气栓和压力衰减。

2. 深静脉穿刺

（1）置管部位的选择：常用的置管部位有颈内静脉、锁骨下静脉及股静脉。一般将右侧颈内静脉作为肺动脉漂浮导管首选置管部位。

1）颈内静脉：患者去枕仰卧，穿刺侧肩下垫枕一个，肩枕过伸头后仰 20°～30°，头转向穿刺对侧。根据穿刺点与胸锁乳突肌的关系，将颈内静脉穿刺径路分为前位径路、中央径路和后侧径路。前位径路穿刺点于胸锁乳突肌前缘中点，颈内动脉搏动外侧 0.5～1cm，穿刺方向为同侧乳头和肩部，进针深度一般为 4cm。中央径路定位于胸锁乳突肌胸骨头、锁骨头及锁骨形成的三角顶点，穿刺方向仍为同侧乳头，如颈动脉搏动明显，则平行于颈动脉穿刺。后侧径路定位于胸锁乳突肌锁骨头后缘与锁骨上 5cm 的交点或颈外浅静脉与胸锁乳突肌交点的上方，穿刺方向为胸骨上切迹，紧贴胸锁乳突肌腹面，进针深度不超过 5～7cm。

2）锁骨下静脉：体位同颈内静脉穿刺法。可选择锁骨上和锁骨下两种路径。锁骨上法穿刺点于胸锁乳突肌锁骨头后缘与锁骨夹角平分线，穿刺方向为对侧乳头。锁骨下法穿刺点于锁骨中点或稍偏内与锁骨下 1cm 的交点，穿刺方向为胸骨上切迹。

3）股静脉：患者呈仰卧位，下肢外旋外展 30°。定位于腹股沟韧带下 2～3cm 与股动脉搏动点内侧 1cm 的交点，穿刺角度与皮肤呈 45°角，穿刺方向为剑突，一般进针深度为 3～5cm 即可抽到回血。在心跳停止或休克扪不清股动脉搏动时，可取髂前上嵴与耻骨联合连线中点下 2～3cm 的内侧 1cm 为穿刺点穿刺。

肺动脉漂浮导管不同置管途径到达右心房的平均距离见（表 6 - 13 - 1）。

表6-13-1　肺动脉漂浮导管不同置管途径到达右心房的平均距离

置管途径	到达右心房的距离（cm）	置管途径	到达右心房的距离（cm）
颈内静脉	15~20	股静脉	30~40
锁骨下静脉	10~15	左或右贵要静脉	40~50

（2）操作步骤

1）常规消毒后铺无菌巾，局部浸润麻醉。

2）用局麻针试穿刺，确定穿刺方向及深度。

3）Seldinger 导丝法穿刺置管，步骤如下：

a. 静脉穿刺：18G 或 20G 穿刺针接注射器，沿穿刺点与试穿方向穿刺，进针过程中注射器略带负压，通畅地抽得回血。

b. 置入导丝：小心旋转取下注射器的同时迅速将 0.89mm 导丝沿针尾送入血管内，退出穿刺针，导丝禁止插入过深，易刺激心室壁引起心律失常，严重时造成右室穿孔。

c. 切开皮肤：刀片应背向导丝，切口 2~5mm，纱布压迫穿刺部位。

d. 插入扩张子及导管鞘：沿导丝将扩张子和导管鞘置入静脉，导丝尾端必需暴露在导管鞘外。退出扩张子和导丝，沿导管鞘侧支抽回血，证实导管鞘在静脉内。

e. 导管鞘的防逆阀并不能完全防止空气栓塞，应立即插入导管鞘芯或置入肺动脉漂浮导管，预防空气栓塞。

4）固定导管鞘，覆盖敷料。

3. 肺动脉漂浮导管的置入

（1）肺动脉漂浮导管的置入：将导管的自然曲度朝向右心室流出道，经导管鞘置入肺动脉漂浮导管，根据压力波形明确导管所在部位（图6-13-3）。

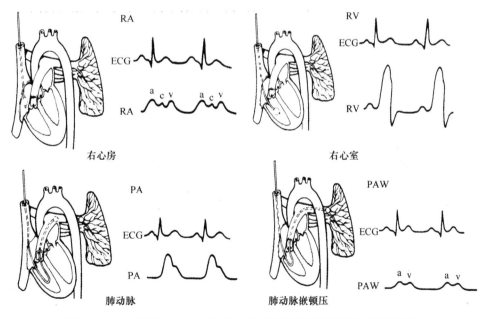

图6-13-3　导管在右房、右室、肺动脉及嵌顿不同部位的压力波形

导管进入右心房后，压力显示则出现典型的心房压力波形，表现为 a、c、v 正向波与 x、y 负向波，压力波动的幅度大约为 0.1～10mmHg。此时气囊应充气 1～1.5ml，继续向前送入导管。

一旦导管顶端通过三尖瓣，压力波形突然改变，收缩压明显升高至 25mmHg 左右，舒张压为 0～5mmHg，脉压明显增大，压力曲线的上升支带有顿挫，提示导管进入右心室，此时应小步快速送入导管，使之经过右心室流出道到达肺动脉，以缩短导管的右室停留时间，减少心律失常的发生。

当压力波形的收缩压基本保持不变，舒张压升从 0～5mmHg 升至 5～10mmHg，压力曲线的下降支出现重搏波切迹时，表明导管已进入肺动脉，压力波动范围大约为12～25mmHg。

继续缓慢送入导管，导管气囊嵌顿时，收缩压和舒张压均下降，脉压差明显减小，压力波动范围在 6～12mmHg，平均压低于肺动脉平均压。如果无波形干扰，可分辨出 a、c、v 正向波和 X、Y 负向波，为典型的肺动脉嵌顿压力波形。此时应停止移动导管，立即排空气囊，压力波形马上转为肺动脉压力波形。再次充盈和排空气囊，压力波形重复出现肺动脉嵌顿压力波形和肺动脉压力波形，提示导管位置良好。

（2）置入肺动脉漂浮导管的注意事项

1）穿刺部位的选择应以容易操作、到达右心房的距离较近和出现并发症的可能性较小为原则。根据实际条件和病情状况选择穿刺部位。

2）导管顶端从右室到嵌顿位的深度一般 10～15cm。若经右室前行距离超过 15cm 仍不能嵌顿，应排空气囊将导管退至右心房后重新置入，否则导管在心腔内过长易打结。

3）每次充盈时都应注意嵌顿所需最小气囊容量。气囊充盈量小于 1.0ml 时即出现嵌顿波，说明导管置入过深，应退出少许。气囊过分充盈则易引起肺动脉破裂。

4）持续监测肺动脉压，以防导管随血流前行而自发嵌顿或操作者失误而意外嵌顿。

5）为降低肺动脉缺血和梗死的发生率，导管置于嵌顿位的时间一般 2～3 个呼吸周期，气囊充气时间不能持续超过 30 秒。

6）导管一旦到位，应摄胸片确定导管位置，有否气胸、有无打圈、打结、缠绕。

（四）肺动脉漂浮导管的并发症及处理

应用肺动脉漂浮导管的严重并发症虽然发生率不高，但致命性的严重并发症可能导致严重的后果。遵循操作常规，严守无菌原则，可最大程度避免并发症的发生。

1. 心律失常　应用肺动脉漂浮导管时，心律失常主要发生在置管的过程中，主要由导管顶端刺激心室壁所致。多为偶发或阵发性室性心律失常，偶尔可出现右束支传导阻滞，极少数患者出现心室纤颤。另外，用热稀法测定心排血量时，快速向右心房内注射冰水也可能导致心律失常。保留导管期间，由于导管的位置发生变化，可能增加导管对心脏的刺激，诱发心律失常。

防治措施：①做好置管前准备工作，在急性心肌梗死或其他心律失常高危的患者，预先准备相应的治疗和抢救设备；②掌握正确的置管方法，导管进入右心房后立即充盈气囊，进入右心室后小步快速推进，缩短导管在右心室的停留时间，通常只要导管顶端通过肺动脉瓣心律失常即自动终止，不推荐预防性应用利多卡因，仅 1.3%～1.5% 的导管相关室性心动过速需抗心律失常药物、心前区捶击或转复治疗；③如果患者存在左束支传导阻滞，即使一过性的右束支传导阻滞也可导致心跳骤停。因此，左束支传导阻滞的患者放置肺动脉漂浮导管前，可选用带有起搏功能的改良型肺动脉漂浮导管，或事先安装临时起搏器。

2. 导管打结　常见原因是导管在右心室或右心房内缠绕，尤其是在扩大的右心房或右心室，导管可自身打结，也可与乳头肌、腱索或心脏起搏器导线打结。调整导管位置遇到阻力，应首先想到导管打结。

防治措施：①如果自心房或心室向前推送导管 15cm 以上仍无压力改变，易于发生导管打圈或缠绕，应缓慢撤回导管后再向前推送；②导管退回后，可用冰生理盐水冲洗导管，增加导管硬度后再送入；③插管过程中，应避免一次将导管送入过长；④如高度怀疑导管打结，应立即在 X 线下证实，并置入导引钢丝，松解导管结后将其退出体外，如果导管结无法松解或其中含有腱索、乳头肌等心内结构，则需采取外科手术取出导管。

3. 血栓形成及肺栓塞　大多数经颈内静脉插过肺动脉漂浮导管的患者，静脉造影或尸检发现穿刺部位有血栓形成，但通常没有临床表现。另外，血栓也可发生在心腔内或肺动脉中，但发生率极低。上述血栓脱落、导管对肺动脉的直接损伤或阻塞以及导管长时间在肺动脉嵌顿均可导致肺栓塞，引起肺梗死，梗死范围较小时通常无临床表现，仅在导管顶端外侧有新的肺部阴影。

防治措施：①使用肝素生理盐水持续冲洗导管或选用肝素包被的导管；②测肺动脉嵌顿压时间不宜过长，一般不超过 2~3 个呼吸周期，最长不得超过 -30 秒；③气囊排空持续监测肺动脉压力波形，如波形发生变化，应及时调整导管位置；④导管置入肺动脉后，应常规作 X 线胸部检查，确定导管位置；⑤肺动脉漂浮导管的体外部分应牢靠固定，减少导管在血管内的活动；⑥如已知患者原有心内附壁血栓，应慎用肺动脉漂浮导管。

4. 肺动脉破裂　肺动脉破裂是血流动力学监测中发生率低但最严重的并发症，发生率仅 0.06%~0.2%，病死率接近 50%。多见于高龄、肺动脉高压、低温以及其他抗凝治疗的患者。主要的原因包括以下几方面：①导管位置过深，导管尖端进入肺动脉较小的分支，此时如给气囊充气或快速注入液体，则容易造成肺动脉破裂；②导管较长时间嵌顿，气囊或导管持续压迫动脉壁，造成肺动脉破裂；③气囊偏心，嵌顿时导管的尖端直接摩擦动脉壁，引起肺动脉破裂；④肺动脉高压时，导管容易被推向肺动脉远端，同时肺动脉高压可造成动脉壁硬化、扩张和变性，易于出现肺动脉破裂，若此时充盈气囊或快速注射液体，也易造成肺动脉破裂。因此，避免导管向远端移位以及气囊过度充盈，可以降低肺动脉破裂的危险性。常见临床表现为突发性咯血，多为鲜红色。咯血量多少不等。

防治措施：①置入导管前，检查气囊是否偏心；②置入导管时，气囊充气不得少于 1.0ml，气囊未充盈时，禁止向前推送导管，禁止用液体充盈气囊；③测肺动脉嵌顿压时，缓慢充盈气囊，当肺动脉压变为肺动脉嵌顿压时，应立即停止继续充气；④气囊排空持续监测肺动脉压力波形，如波形发生变化，应及时调整导管位置；⑤尽量减少气囊充盈、导管嵌入的时间和气囊充盈次数，一般每次嵌顿不超过 2~3 个呼吸周期，最长不得超过 30 秒；⑥一旦发生大咯血，应立即进行气管插管，首选双腔气管插管，保证气道通畅，同时补充血容量，必要时进行手术治疗。

5. 感染　院内获得性感染对患者的病情发展有十分重要的影响，导管相关性感染是患者发生院内获得性感染的常见原因之一。导管留置期间，穿刺局部出现红、肿、痛或皮温升高，或患者出现发热及寒战等，应考虑肺动脉漂浮导管相关感染。

预防措施：①在所有与导管相关的操作中，严格遵守无菌原则；②插管局部每天常规消毒，更换敷料，敷料被浸湿或污染时立即更换；③尽可能避免或减少测定心排血量及抽取混合静脉血的次数；④尽量缩短肺动脉漂浮导管的留置时间，导管留置时间一般不超过72小时；⑤如出现感染，立即拔除导管，同时进行穿刺局部分泌物、导管血和外周静脉血培养及抗菌药物敏感试验，必要时给予抗感染治疗。

6. 其他　其他并发症包括肺动脉漂浮导管气囊充气的情况下，试图拔除导管，可能造成心脏瓣膜损伤或三尖瓣腱索断裂；导管对心内膜损伤可能诱发心内膜炎，气囊破裂可能导致空气栓塞等。

（五）热稀释法测定心排血量的原理

心排血量监测是血流动力学监测的重要内容，是评价心脏收缩功能的重要指标。目前可以通过 Fick 氧耗量法、染料稀释法及热稀释法来测量心排血量，其中热稀释法操作简便，临床上最为常用。

1. 测定原理　从肺动脉漂浮导管右房开口快速均匀地注入低于血温的液体，使血温发生改变，血液经右房、右室到达肺动脉，导管远端的热敏电阻感知注射后血温变化，心排血量计算仪描绘并处理温度变化曲线，即热稀释曲线（图6-13-4），按 Stewart - Hamilton 公式计算心排血量。

热稀释曲线上升支的斜率反映推注技术，推注速度慢，上升支平缓；推注速度快，上升支陡直。曲线最高点为注射液体后血温最低点，与基础血温差别最大。心排血量大，血流较快，液体注入后血温变化相对不明显，曲线下面积小；心排血量较低，血流缓慢，曲线下面积增大。因此，心排血量数值与曲线下的面积成反比。

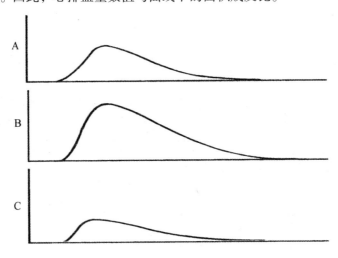

图6-13-4　测定心排血量的热稀释曲线

A 为正常心排血量（6L/min），B 为低心排血量（3L/min）；C 为高心排血量（12L/min）

2. 影响因素

（1）注射液体的温度：注射液体与血液的温差需达10℃以上，冰水或室温液体可作为心排血量测定的注射液体。患者体温过低或环境温度过高时均不宜用室温下的注射液。

（2）注射液体的容量：注射液体容量必须与心排血仪预设液体容积一致。注射液体存在 0.5ml 的误差，测量结果可出现 5% 的误差。

（3）注射速度：应快速且均匀，以 4 秒为佳。注射速度过慢，热稀释曲线的上升支平缓，曲线下面积增大，使测量结果低于实际心排血量。

（4）两次测量的间隔时间：间隔时间过短，肺动脉血温尚未回升至基础水平，使测定结果出现误差，因此，室温注射液需间隔 35 秒，冰水注射液需间隔 70 秒。

（5）中心静脉快速大量输液：测定心排血量的同时从中心静脉大量快速输液，可降低肺动脉内血温，热稀释曲线下面积假性变小，使测定结果高于实际值。

（6）呼吸、心率、体位和肢体活动：均可引起热稀释曲线的基线波动，影响测量结果。尤其在一次呼吸周期中，肺动脉血温变化可达 0.01 ~ 0.02℃，故应在呼吸周期的同一时相测定。

（7）三尖瓣反流及心内分流：三尖瓣反流及左向右分流时，测定结果可能低于实际值，甚至测不出结果。

3. 热稀释法持续心排血量（CCO）监测　为了消除不同操作者的注射误差和注射液温度变化误差的影响，消除反复注射液体指示剂引起的心律失常，并达到实时监测的目的，由改良的肺动脉漂浮导管以及与其配套使用的持续心排血量监测系统，已于 20 世纪 90 年代初应用于临床。导管的右房开口缠绕可产热的电阻丝作为热释放器，在安全范围内（<44℃），按双侧序列释放热能使局部的血液加温，血液流经右心室到达肺动脉时使温度相对低的血液升温，导管顶端的热敏电阻感受此血温的变化，描绘出相应的热稀释曲线，计算心排血量。每 30 ~ 60 秒监测系统可自动显示前 3 ~ 6 分钟的平均心排血量，基本实现了心排血量的实时监测。测定的准确性已得到公认，但是体温低于 31℃ 或超过 41℃ 时，持续心排血量监测均无法进行。

（六）肺动脉漂浮导管压力波形分析

肺动脉漂浮导管压力波形的持续监测和分析在临床诊断与治疗中具有十分重要的意义。首先，肺动脉压力波形的持续监测利于观察导管位置，防止肺栓塞与肺动脉破裂等并发症；气囊充盈时压力波形的变化有助于判断导管是否正确嵌顿，以测定准确的肺动脉嵌顿压；心房、心室、肺动脉及肺动脉嵌顿压波形的改变有助于判断和分析心脏、血管的结构及功能变化。熟练掌握肺动脉漂浮导管的正常压力波形是应用该导管的前提条件。

1. 正常压力波形

（1）心房压力波：窦性心律时，典型的心房压力波由正向波 a 波、v 波以及负向波 X、Y 降波组成，有时 a 波和 V 波之间可出现正向波 c 波，将 X 降波分隔为 X 波与 X，波。a 波由心房收缩产生；随后为心房肌收缩后舒张以及心室收缩早期带动房室连接处下移，使心房压力降低，产生负向 X 波；心室收缩致心室内压力高于心房，三尖瓣关闭，瓣叶轻度向右房凸出，使右房压轻微升高，形成正向 c 波；之后心房继续舒张，压力持续下降，形成 X，降波；其后的正向波为 V 波，为心室收缩过程中心房充盈产生；最后的降波为 Y 波，标志着三尖瓣开放，右房快速排空血液进入右心室，心房内压力降低。

同步记录心电图和心房压力波形有助于正确分析波形的各个组成部分。应选择 P 波清晰显示的心电图导联。心房压力波形中紧随 P 波之后的第一个正向波即为 a 波。房室传导正常时，右房的 a 波通常与 QRS 波群的起始部相对应。如果 c 波清晰可见，则 a 波与 c 波的时间间隔与 P－R 间期相等。Q－T 间期正常时，v 波的波峰与 T 波相对应（图 6－13－5）。

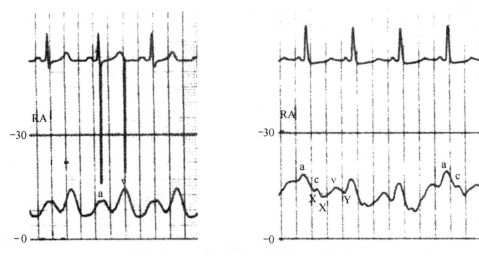

图 6－13－5　右心房压力与相应心电图波形

（2）右心室压力波：右心室压力波由带有重搏切迹的收缩压升波和舒张压降波组成，收缩压一般 25mmHg 左右，舒张压为 0～5mmHg（图 6－13－6）。重搏切迹由肺动脉瓣开放所致。

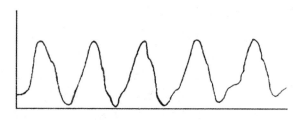

图 6－13－6　右心室压力波形

（3）肺动脉压力波：肺动脉压力波由收缩升波与带有重搏切迹的舒张降波组成（图 6－13－7）。重搏切迹由心室舒张后压力低于肺动脉压力至肺动脉瓣关闭所致。

同步记录心电图与肺动脉压力波形，可见典型的肺动脉收缩波峰值点与心电图的 T 波相对应。肺动脉的舒张压为收缩波开始前的一点，与 QRS 波群相对应。

（4）肺动脉嵌顿波：肺动脉嵌顿压反映左心房和左心室舒张末期压力，其波形特征与右心房波类似。典型压力波由正向波 a 波、c 波、v 波以及负向波 X、Y 降波组成，因此，应选择 a 波之后和 c 波之前测定肺动脉嵌顿压，即全心舒张末期、心室收缩期前测定。

同步记录心电图和肺动脉嵌顿压力波形同样有助于正确分析波形的各个组成部分。相对于右心房压力波形而言，气囊嵌顿后左心房压力反馈至气囊存在时间延搁，故肺动脉嵌顿压力波中，a 波通常出现在心电图的 QRS 波群之后；v 波则出现在 T 波之后，较肺动脉收缩压力波稍有延迟（图 6 - 13 - 8）。

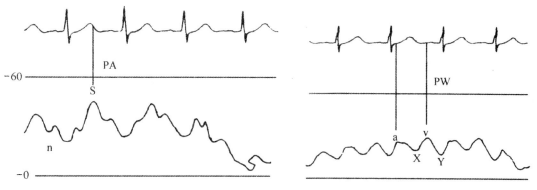

图 6 - 13 - 7　肺动脉压力与相应心电图波形　　图 6 - 13 - 8　肺脉嵌顿压力与相应心电图波形

（七）肺动脉嵌顿压测定原理与影响因素

1. 肺动脉嵌顿压测定原理与临床意义　肺动脉漂浮导管测定嵌顿压力的部位为某一支肺动脉的分支，气囊阻塞后，该动脉与其所属的毛细血管和肺静脉中的血流静止，直至与该支肺静脉有共同回流通路、但未被阻塞的肺动脉所属肺静脉汇合点以下部位才有血液回流至左心房，将此两条肺静脉的汇合点称为 j 点，肺动脉嵌顿压实际上即 j 点的压力（图 6 - 13 - 9）。心室舒张末期，从 j 点经左心房到左心室之间的通路处于开放状态，同时肺循环为低阻循环系统，j 点压力与左心室舒张末期压力基本相等。因此，当从 j 点经左心房到达左心室的通路没有狭窄或其他解剖结构的异常时，肺动脉嵌顿压可间接反映左心室舒张末期压力。

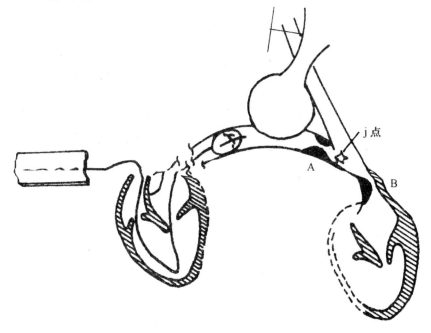

图 6 - 13 - 9　肺动脉嵌顿压测定原理

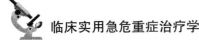
从上述肺动脉嵌顿压力测压原理可知,气囊与 j 点之间的通路狭窄时(如肺泡挤压或肺静脉血栓),测定的肺动脉嵌顿压低于肺毛细血管压力,但可准确反映左心室舒张末期压力;而当 j 点至左心房、左心室的通路狭窄时,测定的肺动脉嵌顿压则高于左心房和左心室舒张末期压力。上述原理对于准确分析和判断患者的血流动力学改变具有十分重要的临床意义。

2. 胸腔内压对肺动脉嵌顿压力的影响 肺动脉嵌顿压通过气囊充气嵌顿后肺毛细血管、肺静脉、左心房压力间接反映左心室舒张末期压力,肺血管及心脏内压力除与血管内血液产生的流体静水压有关外,还受血管外压力即肺泡压和胸腔内压的影响,因此,测定肺动脉嵌顿压时需去除上述因素的影响。平静呼气末肺泡内压等于大气压,而胸腔内压接近于零,对肺血管及心脏的压力影响最小,故应选择呼气末测定肺动脉嵌顿压力(图 6 - 13 - 10)。但是呼吸困难患者用力呼吸时,胸腔内压变化较大,肺动脉嵌顿压力波形随自主呼吸产生大幅度波动,此时,不可直接测定呼气末嵌顿压力,对于机械通气患者,需应用镇静或肌松剂消除自主呼吸的影响;另外,也可测定平均肺动脉嵌顿压,间接反映左心室舒张末期压力(图 6 - 13 - 11)。

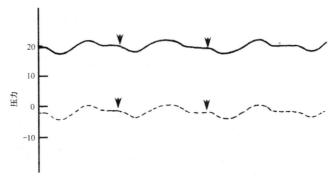

图 6 - 13 - 10 自主呼吸对肺动脉嵌顿压的影响与测定方法

上图:自主呼吸波形;下图:肺动脉嵌顿压力波形

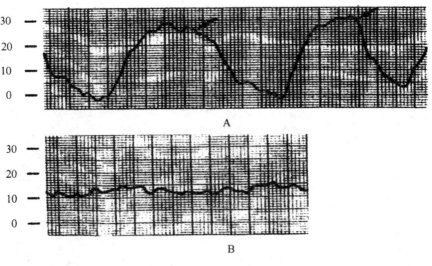

图 6 - 13 - 11 用力呼吸与平静呼吸肺动脉嵌顿压力波形

A:用力呼吸;B. 平静呼吸

3. 呼气末正压对肺动脉嵌压力的影响 肺功能正常的患者应用呼气末正压，使呼气末肺泡内压升高，因而测定的肺动脉嵌顿压可能受肺泡内压的影响，不能准确反映左心室舒张末期压力。但对于急性肺损伤患者，即使应用较高水平的呼气末正压（高达$20cmH_2O$），对肺动脉嵌顿压力无显著影响，仍可反映左心室的舒张末期压力（图 6-13-12）。最重要的原因为严重受损的肺组织顺应性显著降低，无法将肺泡内压力传导至肺血管内；其次下肺野血流较上肺野多，置入肺动脉漂浮导管时，气囊随血流的漂动易于引导导管到达适当肺野，也有助于肺动脉嵌顿压的测定。

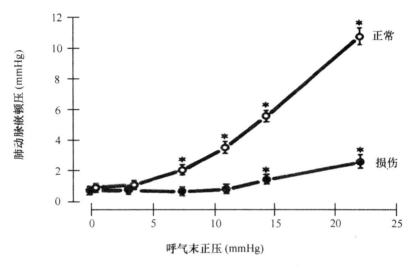

图 6-13-12　正常人与急性肺损伤患者呼气末正压对肺动脉嵌顿压的影响

4. West 肺区模型及其对肺动脉嵌顿压的影响

（1）West 肺区模型：20 世纪 60 年代，West 根据肺泡内压力与肺动脉、肺静脉压力的关系，将肺组织分为 3 区：①1 区：即上肺野，肺泡内压高于肺动脉、肺静脉压，肺毛细血管通常处于关闭状态，肺血管内几无血流；②2 区：即中肺野，肺泡内压力于吸气相低于肺动脉压和肺静脉压，呼气相高于肺静脉但低于肺动脉压，导管气囊充盈阻断肺静脉血流，即可由 2 区变为 1 区；③3 区：即下肺野，肺泡内压始终低于肺血管内压力，肺毛细血管始终保持开放，形成肺动脉与左房之间的自由通道（图 6-13-13）。

生理状况下，呼气末肺泡内压为零，低于肺静脉压力，大部分肺野均处于 3 区状态；但血容量减少或应用呼气末正压时，呼气末肺泡内压可能高于肺静脉压力，1 区与 2 区肺野范围明显增加，从而测定的肺动脉嵌顿压受肺泡压力的影响，不能准确反映肺静脉压力与左心室舒张末期压力。因此，应尽量将肺动脉漂浮导管放至 3 区，使测定的压力尽可能准确反映左室舒张末压。

（2）肺动脉漂浮导管位于 3 区肺野的确定方法：胸部 X 线片是判定肺动脉漂浮导管位置的常用方法。通常认为导管顶端位于左心房水平之下时，导管位置适当，其肺动脉端位于 3 区；而导管顶端位于左心房水平之上，则肺动脉端位于非 3 区，即 1 区或 2 区，位置不当。

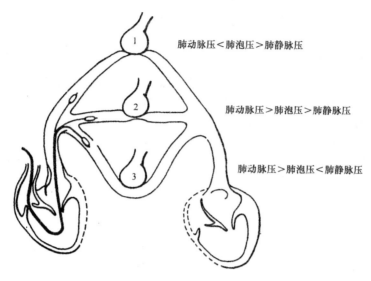

肺动脉压<肺泡压>肺静脉压

肺动脉压>肺泡压>肺静脉压

肺动脉压>肺泡压<肺静脉压

图6-13-13 West 肺组织分区

其次比较肺动脉收缩压力与肺动脉嵌顿压力变化幅度可间接判断导管位置。当肺动脉嵌顿压力接近于呼气末正压，同时肺动脉嵌顿压力波形不具备心房压力波形特征的情况下，应考虑导管位于非3区肺野。此时，通过比较一次呼吸周期内肺动脉收缩压力变化幅度与肺动脉嵌顿压力变化幅度的关系，可明确导管的肺野位置。一次呼吸周期内肺动脉嵌顿压力变化幅度高于肺动脉收缩压力变化幅度时，提示肺动脉嵌顿压力变化受肺泡内压的影响，导管顶端位于非3区（图6-13-14）。

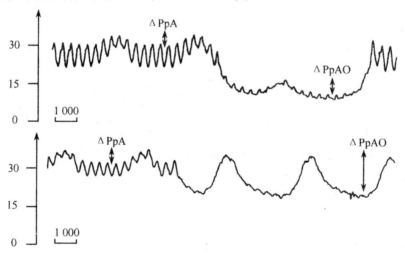

图6-13-14 肺动脉舒张压力变化与肺动脉嵌顿压力变化比较

上图位置适当，下图位于非3区

另外，通过比较去除呼气末正压后肺动脉嵌顿压与右心房压力的变化幅度同样有助于判断导管位置。去除呼气末正压后，肺动脉嵌顿压改变幅度大于右心房压力变化幅度，则导管顶端位于非3区。

5. 导管本身或置管位置不当的波形分析　正确判断肺动脉漂浮导管测压系统的性能和导管本身的－质量，通过导管嵌顿压力波形分析合理判断导管位置，对于依据血流动力学测定结果指导病情判断和分析起重要的作用。常见的问题包括阻尼过度、导管抖动、过嵌和不全嵌顿等。

（1）阻尼过度

1）压力波形特征：压力监测系统的阻尼过度引起的波形改变表现为收缩压降低，舒张压升高，脉压差减小，严重时可影响到平均压力的测定。

2）原因：引起阻尼过度的常见原因包括压力转换器或测压管道内存在气泡、导管顶端贴壁或有血块以及导管弯曲等。

3）检测方法：快速冲洗试验。方法为挤压换能器的冲洗器，快速冲洗 1 秒，然后松开，观察整个过程中压力波形的变化。阻尼正常时，压力迅速上升呈一方波，然后陡直下降超过基线，称为过射（overshoot），既之又迅速回复至基线水平。阻尼过大时压力下降缓慢，逐渐回至基线水平，而无过射现象（图 6－13－15）。

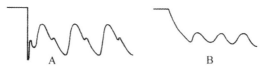

图 6－13－15　肺动脉压力波形阻尼过度
图 A：阻尼正常；图 B：阻尼过度

4）压力监测的影响：阻尼过度时测定的收缩压降低而舒张压升高；容易将肺动脉压力波形误认为肺动脉嵌顿压力波形而退出导管，导致不当的导管测压位置。当肺动脉舒张压与肺动脉嵌顿压近似时，常以肺动脉舒张压替代肺动脉嵌顿压，以减少气囊充盈和嵌顿。但阻尼过度时，肺动脉舒张压升高，高于实际肺动脉嵌顿压，依此肺动脉舒张压指导血容量的管理和血管活性药物的调整可能产生严重偏差甚至错误。

（2）导管抖动

1）压力波形特征：导管抖动时压力波形表现为快而锐利的正向及负向波，导致收缩压升高而舒张压降低。心脏收缩期更为明显。主要影响肺动脉压和肺动脉嵌顿压，因气囊嵌顿起相对固定作用，肺动脉嵌顿压抖动程度较缓（图 6－13－16）。

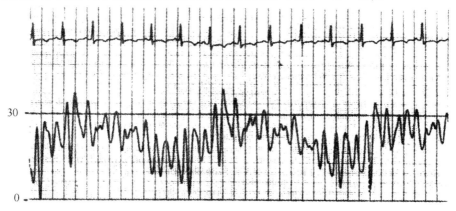

图 6－13－16　导管抖动

2）原因：肺动脉漂浮导管经右心房和右心室到达肺动脉，因此，导管抖动主要由心脏收缩引起。

3）对压力测定的影响：首先影响压力值的准确性，使测压取值困难。其次，以肺动脉舒张压替代肺动脉嵌顿压时，低于实际肺动脉嵌顿压力，同样影响血容量和血管活性药物的调整。

4）处理方法：限制导管移动、缩短测压连接管长度或使用抗衰减装置，可减少压力波形抖动。

（3）导管过嵌

1）压力波形特征：导管过嵌当气囊充盈时，压力波动幅度明显减低，甚至接近于直线并逐渐陡直上升（图6-13-17）。

2）原因：最常见原因为充盈时气囊向前疝出堵塞导管顶端，或导管顶端贴于血管壁上。

3）处理方法：出现过嵌时应重新调整导管位置，直至出现正确肺动脉嵌顿压力波形。

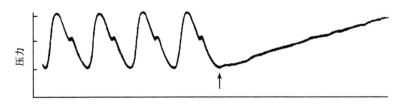

图6-13-17　导管过嵌

（4）导管不全嵌顿

1）压力波形特征：与导管完全嵌顿类似，容易误认为完全嵌顿压力波形，需引起临床医师的重视。不全嵌顿时收缩及舒张压力均降低，且波幅减小，但压力波形缺乏心房波形的a、c、v升波及X、Y降波特征，同步记录心电图，可见气囊充气后与T波相对应的收缩压力波形（图6-13-18）。

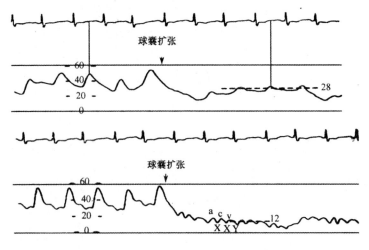

图6-13-18　导管不全嵌顿

2）原因：导管不全嵌顿可能为导管位置过浅，顶端位于肺动脉较大分支，气囊充气不能充分阻塞血管；另外，可能为气囊充气后，嵌顿于肺动脉分叉处至不全嵌顿。

3）判断方法：除依据上述压力波形的改变判定导管不全嵌顿外，存在以下特征时，考虑导管不全嵌顿：a. 测定的肺动脉嵌顿压高于肺动脉舒张压；b. 存在肺血管阻力升高的基础疾病如急性呼吸窘迫综合征，但肺动脉舒张压与肺动脉嵌顿压的差值正常；c. 肺动脉舒张压与肺动脉嵌顿压的差值不恒定，应考虑间断不全嵌顿。

4）对压力测定的影响：测定的肺动脉嵌顿压力介于平均肺动脉压和实际肺动脉嵌顿压力之间，同样影响心脏前负荷与血管活性药物的调整。

5）处理方法：密切观察压力波形，气囊嵌顿后压力波明显降低，且具有左心房压力波形特征，为适当嵌顿，同时最好同步记录心电图；考虑导管顶端位于肺动脉分叉处时，退出导管，气囊重新充气，重新判断嵌顿压力值及其波形特征。

6. 导管异位

1）导管异位部位与压力波形变化：肺动脉漂浮导管有时可意外地从肺动脉内滑出而进入右室，也可随血流向前漂浮，导管顶端嵌顿于肺小动脉，导致导管嵌顿。相应出现右心室与导管嵌顿的压力波形。

2）对患者的影响：包括①导管异位至右心室由于机械性刺激心室壁，可诱发十分严重的室性心律失常；②导管的右心室异位未被发现时，可能误将右室压解释为肺动脉压；而右心室的平均压和舒张压都明显低于肺动脉压，由此得出的结论指导临床将导致十分错误的处理。例如，一位高容量状态的患者可能由于"肺动脉舒张压低"判断为容量不足而接受扩容治疗；④导管顶端进入肺小动脉嵌顿后易于引起肺梗死或肺小动脉破裂。

3）处理方法：导管置入位置恰当后及时固定导管；在肺动脉漂浮导管的监测中，常规持续监测肺动脉压力，并注意观察压力波形的改变。

7. 心血管疾病时压力波形变化特征：

（1）急性二尖瓣关闭不全

1）血流动力学改变：左心房舒张期除接受肺静脉回流的血液外，左心室收缩期射出的部分血液通过急性二尖瓣关闭不全的瓣口反流至左房，左房的容量负荷骤增，压力急剧上升。

2）压力波形特征：肺动脉嵌顿压力波形呈现巨大的"v"波，肺动脉舒张压低于平均肺动脉嵌顿压；肺动脉压力波形呈现典型的双峰波，分别为收缩波"S"波及反流波"v"波（图6-13-19）。

3）对血流动力学监测的影响：由于肺动脉舒张压低于平均肺动脉嵌顿压，易误认为肺动脉漂浮导管尚未完全嵌顿，从而继续向前推进，导致肺梗死或肺动脉破裂；巨大"V"波使平均肺动脉压力升高，高于实际左心室舒张末期压力，干扰临床对循环血量及血管活性药物的调整。

（2）三尖瓣反流

1）血流动力学改变：右心房舒张期除接受体静脉回流的血液外，右心室收缩期射出的部分血液通过三尖瓣关闭不全的瓣口反流至右房，右房的容量负荷增加。

2）压力波形特征：体循环容纳血液的能力强于肺循环，可一定程度通过减少体静脉缓冲右心房三尖瓣反流增加的容量负荷，故心房压力波形仅表现为v波增宽，吸气导致Y

降波显著降低（图6-13-20）。

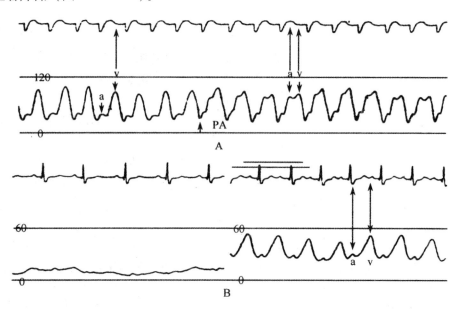

图6-13-19 急性二尖瓣关闭不全

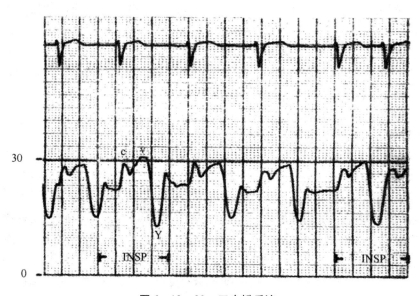

图6-13-20 三尖瓣反流

3）对血流动力学监测的影响：心室收缩时三尖瓣反流使气囊随血流的前向漂浮受阻，右心室扩大时漂浮导管易于打圈，均阻碍导管漂浮到肺动脉进而嵌顿，必要时需在荧光镜的引导下操作；另外，影响热稀释法测定心排血量的准确性，此时需用Fick法测定。

（3）右心室梗死

1）血流动力学改变：右心室梗死部位心肌细胞缺血、水肿或坏死，右心室收缩和

（或）舒张功能降低。临床出现右心衰竭的表现，如肺野清晰、颈静脉充盈怒张、肝颈静脉反流征阳性等。

2）压力波形特征：心房波呈现明显加深的 X 与 Y 降波，两者降幅接近，心房波类似于字母"W"；右心室与肺动脉收缩及舒张压力差减小；右室舒张压力近似于肺动脉舒张压；平均右房压高于肺动脉嵌顿压（图 6 - 13 - 21）。

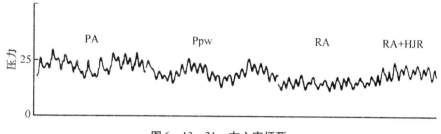

图 6 - 13 - 21　右心室梗死

3）对血流动力学监测的影响：右室舒张压力近似于肺动脉舒张压，较难判断导管的置管位置，有时需在荧光镜的引导下操作。

（4）心包填塞

1）血流动力学改变：心脏和大血管出口处受压，心房和心室舒张期充盈受阻，心房、心室舒张压以及肺毛细血管压升高且相等。呼吸所致的胸腔压力变化不传至心包和心腔。

2）压力波形特征：心房压力与肺动脉嵌顿压相等，心房压力波形的 Y 波下降幅度降低且波形变钝（图 6 - 13 - 22）。

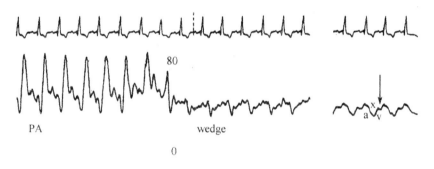

图 6 - 13 - 22　心包填塞

（八）血流动力学监测的临床应用

血流动力学监测通过分析心血管系统不同部位的压力、流量及阻力之间的相互关系，结合患者病变特征与病理生理改变，对心脏的前后负荷及心肌收缩和舒张功能做出客观判断，在临床疾病的诊断与治疗过程中发挥重要的指导作用。血流动力学监测指标(表 6 - 13 - 2)。

表6-13-2　血流动力学监测指标及参考正常范围

指标	缩写	计算方法	参考正常值
平均动脉压	MAP	直接测量	80~100mmHg
右房	RAP	直接测量	6~12mmHg
平均肺动脉压	MPAP	直接测量	11~16mmHg
肺动脉嵌顿压	PAWP	直接测量	5~15mmHg
心排血量	CO	直接测量	4~6L/min
心脏指数	CI	CO/BSA	2.5~4.2L/（min·m^2）
每搏输出量	SV	CO/HR	60~90ml
每搏指数	SVI	SV/BSA	30~50mL/m^2
体循环阻力	SVR	80x（MAP-CVP）/CO	900~1500（dvn·s）/cm^2
体循环阻力指数	SVRI	80×（MAP-CVP）/CI	1760~2600（dvn·s·m^2）/cm^2
肺循环阻力	PVR	80x（PAP-PAWP）/CO	20~130（dyn·s）/cm^2
肺循环阻力指数	PVRI	80×（PAP-PAWP）/CI	45~225（dyn·s·m^2）/cm^2
左室每搏功指数	LVSWI	SVIx（MAP-PAWP）×0.0136	45~60（g·m）/m^2
右室每搏功指数	RVSWI	SVIx（PAP-CVP）x0.0136	5~10（g.m）/m^2

1. 肺动脉嵌顿压、右房压与左、右心室前负荷的关系　Frank-Starling定律提出，心肌收缩产生的能量是心肌纤维初长度的函数，表明心肌的收缩力与舒张末期心肌纤维的长度呈正相关，从心室的整体来讲，则是心室舒张末期容积越大，心脏前负荷越高，心肌收缩力量越大，每搏输出量越高。在血流动力学监测中，临床上常应用肺动脉嵌顿压和右房压代表心室舒张期的压力，间接反映心室的前负荷，以分析判断循环血量及心功能。

但是，心室舒张末期压力与容积之间存在着明显不同。其中，主要的影响因素为心肌顺应性。实际上表达的是容量与压力之间的关系，为心室舒张期单位压力引起的容量改变，心室的容量与压力之间的相关性是曲线关系（图6-13-23）。从示意图中可以看出，心肌顺应性增加曲线右移，单位容量改变时压力的变化减小；反之，曲线左移，单位容量改变时相应的压力变化增大。

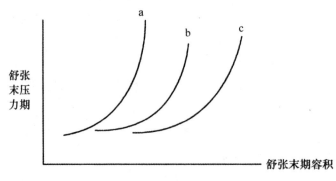

图6-13-23　心室的顺应性曲线

a. 顺应性降低；b. 顺应性正常；c. 顺应性升高

应用肺动脉嵌顿压力和右房压力指标时，一定要根据心肌顺应性的特点评价心脏的前负荷。当心室的顺应性明显下降时，心室的舒张末期压力可明显升高，而舒张末期容积并没有相应增加，甚至有可能下降。如仅根据压力指标进行调整，降低前负荷，则加重容量负荷的不足。正确理解心肌顺应性对压力监测的影响，合适的治疗应该设法改善心室顺应性，同时增加前负荷。

2. 血流动力学监测与心脏前负荷的调整 心室顺应性的变化是影响心室前负荷调整的重要因素。血流动力学监测时，调整前负荷的理想结果是维持舒张末期容积，同时压力指标不至过高。临床上常在血流动力学的监测下进行容量负荷试验。

在约 15 分钟内输入 250~300ml 液体，观察心排血量与肺动脉嵌顿压的变化。如果心排血量增加而肺动脉嵌顿压不变或升高后很快下降至原来水平，提示心肌顺应性曲线处于较平缓的水平，可继续扩容治疗。如果较少的输液肺动脉嵌顿压即有大幅度上升，提示心肌顺应性下降，处于顺应性曲线较垂直的部位，继续输液可导致压力过高引起器官和组织水肿，同时心室内压增加至冠脉灌注压力梯度减，心肌供血减少，进一步降低心肌顺应性。正确的治疗应应用改善心肌顺应性的药物，如出现低血压，应结合使用心脏正性肌力药物。

3. 血流动力学监测与心脏后负荷的调整 心室后负荷是心室在射血过程中必须克服的阻力。进行血流动力学监测时，往往根据体循坏阻力指数或肺循环阻力指数分别对左右心室的后负荷进行调整。体循环阻力受循环压力和心排血量的影响，临床应用时要对血流动力学数据进行综合分析。

例如，体循环阻力增加不一定必须应用血管扩张药物。循环容量不足时体循环阻力下降，一方面由于交感神经兴奋，阻力血管代偿收缩，另一方面，心排血量减少使体循环阻力的计算值增加。补充循环容量后，上述两种原因都可以去除或缓解，体循环阻力也随之下降。

4. 血流动力学监测与心肌收缩力调节 心肌收缩力是心肌收缩的能力，是指心肌细胞在不受其前、后负荷等因素影响情况下的收缩功能状态。心肌收缩力与心脏的每搏输出量和心室的做功呈正相关，收缩力增强时，如血流动力学其他主要参数不变，则每搏输出量也相应增加。心肌做功的调节主要包括两个方面，一方面是由于心肌收缩的初长度改变所起的异常自身调节，以 Starling 定律为基础；另一方面是由于心肌收缩力改变所起的等长自身调节，受植物神经活性和多种体液因素的影响等。

5. 血流动力学监测与心室功能曲线 血流动力学监测与心室功能曲线分析结合可以有效指导临床治疗临床，心室功能曲线指心室的前负荷与心室每搏做功之间的关系，心室的前负荷多采用压力指标，如肺动脉嵌顿压或中心静脉压。左心室功能曲线可分为充盈压力较低时的上升段和充盈压力较高范围内的平台段。由于右心室的后负荷较低，做功较小，右心室功能曲线每搏做功指数较低，且平台段不显著。下面以左心室功能曲线为例进行说明（图 6-13-24）。

根据 Starling 定律，心室的前负荷越大，心室所做的功越大。如果以曲线 A 表示心功能正常时的左室做功指数随肺动脉嵌顿压的变化关系，那么，曲线 B 为心功能中度抑制，而曲线 C 为心功能重度抑制。可以看出，当心功能受到抑制、心肌收缩力下降时，曲线变为低平。表现为在较高的前负荷状态下，心脏的做功不能相应增加，每搏输出量下降。

临床可表现出典型的心力衰竭症状。

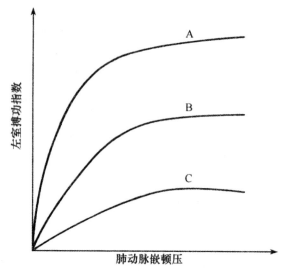

图 6 - 13 - 24　左心室功能曲线

　　临床监测中，同时测定肺动脉嵌顿压和左室搏功指数可以在图中标出相应的点。称为心功能点。曲线 A、B、C 代表了不同心脏功能状态下心功能点随 PAWP 变化的移动轨迹。连续进行心功能点的测量，不仅可以动态反映患者心脏功能的变化情况，而且，结合心功能点的移动与治疗的关系，还可以反馈性对临床治疗进行定量指导。

　　当心功能受损、心肌收缩力下降时，曲线 A 向曲线 B，甚至向曲线 C 方向移动。一方面，应用正性肌力药物可以使曲线回升，由曲线 C 向曲线 B，甚至向曲线 A 方向移动。另一方面，进行扩容治疗时，心功能点沿不同的心功能曲线向肺动脉嵌顿压增大方向移动；利尿或脱水时则向相反方向运动。有时，一种治疗方法的作用结果可能是多方面的。例如，在心力衰竭、肺动脉嵌顿压过高时，应用血管扩张药物一方面减低了心脏的前负荷，使心功能点沿心功能曲线向肺动脉嵌顿压较低的方向运动；另一方面由于心脏前、后负荷状态的改变、心肌顺应性增加以及冠状动脉灌注改善，心肌收缩力增强，结果使心功能由曲线 C 移向曲线 B。

　　6. 血流动力学调整循环功能的"ABC"理论　　血流动力学的"ABC"理论（图 6 - 13 - 25）是应用血流动力学监测对循环功能进行支持性治疗的基础理论。图中 EDV 代表心室舒张末期容积，SV 为每搏输出量。根据 Starling 定律，正常情况下，随着心室舒张末期容积增加，每搏输出量也相应增加。心肌收缩力受损时，每搏输出量随舒张末容积增加而增加的程度明显下降，曲线呈低平状态。图中各点均为心功能点，D 点为治疗的目标点。如果初次测得患者的心功能点为 A 点，则应用心脏正性肌力药物和扩容治疗都可能使 A 点移向 D 点。如果首选心脏正性肌力药物，则曲线 2 移向曲线 1，从而使 A 点沿虚线方向直接移向 D 点。如果首先进行扩容治疗，若心功能正常，A 点则沿曲线 1 移向 D 点，这是临床上所期望获得的结果；如果心肌功能受损，A 点则沿曲线 2 移向 B 点。此时再应用正性肌力药物，心功能点则由 B 点移向 D 点。从 A 点不同的移动方向中可以看出，由 A 点到 B 点首先调整了心脏的前负荷，尽可能发挥了心脏自身的代偿作用，之后应用正性肌力药物使心功能点由 B 点移向 D 点，这时应用正性肌力药物的剂量明显少于由 A 点沿虚线移向 D 点所需的药物剂量，从而，正性肌力药物产生的副作用也明显减少。所以，A→B→D 是将心功能点由 A 移向 D 的最佳选择。同理，如果患者的心功能点在 C 点，将心功能点由 C 移向 D 的最佳选择是 C→B→D，而不应是由 C 点沿虚线直接到 D 点。

可以看出，心脏每搏输出量不足可能由于或同时并存前负荷过多或前负荷不足，调整心脏前负荷是获得最佳每搏输出量的首要治疗措施。只有在心脏自身处于最佳的做功状态后应用正性肌力药物，才有可能取得最佳的治疗效果。对于心功能不全的患者一味地强调脱水或盲目地进行补液都同样带有片面性。

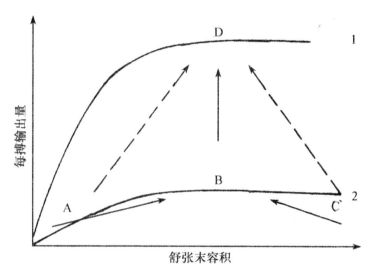

图 6 - 13 - 25　血流动力学"ABC"理论

四、PiCCO 监测仪

PiCCO 监测仪是德国 PULSION 公司推出的新一代容量监测仪。其所采用的方法结合了经肺温度稀释技术和动脉脉搏波型曲线下面积分析技术。该监测仪采用热稀释方法测量单次的心排血量（CO），并通过分析动脉压力波型曲线下面积来获得连续的心排血量（PCCO）。同时可计算胸内血容量（ITBV）和血管外肺水（EVLW），ITBV 已被许多学者证明是一项可重复、敏感、且比肺动脉阻塞压（PAOP）、右心室舒张末期压（RVEDV）、中心静脉压（CVP）更能准确反映心脏前负荷的指标。它具有以下一些优点：损伤更小，只需利用一条中心静脉导管和一条动脉通路，无需使用右心导管，更适合儿科患者；各类参数结果可直观应用于临床，无需加以解释；监测每次心搏测量，治疗更及时；导管放置过程更简便，无需做胸部 X 线定位，不再难以确定血管容积基线，无需仅凭 X 线胸片争论是否存在肺水肿；使用更简便，结果与操作者无关；PiCCO 导管留置达 10 天；有备用电池便于患者转运。

（一）基本原理

1. 心排血量测定　心排血量的测定方法与肺动脉导管法相似，利用 Stewart - Hamilton 方程式从经肺温度稀释曲线计算而得。与肺动脉导管温度稀释曲线相比，经肺温度稀释曲线更长、更平坦。因此，经肺温度稀释曲线对温度基线的飘移更敏感。但经肺温度稀释曲线不受注射剂在何种呼吸周期注射的影响。PiCCO 利用经肺温度稀释法测得的 CO（CO_{TDa}）与同时利用肺动脉导管测得的 CO（CO_{TDpa}）相关良好表 6 - 13 - 3。

表 6 - 13 - 3　$CO_{TDa} - CO_{TDpa}$

作者	患者/观察数	$CO_{TDa} - CO_{TDpa}$	r
Von Spiegel et ai	21/48	$-4.7\% \pm 1.5\%$	0.97
Geodje et al	30/150	(0.16 ± 0.31) L/（min · m²）	0.96
Sakka et al	37/449	(0.68 ± 0.62) L/miv	0.97
Bindels et al	45/283	(0.49 ± 0.45) L/（min · m²）	0.95

　　2. 容量测定　1966 年，PearseML 等介绍了从中心静脉同时注入温度和染料两种指示剂，在股动脉测定心排血量。同时根据两种指示剂的不同特点（温度指示剂可透过血管壁、染料不透过血管壁），测定出血管外肺水等一系列参数的方法。早期 PiCCO 即采用双指示剂法（温度和染料），并在大量临床数据的支持下总结了经验公式，发展成为现在只需用温度进行测量的单指示剂法。

　　单一温度稀释技术测定的容量是基于温度曲线，利用平均传送时间（MTt）和指数下斜时间（DSt）乘以心排血量计算出来的（图 6 - 13 - 26）

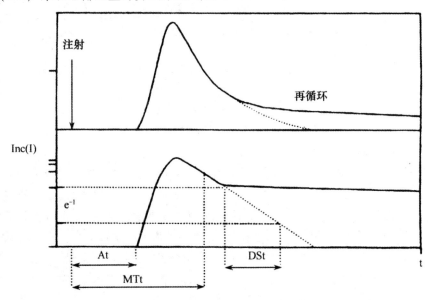

图 6 - 13 - 26　指示剂稀释曲线和时间取值图
Inc（I）：浓度自然对数；At：显示时间；MTt：平均传送时间；DSt：指数下斜时间

　　（1）平均传送时间（MTt）：如果快速将一种指示剂注入一个流体系统，并不是所有的指示剂均能同时在探测点出现。由于系统内容量的关系，指示剂的浓度随着时间将被分散。因此，对于每一个特定的指示剂微粒而言，从注射点传送到测定点都有一个时间。这个时间称为传送时间。因为每一个微粒均有一个传送时间，所以，无一个传送时间适用于所有的指示剂微粒。平均传送时间即是指所有这些传送时间的平均值。

指示剂稀释曲线下面积代表单位时间内流经系统的液体，即心排血量（volume/time）。MTt 的时间长短代表了指示剂通过系统需要的时间。如果将心排血量与 MTt 相乘，得到的结果就是从注入点和探测点之间指示剂分布的容量。

温度指示剂可透过血管壁，会受肺间质液体量（即血管外肺水）的影响。当指示剂为温度指示剂时，该容量即为胸内温度容量（ITFV），它包括胸腔内血容量（ITBV）和血管外肺水（EVLW）。ITBV 包括四个腔室舒张末期容量的总和，即全心舒张末期容量（GEDV）和肺血容量（PBV）。

$$ITTV = MTt_{TDa} \times CO_{TDa} = ITBV + EVLW; \quad ITBV = GEDV + PBV; \quad GEDV = RAEDV + RVEDV + LAEDV + LVEDV$$

（2）指数下斜时间（DSt）：如果将指示剂稀释曲线绘制在自然对数图纸上，浓度的指数下斜时间就可计算出来。PiCCO 将开始点定在最大温度反应的 75% 处，终点定在最大温度反应的 45% 处，两点之间的时间差被标为下斜时间（见图 6-13-26）。DSt 仅决定于所有容量中的最大容量。

DSt 比较难以解释。我们可以通过下面这个比喻进行理解。如果你有 4 个水桶和一个浴缸。将它们按以下的顺序排列：两个水桶（A、B）、浴缸、再两个水桶（C、D）。放一些红色的染料在 A 桶内，然后向内放水。当 A 桶水满后，红色的水将溢出进入 B 桶。当 B 桶装满水时，所有的红色染料即会全都离开 A 桶（假设所有的水桶容量相同）。然后，B 桶内的水开始溢出到浴缸。当浴缸水满后，水开始溢出到 C 桶。这时在 A 和 B 桶内将无染料残存。当 C 桶内的水溢出到 D 桶时，浴缸内仍有颜料，甚至当 D 桶也满时，浴缸内也仍有颜料。若要将浴缸内的颜料全部清除需要有大量的水，所需水量应远远超过 4 个水桶的各自容量甚至总量。这就是为什么 DSt 仅决定于一系列容量中的最大容量。

DSt 代表了将染料清洗出肺部所需时间，当为温度指示剂时，如果将它与流经系统的流量相乘，得到的结果就是肺温度容量（PTV）。

$$PTV = DSt_{TDa} \times CO_{TDa} = PBV + EVLW$$

用 ITTV 减去 PTV 时，即可得到 GEDV

$$GEDV = ITFV - PTV$$

PiCCO 测得的胸腔内血容量（ITBV）是利用 GEDV 估算而来。实验和临床研究都已证明 GEDV 与 ITBV 相关良好。通过利用回归分析，已得到利用 GEDV 估算 ITBV 的回归方程。

$$ITBV = 1.25 \times GEDV$$

利用估算的 ITBV，一个估算的 EVLW 可计算出来。

$$EVLW = ITIV - ITBV$$

（二）PiCCO 监测仪

1. 概念 PiCCO 监测仪是通过一种改良的分析动脉压力波型曲线下面积的方法来获得连续的心排血量（PCCO）。PCCO 利用经肺温度稀释单次测定 CO 来校正。

主动脉的血流与主动脉末端（股动脉或其他大动脉）测得压力的关系取决于主动脉的顺应性。因此，通过同时测定血压和血流（心排血量）可得到主动脉的顺应性特征。PiCCO 利用经肺温度稀释测定 CO 的同时连续测定动脉压力可针对不同患者的主动脉顺应性用于校正 PCCO 的测定。

为连续计算 PCCO，PiCCO 利用一个从温度稀释 CO 测定得到的校正因子、心率以及压力波形收缩部分下面积［P（t）/SVR］、主动脉顺应性［C（p）］和压力波形状以单位时间内的压力改变来代表（dP/dt）。

PCCO 的准确性已在临床研究中得到证实（表 6 - 13 - 4）。

表 6 - 13 - 4　PCCO 与肺动脉导管测得 CO 的相关性

作者	患者/观察数	$CO_{TDa} - CO_{TDpa}$（bias ± SD）	r
Geodje et al	30/270	（0.11 ± 0.6）L/min	0.91
Geodje et al	24/216	（0.07 ± 0.7）L/min	0.92
Buhre et al	12/36	（0.003 ± 0.63）L/min	0.94
Geodje et al	20/192	（-0.1 ± 0.42）L/min	0.91
Zollner et al	19/76	（0.31 ± 1.25）L/min	0.88

2. 使用方法　经肺温度稀释法和 PCCO 的测定需要一根特殊的动脉导管。该导管通常置于股动脉或腋动脉，小儿只能置于股动脉。通过该导管，可连续监测动脉压力，同时监测仪通过分析动脉压力波型曲线下面积来获得连续的心排血量（PCCO）。动脉导管带有特殊的温度探头，用于测定注射大动脉的温度变化。监测仪利用热稀释法测量单次的心输出量。测量单次的心输出量可用于校正 PCCO。通常需要测定 3 次心排血量，求其平均值来

动脉导管外，尚需一条常规的深静脉导管用于注射冰盐水。通常深静脉导管置于上腔静脉或右心房。如果仅为校正 PCCO，经外周静脉注射冰盐水也可，只要动脉导管可得到可靠的温度反应曲线，但这时容量测定是不准确的。

当冰盐水从股静脉注入时，仪器测定的 ITBV 和全心舒张末期容积（GEDV）将比实际值高 75ml（绝对值），这是因为从注射点到测定点的容量要较从上腔静脉注入高。而EVLW 的值是准确的。

冰盐水的注射容量取决于患者的体重以及 EVLW 的多少。如果 EVLW 增多，注射容量必须增加。

3. 测定参数

（1）PiCCO 可连续监测下列参数：

1）每次心脏搏动的心排血量（PCCO）及指数（PCCI）。

2）动脉压（AP）。

3）心率（HR）。

4）每搏量（SV）及指数（SVI）。

5）每搏量变化（SVV）。

6）外周血管阻力（SVR）及指数（SVRI）。

（2）PiCCO 可利用热稀释法测定以下参数：

1）心排血量（CO）及指数（CI）。

2）胸腔内血容量（ITBV）及指数（ITBI）。

3）全心舒张末期容量（GEDV）及指数（GEDI）。

4）血管外肺水（EVLW）及指数（ELWI）。

5）心功能指数（CFI）。

6）全心射血分数（GEF）。

7）肺血管通透性指数（PVPI）。

（3）正常值：PiCCO 主要测定参数正常值见表 6 - 13 - 5。

表 6 - 13 - 5　PiCCO 主要测定参数正常值

参数	正常值	单位
CI	3.0 ~ 5.0	L/（min·m^2）
ELWI	3.0 ~ 7.0	ml/kg
CFI	4.5 ~ 6.5	L/min
HR	60 ~ 90	b/min
CVP	2 ~ 10	mmHg
MAP	70 ~ 90	mmHg
SVRI	1 200 ~ 2 000	dyn·sec·cm^{-5}m^2
SVI	40 ~ 60	ml/m^2
SVV	≤10	%

4. ITBV 和 EVLW 的临床应用

（1）ITBV：在大量的实验和临床研究中，ITBV 已被证实是一个比 PAOP 和 CVP 更敏感的心脏前负荷指标。即使与右心室舒张末期容量相比，ITBV 也更敏感。

Lichtwarck - Aschoff 等于 1992 年证实对于行机械通气的危重患者，ITBV 可反映循环血容量状态，而心脏灌注压指标如 CVP、PAOP 并不能反映心脏前负荷。

Lichtwarck - Aschoff 在 1996 年进行了一个实验研究，在严重的低和高血容量的模型上进行了 CVP、PAOP、RVEDV 和 ITBV 作为心脏前负荷的比较，再次证明 ITBV 是最敏感的。

经食管心脏超声（TEE）通过测定左室舒张末期面积（INEDA）来估算左室舒张末期容积。虽然 LVEDA 与 ITBV 不相同，但 Hinder 等证明 ITBV 的改变与 LVEDA 的改变密切相关，这也证明二者均可反映心脏前负荷。

近期，Mundigler 等在 18 例左心室功能减退伴有中度容量不足的患者，予以 120 分钟恒速 8ml/（kg·30min）晶体液治疗过程中，观察了 CVP、PAOP、ITBV、TEDV（总舒张末期容量）的变化，发现 ITBV 和 TEDV 不如 PAOP、CVP 敏感。其机理可能与左心功能减退患者心腔多有扩大和顺应性降低、腔径变化不如压力变化明显有关。因此，在给左心室功能减退伴中度容量不足患者补充液体时仍应注重充盈压监测。

（2）EVLW

1）EVLW 与氧合：Lewis 等认为 ITBV 与氧合的相关性差。其原因是肺间质水肿发生时首先是间质自由部分的水肿（图 6 - 13 - 27）。该过程对肺泡与血管间的氧气交换并无立即的影响。

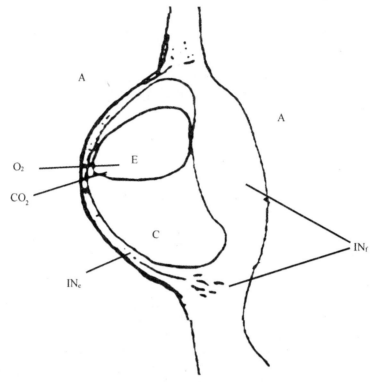

图6-13-27　经肺毛细血管中隔横切面示意图

IN_e：扩张受限的间质部分；IN_f：间质的自由部分；A：肺泡孔；
O_2：氧气；CO_2：二氧化碳；C：毛细血管容量；E：红细胞

2）EVLW 与 Starling 定律：EVLW 与 Starling 公式中各个参数无相关性（表6-13-6），这些参数常用于估计肺水肿。其原因可能为：PCWP 不能真实反映毛细血管压力；胶体渗透压在肺毛细血管通透性增加时作用轻微。

表6-13-6　EVLW 与 Starling 参数的相关性

参数	r	P
EVLW 及 COP	0.3152	<0.05
EVLW 及 PCWP	0.4199	<0.001
EVLW 及 Pmv	0.3944	<0.01
EVLW 及 COP-PCWP	-0.3285	<0.01
EVLW 及 COP-Pmv	-0.3457	<0.01

3）EVLW 与 X 线评分：EVLW 与利用 X 线评分评估肺水肿相关性较差（表6-13-7）。胸部 X 线反映的是一个整个胸部所有的密度测定。该密度与气体、血容量和 EVLW 有关，并受肌肉、脂肪的影响。

5. 研究进展　反映循环血容量的指标还有胸内血容量（ITBV），不过其更准确的是反映心脏前负荷的变化。可以通过 PiCCO 设备进行监测，采用的原理是经肺热稀释法的原理和动脉轮廓分析技术。

表6-13-7　X线评分与EVLW相关性

参考文献	比较	结果
Halpefin et al，1985	X线评分及EVLW	$r = 0.51$
Baudendistel et al，1982	△X线评分及△EVLW	77%
Sibbald et al，1983	心源性肺水肿	$r = 0.66$
	非心源性肺水肿	$r = 0.70$
Laggner et al，1984	X线评分及EVLW	$r = 0.84$
Fakeda et al，1995	X线评分及EVLW	X线不敏感

ITBV是反映循环血容量的有效参数，由左、右心腔舒张末期容量和肺血容量组成，因而与心腔充盈量密切相关。用PiCCO技术测定ITBV时，可把心肺当作相连的系列混合腔室，股动脉探测的稀释曲线实际是由最大混合腔室所产生的最长衰减曲线所形成。容量变化优先改变胸腔内容量，而其为左室的基础储藏室。近10年来，温度—染料稀释CO（COTD）或单—温度稀释CO（COST）法所测定的ITBV指数（ITBVI），许多学者推荐其作为心脏前负荷的灵敏度指示器，证明是一较PCWP和CVP更好的心脏前负荷指标。

研究证明，ITBV是反映危重病患者循环血容量的指标。因为温度稀释曲线可表示指示剂经过胸内时间和指示剂经过肺内时间，依此即可推算指示剂在胸内及肺内经过的容量（ITTV，PTV），心脏四个腔室容量（GEDV）= ITIV - PTV。临床研究得出GEDV约占ITBV的2/3~3/4，Pulsion Cold Z-021型肺水测定仪易低估ITBV和高估EVLW，单—温度稀释法通过修正系数予以纠正，此修正系数由Sakka等学者通过57例危重患者统计分析而得出：ITBVTD = 1.25xGEDV - 28.4（ml）；ITBVIST = 1.05xITBVITD - 58.0（ml/m²）。

（李凡民　仝雯　李巧霞　吴保凡）

第十四章　腹腔穿刺

1880 年，Mikulicz 首次将诊断性腹腔穿刺用于临床。本方法简便经济，痛苦甚少，罕有并发症，诊断价值较大。一般腹腔积液（血）200ml 腹腔穿刺即可得到阳性诊断结果。腹腔穿刺是临床常用的辅助诊断方法。

第一节　适应证与禁忌证

（一）适应证

1. 腹部创伤疑有腹内脏器损伤者。
2. 伤后昏迷、受伤史不明或临床不能明确有无腹内脏器伤诊断者。
3. 临床体征与症状或化验检查不相符合者。
4. 有休克表现，难以用腹部以外合并伤解释者。
5. 经各方检查，仍不能确诊者。

（二）禁忌证

1. 严重腹胀或肠麻痹　此类患者肠管明显扩张，肠内大量积气积液，肠蠕动病弱或消失，穿刺针头突破腹膜进入腹腔时肠管生理性反射躲避反射消失，穿刺针头易进入肠腔，可导致假阳性结果。另外，因为肠膨胀肠腔内高压，肠壁的针眼难以自行闭合，引起肠内容物溢流入腹腔导致弥漫性腹膜炎、腹腔脓肿。

2. 广泛腹腔粘连　患者既往有腹腔严重感染腹膜炎、腹腔结核或腹腔手术史，这些患者腹腔往往有广泛粘连，肠道蠕动受到限制，腹腔穿刺时容易损伤肠道。此外，腹腔粘连时腹腔内积液分隔而不易扩散，腹腔穿刺可能得到假阳性结果。

3. 妊娠后期妇女。

（李凡民）

第二节　方　法

1. 穿刺部位　腹部四个象限均可穿刺，上腹部左面左右两个象限穿刺点选在肋弓下腹直肌外侧；下腹部左右两个象限的穿刺点选在脐在髂前上棘连线的中、外三分之一的交界处，双侧腋前线与脐水平线交界处（图 6 - 14 - 1）。已婚妇女可在阴道后穹隆处穿刺。

2. 穿刺针　普通 8～9 号注射针头，16～20 号腰穿针，腹腔穿刺针均可使用。腹腔穿刺针由套针、针芯和弹簧三部分组成。当腹腔穿刺时，穿刺针刺破腹膜，套针失阻，

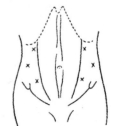

图 6 - 14 - 1　诊断性腹腔穿刺点

弹簧伸开，套针弹入腹腔，针芯退还原处。拔出针芯，套针尾部连接注射器抽吸。此针优点是肠管、血管误伤率很低，并发症少。

3. 穿刺方法

（1）直接穿刺法：先让患者排尿，取仰卧位或侧卧位选定穿刺点，按常规消毒，铺无菌巾，局部浸润麻醉。穿刺针与腹壁垂直方向穿刺，感到针头失阻时，一面进针，一面抽吸，当吸出液体，肉眼观察为不凝血液，浑浊腹腔液，脓性液体、胆汁样液体，既可即可认为腹腔穿刺阳性。如无回吸内容物，可将穿刺针退至腹壁，改变穿刺方向、深度、部位后重新穿刺。如仍无内容物吸出，可注入 20～50ml 灭菌盐水后重新抽吸。一个象限穿刺阴性，可在其他象限穿刺。

（2）导管吸引法：选择下腹穿刺点，用针尖或刀尖将穿刺点皮肤刺一小孔，用带针芯的穿刺针穿刺，当穿刺针失阻进入腹腔后，拔出针芯，经套管插入前端带多孔的细软导管。导管插入腹腔约 12～25cm，导管尾部连接注射器抽吸。根据腹部损伤变化需要时可将导管留置腹腔定期抽吸观察，以提高腹腔穿刺阳性率。

（李凡民）

第三节　腹腔穿刺术流程图

腹腔穿刺术流程图见图 6－14－2。

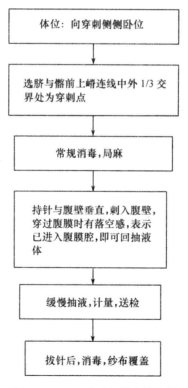

图 6－14－2　腹腔穿刺术流程图

（李巧霞）

第四节 结果判断

1. 血性液体、不凝血液　腹腔穿刺抽吸出血液要与穿刺针误穿入血管吸出的血液鉴别。腹腔内血液由于腹膜去纤维作用，使腹腔内血液去纤维蛋白，因此，腹腔内积血，不会凝固，所以，若腹腔穿刺抽出血液放置 5～10 分钟凝固，即被认为是误伤或穿入血管，判定为腹腔穿刺阴性。

2. 浑浊腹腔液、消化液　腹腔穿刺抽吸吸出浑浊腹腔液或消化液，认为是腹腔感染或消化道穿孔。但要与误穿入肠腔吸出肠内容物相鉴别。前者常含大量脓细胞，后者虽可见多种细菌，但无脓细胞。

3. 胆汁样腹腔穿刺液　腹腔穿刺抽吸出胆汁样液体，除非误穿入胆囊，应视为腹腔穿刺阳性。此外，腹腔穿刺液淀粉酶检查，发现腹腔穿刺淀粉酶显著升高，也应视为阳性，对胰腺创伤诊断亦有价值。

（李巧霞）

第五节 诊断价值

一般资料报道，诊断性腹腔穿刺诊断阳性率为 80%～90%，实质性脏器损伤的阳性率 88.1%；空腔脏器损伤的阳性率 71.4%；实质脏器和空腔脏器复合损伤诊断阳性率 95%。Stewart 报道，诊断陛腹腔穿刺置多孔导管能够提高诊断性腹腔穿刺阳性率。诊断性腹腔穿刺极少假阳性，并发症极少，所以本法为简单安全实用的诊断方法。

（李巧霞）

第十五章　动脉内球囊反搏术

主动脉内球囊反搏术（IABP）是 Kantrowitz 于 1953 年提出的临床治疗理念，经过半个世纪的发展，目前已经成熟的治疗技术。其通过经皮穿刺在主动脉内植入特别的球囊，制造与心脏搏动的同步反搏。通常球囊部分位于左锁骨下动脉远端经导管与反搏泵连接，在心室舒张早期主动脉瓣关闭后球囊充气，使主动脉内舒张压增高，从而增加冠脉及重要脏器的血液灌注；心室舒张末期主动脉瓣开放前，球囊排气，随之主动脉内舒张压降低，减少左心室的后负荷，如此形成反相搏动，来改善主动脉内血容量和增加重要脏器的灌注。达到改善心脏机能的目的，从而起到辅助心脏之作用。

第一节　适应症与禁忌症

（一）适应症

IABP 是一种左心的辅助循环，故凡各种原因引起的急性左心机能不全，药物治疗无效，但病情尚属可逆者，均可作 IABP。

1. 心源性休克　包括急性心肌梗死、冠脉介入术后、中毒性休克、重症心肌炎等所致。

2. 心脏结构的机械性损伤　如急性心肌梗死、外伤所致的室间隔穿孔、乳头肌或腱索断裂、巨大室壁瘤等。

3. 不稳定型或变异性心绞痛持续 24 小时，强化内科治疗无效，可在 IABP 支持下作冠状动脉造影、经皮腔内冠状动脉成形术（PTCA）及冠状动脉架桥术。

4. 心肌梗死后顽固的室性心律失常或仍有严重心肌缺血。

5. 顽固性严重心律失常药物治疗无效者。

6. 急诊心导管或冠状动脉造影检查患者心功能差，血流动力学不稳定者。

（二）禁忌证

1. 绝对禁忌证　中、重度主动脉瓣关闭不全者，因主动脉球囊反搏增加舒张压而使左心室负荷加重，可能导致心脏破裂或假性室壁瘤形成；主动脉夹层和主动脉损伤者，主动脉球囊反搏导管可能误入夹层由此导致夹层分离加重。

2. 相对禁忌证　严重的大动脉旁路移植术后的患者，严重出血倾向合并出血性疾病患者，恶性肿瘤或其他疾病的终末期，不可逆的脑损害病例，脓毒血症患者。

（李凡民）

第二节　并发症及处理

IABP 是一种创伤性介入性治疗，其并发症率为 7%～25%。由于 IABP 的并发症发生率高，临床中对应用药物可获得有效治疗的病例，在选择应用 IABP 治疗时应取慎重态度。其常见的并发症有：

1. 肢体缺血　多发生于插管侧下肢。多因血栓形成，下肢动脉血管栓塞或由于球囊导管过大阻塞股动脉所引起。

2. 动脉损伤　可能发生在股、髂及胸主动脉，如股、髂动脉穿破、胸主动脉内膜剥离、夹层动脉瘤、主动脉破裂以及股动脉假性动脉瘤等。一般为动脉血管原发病理改变或因插管操作不当所致。

3. 球囊破裂及气栓　插入球囊导管时，尖锐物或动脉粥样斑块擦划球囊所致。

4. 感染　包括全身感染及局部感染。

5. 出血　常因体外循环心内直视手术后凝血机制障碍，插管时血管损伤或在 IABP 过程中用用肝素出血所致。

6. 血小板减少　较多见，尤其发生在体外循环术后及反搏治疗前 24 小时。一般在拔出球囊导管后可逐步恢复至正常。

（李凡民）

第三节　IABP 的装置

1. 反搏泵装置　反搏机主要有心电或血压同步触发器、内触发电路和气源（正、负压）装置和心电图、血压监测及记录仪，备有干电池。反搏泵内安装一台真空驱动机，触发的方式有心电同步触发和血压同步触发两种，可任选其中一种作为触发信号。用作充气的气体多采用二氧化碳，因为球囊一旦漏气，它能很快地被吸收，比较合乎生理。控制台上有调节气体容量，充气、放气时间，反搏比例的旋钮及警报系统；监测仪可显示心电图、压力、触发信号。

2. 球囊导管　球囊导管均为高分子材料聚氨酯类制成，均为一次性应用。球囊两端与导管密封，导管内在不同的方向和部位均有小孔与球囊相通，以利气体进出均匀分布。导管的近端与一带有硬壳的透明安全气室相连接。根据球囊充气量的多少，分为不同型号，以供不同体重的儿童和成人选用。目前，按插入方式的不同，球囊导管置入的方法有切开和经皮穿刺两种；按球囊数目的不同，球囊有单腔和双腔球囊两种。

（桑艳艳）

第四节　IABP操作方法

1. **球囊导管的选择**　选择球囊导管的标准为球囊充气后应阻塞主动脉管腔的90%~95%，球囊的容积应大于心脏每搏输出量的50%。

2. **球囊导管的插入**

（1）经皮股动脉穿刺法：采用Seidinger经皮穿刺送入导管的技术。选择一侧搏动较强的股动脉，在腹股沟下1~2cm处消毒、铺巾，局部麻醉。用18号动脉穿刺针刺入股动脉，通过穿刺针腔将尖端呈J形的引导钢丝送入股动脉，退出穿刺针，选用适当型号的导引器沿导引钢丝插入股动脉，导引器远端约2~3cm必须留在体外以控制出血。拔出导引钢丝，将球囊导管从外鞘腔内插入股动脉，缓缓推进到胸主动脉。最后将球囊导管缝合固定在皮肤上。导管远端连接至反搏机，启动反搏机，即可开始进行反搏。

（2）股动脉切开法：为逆行径路直视下操作。选择患者股动脉搏动较强一侧，局部皮肤消毒、铺巾，局部麻醉。沿股动脉走行自腹股沟韧带向下作纵切口5~6cm，游离出股动脉约2cm，在该动脉上作一切口约1cm。测量切口至胸骨柄处水平的距离为球囊导管插入体内的长度。取一段消毒好的内径为1cm，长约6~8cm的涤纶人造血管，近端剪成约45°的斜面，用血预凝后，套入预先已排空气体并以生理盐水黏湿后的球囊导管，将其从股动脉切口处旋转送入。确定球囊位置安妥后，将人造血管端一侧吻合在股动脉口，并缝合于皮下组织固定。

（3）主动脉插管法：此为顺行径路，常用于股动脉和其他周围动脉不宜插管者，如动脉粥样硬化、心血管大手术前心力衰竭或心源性休克需作心肺转流前的心功能支持，需作搏动血流体外循环，术中不能脱离心肺转流，预防术后出现低排综合征或左心功能不全。此种方法仅适用开胸心脏的情况下，在手术室直接从主动脉切口插入球囊导管。

3. **反搏机的操作**

（1）使用前认真检查机器性能及球囊的密闭性。

（2）桡动脉穿刺，监测和观察动脉压及其压力波形变化。

（3）连接心电图导联，选择R波高尖，T波低平导联以触发反搏，使之与心动周期同步，严防T波高尖激发反搏，造成心室收缩期球囊充气的危险。

（4）如采用主动脉压力波形控制同步反搏，其收缩压和舒张压的压差应>15mmHg，否则会使压力波形失去触发反搏的能力。

（5）为获得最佳反搏效果，调整反搏时相时，应使球囊在舒张期相当于主动脉压力波降支切迹处开始充气，而在心脏收缩前相当于主动脉压力波升支起点之前结束排气。

（6）根据病情变化及心率、血压的改变分析反搏效果，随时调整机器，同时应进行血流动力学监测。

4. **IABP的撤除**　反搏满意的临床表现是患者神志清醒；尿量增加；中心静脉压，左心房压都在正常范围内；升压药物逐渐减量或完全撤除；反搏时，动脉收缩波降低而舒张波明显上升，这是主动脉内球囊反搏辅助有效的最有力的依据。一般认为IABP如有效，尽可能在24小、时后撤除，但根据病情，亦可持续3~7天。

5. 主动脉内球囊反搏流程图（图 6 – 15 – 1）。

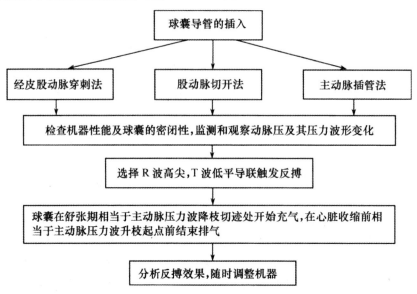

图 6 – 15 – 1　主动脉内球囊反搏流程图

（桑艳艳）

第十六章　急症输血

输血是救治患者的特殊手段，在急症外伤，术中大出血或急性贫血的抢救中尤为重要。从本质上讲输血是一种组织移植，因此，不可避免地会产生同种异体免疫反应。接受输血医学新概念，正确运用输血新技术，选择合适的血液成分制品，清楚输血相关免疫反应及其并发症或不良反应对于急症医师救治患者非常重要。本章就现代输血医学进展和新技术，急症临床输血以及输血不良反应作一介绍。

第一节　急症临床输血

急症输血是针对突然发生大量红细胞丢失，破坏或再生障碍引起的血红蛋白急剧下降，引起机体供 O_2 不足，导致组织器官功能障碍或衰竭的病理状态采取的急救措施。急性贫血发生发展迅速，症状明显，后果严重，常常需紧急输血抢救治疗。急症输血大体归纳为两大类：①因大量失血涉及血容量严重不足，失血性休克等外科急症输血。②仅红细胞急剧减少的内科急性贫血的急症输血，不涉及血容量的改变。

（一）急症外科输血

外科大创伤,包括战伤,内脏破裂出血,门脉高压消化道出血。手术大出血或妇产科宫外孕,产后大出血的急症抢救时常常需要大量输血以挽救患者生命。所谓大量输血是指在24 小时内输入相当于患者自身一个血容量以上的血液,输血速度可高达 100ml/min。

一般来说，当患者出血量达自身血容量的40%，约1500ml 以上时，使血红蛋白急剧下降，血容量出现严重不足，出现血压不稳，下降甚至测不到，进入休克状态。短时内迅速失血超过 20% 血容量时，也可以出现休克。失血性休克共同的循环系统病理改变是经历微循环痉挛期，扩张期和最后发生 DIC 进入微循环衰竭期，同时伴有体液代谢紊乱和心、肝、肾、脑等多脏器功能障碍。除遵循抗休克一般治疗原则外，及时有效的扩充血容量纠正贫血是抢救失血性休克的关键。

传统的抢救失血性休克就是单纯全血输注。实验研究与临床观察表明这是错误的。有人将实验性失血性休克的狗随机分成三组，第一组不输血，第二组单纯输注是全血，第三组是先补晶体液和胶体液再输血，结果第一组全部死亡，第二组死亡70%，第三组成活 80%。这是因为发生失血性休克时，不仅循环血量下降，细胞外液代偿性地进入血循环，因此细胞外液也大量丢失。如果失血立即输注全血治疗，虽然可以直接纠正低血容量但是也促使细胞外液向血管内转移使细胞外液丢失更加重。首先补充晶体液（以接近细胞外液组成的平衡盐溶液林格液为佳）不仅起到迅速扩充有效循环血量的作用而且能补充失血性休克时伴有的大量细胞外液的丢失。但是晶体液不能使有效循环血量维持很长，进入组织间过多还可以引起组织水肿，因此，补充晶体液后必须同时补充胶体液，如中分子左旋糖酐、羟基淀粉、明胶、白蛋白等胶体溶液。胶体液可以维持恢复的血容量达 6 小时之久，白蛋白胶体液可以维持更长时间。晶、胶体比例宜控制在 2～3:1，晶、胶体补充总量可在估计失血量的 3～4 倍。失血是在患者自身 20% 血容量以下时，可以不输红细胞，仅用晶、胶体即可，更不必输全血。失血量达到 20%～50% 血容量，血细胞比容（Hct）<0.3 时，时应在补晶、胶体基础上，补红细胞。失血超过 50% 血容量时，在补晶、胶体基础上，不仅补红细胞，还应补血浆或白蛋白或血小板。红细胞用量按 2U 红细胞或全血可提高 Hct3% 计算。血浆蛋白 < 50g/L 需补血浆或白蛋白。血小板 < （50～60）×10⁹/L 则需补血小板成分制品。PT、APTT 低于正常对照 1.5 倍，输 FFP 或冷沉淀。当失血量达 80% 以上则应在补晶、胶体液基础上，输注红细胞等成分血之后加用部分全血，但应避免大量应用库存全血，特别是保存长的库存全血。

抢救失血性休克的另一重要措施是要找到出血部位，进行有效止血，单纯依赖补液、输血不进行有效止血是无法奏效的。

（二）内科急症输血

内科急症输血是针对患者受理化，生物致病因素作用引起的红细胞急剧大量破坏或再生障碍的急性贫血。可见于血型不合输血所致的急性溶血，毒蛇溶血毒素所致的急性溶血，化学药物或苯类化合物所致的急性再障等。这类急性贫血的共同特点是仅是红细胞的大量破坏、减少而不涉及血容量的改变，因此，输血抢救时禁用全血或以扩容为目的的输液。

1. 急症内科输血治疗的遵循的原则是：

（1）尽快去除病因：由于 ABO 血型不合的输血所致的急性血管内溶血来势凶险。一般认为输入 50ml 血型不合血液就可以致命。非 ABO 血型系统血型不合输血引起的血管内、血管外溶血则发生、发展较迟缓称为迟发性溶血，获得抢救的机会较多。血型不合输血所致的溶血为抗原抗体反应激活补体破坏红细胞所致，一旦发生必须立即停止输血，保留血袋和剩余血液重新复查血型，交叉配血结果等以确定其原因。自身免疫性溶血是患者产生自身抗体致使红细胞破坏，往往很难找到自身抗体产生的原因，处理相当棘手，其他理化因素和生物因素如化学试剂中毒、药物过敏、毒蛇溶血毒素、放射性损伤等所致的急性溶血或急性血细胞再生障碍，应立即使患者脱离中毒现场，避免继续致病因素，立即采用解毒，拮抗剂，促使体内排毒、解毒等综合措施，必要时进行血浆交换，尽可能去除致病因素的作用。

（2）纠正贫血，提高携 O_2 能力：红细胞突然大量减少，可引起组织器官，特别是心、脑等重要脏器的供 O_2 不足，严重危及患者生命。因此，急症输血是必须考虑的重要抢救措施。但是这类患者无血容量的减少，输血的唯一目的是提高机体的携 O_2 能力，应该应用红细胞成分制品，不宜应用全血。

血型不合输血的溶血或自身溶血性贫血的患者的急症输血特别小心。这些患者由于血型抗体的存在，输血不当不但不能增加红细胞，反而使红细胞破坏加重，除非严重贫血，危及患者的生命，否则能不输血尽量不输血，必要时应用洗涤红细胞以避免任何供血者的白细胞，血浆成分进入患者体内，实施输血必须坚持同型相输，严格交叉配血。交叉配血的标本应该是当天患者的血标本。如果因为自身抗体或不规则抗体存在影响血型鉴定，则在紧急情况下输注"O"型洗涤红细胞。Rh（D）阴性患者要输 Rh（D）阴性的 ABO 同型红细胞成分制品。

输注红细胞量不宜过大，以能提高携 O_2 能力，维持患者基本生命活动为目标，不要追求把 Hb 提高到正常水平。红细胞成分血使用量以每 2U 红细胞提高 Hb10g/L 或 Hct 0.03 计算,且可以维持 2 周,否则说明致病因素未解除，红细胞继续过多过快被破坏或丢失。

（3）加强针对引起急性贫血特殊病因的综合治疗：急性贫血是一个危重的全身性病理状

态，除了纠正贫血提高携 O_2 能力外，还必须根据不同的原因采取综合性的治疗措施。严重贫血应予卧床休息，加强护理，限止活动，心悸、气急给予吸 O_2 等。对于血型不合输血所致溶血发生 DIC 或肾衰竭等必须适时应用扩容，水化、碱化尿液、利尿、糖皮质激素等抢救。各种血液病所致的急性贫血应按血液科特殊方案抢救。

（4）输血治疗流程图（图 6 – 16 – 1）。

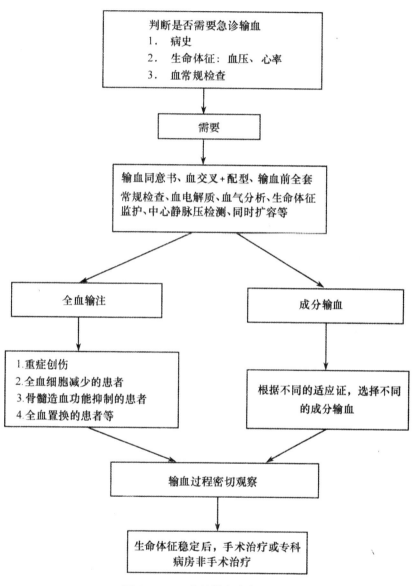

图 6 – 16 – 1 急诊输血治疗流程图

（贾卉娟　任广秀）

第二节 常规使用的血液品种

（一）概述

1. 全血 指血液的全部成分，包括血细胞和血浆中的所有成分。常用全血是保存在 4℃±2℃ 的全血，有保存全血及新鲜全血之分。为了补充新鲜的红细胞，可用保存 5 天的 ACD 全血或 10 天的 CPD 全血；如同时还要补充血小板或白细胞，则应分别用保存 1 天及 12 小时内的全血。全血在 4℃ 保存 1 天后，粒细胞即已丧失功能；血小板在全血内保存 12 小时后丧失大部分活性；第Ⅷ因子在全血内保存 24 小时后活性下降 50%，第 V 因子保存 3~5 天后也损失 50%，比较稳定的有白蛋白、免疫球蛋白和纤维蛋白原，因此，保存全血的有效成分主要是红细胞、白蛋白和球蛋白。

2. 成分血 成分输血是指用物理或化学方法将血液中各种有效成分分离出来，分别制成高浓度、高纯度的制品（成分血），并根据患者的病情缺什么补什么的输血方法。临床常用的成分血有悬浮红细胞、血浆、冷沉淀和血小板等。成分血的优点：

（1）针对性强，临床实际应用效果好。

（2）一血多用，节约血资源。

（3）浓度大、容积小、输注后心脏负荷轻。

（4）为各种成分制品的病毒灭活创造了条件，能有效减少血源性疾病的传播。

（5）有利于血液各成分的最佳保存。

（二）常规供应的血液品种、规格、适应证及注意事项

1. 全血

（1）规格及特点：国内一般以 200ml 为 1 单位，保存期 21 天。按 60kg 体重计算，成人每输 1 单位全血可提高血红蛋白 5g/L，血细胞比容 0.015。

（2）适应证：失血量大于血容量 30%~40% 的重症创伤；全血细胞减少的患者；化、放疗引起骨髓造血功能抑制的患者；体外循环及各种全血置换的患者。

2. 浓缩红细胞

（1）规格及特点：每单位含 200ml 全血中的血细胞，总量 110~120ml，血细胞比容为 70%~80%，容量小，保存期较短（24 小时），须及时使用。

（2）适应证：婴幼儿、年老体弱患者；高钾血症，心、肝、肾衰竭的患者；血容量正常的慢性贫血病患者；CO 中毒者；各种急性失血的患者。

（3）注意事项：如遇红细胞黏稠度过大，可先于袋中注入 50ml 左右的生理盐水稀释后再按常规输注。

3. 悬液红细胞

（1）规格及特点：每单位含 200ml 全血中的血细胞和约 30ml 的血细胞添加剂，总量约 130ml 左右，有浓缩红细胞的优点且保存期较长，血黏度低。

（2）适应证及输注注意事项：同浓缩红细胞。

4. 洗涤红细胞

（1）规格及特点：每单位含 200ml 全血中的血细胞和约 50ml 的生理盐水，总量约 120ml

左右。红细胞回收率大于70%，4℃保存期24小时。

（2）适应证：对血浆和白细胞输注过敏或发热的贫血患者，特别是IgA抗原缺乏患者；自身免疫性溶血性贫血患者；阵发性睡眠性血红蛋白尿症患者；高血钾和心、肾功能不全者；有白细胞、血小板抗体者。

（3）注意事项：因洗涤过程中有血细胞的损失，故输注量应稍大于浓缩红细胞的用量。

5. 浓缩白细胞

（1）规格及特点：除含粒细胞外还含数量不等的淋巴细胞、红细胞和血小板，保存期为24小时。

1）手工浓缩白细胞：每单位由200ml全血制备，含0.5×10^9个粒细胞，总量20~30ml。

2）机采浓缩白细胞：用细胞分离机单采技术由单个供血者循环血液中采集。每单位含1.0×10^{10}个粒细胞，总量约190ml（处理同一名献血者3 000ml血液所得）。

（2）适应证：严重粒细胞减少和粒细胞功能缺乏的患者；全身烧伤合并败血症及新生儿败血症患者等。

（3）注意事项

1）粒细胞输注不良反应较大，应严格掌握适应证并严密观察患者的反应；

2）剂量：成人每天（1~3）$\times 10^{10}$个粒细胞，连续用4~6天。儿童每天按3×10^{10}个粒细胞/m^2体表面积输注。

计算公式：纠正粒细胞增加值 = 粒细胞单位增加数$\times 10^{10}$/输注粒细胞总数

6. 浓缩血小板

（1）规格及特点：除含血小板外，尚有少许的红细胞和白细胞。单采血小板可在22℃±2℃震荡条件中保存5天。

（2）手工浓缩血小板：每单位由200ml全血制备，含2.0×10^{10}个血小板，总量约20~25ml，一般患者输入10单位的浓缩血小板约可升高血小板计数36×10^9/L。

（3）单采浓缩血小板：用细胞分离机单采技术，从单个供血者循环液中采集。每人份（10单位）约含2.5×10^{11}个血小板，总量180~200ml（处理同一名献血者3000ml血液所得）。

（4）适应证：血小板生成障碍或大量输血、体外循环等引起血小板减少导致出血或手术渗血不止的患者；血小板功能异常引起出血的患者。

（5）注意事项

1）一人份的单采血小板或手工血小板10~12U，输注1小时后，可使患者血小板数上升至5.0×10^{10}/L。

2）剂量及疗效：血小板输注前及输注后1小时进行血小板计数。

3）判断输注血小板效果的指标有：a. 临床止血效果；b. 循环血中血小板数；c. 患者体内血小板存活时间点血小板功能检测。

每平方米体表面积输浓缩血小板1.0×10^{11}个，约可提高的血小板数为$(5.0 \sim 10) \times 10^9$/L。

7. 新鲜冰冻血浆

（1）规格及特点：每单位的体积为200ml，由采集后6小时内或8小时内的400ml全血制备，内含全部凝血因子及血浆蛋白。新鲜冰冻血浆含血浆蛋白（60~80）g/L纤维蛋白原（2~4）g/L，凝血因子（700~1 000）单位/L。−20℃以下保存期为1年。

（2）适应证：凝血因子缺乏引起出血的患者；补充血容量或血浆蛋白的患者。

（3）注意事项新鲜冰冻血浆一经融化必须在 24 小时内输用，不可复冻。FFP 冰冻和融化过程中凝血因子活性的损失估计为 15%。新鲜冰冻血浆的首次剂量一般为 10ml/kg，维持剂量为 5ml/kg。

8. 新鲜液体血浆　全血采集后当天分离制备的血浆。4℃保存期为 24 小时。规格一般为 100ml 和 200ml。所含成分及适应证同新鲜冰冻血浆。

9. 普通冰冻血浆

（1）规格及特点：每单位体积为 200ml，全血有效期内分离的血浆或新鲜冰冻血浆分离冷沉淀后制备或新鲜冰冻血浆保存 1 年后转为普通冰冻血浆。普通冰冻血浆内含稳定的凝血因子和血浆蛋白，−20℃以下保存期为 5 年。

（2）适应证：同新鲜冰冻血浆，但不能用于补充不稳定的凝血因子。

（3）注意事项：普通冰冻血浆输注量大于 1 000ml 后，宜改为输新鲜冰冻血浆。

10. 冷沉淀

（1）规格及特点：每单位冷沉淀由 200ml 新鲜冰冻血浆制备，总量约为 20ml～−20℃保存期为 1 年。每单位冷沉淀约内含Ⅷ因子 80～100 单位，纤维蛋白原 250～300mg，另含有纤维结合蛋白及纤维蛋白稳定因子。

（2）适应证：获得性（DIC、大量输血等引起）或先天性Ⅷ因子（甲型血友病）缺乏患者；纤维蛋白原缺乏患者；von Willebrand 病及严重创伤、肝脏疾病等。

（3）注意事项：融化的冷沉淀宜尽早快速输注，室温存放不得超过 6 小时。成人每输注 1 单位的冷沉淀制品，约可提升Ⅷ因子 2%。一般临床输注量按每 6kg 体重输 1 单位计算，融化后的冷沉淀 4℃存放会发生再沉淀。

（贾卉娟　曹润庆）

第三节　输血不良反应和并发症

1. 大量输血的并发症　24 小时内接受超过患者一个血容量的异体血称为大量输血，大量输血时应警惕以下不良反应或并发症。

（1）循环超负荷：短时间内输入大量异体血或输血速度过快，特别对于老年、小儿、全身衰竭或者原有心、肺疾患、心肺功能不良患者，可诱发心力衰竭、肺水肿，重者可致死亡。患者表现在输血中或输血后烦躁不安，呼吸困难，发绀、被迫起坐、咳泡沫样痰、血压升高致颈静脉怒张，两肺布满湿性啰音等。处理原则是：立即停止输血，吸 O_2、强心、利尿、镇静、双下肢下垂、结扎止血减少回心血量（15～20 分钟交替放松一次），支气管痉挛者可应用氨茶碱等对症处理。

（2）微聚物和肺微栓塞：全血保存在 4℃条件下，血小板、白细胞、纤维蛋白等血液成分可形成直径 20～80μm 的微聚颗粒。这种微聚物于全血存放 24 小时后即可形成，5～6 天迅速增多，保存时间越长，微聚物越多。这些微聚物能通过常规使用的输血滤器 170μm 滤孔而进入体内，阻塞肺毛细血管，发生急性肺损伤。患者输血中或输血后出现胸闷气急、发绀等呼吸窘迫综合征，处理不当或不及时，可致患者死亡。处理原则是吸

O_2，并用地塞米松减轻炎性反应，同时强心利尿防止心力衰竭。最主要的是急症医师应了解这一并发症，应尽可能应用成分血制品或保存期短的库存血，以防止该类并发症的发生。在应用大量保存期长的库存全血时，可选用滤孔为 $20 \sim 40 \mu m$ 的输血滤器。

（3）稀释性血小板减少或凝血障碍：库存全血不含血小板和不稳定的凝血因子。应用大量库存全血会导致患者稀释性血小板减少或凝血障碍，患者出现伤口渗血不止，术后持续出血。实验室检查发现血小板记数 $< 50 \times 10^9/L$ 时，应补充浓缩血小板。PT、APTT 延长超过正常对照 1.5 倍时，应考虑应用新鲜冰冻血浆或冷沉淀。如果担心患者血容量超负荷，则应用冷沉淀来代替新鲜冰冻血浆纠正凝血功能。

（4）其他不良反应：库存全血在 4℃ 保存期间不仅发生红细胞保存损伤，而且代谢产物不断积累，保存时间越长，代谢产物积聚越多，结果库存血可能发生血 K^+ 增高、血氨（NH_4^+）增高、pH 值下降。大量应用库存血时，特别是短时间内输大量血，患者可能由此发生相应不良反应，引起严重后果。比如原有肾功能不良患者易出现高血钾；原有肝功能不良者则易诱发肝性脑病。出现上述不良反应时，应加强对症处理。发生高血钾则可应用高渗葡萄糖加胰岛素（按 $3 \sim 4g$ 糖加 1U 胰岛素）治疗；血 NH_4^+ 过高应用精氨酸、谷氨酸等纠正氨代谢障碍。

但是，预防这些输血不良反应的最好办法是应用新鲜的成分血制品，必要时选用洗涤红细胞，避免应用全血特别是保存期长的库存全血，对于肝、肾功能不良者更应慎用。

2. 溶血性输血反应　患者接受不相容的红细胞或大量输入对患者本身红细胞有同种抗体的血浆，使供者红细胞或患者红细胞异常破坏。ABO 血型不合的输血错误是造成急性溶血性输血反应的主要原因，一般认为输入约 50ml ABO 血型不合的红细胞就可以致死。溶血性输血反应致死原因过去认为是红细胞的破坏，大量血红蛋白引起肾小管阻塞引起急性肾衰竭。近年来认为是过敏性休克、DIC 和急性肾衰竭综合机制。因此，溶血性输血的急性抢救原则首先是停止输血，及时采取抗休克，抗 DIC 和处理急性肾衰竭综合措施。

非 ABO 血型系统不合引起的溶血反应发生较为迟缓，后果不像急性溶血反应严重。输血后到发生溶血间歇的时间越长，则症状越轻。关键是要能及时发现。停止输血，对症处理后往往多无危险。对于发现较晚，红细胞破坏严重的病例抢救原则同上。

溶血性输血反应的发生与输血申请、血样采集、血型鉴定、交叉配血以及实施输血等输血链每一环节直接相关。临床输血工作必须严格按照我国卫生部《临床输血规范》进行，但是迄今仍有一些医院输血科（血库）ABO 血型鉴定不进行正、反定型；不把 Rh（D）作为常规血型鉴定的内容；仍以单纯盐水介质为交叉配血方法；不对有输血反应史、妊娠史和大量、反复用血的患者输血进行抗体筛选；以及实施输血前不认真核对患者姓名、床号、血型、用血品种、用量等输血相关的重要信息等，给临床输血带来严重后果。因此，临床医师要清楚临床输血规范内容，要了解输血相关的实验检查过程，督促检查输血科（血库）或检验科进行输血技术操作人员按规范做好输血验工作。

3. 输血相关移植物抗宿主病（TA - GVHD）　TA - GVHD 是近年来认识到的最严重的输血并发症。其发生的机制是供者血液中的淋巴细胞在患者体内植活，并且受患者主要组织相容性抗原（HLA）的刺激分裂增殖，继而反客为主攻击受体组织器官，导致组织损伤和功能障碍。病理检查可见病变组织大量供者淋巴细胞的浸润。

TA－GVHD 发生的必要条件是：①输注的血液液制品中存在免疫活性淋巴细胞，如输注新鲜血或白细胞成分血制品。②受体不能识别和攻击消灭供者的免疫活性细胞。这多见于受体为免疫功能低或缺陷的患者。HLA 单倍型相同的直系亲属之间的输血，供者淋巴细胞易于在受体内植活。③供、受者 HLA 具有不相容性。

TA－GVHD 是一种病理性免疫反应所致的全身性疾病，临床表现取决于组织器官受累的范围与程度。常见受累的靶器官有皮肤、骨髓、肝脏、消化道。患者出现发热，皮肤红疹、水疱甚至剥脱；消化道受累时有恶心、呕吐、腹痛、腹泻、肠黏膜剥脱、水血样便；肝脏受累时肝区不适、疼痛，肝大，黄疸，ALT、AST、LDH 升高；骨髓受累时出现全血细胞减少，造血功能障碍。TA－GVHD 发生于输血后数天至 1 个月之内，大多在 1～2 周发作。它比造血干细胞移植发生的 GVHD 更危险，愈后更差。处理原则仍以大剂量激素冲击或其他免疫抵制剂如 MTX、ALG、CsA 等，但往往疗效不佳，死亡率在 90% 以上。

本病以前报道较少，主要是对其不认识，因此，患者至死仍原因不明。临床医师必须予以重视，重在预防。现在通常的预防观念是：①免疫缺陷的患者或年老体弱、大手术后免疫功能低下的患者，尽量避免输新鲜血，能不输血尽量不输血，以免活的供者淋巴细胞在受者体内植活，增殖。②不进行亲属间的异体输血。③血液制品用白细胞过滤器去除白细胞或用 25～30Gy γ－射线照射灭活供者淋巴细胞。

4. 输血相关急性肺损伤（TRALI）　　TRALI 发生原因是同种异体血液或血浆中含有抗患者 HLA 或中性粒细胞的特异性抗体，输入患者体内后产生抗原－抗体反应。表现为急性肺功能不全、肺水肿。其病理机制是体内大量中性粒细胞聚积在肺毛细血管称为中性粒细胞的边缘池，当输入的血液制品中含有大量抗 HLA 或抗中性粒细胞抗体与边缘池中性粒细胞结合并激活补体，中性粒细胞释放大量蛋白酶，氧自由基等生物活性物质，引起肺毛细血管受损，通透性增加，体液外渗进入肺间质或肺泡，出现急性肺水肿或急性窘迫综合征。

TRALI 临床体征特点是患者有急性肺水肿症状与体征，但无左心衰竭，中心静脉压正常，这与心源性肺水肿明显不同。它与大量输注库存全血引起的肺微聚物栓塞的发生机制也不一样，TRALI 与输入血浆成分中含有的抗 HLA 抗体和抗中性粒细胞抗体有关，不存在输注大量库存血的因素。

TRALI 并不常见，但如果发生则十分危险，可危及生命。临床处理原则是立即停止输血或血浆制品，吸 O_2，应用大剂量激素和抗组胺类药物，以减少肺部炎症渗出，同时利尿减少肺水肿。

（吴保凡）

第四节 输血医学进展和新技术

1. **确立成分输血的新观念** 临床输血的传统观念是凡是临床输血一律是输全血。虽然在近代 100 余年的医学历史上这种传统输血方法成功抢救了大量的患者，但是随着血液免疫学的研究进展和临床实践积累，不分青红皂白的输全血产生的弊端已被深刻认识。

众所周知，血液由细胞成分和血浆两大部分组成。血细胞包括红细胞、血小板和各类白细胞，血浆包括白蛋白、纤维蛋白原、各类凝血因子、免疫球蛋白等上百种蛋白成分以及电解质、微量元素等，血液成分实际上十分复杂。同种异体血液输注，患者不可避免地受到大量异体组织抗原的刺激，诱发复杂的免疫反应。其次，不管患者的病情需要，凡是输血就用全血必然造成患者体内不缺的血液成分成为剩余"物资"，徒然增加机体的负担。而体内缺乏的血液成分，全血又往往达不到足够的治疗剂量而影响疗效。比如一个因血小板减少出血的患者，要想使血小板由 $10 \times 10^9/L$ 提高到 $50 \times 10^9/L$ 而达到止血目的，必须输注 3×10^{11} 血小板。如果用全血补充血小板，则要求使用 3000ml 全血才能达到血小板这一剂量。但这样做后果十分严重，设想对于一个血容量正常的患者，输入 3000ml 血液将严重增加心脏负担，甚至引起心力衰竭；第二，严重增加机体清除大量不需要的异体血液成分的负担；第三，大量异体组织抗原进入患者体内可引起非常复杂的免疫反应。不难理解千篇一律输全血的传统观念必须改变。

现代输血的标志是成分输血，其主要概念是患者缺什么成分就补什么成分。现代输血技术已能做到分离提纯血液中的单一成分，保存在该血液成分的最佳生理条件，以便临床输血时获得浓缩的高纯度、高活性的各种血液成分制品，从而大大提高临床输血的治疗效果。就以上述输血小板临床例子，如果运用浓缩血小板成分血制品，则可通过血细胞分离机，从一个献血志愿者身上一次单采血小板（2.5 ~ 3.0）$\times 10^{11}$，总体积约 150ml 左右，而且没有红细胞的污染，白细胞污染数亦在 5×10^6 以下。有清除白细胞污染功能的血细胞分离机，可使白细胞污染降低在 0.5×10^6 以下。这样的血小板成分血制品既保证足够治疗量的血小板，而且体积小，无增加心脏负担的后顾之忧，同时可避免白细胞等同种抗原的致敏及其不良免疫反应。单采血小板成分制品由于没有红细胞的污染，也不必做交叉配血试验。这种高浓度高纯度的血小板制品则可在 22℃ ±2℃ 震荡保存达 3 ~ 5 天而活力不变，这些优点是全血输注无法比拟的。

再如血浆中的不稳定凝血因子Ⅷ、Ⅴ因子等在全血 4℃ 保存条件下 24 小时失活，如果采集全血后于 6 小时内分离成血浆并速冻至 –50℃ 以下，制成新鲜冰冻血浆（FFP），则可在 –20℃ 保存一年，而不稳定的凝血因子活性不降低。

因此，急症输血时，临床医师树立以成分输血取代全血输注的新概念是一个非常基本而重要的要求。

2. **树立全血不全和成分血是真正新鲜血的新观念** 全血是血液采集后用 ACD 或 CPD 抗凝剂抗凝，不经任何处理保存在 4℃。这种保存方法主要是针对全血中的红细胞成分而设计的。全血中的其他成分如血小板、中性粒细胞、不凝固的凝血因子均于 24 小时内大部分或全部失活，这样的全血实际上是不全的。因此，很多临床医师认为全血制品含有所有血液成分这个观念是错误的。不仅如此，血液在保存过程中，由于细胞代谢等原因，酸性物质积聚可使血液 pH 值下降；库存全血中红细胞损伤破坏可导致血钾升高；全血中的血小板、白细胞、纤维蛋白原激活可形成微聚物，随着保存时间的延长，微聚物将越来越多等，对患者是有害的，大量输血时尤其应注意。

成分血制品是应用科学方法将不同的血液成分分离提纯出来，按照各血液成分的最佳生理要求，保存在相应的条件下。如红细胞成分血保存在 4℃，血小板成分制品在 22℃±2℃ 震荡保存，FFP、冷沉淀则在 −20℃ 以下保存，这样不仅达最大限度地保存血液成分的活性即"新鲜"水平，而且能达到足够的治疗剂量。现将临床常用的各种成分血制品、功能、保存条件及其临床应用指征列于附表。

3. 临床用血遵循同型相输的现代输血观念　自从 1900 年奥地利诺贝尔奖获得者 Landsteiner 发现红细胞 ABO 血型之后，输血才真正进入了抢救和治疗患者的临床实践。但长期以来，"O"型血被认为是"万能血"。现代输血观念认为，输血应该遵循同型相输的原则。这是因为血型抗原是红细胞的特有抗原成分，而血浆中则存与之相佐的 IgM 类血型抗体。即 A 型血的红细胞上有 A 抗原而血浆中存在抗 B 抗体。同样 B 型血红细胞上有 B 抗原，而血浆则存在抗 A 抗体。而 AB 型血则红细胞上既有 A 抗原又有 B 抗原但血浆中既无抗 A 也无抗 B。"O"型血相反，红细胞既无 A 抗原也无 B 抗原但血浆中抗 A 抗 B 均存在。因此，理论上 O 型红细胞因不存在 A 或 B 抗原可输给任何血型患者，而不被其体内的抗 A 或抗 B 破坏血称为"万能供血者"。AB 型患者因体内不存在抗 A 和抗 B 可接受任何血型红细胞而成为"万能受血者"。但是"O"型血血浆中有抗 A 抗 B，当"O"型全血输注非"O"型患者时，其血浆中的抗 A 抗 B 可破坏患者体内的红细胞，特别是大量输注全血时风险更大。更何况现在知道红细胞上除 ABO 血型系统外还有 25 个其他红细胞血型系统，均会刺激机体免疫系统产生不规则血型抗体，诱发溶血反应。因此，常规临床输血不宜将"O"型看作是"万能供血者"，同样道理，"AB"型血患者不宜认为是"万能受血者"。这就是说临床医师在临床常规输血中必须遵循同型相相输的原则。

但是在急症用血，缺乏患者同型血，或者患者未做血型鉴定前又必须输血抢救时的紧急情况则可以用"O"型红细胞成分血和 AB 型血浆，待血型确定后，或有患者同型血时按同型相输原则进行。

4. 不规则血型抗体筛选和微柱凝胶抗人球交叉配血技术　红细胞除 ABO 血型系统外，还存在包括 Rh 系统在内的 25 个稀有血型系统，196 种血型抗原，它们均可以引起机体免疫反应产生相应血型抗体，大多为 IgG 类抗体，通常被称为不规则血型抗体。不规则血型抗体可以导致血管内和血管外溶血。严重者可以出现急性肾衰竭，危及患者的生命，其中 Rh 系统最为重要的。我国卫生部临床输血规范明确规定要常规进行 Rh（D）鉴定。

Rh（D）阴性的患者需要输血必须应用 ABO 血型相同 Rh（D）阴性血。Rh（D）阴性患者接受 Rh（D）阳性血之后，体内会产生抗（D）抗体，再次应用 Rh（D）阳性红细胞则会发生血管内溶血。如果 Rh（D）阴性的患者需输血抢救但无 Rh（D）阴性血时，在既往无输血史、妊娠史前提下则可以应用 Rh（D）阳性的血，但仅限于首次抢救时应用。对于 Rh（D）阴性未婚女子输注 Rh（D）阳性血抢救时应特别慎重，因为一旦受 Rh（D）抗原致敏产生 Rh（D）抗体后，如果以后结婚，怀上 Rh（D）阳性胎儿，则可能发生流产。除 Rh（D）外，Rh（e）血型的患者，由于多次输入 Rh（E）阳性血发生迟发性溶血性输血反应也时有发生，亦应引起足够重视。

由于非 ABO 血型系统相对复杂而不作常规检查，因此，不规则抗体筛查实属必要，特别是对于既往有输血反应史、妊娠史和大量输血病例必须进行抗体筛查，以避免不规则抗体引起的溶血性输血反应，因此，临床医师应该重视输血不规则抗体筛查的重要性。

既往临床缺乏科学有效检测不规则血型抗体的方法，最近，国外把抗人球免疫球蛋白抗体偶联在 Sephadex 50 凝胶上制成抗人球微柱凝胶，用于血型鉴定和交叉配血，不规则抗体筛查以及 Coombs 试验等。该技术第一次将特异性抗原 – 抗体反应按定量要求应用在血型鉴定和交叉配血等临床输血领域。该方法特异性强，灵敏度高，操作简便，结果直观可靠，为临床输血的安全增加了保障，已广泛在我国各级医院推广应用。

5. 治疗性输血技术 输注同种异体血或血液成分是一种替代性治疗方法。治疗性输血通过血细胞分离机特异地单采去除患者血液中有害的病理性血液成分及或同时等量置换入相应正常血液成分制品。

比如农药中毒，药物中毒或病理性免疫抗体可以通过等容正常血浆或白蛋白溶液交换术（TPE）分离去除患者的血浆以达到抢救或治疗疾病的目的。一氧化碳中毒，由于 CO 与红细胞血红蛋白（Hb）结合能力远大于 O_2 与 Hb 结合能力，CO 不易从 CO – Hb 上分离，致使 Hb 失去携 O_2 能力。CO 中毒常规用高压氧舱治疗，以促进 O_2 与 Hb 结合。治疗性输血技术可以通过红细胞交换术，将正常红细胞甚或充 O_2 红细胞置换 CO 中毒患者的红细胞，从而迅速地抢救 CO 中毒患者。高白血病细胞性白血病、原发性红细胞增多症、血小板增多症，也可以通过血细胞分离机单采术去除病理性细胞，达到缓解患者症状，避免危象发生，但病理细胞单采术仅是一种对症治疗，应该结合病源治疗才能达到持久疗效。

（曹润庆）

第十七章　除颤和自动体外除颤

1947 年，Beck 等首次在临床上用交流电电击开胸后的心脏而使心室颤动终止。1952年，Zoll 用交流电装置胸外除颤成功。1963 年，Lown 等证明直流电除颤比交流电更为安全和有效，并研制出 R 波触发同步放电复律器应用于临床，大大拓宽了电能纠治心律失常的范围。由于疗效显著、副作用少、使用方便，现已成为抢救心搏骤停和治疗快速性心律失常的常规治疗方法之一。近年来，不仅具有心电图显示、自动描记和体外起搏功能，而且已有能自动感知监测和判断心律失常、智能化自动放电的埋藏式心脏复律除颤器（ICD）、自动体外除颤器（AED）和双向波复律除颤器供临床应用。

（一）电复律原理

异位快速性心律失常的发生机制与折返激动、异位兴奋灶的自律性增高和触发活动等有关。电复律是用高能脉冲电流短时间通过心脏（经胸壁或直接与心脏接触），使心肌组织瞬间同时除极，消除心脏各处的异位兴奋灶和阻断折返激动，从而使心脏起搏传导系统中自律性最高的起搏点重新主导心脏节律，通常是窦房结。

电复律的生理学基础包括四个方面：

1. 快速性心律失常的发生是一系列因素相互作用的结果，其中有些是暂时性的，然而一旦发生，异位快速性心律失常可自动持续。

2. 大部分快速性心律失常是由大折返或是微折返引起，电击能使折返环中的可激动间隙除极而使折返激动终止。

3. 如果心律失常骤然终止，心脏自律性最高的窦房结即恢复为主导起搏点。

4. 足量的电能穿过胸部能使心脏部分或完全除极。

（二）电复律类型

电复律除颤器由电源、可调式高压变压器、蓄电和放电装置、同步和非同步触发器、电极和心电示波器等几部分组成。并根据电极所在部位、发放电流形式和功能的不同，有以下几种类型：

1. 交流和直流电复律

（1）交流电复律：20 世纪 60 年代早期曾应用交流电进行电除颤。鉴于交流电复律所用电流量大、放电时间长（长达 20ms）、放电量不易控制、易致心肌灼伤和电刺激落在心肌易损期而诱发心室颤动，故很快便废弃不用。

（2）直流电复律：直流电容器电压稳定，充电后可在短的时间（2.5~4.0ms）释放很高的电能，可以设置与 R 波同步放电，反复电击对心肌损伤较轻等优点，目前均用直流电复律器。

2. 体外与体内电复律

（1）体外电复律：分为手动与自动体外电复律，是将两电极板置于胸壁表面电复律的方法。用于非手术情况下，由于电能需穿过胸部才能使心脏除极，故所需电能较大，常为 200~300J，可反复应用。自动体外电复律（电除颤）用于现场急救更为快速、便捷。

（2）体内电复律：是将两电极板直接紧贴心室壁电复律的方法。用于心脏手术或急症开胸抢救的患者。一个电极板置于右室面，另一个电极板置于心尖部。由于电极板直接紧贴心室壁，故所需电能较小，常为 20～30J，一般不超过 70J，可反复应用。

3. 同步与非同步电复律

（1）同步电复律：复律器设有同步装置，使放电时电流正好与心电图上 R 波同步，即电流刺激落在心室肌的绝对不应期，从而避免在心室的易损期放电导致室性心动过速或心室颤动。同步电复律主要用于除心室颤动以外的快速型心律失常。电复律前一定要核查仪器上的"同步"功能，使其处于开启状态。

（2）非同步电复律（亦称电除颤）：临床上用于心室颤动、心室扑动。此时，已无心动周期，心电图上也无 QRS－T 波，无从避开心室易损期，应即刻于任何时间放电。

有时快速的室性心动过速或预激综合征合并快速心房颤动均有宽大的 QRS 波和 T 波，复律器在同步工作方式下无法识别 ORS 波，而不放电。此时，也可用低电能非同步电除颤，以免延误病情。

4. 双向波电复律器　直流电复律除颤器的基本设计是将几千伏的高电压储存于 16～32μF 的大电容中，在电复律程序启动时，电容中储存的电能在数毫秒（ms）的极短时间内通过电极直接或间接（通过胸壁。）向心脏释放，从而达到复律或除颤目的。这种高能脉冲电流波形既往多采用顶端呈椭圆形的单相衰减正弦波（MDSW）。

使用双相波形电除颤器，行双相波形电除颤，即一次充电、两次放电除颤。其除颤阈值低、所用能量小、复律除颤成功率高、对心肌的损伤也较小。目前已有不同波形的双相波形电除颤器，即双相截断指数波形（BTEW）；直线双向波形电除颤器。前者首次电击能量为 150～200J，后者电击能量选择 120J。

5. 经食管内电复律　近年来，学者尝试用经食管同步直流电复律心房颤动，并取得成功。这种电复律技术同常规体外电复律相比，由于避开了阻抗较大的胸壁阻抗，故所需电能量较小（20～60J），患者不需要麻醉即可耐受，同时皮肤烧伤亦可避免。将是有望成为一种有前途的处理快速性心律失常的新方法。

6. 经静脉电极导管心脏内电复律　通常采用四极电极导管，在 X 线透视下将导管电极经肘静脉或颈静脉送入右心，导管可兼作起搏、程序刺激和电复律之用。

经静脉心内房颤电复律所需电能量较小，一般为 2～6J，患者多能耐受，因而不需全麻，但患者可略感不适。初始电击从低能量开始，然后逐渐增加电能。主要适用于心内电生理检查中发生的房颤。目前亦有报告经静脉心内电复律用于室速、室颤者，但尚无成熟的经验。

7. 植入式心脏复律除颤器　近年来，经静脉置放心内膜除颤电极已取代了早期开胸置放心外膜除颤电极。植入式心脏复律除颤器（ICD）的体积也明显减小，已可埋藏于胸大肌和胸小肌之间，甚至像起搏器一样可埋藏于皮下囊袋中。但功能却日益强大，同时具备抗心动过缓起搏（pacing）、抗心动过速起搏和低能电转复（cardiovertion）以及高能电除颤（defibrillation）三种功能。

第一节 紧急电复律适应证

各类异位快速性心律失常几乎均可用电复律纠治，特别是药物治疗无效或有血流动力学严重障碍者。紧急电复律主要适用于心室颤动和扑动、室性心动过速、预激综合征引起的急性快速性心房颤动以及某些室上性心动过速和心房颤动、心房扑动。

1. **心室颤动和扑动** 心室颤动和心室扑动是非同步电复律的绝对适应证。

（1）非同步电复律（电除颤）：是现代终止心室颤动和扑动公认的首选方法。除颤的成功率与心肌细胞的代谢有关。若心室颤动持续时间长、心肌细胞变性，除颤成功率低。因此，一旦诊断确立，应立即非同步电复律（电除颤）。心室颤动在1分钟内进行电除颤97%～100%可获成功，以后每延迟1分钟减少10%。

（2）电除颤能量的选择：过去曾推荐首次电击能量为200J，如第一次电击失败，立即再用200～300J重复电击，间隔时间尽可能缩短，对顽固性心室颤动，第三次电击能量可增至360J。儿童除颤时三次电击能量为首次2J/kg，第二次4J/kg，第三次4J/kg。

近年来，使用双相波形电除颤器，行双相波形电除颤，即一次充电、两次放电除颤。其除颤阈值低、所用能量小（仅150J）、复律除颤成功率高、对心肌的损伤也较小。《2005心肺复苏和心血管急救指南》推荐仅作一次除颤，随后立即继续作CPR（从胸外按压开始）5个周期（约2分钟），替代以往的连续3次除颤。这是由于新的除颤器第一次除颤的成功率较高；心室颤动终止后数分钟内，心脏并不能有效泵血，立即实施CPR十分必要。假如第一次除颤失败，立即继续作CPR可以改善心肌氧和底物的供应，而使下一次的除颤更能达到除颤的效果。

（3）影响电除颤成功的因素：除与患者整体情况和室颤持续时间有关外，除颤方法和能量选择也极为重要。为提高除颤复律成功率，常同时采取以下措施：①手法或气管插管保持气道通畅，同时行人工呼吸、正压输氧；②持续进行有效的胸外按压，不应等待电除颤而中断按压，以保证心、脑、肾等重要脏器的血流灌注；③如心室颤动波细小，静脉注射肾上腺素0.5～1mg，使心室颤动波振幅增大和增加心脏对电击的反应性，以提高电击转复率。但应避免使用纯β-肾上腺素能药物；④经电击仍未转复时，可静脉注射利多卡因50～100mg、溴苄胺250～500mg或25%硫酸镁溶液5～10ml、5%碳酸氢钠溶液50～100ml后再进行电击，有时可获成功；⑤核对电极位置、导电胶选用、电极与皮肤接触是否正确等因素。

2. **室性心动过速** 室性心动过速虽然电复律起效快、成功率高，一般仍主张先用利多卡因等抗心律失常药物治疗，如药物治疗无效，或有严重血流动力学障碍等，则立即电复律。

室性心动过速因发作类型不同，电复律方式及电击能量亦不尽相同。单形性室性心动过速选用同步电复律，首次电击能量为50～100J，如未复律，则可增200J；多形性室性心动过速伴有严重血流动力学障碍，如无脉搏、神志不清、严重低血压或肺水肿时，可予非同步电复律（如扭转型室性心动过速持续发作），以免因尝试同步而延误时间，电击能量相对较大，首次选用200J，若未复律，应逐步增加能量电击，其基本复律方法同心室颤动。

洋地黄中毒引起的室性心动过速，则禁用或慎用电复律。因洋地黄使心肌应激性增高，易诱发心室颤动，如果心室率极快伴血流动力学恶化时可选用电复律，电击能量以50J为宜；短阵发作的非持续性室性心动过速及非阵发性室性心动过速均非电复律指征，平行心律型室性心动过速较少发展为心室颤动；扭转型室性心动过速或多形性室性心动过速常有低血钾、Q－T间期延长，首选药物和起搏治疗，慎用电复律。

3. 心房颤动 同步电复律是治疗心房颤动的常规方法，初期转复率80%～90%，转复成功率与房颤持续时间、左心房大小、是否存在传导系统疾病等因素有关。由于心房颤动的病因各异，病程长短不一，对药物反应差异较大，故在选择电转复时应多方面权衡。

（1）适应证：①心房颤动病史<1年者，既往窦性心率不低于60次/分；②心房颤动后心力衰竭或心绞痛恶化和不易控制者；③心房颤动伴心室率较快，且药物控制不佳者；④原发病已得到控制，心房颤动仍持续存在者，例如，甲状腺功能亢进患者；⑤风心病瓣膜置换或修复后3～6个月以上，先心病修补术后2～3个月以上仍有心房颤动者。

（2）禁忌证：①病情危急且不稳定，例如，严重心功能不全或风湿活动，严重电解质紊乱和酸碱不平衡；②心房颤动发生前心室率缓慢，疑诊病窦综合征或心室率可用药物控制，尤其是老年患者；③洋地黄中毒引起的房颤；④不能耐受预防复发的药物，如胺碘酮、普罗帕酮等。

以上所列适应证和禁忌证都是相对的，在临床上需全面评估患者的情况，权衡利弊。

预激综合征合并心房颤动时，快速的心房激动可经前向不应期短的附加通道（旁路）和经因心动过速介导的传导加速的房室结－希浦系统下传至心室，引起快速心室反应，心室率可达200次/分以上，QRS波可增宽，故常有严重血流动力学障碍，临床上常需与室性心动过速相鉴别。另外，快速下传的激动易落在心室易损期内而诱发心室颤动。因此，预激综合征合并心房颤动或心房扑动，呈旁路前传优势时，禁用洋地黄、维拉帕米等缩短旁路不应期、加快旁路传导的药物，宜尽快采用同步电复律。电击能量一般为100～200J。

4. 心房扑动 电复律对心房扑动有较高的转复率，成功率几乎100%，且所需能量较小，95%患者可转复为窦性心律，故有些学者认为是终止心房扑动的首选方法。特别是在心室率快速引起低血压、心力衰竭或心绞痛者；预激综合征合并心房扑动，可立即选用同步电复律。常用电能量为50～100J，低于10J能量的电击常使心房扑动转变为心房颤动，后者较易用药物调整心室率。如房扑伴病态窦房结综合征或完全性房室传导阻滞，则不宜作电复律。

5. 室上性心动过速 刺激迷走神经的物理方法及药物为首选治疗方法，经食管心脏起搏由于作用快、疗效确切、无明显副作用，且能检测室上性心动过速的电生理特性，目前已成为室上性心动过速的常规治疗方法，特别是对房室结折返性心动过速和房室旁道引起的房室反复性心动过速疗效较好。只有在上述治疗无效和出现心力衰竭或休克样征象并排除洋地黄中毒时才使用同步复律。初次电击能量100J。洋地黄引起的房性心动过速被迫采用电击复律时，电击能量从5J开始，依次递增为10J、25J、50J、100J及200J。

（刘宇光 李凡民）

第二节　紧急电复律禁忌证

1. 洋地黄中毒引起的心律失常。
2. 室上性心律失常伴高度或完全房室传导阻滞。
3. 病态窦房结综合征伴发的快 – 慢综合征。
4. 阵发性心动过速反复频繁发作者。
5. 低血钾未纠正者。

（桑艳艳）

第三节　紧急电复律术方法

（一）紧急电复律术前准备

心室颤动、心室扑动、无脉性室性心动过速患者，由于病情危急，必须分秒必争，诊断一旦确定，应立即电击转复，无需特殊准备。对尚无意识障碍的其他心律失常拟作紧急电复律治疗的患者，术前应针对患者不同临床情况制订详细方案。

1. 向患者告知：术前向患者及家属说明治疗目的、方法、可能的并发症，消除思想顾虑以取得合作。

2. 有关检查：检查血尿素氮、肌酐和电解质，并及时纠正电解质紊乱，特别注意纠正低血钾、低血镁。

3. 急救药品及器械准备：准备好心肺复苏急救药品及器械，包括氧气、气管插管、人工呼吸机、吸引器、心电图机及心脏起搏器等。

4. 检查电复律器：检查电复律器的同步性能，观察放电信号是否落在 R 波下降支，同时校测充电、放电功能，测量实际放电量。

5. 对心房颤动拟作选择性电复律者，复律前先作奎尼丁试验，口服 0.1g，如无毒副反应，则 0.2g，4 次/天，共 2 天。奎尼丁可增加电复律成功率，减少电击能量并降低心律失常等并发症的发生率，部分患者服上述剂量奎尼丁后恢复窦性心律而可避免电击。对奎尼丁过敏者，可用普鲁卡因胺、胺碘酮、普萘洛尔等代替。

（二）电复律操作步骤及电能量选择

1. 手控胸外同步电复律步骤

（1）体位：患者平仰卧于室内备有心肺复苏器械和药品的木板床上。

（2）建立静脉通路：建立静脉输液通路以备用药。

（3）连接心电图机及电复律器：连接好心电图机及电复律器，并确保接地良好。记录常规 12 导心电图，选择 R 波为主且振幅较高的导联。再次复核电复律器同步性能，确定除颤复律器的放电模式。

（4）吸氧：保持气道通畅，术前充分吸氧（最好面罩吸入纯氧），以防止呼吸抑制，减少心肌缺氧引起的电复律后心律失常。

（5）麻醉：静脉注射地西泮（安定）10～40mg，以 5mg/min 速度缓慢推注，边推注边令患者报数，待达到朦胧状态即可进行电复律。

（6）电极板金属面涂导电胶：电极板金属面涂以导电胶或包以 4 层盐水纱布，操作者握住电极绝缘手柄，紧压电极板（10kg），使之与胸壁皮肤紧贴，以减少放电电阻。两电极板之间皮肤保持干燥，不应使导电胶或盐水外溢而相互沟通，以免放电时短路灼伤皮肤，并使穿越心脏电流减小而致复律失败。

（7）电极板放置部位：常用的有两种，①前后位：无持柄平板电极或黏贴型长方形电极置于患者左肩胛下区，另一持柄电极或黏贴型圆形电极贴压于心尖区（常在胸骨左缘第 1V 肋间），见图 6 - 17 - 1。②前侧位：两个带放电开关的持柄电极或黏贴形电极分别按压于胸骨右缘第二肋间和心尖区，见图 6 - 17 - 2。两电极板至少相距 10cm，以使大部分电流穿过心脏，同时有助于心电图各波的显示。

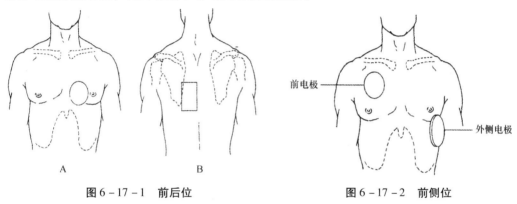

图 6 - 17 - 1　前后位　　　　　　　　　图 6 - 17 - 2　前侧位

（8）充电：按预定的能量按充电电钮，使复律器充电。

（9）防触电：确定所有人员包括操作者身体不与患者或病床接触，患者的手脚不要接触金属床边、氧气瓶等，以防触电。无抗电击设计的体外起搏器、床边监护装置和心电图机暂时脱开。

（10）放电：按放电电钮 - 放电，完成电复律。此时，可见患者胸肌及上肢抽动。抽动幅度随放电量而异，少数患者可发出呻吟。

（11）电击后立即记录心电图 V_1 或 II 导联，观察是否恢复窦性心律；如未复律，可再次电击。

（12）术后处理：常规记录 12 导联心电图，并连续心电监护，定期测血压、呼吸、脉搏 3～12 小时，以便早期发现和处理各种电复律后并发症。

2. 手控胸外非同步电复律（电除颤）步骤

（1）电极的位置：电极的位置对除颤和心脏复律极为重要。电极的安放应能使电流最大限度通过心肌。一般均用前 - 侧位，即前电极放在右上胸骨下胸骨右缘，而侧电极放在左下胸乳头左侧，电极的中心适在腋中线上（图 6 - 17 - 3）。

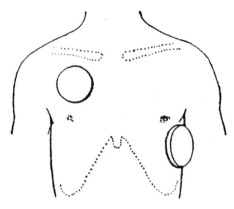

图 6 - 17 - 3　除颤电极板安放左前 - 侧位

如用手控电极，则必须将电极紧压于胸壁。两个电极必须分开，涂到电极上的导电胶不能涂到两电极间的胸壁，否则，电流将首先通过胸壁而未达到心脏，甚至电弧放电至电极周围的空气中，引起对周围人员和除颤器操作人员的损伤。

（2）除颤步骤

1）患者仰平卧位。

2）手控电极涂以专用导电胶，或黏贴一次性使用的监测/除颤电极。

3）开启除颤器。

4）选择能量。目前新型除颤器均采用双向波，故选用的能量为 150 ~ 200J。

5）除颤器充电。

6）确定两电极正确安放在胸部。

7）确定无周围人员直接或间接和患者接触。

8）同时按压两个放电按钮进行电击。

9）抢救者在除颤后不应立即检查脉搏，而应立即再次作 CPR，自胸外按压开始，而在 5 个轮回 CPR（或约 2 分钟）后，再检查脉搏。

3. 自动体外电复律步骤　由于现在有了自动体外除颤器，因而使得早期除颤有可能实施。AED 有诸多优点，仪器轻巧，自重仅 3kg 左右，术者只需接受很简单的训练便能操作，使及早除颤现实可行。AED 的操作步骤：

（1）除颤电极的位置：将一次性使用的除颤电极贴在患者胸廓的前 - 侧位。即前电极安放在右上胸锁骨下胸骨右缘，侧电极则安放在躯干的左下胸乳头左侧，电极的中心适在腋中线上。因为，对心搏骤停患者电极安放在前一侧位最为方便。

（2）AED 的操作：AED 的仪器面板仅有三个按钮：①绿色：开关（ON/OFF），②黄色：分析，③红色：电击。操作时尚有声音和文字提示。

步骤为：连接电极，启动仪器，按压分析按钮仪器迅即提示正在分析，并显示分析结果，如建议电击除颤，要求大家离开患者身体，按压电击键，即电击除颤。对持续室颤/室速患者，作 1 次电击（150 ~ 200J），继续作 CPR 约 2 分钟，再次检查脉搏。

4. 胸内电复律步骤　适用于开胸患者，将两个已消毒的长柄绝缘勺状电极板包以盐水纱布，分别置于心脏的前后面直接心肌电击，复律操作程序与胸外相同。由于电极板直接接触心肌，电击时通过心脏电流途径的等效电阻较小，故较低的电能就能除颤，一般20J甚至更小即可。

5. 电能量选择 电复律和电除颤的能量能常用焦耳来表示，即能量（J）＝功率（W）×时间（s）。电能高低的选择主要根据心律失常的类型和病情（表6－17－1）。

表6－17－1 经胸壁体外电复常用能量选择

心律失常	能量
心房颤动	100～150J
心房扑动	50～100J
室上性心动过速	100～150J
室性心动过速	100～200J
心室颤动	200～360J

6. 心脏电复律术流程图（图6－17－4）

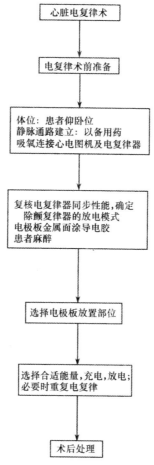

图6－17－4 心脏电复律术流程图

（李凡民 李秀宪）

第四节　电复律并发症

除了患者选择和操作方法不当外，电复律的并发症可能与原有的心脏疾患和所用电能大小有关。高能电击可引起心脏功能和形态学的损害，血液肌酸磷酸激酶和其他心肌酶含量增高。据报道，电击能量150J时，并发症的发生率为6%；大于300J者，并发症可达30%。因此，多主张使用低水平有效量，尽可能避免高能电击。常见并发症有：

1. 心律失常　常见为房性或室性早搏、窦性心动过缓和房室交界性逸搏，多为暂时性，一般毋需处理，有时可见窦性心律在经过－温醒期后逐渐恢复，此称为"窦房结困倦综合征"。窦性停搏、窦房阻滞或房室传导阻滞多见于原有窦房结功能低下或房室传导系统有病变者，静脉滴注异丙肾上腺素或阿托品有助于提高心率，必要时需安置临时心脏起搏器。

电击后立即发生的心室颤动常系同步装置故障引起，室性心动过速可能与低血钾、酸中毒、洋地黄或奎尼丁毒性等因素有关，可静脉注射利多卡因或5%碳酸氢钠溶液，并可再次电击复律。室性早搏多为一过性，一般不需处理，多发或多源性室性早搏则应给利多卡因等药物，以预防发展为室性心动过速或心室颤动。

2. 心肌损伤　高能电击后血清CPK、CK－MB、LDH、AST升高，大多在5~7天恢复正常，通常不混淆急性心肌梗死的诊断。少数患者可见心电图ST－T改变，偶见异常Q波和高血钾性T波改变。

3. 低血压　多发生于高能电击后，能持续数小时，常自行恢复。如血压下降明显或出现脏器灌注不良征象，可用多巴胺、间羟胺等血管活性药物。

4. 肺水肿　常见于二尖瓣或主动脉瓣病变，或左心室功能减退而用高能电击者，电复律前输液过多，复律后左心室功能延迟恢复和肺栓塞等因素，均可促发肺水肿的发生。

5. 肺和体循环栓塞　发生率为1.2%~1.5%，是电复律的严重并发病之一，其原因为心腔内未机化的血块脱落所致。故对近期有栓塞病史者不宜作电复律，既往有栓塞病史者，全身抗凝治疗可减少或消除栓塞并发症。

6. 皮肤灼伤　几乎所有患者在电复律后电极接触部位有皮肤灼伤，可见局部红斑、水疱，尤其在电极边缘处皮损更为显著，多见于电极板按压不紧、导电胶过少或涂抹不匀者，通常无须特殊处理。

（李凡民）

第十八章　心肺脑复苏术

心肺脑复苏（CPCR）是急诊医学的重要课题之一。自 1956 年 Zoll 首先应用胸外除颤获得成功后，1958 年，Peter Safar 又提倡用口对口人工呼吸，1960 年，Williain Kouwen-hoven 用胸外按压建立人工循环，此乃心肺复苏的三大要素，从此，诞生了现代心肺复苏术（CPR），迄今已 40 多年了。心搏呼吸骤停患者复苏的成功，并非仅指心搏和呼吸的恢复，而必须达到恢复智能和工作能力，故其效果在很大程度上取决于神经系统功能的恢复。由于心搏呼吸骤停大多发生在意外场合，抢救复苏时，时间就是生命，故重要的是现场急救。

美国有关心脏紧急救治（ECC）和 CPR 的指南，原由美国心脏病学会（AHA）及其下属的各个专业委员会共同负责，先后多次出版。自 1992 年公布指南以来，又有了不少进展和新的认识，于 2000 年修订成国际指南的目标，最终审定了"心脏紧急救治和心肺复苏国际指南 2000"。新的国际指南于 2000 年 8 月正式公布。2005 年，AHA 组织会议，根据循证医学的依据对 2000 指南进行修订，即"心脏紧急救治和心肺复苏国际指南 2005"。

脑细胞由于对缺氧十分敏感，一般在血液循环停止后 4～6 分钟，大脑即发生严重损害，甚至不能恢复。因此，必须争分夺秒，积极抢救。

在常温情况下，心脏停搏 3 秒时患者感头晕，10～20 秒可发生晕厥或抽搐，60 秒后瞳孔散大，呼吸可同时停止，亦可在 30～60 秒后停止，4～6 分钟后大脑细胞有可能发生不可逆

因此，为要使患者得救，避免脑细胞死亡，以便于心搏呼吸恢复后意识也能恢复，就必须在心脏停搏后立即进行有效的心肺复苏。复苏开始越早，存活率越高。大量实践表明，4 分钟内进行复苏者可能有一半人被救活；4～6 分钟开始进行复苏者，10% 可以救活；超过 6 分钟者存活率仅为 4%，10 分钟以上开始进行复苏者，存活可能性更小。

引起心搏骤停的原因甚多，冠心病是猝死最常见的原因，其中 70% 死于医院外。冠心病猝死的 40% 死于发病后 15 分钟内；30% 死于发病后 15 分钟至 2 小时。猝死其他常见原因有电击、溺水、创伤、窒息、严重过敏反应和药物过量等。如果最初目击者或家属能学会正确的抢救方法，则可避免耽误宝贵的时间。猝死大多是一时性严重心律失常，并非病变已发展到了致命的程度。只要抢救及时、正确、有效，许多患者是可望救活的。若广大群众掌握了正确的 CPR 技术，则一旦有人心搏突然停止，就能立即得到有效的抢救复苏。关键在于要有众多的人学会正确的心肺复苏技术，分秒必争地投入抢救，时间就是生命。

1. 在医院外死亡率高的原因有以下几方面：

（1）最初目击者（包括家属）不懂急救方法。

（2）在呼叫救护车、等待救护人员到达过程中耽搁了时间。

（3）最初目击者作了错误的紧急处理。

2. 心搏呼吸骤停的原因主要有下列几方面：

（1）冠心病。

（2）突然的意外事件，如电击伤、溺水、自缢、严重创伤等。

（3）严重的酸中毒、高血钾、低血钾。

（4）各种原因引起的休克和中毒。

（5）手术及其他临床诊疗技术操作中的意外事件。如心包或胸腔穿刺、小脑延髓池穿刺、心导管检查、心血管造影、脑血管造影、气管切开、气管插管等。尤较常见于胸内手术过程中。

（6）麻醉：如麻醉过深，可影响到呼吸及（或）血管运动；患者对麻醉剂的过敏；术中迷走神经的刺激（牵扯肺门或肠系膜），气管支气管吸引等。

3. 心搏呼吸骤停的诊断　心脏骤然停跳后，能否获得急救成功，最重要的是时间问题，故及时迅速地判定心脏停跳，有极重大的意义。

（1）意识突然丧失，患者昏倒于各种场合。

（2）面色苍白或转为发绀。

（3）瞳孔散大。

（4）颈动脉搏动消失，心音消失。

（5）部分患者可有短暂而缓慢叹气样或抽气样呼吸或有短暂抽搐。

第一节　现场心肺复苏术

现场心肺复苏术意指在患者发生心搏骤停的现场，如家中、办公室、工厂等场所，首先由最初目击者为心搏骤停患者施行的心肺复苏技术，亦即基础生命支持。

下面介绍 CPR 最初处置 ABC。

（一）　A（assessment + airway）判断患者有无意识和畅通呼吸道

1. 判定患者有无意识

（1）方法

1）轻轻摇动患者肩部，高声喊叫"喂！你怎么啦?"（图 6 - 18 - 1）

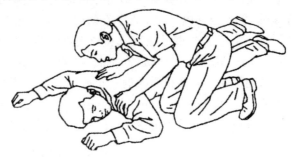

图 6 - 18 - 1　判断意识

2）如认识，可直接呼喊其姓名。

3）若无反应，立即用手指甲掐压入中穴、合谷穴约 5 秒。

（2）注意点：掐压时间应在 10 秒以内，不可太长！患者出现眼球活动、四肢活动或疼痛感后应立即停止掐压穴位，摇动肩部不可用力过重，以防加重骨折等损伤。

2. 呼救 一旦初步确定患者为心搏呼吸骤停，应立即招呼周围的人前来协助抢救。

（1）方法：大叫"来人啊！救命啊！"（图6-18-2）

（2）注意点：一定要呼叫其他人来帮忙，因为一个人作心肺复苏术不可能坚持较长时间，而且劳累后动作不准确，影响复苏效果。叫来的人除协助作心肺复苏术外，还应立即打"120"呼救专线电话或救护站的电话呼救，或呼叫更多人前来帮助。

3. 将患者放置适当体位 进行CPR时，正确的抢救体位是仰卧位。患者头、颈、躯干平直无扭曲，双手放于躯干两侧。

（1）方法：如患者摔倒时面部向下，应在呼救同时小心转动患者，使患者全身各部成一个整体转动。尤其要注意保护颈部，可以一手托住颈部，另一手扶着肩部，使患者平稳地转动至仰卧位（图6-18-3）。躺在平整而坚实的地面或床板上。

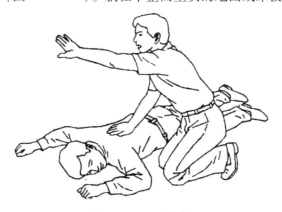

图6-18-2 呼救

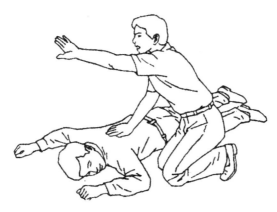

图6-18-3 将患者放置仰卧体位

（2）注意点：抢救者跪于患者肩颈侧，将患者手臂举过头，拉直双腿，注意保护颈部。解开患者上衣，暴露胸部。

4. 畅通呼吸道

（1）方法：仰头举颏法（或仰头举颌法）：一手置于前额使头部后仰，另一手的食指与中指置于下颌骨近下颏或下颌角处，抬起下颏（颌）（图6-18-4）。

（2）注意点：手指不要压迫患者颈前部、颏下软组织，以防压迫气道。不要使颈部过度伸展。疑有颈椎损伤者，CPR 时不能使头部后仰，以免进一步加重颈椎损伤。

5. 判断呼吸 在畅通呼吸道之后，可以明确判断呼吸是否存在。

（1）方法：维持开放气道位置，用耳贴近患者口鼻，头部侧向患者胸部。眼睛观察患者胸部有无起伏；面部感觉患者呼吸道有无气体排出；耳听患者呼吸道有无气流通过的声音（图 6 - 18 - 5）。

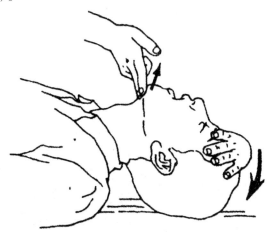

图 6 - 18 - 4　畅通呼吸道仰头举颏法

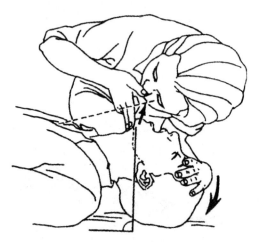

图 6 - 18 - 5　判断患者有无呼吸

（2）注意点：

1）气道保持开放位置。

2）观察 5 秒左右。

3）有呼吸者，注意气道是否通畅。

4）无呼吸者，立即做人工呼吸。

5）有部分患者因呼吸道不通畅而发生窒息，导致心脏停搏。往往可在畅通呼吸道后，呼吸恢复，而致心搏亦恢复。

（二）B（breathing）人工呼吸

1. 口对口人工呼吸　在畅通呼吸道、判断患者无呼吸后，即应作口对口人工呼吸。

（1）方法：

1）在保持呼吸道畅通和患者口部张开的位置下进行。

2）用按于前额一手的拇指与食指，捏闭患者的鼻孔（捏紧鼻翼下端）。

3）抢救开始后首先缓慢吹气两口，以扩张萎陷的肺脏，并检验开放气道的效果。

4）抢救者深吸一口气后，张开口贴紧患者的嘴（要把患者的口部完全包住）。

5）用力向患者口内吹气（吹气要求快而深，直至患者胸部上抬）。

6）一次吹气完毕后，应即与患者口部脱离，轻轻抬起头部，眼视患者胸部，吸入新鲜空气，以便作下一次人工呼吸。同时放松捏鼻的手，以便患者从鼻孔呼气，此时患者胸部向下塌陷，有气流从口鼻排出（图6-18-6）。

7）每次吹入气量约为800～1 200ml。

（2）注意点：

1）口对口呼吸时可先垫上一层薄的织物，或专用面罩。

2）每次吹气量不要过大，＞1200ml可造成胃大量充气。

3）吹气时暂停按压胸部。

4）儿童吹气量需视年龄不同而异，以胸廓上抬为准。

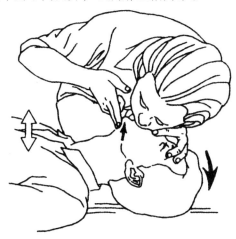

图6-18-6　口对口人工呼吸

5）每按压胸部30次后，吹气两口，即30:2。

6）有脉搏无呼吸者，每5秒吹气一口（10～12次/分）。

7）亦可用口对口呼吸专用面罩，或用简易呼吸机代替口对口呼吸。

8）在作口对口呼吸前，应先查明口腔中有无血液、呕吐物或其他分泌物，若有这些液体，应先尽量清除之。

2. 口对鼻人工呼吸　在某些患者口对鼻人工呼吸较口对口人工呼吸更为有效。口对鼻人工乎吸主要用于不能经患者的口进行通气者，例如，患者的口不能张开（牙关紧闭），口部严重损伤，或抢救者做口对口乎吸时不能将患者的口部完全紧密地包住。

（1）方法：

1）一手按于前额，使患者头部后仰。

2）另一手提起患者的下颌，并使口部闭住。

3）做一深吸气，抢救者用嘴唇包住患者的鼻部，并吹气（图6－18－7）。

4）停止吹气，让患者被动呼气。因有时患者在被动呼气时鼻腔闭塞，有时需间歇地放开患者的口部，或用拇指将患者的双唇分开，以便于患者被动呼气。

（2）注意点：同口对口呼吸。

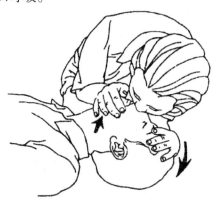

图6－18－7　口对鼻人工呼吸

（三）C（cireculation）人工循环

建立人工循环是指用人工的方法促使血液在血管内流动，并使人工呼吸后带有新鲜空气的血液从肺部血管流向心脏，再流经动脉，供给全身主要脏器，以维持重要脏器的功能。

1.判断患者有无脉搏　患者心脏停搏后，脉搏亦即消失。颈动脉位置靠近心脏，容易反映心搏的情况。此外，颈部暴露，便于迅速触摸，易于学会及牢记。

（1）方法：

1）在开放气道的位置下进行（首先两次人工呼吸后）。

2）一手置于患者前额，使头部保持后仰，另一手在靠近抢救者一侧触摸颈动脉。

3）可用食指及中指指尖先触及气管正中部位，男性可先触及喉结，然后向旁滑移2～3cm，在气管旁软组织深处轻轻触摸颈动脉搏动（图6－18－8）。

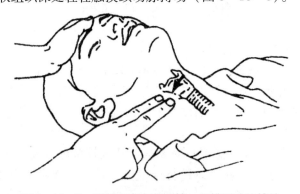

图6－18－8　判断患者有无脉搏，触摸颈动脉搏动

（2）注意点：

1）触摸颈动脉不能用力过大，以免颈动脉受压，妨碍头部血供。

2）检查时间不要超过 10 秒。

3）未触及搏动表明心搏已停止，注意避免触摸感觉错误（可能将自己手指的搏动感觉为患者脉搏）。

4）判断应综合审定，如无意识，皮肤黏膜发绀，双侧瞳孔散大，再加上触不到脉搏，即可判定心搏已经停止。

5）触摸确定有无颈动脉搏动费时而且并不可靠，尤其对非医护人员而言。因此，对一个无反应、无呼吸的成年人，不能单靠触摸脉搏来决定是否需要作胸部按压，故在 CPR 的普及训练中，不必讲解如何触摸有无颈动脉搏动。而在高级生命支持课程中，则仍应训练如何触摸颈动脉。

2. 闭式按压术　人工建立循环的方法有两种：①闭式按压；②开式心脏按压。在现场急救中，主要应用前一种方法。

（1）方法：

1）按压胸骨中下 1/3 交界处。

2）患者应仰卧于硬板床或地上。如为弹簧床，则应在患者背部垫一硬板。硬板长度及宽度应足够大，以保证按压胸骨时，患者身体不会移动，但不可因寻找垫板而延误开始按压的时间。

3）快速测定按压部位：

a. 首先以食指、中指沿患者肋弓处向中间滑移。

b. 在两侧肋弓交点处寻找胸骨下切迹。以切迹作为定位标志，不要以剑突下定位。

c. 然后将食指及中指横放在胸骨下切迹上方，食指上方的胸骨正中部即为按压区；以另一手的掌根部紧贴食指上方，放在按压区（图 6-18-9）。

d. 再将定位之手取下，将掌根重叠放于另一手背上，使手指脱离胸壁，可采用两手手指交叉抬起法。

4）抢救者双臂应绷直，双肩在患者胸骨上方正中，垂直向下用力按压，按压利用髋关节为支点，以肩、臂部力量向下按压（图 6-18-10）。

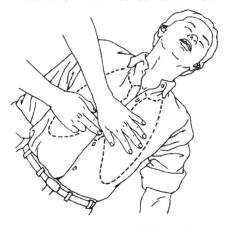

图 6-18-9　快速测定正确的按压部位

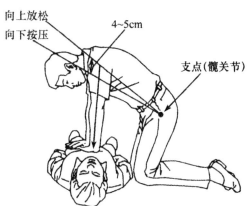

图 6-18-10　抢救者双臂绷直向下按压

5）按压用力方式

a. 按压应平稳、有规律地进行，不能间断。

b. 不能冲击式的猛压；下压及向上放松的时间应大致相等。

c. 垂直用力向下，不要左右摆动。

d. 放松时定位的手掌根部不要离开胸骨定位点，但应尽量放松，务必使胸骨不受任何压力。

6）按压频率 100 次/分。

7）按压深度成人患者 4~5cm。

8）按压时应随时注意有无肋骨或胸骨骨折。

9）判断按压是否有效，如有两名抢救者，则一人按压有效时，另一人应能触及患者颈动脉脉搏。

10）闭式按压常见的错误有以下几点：

a. 按压时除掌根部贴在胸骨外，手指也压在胸壁上，这容易引起肋骨或肋骨肋软骨交界处骨折。

b. 按压定位不正确。向下错位易使剑突受力折断而致肝破裂。向两侧错位易致肋骨或肋骨肋软骨交界处骨折，导致气胸、血胸。

c. 抢救者按压时肘部弯曲。因而用力不垂直，按压力量减弱，按压深度达不到 4~5cm（图 6-18-11）。

d. 冲击式按压、猛压，其效果差，且易导致骨折。

e. 放松时抬手离开胸骨定位点，造成下次按压部位错误，引起骨折。

f. 放松时未能使胸部充分松弛，胸部仍承受压力，使血液难以回到心脏。

g. 按压速度不自主的加快或减慢，影响了按压效果。

h. 两手掌不是重叠放置，而呈交叉放置（图 6-18-12）。

现场心肺复苏术相当费力，可以由在场的第二抢救者或更多的抢救人员轮换操作，以保持精力充沛、姿势正确，提高复苏效果。如有两个专业抢救人员在场，亦可采用双人心脏复苏法，即一人进行胸外按压，另一人进行人工呼吸，按压与人工呼吸之比仍为 30:2。

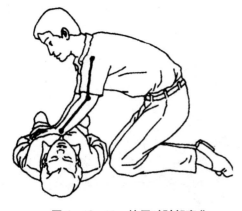

图 6-18-11 按压时肘部弯曲

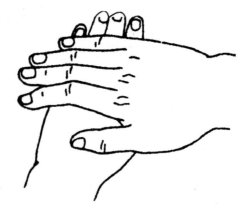

图 6-18-12 两手掌交叉放置

（四）心肺复苏流程图（图6-18-13）

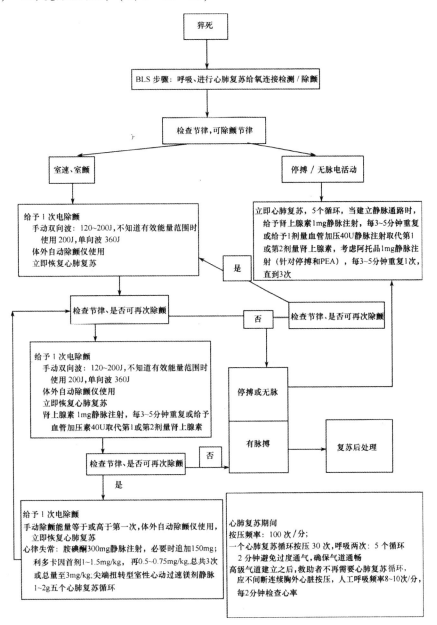

图6-18-13 心肺复苏流程图

（五）心肺复苏术的简单原理

现场心肺复苏术主要为徒手操作，在许多场合下这是唯一实用的有效办法。

患者心搏呼吸停止后，全身肌肉松弛，口腔内的舌肌和会厌也松弛后坠，因此，阻塞咽部。采取头后仰，抬举下颌或下颏，可使舌根部向上提起，从而使呼吸道畅通（图6-18-14）。

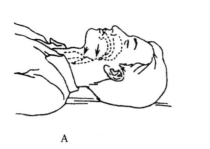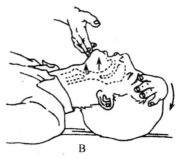

图 6-8-14 舌肌和会厌后坠阻塞气道（A）；仰头举颏开放气道（B）

患者呼吸停止后，首先应设法给患者肺部吹入新鲜空气。在畅通呼吸道之后，就能用口向患者肺内顺利吹气。正常人吸入的空气含氧量为 21%，二氧化碳为 0.04%。肺脏吸收 20% 的氧气，其余 80% 的氧气按原样呼出，因此，我们正常人给患者吹气时，只要吹出气量较多（>800ml），则进入患者的氧气量可达 18%，基本上是够用的。心搏呼吸停止后，患者的肺处于半萎陷状态，因此，首先要给患者缓慢吹气两口，以扩张肺组织，有利于气体交换。

心搏停止后，全身血液循环亦立即停止，脑组织及许多重要脏器得不到氧气及血液的供应，4~6 分钟后就会出现脑细胞坏死。因此，必须迅速在口对口呼吸的同时进行胸外按压，以维持血液循环（即人工循环），胸外按压必须在患者肺内有新鲜空气进行气体交换的情况下进行，否则到达重要脏器组织的血液不含有足够氧气，组织仍将坏死。所以在大多数情况下，现场心肺复苏的顺序应为 A、B、C，即在开放气道下人工呼吸吹入新鲜空气，再进行胸外按压，将带有氧气的血液运送到全身各部。

（六）现场心肺复苏的药物治疗

CPR 时应对心搏骤停患者尽早开放静脉通路，以供静脉用药。药物治疗是 CPR 的重要组成部分，现场 CPR 常应用下列两种药物：

1. 肾上腺素　为一种天然的儿茶酚胺，具有兴奋肾上腺素能受体的作用。肾上腺素的心血管效应为：全身血管阻力升高，收缩压、舒张压上升，心肌电活动增强，冠脉血流和脑血流增加，心肌收缩力增强，心肌氧需增加。而 α 受体兴奋是心脏复跳的关键性机制。肾上腺素的最佳剂量一直存在争议，现规定的剂量为肾上腺素 1mg，静脉内注射，每 3~5 分钟一次。

2. 纳洛酮　为纯吗啡受体拮抗剂，可有效地拮抗内源性吗啡样物质介导的各种效应。在 CPR 过程，应尽早静脉注射纳洛酮 2mg，以后每半小时静脉注射 2mg，儿童酌减。

（七）婴儿和儿童心肺复苏术

婴儿的心搏呼吸骤停极少突然发生，而是呼吸和循环功能进行性恶化的最终结果。婴儿一旦发生心搏骤停，则预后极差，故医护人员应及早发现婴儿呼吸衰竭或休克的临床表现并及时给予治疗。往往可以防止发生心搏呼吸骤停。

在心肺复苏中，1 岁以内的小儿称为婴儿，1~8 岁为儿童。其心肺复苏处理基本同成年人，但有以下几点特殊之处。

1. 判断意识　婴儿对语言如不能反应，可以用手拍击其足部，或捏掐其合谷穴，如能哭泣，则为有意识。

2. 人工呼吸　婴儿韧带、肌肉松弛，故头不可过度后仰，以免气管受压，影响气道通畅，可用一手举颏，以保持气道平直（图6-18-15）。因婴儿口鼻开口均较小，位置又很靠近，抢救者可用口贴紧婴儿口与鼻的开口处，施行口对口鼻呼吸（图6-18-16）。

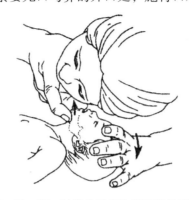

图6-18-15　以仰头举颏法畅通婴儿呼吸道

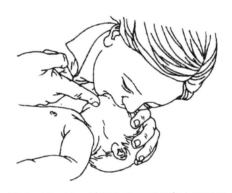

图6-18-16　对婴儿作口对口鼻人工呼吸

3. 检查肱动脉　婴儿因颈部肥胖，颈动脉不易触及，可检查肱动脉。肱动脉位于上臂内侧、肘和肩之间。抢救者大拇指放在上臂外侧，食指和中指轻轻压在内侧即可感觉到脉搏（图6-18-17）。在施行心肺复苏后2分钟内，应再次检查肱动脉脉搏。同样，对非专业急救人员，则并不要求掌握检查肱动脉脉搏。

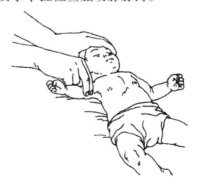

图6-18-17　触摸肱动脉搏动

4. 闭式按压部位及方法　婴儿按压部位是两乳头连线与胸骨正中线交界点下一横指处。

患婴应仰卧在坚硬的平面上。一般根据抢救者的手和患者胸廓大小的不同，用2～3个手指轻轻下压2cm左右（图6－18－18）。应注意避免按压胸骨最下部的剑突。对婴儿可将抢救者的手或前臂作为坚硬的支持面。用手支撑婴儿的背部，此法有效地抬起婴儿的两肩，使头部轻度后仰，保持气道通畅的位置（图6－18－19）。如抱着婴儿作心肺复苏时，则抢救者的前臂支撑婴儿的躯干，用手支撑婴儿的头颈，亦应注意保持头部轻度后仰。抢救者的另一手可作闭式按压，抢救者并可举起婴儿作通气（图6－18－20）。

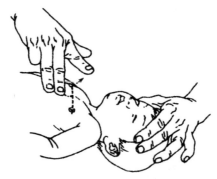

图6－18－18　对婴儿用2～3个手指作胸外按压

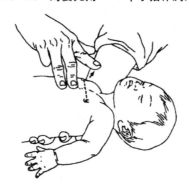

图6－18－19　婴儿仰卧在抢救者的手掌上作胸外按压

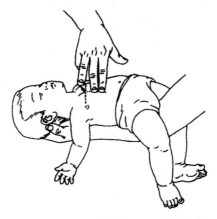

图6－18－20　抱着婴儿时作心肺复苏

5. 闭式按压频率与人工呼吸比例 婴儿胸外按压频率应大于 100 次/分。闭式按压和人工呼吸的比例是 30:2。

（八）新生儿心肺复苏术

新生儿的 CPR 最好应在产房进行，但是有少数产妇并不在产房分娩，而是在家中或是去医院的途中或在急诊室分娩，如需作 CPR，则其条件就不如产房理想。新生儿的复苏和婴儿及儿童的复苏略有不同。

1. 低体温 这是医院外分娩的新生儿特别重要的问题，应予：

（1）迅速擦干体表的羊水。

（2）将新生儿放在预热的保温箱。

（3）去除接触新生儿的湿敷料。

2. 心率测定 这对新生儿复苏效果的判定极为重要，可用下列方法：

（1）触摸脐带基底部的搏动。

（2）触摸肱动脉。

（3）用听诊器听心尖部心音。

3. 常用复苏方法 如（表 6-18-1）所示，新生儿往往对单一的措施即有效。

表 6-18-1 新生儿复苏卡

初期 CPR	新生儿生命体征（最初 12 小时）
通气频率 40~60 次/分,无胸外按压	心率(清醒)100~180 次/分
按压频率 120 次/分(同时进行通气)	呼吸率 30~60 次/分
按压与通气比 3:1(停顿以供通气)	收缩压 39~59mmHg
用药如经用 100% 纯氧通气和胸外按压,心率仍低于 80 次/分,宜用药	舒张压 16~36mmHg
肾上腺素 0.01~0.03mg/kg,3~5 分钟重复一次,静脉内、骨髓腔内	
纳洛酮 0.1mg/kg,每 2~3 分钟重复一次,静脉内、骨髓腔内、皮下或气管内	

4. 胸外按压 对新生儿可用双手环抱新生儿的胸廓，双拇指并排按压胸骨，对很小的新生儿，则两拇指需重叠（图 6-18-21）。每次按压均将胸骨下压 1/2-3/4 时，按压宜平稳，与放松时间相等，放松时，拇指不要离开胸骨，按压与通气之比为 3:1。应经常测心率，如超过 80 次/分，则可停止按压。按压必须同时给予 100% 纯氧正压通气，因为新生儿复苏通气是最为重要的。

5. 给药和补液途径 新生儿可用脐静脉，此在脐带根部，脐静脉单一薄壁，可用 3.5~5F 导管插入 1~4cm。

（九）心肺复苏的并发症

在经 CPR 恢复自主循环的患者，应注意检查和发现可能出现的各种并发症，并及时给予相应的治疗。最常见的并发症有肋骨骨折、血胸、心脏压塞、腹腔内损伤、气管内导管位置不当等。

此外，常见的并发症还有胃损伤和肺误吸。Felegi 等报告 1928 例经 CPR 后的尸检。院外 CPR 者，胃损伤 0.8%，院内 CPR 者则无，远较一般文献报告达 9%~12% 为低。肺误吸则较胃损伤多，院外 CPR 者为 10%。引起胃损伤和肺误吸的因素，可能使基础生命支持和总的复苏时间长。

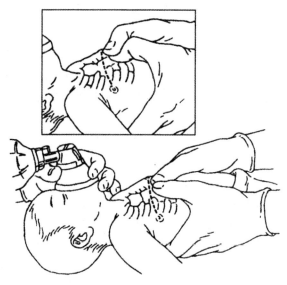

图 6 - 18 - 21　新生儿环抱法作胸外按压

Bush 等报告，接受 CPR 的儿童很少有致命性并发症，其发生率约为 3% ~ 4% 。然而，在复苏成功的病例，这些并发症可能很严重而需要长时间才能恢复。如发现骨折或内脏损伤，应考虑 CPR 操作不当。

常规手法复苏往往引起心肌损伤。ICU 内复苏患者的死亡率相当高，在终末期均出现循环衰竭现象，Guest 等通过心肌肌钙蛋白 T（cTnT）的检测，证实心肌损伤与此有关。朱志军等通过犬标准室颤模型进行复苏的研究，显示不仅常规病理检查存在心肌组织细胞水肿坏死出血的现象，而且在超微结构上也存在细胞受损的现象，说明复苏犬的确存在急性心肌损伤，而诊断心肌损伤或坏死的血液生化检测指标中，cTnT 在心肌受损后能快速持久地释放入血，其血浓度可客观地反映心肌受损的程度。

（李凡民　仝雯　李秀宪　任广秀）

第二节　除　颤

除颤技术近数十年来有了很大进展，美国于 1940 ~ 1950 年开始应用体内或体外除颤；20 世纪 60 年代由医院作院前除颤，在冠心病治疗单元由护士除颤；20 世纪 70 年代由医师作院前手控除颤并证明能增加存活率；20 世纪 80 年代中期由急救技术员、非专业的救护人员、患者的配偶、家庭成员和经基础生命支持训练的护士等应用自动体外除颤器（AED）实行院前除颤；20 世纪 90 年代开始由警察、消防队员作除颤。由此可见，除颤技术的地位有了明显变化，即过去仅为加强生命支持（ACLS）的技术，目前已成为基础生命支持（BLS）的技术。

（一）必须早期除颤

早期除颤在心搏呼吸骤停患者的复苏中占有很重要地位。这类患者能存活的要素包括：①有医护人员及早到达现场；②及早心肺复苏；③及早除颤；④及早加强治疗（图 6 - 18 - 22）。

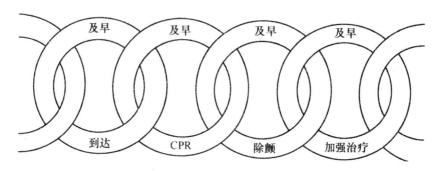

图 6 - 18 - 22　早期除颤在复苏存活之链中的重要地位

除颤必须及早进行，这是因为：

1. 大部分（80% ~90%）成人突然非创伤性心搏骤停的最初心律失常为室颤。

2. 除颤是对室颤最有效的治疗。

3. 随时间的推移，除颤成功的机会迅速下降，每过 1 分钟约下降 7% ~ 8%（图 6 - 18 - 23）。

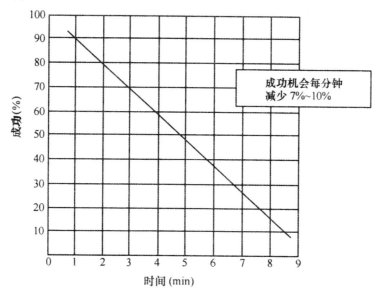

图 6 - 18 - 23　复苏成功率和时间的关系

4. 室颤常在数分钟内转变为心停搏，则复苏成功的希望很小。

美国早于 1978 年即由经过训练的急救技术人员为心搏骤停患者在现场施行手控除颤，时间提早至患者心搏骤停后 6 分钟。

现已明确，基础生命支持包括心肺复苏和除颤。所有参与基础生命支持的人员，如他们有机会要接触和处理心搏骤停者，则必须装备一除颤器，接受操作训练，并允许他们在必要时应用除颤器，主要是自动体外除颤器。现在主张，对非目击的心搏骤停患者在除颤前，先给患者作 5 个轮回的按压和通气（或约 2 分钟），尤其是自呼救至现场救护之间，超过 4 ~ 5 分钟者。

（二）除颤器的应用

1. 能量、电流和电压　电击除颤乃在极短时间内有大量电流通过心脏，电流以安培计，驱动电流的压力为电压，以伏特计量，下列公式可表明其间的关系：

能量 = 电压 × 电流 × 时间

而物体对电流常有阻力，称为阻抗。以欧姆计量，阻抗可明显减少电流，即：

电流 = 电压/阻抗。

2. 电极的大小　一般，电极愈大，则阻抗愈小，但如电极太大，则会使电极不能很合适地紧贴胸壁或者一大部分电流将通过心脏以外途径而未达到心脏。成人最常用而有效的电极的直径为 8.5 ~ 12cm。

婴儿和儿童需用较小的电极。但如儿童应用了小的儿童电极，则经胸阻抗高。故宜用较大的成人电极，要电极板能完全紧贴儿童的胸壁。一般约为 1 岁以上的儿童，体重大于 10kg 者，均宜用成人电极，除非其体重和胸廓较小者。

3. 电极的位置　电极的位置对除颤和心脏复律极为重要。电极的安放应能使电流最大限度通过心肌。一般均用前 - 侧位，即前电极放在右上胸骨下胸骨右缘，而侧电极放在左下胸乳头左侧，电极的中心适在腋中线上（图 6 - 18 - 24）。

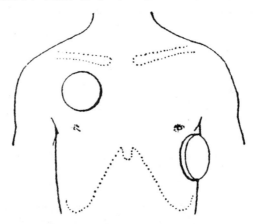

图 6 - 18 - 24　除颤电极板安放左前 - 侧位

如用手控电极，则必须将电极紧压于胸壁。两个电极必须分开，涂到电极上的导电胶不能涂到两电极间的胸壁，否则，电流将首先通过胸壁而未达到心脏，甚至电弧放电至电极周围的空气中，引起对周围人员和除颤器操作人员的损伤。

除颤步骤

1）患者仰平卧位。

2）手控电极涂以专用导电胶，或粘贴一次性使用的监测/除颤电极。

3）开启除颤器。

4）选择能量：目前新型除颤器均采用双向波，故选用的能量为 150 ~ 200J。

5）除颤器充电。

6）确定两电极正确安放在胸部。

7）确定无周围人员直接或间接和患者接触。

8）同时按压两个放电按钮进行电击。

9）抢救者在除颤后不应立即检查脉搏，而应立即再次作 CPR，自胸外按压开始，而在 5 个轮回 CPR（或约 2 分钟）后，再检查脉搏。

（三）自动体外除颤器

由于现在有了自动体外除颤器，因而使得早期除颤有可能实施。

AED 有诸多优点，仪器轻巧，自重仅 3kg 左右，术者只需接受很简单的训练便能操作，使及早除颤现实可行。AED 的操作步骤：

1. 除颤电极的位置　将一次性使用的除颤电极贴在患者胸廓的前 – 侧位。即前电极安放在右上胸锁骨下胸骨右缘，侧电极则安放在躯干的左下胸乳头左侧，电极的中心适在腋中线上。因为，对心搏骤停患者电极安放在前 – 侧位最为方便。

2. AED 的操作　AED 的仪器面板仅有三个按钮：①绿色：开关（ON/OFF）；②黄色：分析（analysis）；③红色：电击（shock）。操作时尚有声音和文字提示。步骤为：连接电极，启动仪器，按压分析按钮仪器迅即提示正在分析，并显示分析结果，如建议电击除颤，要求大家离开患者身体，按压电击键，即电击除颤。对持续室颤/室速患者，作 1 次电击（150～200J），继续作 CPR 约 2 分钟，再次检查脉搏。AED 不适用于 8 岁以下的儿童，因 AED 释放的电能量太高。

（仝雯）

第三节　脑复苏

心搏呼吸骤停患者虽经初期复苏成功，而神经学方面的病残率极高，其关键是以脑复苏为重点的后期复苏或持续生命支持。

（一）缺氧性脑损害的病理生理

脑组织的耗氧量很大，神经组织的代谢率极高，脑内能源贮备非常有限，对缺氧耐受性很差。心搏停止 10 秒脑内可利用氧将耗尽，神志不清，有氧代谢的三羧酸循环停止，继而进行无氧糖酵解，随之使贮存的葡萄糖和糖原耗竭，2～4 分钟内低能的无氧代谢也停止，4～5 分钟内 ATP 耗尽，所有需能反应均停止。"钠泵"衰竭，细胞膜失去其完整性，细胞内渗透压升高，导致细胞肿胀。缺氧、损伤、炎症等损害血脑屏障，使其通透性增高，引起组织间水肿和出血。

缺氧、组织氧分压低于 30mmHg 可致脑内乳酸血症；严重缺氧伴低血压者可致脑细胞死亡。完全性或不完全性半球缺血后的组织学改变，从可逆性的水肿、神经元微空泡形成到不可逆性的神经细胞坏死。

（二）CPR 时脑血流（CBF）的需要量和胸外按压时所产生的 CBF

CPR 时胸外按压，胸内压上升的同时，伴有颅内压升高，其程度几与桡动脉压上升的程度相互一致，因此，脑灌注压仍低（10mmHg），这与颅内顺应性亦有关。故复苏时

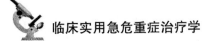
胸内压、静脉压、颅内压以及脑血流之间的生理关系，极为重要。

正常 CBF 为 45 ~ 60ml/（min·100g）。如低于 20ml/（min·100g）即有脑功能的损害，而低于 8 ~ 10ml/（min·100g）则导致不可逆损害，前者称为神经功能衰竭临界值，后者为脑衰竭临界值。现在利用同位素标记的微粒可正确测定局部的血液灌流量。研究表明，复苏时胸内压和 CBF 相关。主动脉 - 颈静脉或颈动脉 - 颈静脉压差和颈动脉血流相关。而脑灌注压≈颈动脉压 - 颅内压，和局部 CBF 的相关系数为 0.77。

标准胸外按压时产生 3% ~ 30% 正常颈总动脉血流，而它并不完全代表 CBF，至面部的血流可以很高，而至脑部的却为零。此外，并非任何时候施行复苏所产生的血流总是一样的。家兔实验表明，立即胸外按压，脑皮质血流为正常的 20%，停搏后 3 分钟仅 10%，停搏后 5、7、9 分钟则为零。临床上亦很明显，故停搏时间和脑血流呈负相关。而开胸 CPR 的 CBF 可达正常的 20% 以上，Stajduhar 用 H_2 廓清率的方法研究犬大脑 CBF，发现开胸 CPR 时可得几乎正常的 CBF，甚至在开胸 CPR 1 小时后，以及附加心脏按压停止 5 分钟，CBF、仍较胸外 CPR 时高数倍。而颈总动脉血流不成比例地低下，拟为血流由面部转移到脑，这正和胸外 CPR 时血流由脑部转移至面部的情况相反。Bircher 的犬实验研究，开胸 CPR 可产生收缩压（84 + 27）mmHg，舒张压（52 ± l7）mmHg，MAP（61 ± 19）mmHg，平均 CVP（3.6 ± 2.0）mmHg，脑内灌注压（MAP - MCVP）（52 ± 14）mmHg，均较标准 CPR 为佳，统计有明显差异。8 只犬经 30 分钟开胸的 CPR，室颤均能以 10J 一次除颤成功，仅 1 例需用肾上腺素维持 MAP，7 只犬存活 24 小时以上。

（三）脑复苏措施

1. 一般治疗

（1）关于 MAP：要求立即恢复并维持正常或稍高于正常的 MAP 90 ~ 100mmHg。要防止突然发生高血压，尤其不宜超过自动调节崩溃点（MAP130 ~ 150mmHg）。若血压高，可用血管扩张剂如 Arfonad、氯丙嗪和硝普钠等。

应预防低血压，可用血浆或血浆代用品提高血容积，或用药物如多巴胺等支持 MAP。多数心搏停止患者可耐受增加 10% 左右估计的血容积，有时可用胶体代用品如低分子右旋糖酐，最好根据肺楔压监护进行补容。

（2）呼吸的控制：为预防完全主动过度换气引起颅内压升高，故对神志不清的患者应使用机械呼吸器，并同时使用肌松剂制动，控制 PaO_2 在 100mmHg 以上，pH 值在正常范围（7.35 ~ 7.45），并保持正常通气，而过度通气仅应用于有脑疝征象以及有肺高压的患者。

最近研究表明，脑缺血后若作过度换气降低 $PaCO_2$，将有可能使脑缺血进一步恶化。在迟发脑低灌流阶段，存在血流（氧释放）和氧代谢之间的矛盾，此时如给以过度通气，则可由低 $PaCO_2$ 引起进一步的脑血管收缩，进一步减少脑血流和使脑缺血恶化。而且，并无证据表明过度通气可以保护心脏停搏后重要脏器免受进一步缺血的损害。

（3）其他治疗：包括控制胶体渗透压、水电解质平衡、营养疗法等。

（4）皮质类固醇的应用：皮质类固醇具有稳定细胞膜的作用，清除自由基，可降低脑水肿。应常规短期应用。如地塞米松首次 1mg/kg 然后 0.2mg/kg，每 6 小时一次；一般不超过 4 天，注意可能出现的并发症。

2. 特异性脑复苏措施

（1）人工亚低温术：脑复苏时一般采用体表降温结合头部重点降温，降温程度以达亚低温（34~33℃）为宜。国内外经验表明，CPR时人工亚低温是有效的，并可采用选择性头部低温。

1）亚低温治疗脑损害的机制：心搏呼吸骤停经CPR后脑缺血再灌注损伤是多种因素综合作用的结果。低温可以多个方面作用于脑缺血再灌注损伤，打断其发展过程。亚低温治疗脑损害的机制主要有以下几个方面：

a. 降低脑氧代谢率：低温降低脑代谢率，可延迟ATP的耗竭，促进高能磷酸盐的恢复，降低脑组织耗氧量，减少脑组织乳酸堆积，有利于神经细胞的能量代谢。体温的降低与脑代谢率的变化几乎成线形关系，即每降低1℃，脑代谢率降低5%~7%，但低温减轻脑缺血后神经损伤的作用远超过脑代谢率的降低值。

b. 保护血脑屏障，减轻脑水肿。

c. 抑制内源性毒性产物对脑细胞的损害作用。

d. 抑制兴奋性氨基酸毒性释放。

e. 减轻自由基造成的损伤。

f. 减轻细胞内钙超载。

g. 减少脑细胞结构蛋白破坏，促进脑细胞结构和功能恢复。

h. 减轻弥散性轴索损伤。

i. 抑制脑内脂质过氧化反应。

j. 增加细胞内泛素合成。

2）降温措施

a. 全身体表降温：一般宜用空调控制室温，然后可在额头、颈、腋窝和腹股沟等部位加用冰袋，必要时可应用冰水褥降温。

b. 头部重点降温术：冰水槽（冰帽）降温：冰水槽可以自制（图6-18-25），使用前，先在槽内垫一块塑料布，然后将患者头部放入槽内，两耳道外口用凡士林棉球填塞后，即可将冰屑和冰块包裹整个头部，同时注入适量冰水。除眼、鼻、口部外，头、额和颈部皮肤均与冰屑、冰块和冰水直接接触，这样就可使头部比身体其他部位降温更快、更低。在长期应用冰水槽时，应在冰水槽的"颈槽"处垫以较厚的塑料海绵，以防后颈部组织长期受压而致坏死。冰水槽的体积为20cm×25cm×30cm。

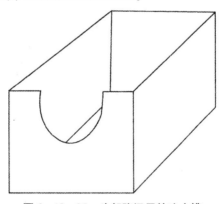

图6-18-25 头部降温用的冰水槽

冷气帽降温：目前可应用微机自控颅脑降温仪，即以一头盔式的冷气帽套在患者头部即可，使用极为方便。

（2）渗透疗法：应用某些药物提高血浆渗透量以吸引血管外、细胞外水，祥利尿剂（呋塞米等）也可降低细胞内水分，甘露醇可提高血液中渗透压，将间质及脑细胞中水吸入血管内由肾排出，因仅吸收水而不吸收钠，在甘露醇排出后脑细胞将水吸回，形成4～6小时后的反跳。应用时应使血浆渗透压维持在超过330mmol/kg，故不宜盲目应用，而宜作渗透压监测。呋塞米还可降低颅内压和减少脑脊液形成。渗透疗法或应用利尿剂均会造成电解质平衡紊乱，应作监测并及时纠正。应注意不宜使脑压下降过快过低，否则可损害脑细胞的亚结构或导致硬脑膜下出血。

（3）促进脑血液的再流通

1）血压：由于缺血后血管麻痹，任何极端的血压改变都是有害的。故在重建循环后应立即平顺地恢复血压。并使 MAP 维持在正常水平（原有高血压的患者应相应提高）。

2）正常血容量的血稀释：一般使血细胞压积降至0.25～0.30。

3）肝素化：这是有益的，但也有引起颅内出血等危险，在临床应用时应加注意。脑外伤及脑外科手术时则禁忌肝素化。

（4）高压氧：高压氧对急性脑缺血缺氧的治疗有很好的应用价值。其机制是多方面的，主要是：

1）提高血氧分压：高压氧能极大地提高血氧分压，故增加血氧含量从而有效地纠正脑组织的缺氧状态。在 2.5～3.0 ATA 氧压下，PaO_2 从常压下的 100mmHg 增至 1813～2193mmHg，血浆物理性溶解氧从 0.3ml% 提高到 5.4～6.6ml%，增加 17～20 倍左右，相应也显著地提高了脑组织和脑脊液的氧分压，增加组织氧储备。

2）增加氧的弥散率和弥散范围：研究表明，人脑皮质毛细血管间距平均为60μm，正常情况下距毛细血管最远处（30μm）的氧分压为55mmHg，氧的有效弥散半径为30μm。当脑缺血缺氧时，血氧分压下降，降至10mmHg 时，有效弥散半径缩小，远处脑组织缺氧，出现症状，低至3.8mmHg 临界水平同时，意识丧失。在 3ATA 下，位于脑皮质毛细血管动脉端的氧分压增至70mmHg 左右，氧的弥散半径可增至100μm 左右，超过毛细血管间距，克服了氧的弥散障碍。

3）使脑血管收缩：高压氧使脑血管收缩，从而增加血管阻力，而氧供却极大地丰富，既纠正脑缺氧，又降低颅内压，减轻脑水肿。

4）增加椎动脉血流量：网状激活系统和脑干等部位氧分压相对增高，有助于改善生命功能活动，促进苏醒。

心搏呼吸骤停患者，经 CPR 初期复苏后，由于循环呼吸停止时间过长等原因，部分患者脑复苏困难。而只要患者的生命体征稳定，应尽早应用高压氧治疗，并应坚持一段时间。

（5）钙拮抗剂的应用：脑缺血后脑内。Ca^{2+} 的移行，关系到细胞内代谢、细胞内释放游离脂肪酸、产生氧自由基的异常以及脑微血管不再流通现象，可导致神经元的损害，钙拮抗剂可改变这些过程。例如，可用尼莫地平等。

（6）脑代谢营养代谢促进剂

1）吡硫醇即脑复新：为维生素 B_6 的衍生物，进入脑组织，促进脑细胞摄取葡萄糖的能力，从而增加脑糖代谢。由于糖代谢的增加，脑血流增加，特别在代谢率较高的灰质脑血流增加更明显。从而增加了脑细胞对抗缺氧的能力，使生理功能抑制的脑细胞恢复功能，脑复苏患者应使用大剂量。吡硫醇 1 000mg 加入 10% 葡萄糖液 1 000ml，静脉滴注，每日 1 次，连续使用 3 周以上。休息 1 周后，再用 1 个疗程，如此反复到有效为止，本药有皮疹反应，停药即痊愈。对全身主要脏器无严重副作用。口服者可用 1g/ 日，分 3 次到 4 次服用。

2）胞二磷胆碱即尼可林：增强与意识有关的脑干网状结构功能，对锥体系有兴奋作用，促使受损的运动功能得以恢复。本剂增加脑血流量，改善脑代谢。使用于脑损伤后意识障碍者，不增高颅内压和不造成抽搐，对意识障碍者可加大剂量到 1g 加入 10% 葡萄糖液内，静脉滴注，可长期反复使用，副作用小。

3）还原型谷胱甘肽（GSH）：商品名：阿拓莫兰，是由谷氨酸、半胱氨酸、甘氨酸合成的一种三肽化合物，是人体内抗氧化体系的重要组成部分，具有强大的抗氧化、清除自由基的作用。急性缺血缺氧性脑血管病时，由于缺血 - 再灌注损伤产生的大量氧自由基损伤细胞膜，产生脂质过氧化反应，加重脑功能障碍。外源性 GSH 能完整通过血脑屏障进入脑细胞，减轻脑组织的缺血再灌注损伤，发挥有效的脑保护作用。近来研究表明，GSH 还具有抗惊厥、癫痫发作和镇痛作用、抗高血压、抗血栓作用。目前临床广泛应用于脑血栓、脑梗死等缺血性脑血管病、药物毒物的急性中毒，保护肝脏；减轻肿瘤放化疗副作用等方面。治疗急性缺血性脑血管病和应用于脑复苏的用量为 4.8g，以 250～500ml 5% 葡萄糖液或生理盐水稀释后静脉注射，每天一次，一周为一个疗程。GSH 的注射剂规格为 0.3g 和 0.6g 两种。

（李凡民）

第四节 心肺复苏有效指标和终止抢救的标准

目前，公认影响复苏后果的有五个主要方面，即：发生停搏的地点、机制、时间、初始的动脉血气分析和必要的气管内插管。而决定预后的因素是其原来的主要疾病。而是否终止复苏，应以患者对复苏有无心血管效应为根据。复苏持续时间的久暂不能作为依据。

（一）CPR 有效的指标

CPR 操作是否正确，主要靠平时严格训练，掌握正确的方法。而在急救中判断复苏是否有效，可以根据以下四方面综合考虑：

1. 瞳孔 复苏有效时，可见瞳孔由大变小。若瞳孔由小变大、固定、角膜混浊，则说明复苏无效。

2. 面色（口唇） 复苏有效，可见面色由发绀转为红润。如若变为灰白，则说明复苏无效。

3. 颈动脉搏动 按压有效时，每一次按压可以摸到一次搏动，如若停止按压，搏动亦消失，应继续进行心脏按压。如若停止按压后，脉搏仍然跳动，则说明患者心跳已恢复。有条件时，按压时可测到血压在 60/40mmHg 左右。

4. 神志 复苏有效，可见患者有眼球活动，睫毛反射与对光反射出现，甚至手脚开始抽动，肌张力增加。

自主呼吸出现，并不意味可以停止人工呼吸，如果自主呼吸微弱，仍应坚持口对口呼吸等人工呼吸。

（二）终止 CPR 的指标

现场 CPR 应坚持持续进行，在现场抢救中不能专断地做出停止复苏的决定。

现场急救人员停止 CPR 的条件为：

1. 患者自主呼吸及心跳已恢复良好。

2. 有其他人接替抢救，或有医师到场承担了复苏工作。

3. 有医师到场，确定患者已死亡。

急救人员将患者用救护车送去医院的途中，必须坚持不间断做 CPR，并保证 CPR 的质量。

患者送达医院后，对非目击的心搏骤停患者，在 CPR 期间，了解患者自发生心搏骤停至开始 CPR 的时间超过 15 分钟，经 CPR30 分钟无效者，即可停止 CPR。

在医院内对目击的心搏骤停患者，则 CPR 的持续时间应适当延长。

当然，凡能确定脑死亡者，可为停止 CPR 的指征。

（李凡民）

第六节 开胸心肺复苏术

1960 年后，由于建立了现代闭式心肺复苏术（clsedchestCPR，CCCPR），开胸心肺复苏术（OPenchestCPR，OCCPR）似乎被遗忘了。而 CCCPR 远不能产生足够的血流供给心肌和脑。Stephenson 在 1960 年以前报告 OCCPR 的完全康复率可达 28%，而今 CCCPR 的完全康复率则很低。当然，这和复苏不同的对象有一定关系。

（一）OCCPR 的适应证

由于事实上比较难以在心搏骤停后很短的时间——约 15 分钟内就能送达合适的医院而立即施行 OCCPR，故其应用受到一定限制，不能作为常规应用，其主要的适应证为：

1. 胸部穿透伤。

2. 由于低温、肺动脉栓塞、心脏压塞引起的心搏骤停。

3. 腹腔内出血、腹部穿透伤并病情恶化者。

4、胸廓畸形而无法作 CCCPR 者。

（二）OCCPR 的时机

1. 常规 CCCPR10 ~ 15 分钟，最多不超过 20 分钟无效时。

2. 舒张压 <40mmHg。

3. 体外除颤不成功者。

（三）OCCPR 的地点

宜在急诊室施行，这可能增加复苏成功的机会。Mattox 等于 1970 年首先报告，穿透性心脏伤经 OCCPR 的存活率约 30%，穿透性非心脏性胸外伤约 13%，腹部穿透伤约 4%，胸腹部钝伤约 2%，严重头部伤则非适应证。而目前国内 OCCPR 开展得很不够，应大力加以倡导。

芬兰 T. Sifvast 报告胸部穿透伤所致心搏骤停患者立即在院前现场作剖胸术 2 例，1 例为

27 岁男性，前胸 3 处刺伤、颈部 2 处刺伤，现场心电图检查为无脉搏的心电活动，气管插管后立即作左侧剖胸，切开膨胀的心包，直接按压心脏后开始恢复心搏，运送至医院，在手术室得以修补左心室的前后破口，而颈部继续大量出血，终于死亡。另一例 24 岁男性，胸骨左缘刺伤，心电图示电机械分离，在现场立即气管插管，左侧剖胸切开心包，去除血块，心脏自动复跳，医生用手堵住心脏的创口，送到手术室作心脏创口的缝合，患者最后完全康复出院。故院前剖胸术在某些创伤患者可以是救命的。

（四）OCCPR 的方法

1. 气管内插管控制呼吸。

2. 迅速消毒，快速作左前胸第四或第五肋间切口进胸，因心脏停搏，作切口时不出血，故剖胸的速度可以很快，进胸后立即用胸腔撑开器撑开切口，以便直接按压心脏，剖胸时应尽可能注意无菌技术，感染为晚期死亡的重要原因。

3. 按压方法：心脏按压的方法很多，单手按压时，可用拇指在前（右室部），其余四指在后（左室部），主要是按压心室；用双手按压时可用左手及右手拇指在前，右手其余四指在后，或两手拇指在前，两手其余四指在后；或用一手将心脏压向前面的胸骨或压向后面的脊柱；按压时不应用手指尖，避免指尖穿透心室壁；一般每分钟按压 100 次，按压时还应随时观察和体会心肌的色泽和张力，术者必须于按压的间歇期注意尽量将手放松，以便使心脏充盈；还可暂时阻断胸主动脉，使血流向脑和冠状动脉，可改善复苏效果。

4. 按压有效，则心肌色泽转红，张力增加，由细颤转为粗颤，室颤波的振幅可作为预后的判断指标之一，Brauno 报告观察 188 例，振幅大，预后好，（12.5±5.5）mV 者可存活。

5. 注射肾上腺素：肾上腺素为天然的儿茶酚胺，具有兴奋 α 和 β 肾上腺素能受体的作用，其心血管效应为：全身血管阻力增高，收缩压和舒张压升高，心肌的电活动增高，冠状血管和脑血流增加，心肌收缩力增强，心肌氧需增加。α 受体兴奋乃心脏复跳的关键性机制。

6. 除颤：经直接心脏按压后，心肌色泽转红、张力改善、室颤变粗时，立即除颤，两电极分别置于左、右心室壁，电极板外敷一层盐水纱布，以利导电并减少对心肌的灼伤，胸内除颤宜用低能量，可先用 10J，必要时增至 20~40J。

7. OCCPR 的经验公式：心脏按压→注药→心脏按压→选择有利时机除颤。一次无效，可重复上述步骤。

心搏恢复后，胸壁切口等处均将出血，故应予严密止血，冲洗胸腔，并放置胸腔引流管接闭式引流，闭胸最好由有经验的医师进行。

（李凡民）

第七部分　突发公共卫生类事件应急措施（预案、方案）

党中央、国务院确定用3年时间建立健全突发公共卫生事件应急机制，加强疾病控制体系和应急医疗救治建设的目标基本实现，我国应对重大传染病、中毒、核辐射损伤等突发公共卫生事件应急处置能力和重大疾病防治能力明显提高。突发公共卫生事件应急体系初步建成。

加强灾区疫情的监测和预警工作，严防因灾致病传播蔓延，一旦发生鼠疫、霍乱、人传染高致病性禽流感等重大传染病疫情或不明原因疾病暴发，要及时启动突发公共卫生事件响应程度，并实行疫情每日报告与零病例报告制度。

加强突发公共卫生事件的监测和预警，严禁隐瞒、缓报、谎报和漏报，确保各类信息完全，传递渠道畅通。

为了便于各医疗机构的门急诊医务工作者和管理者遇到突发公共卫生事件时能充分熟练掌握有关规章制度和执行重大传染病的防控措施，本章节特收集国家公布的有关突发公共卫生事件应急条例，预案摘要选录，及编写对重大传染病的防控方案，供随时参考备用。

一、国务院近年发布有关文件精神

经国务院第七次常务会议通过的《突发公共卫生事件应急条例》，于2004年4月23日第376号国务院令公布了《突发公共卫生事件应急条例》。分总则，预防与应急准备，报告与信息发布，应急处理，法律责任，附则等6章共54条。

嗣后于2006年1月8日国务院发布了《突发公共卫生事件总体应急预案》。2006年2月28日，国务院发布4件公共卫生类突发事件应急预案。

国家突发公共卫生事件应急预案。

国家突发公共事件医疗卫生救援应急预案。

国家突发重大动物疫情应急预案。

国家重大食物安全事故应急预案。

编制公共卫生类突发公共事件专项应急预案是为了有效预防、及时控制和清除公共卫生类突发公共事件及其危害，指导和规范相关应急处理工作，最大限度地减少公众健康造成地危害，保障公众身心健康与生命安全。

二、进展现状

近年来我国突发公共卫生事件应急预案体系已初步建立，突发公卫事件应急组织协调机制已经形成，突发公卫事件监测预警系统不断完善，国家级卫生应急队伍专家库已经建成，卫生部突发公卫事件应急指挥系统正在加紧建设中。

2003 年，SARS 疫情过后，国家加大了相关建设支持力度，突发公卫事件应急机制建设取得较大进展。目前，全国已形成了政府领导，统一指挥，属地管理，分级负责，部门协调地突发公卫事件应急指挥体系和日常工作管理组织网络。由卫生部牵头与 31 个部门建立了突发公卫事件应急协调机制，有效加强了各部门突发公卫事件信息沟通机制与措施联动，并与港澳地区建立了三地突发公卫事件沟通机制。全国传染病报告已实现动态化、实时性和网络化。全国 66% 地乡镇卫生院，93.21% 地县级以上医疗卫生机构及所有的疾控中心，均实现了传染病及突发公卫事件网络直报。全国传染病网络直报系统可满足两万人同时使用，2000 个医疗单位可在同一时间上报 37 种甲、乙、丙类传染病疫情。《国家突发公共卫生事件应急条例》、《国家突发公共事件总体应急预案》、《国家突发公共卫生事件应急预案》、《国家突发公共卫生事件医疗卫生救援应急预案》等均已出台。据悉，在近年地方专家队伍建设基础上，卫生部建立了国家级卫生应急队伍专家库，组建了国家级卫生应急队，并成立了全国突发公共卫生事件专家咨询委员会。

时至今日，2003 年春夏 SARS 在全球肆虐，给人们留下的印痕依然存在。国家数百亿元的投入，挽救的不仅是人民的生命，更重要的是促进全民公共卫生观念的转变——预防观念的确立，国家公共卫生预防体制的更加健全，相关法律，法规的进一步完善。

有了政策支持是好事，临床医生应该转变观念，担负起宣传预防知识的重任。

关于预防，西方有谚语："an ounce of prevention is worth a pound of cure"。中国也有类似的说法："圣人不治已病治未病。"从中都可以看出预防的重要性。实现公共卫生的关键是预防，它需要我们个人的努力，政府和社会的努力，国际社会的努力。

三、我国传染病发病呈现新变化

我国传染病构成近 10 年发生显著变化，从时间分布变化看，麻疹、流脑等传染病 10 年一个大流行的周期性已不明显，钩端螺旋体病在秋收时节大流行现象也多年没有出现，受人口流动影响，霍乱、登革热、乙型脑炎等时有反季节出现。从人群分布看，因儿童预防接种开展，麻疹、乙脑等过去主要发生于儿童的传染病，现在成人中的发病比例有所增加。实验室人员职业暴露风险问题凸现。不安全性行为，注射吸毒人群及医疗卫生工作者等人群患乙肝、丙肝、艾滋病等风险增加。从地域分布变化看，一些大型水利、交通、电力、石油天然气工程、造成自然生态改变，使得鼠疫、出血热等自然疫源性传染病突破了原有的地方性。另外，受一些特殊社会因素影响，艾滋病、丙肝等传染病在一些地方出现了明显的聚集性。

当前我国传染病总发病率降低，总死亡率降低，大多数病种的致死强度（病死率）减弱，死因顺位从建国前后的第一变为第八位。最近 10 年，我国呼吸道传染病占甲乙类传染病总数比重不断增加，2003 年超过了肠道传染病，2005 年超过了血液及性传播的性传染病，成为报告病例最多的传染病。肠道传染病呈下降趋势，2003 年以后已由第一位的传染病降至第三位。自然疫源性疾病不少病种表现活跃，其中狂犬病、布氏杆菌病等人畜共患病上升非常明显。经血、性传播疾病中，乙型肝炎、淋病、梅毒、艾滋病等增加明显。最近 10 年，我国传染病发病顺位无明显改变，前 10 位一直为病毒性肝炎、肺结核、痢疾、淋病、麻疹、伤寒及副伤寒、梅毒、出血热、疟疾、猩红热等，其病例数占全国总报告病例数的 95% 以上。

第一章 突发重大传染病应急防控措施

第一节 鼠 疫

鼠疫是由鼠疫耶尔森菌引起的烈性传染病,是流行于野生啮齿动物的疾病。鼠为其主要传染源,鼠蚤是其传播媒介,在一定条件下通过疫鼠、疫蚤传染给人造成人间鼠疫,故属于自然疫源性疾病。其临床主要特点是发热、严重毒血症症状、淋巴结肿、肺炎及出血倾向。按病变部位和病理变化的不同,临床主要分为腺鼠疫、肺鼠疫和败血症型鼠疫,此外,还有脑膜型、眼型、皮肤型和肠型鼠疫等。本病起病急骤,病情严重,传染性强,病死率高,在我国《传染病防治法》中列为甲类传染病之首位。

生物恐怖是威胁人类健康的重要问题,近年来尤为突出,引起各国政府及人民的极大关注。许多微生物均可成为生物恐怖的武器,包括鼠疫耶尔森菌。因鼠疫杆菌易于生产和播散、症状延迟发作、发病率和病死率很高以及难以及时确诊等特点,鼠疫杆菌可能被作为大规模生物武器使用。因而鼠疫的防治更为重要。

世界历史上曾有3次鼠疫大流行。第一次是在公元6世纪(520~565年),自中东传到北非和欧洲,流行持续半个世纪,死亡约1亿人。第二次是在12~17世纪(1346~1665年)流行遍及欧洲、亚洲和非洲北海岸,以欧洲最为严重,仅欧洲的死亡人数就高达2500万,占当时欧洲人口的1/4。第三次是在19世纪末至20世纪中叶,起源于我国云南与缅甸交界处,向世界各地传播,流行范围波及32个国家和地区,死亡1200多万人。1978年以后,世界上鼠疫疫情稳定,未发生大面积流行,但仍有32个国家存在有鼠疫疫源地。

我国鼠疫的最早记录是在公元前5~3世纪,此后经常发生流行,19世纪末至1949年,共发生过6次大流行,波及20多个省(区),患病人数约115万,死亡约102万。新中国成立后,政府采取了各种有力措施,控制了人间鼠疫的流行,但仍有散发病例。但是自20世纪90年代以来,我国鼠疫自然疫源地再次进入活跃期,一些静息了多年的疫源地重新爆发流行,并向周围蔓延扩大,同时,新的疫源地也不断出现,发生了几次规模较大的鼠疫流行。另外,我国东北和内蒙古东部地区的达尔乌黄鼠密度普遍回升,预示着这些地区的鼠疫动物病可能恢复活动;云南家鼠鼠疫源地的面积也日益扩大,并连续造成以腺鼠疫感染为主的人间鼠疫病例,已超过20世纪90年代发病的年平均例数。2004年,青海又发生了严重的人间鼠疫病例。目前我国鼠疫自然疫源地已分布于19个省区,278个县,疫源面积达99.3万平方公里。由于鼠疫菌具有很强的毒力和一系列对抗宿主的免疫机制,人对鼠疫普遍易感,无防性感染,造成人间病例的发生呈现上升趋势。20世纪80年代,鼠疫的人间病例每年不足10例,20世纪90年代,每年约10多例,而2000年却高达200多例。近两年虽比2000年少但也有近百例,形势十分严峻。2004年9

月下旬至 10 月初，青海省在短时间内发生多起人间鼠疫，确诊鼠疫病例 19 例，其中死亡 8 例，治愈 ll 例。患者主要为农牧民，除囊谦县感染途径尚需进一步调查分析，其余病例均在猎捕或剥食旱獭而感染。我国鼠疫自然疫源地分布广，面积大，类型复杂。特别是近年来，新疫源地不断被发现，疫源地面积不断扩大，人间鼠疫时有发生。而且由于经济开发，人群进入存在鼠疫自然疫源性地区的活动不断增强，国际交往频繁，鼠疫对人类威胁日趋严重，因此，鼠疫防治工作仍然十分重要。

在我国，许多人认为鼠疫是一种已经消灭了的疫病，或者认为鼠疫只是中世纪黑死病时代的遥远回声，但实际情况并不是这样，鼠疫就存在于我们身边，仍然对我们构成严重的威胁，这是因为，我国存在着世界上面积最大，最为复杂多样的鼠疫自然疫源地，这些疫源地处于高度活跃状态，动物间的鼠疫随时可能造成人类的感染，并可能在人类中引起传播。

（一）病原学

鼠疫杆菌属肠杆菌科的耶尔森菌属，1884 年由日本人北里和法国学者耶尔森在香港流行鼠疫时同时发现。既往归于巴斯德菌属，1970 年国际微生物命名委员会将其归于肠杆菌属耶尔森菌属。

鼠疫杆菌为革兰阴性椭圆形小杆菌，短粗 [（1～1.5）μm×（0.5～0.7）μm]、两端钝圆、两极浓染，呈散在，小堆或链状排列，无鞭毛，无芽孢，有荚膜，需氧或兼性需氧菌。

本菌在普通培养基上生长良好产生典型的粗糙型菌落，最适生长温度为 28～30℃，pH6.9～7.1。普通培养基上需培养 72 小时以上，加入血或血制品可促其生长，在肉汤培养中可形成絮状沉淀和菌膜，中层透明，稍加摇晃后菌膜呈钟乳状下沉，此特征有一定的鉴别意义。

（二）抗原和毒素

鼠疫杆菌含有多种抗原，已证实的有 19 中，即 A～K、N、O、Q、R、S、T、V、W。与致病性和免疫性有关的 F、T、V 三种。

1. Fl 抗原　是本菌的荚膜抗原分子质量为 20 000～50 000 的蛋白质多糖复合物，不耐热，有高度免疫性及特异性，检测其中的 Fl 可用于本病的血清学诊断，其抗体有保护作用。

2. V 和 W 抗原　为本菌菌体表面抗原，产生 V 抗原的菌株均产生 W 抗原仅见于有毒力的菌株，毒力因子均具有强力的抗吞噬作用，保护病菌使之能在单核－巨噬细胞内繁殖。

3. T 抗原中的鼠毒素　是一种蛋白质，加热处理后可解除其毒性而变为类毒素，故类似外毒素，但存在于细胞内，菌体裂解或自溶释出，又不同于外毒素，仅对鼠类有毒性。而细胞壁内的脂多糖内毒素可引起人体发热、播散性血管内凝血，补体激活和类似全菌感染的组织病变，亦为本菌致病和致死的毒性物质，毒素均可产生抗毒素但无明显保护力。

4. 内毒素　本菌产生的毒素，除上述鼠毒素外，还有内毒素，是一种耐热的类脂多糖，可引起中毒症状和病理变化，亦为本菌致病致死的毒性物质。本菌的毒力与毒力决定因子关系密切，已发现和确定的毒力决定因子，除 F1、VW 和 T 外，还有 Pδm 和嘌呤依赖性 Pn 等。

5. 抵抗力　鼠疫杆菌的抵抗力较弱，特别是对热和干燥敏感，日晒、煮、烤和常用消毒剂均可杀灭，耐寒冷，在脓性或痰液中可存活 10~20 日，蚤体内 1 个月，尸体中数周至数个月。

（三）流行病学

1. 传染源　多种啮齿动物是本病的主要传染源和贮存宿主，已发现超过 200 种啮齿动物可被感染，其中以黄鼠属和旱獭最重要。人间鼠疫一般被认为以家鼠为主，其中以黄胸鼠及褐家鼠最重要。但据国内资料，主要传染源是旱獭、黄胸鼠及长爪沙鼠。除啮齿动物外，其他野生动物如猿、狼和狐狸等亦可受染；猫、牛、羊、猪、家兔及骆驼等家畜和某些家禽亦可感染，并可由此引起人间鼠疫的流行和发生。在鼠疫的自然循环中，人类只是意外的宿主。

2. 传播途径

（1）啮齿动物传播：人间鼠疫的主要传播途径是野鼠→家鼠→鼠→人，鼠蚤为传播媒介。

（2）直接接触：鼠疫可通过皮肤黏膜直接接触患者含菌的痰/脓液或动物的皮、血和肉而感染。

（3）消化道传播：通过进食染菌动物，经消化道感染鼠疫。

（4）呼吸道传播：肺鼠疫可通过含菌的痰，飞沫或尘埃，经呼吸道传播，并可迅速造成人间大流行。

3. 人群易感性　人群普遍易感，而且感染性较强。预防接种可提高人群免疫力而降低易感性，但不能保护完全不发病。隐性感染并可成为无症状咽部病原菌携带者，据统计在鼠疫患者家属及接触者中约占 13.1%。病后可获得持久的免疫力。

4. 流行特征

（1）年龄、性别和职业：在家鼠为传染源的家鼠疫区，年龄性别相差不大。但在旱獭疫区，则男性明显高于女性；发病年龄可在 1.5~72 岁，其中多为青壮年；职业则多见于农牧民。

（2）季节性：季节性与疫源地的自然条件、宿主动物与蚤类的生态特征有关，人类鼠疫发病取决于当地啮齿动物中的流行强度和人与之接触的机会，大多发生在野外活动季节（4~9 月份）。

5. 目前鼠疫流行的特点　流行范围不断扩大，疫情呈上升趋势；间隔多年突然爆发；鼠疫向城市、人口密集区蔓延，主要宿主数量明显回升，动物鼠疫重新发生；大型项目建设，鼠疫流行危险因素增加。

（四）发病机制和病理变化

鼠疫杆菌经皮肤侵入人体后一般无皮肤反应，偶有局部皮肤脓疮形成。细菌经淋巴管至淋巴结引起强烈的出血坏死性淋巴结炎，周围组织亦水肿及出血，并出现全身毒血症状，即腺鼠疫。鼠疫杆菌及内毒素进入血流，形成败血症，并出现严重中毒症状，然后侵入肺组织引起继发性肺鼠疫，由飞沫传入人体可发生原发性肺鼠疫。

基本病理变化为血管和淋巴管内皮细胞的损害及急性出血性、坏死性炎症。腺鼠疫的病理改变为淋巴结的出血性炎症和凝固坏死。肺鼠疫以充血水肿、出血为主，肺门淋巴结肿大，支气管肺泡内有血性渗出物，含有大量鼠疫杆菌。鼠疫败血症，全身脏器充血、水肿及坏死。

一、诊断分析

（一）病史要点

流行病史学：疫区居住或在 10 日内进入疫区，或接触鼠类（包括家鼠或野鼠）及有与鼠疫患者接触的历史。

（二）发病症状和查体要点

潜伏期短，腺鼠疫为 1 ~ 8 日，肺鼠疫可为数小时至 3 天，预防接种后可延至 9 ~ 12 日。

临床上大多表现为腺型、肺型及两者继发的败血症型。近年来轻型及隐性感染也相当常见。轻型仅表现为不规则低热，全身症状轻微，局部淋巴结轻度肿大、压痛，无出血现象。轻型多见于流行期，流行末期或预防接种者。

除轻型外的其他各型，均有大致相似的严重毒血症症状和出血现象。起病均急骤，以畏寒、寒战、高热开始，乏力、剧烈头痛，头晕及全身酸痛，可有呕吐、腹泻及肝脾肿大，常伴有烦躁不安，意识模糊，表情惊恐，神志不清；皮肤黏膜瘀点、瘀斑及大片出血、鼻出血、呕血、咯血、血便或血尿；患者极度衰弱，呼吸急促，发绀，脉搏细速，血压下降呈虚脱状态。按病变部位不同可分以下各型。

1. 腺鼠疫　多见于流行初期，起病急骤，高热寒战，全身疼痛，局部淋巴结红肿剧痛，并与周围组织粘连成团块，如未及时治疗，4 ~ 5 日淋巴结迅速化脓，破溃。腺鼠疫的好发部位为腹股沟淋巴结约占 70%，腋下约 20% 和颈部约 10%，多为单例，可伴有全身毒血症状如高热，败血症及肺鼠疫。

2. 肺鼠疫　分为原发性及继发性肺鼠疫，人与人间经呼吸道感染者为原发性肺鼠疫，起病急，寒战，高热，胸痛，呼吸急促，发绀，常为黏液性或血性泡沫痰，肺部有湿啰音和胸膜摩擦音，肺部体征与较严重的全身症状极不相称，X 线检查为支气管肺炎改变。病情发展快，常因败血症而 2 ~ 3 日死亡。腺鼠疫扩散者为继发性肺鼠疫。

3. 败血型鼠疫　原发败血型鼠疫是鼠疫中最凶险一个型，亦可继发于腺鼠疫或肺鼠疫。高热，寒战，谵妄，昏迷，进一步发展为感染性休克，DIC 及皮肤广泛出血与坏死，有时腔道出血，败血症鼠疫及肺鼠疫，因严重循环衰竭，皮肤呈紫黑色，固有"黑死病"之称。

4. 其他少见型鼠疫

（1）皮肤鼠疫：在细菌侵入部位皮肤红斑、疱疹和脓疱，其表面形成黑痂，局部淋巴结肿大，炎症反应不重，全身症状也轻。

（2）肠鼠疫：突发急性发热，腹痛，呕吐，里急后重，腹泻黏液血便，并有全身中毒症状。

（3）眼鼠疫：细菌侵入眼部以后，结膜充血，肿胀，疼痛明显，很快发展为化脓性结膜炎。

（4）脑膜炎型鼠疫：多发生于败血症鼠疫，脑膜炎表现明显，脑脊液中查到鼠疫杆菌。

（5）扁桃体鼠疫：细菌从口腔侵入，表现为急性扁桃体炎而无明显的全身症状，此与机体免疫有关。

（三）常规检查以及其他检查

1. 常规检查　白细胞总数及中性粒细胞总数增高，可高达$30 \times 10^9/L$以上，有时可呈类白血病反应，分类中性粒细胞显著增多，轻中度贫血和血小板降低，尿中出现蛋白及红细胞。肠鼠疫的大便呈血样或黏液血样。

2. 细菌学检查　是确诊本病依据。可取血（包括死者的血）、脓、痰、脑脊液、淋巴穿刺液、死者及动物的脏器（包括骨髓）等作涂片及送培养，上述标本都可进行动物接种，操作时需有严格的规程和隔离设施。

3. 血清学检查　早期诊断着眼于检出 F1 抗原，方法有快速免疫色谱法。原理是将 F1 单抗克隆抗体覆盖在胶体盒颗粒上，然后加入血清，痰液或淋巴结吸出液等标本，若标本中含 F1 抗原，则后者被结合在胶体盒上，然后加入已制好的硝化纤维素膜，膜上含鼠疫抗体，胶体盒上的抗原会沿纤维素膜蔓延（依毛细管作用），可被膜上抗体捕捉，形成肉眼可见的红线。

采用 ELISA 法检测患者血清中的抗体，如急性期血清 F1 抗体滴度$\geqslant 1:16$可作为拟诊鼠疫，而双份血清其恢复期血清滴度增加 4 倍者，可确诊为鼠疫。

（四）诊断标准 GB15991 – 1955

1. 诊断标准

（1）流行病学线索：患者发病前 10 天到过鼠疫动物病流行区或接触过鼠疫疫区内的疫源动物，动物制品或鼠疫患者，进入过鼠疫实验室或接触品。

（2）临床表现：突然发病、高热、白细胞剧增，在未用抗菌药物（青霉素无效）情况下，病情在 24 小时内迅速恶化，并有下列症状群之一者：

1）急性淋巴结炎，肿胀，剧烈疼痛并出现强迫体位。

2）出现重度毒血症，休克综合征而无明显淋巴结肿胀。

3）咳嗽、胸痛、咳痰带血或咳血。

4）重症结膜炎并有严重的上下眼睑水肿。

5）血性腹泻并有严重腹痛、高热及休克综合征。

6）皮肤出现剧痛性红色丘疹，其后逐渐隆起，形成血性水疱，周边呈灰黑色，基底坚硬，水泡破溃，创面呈灰黑色。

7）剧烈头痛、昏睡、颈部强直、谵语妄动、颅内压高、脑脊液浑浊。

（3）患者的淋巴结穿刺液、血液、痰液、咽部和眼分泌物及尸体脏器或管状骨骨骺取材标本，分离到鼠疫杆菌。

（4）患者 2 次（间隔 10 天）采集血清，用 PHA 法检测 Fl 抗体呈现 4 倍以上增长。

2. 疑似病例　具备（标准）中的（1）加（标准）中（2）任一项。

3. 确诊病例　疑似病例加（标准）中的（3）或（4）。

（五）隐性感染者

有鼠疫流行病学线索，没有明显的鼠疫临床表现，没有接种过鼠疫菌苗，其血清经 PHA 检测出现 1∶40 以上的 F1 抗体滴度者。

（六）追溯诊断病例

在有过鼠疫流行病学线索的人群中，曾出现过鼠疫临床表现，没接种过鼠疫菌苗，其血清经 PHA 检测出现 1:40 以上 F1 抗体滴度者。

（七）鉴别诊断要点

1. 腺鼠疫　需与具有淋巴结炎的感染性疾病作鉴别：①化脓性链球菌等所至的急性淋巴结炎：淋巴结疼痛，肿胀及全身毒血症现象较轻，常有局部原发病灶，发炎的淋巴结与周围组织无粘连；②兔热病：淋巴结炎常伴局部病原菌侵入处溃疡，与周围组织也无粘连，毒血症较轻；③恙虫病：恙螨叮咬处形成焦痂或溃疡，淋巴结肿大多为全身性，焦痂附近局部淋巴结肿痛更为明显，可移动，不化脓；④钩端螺旋体病：病程早期可出现腹股沟、股部等淋巴结肿大，质较软，局部无红肿，也不化脓，但有疼痛和压痛；⑤丝虫病：急性淋巴结炎，常伴有逆行性淋巴管炎，全身毒血症甚轻，血中可查到微丝虫动。

2. 肺鼠疫　临床表现与肺型炭疽相似，后者痰涂片可见革兰阳性杆菌，痰培养有炭疽杆菌、肺炎链球菌等病原菌所致的大叶性肺炎起病虽急，并伴有毒血症症状，但仍远较肺鼠疫为轻，痰涂片或培养可作出鉴别诊断。

3. 败血型鼠疫　应与败血型鼠疫炭疽相鉴别，皮肤炭疽的溃疡黑痂为其特征性临床表现，血培养和皮肤病灶分泌物涂片和培养可获得炭疽杆菌。其他病原菌如金黄色葡萄球菌等所致的败血症的鉴别诊断主要依赖于细菌培养。钩端螺旋体病的腹股沟淋巴结肿痛较轻，有全身酸痛和腓肠肌压痛、全身出血倾向和肺弥漫性出血等，结合疫水接触史流行病学资料，可与败血症鼠疫相鉴别。流行性出血热的流行病学资料，结合其临床表现（热退后病情加重，有头痛，腰痛，眼眶痛，结膜水肿，面颈及上胸部充血潮红，软腭、咽部及腋窝瘀点，蛋白尿、血尿、管型尿，有时尿中可出现膜状物）可与败血型鼠疫相鉴别。

4. 皮肤型鼠疫及肠炎型鼠疫，应分别与皮肤炭疽及肠炭疽相鉴别。

（八）诊断流程图（图 7-1-1）

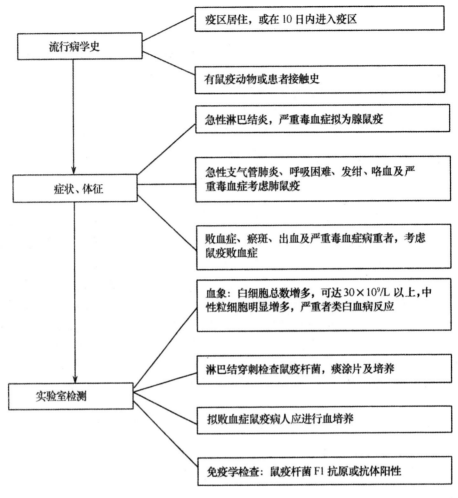

图 7 - 1 - 1　鼠疫诊断流程图

三、治疗措施及预后评价

[一] 治疗措施

本病发病急，进展迅速，病情严重，病死率高，且传染性强，可迅速传播造成流行，因此，必须做到早发现、早诊断、早隔离、早治疗及疫区早处理（图 7 - 1 - 2）。按我国新修订的"传染病防治法"规定，发现患者或疑似患者，城镇应于 2 小时，农村应于 6 小时内上报有关部门。

（一）隔离患者

患者应严格隔离在特殊的建筑物内，病区内应做到无鼠、无蚤，患者需经仔细灭蚤、沐浴和更衣后方可入住病区。肺鼠疫患者应单间隔离，其分泌物和排泄物及共用具应及时彻底消毒处理；隔离到症状消失，每 3 日进行一次血液或局部分泌物培养，3 次阴性可出院；肺鼠疫者也应每 3 日进行一次痰培养，6 次阴性才可出院。腺鼠疫未溃破者，体温正常，症状消失，肿大的淋巴结消失或仅残留小结节，亦可解除隔离。

（二）一般治疗和对症治疗

急性期应绝对卧床，给高热量、高维生素的流质或半流质饮食及足量水分，并按需要静脉内补液，维持水与电解质平衡。烦躁不安、局部淋巴结疼痛者，给予镇静、止痛药。呼吸困难者给氧，出现休克、DIC、心力衰竭等作相应处理。对严重毒血症患者，可短期应用中小剂量的肾上腺皮质激素，但必须有效抗菌药物同用。

（三）局部处理

肿大淋巴结可用5%~8%鱼石脂乙醇或0.1%依沙吖啶溶液等外敷，避免挤压，以免引起感染扩散及形成败血症，其周围组织内注入链霉素0.5g，已软化者可切开排脓，宜在应用足量抗菌药物24小时以上方可进行。腺鼠疫可用生理盐水冲洗，再用四环素、氯霉素眼药水滴眼。皮肤鼠疫可用0.5%~1%链霉素等抗菌药物软膏或溶液外敷。

（四）抗菌药物治疗

早期足量和注射有效抗菌药物，多采用联合用药，轻症也可口服。首剂宜大，疗程视不同病情而异。应用抗生素治疗以来近40年鼠疫每年平均病死率为5%~10%左右，早期用抗生素治疗是降低病死率的关键。

氨基糖苷抗生素最为有效。链霉素仍为首选药物，链霉素成人1.0g肌内注射即刻，然后0.5g肌内注射Q6h。大多3日内退热，然后剂量减半，疗程7~10日。亦可试用阿米卡星0.4~0.6g静脉注射1/口。同时合用多西环素0.1g口服每日2次或氯霉素0.5g静脉注射2次每日。联合治疗需达到目的又可减少氨基糖苷类用量，用药过程中应注意氨基糖苷类偶可引起赫氏反应。亦可用环丙沙星0.4g静脉注射Q12h。

脑膜炎型鼠疫，氯霉素100mg/（kg·d），分2~4次静脉滴注，病情好转后减量及改为口服，疗程同上。注意血象变化，血白细胞明显减少时停用。

磺胺药宜用于轻症腺鼠疫，常用药为磺胺嘧啶，首剂2~4g后每4小时1~2g，与等量碳酸氢钠同服；不能口服时静脉滴注，体温正常3~5日后停药。也可用复方新诺明片（SMZ-TMP），每日3~4次，每次2片，退热后改为每日2次，疗程7~10天。

（五）治疗流程图（图7-1-2）

［二］预后评价

过去鼠疫的病死率很高，腺鼠疫为30%~70%，肺鼠疫与鼠疫败血症几无幸免；如能早期诊断，及时应用有效抗生素治疗及其他抢救措施，病死率可明显下降，自1948年应用链霉素治疗后，病死率下降为5%以下。我国1979~1988年99例分析，腺鼠疫病死率为30.85%，肺鼠疫为43.62%，败血型鼠疫为22.34%，脑膜炎型为55.56%，明显高于同期国际平均病死率10.5%。

四、预防

鼠疫为我国传染病防治法规定的甲类传染病，一旦发生危害甚大，必须采取以灭鼠、灭蚤及预防接种为主的综合性预防措施。

1. 严格控制传染源，疫情监测，自然疫源地设监测机构，长期监测疫情，早期发现疫情及时上报。加强国际检疫与交通检疫，对来自疫区的车、船、飞机进行严格检疫，可疑旅客应隔离检疫。

2. 广泛开展灭鼠、灭蚤工作。

3. 疑似患者严格进行消毒隔离，并且就地治疗，接触者检疫9日，曾预防接种者检疫12日。

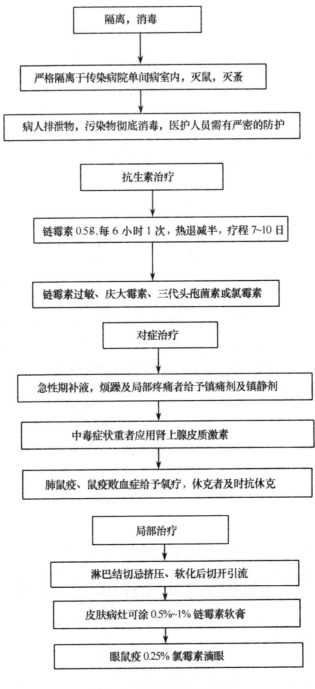

图 7-1-2　鼠疫治疗流程图

4. 保护易感者，预防接种可使易感性降低，常用鼠疫杆菌活菌疫苗。预防接种的对象是疫区及其周围人群以及参加防疫工作进入疫情的人员非流行区的人应在预防接种 10 日后进入疫区。鼠疫活菌苗使用方法：皮下注射，成人（包括 15 岁以上）1ml，7～14 岁 0.5ml，6 岁以下 0.3ml，亦可用划痕法（菌液浓度与皮下法不同），15 岁以上在上臂外侧滴菌苗 3 滴（滴间 2～3cm），

7~12岁2滴，6岁以下1滴，在每滴菌苗上各划井字痕，通常接种后10日产生抗体，1个月后达高峰，免疫期1年，需每年加强一次。

（曹润庆 李凡民 吴保凡）

第二节 炭 疽

　　炭疽是由炭疽杆菌引起的人畜共患的急性传染病。因可引起皮肤等组织发生黑炭状坏死，故称为"炭疽"。炭疽杆菌在自然环境中以芽孢的形式存在于土壤和水中，食草动物如马、牛、羊等因在食草过程中摄入含炭疽芽孢的土壤而感染。人类感染炭疽，主要是由于皮肤接触感染动物或感染动物制品如皮、毛、骨、肉等制品而经破损的皮肤而患皮肤炭疽；或食用含炭疽芽孢的动物肉而患胃肠型炭疽；或吸入含有炭疽芽孢的尘埃而患肺炭疽（又称吸入型炭疽）。在亚洲、非洲、南美洲及东、南欧以及我国等发展中国家，野生动物和家畜感染炭疽并导致人感染炭疽的病例每年有数千例。皮肤炭疽最常见，肺炭疽虽较罕见，但病情严重，病死率很高。特别是恐怖主义者将炭疽杆菌作为一种生化武器袭击人类以来，炭疽已引起世界各国的高度重视。

　　炭疽病是个古老的疾病。早在公元前300年，Hippocrates已描述本病，Chabert（1780）首先记载了动物炭疽病，Eilert（1836）用炭疽病畜的血液做人工感染试验获得成功，证实了本病有传染性，1849年，德国兽医Pollender首先在病畜体内找到炭疽杆菌，1876年，R·Koch获得炭疽杆菌纯培养，并在2年后发现了它的芽孢，1881年，L.Pasteur和他的学生成功制备了炭疽菌苗并用于家畜炭疽的预防。炭疽曾对人类健康造成极大的威胁和危害。在我国近年仍时有炭疽流行的报道。

　　由于炭疽致病力强，人畜均可被其感染，而该菌营养要求不高，易于培养，芽孢抵抗力强，便于保存，发达国家的人，普遍缺少自然免疫力。两次世界大战和朝鲜战争中，德国、日本及美国均曾使用飞机或其他方式散布炭疽杆菌芽孢，或炭疽毒素气溶胶，造成人或动物呼吸道感染，所以炭疽一直被认为是头号生物武器。目前一些国家拥有这类的攻击性生物武器，并且一些独立的恐怖组织也已经暗示他们拥有生物武器并会使用生物武器。2001年9月，美国遭遇的炭疽恐怖袭击事件中，炭疽芽孢杆菌经由美国邮局被邮寄到一些地方，结果有22例炭疽感染的病例被证实。其中有11例是吸入性的，5人死亡，11例是皮肤性的（7例被证实，4例被怀疑）。

　　在全球炭疽中，中国是中等发病率国家。中国人类炭疽从1949年建国至20世纪70年代持续居高不下，1980年以来发病有所下降，但对牲畜和农业影响依然不小。1991~1998年，发病数和死亡数较高的有贵州、新疆、广西、云南、四川、西藏、甘肃、内蒙古、青海、湖南十个省、自治区、发病数十至数百。常年发病的有重庆、海南、湖北、山东、山西、河南、河北、陕西、辽宁等省市，只有北京、上海、天津、福建没有病例报道（上述资料不包括台湾）。

　　（一）病原学

　　炭疽杆菌属需氧芽孢杆菌，革兰染色阳性，两端平截，大杆菌，也是最大致病菌之一，长4~8μm，宽1~1.5μm，排列成长链、竹节状、无鞭毛，不能运动，在人和动物内有荚膜形成，有荚膜的炭疽杆菌有很强的致病性，是此菌在自然条件下存在的主要形式，无毒菌株不产生荚膜。在一般培养基上生长良好。

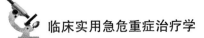

在体外有氧环境中易形成芽孢，芽孢呈卵圆形，位于菌体中央，有很强的抵抗力，一般消毒方法均不能将其杀死。此菌在体内形成荚膜后，亦可受保护不被抗体的吞噬细胞所吞噬。此菌能缓慢液化明胶，在明胶穿刺培养基中沿穿刺线向周围生长，呈倒立的杉树状，为该菌液化明胶的特异形态。

炭疽杆菌在有利的环境中以繁殖体的形式存在，当条件变为不利时形成芽孢，两者的抵抗力相差极大。

炭疽杆菌有四种抗原：①保护性蛋白抗原：是条件毒素的组成部分，可致组织水肿和出血；有很强的免疫原性，注射动物可产生抗感染抗体；②荚膜多肽抗原：可抵抗吞噬作用，与致病力有关；③菌体多糖抗原：与毒力无关，有种的特异性，耐热，可用作热沉淀反应；④芽孢抗原：有免疫原性及血清学诊断价值。

炭疽杆菌繁殖体分泌的炭疽毒素有三种成分：水肿因子、致死因子和保护性抗原，单独注射动物均不表现毒素活性，2种或3种混合注射可杀死小鼠，使豚鼠和家兔注射局部出现组织水肿和出血坏死等炭疽典型中毒表现。荚膜及毒素是炭疽杆菌致病的主要因素，对动物致病力以草食动物最为敏感，感染后常呈急性败血症而猝死；食肉动物受染后常呈隐形过程或仅在局部形成病灶；人类的易感程度介于两者之间。

（二）流行病学

炭疽杆菌是一种土壤病原菌，一旦被带有芽孢的炭疽杆菌污染后就成为长期传播的疫源地。

1. 传染源　主要为牛、羊、猪、犬等受染的家畜。人与人间传播尚未确定。

2. 传播途径　直接接触病畜和污染的皮、毛、肉等畜产品，可感染皮肤炭疽。肺炭疽多在接触皮毛或灰尘时吸入炭疽杆菌的芽孢所致。恐怖主义者将炭疽杆菌芽孢放入邮件攻击人群，已造成确定的呼吸道及皮肤炭疽感染。而进食未充分烹饪的带菌肉食可引起肠炭疽。

3. 人群易感性　人群普遍易感。感染后可获较持久的免疫力。

4. 流行特征　由于人类对炭疽杆菌感染的敏感性较低，故尚未发现本病的流行，而多为散发病例报道。感染多发于牧民、农民、兽医、屠宰及皮毛加工工人等特定职业人群。在发展中国家一般未进行预防接种，对家畜管理很差的情况下，终年都有一定数量的散发病例。而在发达国家偶然发生的病例，则多为受畜产品上的芽孢感染所致。分理邮件的员工及一般人群，还可从恐怖主义放入邮件的病菌而获感染。

（三）炭疽感染的过程

炭疽感染是由炭疽杆菌的芽孢直接经破坏的皮肤进入皮下或经吸入肺部或经食入进入黏膜，被局部存在的巨噬细胞吞噬，在适当的环境下芽孢开始发育形成繁殖体在细菌大量繁殖过程中产生外毒素，引起感染部位的组织细胞坏死和水肿。吸入性炭疽的病理过程与皮肤炭疽略有不同。炭疽芽孢经呼吸道进入肺泡后，被肺部的巨噬细胞吞噬，部分炭疽芽孢死亡，但存活的芽孢被吞噬细胞带到纵隔和肺门淋巴结，在此处炭疽发育成繁殖体，产生大量毒素，导致巨噬细胞溶解死亡。同时，在局部淋巴结炭疽杆菌的大量繁殖和细菌所产生的抗吞噬荚膜和毒素对宿主免疫应答的抑制作用，致使炭疽杆菌突破宿主的免疫系统进入血液循环引起严重败血症，甚至感染性休克。此外，由于毒素的作用，特别是致死毒素（LT）可引起感染部位和全身性的组织细胞坏死、水肿、血管损伤及血浆外渗及出血和血栓形成，引发弥散性血管内凝血（DIC）的发生是导致休克死亡的主要原因。目前还不清楚芽孢发育并形成繁殖的详细过程，据动物实验资料推测人类感染吸入性炭疽的半数致死量约 2 500～55 000 个芽孢。

炭疽感染的组织病理特征为出血性浸润、坏死和周围水肿。皮肤炭疽是痈性病灶，皮肤出现境界十分明显的红色浸润，凝固性坏死区中心隆起，有特征性的出血性黑痂，皮下疏松结缔组织呈高度急性浆液性出血性炎症，皮肤炭疽因缺血及毒素的作用，真皮神经纤维发生变性，故病灶处常无明显疼痛感。肺炭疽为出血性气管炎、支气管炎、小叶性肺炎或梗死区，常波及胸膜和心包，并由淋巴管引起肺炭疽特有的坏死出血性纵隔炎。肠炭疽常在回盲部黏膜形成痈性病灶，肠壁各层和肠系膜有出血性浸润，极度水肿，最终形成溃疡。炭疽杆菌脑膜炎的软脑膜及脑实质均极度充血、出血及坏死，大脑、桥脑和延髓等组织切面均见显著水肿和充血。上述病变部位均可查见炭疽杆菌。

炭疽杆菌败血症患者，全身各组织及脏器均表现广泛性的出血浸润，水肿及坏死，并有肝、肾浊肿和脾肿大。炭疽患者的尸体血液一般暗红呈液体状失去凝固能力，尸僵延缓，尸体腐败极快。死于炭疽的妊娠妇女，其胎儿的心、肺、脾及肝组织均有病变，是由于毒素通过母体带给胎儿所致。

一、诊断分析

（一）病史要点

流行病学史：①患者生活在已证实存在炭疽的地区内，或在发病前14日内到达该类地区；②从事与皮毛等畜产品密切接触的职业；③接触过可疑的病、死动物或其残骸，食用过可疑的病、死动物肉类或其制品；④在可能被炭疽芽孢杆菌污染的地区从事耕耘或挖掘等操作，均应作为流行病学线索。

（二）发病症状和查体要点

潜伏期：一般1~3日，肺炭疽短至1小时，肠炭疽24小时内发病。最长可达12日。

1. 体表感染型（皮肤）炭疽 约占炭疽病的95%。多发生于暴露的皮肤，如面、颈、手等处，先病原侵袭的部位出现红斑，在1~2日内形成直径1.0cm大小的丘疹，无痛，继而形成水泡，周围水肿，3~4日中心部位呈出血性坏死，约4cm大小的黑而硬的焦痂，似如煤块样，并周围皮肤浸润及水肿，5~7日坏死破溃呈溃疡，患处不痛，不化脓为特点，黑痂经1~2周后脱落，形成瘢痕。皮肤炭疽起病时中等度发热，体温38~39%，伴头痛、肌痛、全身不适、局部淋巴结肿大，重症发生败血症，可引起死亡。皮肤炭疽80%左右治愈。少数皮肤炭疽以高热起病，全身毒血症严重，局部无水疱，而是大面积水肿，多见于眼睑、颈、胸、大腿等组织疏松部位，局部肿胀，迅速扩展或大片坏死，称恶性水肿型，预后较差。

2. 经口感染型（肠）炭疽 较少见，感染后常在2~5日发病，食入含炭疽芽孢的饮食物以后出现类似食物中毒症状，轻重不一，发热、恶心、呕吐、腹痛、腹泻或便血。重症高热、血水样便、腹部压痛、反跳痛等似急腹症症状。严重者败血症休克而死亡。

3. 吸入感染型（肺）炭疽 极罕见，多为原发性，高热、呼吸困难，可有胸痛及咳嗽，咯黏液血痰。肺部体征常只有散在的细湿啰音。X线的主要表现为纵隔影增宽。常见胸膜积液。

4. 脑膜炎型炭疽 可继发于皮肤型、肠型、肺型炭疽各型，也可能直接发生。剧烈头痛、呕吐、项强，继而出现谵妄、昏迷、呼吸衰竭，有时蛛网膜下腔出血，脑脊液多为血性或脓性，可检出大量有荚膜的G^+粗大杆菌。一发生脑膜炎，尽管用强有力抗菌药物治疗也难以逆转死亡结局。

5. 炭疽败血症 可继发于1、2、3各型，也可能直接发生。严重的全身中毒症状，高热、寒战，感染性休克与弥散性血管内凝血（DIC）表现，皮肤出现出血点或大片瘀斑，腔道中出现活

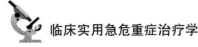

动性出血，迅速出现呼吸与循环衰竭，在循环血液中可检出大量炭疽芽孢杆菌。

此外，炭疽芽孢可在食管黏膜定居引起食管炭疽，但少见。其临床表现高热、颈部水肿、局部淋巴结肿大、吞咽困难、咽痛、呼吸困难，检查可见食管溃疡，口腔后壁。硬腭和扁桃体及食管有伪膜覆盖。注意要与严重的链球菌咽炎鉴别，大多数食管炭疽死于严重的毒血症或休克。

（三）常规检查以及其他检查

1. 血液白细胞明显增高，一般（10～20）吃 $10^9/L$，甚至更多，分类中性粒细胞增高。

2. 皮肤损害的分泌物，痰、呕吐物、排泄物或血液、脑脊液等标本中，显微镜检查发现炭疽芽孢杆菌。

3. 细菌分离培养获炭疽芽孢杆菌。

4. 血清抗炭疽特异性抗体滴度出现 4 倍或 4 倍以上升高。

（四）诊断标准 GB17015–1997

疑似诊断：具有（二）1. 典型皮肤损害，或具有流行病学线索，并具有（二）1～5 的临床表现之一者。

临床诊断：具有（三）2. 的镜检结果及（二）1～5 的临床表现之一者。

确定诊断：获得（三）3. 或（三）4. 任何一项实验结果。

美国疾病控制中心（CDC）炭疽临床诊断标准：

确诊病例：①临床有符合皮肤炭疽、肺炭疽或肠炭疽的表现，并以受影响的组织部位分离出炭疽杆菌；②临床表现符合皮肤炭疽、肺炭疽或肠炭疽，并有两种以上的实验室检查结果支持炭疽感染。

疑似病例：①临床表现符合炭疽感染的特征，未分离出炭疽杆菌并排除其他诊断，但仅一项实验室检查结果支持炭疽感染；②或临床表现符合炭疽，有明确的暴露于炭疽的流行病学史，但无炭疽感染的实验室证据。

炭疽诊断的实验室标准包括：①从受影响的组织或部位收集的临床标本分离并证实炭疽杆菌；②其他支持性实验室检查：从受影响的组织或部位的标本经 PCR 检测出炭疽杆菌 DNA；临床标本经免疫组化染色发现炭疽杆菌；经其他公认的实验室方法（如血清学）证实。

（五）鉴别诊断要点

1. 皮肤炭疽必须和其他原因所致的皮肤损伤相区别：如金黄色葡萄球菌所致蜂窝织炎、痈等，一般都有明显肿痛而无焦痂；牛痘所致的皮肤损伤和皮肤炭疽非常相似，但往往是痛性的；羊天花（羊接触感染性深脓疱）以及挤奶人结节都是由副痘病毒感染所致，传染者分别为羊和牛，一般都没有水肿。另外，接种疫苗也能产生类似皮损，患者有近期接种史，一般发生在具 T 细胞缺陷患者；由于恙螨叮咬所致的恙虫病也具有焦痂，并不痛不痒，有附近淋巴结肿大，但皮损一般位于如腹股沟、腋下、会阴、外生殖器等隐蔽部位。水泡或溃疡处病原学检查可确诊。

2. 肺炭疽早期和一般上呼吸道感染相似，出现呼吸困难应与传染性非典型肺炎、钩端螺旋体病、肺鼠疫相区别，多通过流行病学特征以及病原学诊断相鉴别。

3. 肠炭疽临床上似痢疾、伤寒或耶尔森肠炎，有时似急腹症，但其毒血症症状明显，大便或呕吐物培养结果可帮助诊断。

4. 炭疽性脑膜炎须与脑血管意外，其他病原所致脑膜炎鉴别，脑脊液涂片见粗大的呈竹节状的炭疽杆菌可确诊。

5. 炭疽败血症尚应和其他细菌所致的败血症相区别。病原学检查可帮助确诊。

（六）诊断流程图（图7-1-3）

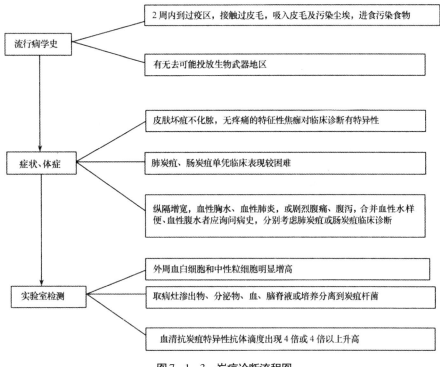

图7-1-3 炭疽诊断流程图

二、治疗措施及预防评价

[一] 治疗措施

炭疽疾病的治疗原则是：早期诊断，早期治疗，杀灭体内细菌，中和体内毒素，抗生素与抗血清联合使用，防止呼吸衰竭和并发脑膜炎。对炭疽患者做出疑似诊断时起，即应隔离治疗，原则上就地隔离，避免长距离送患者，同时就应按照炭疽进行治疗，治疗开始时应做到首先采取标本以备确定诊断，建立并保持畅通的静脉进路以便采取有效的抢救措施（图7-1-4）。

（一）病原治疗

及时有效的抗菌治疗是抢救患者的关键，抗菌治疗原则是早期、足量。针对自然感染的炭疽，目前青霉素仍为首选的炭疽治疗药物，常用剂量为青霉素240万~320万U/d，分3次或4次肌内注射，对若感染部位在颈部或伴有严重水肿的皮肤炭疽、肺炭疽、肠炭疽、炭疽败血症，炭疽性脑膜炎等严重病例则青霉素应加大到800万~1000万U/d，分次静脉注射，疗程延长至60天，同时加用1~2种其他的抗菌药物，如多西环素、环丙沙星、氯霉素、克林霉素、红霉素、庆大霉素、万古霉素等，治疗2~3周。

体外实验显示炭疽杆菌对青霉素G钠、阿莫西林、多西环素（强力霉素，doxycycline）、利福平、氯霉素、克林霉素、红霉素、庆大霉素、链霉素、亚胺霉素、头孢唑啉、利奈唑胺、万古霉素以及环丙沙星和左氧氟沙星等药物敏感，但对广谱的头孢菌素、头孢呋辛、头孢他啶、头孢噻肟，氨曲南和复方碳胺甲醛异恶唑等药物耐药。青霉素仍然是我国目前治疗各型炭疽的首选药物。但西方国家已有对青霉素耐药菌株的报道，因目前还未见有炭疽菌对喹诺酮类药物是自然耐药的报道，故欧洲国家推荐环丙沙星和多西环素作为一线治疗炭疽感染的药物。

死亡率高，建议2种或2种以上抗生素联合治疗：一般成人吸入性炭疽，环丙沙星400mg，静脉滴注，每12小时一次或多西环素100mg静脉滴注，每天2次，同时再联合使用一种或两种其他抗生素治疗，待病情改善后改服环丙沙星500mg，每天2次，总疗程60天，儿童吸入性炭疽用药与成人的相似，环丙沙星10~15mg/kg体重，每12小时一次静脉滴注或多西环素100mg（<8岁或体重<45kg者，2.2mg/kg体重），每日分2次静脉滴注，同时联合一种或2种其他抗生素治疗，病情好转后改为口服药物治疗，总疗程60天，中毒症状严重者可给予糖皮质激素，体外实验研究发现上述抗菌药物长期应用后均能产生耐药，尤其是一种氟喹诺酮类药物耐药的菌株可对其他喹诺酮类药物产生交叉耐药，需要在治疗过程中密切监测。

生物相关性皮肤炭疽患者可能同时又是吸入性炭疽的高危人群，因此，一般疗程仍为60天。

（二）暴露后人群的处理和预防用药

对暴露后的人群应立即进行流行病学调查，其中最简便又最常用的是鼻、咽拭子培养，其阳性者是感染的直接证据，而阴性者仍不能排除感染，预防性药物的目的主要是预防吸入性炭疽，使用的首选药物为环丙沙星500mg，每天2次内服或多西霉素100mg，每天2次，内服。儿童环丙沙星10~15mg/kg体重，分2次服用（总剂量不超过1.0g/d）；或多西霉素100mg（<8岁或体重<45kg者为2.2mg/kg体重），每日分2次服用，在使用环丙沙星或多西霉素预防治疗时，可能会出现恶心、呕吐、乏力、头痛以及皮疹等不良反应，必要时应改换其他抗生素，四环素类以及喹诺酮类药物对胎儿以及儿童具有较大副作用，需权衡利弊。

不能使用青霉素的患者或万一出现耐青霉素菌株，首先考虑采用氯霉素或大环内酯类抗生素，然后根据抗生素敏感实验的结果，选取有效的抗生素。

（三）一般对症支持处理

患者应卧床休息，排泄物及污染物应严格消毒，鼓励多饮水，进流质或半流质饮食，对严重呕吐，腹泻患者应给予静脉补液，抗休克与DIC治疗。

（1）扩容：炭疽患者通常伴有高热，一般均需从静脉补充液体，出现休克与弥散性血管内凝血迹象时，则应尽早足量扩容，通常使用晶体液、血浆及低分子右旋糖酐，必要时补充新鲜全血。在扩容同时。应注意纠正酸中毒及电解质平衡紊乱。

（2）血管活性药物应根据患者的具体情况慎重使用。

（3）危重患者具有严重毒血症状者，在有效抗生素的控制之下，可以短期使用中等剂量的肾上腺皮质激素，常用氢化可的松100~300mg静脉滴注。注意维持体液电解质平衡。

（4）出现弥散性血管内凝血时，在监视凝血时间的条件下给予肝素及双嘧达莫。

（5）预防心功能不全：炭疽毒素具有杀伤细胞的作用，重症炭疽患者应及早考虑心功能不全，优先考虑预防性给予快速强心剂毒毛花苷K或毛花苷C。

（6）皮肤炭疽的局部处理可用1/2 000的高锰酸钾溶液湿敷，涂1%甲紫溶液。但不可清创，严禁挤压、切开伤口，以免感染扩散，应用消毒纱布包扎，呼吸困难者给氧，并保持呼吸道畅通。

（四）抗毒治疗

临床曾尝试炭疽抗毒血清缓解患者症状，目前已经不常用，由于对炭疽毒素进一步的了解，目前临床尝试对重症病例给予PA受体蛋白吸附PA。

动物实验研究显示针对PA或LT的抗体能中和毒素，明显减轻毒血症，提高存活率，抗体和环丙沙星联合应用有协同治疗效果，疗效优于单一的抗菌药物治疗或抗体治疗，但目前尚无任何一种抗体被批准应用于临床或预防炭疽感染。

（五）治疗流程图（图7-1-4）

［二］预后评价

皮肤炭疽的病死率15%~25%。经青霉素治疗后，已降至2%以下，但位于颈面部，并发败血症或属于恶性水肿型的皮肤炭疽患者，预后仍较差。肺炭疽常为致死性，虽经积极治疗，病死率仍高达80%~100%。肠炭疽病死率约25%~75%。

四、预防

1. 严格管理感染源　患者及可疑患者要隔离，患者的排泄物、分泌物、用过的敷料、室内垃圾均应烧掉，尸体火化，病畜及死畜火化或深埋，疫区运出的牲畜隔离5日。

2. 切断传播途径　对污染的皮毛原料先消毒后加工，目前消毒药中最好是碘、漂白粉、氯胺、环氧乙烷及过氧乙酸等。

3. 保护易感者　职业性接触家畜及其畜产品者穿工作服、戴口罩、手套，并接种炭疽疫苗，用0.1ml皮肤划痕法接种，每年接种一次。

4. 炭疽杆菌也可作为生物战的细菌武器，要加强对此病的认识及诊断处理方法。

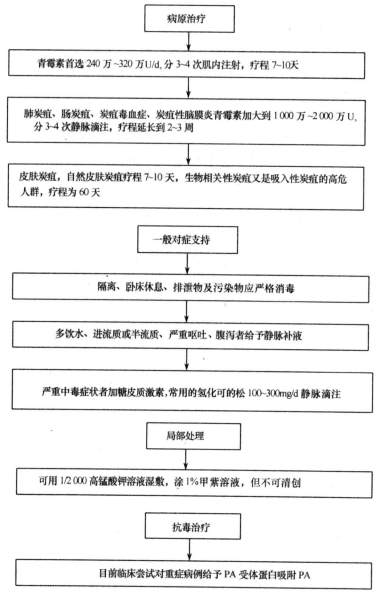

图 7 - 1 - 4 炭疽治疗流程图

（曹润庆　张解放）

第三节　传染性非典型肺炎

传染性非典型肺炎目前认为是由新冠状病毒在全世界引起的一种新发生的传染性强的急性呼吸道传染病，近年在国内部分地区有病例发生及蔓延。世界卫生组织（WHO）和美国疾病控制与预防中心（CDC）称为严重急性呼吸综合征，简称 SARS（但对此名称并不确切，因为"综合征"

是很多不同病因所致的一种相似的临床表现的统称，不宜作为一个有明确病原的疾病之命名）。本病主要通过近距离空气飞沫、密切接触或接触患者呼吸道分泌物传播。临床表现为急性发热，有流感样症状和呼吸道症状，肺部浸润病灶，白细胞计数正常或降低，抗菌药物治疗无效等特点，并有显著的家庭和医院聚集现象。本病起病急，进展快，传染性极强，病死率较一般肺炎高，合理的综合治疗可以降低病死率。我国已将 SARS 列为法定传染病，纳入乙类传染病范围，但和炭疽、艾滋病一样按甲类传染病管理。

（一）病原学

2002 年 11 月在我国广东省部分地区出现的 SARS，在经历了两个多月的始发期后，扩散到我国内地 24 个省、自治区、直辖市。在全球共波及亚洲、欧洲、美洲等 29 个国家和地区。自 2003 年 1 月以来，SARS 疫情引起了众多科学家关注。作为疫情的首发地，中国科学家在排除了大量常见病因后，将目光集中到新病原的寻找上。2003 年 3 月 17 日，世界卫生组织（WHO）建立了全球网络实验室，开始了 SARS 病原的联合攻关，经过全球 9 个国家 13 个网络实验室的科学家从病毒形态学、分子生物学、血清学及动物实验等多方面研究，4 月 16 日 WHO 在日内瓦宣布，一种新的冠状病毒是 SARS 的病原，并将其命名为 SARS 冠状病毒（SARS – CoV）。

经典冠状病毒感染主要发生在冬春季节，广泛分布于世界各地。该病毒包括三个群，第一、二群主要为哺乳动物冠状病毒，第三群主要为禽类冠状病毒。人冠状病毒有两个血清型（HCoV – 229E，HCoV – OC43），是人呼吸道感染的重要病原，人类 20% 的普通感冒由冠状病毒引起。冠状病毒也是成人慢性气管炎急性加重的重要病因之一。基因组学研究结果表明，SARS – CoV 的基因与已知三个群经典冠状病毒均不相同，第一群病毒血清可与 SARS – CoV 反应，而 SARS 患者血清却不能与已知的冠状病毒反应。作为一种新的冠状病毒，根据无根进化树分析，有人建议将 SARS – CoV 归为第四群。最近，有人对 SARS – CoV 和已知的三个群经典冠状病毒通过有根进化树分析，认为虽然 SARS – CoV 与已知的三个群经典冠状病毒都有区别，但与第二群的关系最近，不能将其列为独立的一群，而应该列为第二群里的一个亚群，原来的第二群冠状病毒可称为 2a 亚群，SARS – CoV。称为 2b 亚群。

SARS – CoV 对外界抵抗力较弱，在患者粪便中生存 4 天，尿液中三天，在室温物体表面上生存 3~4 天；加热 56℃90 分钟或 75℃30 分钟可使病毒失去感染力；紫外线照射和过氧乙酸对 SARS – CoV 有较好的消毒作用。

（二）流行病学

传染源：本病来源尚未明确。

1. SARS 患者　是本病的主要传染源。排毒量与排毒时间一般与病情轻重呈正比关系。通常流行中的早期病例传染性致病力强。随疫情的发展，传染性有减弱趋势。目前尚无证据认为潜伏期的患者无传染性，流行病学资料显示康复期的患者不具有传染性。

2. 病原携带者（隐性感染者）　共同暴露于 SARS 病例后，部分人不发病，隐性感染的比例尚不清楚。该类人群在本病传播中的流行病学意义有待研究。

3. 其他传染源　有些散发病例与同类病例无密切接触史，故推测可能存在其他传染源。

传播途径　病毒可经多种途径传播，以近距离呼吸道飞沫传播为主；也可以通过手接触呼吸道分泌物，经口、鼻、眼传播；甚至易感者在未与患者见面的情况下可能吸入了空气中含有病毒的气溶胶而被传染。

易感人群　人群普遍易感。医护人员及密切接触者是本病的高危人群。发病者以青壮年居大

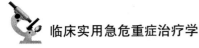

多数，儿童较少见。本病康复后尚无再次发病的报告，提示患病后可能获得一定程度免疫。个别患者在本病流行期间可造成数十甚至成百与其接触过的易感者染病，被称为"超级传播者"。

本病流行常发生于冬末春初，有明显家庭和医院聚集发病现象。社区发病以散发为主，偶见点状暴发流行。主要流行于人口密度集中的大城市，农村地区甚少发病。曾有研究人员在收有SARS病毒标本的实验室染病的报告。

（三）发病机制与病理

目前传染性非典型肺炎的发病机制尚不清楚，起病早期可出现病毒血症，从体外病毒培养分离过程中可观察到对细胞的致病性，推测在人体的SARS病毒可能对肺组织细胞有直接的损害作用。但是，SARS患者发病期间淋巴细胞减少，CD4和CD8T淋巴细胞均明显下降，表面细胞免疫可能受损，且临床上应用糖皮质激素可以改善肺部炎症反应，减轻临床症状，故目前倾向于认为SARS病毒感染诱导的免疫损伤是本病发病的主要原因。

本病肺部的病理改变明显，双肺明显膨胀，镜下以弥漫性肺泡损伤病变为主，有肺水肿及透明膜形成。病程3周后有肺泡内机化及肺间质纤维化，造成肺泡纤维闭塞。可见小血管内微血栓和肺出血、散在的小叶性肺炎、肺泡上皮脱落、增生等病变。肺门淋巴结多充血、出血及淋巴细胞减少。

一、诊断分析

（一）病史要点

流行病学史：SARS是一种传染病，大部分患者可以追踪到流行病学接触史，即有被感染和（或）传染他人的可能性或证据。

若患者在近两周内有与SARS患者接触，尤其是密切接触（指与SARS患者共同生活，照顾SARS患者，或曾经接触SARS患者的排泄物，特别是气道分泌物）的历史；或为患者与某SARS患者接触后的群体发病者之一；或患者有明确的造成他人尤其是多人感染SARS的证据，可以认为该患者具有SARS的流行病学依据。

对于两周内曾经前往或居住于目前有SARS流行区的就诊患者应警惕其患SARS的可能性。

患者就诊时已有的流行病学证据为前向性的流行病学依据，而就诊以后进一步出现的为后向性的流行病学依据。当患者就诊时尚无流行病学依据或依据不充分时，必须动态追踪后向性的流行病学依据。

（二）发病症状和查体要点

SARS的潜伏期一般限于2周内，平均2~10天。

1. 临床分期　根据病程的发展可将典型SARS分为4期

（1）前驱期：病初3天以内。起病急，多有发热。发热是最早出现的症状，体温一般 > 38℃，常呈持续性发热，一般退热药无效。常伴有畏寒、头痛、乏力、肌痛及食欲减退等非特异性症状。可有轻微的呼吸道症状。部分患者可有腹泻。

（2）进展期：病程4~9天。发热、乏力、肌痛等中毒症状加重。体温可在2~3天内达39℃以上。常伴有咳嗽、胸闷及胸痛或有轻度呼吸困难。早期肺部听诊多无明显异常，部分患者可闻及少许湿啰音。胸片肺部阴影出现。部分患者可有肝脏肿大及肝功能异常。

（3）极期：病程10~14天。持续高热，体温多为39.5℃以上。呼吸困难明显，动则气喘、心悸、出汗，咳嗽明显，干咳或少痰，少数痰中带血，咳嗽可加重呼吸困难。听诊可闻细湿啰音，与明显呼吸困难程度不符合。肺部X线片示炎症阴影发展迅速，常为多叶病变。此期易发生呼吸道继发感染。

（4）恢复期：病程 15～21 天。热退，中毒症状渐消失，病情逐渐减轻。多于 1～2 周恢复正常，预后良好。少数患者恢复期较长，约 3%～4% 的患者留有肺间质纤维化。

2. 临床分型　根据病情轻重不同，临床可分为轻型、普通（典型）型、重型。

（1）轻型：一般病情较轻，患者有低热、轻度干咳，无气促、呼吸困难等症状，血气分析无低氧血症的表现。肺部仅有局限性斑片状影，3～7 天可吸收，无肺纤维化等后遗症。

（2）普通（典型）型：临床表现同上述。

（3）重型：临床经过基本同普通型，但病情重、进展快，可出现呼吸衰竭。有下列条件之二者可诊断为重型：①生命体征不稳，咳血痰，烦躁，呼吸困难明显，静息无躁动情况下呼吸频率 >30 次/分。②外周血淋巴细胞计数低于正常值且进行性下降，$CD3^+T < 600$ 个/μl（$CD^3 + CD4$）和 $CD3^+CD8^+T$ 淋巴细胞均下降，其中尤以（$CD3^+CD4^+T$ 淋巴细胞下降显著）；或伴有明显肾功能、肝功能及心肌损伤。③胸片显示大于或等于两叶病变且进展较快；或病变小于两叶但 48 小时内病灶进展大于 50%。④$PaO_2 < 70mmHg$ 和（或）$SaO_2 < 93\%$。⑤氧合指数 <300。

（4）极重型：除符合重型 SARS 标准符合下列指标任一项：①$CD3^+T < 400$ 个/μl（其中以 $CD3^+CD4^+T$ 淋巴细胞下降更明显）；②$PaO_2 < 60mmHg$；③氧合指数 <200。多见于年龄 >50 岁，有并发症，或伴有慢性疾病的患者。此型预后差。

（三）常规检查以及其他检查

1. 血常规　病程初期到中期的细胞计数通常正常或下降，淋巴细胞则常见减少，部分患者血小板也减少。T 淋巴细胞亚群中 $CD3^+$、$CD4^+$ 及 $CD8^+T$ 淋巴细胞均显著减少。疾病后期多能恢复正常。

2. 血液生化检查　丙氨酸氨基转移酶（ALT）、乳酸脱氢酶（LDH）及其同工酶等均可不同程度升高。血气分析可发现血氧饱和度降低。

3. 血清学检测　国内已建立间接荧光抗体法（IFA）和酶联免疫吸附法来检测血清中 SARS 病毒特异性抗体。初步结果表明，两种方法对 IgG 型抗体检测的敏感性约为 91%，特异性约为 97%。IgG 型抗体在起病后第 1 周检出率低或检不出，第 2 周末检出率 80% 以上，第 3 周末 95% 以上，且效价持续升高，在病后第 3 个月仍保持很高的滴度。

4. 分子生物学检测　以逆转录聚合酶链反应（RT－PCR）法，检查患者血液、呼吸道分泌物、大便等标本中 SARS 冠状病毒的 RNA。

5. 细菌培养与分离病毒　将患者标本接种到细胞中进行培养，分离到病毒后，还应以 RT－PCR 结果鉴定是否为 SARS 病毒。

6. 影像学检查　绝大部分患者在起病早期即有胸部 X 线检查异常，多呈斑片状或网状改变。起初病期常呈单灶病变，短期内病灶迅速增多，常累及双肺或单肺多叶，部分患者进展迅速，呈大片阴影。双肺周边区域累及较为常见，而胸腔积液，空泡形成以及肺门淋巴结增大等表现则少见。对于胸片无病变而临床又怀疑为本病患者，1～2 天内要复查胸部 X 线检查。胸部 CT 检查以玻璃样改变为最多见。肺部阴影吸收，消散较慢；阴影改变与临床症状、体征有时可不一致。

（四）诊断标准

诊断依据：

1. 流行病学资料

（1）与发病者有密切接触史，或屡受传染的群体发病者之一，或有明确传染他人的证据。

（2）发病前2周内曾到过或居住于报告有传染性非典型肺炎患者并出现继发感染疫情的区域。

2. 症状与体征　起病急，以发热为首发症状，体温一般 >38℃，偶有畏寒；可伴有头痛，关节痛，肌肉酸痛，乏力，腹泻；常无上呼吸道卡他症状；可有咳嗽，多为干咳，少痰，偶有血丝痰；可有胸闷，严重者出现呼吸加速，气促，或明显呼吸窘迫。肺部体征不明显，部分患者可闻及少许湿啰音，或有肺实变体征。

注意：有少数患者不以发热为首发症状，尤其是有近期手术史或有基础疾病的患者。

3. 实验室检查　外周血白细胞计数一般不升高或降低；常有淋巴细胞计数减少。

4. 胸部 X 线检查　肺部有不同程度的片状，斑片状浸润性阴影或呈网状改变，部分患者进展迅速，呈大片状阴影；常为多叶或双侧改变，阴影吸收消散较慢；肺部阴影与症状体征可不一致，若检查结果阴性，1~2 天后应予复查。

5. 抗菌药物治疗无明显效果。

诊断标准：

1. 疑似诊断病例　符合上述诊断依据 1（1）+2 +3 条或 1（2）+2 +4 条或 2、3、4 条。

2. 临床诊断病例　符合上述 1（1）+2 +4 条及以上，或 1（2）+2 +4 +5 条或 1（2）+2 +3 +4 条。

3. 医学观察病例　符合上述 1（2）+2 +3 条。

实验室诊断标准：

满足下列三项条件之一，即可实验室方面确定为 SARS：

1. 使用荧光免疫检验法（IFA）和酶联免疫吸附试验（ELISA）SA 检测到 SARS 相关冠状病毒抗体（IgG 抗体滴度 4 倍升高）。

2. 用组织培养的方法分理出 SARS 相关冠状病毒。

3. 使用反转录多聚酶链反应（RT – PCR）方法检测到 SARS 相关冠状病毒核酸，该方法必须重复一次才能确定。

SARS 分诊类别及相应处理　在临床思维上可将 SARS 诊断问题分为五个层面，将患者划分为五个类别，并予以相应处理：①不是 SARS 者，可以排除诊断，进入正常诊疗程序；②不像 SARS 者，但尚不能绝对排除，安排医学隔离观察，可采用居家隔离观察并随诊的形式；③疑似 SARS 者，综合诊断与 SARS 有较多吻合处，但尚不能做出临床诊断，需留院观察，收入单人观察室；④临床诊断者，基本定为 SARS 病例，但尚无病原学依据，需收入 SARS 定点医院，但为避免其中少数非 SARS 者被交叉感染，需置单人病房；⑤确定诊断者，在临床诊断基础上有病原学证据支持，需收至定点医院，可置多人病房。

（五）儿童 SARS 的特点及诊疗注意事项

1. 临床表现的特点　根据 2003 年北京地 SARS 流行时的有限经验，儿童 SARS 病例较少（占全部病例的 2% ~5%），临床表现较轻。一般没有严重的呼吸衰竭，不必进行机械通气治疗，没有死亡病例，没有后遗肺纤维化样改变；较少有头痛、关节肌肉酸痛、乏力症状；肺部阴影的吸收较成人病例更为迅速；CD4[+]、CD8[+] 细胞降低没有成人病例严重；可以有轻度心肌和肝脏损害，但很快恢复。目前还没有发现患儿传播给其家庭成员和其他密切接触者的依据。

2. 诊治注意事项　儿童 SARS 的诊断原则与成人相同，但 SARS 以外的病毒性肺炎以及肺炎支原体肺炎、肺炎衣原体肺炎在小儿多发，应注意排除。

儿童 SARS 的治疗可参照成人治疗原则，但儿童较少需要机械通气，禁用水杨酸类解热镇痛药退热，也不宜使用胸腺素，对于儿童应该更加严格地掌握使用糖皮质激素的适应证、剂量和疗程。

（六）重症传染性非典型肺炎诊断标准

符合下列标准中的 1 条即可诊断为重度"非典型肺炎"：

1. 呼吸困难，呼吸频率 >30 次/分。

2. 低氧血症，在吸氧 3~5L/min 的条件下，动脉血氧分压（PaO_2）<70mmHg，或脉搏容积血氧饱和度（SpO_2）<93%；或可诊断为急性肺损伤（ALI）或急性呼吸窘迫综合征（ARDS）。

3. 多叶病变且病变范围超过 1/3 或 X 线胸片显示 48 小时内病灶进展 50%。

4. 休克或多器官功能障碍综合征（MODS）。

5. 具有严重基础性疾病或合并其他感染或年龄 >50 岁。

（七）鉴别诊断要点

SARS 的诊断目前主要为临床诊断，在相当程度上属于排除性诊断。在做出 SARS 诊断前需要排除能够引起类似临床表现的其他疾病。

普通感冒、流行性感冒（流感）、人禽流感、普通细菌性肺炎、肺炎支原体肺炎、肺炎衣原体肺炎、军团菌肺炎、真菌性肺炎、普通病毒性肺炎、肺结核是需要与 SARS 进行鉴别诊断的重点疾病。其他需要鉴别的疾病还包括艾滋病或其他免疫抑制剂（如器官移植术后等）患者合并的肺部感染、流行性出血热、肺部肿瘤、非感染性间质性肺病、肺水肿、肺不张、肺栓塞、肺血管炎、肺嗜酸粒细胞浸润症等。

1. 感冒　普通感冒患者可有发热、咳嗽、外周血白细胞计数正常等表现，需与 SARS 早期相鉴别。与 SARS 的鉴别要点包括：普通感冒发病时多伴有明显的上呼吸道卡他症状如鼻塞、流涕、打喷嚏等；胸部 X 线动态检查无异常发现；病程自限，预后良好，经过对症治疗后临床症状可逐渐消失。

2. 流行性感冒（流感）　流感是由流感病毒引起的急性呼吸道传染病。临床上以急起畏寒、高热、头痛、乏力起病，外周血白细胞总数也可减少，可有并发症如病毒性肺炎，与 SARS 有时难以鉴别，但其病程短，具有自限性，上呼吸道卡他症状明显，一般无呼吸窘迫症状。必要时可用 PCR 方法检测患者分泌物中的流感病毒 RNA。

3. "典型肺炎"（细菌性肺炎）　由肺炎链球菌引起的肺炎，一直被称为"典型的肺炎"。其特点为突然发热，咳脓性痰，痰可带血性痰或铁锈痰，肺部 X 线检查多为节段性或大叶性浸润阴影。由于抗生素的大量应用，现临床上多为一侧或双侧肺部不规则斑片状浸润阴影。血常规显示白细胞计数和中性粒细胞比例高于正常和有核左移。血象升高、抗生素治疗有效等特点可与 SARS 鉴别。

4. 传统的非典型肺炎　肺炎支原体、肺炎衣原体和肺炎军团菌在社区获得性肺炎中是主要病原体。其临床表现和 SARS 十分相似。支原体肺炎和衣原体肺炎临床症状一般较轻，多有较严重的干咳，使用大环内酯类和氟喹诺酮类药物疗效较好。军团菌肺炎有一定的传染性，临床症状可较重，可有呼吸窘迫，常带有血性痰。目前已有实验室和血清学以及微生物病原体、培养检查技术等协助诊断。

5. 人禽流感　禽流感具有传染性，重症病例（主要由 H_5N_1 亚型引起）可出现肺炎和 ARDS，外周血白细胞计数及淋巴细胞计数也可减少，病死率高，应注意与 SARS 鉴别。与 SARS

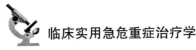
的鉴别要点包括：人禽流感的传染源主要为已患禽流感或携带禽流感病毒的禽类（特别是家禽），详细询问病史可了解到相关的流行病学依据，包括发病前1周内曾到过禽流感暴发的疫区，或曾接触过被感染的禽类，或曾与被感染禽类的羽毛、排泄物、分泌物等密切接触，或曾接触过不明原因病死的禽类等；常有明显的流涕、鼻塞等上呼吸道卡他症状；发病48小时内应用抗病毒药物奥司他韦或扎那米韦可减轻病情，缩短病程，改善预后；采用IFA法或ELISA法可从呼吸道分泌物中检出禽流感病毒核蛋白抗原（NP）和H亚型抗原；发病初期和恢复期双份血清抗禽流感抗体滴度呈4倍或以上升高。

6. 普通病毒性肺炎 常见的致病病毒包括腺病毒、鼻病毒、呼吸道合胞病毒等，多发生于冬春季，散发病例居多，但也可在婴幼儿或老年人比较集中的单位发生暴发流行。常以发热起病，出现肺炎前往往有咽干、咽痛、鼻塞、流涕等上呼吸道感染症状，咳嗽通常为干咳，可有气急、胸痛和咯血丝痰等症状，重症病例可有显著的呼吸困难。肺部病变主要为间质性肺炎，严重时表现为双肺弥漫分布的网结节状浸润影。外周血白细胞计数正常或减少，但淋巴细胞计数往往相对增多，与SARS有所区别。血清特异性病毒抗体检测有助于明确诊断和与SARS鉴别。

（八）诊断流程图（图7-1-5）

二、治疗措施及预后评价

［一］治疗措施

治疗原则：SARS尚无特效治疗药物，强调早发现、早隔离、早诊断、早治疗。患者应严格隔离于传染病医院病房内。病房内通气良好。

处理方法：

1. 患者和病原携带者应予以隔离治疗。隔离期限根据医学检查结果确定。拒绝隔离治疗或隔离期未满擅自脱离治疗者，可由公安部门协助治疗单位采取强制隔离治疗措施。

2. 对疑似患者，应在指定场所进行医学观察。

3. 对传染病患者、病原携带者、疑似传染患者污染的场所、物品和密切接触的人员应实施必要的卫生处理和预防措施。传染病患者及其亲属和有关单位，以及社区、居委会、村民组织应当积极配合实施控制措施。

按呼吸道传染病隔离和护理：疑似病例与临床诊断病例分开收治。密切观察病情变化，检测症状、体温、呼吸频率、SpO$_2$或动脉血气分析、血象、胸片（早期复查间隔时间不超过2～3天）以及心、肝、肾功能等。提供足够的维生素和热量，保持水、电解质平衡。患者在隔离初期，往往有沮丧、绝望或无援的感觉，影响病情的恢复，故关心安慰患者，给予心理辅导尤为重要。

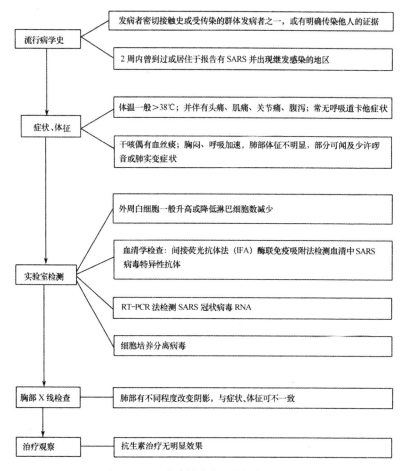

图 7 - 1 - 5　传染性非典型肺炎诊断流程图

（一）一般治疗

1. 卧床休息。

2. 避免剧烈咳嗽，咳嗽剧烈者给予镇咳；咳痰者给予祛痰剂。

3. 发热超过 38.5℃者可使用解热镇痛药；儿童忌用阿司匹林，因可引起 Reye 综合征；或给予冰敷、乙醇擦浴等物理降温。

4. 有心、肝、肾等器官功能损害，应作相应处理。

（二）氧疗

出现气促或 PaO_2 <70mmHg 或 SpO_2 <93% 者，应给予持续鼻导管或面罩吸氧。

1. 鼻导管或鼻塞给氧　常用而简单的方法，适用于低浓度给氧，患者易于接受，缺点是吸入氧气浓度不稳定，而当吸氧浓度 >5L/min 时，患者常不能耐受。

2. 面罩给氧　面罩上有调节装置，可调节罩内氧浓度，它能产生 24% ~50% 的吸入氧浓度，且不受通气比率、呼吸类型和通气量的影响，不需湿化，耗氧量较少。

3. 气管插管或切开　经插管或切开处射流给氧，效果好，且有利于呼吸道分泌物的排出和保持气道通畅。

4. 呼吸机给氧　最佳的氧疗途径和方法，但技术要求高，且易产生并发症。常用于重症患者抢救。

无创机械通气在 SARS 治疗中起到至关重要的作用，可选用 CPAP 或 BIPAP 通气方法：

(1) CPAP：持续气道正压通气，IPAP（吸气末压力）＝EPAP（呼气末压力）常用压力水平 $4 \sim 10 cmH_2O$，最高不超过 $15 cmH_2O$。可用面罩或鼻罩间断使用。

使用 CPAP 注意事项：①只能用于呼吸中枢功能正常，有自主呼吸的患者。有呼吸道梗阻，通气不足者效果较差。②未插管的患者使用 CPAP，应防止胃扩张、呕吐、恶心、腮腺炎、鼻腔炎、泪囊炎等。

(2) BIPAP：双水平气道正压通气。BIPAP 呼吸机能提供双相压力支持通气，IPAP 为 $8 \sim 20 cmH_2O$ 和 EPAP 为 $4 \sim 10 cmH_2O$。

无创机械通气禁忌证：胸部 CT 或 X 线检查发现有肺大疱、气胸或纵隔气肿，血压明显降低，如休克未得到纠正时，严重冠心病。

无创通气无效或 ARDS 时应选用有创通气，应在 ICU 进行，治疗效果与 ICU 条件及使用呼吸机经验有关。

（三）激素治疗

SARS 起病急，进展快，早期应用激素对减轻中毒症状，控制病情有一定作用。针对肺部渗出，损伤和后期的肺纤维化激素可能有一定治疗作用，但对激素的副作用较多，使用不当会造成不良后果，因此，激素使用时机、剂量，停用激素时间均应因人而异。

应用糖皮质激素的治疗应有以下特征之一：①有严重中毒症状，高热持续 3 天不退；②48 小时肺部阴影面积扩大超过 50%；③有急性肺损伤（ALI）或出现 ARDS。

一般成人剂量相当甲泼尼龙半衰期短代谢迅速为首选，用量约为 $40 \sim 320 mg/$ 日，必要时可适当增加剂量，大剂量应用时间不宜过长（$>7 \sim 10$ 天）。使用中应注意糖皮质激素的不良反应，尤其是大剂量应用时警惕血糖升高和霉菌感染等，并观察血压、血糖、电解质、蛋白分解作用的变化，保护胃黏膜，儿童患者应慎用糖皮质激素。近期有报道，使用较大剂量激素完全康复的患者，出院后数月内出现骨坏死的后发症，应引以为戒。

（四）抗病毒治疗

尚不能肯定哪种药物对 SARS 病毒有效，可选用一些副作用小的药物作为辅助治疗。磷酸奥司他韦胶囊（达菲）口服 75mg，每日 2 次共 5 天。利巴韦林 $800 \sim 1\,000 mg/$ 日分次口服或静脉滴注，病程 $7 \sim 14$ 天，利巴韦林疗效尚不肯定，有血小板减少等不良反应。

（五）抗生素治疗

抗菌药物对于 SARS 病毒本身无效，但重症患者继发细菌感染需使用抗生素。下列情况之一可使用：①白细胞或中性粒细胞计数增多；②咳脓痰，黏脓痰或脓血痰；③痰内培养出现有意义的细菌生长；④有 COPD 基础疾病。可选用大环内酯类、氟喹诺酮类、β-内酰胺类。重症患者后期可出现耐甲氧西林葡萄球菌及真菌感染，可分别选用万古霉素或氟康唑、两性霉素 B 等。

（六）可选用中医中药辅助治疗

原则为：温病，气，营，血和三焦辨证论点。

（七）重症病例的处理

1. 加强对患者的动态监护。

2. 使用无创正压机械通气（NIPPV）。模式通常使用持续气道正压通气（CPAP），压力水平一般为 $4 \sim 10 cmH_2O$；吸入氧流量一般为 $5 \sim 8 L/min$，维持血氧饱和度 $>93\%$，或压力支持通气 +

呼气末正压（PSV + PEEP），PEEP 水平一般为 4 ~ 10cmH$_2$O，吸气压力水平一般为 10 ~ 20cmH$_2$O。NIPPV 应持续应用（包括睡眠时间），暂停时间不宜超过 30 分钟，直到病情缓解。

3. 若患者不耐受 NIPPV 或氧饱和度改善不满意，应及时进行有创正压通气治疗。

4. 出现休克或 MODS，给予相应支持治疗。

（八）治疗流程图（图 7 - 1 - 6）

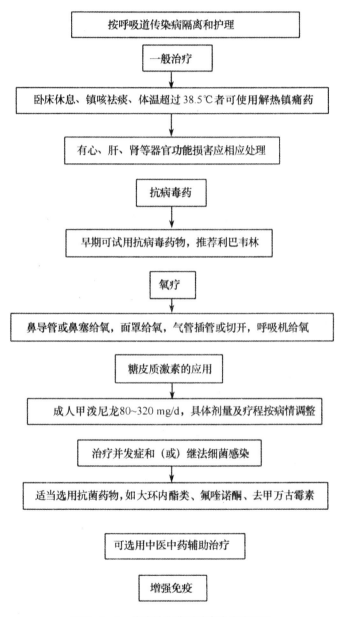

图 7 - 1 - 6　传染性非典型肺炎治疗流程图

［二］预后评价

本病是自限性疾病，大部分患者经综合性治疗后出现缓解或痊愈出院。少数患者可进展至成人呼吸窘迫综合征甚至死亡，我国患者的病死率约7%，根据WHO公布的材料，全球平均病死率约11%。重症患者，患有其他基础疾病以及年龄大的患者病死率明显升高。少数重症病例出院后随访发现肺部有不同程度的纤维化。

目前WHO估计SARS的病死率由于年龄的不同在0~50%波动。总体来看，SARS的病死率在14%~15%。死亡病例中，以老年人比例较大，一项国际性研究的评价结果显示，60岁以上SARS患者的病死率可达55%，而60岁以下者则为13%。

SARS防治总则：新修订的《中华人民共和国传染病防治法》已将SARS列为乙类传染病并参照甲类传染病进行管理。要针对传染源、传播途径、易感人群三个环节，采取以管理传染源、预防控制医院内传播为主的综合性防治措施，努力做到"早发现、早报告、早隔离、早治疗"。特别是在SARS流行的情况下，要采取措施，确保"四早"措施落实到位。强调就地隔离、就地治疗，避免远距离传播。

三、预防

1. 疫情报告　目前SARS已被列入法定传染病管理。各级医院发现SARS疑似或临床诊断病例后，应立即电话报告所在区县疾病预防控制中心，并在2小时内填写《传染病非典型性肺炎疫情报告卡》，由所在区县CDC将疫情信息录入报告系统。

2. 控制传染源　对临床诊断患者及疑似患者应分别收入不同病房进行严格隔离，禁止探视及患者之间往来，以避免交叉感染。控制感染源也被证实是减少传播的有效措施。

3. 切断传播途径　由于该病发病机制和传播途径尚未完全阐明，预防方法是否有效难以定论。目前采用室内通风、个人防护、紫外线、消毒剂消毒等综合措施。医院是SARS传播的重要场所，医护人员个人防护不当使感染危险性增加。

4. 个人防护有以下要求

(1) 基本防护：防护对象为在医疗机构中从事诊疗活动的所有医护技人员。着装要求：工作帽、工作服、医用口罩、护目镜、工作鞋。

(2) 加强防护：防护对象为进行体液或可疑污染物操作的医务人员；发热门诊，SARS病区工作人员；转运疑似或临床诊断传染病的医护人员和司机。着装要求：在基本防护的基础上可按危险程度使用以下防护用品。隔离衣：进入传染病区时。防护镜：有体液或其他污染物喷溅的操作时。外科口罩：进入传染病区。手套：操作人员皮肤破损或接触体液或破损皮肤黏膜的操作时。面罩：有可能被患者的体液喷溅时。鞋套：进入传染病区时。

(3) 严密防护：防护对象为进行有创操作的医务人员，如给SARS患者进行气管插管、切开吸痰或作尸检。要求：在加强防护的基础上，使用面罩。

(4) 保护易感人群：SARS疫苗尚在研制中。非特异性疫苗（如流感疫苗、卡介苗）、免疫增强剂及中药预防尚缺乏，有效的证据。

（曹润庆　李凡民　李巧霞）

第四节　人禽流感（人感染高致病性禽流行性感冒）

禽流感（AV）是甲型（A型）流病感染亚型引起的一种禽类疾病综合征，从呼吸系统到严重全身败血症等多种症状的传染病，禽类感染后病死率很高。病毒基因易发生异变。

1878年，禽流感首次发生于意大利，当时称之为鸡瘟。1900年其病原体首次被人发现，认为是一种滤过性病毒，称之为真性鸡瘟病毒。直到1955年才经血清学证实属A型流感病毒。此后，禽流感病毒一直在世界各地家禽中普遍存在，并造成了程度不同的影响，其中1995年在苏格兰鸡中首次发现了 H_5N_1 禽流感病毒。

人感染高致病性禽流行性感冒（以下简称人禽流感）是由禽甲型流感病毒某些亚型中的一些毒株有可能感染人而引起的急性呼吸道传染病，造成呼吸系统和全身多脏器功能衰竭，病情进展快，病死率高。在历史上多次爆发禽流感，早在1981年，美国即有禽流感病毒 H_7N_7 感染人类引起结膜炎的报道。最为严重的1983年美国和1995年墨西哥的两次大暴发中，均未见有关禽流感感染人类的报道。中国香港于1997年5月，发现一例儿童因感冒发热住院，久治不愈，十多天后因多脏器衰竭死亡。经美国疾病控制中心及荷兰实验室证实该儿童感染了 H_5N_1 病毒，该儿童成为世界上首例人感染了由 A（H_5N_1）禽流感病毒引起的人类病例。以后至同年12月底，共计出现了18例确诊病例，导致6人死亡，在世界范围内引起了震惊和广泛关注。近年来，人们又先后获得了 H_9N_2、H_7N_2、H_7N_3 亚型禽流感病毒感染人类的证据，荷兰、泰国、柬埔寨、印尼及我国相继出现了人禽流感病毒。从2003年12月越南先后收治了近300名疑似和确诊禽流感病例，尚没有发现病毒在人群中交叉感染的现象，且无明显地区聚集性。尽管目前人禽流感只是在局部地区出现，但是，考虑到人类对禽流感病毒普遍缺乏免疫力，人类感染 H_5N_1 型禽流感病毒后的高病死率以及可能出现的病毒变异等，世界卫生组织（WHO）认为该疾病可能是对人类存在潜在威胁最大的疾病之一。

禽流感病毒属正黏病毒科甲型流感病毒属，禽甲型流感病毒呈多型化，其中球形直径 $80 \sim 120nm$，有囊膜。基因组为分节段单膜负链RNA。依据其外膜血凝素（H）和神经氨酸酶（N）蛋白抗原性不同，目前可分为16个H亚型（$H_1 - H_{16}$）和9个N亚型（$N_1 - N_9$）。禽甲型流感病毒除感染禽外，还可感染人、猪、马、水貂和海洋哺乳动物。禽流感血清亚型多，到目前为止，已证实感染人的禽流感病毒亚型为 H_5N_1、H_9N_2、H_7N_7、H_7N_2、H_7N_3 等，其中，感染 H_5N_1 的患者病情重，病死率高。

禽流感病毒对热、乙醇、氯仿、丙酮等敏感，但对低温抵抗力较强，在有甘油保护的情况下可保持活性1年以上。裸露的病毒在直射阳光下 $40 \sim 48$ 小时即可灭活，如果用紫外线直接照射可迅速破坏其活性。

传染源主要为感染的鸡、鸭等家禽，不排除其他禽类为传染源的可能。野禽在禽流感的自然传播中扮演了重要角色。传播途径主要为呼吸道传播，也可通过密切接触受 H_5N_1 感染的家禽或其粪便，以及直接接触 H_5N_1 等毒株而感染。目前尚无人与人间传播的确切证据。一般认为，人类对禽流感病毒并不易感。尽管任何年龄均可被感染，但在已发现的 H_5N_1 感染病例中，13岁以下儿童所占比例较高，病情较重。

高危人群从事家禽养殖业者及其同地居住的家属，在发病前一周内到过家禽饲养、销售及宰杀场所者，接触禽流感病毒感染材料的实验室工作人员，与禽流感患者有密切接触的人员为高危人群。

禽流感病毒在人群中存在隐性感染，家禽业从业人员 H_5N_1 抗体阳性率约 10%，参与感染家禽宰杀的政府工作人员 H_5N_1 抗体阳性率约 3%；工作在收治人禽流感患者病区的医务工作人员 H_5N_1 抗体阳性率约 3.7%，工作在相同医院非收治患者病区的医务人员 H_5N_1 抗体阳性率约 0.7%，人禽流感患者家属 H_5N_1 抗体阳性率约 12%，提示人禽流感感染具有高度职业相关性。

一、诊断分析

（一）病史要点

流行病学史：目前认为禽流感主要是接触传播，故在病史询问中有无通过直接接触受 H_5N_1 病毒感染的家禽及其粪便，或直接接触 H_5N_1 病毒而感染。

（二）发病症状和查体要点

1. 潜伏期　根据对 H_5N_1 亚型感染病例的调查结果，潜伏期一般为 1~7 天，通常为 2~4 天。

2. 临床症状　不同亚型的禽流感病毒感染人类后可引起不同的临床症状。感染 H_9N_2 亚型的患者通常仅有轻微的上呼吸道感染症状，部分患者甚至没有任何症状；感染 H_7N_7 亚型的患者主要表现为结膜炎；重症患者一般为 H_5N_1 亚型病毒感染。患者呈急性起病，早期表现类似普通型流感。主要为发热、体温大都持续在 39℃ 以上，可伴有流涕、鼻塞、咳嗽、咽痛、头痛、肌肉酸痛和全身不适。部分患者可有恶心、腹痛、腹泻、稀水便等消化道症状。

重症患者可出现高热不退，病情发展迅速，几乎所有患者都有临床表现明显肺炎，可出现急性肺损伤、急性呼吸窘迫综合征（ARDS）、肺出血、胸腔积液、全血细胞减少、多脏器功能衰竭、休克及瑞氏（Reye）综合征等多种并发症。可继发细菌感染，发生败血症。

3. 体征　重症患者可有肺纤维化体征等。

（三）常规检查及其他检查

1. 外周血象　白细胞总数一般不高或降低。重症患者多有白细胞总数及淋巴细胞减少，并有血小板降低。

2. 病毒抗原及基因检测　取患者呼吸道标本采用免疫荧光法（或酶联免疫法）检测甲型流感病毒核蛋白抗原（NP）或基质蛋白（MI）、禽流感病毒 H 亚型抗原。还可用 RT-PCR 法检测禽流感病毒亚型特异性 H 抗原基因。

3. 病毒分离　即从患者呼吸道标本（鼻咽分泌物，口腔含漱液，气管吸出物或呼吸道上皮细胞）中，分离禽流感病毒。

4. 血清学检查　在发病初期和恢复期，双份血清禽流感病毒亚型毒株抗体滴度的检验结果均升高 4 倍或 4 倍以上，有助于回顾性诊断。

5. 胸部影像学检查　H_5N_1 亚型病毒感染者可出现肺部浸润，胸部影像学检查可表现为肺内片状影，重症患者肺内病变进展迅速，呈大片毛玻璃样影及肺实变影像，病变后期为双肺弥漫性实变影，可合并胸腔积液。

（四）诊断标准

1. 诊断依据　根据流行病学接触史，临床表现及实验室检查结果可做出人禽流感的诊断。

2. 流行病学接触史

（1）发病前 1 周内曾到过疫点。

（2）有病死禽接触史。

（3）与被感染的禽类或其分泌物、排泄物有密切接触史。

（4）与禽流感患者有密切接触史。

（5）实验室从事有关禽流感病毒研究。

3. 诊断标准

（1）医学观察病例：有流行病学接触史，1周内出现流感样临床表现者。对于被诊断为医学观察病例者，医疗机构应及时报告当地疾病预防控制机构，并对其进行7天医学观察。

（2）疑似病例：有流行病学接触史和临床表现，呼吸道分泌物或相关组织标本甲型流感病毒MI或NP抗原检测阳性或编码它们的核酸检测阳性者。

（3）临床诊断病例：被确诊为疑似病例，但无法进一步取得临床检验标本或实验室检查证据，而与其有共同接触史的人被诊断为确诊病例，并能够排除其他诊断者。

（4）确诊病例：有流行病学接触史和临床表现，从患者呼吸道分泌物标本或相关组织标本中分离出特定病毒，或采用其他方法，禽流感病毒亚型特异性抗原或核酸检查阳性，或发病初期和恢复期双份血清禽流感病毒亚型毒株抗体滴度4倍或以上升高者。

（五）人禽流感诊断流程图（图7-1-7）

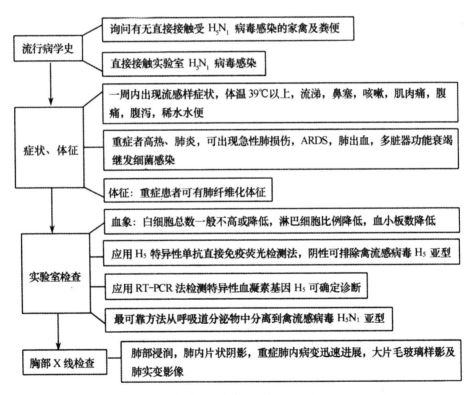

图7-1-7 人禽流感诊断流程图

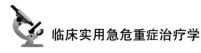

二、治疗措施及预后评价

［一］治疗措施

（一）对疑似病例、临床诊断病例和确诊病例应进行隔离治疗

（二）对症治疗

对症治疗可应用解热药、缓解鼻黏膜充血药、止咳祛痰药等。儿童忌用阿司匹林或含阿司匹林以及其他水杨酸制剂类的药物，避免引起儿童瑞氏综合征。

（三）抗病毒治疗

应在发病 48 小时内试用抗流感病毒药物。

1. 神经氨酸酶抑制剂　澳司他韦（oseltamivir，达菲）为新型抗流感病毒药物，实验室研究表明对禽流感病毒 H_5N_1 和 H_9N_2 有抑制作用，一般成人剂量每日 150mg，分两次服用。1~12 岁儿童剂量根据体重计算每次给药剂量，每日两次。15kg 以内的儿童每次给 30mg，16~23kg 每次给药 45mg，24~40kg 每次给药 60mg，或 40kg 以上及 13 岁以上儿童剂量同成人。

2. 离子通道 M_2 阻滞剂　金刚烷胺和金刚乙胺可抑制流感病毒株的复制，早期应用可能有助于阻止病情发展，减轻疫情，改善预后，但某些毒株可能对金刚烷胺和金刚乙胺有耐药性，应用中应根据具体情况选择。金刚烷胺和金刚乙胺成人剂量每日 100~200mg，儿童每日 5mg/kg，分多次口服，疗程 5 天。肾功能受损者酌减剂量。治疗过程中应注意中枢神经系统和胃肠道副作用。老年患者及孕妇应慎用，哺乳期妇女、新生儿和 1 岁以内的婴儿禁用。金刚乙胺的毒副作用相对较轻。

（四）中医治疗

辨证施治。中成药应用：注意辩证使用口服中成药或注射剂，可与中药汤剂配合使用。

（五）加强支持治疗和预防并发症

注意休息，多饮水，增加营养，给易于消化饮食。密切观察，监测并预防并发症。抗菌药物应在明确继发细菌感染时或有充分证据提示继发细菌感染时使用。

（六）重症患者治疗

重症患者应当送入 ICU 病房进行救治。对于低氧血症的患者应积极进行氧疗，保证患者血氧分压 >60mmHg。如经常规氧疗患者低氧血症不能纠正，应及时进行机械通气治疗，治疗应按照急性呼吸窘迫综合征（ARDS）的治疗原则，可采取低潮气量（6ml/kg）并加用这量呼气末正压（PEEP）的保护性肺通气策略。同时加强呼吸道管理，防止机械通气的相关并发症。出现多脏器功能衰竭时，应采取相应的治疗措施。机械通气过程中应注意室内通风，空气流向和义务人员防护，防止交叉感染。

（七）治疗流程图（图 7-1-8）

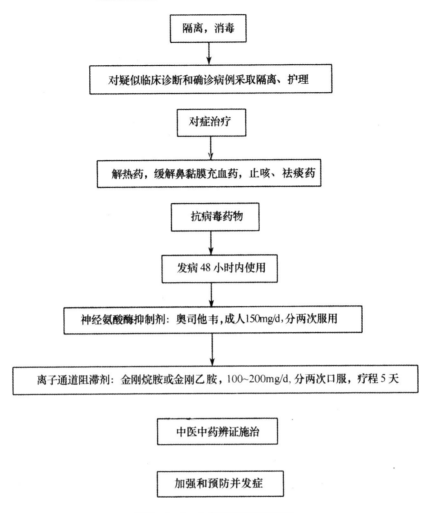

图 7-1-8　人禽流感治疗流程图

[二] 预后评价

本病预后与病毒亚型、年龄、是否及时治疗、有无基础性疾病、是否发生肺炎、白细胞和淋巴细胞减少程度等因素有关。

越南报道人禽流感进度快，预后差，患者很快出现低氧血症，急性呼吸窘迫综合征，休克等，死于严重呼吸和循环衰竭。22 例患者中死亡 15 例，男性 8 例，女性 7 例，15 岁以下 10 例，16 岁以上 12 例。病死率 68.2%。

人禽流感的预后与感染的病毒亚型有关。感染 H_9N_2、H_7N_7、H_7N_2、H_7N_3 者大多预后良好，而感染 H_5N_1 者预后较差，我国报道在 21 例病例中，有 13 例死亡，病死率为 61.9%，略高于全球平均 60% 水平。病死率较高与患者不能早发现、早诊断、早治疗有关。

四、预防

1. 尽可能减少人，特别是少年儿童与禽鸟类的不必要接触，尤其是与病死禽类的接触。

2. 因职业关系必须接触者，工作期间应戴口罩，穿工作服。

3. 加强禽类疾病的监测。动物防疫部门一旦发现疑似禽流感疫情，应立即通报当地疾病预防

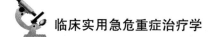

控制机构，指导职业暴露人员做好防护措施。

4. 加强与密切接触禽类人员的监测。与家禽或人禽流感患者有密切接触史者，一旦出现流感样症状，应立即进行流行病学调查，采集患者标本并送到指定实验室检测，以进一步明确病原，同时，应采取相应的防护措施。有条件者可在48小时以内口服神经氨酸抑制剂。

5. 严格规范收治人禽流感患者医疗单位的原内感染控制措施。接触人禽流感应戴口罩，戴手套、戴防护镜，穿隔离服。接触后应洗手。具体的消毒隔离措施和专业病房的设置应参照执行卫生部《传染性非典型肺炎（SARS）诊疗方案》的相关规定。

6. 加强检测标本和实验室禽流感病毒毒株的管理，严格执行操作规范，防止实验室的感染及传播。

7. 注意饮食卫生不喝生水，不吃未熟的肉类及蛋类素食品；勤洗手，养成良好的个人卫生习惯。

8. 可采用中医药方法辩证施防。应用中药预防本病的基本原则：蓝气解毒，宣肺化温。适用于高危人群，应在医生指导下使用。

（仝雯　贾卉娟）

第五节　人感染猪链球菌病

猪链球菌并非"初来乍到"，它早已是人间的"常客"。20世纪60年代初，它就在丹麦"露过脸"，使丹麦人感染了"猪瘟"；后来又来到法国、荷兰、英国等许多国家的人间"做客"。在人间，它并不"常驻"，只是"骚扰"一下人类就"跑"。但能造成人类严重的猪链球菌感染，引起脑膜炎或中毒性休克综合征。

猪链球菌感染是小猪及架子猪的常见病，人体感染比较少见。国外多数学者认为，猪链球菌感染是人类一种重要的动物源性职业病。

人感染猪链球菌是一种新发传染病，是由猪链球菌感染引起的人畜共患病，我国将其定为II类动物疫病。

到目前为止，它在世界上已经造成200多人死亡。1984年，我国首先发现内蒙古人被感染，近年来它越来越频繁的向人类发动进攻。1998年在江苏省海安、如皋、泰兴、通州四个县流行的猪链球菌病，造成1.4万多头猪死亡。在猪发病后又传染给人类，造成当地40多人患病，10多人死亡。

据文献报道，1968年，荷兰Arends等首次报道了人体感染猪链球菌致脑膜炎病例。在30例脑膜炎病例中，分离出30株猪链球菌，其中28株为猪链球菌II型。

在泰国、中国香港、中国台湾等地也有猪链球菌感染报道。

2005年6月下旬以来发生在四川省部分地区的人－猪链球菌病疫情，至8月共计有12个市、37个县、131个乡镇和195个村发病215例，死亡34例，后即得到有效控制。

此次四川省发生的是猪链球菌II型疫情，属我国二类动物疫病。此次染疫生猪全部发生在散养户、养殖场地卫生条件差，圈舍通风不良，阴暗潮湿，但同群猪感染的概率小；卫生条件相对较好的养殖大户和规模化养殖场没有发生猪疫情。

人感染猪链球菌病患者均因私自宰杀、加工病死猪而感染发病，没有发生传染人现象；没有人因购买食用经检验合格的猪肉而感染。我国一般该病发生在每年的6~9月份高温高湿季节。

（一）病原学

猪链球菌是动物致病菌，可致猪败血症、脑膜炎、关节炎和心内膜炎等。刚分离的猪链球菌，形态为典型的革兰阳性链球菌，二代培养后细菌形态不典型，不成链。猪链球菌无芽孢，无荚膜。猪链球菌可引起人和动物多种多样疫病，严重者可引起链球菌中毒休克综合征（STSS）致人死亡。

江苏省疾病预防与控制中心对南通地区患者血液和脑脊液及病死猪无菌部位分离出的7株猪链球菌Ⅱ型的表现型和基因型分析并与猪链球菌Ⅱ型的标准株比较发现被检出的7株猪链球菌Ⅱ型与标准株同源，人原株与猪原株同源，分离自患者血液和脑脊液的首株同源。

由于人们对猪链球菌认识还不够，且该菌的形态和生化特征易发生改变，给该菌的分离鉴定带来很大困难。据此，国外一些学者认为该菌实际感染率比人们报道的要高的多。

（二）病理和病理生理

感染猪的链球菌种类多，但毒力最强甚至可以引起人类严重疾病的是猪链球菌Ⅱ型。这种猪链球菌可以分泌溶血毒素、中毒性休克毒素等多种毒素，它最容易感染刚刚出生不到1年的小猪。猪得病以后，常表现为高热、食欲下降，肢体出现紫色瘀斑、休克，还可出现跛行，不由自主地转圈等神经症状；重症病猪很快出现多器官衰竭，心、肝、肾、都会出现损害，导致突然死亡。人被这种猪链球菌感染后，潜伏期非常短，一般在2天内，最短的接触后仅1小时就会发病。发病后出现的临床症状与猪病相似，病情发展也十分迅速，有些患者甚至在24小时就可死亡，病死率为20%~40%，其实，猪链球菌是可以治疗的，抗生素是治疗的特效药物，人发病后一定要及时就诊，不要延误治疗时机。

尸解见多部位、多脏器有不同程度和范围的出血及内脏毛细血管弥散性凝血，全身血液不凝固。与现场解剖病死猪的病理改变相似。

猪链球菌Ⅱ型感染病例的感染来源为猪，国外也有野猪的报道。人在接触病死猪时，致病菌经破损皮肤等侵入人体，在数小时至数天内发病。猪链球菌引起的链球菌感染综合征虽为感染性疾病，但尚未发现人传染人的现象。

有研究显示，经logitic单基因分析，病、死猪接触史，皮肤破损，家庭有无病、死猪是感染猪链球菌的主要危险因素。多因素分析显示，有意义的因素为病、死猪接触史。

猪链球菌是链球菌属中的一个种，有35个血清型，致病性最强的是猪链球菌Ⅱ型，其次为Ⅰ型，其他型的猪链球菌不致病或轻微致病。猪链球菌的抵抗力不强，加热至55℃可杀死大部分猪链球菌，对一般消毒剂敏感，在干燥尘埃中可存活数日，对亲霉素、头孢菌素、红霉素、氯霉素、喹诺酮类均敏感，对四环素类抗生素耐药。

猪链球菌的毒力因子有4种：荚膜多糖、溶菌酶释放蛋白、细胞外因子和溶血素。

（三）人感染猪链球菌病的发病机制

目前对Ⅱ型猪链球菌基因序列进行了广泛的研究，但仍有20%的基因功能无法确定，所以对该菌的发病机制还不确定。

虽猪链球菌的发病机制尚不十分清楚，但普遍认为致病链球菌一旦侵入机体，首先在入侵处分裂繁殖，并分解机体结缔组织中的透明质酸，进入淋巴管和淋巴结，继而冲破淋巴屏障，扩散到血液中，引起菌血症，同时产生毒素作用，以致发生全身性败血症，最终导致多实质器官严重充血或出血，浆液腔出现浆液性纤维蛋白性炎症病灶。当机体抵抗力强时，网状内皮细胞系统的吞噬机能活跃，在经过时间的菌血症后，大部分细菌在血液中消失，小部分细菌局限在一定区域内，或定居在关节肿发生变态反应，严重者引起化脓灶，最后因抵抗力下降，心力衰竭而死亡。

猪链球菌已成为继疯牛病、SARS 和禽流感后有又一种引起人们广泛关注的重大公共卫生疾病。Ⅱ型猪链球菌已成为我国人畜共患病的一种重要的新病原菌。

（四）流行病学

传染源、传播途径和易感人群：人感染猪链球菌的主要传染源是病死猪和带菌者，此外猪链球菌还能感染牛、羊等家畜，但其他家畜很少会传播到人。目前也没有发现人—人的传染。主要传播途径为密切接触病死猪，病猪肉，这里所说的密切接触史指宰杀、切割清洗等。进食未煮熟、煮透的病死猪肉也可能造成感染，但煮熟、煮透的猪肉没有传染性。虽然有研究认为在猪与猪之间可以经过呼吸道传播，但没有人之间可以经过呼吸道传染的证据。屠夫、宰杀自家病死猪的农民，洗切病死猪肉和销售的人员均属于易感人群，尤其是手部皮肤有损伤的人员。在国外的文献报道中兽医也属于易感人群。发病者以中老年男性多见。

人类对本病普遍易感。病后免疫力尚不清楚。感染率的高低取决于接触病原体的机会和数量。

一、诊断分析

（一）病史要点

流行病学史：应详细询问当地有无猪等家畜疫情存在，病例病前 7 天内有无与病（死）猪等家畜的接触史，如宰杀、洗切、销售等。

（二）发病症状和查体要点

1. 潜伏期　平均为 3 天，最短 1 小时，最长 7 天。

2. 前驱期　患者发病初期常表现为畏寒、高热，可伴头痛、头晕、全身不适、乏力、腹痛、腹泻等感染中毒症状。

3. 进展期　以链球菌中毒休克综合征和（或）脑膜炎综合征为主要表现。链球菌中毒休克综合征多表现为突起高热、肢体远端部位出现瘀点、瘀斑、早期多伴有胃肠道症状，休克，病情进展快，很快转入多器官衰竭，为呼吸窘迫综合征、心力衰竭、弥散性血管内凝血和急性肝、肾衰竭。

脑膜炎综合征以高热、头痛、脑膜刺激征为突出表现，重者出现休克表现。但部分患者可发生因干扰第Ⅷ对脑神经所致感知性耳聋以及共济失调等并发症。少数病例可在中毒性休克综合征的基础上出现化脓性脑膜炎。此外，猪链球菌还可侵入人体的关节、眼睛和心脏等，引起化脓性关节炎，眼内炎和心内膜炎。

4. 恢复期　多数患者在药物治疗 2~6 日后体温降至正常，皮疹多于 2~3 日消退。链球菌中毒休克综合征病情重，预后差，病死率高；脑膜炎综合征病情较轻，预后较好，病死率较低。

（三）临床分型

人感染猪链球菌的临床分型

1. 普通型　以感染中毒症状为主要表现，外周血白细胞数升高，中性粒细胞比例升高。

2. 败血症休克型　以中毒休克综合征为突出表现，外周血白细胞计数升高，中性粒细胞比例升高。

3. 脑膜炎型　以脑膜炎型综合征为突出表现，脑膜炎刺激征阳性，脑脊液呈化脓性改变。

4. 混合型　在中毒性休克综合征基础上出现化脓性脑膜炎表现。

（四）临床特点

1. 起病急，潜伏期短　四川省的统计，潜伏期最短3.5小时，最长9天，幂数平均数2.37天，中位数2天。

2. 病情重，潜伏期短　在四川省报告的病原学诊断和临床诊断的180例，休克型44例，死亡29例，病死率为65.91%，混合型16例，死亡8例，病死率50%；脑膜炎类型95例，死亡1例，病死率1.05%；普通型23例，无死亡；未分型2例，无死亡。

3. 病例呈散发分布　在四川报告的215例中均发生在不同的家庭，家庭其他成员无发病，无家庭聚集性发病现象，无续发病例发生。

4. 发病与直接接触病死猪有关　患者在发病前几天均有与病死猪接触，主要是宰杀死猪者发病率高。

5. 无人与人的传播　患者的密切接触者为家人、亲友、邻居、陪护、医护人员等均无发病，病例中无续发病例，尚无发现人与人之间相互传播。

（五）常规检查以及其他检查

1. 血常规　白细胞计数升高（病情严重的患者发病早期可以降低或正常），中性粒细胞比例升高。严重患者血小板下降，继发DIC的患者血小板可以严重降低。

2. 尿常规　蛋白（+），部分患者酮体阳性。

3. 肝功能　ALT升高，AST升高，白蛋白降低，部分患者TBil升高。

4. 肾功能　部分患者Cr、BUN升高。

5. 脑脊液　化脓性脑膜炎患者，脑脊液白细胞升高，常达500×10^9/L，多核细胞为主，蛋白升高，糖和氯化物降低。

6. 细菌学检查　骨髓、脑脊液或尸检标本等无菌部位标本培养，进行形态学、生化反应和PCR法检测，并做猪链球菌特有的毒力基因（cps2A、MRP、gapdh、sly、ef）鉴定。

（六）诊断标准

诊断依据

1. 流行病学史　发病前一周内与病死猪密切接触史，或宰杀、切割、清洗等。

2. 临床表现

（1）感染中毒症状：畏寒、发热，可伴有头痛、头晕、全身不适、乏力、腹痛腹泻等。

（2）中毒休克综合征：血压下降，收缩压低于90mmHg，且伴有下列两项以上的多脏器功能不全：①肾功能不全；②凝血功能障碍；③肝功能不全；④急性呼吸窘迫综合征；⑤全身瘀点瘀斑；⑥软组织坏死、筋膜炎、肌炎、坏疽。

（3）化脓性脑膜炎表现：脑膜刺激征，脑脊液化脓性改变。

（4）血常规检查：白细胞记数升高（严重患者发病初期白细胞记数可降低或正常），中性粒细胞比例升高。

3. 实验室检查　病例全身或尸检标本等无菌部位的标本纯培养后，经形态学、生化反应和PCR法检测猪链球菌特有的毒力基因（cps2A、mrp、gapdh、sly、ef）鉴定，为猪链球菌。

诊断标准

疑似病例：1+2.1+2.4

临床诊断病例：符合下列任何一条均可诊断：

(1) 1 + 2. 2 + 2. 4 (2) 1 + 2. 3 + 2. 4

确诊病例：疑似病例或临床诊断病例 + 3

（七）鉴别诊断要点

在临床要注意与败血症、流行性出血热、流行性脑脊髓膜炎相鉴别。

（八）诊断流程图 （图 7 - 1 - 9）

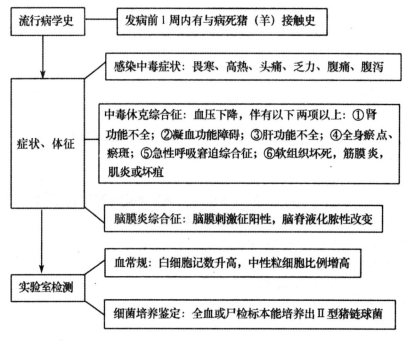

图 7 - 1 - 9 人感染猪链球菌病诊断流程图

二、治疗措施及预后评价

[一] 治疗措施

在猪感染链球菌流行地区，有发热的患者，应尽快到医院就诊。早发现、早诊断、早治疗是提高治愈率的最佳措施。要将患者转入当地县级以上传染病房或 ICU，隔离治疗，该病发病急，进展快，重症病例病情凶险，各地医疗机构要组织专家力量加强对患者的救治，尽最大可能减少死亡。切断传染源，避免长时间缺氧和低血压，尽早切断向多脏器功能衰竭转变的病理过程。

根据实验室的猪链球菌抗生素药物敏感试验检测，结果表明对青霉素钾、氯霉素、头孢曲松、头孢他啶、万古霉素、氨苄西林、红霉素敏感，仅偶有对青霉素耐药的报道。对四环素、链霉素、复方新诺明、萘啶酸均耐药。

（一）一般治疗

1. 体位 采取平卧位，加强护理。

2. 吸氧 采取鼻导管吸氧，效果差者可面罩给氧。

3. 饮食 进食易消化流质饮食，对消化道症状严重患者，可插胃管，静脉补液，保证水、电解质及能量供应。

4. 退热 发热患者采用物理降温为主，慎用解热镇痛剂。

5. 预防应激性溃疡 奥美拉唑 40mg 静脉注射 1 ~ 2 次/日或法莫替丁 20mg 静脉注

射2~3次/日。

6. 支持治疗　为有条件的患者，丙种球蛋白 20~30g/d，静脉滴注；或胸腺素 1.6mg/d，皮下注射。

（二）病原治疗

早期、足量使用抗生素，经验用药治疗：建议联合使用青霉素和头孢曲松钠。青霉素用量：800 万~2 000 万 U/d，分次静脉滴注（皮试阴性后使用）。头孢曲松钠用量：2g，每 8~12 小时 1 次，静脉滴注。或头孢噻肟 2g~3g，静脉滴注，每 6~8 小时一次。

治疗 2~3 天无效或有细菌培养证据，药敏结果可调整抗生素。

临床治疗效果显示，发病初期宜采用大剂量青霉素联合其他广谱抗生素治疗，病程晚期则应慎用抗生素，尤其出现肾衰竭的患者不宜使用抗生素，只要是对症治疗与支持治疗。根据病情给予扩容、纠酸、激素等抗休克治疗，丹参、低分子右旋糖酐抗凝，改善微循环。

（三）抗休克治疗

1. 扩容治疗　部分患者在发病早期存在严重的有效循环血量不足的问题，积极扩充血容量是纠正休克最重要手段。即使没有休克的患者，也应注意其血容量的问题。抢救休克，以先快后慢为原则。第一小时可以输入 1 000~2 000ml，随血容量补充，速度减为 500ml 以至更低。输液同时监测患者的精神状态，肢体温度和色泽、血压、脉搏、尿量、肺部啰音等。

（1）晶体液：应用乳酸林格液 1 000~2 000ml，5% GNS 1 000~2 000ml，低分子右旋糖酐 500ml，其中可以加入 50% 葡萄糖液、维生素 C，根据血清钾及尿量情况适当加入 KCl。

（2）胶体液：给予白蛋白、血浆、低分子右旋糖酐等进静脉滴注，与晶体液混合使用。

（3）条件容许时：进行 CVP 和 PCWP 的监测。扩容过程中注意心功能、血压的变化。

2. 纠酸治疗　可静脉补充 5% 碳酸氢钠溶液，但应注意避免碱中毒。要有血气分析结果指导治疗。

3. 血管活性药物应用　在积极容量复苏的基础上，对血压仍无上升的患者，可以使用血管活性药物。多巴胺 5μg/（kg·min），可与间羟胺配合使用，必要时可加用去甲肾上腺素。

4. 强心药物的应用，如果心率偏快，可加用毛花苷 C 0.2mg，每天 2-4 次，总量不超过 1.2mg/日。

5. 东莨菪碱 0.3mg，每半小时到一小时一次，视心率而定。

6. 纳洛酮 0.4mg，每一小时一次，连用 24 小时。

7. 糖皮质激素的使用：对休克患者推荐使用甲泼尼龙，一般剂量每次 160~240mg，一日两次，每日剂量不超过 1g。或用琥珀酸氢化可的松 100mg 加入 10% 葡萄糖溶液静脉滴注，每日三次。疗程 3~7 天。

（四）抗 DIC 处理

患者有出血表现，血小板减少或进行性下降，凝血酶原时间（PT）延长 3 秒以上，应高度怀疑 DIC 存在。治疗原则：原发病治疗（抗生素），支持替代治疗，必要时肝素抗凝治疗。

替代治疗：每天至少输注新鲜血浆 400ml，至 PT 恢复正常；如果患者血小板数小于 50×10^9/L，先输单采血小板 10 单位；血小板数小于 20×10^9/L 时，一次性输注单采血小板 20 单位，必要可输注纤维蛋白原和冷沉淀。

肝素抗凝：如果经过以上积极替代治疗一天后出血症状不改善，血小板数和 PT 不能恢复正常，在继续替代输注治疗基础上可以给予肝素抗凝治疗。方法：普通肝素 25mg，皮下注射，每 12

小时 1 次；或者低分子肝素：60IV/kg（如果用速避凝 0.3ml ~ 0.4ml），每 12 小时 1 次。肝素使用期限为出血明显改善，血小板数和 PT 恢复正常。

（五）脑膜炎的治疗

除使用透过血脑屏障好的抗生素治疗外，主要是对症治疗：脱水、抗惊厥、抗昏迷治疗。

1. 颅内高压的处理　20% 甘露醇注射液 250ml，快速静脉注射，每 4 ~ 8 小时一次，病情好转改为每 12 小时一次，严重患者在注射甘露醇的间歇可以使用呋塞米 20 ~ 100mg，或 50% 葡萄糖注射液 40 ~ 60ml，静脉注射。有肾脏损害者使用甘油果糖代替甘露醇，严重者可在注射甘露醇或甘油果糖的同时加用呋塞米。

脱水治疗应注意患者容量状态，避免容量不足引起血压下降和肾功能损害。

2. 抽搐惊厥的处理　对抽搐惊厥患者，可以使用苯巴比妥钠 100mg 肌内注射，8 ~ 12 小时一次，也可以使用地西泮（安定）10mg，缓慢静脉注射，注意患者呼吸，必要时 10% 水合氯醛 20 ~ 40ml，口服或灌肠。紧急情况下可以同时使用抗癫痫药物和镇静剂。

（六）其他

如有以下情况的其中两项：①发热，休克后出现少尿，< 17ml/h。②血尿素氮和肌酐进行性升高。③尿钠增高 > 60mmol/L，或尿渗透压降低 < 400mOsm/L。④B 超提示双肾增大。即可诊断急性肾衰竭，可进行连续血液净化。

如果呼吸频率 > 35 次/分，血氧分压 < 50mmHg，既可行机械通气。呼吸模式视患者具体情况决定。

中医辨证论治。

（七）治疗流程图（图 7 – 1 – 10）

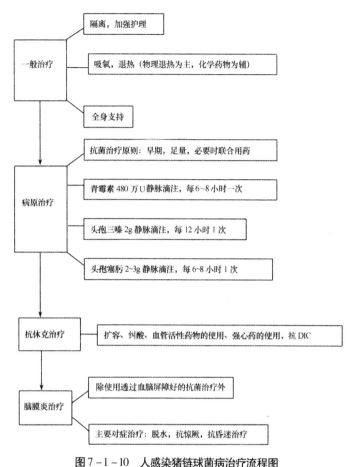

图 7-1-10　人感染猪链球菌病治疗流程图

[二] 预后评价

猪链球菌脑膜炎的病死率在中国香港、泰国和荷兰分别为 4.8%、6.3%、6.7%。脑膜炎存活病例神经性后遗症常见，包括中度到重度高调感觉神经性耳聋（50%~67%），眩晕或共济失调（30%）。且有可能是永久性的，西班牙报告一例出现外周感觉性麻痹和复视，数月后恢复。中国台湾报告一例Ⅱ型猪链球菌脑膜炎后耳聋，一年后发现患 B 细胞淋巴瘤。心内膜炎患者可能遗留心瓣膜损伤，需要置换。STSS 病例预后很差，病死率高。1988 年江苏苏中地区疫情中，表现为STSS 的病例有 16 例，13 例死亡，病死率为 81.25%，而 9 例猪链球菌脑膜炎中仅一例死亡，Fongcom 报道 10 例具有类似表现的病例，均于入院后 24~48 小时死亡。

脾切除的猪链球菌感染患者预后很差，Gallagher 粗略估计这类患者的病死率在 80% 左右。还不清楚感染后是否获得永久性免疫。Francois 等报告一例脾切除后Ⅱ型猪链球菌感染导致脓毒性休克。Robertson 等研究发现，猪链球菌抗体产生后在体内持续时间可能是短暂的。目前还没有人用疫苗可用于免疫预防。

四、预防

1. 在有家畜猪链球菌疫情的地区强化疫情监测，各级各类医疗机构的医务人员发现符合疑似病例，临床病例诊断的应立即向当地疫情预防控制机构报告。疫情控制机构接到报告后立即开展流行病学调查，同时按照突发公共卫生事件报告程序进行报告。

2. 病（死）家畜应在当地有关部门的指导下，立即进行消毒、焚烧、深埋等无害化处理。

3. 对病例家庭及其畜圈，禽舍等区域和病例发病前接触的病、死猪所在家庭及其畜圈、禽舍等疫点区域进行消毒处理。

4. 要采取多种形式开展健康宣传教育，做到家喻户晓，核实责任，层层把关。

5. 控制猪链球菌感染的主要措施为控制生猪疫情，没有生猪疫情就没有人间感染。兽医部门要建立，健全生猪疫情报告制度，对病、死猪进行调查和病原分离和鉴定，实行生猪集中屠宰制度，统一检疫，严禁屠宰病、死猪；同时加强上市猪肉的检疫与管理，禁售病、死猪肉。

6. 加强屠夫、生肉销售人员的个人防护对于预防人感染此病也非常重要。经常接触猪和猪肉的人工作中应带保护性手套，同时使皮肤受损降到最低程度。

7. 依靠当地政府部门牵头，由卫生、农业、民政和公安系统统一合力工作。

（李凡民　任广秀　贾卉娟）

第二章　各专项应急条例、预案中对医疗卫生机构（含门急诊）的职责

为了便于各医疗机构的门急诊医务工作者和管理者，万一遇到突发公共事件时，要充分熟练掌握有关规章制度和执行重大传染病的防控措施，立即全力投入应急抢救的全过程，本章节特收集国家公布的突发公共事件应急条例，预案摘要选录，供随时参考备用。

第一节　国务院公布《突发公共事件应急条例》

2004 年 4 月 23 日公布（摘要选登）

突发公共事件，是指突然发生，造成或者可能造成社会公众健康严重损害的重大传染病疫情，群体性不明原因疾病，重大食物和职业中毒以及其他严重影响公众健康的事件。

条例规定突发公共事件发生后，国务院设立全国突发公共事件应急指挥部，由国务院有关部门和军队有关部门组成，国务院主管领导担任总指挥，负责对全国突发公共事件应急处理的统一领导，统一指挥。

条例还规定，国家建立突发公共事件应急报告制度和突发公共卫生事件举报制度。

第一条　为了有效预防，及时控制和消除突发公共事件的危害，保障公共身体健康与生命安全，维护正常的社会秩序，制定本条例。

第二条　本条例所称突发公共卫生事件（以下简称突发事件），是指突然发生，造成或者可能造成社会公众健康严重损害的重大传染病疫情，群体性不明原因疾病，重大食物和职业中毒以及其他严重影响公众健康的事件。

第三条　突发事件发生后，国务院设立全国突发事件应急指挥部，由国务院有关部门和军队有关部门组成，国务院主管领导担任总指挥，负责对全国突发公共事件应急处理的统一领导，统一指挥。

第五条　突发事件应急工作，应当遵循预防为主，常备不懈的方针，贯彻统一领导，分级负责，反应及时，措施果断，依靠科学，加强合作的原则。

第十九条　国家建立突发应急报告制度

国务院卫生行政主管部门制定突发事件应急报告规范，建立重大，紧急疫情信息报告系统。

有下列情形之一的，省、自治区、直辖市人民政府应当在接到报告 1 小时内，向国务院卫生行政部报告：

1. 发生或者可能发生传染病暴发、流行的。
2. 发生或发现不明原因的群体性疫情的。

3. 发生传染病菌种、毒种丢失的。

4. 发生或者可能发生重大食物和职业中毒事件的。

国务院卫生行政主管部门对可能造成重大社会影响的突发事件，应当立即向国务院报告。

第三十九条　医疗卫生机构应当对突发事件致病的人员提供医疗救护和现场救援，对就诊患者必须接诊治疗，并书写详细、完整的病历记录；对需要转送的患者，应当按照规定将患者及其病历记录的复印件转送至接诊的或者指定的医疗机构。

医疗卫生机构应当采取卫生防护措施，防止交叉感染和污染。

医疗机构应当对传染患者密切接触者采取医学观察措施，传染患者密切接触者应当予以配合。

医疗机构收治传染患者、疑似传染患者，应当依法报告所在地的疾病预防控制机构。接到报告的疾病预防控制机构应当立即对可能受到危害的人员进行调查，根据需要采取必要的控制措施。

第四十二条　有关部门医疗卫生机构应当对传染病做到早发现、早报告、早隔离、早治疗，切断传播途径，防止扩散。

第四十四条　在突发事件中需要接受隔离治疗、医学观察措施的患者、疑似患者和传染病患者密切接触者在卫生行政主管部门或者有关机构采取医学措施时应当予以配合；拒绝配合的，由公安机关依法协助强制执行。

（曹润庆）

第二节　国务院发布《国家突发公共事件总体应急预案》

2006 年 1 月 8 日发布（摘要选登）

编制目的

提高政府保障公共安全和处置突发公共事件的能力，最大程度地预防和减少突发公共事件及其造成的损害，保障公众的生命财产安全，维护国家安全和社会稳定，促进经济社会全面、协调、可持续发展。

分类分级

本预案所称突发公共事件是指突然发生，造成或者可能造成重大人员伤亡、财产损失、生态环境破坏和严重社会危害，危及公共安全的紧急事件。

根据突发公共事件的发生过程、性质和机制，突发公共事件主要分为以下四类：

1. 自然灾害　主要包括水旱灾害、气象灾害、地震灾害、地质灾害、洋海灾害、生物灾害和森林草原火灾等。

2. 事故灾难　主要包括工矿商贸等企业的各类安全事故、交通运输事故、公共设施和设备事故、环境污染和生态破坏事件等。

3. 公共卫生事件　主要包括传染病疫情，群体性不明原因疾病，食品安全和农业危害，动物疫情，以及其他严重影响公众健康和生命安全的事件。

4. 社会安全事件　主要包括恐怖袭击事件，经济安全事件和涉外突发事件等。

各类突发公共事件按其性质、严重程度、可控性和影响范围等因素，一般可分为四级：Ⅰ级（特别重大）、Ⅱ级（重大）、Ⅲ级（较大）和Ⅳ级（一般）。

适用范围

本预案适用于涉及跨省行政区划的，或超出突发地省级人民政府处置能力的特别重大突发公共事件应对工作。

本预案指导全国的突发公共事件应对工作。

预测与预警

各地区、各部门要针对各种可能发生的突发公共事件，完善预测预警机制，建立预测预警系统，开展风险分析，做到早发现、早报告、早处置。

预警级别和发布

根据预测分析结果，对可能发生和可以预警的突发公共事件进行预警。预警级别依据突发公共事件可能造成的危害程度、紧急程度和发展势态，一般可分为四级：Ⅰ级（特别严重）、Ⅱ级（严重）、Ⅲ级（较重）和Ⅳ级（一般），依次用红色、橙色、黄色和蓝色表示。

医疗卫生保障

卫生部门负责组建医疗卫生应急专业技术队伍，根据需要及时赴现场开展医疗救治、疾病预防控制等卫生应急工作。及时为受灾地区提供药品、器械等卫生和医疗设备。必要时，组织动员红十字会等社会卫生力量参与医疗卫生救助工作。

（曹润庆）

第三节　国家突发公共卫生事件应急预案

2006 年 2 月 28 日发布（摘要选登）

编制目的

有效预防、及时控制和消除突发公共卫生事件及其危害，指导和规范各类突发公共卫生事件的应急处理工作，最大程度地减少突发公共卫生事件对公众健康造成的危害，保障公众身心健康与生命安全。

突发公共卫生事件的分级

根据突发公共卫生事件性质、危害程度、涉及范围，突发公共卫生事件划分为特别重大（Ⅰ）、重大（Ⅱ）、较大（Ⅲ）和一般（Ⅳ）四级。

其中，特别重大突发公共卫生事件主要包括：

1. 肺鼠疫、肺炭疽在大中城市发生并且有扩大趋势，或肺鼠疫、肺炭疽疫情波及两个以上省份，并且有进一步扩散趋势。

2. 发生传染性非典型肺炎、人感染高致病性禽流感病例，并有扩散趋势。

3. 涉及多个省份的群体性不明原因疾病。

4. 发生新传染病或我国尚未发现的传染病发生或传入，并有扩散趋势，或发现我国

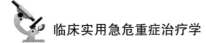

已消灭的传染病重新流行。

5. 发生烈性病菌株、毒株、致病因子等丢失事件。

6. 周边以及我国通航的国家和地区发生特大传染病，并出现输入性病例，严重危及我国公共卫生安全的事件。

7. 国务院卫生行政部门认定的其他特别重大突发公共卫生事件。

适用范围

本预案适用于突然发生，造成或者可能造成社会公众身心健康严重损害的重大传染病、群体性不明原因的疾病、重大食物和职业中毒以及因自然原因灾害、事故灾害或社会安全事件引起严重影响公众身心健康的公共卫生事件的应急处理工作。

其他突发公共卫生事件涉及的应急医疗救援工作，另外制定有关预案。

工作原则

1. 预防为主，常备不懈。提高社会对突发公共卫生事件的防范意识，落实多项防范措施，做好人员、技术、物资和设备的应急储备工作。对各项可能引发突发公共卫生事件的公共的情况要及时进行分析、预警，做到早发现、早报告、早处理。

2. 统一领导，分级负责。根据突发公共卫生事件的范围、性质和危害程度，对突发公共卫生事件实行分级管理。各级人民政府负责突发公共卫生事件应急处理的统一领导和指导，各有关部门按照预案规定，在各自的职责范围内做好突发公共卫生事件应急处理的有关工作。

3. 依法规范，措施果断。地方各级人民政府和卫生行政部门要按照相关法律、法规和规章的规定，完善突发公共卫生事件的应急体系，建立健全系统、规范的突发公共卫生事件应急处理工作制度，对突发公共卫生事件和可能发生的公共卫生事件做出快速反应，及时、有效开展监测、报告和处理工作。

4. 依靠科学，加强合作。突发公共卫生事件应急工作要充分尊重和依靠科学，要重视开展防范和处理突发公共卫生事件的科研和培训，为突发公共卫生事件应急处理提供科技保障。各有关部门和单位要通力合作，资源共享，有效应对突发公共卫生事件。要广泛组织、动员公众参与卫生事件的应急处理。

医疗机构

1. 开展患者接诊、收治和转运工作。实行重症和普通患者分开管理，对疑似患者及时排除或确诊。

2. 协助疾控机构人员开展标本采集、流行病调查工作。

3. 做好医院内现场控制、消毒隔离、个人防护。医疗垃圾和污水处理工作，防止院内交叉感染和污染。

4. 做好传染病和中毒患者的报告。对因突发公共卫生事件而引起身体伤害的患者，任何医疗机构不得拒绝接诊。

5. 对群体性不明原因疾病和新发传染病做好病例分析与总结，积累诊断治疗经验。重大中毒事件，按照现场救援、患者转运、后续治疗相结合的原则进行处理。

6. 开展科研与国际交流：开展与突发事件相关的诊断试剂、药品、防护用品等方面的研究。开展国际合作，加快病原查寻和病因诊断。

应急医疗救治体系

按照"中央指导、地方负责,统筹兼顾、平战结合,因地制宜、合理布局"的原则,逐步在全国范围内造成包括急救机构、传染病救治机构和化学中毒与核辐射救治基地在内的,符合国情、覆盖城乡、功能完善、反应灵敏,运转协调、持续发展的医疗救治体系。

名词术语

重大传染病疫情是指某种传染病在短时间内发生,波及范围广泛。出现大量的患者或死亡病例,其发病率远远超过常年的发病率水平的情况。

群体性不明原因疾病是指在短时间内,某个相对集中的区域内同时或者相继出现具有共同临床表现患者,且病例不断增加,范围不断扩大,又暂时不能明确的疾病。

重大事物和职业中毒是指由于食品污染和职业危害的原因而造成的人数众多或者伤亡较重的中毒事件。

新传染病是指全球首次发现的传染病。

我国尚未发现的传染病是指埃博拉、猴痘、黄热病、人变异性克雅氏病等在其他国家和地区已经发现,在我国尚未发现过的传染病。

我国已消灭的传染病是指天花、脊髓灰质炎等传染病。

（曹润庆）

第四节 国家突发公共卫生事件医疗卫生救援应急预案

2006 年 2 月 28 日发布（摘要选登）

编制目的

保障自然灾害、事故灾难、公共卫生、社会安全事件等突发公共事件（以下简称突发公共事件）发生后,各项医疗卫生救援工作迅速、有序的进行,提高卫生部门应对各类突发公共事件的应急反应能力和医疗卫生救援水平,最大程度地减少人员伤亡和健康危害,保障人民群众身体健康和生命安全,维护社会稳定。

适用范围

本预案适用于突发公共事件所致的人员伤亡,健康危害的医疗卫生救援工作。突发公共卫生事件应急工作按照《国家突发卫生公共事件应急预案》的有关规定执行。

工作原则

统一领导、分级负责;属地管理,明确职责;依靠科学、依法规范;反应及时、措施果断;整合资源,信息共享;平战结合、常备不懈;加强协作,公众参与。

医疗卫生救援的事件分组

根据突发公共事件导致人员伤亡和健康危害情况将医疗卫生救援事迹分为特别重大（Ⅰ级）、重大（Ⅱ级）、较大（Ⅲ级）和一般（Ⅳ级）四级。

特别重大事件（Ⅰ级）

1. 一次事件出现特别重大人员伤亡,且危重人员多,或者核事故和突发放射事件、化学品泄漏事故导致大量人员伤亡,事件发生地省级人民政府或有关部门请求国家在医疗卫生救援工作上给予支持的突发公共事件。

2. 跨省（区、市）的有特别严重人员伤亡的突发公共事件。

3. 国务院极其有关部门确定的其他需要开展医疗卫生救援工作的特别重大突发公共事件。

重大事件（Ⅱ级）

1. 一次事件出现重大人员伤亡，其中，死亡和危重病例超过5例的突发公共事件。

2. 跨市（地）的有严重人员伤亡的突发公共事件。

3. 省级人民政府及其有关部门确定的其他需要开展医疗卫生救援工作的重大突发公共事件。

较大事件（Ⅲ级）

1. 一次事件中出现较大人员伤亡，其中，死亡和危重病例超过3例的突发公共事件。

2. 市（地）级人民政府及其有关部门确定其他需要开展医疗卫生救援工作的较大突发公共事件。

一般事件（Ⅳ级）

1. 一次事件出现一定数量人员伤亡，其中，死亡和危重病例超过1例的突发公共事件。

2. 县人民政府及其有关部门确定的其他需要开展医疗卫生救援工作的一般突发公共事件。

现场医疗卫生救援及指挥

医疗卫生救援应急队伍接到救援指令后要及时赶赴现场，并根据现场情况全力开展医疗卫生救援工作。在实施医疗卫生救援的过程中，既要积极开展救治，又要注意自我防护，确保安全。

为了及时准确掌握现场情况，做好现场医疗卫生救援指挥工作，使医疗卫生救援工作紧张有序的进行，有关卫生行政部门应在事发现场设置医疗卫生救援指挥部，主要或分管领导同志要亲临现场，靠前指挥，减少中间环节，提高决策效率，加快抢救进程。现场医疗卫生救援指挥部要接受突发公共事件现场处理机构的领导，加强与现场各项救援部门的沟通与协调。

现场抢救

到达现场的医疗卫生救援应急队伍，要迅速将伤员送出危险区，本着"先救命后治伤，先救重后救轻"的原则开展工作，按照国家统一的标准对伤病员进行检伤分类，分别用蓝、黄、红、黑4种颜色，对轻重危重伤病员和死亡人员做出标志（分类标记用塑料材料制成腕带），扣系在伤病员或死亡人员的手腕或脚踝部位，以便后续救治辨认或采取相应措施。

转送伤员

当现场环境处于危险或在伤员情况允许时，要尽快将伤病员转送并做好以下工作：

1. 对已经检伤分类待送的伤病员进行复检。对有活动性大出血或转运途中有生命危险的极危重症者，应就地先予抢救、治疗，做必要的处理后再进行监护下转运。

2. 认真填写转运卡提交接纳的医疗机构，并报现场医疗卫生救援指挥部汇总。

3. 在转运中，医护人员必须在医疗仓内密切观察伤病员病情变化，并确保治疗持续进行。

4. 在转运过程中要科学搬运，避免造成二次损伤。

5. 合理分流伤病员或按现场医疗卫生救援指挥部指定的地点转送，任何医疗机构不得以任何理由拒诊，拒收伤病员。

疾病控制和卫生监督工作

突发公共卫生事件发后，有关卫生行政部门要根据情况组织疾病预防控制和卫生监督等有关专业机构和人员，开展卫生调查和评价。卫生执法监督，采取有效的预防控制措施，防止各类突发公共卫生事件造成的次生或衍生突发公共卫生事件的发生，确保大灾之后无大疫。

（曹润庆）